检 验 医 学

——基础理论与常规检测技术

Clinical Laboratory Science

The Basics and Routine Techniques

（第5版）

原　著　Mary Louise Turgeon

主　译　彭明婷　申子瑜

世界图书出版公司

西安　北京　广州　上海

图书在版编目（CIP）数据

检验医学：基础理论与常规检测技术. 第 5 版/（美）特金
（Turgeon, M. L.）著；彭明婷，申子瑜译. —西安：世界图书出版
西安有限公司，2012.8
书名原文：Clinical Laboratory Science The Basics and Routine
Techniques
ISBN 978 - 7 - 5100 - 4227 - 0

Ⅰ. ①检…　Ⅱ. ①特… ②彭… ③申…　Ⅲ. ①医学检验
Ⅳ. ①R446

中国版本图书馆 CIP 数据核字（2012）第 181870 号

版权贸易登记号：25 - 2006 - 067

检验医学——基础理论与常规检测技术
（第 5 版）

原　　著	Mary Louise Turgeon	
主　　译	彭明婷　申子瑜	
策　　划	王梦华　马可为	
责任编辑	王梦华　马可为	

出版发行	**世界图书出版西安有限公司**	
地　　址	西安市北大街 85 号	
邮　　编	710003	
电　　话	029 - 87214941　87233647（市场营销部）	
	87235105（总编室）	
传　　真	029 - 87279675	
经　　销	全国各地新华书店	
印　　刷	陕西天意印务有限责任公司	
开　　本	889×1194　1/16	
印　　张	33.5	
字　　数	800 千字	

版　　次	2012 年 8 月第 5 版	
印　　次	2012 年 8 月第 1 次印刷	
书　　号	ISBN 978 - 7 - 5100 - 4227 - 0	
定　　价	198.00 元	

检 验 医 学

——基础理论与常规检测技术

原　　著　Mary Louise Turgeon

主　　译　彭明婷　申子瑜

译　　者　(以姓氏笔画为序)

门剑龙　　王　力　　王露楠　　艾效曼

申子瑜　　冯珍如　　朱晓雪　　苏　薇

苏炳男　　闫　颖　　李　彤　　李　萍

李臣宾　　肖　月　　谷小林　　汪　静

张　芃　　张　括　　张　楠　　张天娇

张江涛　　陆学军　　虎靓颖　　罗京泉

周文宾　　胡云建　　赵声明　　施丽飞

宫济武　　秦晓光　　彭明婷　　彭毅峰

董音婉　　程春玉　　谢　波

Linne & Ringsrud's Clinical Laboratory Science, 5/E

Mary Louise Turgeon

ISBN – 13：9780323034128

ISBN – 10：0323034128

Copyright © 2007 by Elsevier. All rights reserved.

Authorized Simplified Chinese translation from English language edition published by the Proprietor.

ISBN – 13：978 – 0 – 323 – 03412 – 8

ISBN – 10：0 – 323 – 03412 – 8

Copyright © 2012 by Elsevier (Singapore) Pte Ltd. All rights reserved.

Elsevier（Singapore）Pte Ltd.

3 Killiney Road

#08 – 01 Winsland House I

Singapore 239519

Tel：(65) 6349 – 0200

Fax：(65) 6733 – 1817

First Published 2012

2012 年初版

前　言

　　《检验医学——基础理论与常规检测技术》第5版旨在继续满足临床实验室技术人员和助理人员、临床实验室辅助人员、医生助理、护士和其他有关人员对综合性入门教科书的需求，本书提供的信息在其他单本教科书中难以找到。在不同机构内从事实验室检测服务申请或操作的人员，或对实验室检测结果进行数据分析的人员都会需要此类基础知识。

　　此次修订版的目的仍然是对检验医学的基本概念进行描述，对不同规模和处于不同地理位置的典型临床实验室制订常规程序所涉及的基础理论进行概括，并提供适合的研究病例以帮助学生理论联系实际。内容主要分为两大部分：第一部分是实验室基本检测技术；第二部分是临床检验各论。

　　本书第5版吸收了前几版的优点，大部分章节中信息经过广泛修订并增加了新内容。本书的教学方法包括内容提要和每章前的学习目标，对学生在组织学习内容和明确学习期望结果时应有裨益。每章后附复习题，第二部分每章后提供病例研究。本书使用大量插图和照片以形象阐明概念并详细说明细节。

　　本书中的代表性程序许多是床旁检测，使用了临床和实验室标准协会（Clinical and Laboratory Slandards Institute，CLSI）建议的书写格式。这种格式给学生介绍了实际工作中临床实验室采用的典型程序描述方式。

　　第5版中值得关注的新内容：

　　● 本版内容经过重大修改。新内容包括更新的安全规程，生物危害和生物恐怖主义预防措施，防止疾病传播的方法以及新的防火安全和化学安全指南。

　　● 介绍了美国医院协会有关病护合作的新文件，修改后的血液标本抽取顺序，新式血液收集管和尿液盛装容器以及修订过的标本运输指导原则。

　　● 第5章的内容在原有传统显微镜检查的基础上新增了数字显微镜检查的相关内容。

　　● 第8章临床实验室中的质量评价和质量控制，第9章中心实验室自动化和床旁检测以及第10章实验室信息系统的内容都重新进行撰写以反映最先进的技术，还包括了获取新信息的网站链接以便参考。

　　本书并非致力于取代适用于临床检验医学专业学生使用的、集中于特定检验专业且水平更高的教科书，本书更适合作为临床实验室科学入门课程、实验室技术或基础课程，或作为床旁检测时的参考书。欢迎使用本书的讲师、其他专业人员以及学生作出评论，来信请寄：m.turgeon@neu.edu。

Mary L. Turgeon

马萨诸塞州波士顿

致 谢

我编写《检验医学——基础理论与常规检测技术》第 5 版的目的是继续 Linné 和 Ringsrud 开创的工作，与临床实验室的新生们或其他需要了解实验室信息的人们分享有关临床检验医学较全面的基本概念、理论和应用。本书的编写给了我一个挑战性机会与他人一起学习并分享我的多种检测技能以及教学经验。

特别感谢我在东北大学的同事们：第 16 章的作者 Carol Finn（理科硕士、美国临床病理学学会医学检验师）；对第 11 章进行修订审核的 Sally P. Ball（哲学博士、美国临床病理学学会医学检验师）；以及为本书的编写与我分享专业知识和经验的 Neil Bangs（理学硕士、美国临床病理学学会输血专家），Pat Wright（理学硕士、美国临床病理学学会输血专家），Martin Caron（理学硕士、美国临床病理学学会医学检验师）和研究生 Edmond Abboud。

此外，还要感谢邀请我接受这次挑战的 Mindy Hutchinson。真诚感谢 Elsevier 的编辑和制作人员：行政编辑 Loren Wilson、开发编辑 Ellen Wurm 和高级项目经理 Anne Altepeter，他们为策划和制作这本书给予了大力支持。

Mary L. Turgeon

译 者 序

本书是国际临床检验行业的经典之作,其内容经常出现在医学名著的引文中。自 1970 年首次出版以来,42 年间多次再版,新老作者们对全书内容进行了不断地补充和更新,力求为临床检验专业人员和医护人员提供更新更全的基础理论及检测技术。全新的第 5 版秉承了前几版的精髓,系统介绍了临床实验室最实用的理论知识以及临床检验各专业领域的理论和操作规范。

本书注重理论与实践的紧密结合,其特点是内容全面、实用规范、示例详细、深入浅出,有助于检验医学相关专业人员掌握检验理论和实际操作技能,完善实验室内部操作程序并实施质量改进。本书的另一突出特点是详尽描述了不同专业领域的重要和常用操作程序,可作为临床实验室制订 SOP 文件的参考示例。

在过去一年多的时间里,以卫生部临床检验中心和卫生部北京医院的中青年专业人员为主要力量的翻译团队,在各专业领域专家的大力支持下,经过初译、多次修改和文字斟酌,终于圆满完成了本书的翻译工作。翻译和编辑人员为本书的出版奉献了智慧和大量心血,借此机会向各位表示衷心的感谢!

世界图书出版西安有限公司首次引进这本经典著作的中文版,为致力于检验医学临床实践、科研与教学工作的专业人员了解检验医学的最新检测理论和实用技术提供了一本很好的专业参考书。

由于时间和水平所限,书中错误和不足之处仍在所难免,敬请专家、同道和广大读者海涵并指正!

相信本书的出版将为临床实验室的质量改进,为检验更好地服务于临床发挥较大地推动作用。

卫生部临床检验中心副主任

研究员 **彭明婷**

目　录

第一篇 实验室基本检测技术

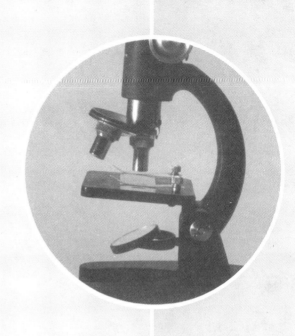

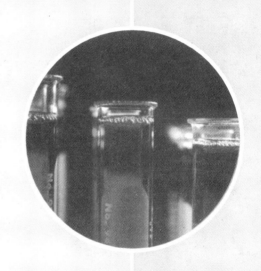

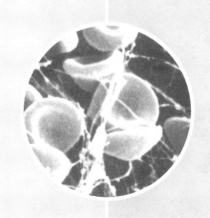

学习目标

本章结束时，应能掌握如下内容：

- 画出并描述一个卫生保健机构的结构
- 为临床实验室各科室命名
- 比较不同检验场所的用途：中心实验室、床旁、医生诊所和参考实验室
- 阐述联邦、州以及所在机构关于实验室工作质量和可信度法规的重要性
- 解释以下缩略语：OSHA、CLIA'88、CMS、JCAHO、CLIS 和 CAP
- 简要说明 CLIA'88 规则以及依据检测复杂性进行的实验室检测的分类：豁免检验项目、中度复杂项目、高度复杂项目和由专业人员操作的

镜检项目

- 阐述参与 CLIA'88 授权的能力验证方案目的及其与质量评价的关系
- 命名并说明检测场所的选择
- 描述临床实验室人员的分工
- 命名并阐述质量评价中的分析性和非分析性因素
- 指出所有经 CLIA 认可的实验室在检查中最常见的 3 个不足之处
- 阐述能力验证
- 说出 3 个医疗法律问题，并说明它们之间的相关性

卫生保健机构

现代卫生保健机构依据地域和市场、患者构成（如年龄）、总体规模以及隶属关系具有很多不同的类型。卫生保健机构的规模，大到负责地区保健水平的教学医院，小到社区医院乃至独立的专业诊所或静脉采血点。

在美国，一所医院的组织结构（图1-1）通常包括：院长或首席执行官（Chief Executive Officer，CEO）和董事会，负责制订政策和指导工作；首席运营官（Chief Operations Officer，COO），负责执行政策和日常事务；其他高级职位，依据卫生保健机构的规模，可包括首席财务官（Chief Financial Officer，CFO）、首席信息官（Chief Information Officer，CIO）和首席技术官（Chief Techndogy Officer，CTO）。几位副院长（Vice Presidents，VPs）分别负责相应的部门，通常包括护理、临床服务、总务和人力资源。临床服务的副院长负责监管临床实验室、放射科和药房的负责人。

检验医学

检验医学是一门把临床实验室科学与技术应用于医疗服务的医学学科。检验医学包括以下几个主要学科：临床化学和尿液分析学、血液学、临床微生物学、免疫学和血库学。检验

医学的各个学科在本书以后的章节均有详述。临床实验室正在经历很多变化，这些变化影响着现有的检测类型。解剖病理学、细胞学和组织学均是临床实验室的组成部分，但通常以独立方式运行。

图1-2显示了临床实验室的组织结构。除了已经提到的传统领域外，较大的实验室还设有细胞遗传学、毒理学和其他专业学科。很多实验室还开展了分子诊断和其他的基因检测。

检验医学的另一变化是，将原来在中心实验室进行的检测项目移至患者床旁进行检测。传统的临床实验室检测地点延伸至患者身边、手术室、康复区，甚至患者的家庭。

临床实验室的领导者和管理者必须确保所有法律规章制度均得到落实，所有在实验室工作的人员均能充分认识到遵守这些规章制度的重要性。担任临床实验室领导职务的人，不仅要熟悉管理工作，还应在医学技术方面有专长。所有实验室工作人员必须了解各种规章制度，管理者负责确保信息能够传达至每个需要知道的人。

临床实验室的作用

临床实验室的合理应用是检验医学实践的关键。重要的是，实验室应努力指导医师和其他卫生保健提供者恰当地使用从检测报告中获得的信息。临床实验室应在医生申请检验单的

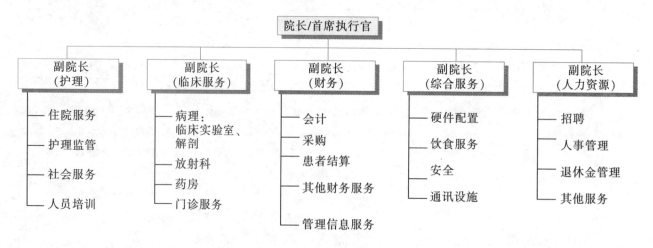

图1-1 医院组织结构图

(引自 Kaplan LA, Pesce A, Kazmierczak SC: Clinical chemistry: theory, analysis, correlation, 4ed, St Louis, 2003, Mosby.)

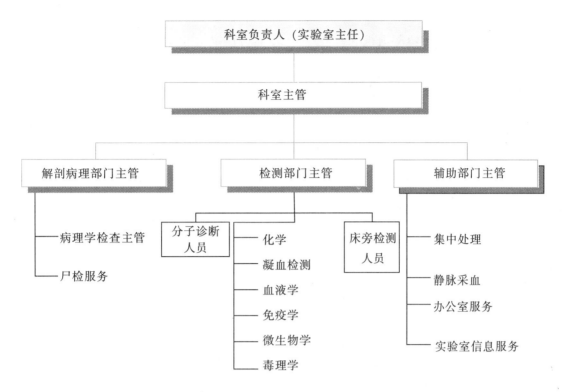

图 1-2　临床实验室的组织结构

(引自 Kaplan LA，Pesce AJ，Kazmierczak SC：Clinical chemistry：theory, analysis, correlation, ed 4, St Louis, 2003, Mosby.)

过程中起到主导和指导作用，协助医生了解最有用的申请方式，以期望最大限度地服务于患者、医师的临床决策并减少医疗费用。为确保实验室能提供优质服务、维持工作人员的工作积极性，继续教育一直是实验室工作计划的内容之一。

较大的实验室可进行数百种不同项目的检测，但其中只有部分是日常申请所涉及的。现代医院临床实验室的主要检测项目仅有 50~60 项[1]。这个数据表明，常见疾病是通过常规实验室检测项目进行检查的。将患者的常规检测信息结合体检结果和病史进行合理应用，能够帮助改进临床决策。依靠单一的实验室检测即可提供诊断并不常见，一般需要进一步做其他项目的检测。一般来说，恰当地选择少量的检测项目（检测项目组合）足以确诊疾病或对疾病作出鉴别诊断。

实验室的部门划分

临床实验室的组织结构依据其规模大小、开展检测项目的数量和仪器设备而定。较大的实验室需要进行部门划分，每个科室都有相应的隔离区域。当前的设计更趋于"开放式"或建立中心实验室，工作人员可在其中任何区域或科室工作。岗位轮换培训在中心实验室这种模式中非常重要。

不论是传统的分区还是开放的模式，临床实验室的组织结构依然分成几个独立的部门，分别负责血液学、止凝血、尿液分析、临床化学、血库（免疫血液学）和输血服务、免疫学和血清学以及微生物学等检查，每个科室的职能在本书均另辟章节加以阐述。

血液学

血液学是研究血液的一门学科（第 12 章）。血液有形成分或血细胞的组成包括红细胞（red blood cells，RBCs）、白细胞（white blood cells，WBCs）和血小板（platelets）。血液学常规筛查项目是全血细胞计数（complete blood count，CBC），用于发现血液异常情况。此项检测包括几个部分：多数的 CBC 检测包括红细胞计数、白细胞计数、血小板计数、血红蛋白浓度、血细胞比容和白细胞分类计数检测项目（译者注：CBC 检测项目通常包括 8 项，不含白细胞分类计数）。CBC 的检测结果可用于帮助诊断各类贫血，表现为红细胞数明显减少或血红蛋白浓度明显降低；白血病表现为白细胞数大量增加或出现异常白细胞；几种病原体感染也会引起白细胞数量的变化。大部分血液学实验室都使用自动化仪器检测这些项目。其中许多仪器能够根据细胞大小、成熟度以及细胞核和细胞质特点进行白细胞分类，自动显示白细胞分类计数的结果。

一些血液学实验室还开展其他体液细胞计数项目，如脑脊液或关节腔滑液的细胞计数。血液实验室的工作需要配备显微镜等设备。血片染色镜检有时也是 CBC 检测的一部分，尤其是在自动分析仪不能及时给出结果或必须进行更全面的血细胞形态检查时。

血液实验室开展的其他检测项目，还包括网织红细胞计数和红细胞沉降率测定(erythrocyte sedimentation rate, ESR)。骨髓检查在专门的血液实验室进行，由经过专业培训的血液病理学医师和技师进行骨髓片的镜检，患者的骨髓样本也必须由经过专业培训的医师抽取。

止 凝 血

评估出血和凝血情况是止凝血实验室的工作（第13章）。有些实验室的血液学检测和止凝血检测在同一个部门进行。止凝血实验室最常做的两项检测为凝血酶原时间（prothrombin time, PT）和活化部分凝血活酶时间（aclivated partial thromboplastin time, APTT）。这些检测能够用于鉴别各种潜在的出血性疾病，同时还可用于抗凝治疗的监测。例如由于血栓形成而引起心脏病发作或脑卒中的患者，须给予抗凝药物治疗，以防止其血液凝固或延缓血凝栓塞的过程。抗凝药物过量可引起出血问题，因此必须对用药的患者进行监测。

尿液分析

尿液分析实验室的主要检测项目是常规尿液筛查（第 14 章）。常规尿液分析是历史上最早开展的实验室检测项目之一，至今仍可为诊断肾脏和尿道相关疾病提供有价值的信息。尿液分析由 3 部分组成——物理性状的观察（如颜色、透明度、比重），化学成分的筛查（如 pH、葡萄糖、酮体、蛋白、血、胆红素、尿胆素原、亚硝酸盐、白细胞酯酶）和尿沉渣的显微镜检查。一些代谢性疾病如糖尿病、肾病及膀胱或肾脏感染性疾病等，均可通过尿常规的结果分析进行诊断和监测。

临床化学

临床化学实验室的工作是进行各种体液的化学成分定量分析。使用最多的标本是对患者全血进行处理后所得的血清或血浆（第 11 章），其次是尿液和其他体液，如脑脊液。化学实验室可检测数百种分析物，但能帮助疾病诊断的常用检测项目只占少数。

血糖测定是最常进行的化学检测项目之一。其他常规检测的指标有胆固醇、电解质和血清蛋白等。血糖检测用于糖尿病的诊断和监测。胆固醇检测是一组监测患者血脂状况的检测项目中的一项。电解质影响机体多种代谢过程，包括维持渗透压和机体内水分配、pH 平衡、心脏和其他肌肉的功能性调节以及氧化-还原反应的过程。血清蛋白水平升高可提示某些疾病所处的阶段。血清酶学检测可用于特异器官疾病或损伤（例如心肌损伤或肝细胞损伤）的鉴别诊断。化学实验室还进行治疗药物监测和药物水平或毒理学项目的检测。

绝大多数常规的化学检测由自动化方法完成，使用由电脑控制的精密且快速的仪器设备提供可靠的检测结果（第 9 章）。实验室中使用自动分析仪的工作人员，必须掌握各种检测的方法学原理和必要的操作技巧。

血库（免疫血液学）与输血服务

为了确保输血的安全性，捐献的血液必须经过严格的测试程序进行检测（第 18 章）。正确识别标本在血库的常规操作程序中尤为重要，因为标示错误的血液输注会引起严重的输血反应，甚至会导致输血者死亡。血库实验室的大部分检测均基于抗原-抗体反应的原理。反应中的抗原是结合于红细胞和白细胞表面的特异蛋白。根据这些抗原的性质把血液分为 4 型：A 型、B 型、O 型和 AB 型。一般也进行 Rh 定型检测，把血液分为 Rh 阴性和 Rh 阳性两种。捐献的血液还需经过目前已知的各类不常见抗体和感染性抗体的筛检，如肝炎病毒或人类免疫缺陷病毒（human immunodeficienly virus，HIV）。为确保受者在输血时不会因抗体不相容而引起不良反应，输注血液的血型必须和输血者的血型相匹配。在申请血液输注时，使用血型匹配的血至关重要。

血库还提供血液或血液制品的组分进行输注治疗。通常患者不需要输注全血，而只需输注某些具体成分，如红细胞、血小板或特异的凝血因子。利用血液组分进行治疗，一份捐献者的血液可以帮助几个不同需求的患者。由血库技术人员分离并储存成分血液以便后续输血的使用。

免疫学与血清学

正常免疫系统的功能是保护机体免受外来微生物的侵害。当异物——即未被机体识别为自身成分的物质——进入机体后，免疫系统予以清除。这类异物可能是细菌、病毒、真菌或寄生虫。机体的自身防御功能是由白细胞（淋巴细胞、单核细胞和其他细胞）来执行的，由此清除和控制入侵生物。血库实验室的大部分免疫或血清检验的方法也是基于抗原-抗体反应。当异物（抗原）入侵机体后，机体免疫系统通过免疫应答产生相应抗体，这些抗体可在实验室被检测。

在评估某种感染性疾病时，检验患者血清抗体是诊断、确诊及治疗的重要步骤。血清学检测基于疾病发生发展过程中抗体效价的升高或降低。在许多病例中，血清学检测是回顾性检测，因为疾病发展到某一程度才会出现抗体效价的升高。通常在出现第一症状后，抗体效价的升高需要数天或数周。一般对那些难培养、引发慢性疾病或尚在潜伏期的感染性微生物，血清学检测是最有效的检测方法。

除了诊断感染性疾病方面，免疫实验室还能够鉴别正常和异常的免疫细胞以及血清组分。此外，还能够进行免疫细胞的功能检测（第 17 章）。

微生物学

微生物实验室的工作是鉴别引发各种疾病的微生物，这些微生物被称作病原体（第 16 章）。通常，普通的细菌、病毒、真菌和寄生虫在专门的临床实验室进行鉴别。送交微生物实验室进行培养的标本包括咽喉或伤口拭子、痰、阴道分泌物、尿液和血液标本。微生物实验室的工作人员能够正确区分正常菌群和致病菌很重要。正常菌群是宿主体内正常存在的细菌。各种鉴别方法包括接种和经典平板培养、微生物生长特性的观察以及运用 Gram 染色技术区分革兰阳性菌和革兰阴性菌。一旦怀疑是某种病原体，应进一步采取更多的检测来加以确认。目前已有常见病原体的快速检测方法。如已开发出使用单克隆抗体检测引起咽炎或脓毒性咽喉炎的链球菌免疫学检测方法。

微生物实验室的另一工作是筛选合适的用于致病病原体治疗的抗生素。运用一系列不同类型不同剂量的抗生素对病原体进行测试，以确定病原微生物对不同抗生素的敏感程度。这样，使用正确剂量的最有效的抗生素对相应的感染患者进行治疗，不仅疗效显著，而且节省医疗费用。

外部实验室认证及法规

在美国，经过认证的实验室有 15 206 个，其中 97% 是由以下 3 家权威机构审查通过的[2]：

● 中小型实验室认证委员会（Commission on Office Laboratory Accreditation，COLA），认证了 6 179 个实验室，占总数的 40%。

● 美国病理家学会（College of American Pathologists，CAP），认证了 5 179 个实验室，占总数的 34%。

● 美国医疗机构评审联合委员会（Joint Commission on Accreditation of Healthcare Organizations, JCAHO), 认证了 3 467 个实验室, 占总数的 23%。

包括美国血库协会 (American Association of Blood Banks, AABB)、美国组织相容性与免疫遗传学学会 (American Society of Histocompatibility and Immunogenetics, ASHI) 和美国骨科病学会 (American Osteopathic Association, AOA) 等在内的其他机构认证了 381 个实验室, 占总数的 3%。

目前, 实验室的活动受政府法规以及来自专业、州和联邦的各种类型认证机构和委员会的规则和建议的管理。

遵守管理规定还必须与样本检测和结果报告的成本效益保持平衡。法规和标准的制订旨在保护实验室工作人员、其他卫生保健人员、在卫生保健机构接受治疗的患者乃至全社会成员。联邦法规的存在亦为达到该目标。其中的某些规定已经对外沿用, 如 1988 年临床实验室改进法案修正案 (Clinical Laboratory Improvement Amendments of 1988 regulations, CLIA'88); 其他一些法规仅内部适用或内外部都适用 [3-5]。除了 CLIA'88 法规外, 还有其他的州和联邦法规来规范化学废物的处理、有害化学物质的使用以及实验室人员的安全等问题; 安全问题包括生物危害物质的处理和标准预防措施的应用等方面。

想从医疗保险和医疗补助中获得服务报酬的实验室必须取得依照公共卫生服务法 (Public Health Service Act) 颁发的许可证。为了得到许可, 实验室必须满足参加那些项目的各种条件。医疗保险和医疗补助服务中心 (The Centers for Medicare and Medicaid Services, CMS), 前身是卫生服务经费管理局 (The Health Care Financing Administration, HCFA), 对医疗保险和 CLIA'88 认可项目都负有监管责任。由获批准的私立认证机构 (如美国病理家学会) 提供的认证也必须符合 CLIA'88 的要求。对于 CLIA'88 许可的豁免项目, 认证所用的规则也应等同于 CLIA'88 的要求。

隶属美国卫生与公众服务部 (The U.S. Department of Health and Human Services, HHS) 的医疗保险和医疗补助服务中心,也已经确定执行 CLIA'88 的规则。任何进行定性定量检测的设备, 或是对人体物质的检查或筛查程序, 均应按照 CLIA'88 的规定进行管理。这包括各种规模的医院, 医生诊室实验室, 家庭护理设施, 诊所, 工业实验室, 市级、州级和国家级实验室, 药店和健康中心以及独立实验室。

卫生服务经费管理局 (HCFA) 于 1993 年 12 月 29 日批准了由中小型实验室认证委员会 (COLA) 建立的用于医生诊室实验室的认证计划。这意味着 COLA 的认证要求得到了 HCFA 的认可, HCFA 的规则等同于 CLIA 建立的规则。COLA 认证设定的同级复查规则替代了 CLIA 的管理要求。经 COLA 认证的实验室每两年接受一次调查, 以确保能达到家庭诊所、内科学或病理学方面同类水平的要求。

临床和实验室标准协会 (Clinical and Laboratory Standards Institute, CLSI), 原国家临床实验室标准化委员会 (National Committee for Clinical Laboratory Standards, NCCLS), 是一个为国内和国际实验室标准化的发展、提高和应用而建立的非营利性教育组织。CLSI 采用非强制性标准维持临床实验室高质量水平的检测能力, 以满足医院提供优质医疗服务的需求。CLSI 的建议措施、指导方针和实施标准遵守 CLIA'88 的规定, 因此也致力于推广和帮助实验室遵守联邦规则。

实验室应根据劳动法和环保法规确保工作人员在安全的环境工作, 并采取一切预防措施以保持安全的工作环境。美国职业安全与健康管理局 (Occupational Safety and Health Administration, OSHA) 参与这些法规的实施, 使其已成为实验室工作场所的常规内容。其他的外部监控包括公共卫生法规定的标准、由疾病预防控制中心 (Centers for Disease Control and Prevention, CDC) 以及食品药品监督管理局 (Food and Drug Administration, FDA) 发布的认可和许可要求制订的报告要求。州级法规包括由医疗补助机构、州环境法、州公共卫生法和许可法。地方性法规包括那些由建筑规范和消防规范确定的规定。

美国病理家学会 (CAP) 和美国医疗机构评审联合委员会 (JCAHO) 是两家已获公认地位的

认证机构，被视为代表联邦政府行动的机构。这些机构还制订了外部指导方针和实施标准来管理实验室的安全工作。一些独立机构也通过认证原则或其他职责影响着实验室的运行，包括 CAP、JCAHO 以及其他能力验证计划。

临床实验室改进法案修正案（CLIA'88）

临床实验室如何开展工作，在联邦法规和其他外部规定中都有很多描述。除了一些联邦政府的实验室（如退伍军人事务医院和医药中心），大部分实验室的工作都要受 CLIA'88 规则的管理[3]。其目的是确保无论在哪里——小型实验室、医生诊室、大型参考实验室或患者家中进行检测，报告的检测结果都是准确可靠的。CLIA'88 规则覆盖能力验证计划、患者检测的管理、质量评估计划、质控系统的应用、人员要求、检查和现场考察以及咨询等方面。几个联邦机构监管临床实验室的工作，这些管理机构或组织主要从事标准制订，必要时进行检查和实行制裁的工作。制订的外部标准被用来确保所有实验室能为医生和患者提供最准确可靠的信息。CLIA'88 的颁布也主要是出于这一目的。

依据实验室检测项目的复杂性，CLIA'88 法规把实验室按可进行的检验项目的复杂程度分为以下几类：

- 豁免检验项目
- 中度复杂检验项目
- 高度复杂检验项目

这种分组方法是基于法规对不同实验室的要求程度不同。这种分类标准包括：①对患者的危险程度；②结果出错的风险；③所用检测方法的类型；④所需独立判断和解释的程度；⑤家庭检测的适用性。该法案包含一项豁免条款，允许某些实验室不受人员标准限制、免除质量控制计划、能力验证和质量评估。这些豁免只适用于那些进行简单操作的常规检测、结果出错无显著风险的实验室。这些实验室在获得"豁免证书"后可开展豁免项目的检测。其他类型的检测包括由专业人员操作的显微镜检查，通常在诊室由医生操作，也可免受某些 CLIA 规则

的要求。另外两类检测是受到更多管制的中度复杂检测和高度复杂检测。CLIA 法案对两者都有更多的要求，包括最少人员标准、能力验证和质量评估计划等。

豁免检验项目

按照目前的定义，豁免检验项目或程序是经 FDA 明确界定的适用于家用的检测。其检测方法简单、出错可能性小，并且即使操作不正确也不会对患者产生危害。

豁免检验项目的类型

豁免的检验项目越来越多，包括使用尿液分析试带或试剂片检测胆红素、葡萄糖、血红蛋白、酮体、白细胞、亚硝酸盐、pH、蛋白、比重和尿胆素原等（非自动化法）；大便隐血试验；排卵检测（人黄体生成素目测比色法）；尿妊娠试验（目测比色法）；红细胞沉降率（手工法）；血红蛋白（手工硫酸铜法，一种过时已久的方法）；血糖（使用经 FDA 批准的家用监测仪）；微量离心法测定血细胞比容；单一分析仪器检测血红蛋白（根据自容或组成特点进行标本–试剂反应，直接检测和读数）和血液胆固醇（经 FDA 批准的家用监测仪）[4]。

由专业人员操作的显微镜检查

为了达到符合由专业人员操作的显微镜检查（Provider-performed Microscopy，PPM）类别的标准，操作程序必须满足如下规范要求：

1. 检查必须由专业人员（医生、在医生或牙医监督下的中等水平的专业人员）亲自操作。

2. 操作程序须归类为中等复杂程度。

3. 进行检查的主要设备是显微镜（限于亮视野或相差显微镜）。

4. 标本不稳定。

5. 没有质控物质。

6. 标本处理受限。

PPM类检验项目的类型

根据目前的定义，PPM 类检测包括：所有检测细菌、真菌和寄生虫的直接涂片湿标本检

查；阴道、宫颈或皮肤标本的细胞成分检查；所有氢氧化钾（Potassium Hydroxide，KOH）涂片标本检查；蛲虫检查；羊齿状试验；性交后阴道或宫颈黏液直接定性检查；尿沉渣检查；鼻分泌物涂片粒细胞（嗜酸性粒细胞）检测；粪便白细胞检查；以及精液定性分析（限于精子的有无及其动力性检测）。

检测场所的选择

中心实验室检测与床旁检测（非中心实验室检测）

一直以来，进行诊断性检测的传统操作场所集中在卫生保健机构的某一区域，患者标本被送至此处进行检测。许多院所保持着中心实验室的设置方式，但就近检测（near-testing）或床旁检测（Point-of-care Testing，POCT）的出现已经改变了很多实验室的组织结构。在POCT过程中，实验室检测实际来到了患者床前。应用POCT所产生的效益，不仅应当能够降低设备和耗材的成本，还应能够明显改善患者治疗效果以及显著降低患者和医疗机构的花费。

床旁检测

离开传统实验室的分散式检测，能够大大加强实验室人员与患者及其他医护人员的联系。POCT是卫生保健机构中多领域交叉、跨学科活动的一个范例。POCT常常由非实验室人员进行操作。常进行POCT的其他医护人员包括护士、呼吸治疗师、麻醉科医生、手术室技术专家和医生助手。尽管实际上由非实验室人员操作，但是POCT必须遵循CLIA'88中与临床实验室检测相关的规则。

这些CLIA规则被公认为是非场地特异性的，即无论检测项目在何地进行，中心实验室也好、患者床边也好，所做的检测在工作质量、人员、能力验证、质量控制等方面都必须达到同样的标准。临床实验室的管理规则（豁免检验项目、中度复杂检验项目、高度复杂检验项目和由专业人员操作镜检项目的分类）也适用于POCT。如果这些检测在已经获得JCAHO或CAP认证的机构进行，其管理规则本质上同中心实验室是一样的。

POCT人员的资格认证也是由联邦、州和地方法规所制订[3]。培训水平根据使用的分析系统和有关人员的背景不同而不同，受训者资历范围从没有经验的高中毕业生到具有两年经验的理科学士。实验室主任负责制订实验室还需要遵守的联邦CLIA'88规则以外的要求。

为了使医生能够及时获得检测报告并据此对患者病情进行处理，POCT的仪器设计中必须加入质量控制和质量评估系统，以防止向医生报告错误的数据。已经发现，POCT能提高医疗保健的成本效益。在医院的住院部，POCT可针对急重症患者提供及时的评估和处理；这也是POCT在医院中应用的最重要价值。通常POCT所涉及的检测项目均为需要快速报告结果的项目，这些检测包括：血气、电解质（Na^+、K^+、Cl^-、HCO_3^-）、凝血酶原时间（PT）、活化部分凝血活酶时间（APTT）或活化凝血时间（ACT）、血细胞比容或血红蛋白以及葡萄糖。POCT力图满足重症监护室、手术室和急诊室要求更快速地报告检测结果的需求。POCT还可能带来的其他好处有：缩短治疗周转时间；减少外伤；使患者更加方便（当血液采集和分析都在床边进行的时候）；降低产生分析前错误的可能性（由标本采集、运输和处理引起的分析前错误）；减少所需要的实验室人员（通过交叉培训，护士能够进行实验室分析，免去了检验人员此步骤的工作）；增强临床医师和实验室之间的合作；缩短患者在加护病房的停留时间。某些常用的检测，如粪便隐血筛查和试带法尿液常规化学筛查，只要在有质量评估程序控制的情况下正确操作，常常可更容易地在护士站进行。

处置门诊患者时，POCT可在患者到诊所或医生诊室就诊时即提供检测报告，更利于医生及时做出诊断和进行后续处理。

中心实验室与POCT相比较，必须要考虑到检测地点的不同，从而提供更恰当的检测设备。中心实验室具有急诊检测能力，能够及时地报告结果。一些实验室开发了实验室网络，其功能在于满足定点检测的需要，如将检测点设置在实验室附近或手术室内，或用车装载运输至需求点的可移动实验室。

参考实验室

只进行常规检测的实验室，在接到更为复杂的检测项目时，须将标本送至参考实验室进行分析。实验室只处理某些普通、重复性检测项目，将其余检测送至其他实验室进行检测的做法，更具成本效益。这些参考实验室能为很多客户进行较复杂的项目检测，为他们的客户提供周转时间很短的服务。选择一家在标本运输和结果报告方面均具有良好管理机制的参考实验室很重要。周转时间也非常重要，它常常反映出该参考实验室处理标本的水平。参考实验室与其客户之间必须建立良好的沟通方式。参考实验室应由专业人员管理，因为专业人员能够认识到为患者的临床医师提供高质量结果及从结果中得出所需信息的重要性。通常雇佣递送员或快递员在一个固定、合理的地域内运送标本，利用各种商业递送系统进行区域外的运送。

医生诊所附设实验室

医生诊所附设实验室（physicians office laboratory，POL）是针对那些来诊所就医的患者由医生亲自进行项目检测的实验室。由于一些这样的实验室在质控方面的缺陷，CLIA'88 已将其纳入管理范围。在 CLIA'88 颁布之前，大部分 POL 缺乏系统管理。绝大多数 POL 依照 CLIA（见之前讨论部分）要求，只开展豁免检验项目或 PPM。一般在 POL 进行的检测项目包括可用肉眼判断结果的试带法尿液分析和血糖检测、大便隐血试验、咽部链球菌 A 快速检测、血红蛋白测定、尿妊娠试验、胆固醇和血细胞比容测定。

方便患者在医生诊所进行检查是医生开展实验室检测项目的动力。实验室设备制造商已研制出了新一代无需使用者具备太高专业技术的仪器，以满足诊所附设实验室的需要。然而周转时间的缩短和给患者增加的便利必须与成本效益和医生面临超出自身专业和技术领域的潜在问题求得平衡。必须有检验人员、包括病理学家在必要时担任顾问。

POL 必须向美国卫生与公众服务部（HHS）或其指派机构提交申请。申请表包括所做检测的数目、每种检测所用的方法以及每位受雇从事检测者的资格证书等。认证的有效期至多 2 年，检测内容或方法、雇佣人员等出现任何变化，必须在变更后的 30d 内上报至 HHS。申请也可以通过其他认证机构审批，其审批要求必须等同于 HHS 或更为严格。中小型实验室认证委员会（COLA）的认证要求已获得 CMS（原 HCFA）的认可，等同于 CLIA 的认证要求。

若 POL 只开展豁免检测项目或 PPM，则无需满足 CLIA 对人员的要求，医生对在 POL 中进行的工作负责。若在 POL 进行中度或高度复杂检测项目，那么检测人员必须满足 CLIA 中更严格的人员要求；这些 POL 必须参加质评计划，包括能力验证。

临床实验室的人员

医生一般不亲自进行所需检验项目的操作，而是依靠经过培训的实验室人员来完成。临床实验室人员是医疗团队的重要成员。组成临床实验室团队的人员包括医疗主管（或病理学家）、医学检验师或临床检验师、医学检验技师或临床检验技师、临床实验助理、采血师以及各学科的专家，如化学家、微生物学家和血液学家。

实验室人员的分工及其头衔在不同机构有所不同。一般来说，经过更高培训的人员从事更复杂的工作和管理工作，而常规工作由其他人完成。很多临床实验室是高度自动化的，工作职能即可反映出此特点。有些实验室人员接受过交叉培训，能在各学科工作；其他实验室可能在某些领域有专门的人才，如在临床化学或微生物学。实验室规模和工作量可能决定着组织结构内人员的工作负担。

CLIA 对实验室人员的要求

CLIA 规则中的人员部分明确了开展中度或高度复杂检测项目的每个检测地点实验室工作人员的职能范畴、学历要求和所需的培训和经验。CLIA'88 也规定了从事人体标本特殊检测项目的操作人员的最低学历和资历。这些工作要求连同从 1992—1995 年公布的修正内容均罗列在 CLIA'88 最后一部分规则中[3-5]。CLIA 没有对从事豁免检测项目或 PPM 的检测人员做出相应规定。对于只开展中度复杂检测项目的实验室人员的最低要求是高中毕业或同等学力，但要有培训证书证明实验室人员具备采集、确认和处理标本以及进行实验室分析的能力。CLIA'88 对从事高度复杂项目的检测人员有更严格的要求。任何能够从事高度复杂项目检测的人员也能够从事中度复杂项目的检测。OSHA 要求，所有从事检测工作的新员工必须经过化学危险品处理和生物传染性物质处理的培训。实验室主任将对实验室所有人员的工作最终负责。

病理学家

大部分临床实验室是在病理学家的指导下运行的。临床检验可以分为临床病理学和解剖病理学两个部分。尽管病理学家的解剖病理学研究可能被病理学高级培训计划中的临床病理学部分所替代，然而大部分病理学家都经过解剖和临床病理学的培训。解剖病理学家是经培训获得行医执照的医生，通常在医学院校毕业后再接受 4~5 年的培训，能够检查（初检和显微镜检）所有外科手术后患者的标本，其中包括冰冻切片、组织样本和穿刺标本。一般巴氏涂片和其他细胞学、组织学检测也均由解剖病理学家进行。

临床病理学家也是获得行医执照的医生，并且具有临床病理学或检验医学的培训经历。血液和尿液标本的多数普通实验室检测项目均在临床病理学家的指导下进行。与临床医生的交流也很重要；获得任何关于患者的有用信息都需要实验室与医生之间的共同协作。

病理学家只从事某些服务，如检查外科患者术后标本，这些标本主要由解剖病理学家完成。其他检测只是由临床病理学家或医学负责人对检测结果负责和进行监督。

检验人员

实验室根据规模以及检测项目的数量和类型，配备经过培训的各种水平的人员。CLIA'88 规定了人员要求的标准，包括他们的学历和培训资历。通常，实验室人员的培训或教育水平是分配给实验室任务和准其开展何种分析时的考虑因素。除了在此介绍的各类人员外，实验室还需要其他各种类型的专家；例如，在血库或化学等领域经过特别培训和教育并取得证书的专家。其他经专业化培训的人员包括细胞学技士、组织学技士和采血师等。

实验室主管

通常，每个实验室有一位主管，负责实验室技术方面的管理。一般是医学检验师或临床检验师，并具有管理方面的学历或经验。在大型实验室，技术主管可监管该机构技术方面的问题（涉及分析检测的问题），包括质控计划、非固定场所的检测以及实验设备的维护。此外，可以雇佣商业管理者专门处理行政事务。而在小型实验室，监督者或行政管理者也可以由技术管理者兼任。各部门的监管技术专家按需设岗，取决于实验室的规模和工作量。无论担任的职务头衔如何，主持工作的技术专家的主要任务是确保实验室遵守联邦、州和地区的全部规章制度。位居实验室领导和管理岗位的人员必须确保全部操作条件符合法律规定，并且可节省成本。

重要的是，监管人员能以清楚、准确的方式与实验室人员以及使用实验室服务的医生及其他医务人员进行沟通。

医学检验师

医学检验师（Medical Technologist, MT）现也被称为临床检验师（Clinical Laboratory Scientist, CLS），通常是具有医学技术或临床实验室科学理科学士学位的人员。其职能范畴有所不同；MT 可从事实验室分析、监管其他人员或授课等工作。一些 MT 从事研究工作。CLS 培训的一个重要方面是掌握实验项目操作背后的知识，以使实验过程中存在的问题能得到确认和解决。解决疑难问题是临床实验室不断考虑的问题。同时 CLS 也对分析技术、方法学原理及各种实验室分析项目所用到仪器有深刻地了解，能对相关实验数据进行比较和解释说明。只要满足认证机构对教育背景的要求，就可由独立的非营利性认证机构美国临床病理学会注册董事会（Board of Registry of American Society for Clinical Pathology, ASCP）和国家医学实验室认证机构（National Credentialing Agency for Medical Laboratory, NCA）进行考核并颁发此认证水平的证书。

医学检验技师或临床检验技师、临床实验助理以及具备资格的采血师

这些实验室专业人员在实验室能够从事的工作通常具有局限性，所受培训的地方不同以及受雇的卫生保健机构不同，其头衔也不同，分别为医学检验技师或临床检验技师、临床实验助理（clinical laboratory assistant, CLA）以及采血师。这些人员同 MT 或 CLS 相比，缺少正规的学历和培训。他们通常经过正式培训，有些人已达到了相关水平，其他一些人获得了职校或职业课程的证书。大部分情况下，实验室常规检测由 MTs 进行监管，由资质水平相对较低的人员进行操作。

许多常规的、高度重复的检测项目的标本采集（主要是血、尿标本）、处理和检测由 CLT 或 MLT、CLA 或采血师来完成。MLT 或 CLT 的资格认证由 ASCP 和 NCA 进行考核。

患者标本

临床实验室检测涉及很多类型的标本。血液和尿液是最常检测的标本，但许多申请的项目也涉及人体组织和其他体液，包括关节滑液、脑脊液、腹腔积液和心包积液。临床检验的目的是根据标本的分析结果提供相关信息；患者标本的正确采集至关重要。在检测时，只使用非常少量的标本对分析物或组分进行检测；而在对结果的解释时是假定所得结果代表此分析物在患者体中的实际浓度的。只有通过本书以下章节讨论的各种质量保证系统，才能保证结果的可靠性。无论实验室的检测试验如何认真，只有在核实了分析前的质量控制之后的报告才是可靠的。特殊情况下，应考虑患者标本

采集的方法、运输方式和分析前处理等因素，这是非常重要的。实验室必须制订恰当的质量评估计划，以确保每一份患者标本能够得到最佳的分析，报告的结果能够使患者尽可能的受益。

质量评价

通过质量评价来设定外部标准以确保实验室报告结果的质量，如 CLIA'88 和 CMS 的强制要求。临床实验室必须经 CMS 认证，或经已通过 CMS 批准的私立认证机构或州级管理机构认证。通过认证的实验室须接受定期检查，以确定是否符合包括 CLIA'88 在内的联邦规则的要求。

质量评价计划，以前称作质量保证，也是联邦政府执行 CLIA'88 的要求。规定的标准适用于所有实验室，其目的是提高医学团队为患者提供优质服务的能力。CLIA'88 条款的要求，包括质量控制和质量评价、能力验证的应用以及实验室中分别负责操作和监管工作人员的水平（第 8 章）。

CLIA'88 规定，实验室的质量评价活动必须有文件记录，并且必须是实验室现有组织结构的重要活动。投入足够的时间进行质量评价并在所有实验室执行此计划是很关键的。所有实验室人员必须愿意共同努力优先为患者提供高质服务。建立一种包括实验室全体各级人员的综合体系非常重要。

为执行外部规定，必须有地方性的内部计划。内部规则是为了保证多数实验室检测的操作和结果报告的质量而建立的，也是一种质量评价方法。临床实验室对患者和医生均负有责任，应保证实验室所发出结果报告的可靠性并提供给临床医生所测项目的参考值或正常值。内部监控计划涉及全面质量管理（Total Quality Management, TQM）、质量评价（Quality Assessment, QA）或持续质量改进（Continuous Quality Improvement, CQI），每种计划的设计都是为了监督和提高实验室的服务质量。

质量评价系统主要由两部分组成：非分析因素和定量数据的分析（质量控制）。

质量评价中的非分析性影响因素

为保证实验室检测能为患者提供高质量的服务，除了分析数据，分析前和分析后的因素也必须予以考虑。实验室为了符合 CLIA'88 的要求并在获得认证后开展试验检测，必须达到最低限度的标准。有时候，会发现存在不足，必须及时改正（框表 1-1）。可提高检测质量的非分析性影响因素如下：

1. 合格的人员；
2. 明确的实验室方针政策；
3. 实验室程序手册；
4. 正确的标本采集和保存程序；
5. 仪器设备的定期维护；
6. 适当的分析方法；
7. 建立质量控制和质量评估技术；
8. 结果报告的准确性。

合格的人员

必须对各部门有资质的人员的上岗能力进行确认。确认方式包括外部认证和新员工对工作环境适应能力的评价两种形式。保持能力水平同等重要。参加继续教育是保持能力水平和专业资质的必要手段。

明确的实验室方针政策

实验室的方针政策应该包含在实验室参考手册中，并保证实验室每个人员都能得到。

实验室程序手册

手册中所记载的程序应遵循 CLSI 规程并定期随文更新。

框表 1-1

所有经 CLIA 批准的实验室在过往检查中出现的最频繁的不足之处

1. 质量控制：实验室未能做到每天每项检测要坚持做至少两个水平的质控并记录。
2. 质量保证：没有相关计划。
3. 质量控制：未能遵守制造商的指导。

（引自 HCFA CLIA Database，April 2003；retrieved Nov15, 2003.）

正确的标本采集和保存规程

严格按照正确的标本采集和保存规程进行操作，这对保证检测结果的准确性至关重要。分析前错误是实验室最常见的错误。例如，患者或标本的识别错误，是最主要的潜在错误来源。应用计算机条码扫描技术为标本识别带来很大益处。标本的正确保存是获得准确结果的关键。一些分析要求标本立即冷藏、冰冻保存或避光保存。

仪器设备的定期维护

显微镜、离心机和分光光度计等仪器应定期清洁和校准。所有自动化仪器均应按照定期维护的程序表进行维护（例如细胞计数仪）。不按期监测仪器状态将可能产生不准确的检测结果，并可能导致昂贵的维修费用。

适当的分析方法

引用新方法时，检查程序的准确性和稳定性是非常重要的。推荐使用质控标本进行重复检测，以检查其准确性并抵消诸如日间差异、试剂差异和技术人员间的差异等因素。

建立质量控制和质量评价方法

质量控制技术可监控已建立的操作程序以确保检测结果的质量。通常，在分析患者样本的同时，要分析正常和异常的质控样本。质量评价在监控结果质量的过程中所监督的面更宽。质量评价包括实验室人员、操作程序手册和实验室操作的其他方面等。

报告结果的准确性

许多实验室已有危急值和差值核查系统来监控患者的检测结果。

在为患者提供优质服务时，适当地沟通也很关键。大多数情况下，实验报告都是书面的并发送至对应的患者区，而非用电话传递信息；只依靠口头报告形式报告结果，出错率相当高。在紧急状态情况下，口头报告可能是必要的，但必须要追加书面报告。结果报告过程中，警惕抄写员的错误也同等重要，尤其是抄写错误。引入计算机联网技术后，在线报告使得信息交流变得准确高效（第 9 章、第 10 章）。

质量评价中的分析性影响因素

理解运用于质量控制中的基础统计学概念是非常重要的。统计学中特定内容的重要性在于：

1. 在质量评价中应用统计学对结果进行分析；
2. 测量过程中需要使用统计学工具。

临床质量评价中使用的专业术语

以下是表述质量评价不同方面的专业术语：

1）准确度 用来描述检测值和真值之间的接近程度。需要使用参考样本和定值标准物对准确度进行检查。

2）校准 指仪器的检测值或读数和已知物理常数的比较。

3）质控品 代表一种成分同患者全血或血浆相似的标本。质控品的值是已知的。质控品的检测方式同患者标本的检测完全一致，应每日进行检测，或同未知（患者）标本一同进行检测。质控品是检测精密度的最好材料，可代表正常或异常标本的测定结果。

4）精密度 用来描述相同物质重复检测结果间的接近程度。精密度反应的是检测结果的再现性。正确区分精密度和准确度很重要。准确度意指出错的自由度；精密度的说法意指变异的自由度。

5）标准品 是成分已知的高度纯化物。一个标准品在整体组分和检测中的处理方法可能与质控品有所不同。标准品是检测准确度的最好材料。标准品可用于绘制标准曲线（例如手工法的血红蛋白曲线）或计算检测结果。

6）质量控制 指通过使用质控品来监测实验结果的准确度和再现性的过程。

定量质量控制方案的作用

质控品和标准品同患者标本同时分析的作用如下：

1. 对仪器、试剂和人员技术等的运行情况

提供指导作用；

2. 同参考值比较可确认检测的准确度；

3. 监测到最高和最低可接受值的出现频率增加（离散度）；

4. 监测到至少连续 3d 出现检测值在均值一侧的漂移（趋向性）；

5. 显示连续 3d 检测结果与均值比较的明显变化。

能力验证

CLIA'88 要求，实验室必须建立和遵循书面的质量控制程序，来监测和评估每种方法检测分析过程的质量，以保证患者检测结果和报告的准确性和可靠性。能力验证（Proficiency testing，PT），是一种保持实验室间检测结果一致性的质量控制手段。CLIA'88 规定所有开展中度或高度复杂检测项目的实验室必须参加外部的 PT 计划。只有 CLIA'88 确认的豁免检验项目能够免受 PT 规则的制约。所参加的 PT 计划必须经 CLIA'88 批准。CAP、CDC 和一些州的卫生部可提供这样的 PT 计划。

实验室参加特定 PT 计划进行特定样本的检测分析，并把结果呈报计划管理者以进行列表统计。每个参加 PT 计划的实验室的测定结果均按照质评计划的评价限值进行分类，并同其他参加此次计划的实验室进行比较。

只开展豁免检验项目的实验室无需参加 PT 计划，但该实验室必须申请并获得 HHS 颁发的豁免证明。若开展中度或高度复杂检测项目的实验室没有相应的 PT 计划，那么此实验室必须具备一套系统，至少每两年验证一次其检测结果的准确性和可靠性。

医疗法律问题

知情同意

取得患者的知情同意是实验室的重要职责之一。知情同意的意思是患者知情、理解并同意所将要进行检测的性质以及根据检测报告需要进行的处理。当患者到医院就诊时，一般已

默认同意在该医院就诊所需经历的常规程序。静脉采血就是一项默认同意的常规程序。对于较复杂的程序，患者需要签署特定的同意书，如骨髓穿刺、采集脑脊液的腰椎穿刺和细针抽吸活检，全血或血液组分的非紧急输注也需要签署同意书。

应让患者充分了解所签同意书的信息，并给患者提出疑问的机会。患者本人不能签署同意书的情况下，可由监护人代签。例如，患者年纪尚小、无法承担法律责任、没有签署的体能、有听力缺陷或不懂英文。卫生保健机构有处理这些情况的政策。

保密性

患者标本的各项检测结果必须严格保密。1996 年开始实施的医疗保险携带和责任法要求保护患者信息的隐私（第 10 章）。患者的所有信息，包括所进行的检测类型，都必须保密。只有授权人有权接触患者信息，并且只有经过患者同意，才可以把这些信息透露给非医护人员，如保险人员、律师或患者的朋友。只能在实验室的范围内，不得在任何公共场所如电梯或医院咖啡厅提及患者情况。

监管链

对于可能用于法庭之上（如在审判或司法听证的时候）的实验室检测结果，需要用特殊方式对待。为了能作为有效证据，从样本采集并运至实验室，到进行检测和结果报告之间的每一步都必须有文件记录并存档；这个程序被称作持续监管链。从样本采集到结果递呈法庭之间的衔接上必须确定无疑，保证检测样本或物质没有任何形式的改变，否则将失去作为法律证据的效用。任何具有潜在法律证据价值的标本应该做好标记、密封并置于上锁冰箱或其他安全妥善的保存区域进行保存。通常需要监管链记录存档的标本类型包括可提供酒精浓度的样本、强奸受害者的采样标本、用于亲子鉴定的标本以及来源于尸检的标本。

其他法律事宜

卫生保健机构及其雇员应遵守医护人员职业行为标准，即有类似水平的医护人员群体在类似情况下应采取的职业行为。医院、其他卫生保健提供者、医生或其他医疗专业人员未能用合适质量的医护标准对待患者而导致严重伤害或致死，即犯了医疗失职罪。后果严重的失职可引起法律纠纷、诉讼案或构成民事侵权。民事侵权是指以某种方式伤害他人的行为，因而受害者可针对所受伤害起诉过失者。法律上，民事侵权行为又称为"民事过错行为"。直接接触患者的医务人员比实验室人员（如采血师）有更多碰到法律纠纷的可能。

检验医学的未来方向

生物技术是实验诊断学中一个快速发展的学科。分子生物学或称分子诊断学使用了这些技术。分子病理学应用基础分子生物学原理来研究人类疾病。临床实验室依据疾病发生发展的一般分子生物学基础，正在建立人类疾病检测的新方法。传统实验室分析方法给出的结果是基于对患者当时状况的实际反映（例如血细胞计数、传染过程、血糖浓度）。分子生物学引入了一种预测功能：当患者存在某种疾病或身体状况的风险时，分子检测的结果能够帮助预测未来可能发生的情况。这种预测功能比以往任何时候更突出了恰当使用实验室检测结果的重要性，同时需要强调伦理方面的考虑和基因学方面的咨询。

新的检测方法层出不穷，先进的自动化和实验室信息系统跨速发展，以及床旁检测的广泛开展对未来实验室医学的发展起到越来越重要的作用。

参考文献

1. Health Care Financing Administration, Department of Health and Human Services: Clinical Laboratory Improvement Amendments of 1988, Federal Register, Feb 28, 1992 (CLIA '88; Final Rule. 42 CFR. Subpart K, 493.1201).

2. McDowell J: Concern over lab inspection process triggers GAO audit, Clin Lab News 31 (5) :1, 6, 2005.

3. Health Care Financing Administ ration, Department of Health and Human Services: Clinical Laboratory Improvement Amendments of 1988, Federal Register, April 24, 1995 (Final rules with comment period).

4. Health Care Financing Administration, Department of Health and Human Services: Clinical Laboratory Improvement Amendments of 1988, Federal Register, Sept 15, 1995 (Proposed rules).

5. Tietz NW, editor: Applied laboratory medicine, Philadelphia 1992, Saunders.

参考资料

Kaplan LA, Pesce AJ: Clinical chemistry: theory, analysis, and correlation, ed 4, St Louis, 2003, Mosby.

Clinical and Laboratory Standards Institute (CLSI): Laboratory design: approved guideline, Wayne, Pa, 1998, GP18–A.

Clinical and Laboratory Standards Institute (CLSI) National Committee for Clinical Laboratory Standards: Clinical laboratory technical procedure manuals: approved guideline, ed 4, Wayne, Pa, 2006, GP2–A5.

Clinical and Laboratory Standards Institute (CLSI) National Committee for Clinical Laboratory Standards: CLIA specialty collection (a collection of documents), Wayne, Pa, 1999–2004, SC11–L.

Clinical and Laboratory Standards Institute (CLSI) National Committee for Clinical Laboratory Standards: Continuous quality improvement: essential management approaches and their use in proficiency testing: proposed guideline, ed 2, Wayne, Pa, 2004, GP22–A2.

Clinical and Laboratory Standards Institute (CLSI) National Committee for Clinical Laboratory Standards: Point –of –care testing (a collection of guidelines), Wayne, Pa, 2001–2004, SC17–L.

Clinical and Laboratory Standards Institute (CLSI) National Committee for Clinical Laboratory Standards: Training and competence assessment, ed 2, Wayne, Pa, 2004, GP21–A2.

Turgeon ML: Immunology and serology in laboratory medicine, St Louis, 2003, Mosby.

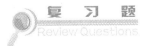

复习题 Review Questions

1. 以下哪个法案、机构或组织的创建旨在确保实验室工作质量的可靠性？

  a. 医疗保险和医疗补助服务中心（CMS）

  b. 职业安全与健康管理局（OSHA）

  c. 1988 年临床实验室改进法案修正案（CLIA'88）

  d. 疾病预防控制中心（CDC）

  请分别填写以下各个机构或组织（问题 2~6）与其职能相关的字母编号（a~e）。

2. 医疗保险和医疗补助服务中心

3. 医疗机构评审联合委员会

4. 美国病理家学会

5. 中小型实验室认证委员会

6. 临床和实验室标准协会

  a. 为医生诊所附设实验室（POLs）确立认证要求

  b. 管理 CLIA'88 和医疗保险项目

  c. CMS 已授予其代表政府利益的地位来对临床实验室进行认证

  d. 确立保持实验室组织高质服务的统一标准的非营利性培训团体

  e. 认证卫生保健机构并设定质量评价计划的标准

7. 实验室开展以下哪种检测类型的项目不需要参加由 CLIA 批准的能力验证计划

  a. 豁免检验项目

  b. 中度复杂项目

  c. 高度复杂项目

  d. 由专业人员操作的显微镜检查

  请将以下术语（问题 8~11）与以下最恰当的解释（a~d）相匹配。

8. 能力验证（PT）

9. 质量评价（QA）

10. 由专业人员操作的显微镜检查（PPM）

11. 床旁检测（POCT）

  a. 持续评估和监测实验室各个方面以保证检测结果准确性的程序

  b. 由医生本人为其患者进行的特定的显微镜检测（湿涂片）

  c. 维持实验室之间质量控制的手段

  d. 试验操作过程在患者床旁进行；一种分散

式实验室检测方式

12. 下列哪一项不是质量评价系统中非分析性影响因素

    a. 合格的实验室人员和确定的实验室方针政策

    b. 监测标准品的偏离度并报告正常值和异常值

    c. 保留程序手册和使用恰当的方法

    d. 仪器预防性维护和标本的正确采集

13. 在以下哪种情况下，可使用口头报告的形式

    a. 当患者直接到医生诊所就诊并希望获得检测报告的时候

    b. 当在护士站找不到的时候

    c. 当麻醉师需要术前检测结果的时候

    d. 以上各项均不是

    请将以下专业术语（问题 14~16）与最佳描述（a~d）相匹配。

14. _____准确度

15. _____校准品

16. _____质控品

    a. 其值已知

b. 与真值的接近程度

c. 监测准确性的程序

d. 与已知物理常数的对照

    请将以下专业术语（问题 17~19）与最佳描述（a~d）相匹配。

17. _____精密度

18. _____标准品

19. _____质控品

    a. 重复检测后各检测结果间的接近程度

    b. 一种已知成分的纯化品

    c. 监测已知质控物结果准确度和重现性的程序

    d. 其值未知

（程春玉　周文宾　申子瑜）

学习目标

本章结束时，应能掌握如下内容：

● 能够解释用于管理临床实验室的通用安全规则，包括职业安全与健康管理局（Occupational Safety and Health Administration，OSHA）制订的化学品卫生计划、血源性病原体职业暴露等部分，以及安全手册的重要性和一般性应急措施

● 描述感染控制政策的基本内容，包括使用个人防护设备或装置（例如长大衣、手套和护目镜）的时机和方法，以及使用标准预防措施的原因

● 能够演示在临床实验室暴露于具有潜在危险的情况下采取基本预防措施的方法，从而避免包括生物和化学品、火和电的危害。除此之外还应当告知在使用某些用品和设备（例如打破玻璃器皿）时存在的危险性，落实"知情权"的规则

● 能够描述暴露前和暴露后预防措施，以应对潜在的职业相关特定病原体的传播，特别是乙型肝炎病毒（Hepatitis B Virus，HBV）和人类免疫缺陷病毒（Human imunodeficiency Virus，HIV）

● 如果发生危害物溢出事件，能够示范从开始到结束全过程的正确消毒方法

● 解释临床实验室产生的各种类型废弃物的正确隔离和处置方法，包括放置针头和手术刀类利器桶的使用

● 描述基本的急救步骤

不必一再强调安全的重要性和正确的急救程序。许多本不该发生的事故是由于人们粗心、缺乏对细节的关注或缺乏适当的沟通等造成的。因此，安全操作应该成为所有在临床实验室工作人员思想中最重要的部分。大多数实验室事故是可以通过正确良好的技术操作、保持警觉的态度以及依据常识等来预防。

安全标准和管理机构

临床实验室的安全标准由一些机构及委员会发起、管理并审查。这些组织包括美国职业安全与健康管理局（Occupational Safety and Health Administration, OSHA）、临床和实验室标准协会（Clinical and Laboratory Standards Institute,, CLSI；原美国临床实验室标准化委员会 National Committee for Clinical Laboratory Standards, NCCLS），CLSI 是一个非营利性的教育机构，提供一个供开发、推广和使用国家标准和国际标准的论坛；隶属于美国卫生与公众服务部（Department of Health and Human Services, DHHS）、美国公共卫生部（Public Health Service，PHS）的疾病预防控制中心（Centers for Disease Control and Prevention, CDC）；美国病理家学会（College of American Pathologists, CAP）以及医疗机构评审联合委员会（Joint commission on Accreditation of Healthcare Organizations, JCAHO)[1-5]。

职业安全和卫生管理行为与标准

为了确保工作人员享有安全和有利健康的工作环境，美国联邦政府于 1970 年设立了一个用于规范职业安全和卫生行为的保障体系，并在 1988 年将该标准适用范围扩大，涵盖了涉及医务工作者的职业危害[6]。其中，职业安全和卫生行为规范由职业安全与健康管理局颁布实施，适用于所有一个或一个以上员工企业的管理。该计划涉及安全和健康保护的许多方面，包括服从工作分配、检查程序、违规处罚、投诉程序、责任义务、管理体系的运行以及如何建立多项标准。机构的管理者和雇员都应该遵守规章制度。

职业安全与健康管理局的标准包括以下方面：提供警示标签或可以提醒所有员工潜在危险的其他适当形式的警示、适当的防护设备、暴露控制程序、实施培训以及教育计划等。其主要目的是为了确保每个美国工人拥有安全和健康的工作条件。

职业安全与健康管理局和疾病预防控制中心公布了众多适用于临床实验室的安全标准和条例（例如，1988 年职业安全与健康管理局危险通信标准）来确保临床实验室的安全性，包括下列措施：

- 一份正式的安全计划
- 详细的授权计划（例如，化学品卫生，血源性病原体）
- 定义各种危害（例如，火、电、化学品及生物危害等）

安全负责人

指定一个安全负责人是实验室安全计划的关键部分之一。此人负责工作人员最初的工作分配和定期轮换更新（见表 2-1）。此外，安全负责人有责任服从现有的规章制度从而影响实验室其他工作人员的行为，如为化学品贴标签、正确妥善处理生物危害材料。

职业安全与健康管理局授权计划

1991 年，职业安全与健康管理局规定，所有临床实验室必须执行化学品卫生计划和暴露控制计划。作为化学品卫生计划的一部分，文件中必须有一份材料即安全信息清单的复印件以供所有的员工随时取阅。

化学品卫生计划

化学品卫生计划（Chemical Hygiene Plan, CHP）是职业安全与健康管理局安全标准的核心。现有的安全和健康计划涵盖了化学品卫生计划内容。每个雇主应制订书面的化学品卫生计划，必须详细介绍以下内容：

- 职业安全与健康管理局标准培训和信息要求
- 建立委员会并指派专人负责化学品卫生

表2-1　推荐使用的安全培训一览表

主题	参加培训人员	培训频率
实验室所有安全政策和程序	所有实验工作人员	上岗前
灭火器的使用	所有实验工作人员	上岗前
溢出物的清除	所有技术人员	上岗前
防火应对措施	所有实验工作人员	每年1次
消防演练与疏散	所有实验工作人员	每年1次
化学品安全	所有实验工作人员	每年1次
生物危害	所有实验工作人员	每年1次
感染控制	所有实验工作人员	每年1次
放射物安全	使用和运输放射性物质的员工	每年1次
标本包装和运输程序	对标本进行包装，并经地面或航空运送标本的员工	每24个月1次

(引自 Gile TJ: Complete guide to laboratory safety, Marblehead, Mass, 2004, HCpro.)

- 适当的工作实践
- 化学品的详细清单
- 提供材料安全数据清单
- 标签管理
- 登记表的保存规定
- 标准作业程序和内务管理
- 工程控制所要求的方法（如洗眼器、紧急淋浴器）
- 防护设备清单和适当的维护措施
- 员工体检要求
- 针对特殊有害物质所采取的特殊的预防措施
- 废弃物转运与处置的相关信息
- 与安全保障相关的其他必要信息

◎ 材料安全信息清单

在1991年，CHP的目的是确保实验室工作人员能够充分认识到在其工作场所存在的化学品的危害。这一信息通过材料安全信息清单（material safety data sheet, MSDS）提供（图4-9），图中描述了各种危害、安全处理、储存和危险化学品的处置。每个批次化学品信息由化学品生产厂家随货品提供。

每一份材料安全信息清单包括化学品或产品的基本信息：商品名称、化学名称及别用名、所属化学谱系、制造商的名称及地址、紧急电话号码和附加信息；附加信息包括化学品的有害成分、物理性质、易燃性和爆炸参数，以及健康危害和防护信息。此外，该表介绍了员工在每天8h工作中能够允许暴露的最高浓度。以及对个人防护服装和装备的要求、急救办法、泄漏处理程序。

◎ "知情权"法规

实验室内必须有针对化学品危害所采取的预防措施的相关规定，如"知情权"的规定。职业安全与健康管理局文件29CFR于1910年制订了化学品危害信息标准并确定了各种文件类型。例如，实验室内危险化学品一年存量的清单，而且材料安全信息清单应提供给各个部门使用。每个单位应当至少有一个区域集中储存所有的化学危险品。

◎ 标　识

贴标签可能是妥善处理任何有害物质最简单和最重要的步骤，容器上的标签应注明日期以及容器内为何种物质。当一个容器内的内容物移至另一个容器时，容器上的信息也应随之改变。职业安全与健康管理局要求所有的化学危险品应当正确标识有害成分及其危害性，并配以危害标识。运输部门和环境保护局或美国消防协会负责对有害成分进行分类。盛放化学品的原始容器的标识不能丢弃或更改。

根据美国消防协会制订的危害评定系统，对于没有盛放在原始容器中的化学品，信息标签上对所有物质的评级为2或更大（等级分为0~4，4是风险最大的等级），且必须包括以下信息：

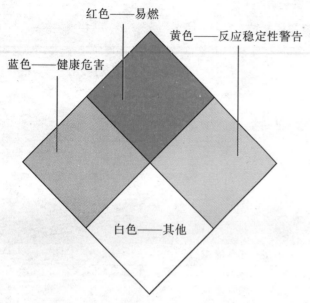

红色——易燃
黄色——反应稳定性警告
蓝色——健康危害
白色——其他

图2-1　NFPA制订的菱形危害标志

- 确定化学品的有害成分
- 侵入身体的途径（眼、鼻、口、皮肤）
- 健康危害
- 物理危害
- 对靶器官的影响

危害识别系统由4个小的菱形标志组成一个大的菱形（图2-1和表2-1；在后面的化学品危害中仍会讨论）。

◎ 临界值

如今许多实验室所必需的有毒化学物质已经很有限了，特别是阈限值（threshold limit values，TLVS）和容许暴露限度（permissible exposure limits，PELS）高的物质。阈限值是由联邦政府规定的最大安全接触限值。职业安全与健康管理局定义的容许接触限值是为了保护工人免受因接触有害物质对健康的影响而设置的。容许接触限值用来限制有害物质在空气中的浓度。容许接触限值的设置还考虑了对皮肤的影响。职业安全与健康管理局的容许接触限值是基于8h时间加权平均值（time-weighted average，TWA）而来的[7]。

暴露控制计划

职业安全与健康管理局授权的血源性病原体职业暴露程序于1992年3月成为法律[1]。这个条例规定实验室工作人员应做到以下几点：

框表 2-1

危害鉴定系统菱形图标

位置	颜色	代表象征
左	蓝色	健康危害等级
上	红色	易燃性等级
右	黄色	反应稳定性等级
下	白色	特殊危害性

在每个部分用一个数字表示危害等级

4:危害程度极大

3:危害程度严重

2:危害程度中等

1:危害程度轻微

0:没有或危害程度极轻

白色的部分提醒使用者在使用物质时可能会具有的特殊危害，如：

- 水反应
- 强氧化性
- 腐蚀性
- 放射性

- 制订、实施和遵守计划，以确保接触潜在传染性血源性病原体的实验室工作人员的安全。
- 安全有效的管理和处理医疗废弃物。

政府法规规定所有员工中只有接受训练学习过如何使用和处理有害物质及废弃物的人员才能处理血源性物质。新员工必须参加化学品危害培训会，所有员工每年进行一次。每个实验室应至少每年评估该计划的有效性一次，并在必要时加以修订。书面计划必须提供给员工。实验室的书面计划必须包括目的和计划的范围、参考资料、定义术语和责任，以及详细的操作步骤。

疾病预防控制中心还制订了处理所有患者标本的相关安全措施，被称为标准预防措施（前身为"通用预防"或"通用的血液和体液预防措施"）。临床和实验室标准协会还为实验室工作人员颁布了手册，目的在于预防工作人员因接触患者的标本而感染经血液传播的疾病[3]。此外，疾病预防控制中心提供了由于职业接触潜在传染性物质后造成感染的治疗建议。这些机构的工作目的是为了减少血源性病原体对医务工作者的风险。

◎ 生物危害

由于许多危害是临床实验室特有的，因此发明了 个特有名词——生物危害。这个词张贴在实验室各个地方，张贴处表示该处有传染性材料或潜在的危险，"生物危害"成为实验室存在对健康人或动物潜在危险的代名词。这种潜在危险既可直接感染也可通过环境感染，感染可能发生在采集、处理、运送及测试标本过程中。因此，必须重点考虑如何安全地将标本收集并转运到实验室（第 3 章）。

生物恐怖制剂是实验室工作人员关注的问题。这些生物恐怖制剂分为 A，B 和 C 类，职业安全与健康管理局对于各类风险的分类已经过时，目前使用美国公共卫生部标准把生物安全等级分为 1 级、2 级、3 级，用来描述特定工作领域中可能遇到的相应风险。生物安全 1 级代表风险最小。

感染通常是意外发生，包括吸入感染性物质、针头或注射器刺伤、动物咬伤、注射器喷雾、开启标本容器以及离心时产生的气溶胶。实验室感染的其他来源包括被污染的碎玻璃划伤、动物外科试验或尸解、工作台或地面上致病性样品的泄漏外溢。凡是从事有关动物科研或含有生物危害物质的实验室工作人员都应重视生物危害问题。图 2-2 显示用于表示生物危害的常用标识。

◎ 避免传染病的传播

实验室工作人员常常担心各类血源性病原体（如 HBV）的传播，尤其是 HIV 感染患者数量的快速增长成为疾病预防控制中心修改已发布内容的原因之一。针对 1983 年如何处置疑似或已知感染了通过血液传染病原体的患者血样或体液，美国疾病预防控制中心发布了更加具体的规定。

现行控制传染病的安全指南，以疾病预防控制中心 1987 年[8]和 1988 年颁布内容[4]为基础。

安全措施在 1991 年和 1992 年分别由职业安全与健康管理局[1]和美国公共卫生部[9]做了进一步解释。

框表 2-2

生物恐怖制剂的种类和特征

种类 A

在美国很少发现的病原体。这种类型的生物恐怖制剂含有烈性传染的微生物，对国家安全造成直接威胁。这类生物恐怖制剂：

- 非常容易通过人与人的接触进行传染和播散
- 导致高死亡率，同时对公共卫生造成潜在的严重威胁
- 可能造成民众恐慌和社会动荡
- 对于公共卫生防备需要采取特殊行动

种类 B

这一种类为第二位考虑，包括以下病原：

- 相对易播散
- 造成中等患病率和低死亡率
- 需要适当加强疾病预防控制中心的诊断能力以及疾病监测能力

种类 C

这一种类放在第三位考虑，包括未来可改造的大规模传播的新发病原体，因为

- 来源广
- 易于生产和播散
- 潜在的高发病率、死亡率和对人类健康影响较大

(引自 http://www.bt.cdc.gov/agent/agentlistcategory.asp；retrieved february 2005.)

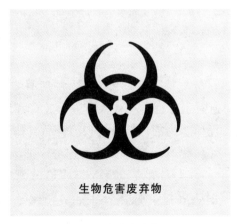

生物危害废弃物

图 2-2 生物危害标识

（引自 Rodak B Hematology: Clinical principles and applications, ed 2, philadelphia 2002, Saunders.）

制订血源性病原体和职业暴露标准的目的在于提供一个安全的工作环境。职业安全与健

表2-2　生物恐怖制剂和疾病

种　类	疾　病
类别 A	
炭疽	炭疽芽胞杆菌
肉毒杆菌中毒	肉毒梭菌毒素
鼠疫	鼠疫耶尔森菌
天花	天花
土拉菌病	土拉热弗朗西斯菌
病毒性出血热	
丝状病毒	埃博拉,马尔堡病
沙粒病毒	沙拉,马丘波病毒
类别 B	
布鲁菌病	布鲁菌某种
Epsilon 毒素	产气荚膜梭状杆菌
食品污染	沙门菌属某种,致病性大肠杆菌 O157:H7,志贺菌
鼻疽病	鼻疽假单胞菌(伯克霍尔德)
鹦鹉热	鹦鹉热衣原体
Q 热	伯纳特立克次体
蓖麻毒素	普通蓖麻(蓖麻子)
葡萄球菌内毒素 B	
斑疹伤寒	普氏立克次体
病毒性脑炎	α 病毒,如委内瑞拉马脑炎,东方马脑炎,西方马脑炎
水安全威胁	霍乱弧菌,微小隐孢子虫

(引自 http://www.bt.cdc.gov/agent/anentlist –category. asp; retrieved February 2005.)

康管理局要求雇主必须做到以下几点:

1. 在标准预防措施和防止血源病原体感染方面,对所有卫生保健工作人员进行教育和培训。

2. 提供适当的仪器设备和消耗品(如手套)。

3. 监督生物安全保护政策的遵守情况。

HIV 可以从血液、精液、阴道分泌物、唾液、眼泪、乳汁、脑脊液、羊水和尿液中分离到,但只有血液、精液、阴道分泌物和乳汁被证实能够传播 HIV。唾液在传播 HIV 方面的证据尚不清楚,标准预防措施并不适用于未被血液污染的唾液。

从 2004 年起,在美国已累计约 944 305 例[10]确诊患有获得性免疫缺陷综合征(艾滋病)。成

人 HIV 感染率约为 0.6%[11],由于职业造成的 HIV 感染的风险随暴露的类型和严重程度而异,经皮肤接触带有 HIV 的血液造成感染的平均风险约为 0.3%,经黏膜造成感染的平均风险约为 0.9%。由于职业接触感染性血液或体液后,仍有多种因素可能会影响到感染风险。与血液中有较高滴度的 HIV 的晚期艾滋病患者接触的人被感染风险会增加。此外,位置较深的伤口特别是针刺伤可能使血液传染的可能性增加[12]。

血液是最重要的通过职业传播病原体的途径之一,这些病原体包括 HIV、乙型肝炎病毒(Hepatitis B Virus, HBV),以及其他通过血液传染的病原体。25℃时 HBV 可以在干的血液和血液制品中存活 7d 以上。室温下 HIV 在干燥标本上可保持其感染能力 3d 以上,而在湿润环境下则超过 1 周。

HBV 和 HIV 可间接传播。接触被感染的血液或体液污染的操作台或仪器可能会造成病毒的传播。如果暴露于有病毒污染的物体表面,通过手的接触可以造成经皮肤或黏膜感染病毒。

医务人员应该知道,HBV 和 HIV 是完全无关的两种病毒造成的完全不同的疾病。通过职业暴露传播 HIV,是最可怕的事,但也很少发生。在传播方式上,HBV 和 HIV 类似,但通过职业传播 HBV 的潜在风险大于 HIV。

HBV 的传播可能比 HIV 的传播更致命。职业安全与健康管理局估计每年由于职业暴露感染 HBV 为 5 900~7 400 件案例。虽然案例的数量随着 1982 年 B 型肝炎疫苗的应用大幅减少,每年仍有大约 800 名医疗卫生工作者由于职业暴露感染 HBV。

接触污染血液造成 HBV 或 HIV 感染的可能性取决于多种因素,包括以下方面:

1. HBV 或 HIV 的浓度。HBV 浓度比 HIV 要求高。

2. 接触持续的时间。

3. 医务人员皮肤破损或手擦伤或皮肤裸露。

4. 医务人员对 HBV 的免疫状态。

HBV 和 HIV 可以通过各种途径造成直接感染。以下情况均可以造成感染:

1. 血液、血浆、精液或其他体液经皮肤的

意外针刺。

2. 皮肤上有血液或其他体液污染造成划痕、擦伤、烫伤、流血，或渗出性皮肤病变但未造成明显的皮肤穿刺。

3. 如直接嘴吸、飞溅或迸溅造成的血液或某些体液对黏膜（口腔、鼻腔、眼结膜）的暴露。

4. 离心机事故或不正确的拔试管上的橡胶瓶塞所产生的气溶胶。如果这些气溶胶含有传染物质并且直接接触到了黏膜或破损皮肤可直接导致病毒的传播。

疾病预防控制中心估计，在美国医院每年发生超过 380 000 件针刺伤；这些伤害中约 61% 由注射器所造成。职业暴露的定义是皮肤外伤（如针头或利器头所致）、黏膜或破损皮肤（尤其是当皮肤干裂、磨损，或受皮肤炎影响，或接触时间长，或大面积接触）接触了血液、组织、血污染的体液，以及经标准预防措施处理的体液或浓缩的病毒等。血样品是工作场所中最常见的与 HIV 和 HBV 暴露感染相关的体液。

大部分暴露不会导致感染，感染不仅与暴露的类型有关还可能与其他因素有关，如暴露时接触到的被感染的血样的量，接触感染性物质的长度，以及当时患者血液或体液或组织中病毒的数量。研究表明由 HIV 污染的血液造成 HIV 感染的平均风险为经皮肤感染约 0.3%，经黏膜感染约 0.09%。

感染控制安全工作准测

标准预防措施是一种控制感染发生的措施，用来防止由于职业接触血源性病原体造成的感染。这种方法无需单独隔离已知或疑似感染患者。同时也无需在标本上增加警示标签。根据疾病预防控制中心有关标准预防措施的概念，所有人类的血液和其他体液标本都被视为潜在的 HIV、HBV 以及其他通过血液传染的微生物的感染源，可导致人类患病。如果实验室工作人员都了解和遵守各项安全守则，可将传播 HBV、HIV 以及其他通过血液传染的病原体等院内感染的风险减少到最低。

个人防护装备

职业安全与健康管理局要求实验室建立一个个人防护设备规程。规程的内容包括以下：
- 有关工作场所危害评估书面证明
- 选择安全的仪器
- 员工个人信息和培训信息及书面的能力证明
- 工作环境危害的定期评估

实验室个人不能仅仅依靠个人防护设备这个手段让自己远离危害。他们还应该把个人防护标准应用于各种形式的安全保护措施。强制性制订明确的标准预防措施是必要的。对于常规的实验室活动，个人防护设备需要手套和实验室工作服（长或短）。其他设备如防护面具并不是必需的。

可以对标准预防措施进行补充以控制常规感染，但不能取代推荐的洗手措施。如果实验室工作人员了解必要的安全规程知识并坚持按此操作，则感染 HIV、HBV 和其他血源性传染病原体的风险就可以降到最低。

选择和使用手套

穿刺操作时使用的手套和实验室工作用的手套是由橡胶或塑料制成。没有文献报道未破损的塑料手套和橡胶手套在阻止病原体感染方面有区别。不论是哪种材料制成的手套在日常用于穿刺和实验室技术工作时都有不错的效果。对以上材料过敏的人员，应提供不含橡胶的手套。

必须注意，应避免工作区域内工作台或物体的间接污染。应当使用无污染的手套，正确摘掉污染的手套后接电话、处理实验室设备或触摸门把手。

手册中关于使用手套进行穿刺操作应包括以下内容：

1. 采集婴儿和儿童的手指血或足跟血时必须戴手套；

2. 穿刺操作培训时必须戴手套；

3. 接触每个患者时都应更换手套。

保护面罩和封口绷带

如果存在潜在的血液或其他体液标本的进

溅应当佩戴保护面罩。如果预计黏膜可能会接触到血液或其他体液标本应当佩戴面罩或面部保护品。所有破损皮肤必须用防水绷带封住，包括手臂、脸部和颈部。

实验室工作服或长大衣

当实验室人员与潜在的感染性样本接触时应当使用两件不同颜色的实验室工作服。如果要离开当前的工作区域，在实验室内穿着的工作服必须更换或者在外面再穿一件未污染的工作服。工作服一旦被血液或体液标本污染必须立即更换，以保证污染物不会渗透衣物污染皮肤。已经污染的工作服应放置在标有生物危害标识的袋子里等待清洗。如果血液或体液标本可能会进溅还应使用一次性的塑料围裙。使用完的围裙应该放入标有生物危害标识的容器内。

洗 手

经常洗手是非常重要的安全预防措施。在接触患者和实验室标本后应该洗手。使用手套只是一项辅助措施，不能代替洗手。

已经证实洗手能有效地阻止微生物的传播。如果被明确的污染物污染至少应用肥皂和水洗手，如果不能确定被污染物污染，也可以使用肥皂水洗手，或用带有酒精的干性洗手液处理：

1. 完成实验室工作后以及离开实验室前洗手。

2. 摘掉手套后洗手。一个关注感染控制和流行病学的社团报道，手套的质量千差万别，塑料手套的渗透为4%~63%，橡胶手套为3%~52%。

3. 吃饭、饮水、化妆、换隐形眼镜之前以及使用洗手间前后应洗手。

4. 手要接触黏膜或破损的皮肤之前应洗手。

5. 皮肤意外接触到血液、体液或组织后应立即洗手。

手部卫生中有两点非常重要：

• 当用无水抗菌剂（如含酒精的干性洗手液）来清理手时，将洗手液涂抹于手掌中，双手揉搓，覆盖手指和所有手表面，直至洗手液变干。

• 用含或不含杀菌成分的肥皂洗手时，先用温水将手浸湿，涂抹上 3~5mL 洗涤剂，双手用力互相揉搓 15s 以上，覆盖手指和所有手表面，用温水冲洗双手，用一次性纸巾将手彻底擦干。再用纸巾将水龙头关闭。

框表 2-3 列出了医疗机构内洗手和手部消毒的指南[13]。

工作台、仪器表面和溢出物的消毒

次氯酸钠溶液是经济而有效的广谱杀菌溶液。最常见的次氯酸钠包括家用含氯漂白剂。根据所需清理的有机物的数量，使用浓度从 1:10~1:100 的游离氯就能够对物体表面进行有效地清洁消毒。尽管有实验证据证明含氯漂白剂对血源性病原体有效（如 HIV、HBV），但许多杂货店里的含氯漂白剂并没有在环保局登记用于表面消毒。美国环保局认为，使用这些含氯消毒剂产品清洁物体表面是一种"未注册的使用"行为。（美国）环保局鼓励使用登记的产品，因为该机构审查产品标签上指示的此类操作的安全性和相关产品性能。如果使用没有注册的产品进行表面消毒，用户要自己承担这

框表 2-3

医疗机构内洗手及手部消毒指南

1. 用不含杀菌剂的肥皂和水洗手，或者在手部非常脏或被潜在传染性物质污染时用含杀菌剂的肥皂和水洗手。

2. 如果没有明显污染可用含酒精的无水消毒制剂进行常规手部消毒。

3. 无水消毒制剂是非常理想的，但在某些特定环境下仍必须考虑用含杀菌剂的肥皂进行手部消毒。

4. 接触患者的皮肤后消毒手部。

5. 接触血样和体液后消毒手部。

6. 在护理患者时手从污染区转移到清洁区身体部位时应进行消毒。

7. 在直接接触患者的物品后进行手部消毒。

8. 摘掉手套后进行手部消毒。

引自 Centers for Disease Control and Prevention, US Department of Health and Human Services:Guideline for Hand Hygiene in Healthcare Settings,MMWR51 (RR-16) :1, 2002.

种行为带来的风险。环保局登记的化学杀菌剂可能更适合某些材料，因为这类材料在反复使用次氯酸钠（特别是使用 1:10 稀释浓度）清洁后可能会被腐蚀。医院感染控制委员会通常负责核准用于设施杀菌的消毒剂使用浓度。

虽然戴手套，员工仍应以 1:10 稀释家用漂白剂在交接班开始和结束时清洁和消毒工作台表面。仪器设备如剪刀、离心机等应每日用一定稀释浓度的漂白剂消毒。经常在工作时间对工作环境进行清洁和消毒与每天工作前后的清洁和消毒是同样重要的。研究表明，HIV 能被远低于日常应用浓度的化学杀菌剂迅速灭活。日常使用的稀释家用漂白剂使 HBV 在 10min 内灭活，使 HIV 在 1min 内灭活。被血液污染的一次性材料必须放置在标有"生物危害"的容器内，并妥善处理。

没有证据证明 HBV（或 HCV）或 HIV 能够通过清洁物体表面（如台面）进行传播。但当某区域被血液或体液污染时，应迅速清洁和消毒表面。处理污染的血液和其他体液的方法各异；清理程序取决于被污染的仪器（如孔隙表面）和泄漏体积。推荐以下方案用于发生临床实验室泄漏时的处理：

1. 穿实验室工作服并戴手套。

2. 一次性纸巾吸干血液。消毒净化前尽可能将液态血液或血浆清除干净。

3. 使用 1:10 稀释的漂白剂清洁溢洒地点上所有可见的血液。

4. 用纸巾擦拭溢洒点，并用稀释的漂白剂浸泡。

5. 将以上使用过的所有一次性物品丢弃在有生物危害标识的容器内。

用 1:10 稀释的漂白剂溶液浸泡过夜后，再用此液体对不能任意处置的仪器设备进行去污染处理，然后用甲醇清洗，最后在使用前用清水擦拭。接触了血液的一次性玻璃器皿或耗材可以高压灭菌或焚烧。

感染控制通用安全操作

所有的实验室都应当有程序文件以保证员工、志愿者和患者健康安全，远离危险。实验室必须给员工安排合理的体检，可接受的工作环境和适当的设备来保证操作行为的安全性。

实验室应该遵循下列安全措施用来降低由于血液或其他体液带来的意外污染：

1. 所有容器必须是已消毒或一次性的，这些容器可用于盛放感染性血样。

2. 工作区域不能进食或饮水，也不能在样本存放区存放食物及饮料。存放样本的容器、冰箱和冰柜应该贴有生物安全标识。

3. 需要离心的样本应当盖帽或放置在离心机中有圆形密闭盖的容器内离心。

4. 试管上的胶塞用纱布垫着缓慢小心打开，尽可能减少气溶胶的产生。

5. 使用自动移液器或安全的吸耳球来移液，绝对禁止用嘴来吸取临床样本（详见下文）。

6. 实验室内禁止吸烟。

7. 禁止用手套或可能带有污染物的手清洁牙齿或处理隐形眼镜。

8. 禁止在实验室化妆或涂口红。

9. 所有员工应熟悉冲眼器和紧急淋浴器的位置且会使用。

移液器的安全预防措施：自动化设备

使用移液器进行移液操作时必须采用专用设备进行吸取或用吸耳球进行操作。另一种顶端带有瓶子的分配器能够将液体等量分装。这种分配器的设计就像一个瓶装系统，可以选择所需体积进行准确分配，并且操作简单、故障率低、仅需少量维护。

安全手册

每个实验室必须有一个最新的安全手册。手册应该包含所有颁布的政策法规清单，可以接受的培训方法，以及标准的预防措施。手册还应有具体符合当前州政府和联邦政府要求的（如职业安全与健康管理局条规）规定。也可参照其他强制性和自愿性标准，包括医疗机构评审联合委员会、美国病理家学会和疾病预防控制中心的标准。

预防针头等利器伤害

职业安全与健康管理局估计在美国每年大

约有 60 万~100 万针扎伤害事故发生，其中大多数是未报告的。职业安全与健康管理局和临床实验室标准化协会规定的最普遍的控制措施是使用利器桶[1,3]（图 2-3）。使用利器桶的主要目的是不需卸掉针头及其他锐器，直接将其弃倒在桶内。利器桶设在患者区域以及实验室内合适的位置。采血者所使用的采集托盘中应有被标为红色的不会被刺透的利器桶。利器桶内的针头不能太满超出桶口。过满可能造成针体弯曲使员工存在被刺的潜在危险。利器桶在封口后按照生物安全废弃物处理。

使用专门的利器桶能够不用重新戴帽就可以快速的处理针头，从而避免了由于戴帽造成的血液污染。使用利器桶正是因为反对用手给针头或手术刀重新戴帽、弯曲、折断或进行其他操作。很多针刺事故都因为在穿刺后重新戴帽造成的。家庭中发生的针刺事故则是将已污染的针遗忘在床上、隐藏在布下或没有正确处理放入垃圾桶造成的。大部分与清理利器相关的意外事故可以通过使用利器桶消除。每件针刺事故都必须报告给监督员或其他指定的人员。

由非营利性的医疗卫生服务研究机构，如急救护理研究所（www.ecri.org）对实验室进行评级，同时为实验室提供正确处理针头等利器的材料及方法。这有助于实验室选择安全舒适的产品，同时帮助实验室工作人员正确地使用这些产品，从而保护工作人员免受伤害。

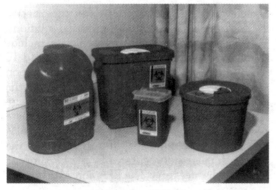

图 2-3　利器桶

（引自 Kinn ME Woods M: The medical assistant: administrative and clinical, ed 8, philadelphia 1999, Saunders.）

样本处理中的防护

样本应当放在防漏的塑料袋中送到实验室。处理任何类型生物样本都应当戴手套。

血液收集容器内的物质或离心后的血清管在塞子（盖子）突然打开时及血清样本从一管转移到另一个管子时会形成气溶胶。因此，当打开血液收集管或样本容器的盖子时，上方应该盖有一次性的网垫或特殊的保护性网垫。一面带有塑料涂层的网垫能够减少对手套的污染。管子应远离身体拿着并轻轻将盖子拧掉。摘帽或戴帽都会造成气溶胶的产生。当试管没有放到适当位置上时，管帽仍然应该留在网垫上，而不是直接放在地面或工作台面上。

很多实验室用特制的防迸溅塑料装置处理标本。试管的盖子在保护物的后面或下面被打开，它可以作为保护操作者和标本试管之间的屏障。这种设计能够防止气溶胶进入鼻子、眼睛或嘴。实验室可通过购买的生物安全柜用于试管拔帽或执行其他可能引起迸溅的操作。防飞溅保护装置和安全柜应定期消毒。

样本离心时，试管帽应当戴在上面。离心机的盖子必须在离心完全停止后再打开。离心机应自然停下来而不是借助外力人为地停下来。

另一个控制气溶胶危害的步骤就是小心使用移液管或其他转运患者标本的设备，特别是有关致病性材料。这些材料应该被小心和正确地处置。

标本处理和运输要求

妥善处理血液和体液样本对于化验结果的准确性至关重要，同时能够保证接触标本的所有人员的安全。2003 年 9 月，疾病预防控制中心发布了多种建议，在处理可疑的严重急性呼吸综合征（severe acute respiratory syndrone, SARS）患者的标本时应更加小心（http://www.cdc.gov）。

如果要转运血样本，容器必须符合职业安全与健康管理局有关转运临床样本的规定（联邦政府文件 29 号，CAR1910.1030）。转运容器的包装材料必须符合（美国）运输部关于转运有害物质的材料的条例。盛装生物危害样本可用经批准的可重新封口的塑料袋（图 2-4），或使用亮橙黄色的袋子盛装含光敏感药物成分的分析物。这些包装袋必须符合 NCCLS M29-A3 中样本的处理规定[14]。批准使用的袋子（如实验室可封口的保护袋）是亮橙黄色带有明显的黑色生物危害标识。一些产品还有另外的标志以便采血者能够识别哪些内容物必须冷冻、冷藏或室温保存。

保证样本在分析前处于正确温度也是非常重要的。像胰岛素采集袋（Palco 实验室）就能非常方便的将样本从采集地运送到临床实验室。这种特殊的材料有一个合适的胶状冰袋能够保证袋中的温度<21.1℃ 8h，甚至在外界温度>37.8℃时也能保证样本温度。许多实验室标本运输人员采用普通的家用冷藏盒。血样的收集和转运应当符合现行的美国病理家学会的相关规定。错误的样本采集和处理过程是造成患者结果不准确的一个重要原因（分析前错误）。

当标本收集完毕并妥善标记后，必须送至实验室进行处理和分析。为防止病原传播，许多机构将标本容器放置在一个密封的塑料袋作为进一步保护措施——即预防措施的实施和保

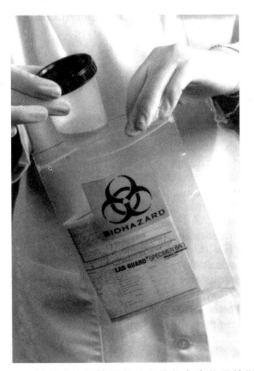

图 2-4　被批准使用的用于处理生物危害物品的塑料袋
（引自 Sommer SR, Warekois RS: Phlebotomy: worktext and procedures manual, philadelphi 2002, Saunders.）

障应用。医嘱申请表必须放在袋子外面，许多运输袋配有专用邮袋。

疾病传播的预防

免疫接种

详尽安排和正确实施的免疫接种程序是医疗保健组织感染预防和控制程序的一个重要组成部分。在制订这些程序时可以向美国预防接种咨询委员会（Advisory committee on Immunization Practices, ACIP）和医院感染控制实践咨询委员会（Hospital Infection Control Practices Advisory Committee, HICPAC）[15]咨询，以获得宝贵的信息。主要需要考虑的方面包括受雇的医疗服务人员和个体服务人员的特点，以及地方、州和联邦政府等监管机构的规定。

学生和实验室工作人员受雇前健康状况的基础筛查至少应包括乙肝、风疹和麻疹的免疫状况评价。

ACIP 和 HICPAC 认为医疗服务人员特别是实验室工作人员的免疫情况是很重要的。当面临危险暴露或可能被传染疾病时工作人员能够通过已有的免疫能力得到保护。

ACIP 和 HICPAC 的建议分为以下 3 类：

1. 强烈建议为医务工作者接种的免疫剂；

2. 其他正在或可能用于卫生保健工作者的免疫方法；

3. 其他可预防疾病的疫苗。

所有卫生保健组织应纳入强烈建议的免疫项目，并确定是否将自选免疫项目列入，应根据疫苗在社区内可预防疾病的影响范围进行评价。此外，对工作人员的典型人群特征与社区内疾病模式进行比较有助于确定免疫工作的具体免疫计划。有一些疫苗可能不用常规接种，但在发生伤害或暴露事故后建议给免疫缺陷者及老年医务工作者接种。

ACIP 和 HICPAC 建议根据疾病的院内传染性和危害程度来确定需要接种的疫苗[1]。通过接种疫苗预防的疾病包括：

● 乙型肝炎

- 流感
- 麻疹
- 腮腺炎
- 风疹
- 水痘

乙型肝炎病毒（HBV）

在乙肝疫苗问世之前，医疗服务人员由于职业暴露最常被感染的就是 HBV。职业安全与健康管理局在 1991 年发布了国家标准要求凡在工作中接触或有可能接触血样或其他潜在感染性物质的雇员必须强制性接种。而不接触血样的雇员自愿接种。如果雇员拒绝接种疫苗需要签署一份声明。

流感

流感曾经在医疗服务机构中通过相互传染大规模暴发过。在秋季进行的一年一度的流感疫苗接种计划应包括健康的工作人员和那些一旦患病就会造成高患病率和高死亡率的人群，另外还应包括暂时缺席的工作人员。已经有证据证明，当疫苗是免费提供时，若接种地点方便、时间合理，愿意接种的人数大大增加。

麻疹

1985—1989 年，发生在医疗机构内的麻疹病例为 3.5%。血清学研究表明 1957 年以前 5%~9% 的医务工作者没有麻疹免疫力，但他们中的大部分人认为自己有免疫力。实验室员工中的这部分人如果不能提供免疫接种证明必须接受疫苗接种。

腮腺炎

医疗机构曾经报道过腮腺炎的传染。员工对腮腺炎的免疫通常和麻疹以及风疹联合接种免疫，非常方便。

风疹

接种风疹疫苗能够有效降低所有年龄组人群传播风疹的综合风险。有可能接触到孕妇的员工应当接种风疹。由于麻腮风三联疫苗对人不会造成伤害，因此有条件者应该接种三联疫苗而不是单价疫苗。

水痘

水痘-带状疱疹病毒暴露后的预防处理程序对于健康保健组织通常非常昂贵和繁琐。必要时应确认员工、患者和参观者是否易感，并制订限制程序，并且提供免疫接种防止接触事件的发生。

选择性免疫接种

甲型肝炎病毒

在实施标准预防措施后，美国卫生保健部门还通过另一部分隔离措施降低了医院感染甲型肝炎病毒（hepatitis A virus，HAV）的概率。大部分患有甲型肝炎的住院患者出院时已经确认过了黄疸期和传染的高峰期。血清测试结果显示医疗工作人员与其他职业群体相比并没有较高的甲型肝炎流行。社区中有较高的甲型肝炎流行或遇到疫情时，医疗保健人员可能需要考虑进行二次免疫接种。这种疫苗还被推荐给包括健康医务工作者在内的下列人群接种[3]：

- 疫区旅游者
- 与 HAV 感染者接触的性伴侣及家人
- 与传染期患者接触者
- 处理活 HAV 的实验室工作人员；在日间护理中心的工作人员；食堂工作人员；穿尿不湿的患者；智障人员；慢性 HBV 携带者以及慢性肝炎患者。

脑膜炎

医务工作者对于脑膜炎的常规疫苗接种是没有要求的。如果确证暴发了血清型 C 型的脑膜炎疾病，建议使用脑膜炎双球菌疫苗。

百日咳

目前还没有经批准的成人百日咳疫苗。如果将来有疫苗问世的话，可能会建议使用追加的成人剂量，因为百日咳具有强传染性。

伤寒

伤寒疫苗对于经常接触伤寒沙门菌的微生

物实验室的工作人员有帮助。

牛 痘

牛痘疫苗应该推荐给那些接触牛痘病毒的少数工作人员，如直接处理培养物、动物排泄物或直接接触牛痘感染患者的人员。

其他免疫

其他能够用疫苗预防的疾病有白喉、肺炎双球菌感染和破伤风。虽然医务工作者相对一般人群而言没有增加感染这些疾病的风险，但也应接受这些免疫预防。

筛查试验

结核病：结核菌素试验 (Purified Protein Perivative, PPD; Mantoux) 皮肤测试

如果医务工作者近期与活动性结核患者接触过一段时间，他们的结核试验反应可能还不是阳性。他们可能需要在最后一次接触感染患者的 10~12 周后进行第 2 次皮肤测试试验。这类感染要在感染数周后才能从皮肤测试试验中检测到免疫系统的反应。那些皮肤测试试验结果为强阳性的员工，测试直径 >15mm，同时症状符合结核的应当进行临床评价和微生物学方面的检查。建议他们连续 2d 留取 2 份痰标本进行微生物学涂片检测和培养。

胶体金 (QuantiFERON TB Gold，QFT) 试验是一种检测血样的试验，常用于检测患者是否感染了结核杆菌。当 QFT 与少量血液混合后对 TB 蛋白会产生反应。现在仅有少数医疗机构提供 QFT 检测。如果员工所在的医疗机构能够提供 QFT 测试，仅需检测一次血样。

风 疹

所有采血者和实验室工作人员必须提供对风疹的免疫证明。如果抗体阴性，有必要接种疫苗。

乙型肝炎表面抗原

所有采血者和实验室工作人员必须提供对乙型肝炎的免疫证明。如果抗体阴性，有必要接种疫苗。

意外暴露的预防、医学随访及记录

如果发生意外职业暴露，实验室工作人员应当被告知可供选择的治疗方案。一旦被针刺伤可能引发情绪反应，在采取正确的处理方法前会产生一系列的想法。如果能确认"源头患者"，可以测试患者各种传染病的感染情况。美国各州之间有关检测源头患者权利的法律是不一样的。

尽管预防暴露是降低职业感染 HIV 风险最重要的策略，但也应当制订对于医务工作者暴露后的管理计划。职业暴露应当被认为是卫生部门雇员急切需要关注的医学问题。

疾病预防控制中心颁布了手册便于管理 HIV 暴露后的医务工作者，同时推荐了暴露后的预防措施[16]，包括个人是否收到暴露后预防程序以及使用哪种类型的暴露后预防措施。

HBV暴露

皮肤或黏膜与血样接触后，ACIP 建议参考多种因素决定是否进行免疫接种。如果一个个体还没有接受疫苗接种，可行的话通常在 24h 内给予乙肝免疫球蛋白 (hepatitis B immunoglobulin, HBIG) 注射，同时接受 HBV 疫苗暴露后接种。HBIG 含 HBV 抗体能够提供快速而短期的保护。

对于 HBV 暴露后的管理建议开展乙肝疫苗接种，接种对象为那些长期接触血样或体液、没有接种过的易感人群。职业暴露时应该考虑用 HBIG 和乙肝疫苗接种应对暴露后的预防，同时对样本乙肝表面抗原的情况、暴露人员的接种情况和暴露人员对疫苗的反应状态进行评价。这些措施的具体条款由该机构的感染控制部门制订。由于职业危险可能被针刺的人在接受疫苗接种后应该对乙肝表面抗体进行检测，确认疫苗是否已经接种成功。

丙型肝炎病毒暴露

免疫球蛋白和抗病毒药品（如带有或不带有三唑核苷的干扰素）不推荐用于丙型肝炎暴露后的预防。对于丙型肝炎病毒 (hepatitis C vicus，HCV）暴露后的管理，应当测定暴露人员和病源 HCV 的情况。对暴露于阳性 HCV 来源的医务工作者应当连续检测 HCV 情况确认感染是否有所发展。在暴露于 HCV 感染（或怀疑）患者的血样后，应该尽快接种免疫球蛋白。目前没有可用的疫苗。同时，也推荐在特殊环境下咨询当地专家或美国临床医师暴露后预防热线（PEPline，1-888-448-4911）。

HIV

已经确认 HIV 的传染是通过密切接触感染者的血样或体液造成的。尚无报道显示偶尔与感染者接触会造成感染。如果在职业暴露中存在潜在的 HIV 感染标本或患者，应该检测患者或标本中的抗体情况，而且越快越好。如果法律允许并且得到患者知情同意后，检测 HIV 抗体应尽快进行。高风险暴露预防包括使用联合抗病毒药物。对于预防大部分 HIV 暴露推荐两种药物治疗至少 4 周。对于高传染风险 HIV 暴露，推荐使用 3 种药物。在特定环境下（如延迟的暴露报告，未知的病源，被暴露人的妊娠情况，源病毒对抗病毒药物的耐药情况，暴露后预防药品的毒性）还应遵循疾病预防控制中心的指导方针。

疾病预防控制中心基于暴露后的传播风险（分级包括高风险、较强风险和无风险）制订预防指导方针。高风险定义为暴露于大量的血液（被患者动静脉来源的血样污染的深部皮肤伤或大直径的针刺伤），血液中高滴度的 HIV（称为高病毒载量）的情况，以及其他有潜在感染性体液或组织包括精液、阴道分泌物、脑脊液、胸腹水、心包积液和羊水[11]。

如果得知或怀疑注射型的暴露事件发生，暴露的技术员或技师应该跟踪监测 HIV（或 HBV）抗体。这种监测和跟踪咨询必须是免费的。如果取得知情同意，那么潜在的感染性物质和技术员或技师都应当立刻接受检测。注射型的暴露发生后，必须填写意外伤害报告。

酶联免疫测定法筛选试验用于 HIV 抗体的监测。任何 HIV 阳性结果报告之前，应当用杂交的方法进行确认。HIV 抗体试验结果阴性并

不能证明没有病毒存在。在病毒感染之后一段时间内，HIV 抗体尚未形成。这时检测 HIV 抗原是非常重要的；聚合酶链式反应对于病毒 DNA 的分析常常应用于这样的情况，另外 P24 抗原试验也被用于血液 HIV 抗原受体的检测。

如果源头患者是血清学阴性的，暴露人员应当在 3 个月和 6 个月后再次检测抗体。如果源头患者是高风险的 HIV 感染者，有必要对患者和暴露者进行更长时间的随访调查。

如果源头患者的标本是 HIV 阳性（HIV 抗体、杂交分析、HIV 抗原或 HIV 的 PCR 分析），那么暴露人员应尽可能在 48h 内测试血中 HIV 抗体。最初 HIV 抗体检测阴性的暴露人员，应该在暴露后 6 周再次进行 HIV 抗体的检测。暴露后预防应该依照机构感染控制程序相关政策立刻开始。一个总的治疗原则是"早、狠"。

暴露事件发生后，随访的早期，特别是最初的 6~12 周，员工应当遵循疾病预防控制中心有关艾滋病（Acquired Immunodeficiency Syndrome，AIDS）传染方面的建议，包括以下内容[1]：

1. 禁止献血或血浆；

2. 告知性伴侣暴露潜在风险；

3. 避免怀孕；

4. 告知为其服务的医务工作者潜在的风险，以便他们进行必要的预防措施；

5. 不要共用剃须刀、牙刷或其他可能被血液污染的物品；

6. 血液或体液发生溢洒时清洁和消毒工作台表面。

暴露后的员工应被告知和提醒被感染的风险，同时进行与 HIV 感染有关的接触史、征兆和症状的评估。

职业暴露是最应当关注的医疗问题，确保暴露后得到及时处置并给予球蛋白预防，特别是 HBV、HIV 暴露后的防护。

预防结核感染的面罩和口罩

通过一段时间的密切接触后，污染的气溶胶可从一个患者的呼吸道进入另一个人的呼吸道，这样就导致与结核病接触的人会感染结核。

在咳嗽或接触时戴口罩可以阻断通过气溶

胶传染结核。另外，职业暴露人员应佩戴经职业安全与健康管理局批准的专用面罩或口罩才能接触疑似或确诊的肺结核患者。如果患者符合标准，在病房应设一个"特别呼吸道预防措施"的标志。医务人员必须在接受培训后会正确使用此类口罩，佩戴这种口罩后护理结核患者[15,17]。

气溶胶的防护

生物危害在临床实验室通常会受到重视。致病性物质对于机体的危害不言而喻。病原微生物不仅存在于微生物实验室的培养物中，还包括在实验区域内来源于标本的所有传染性微粒或气溶胶。

生物安全柜

生物安全柜是工作环境中的保护性设备，能够有效控制空气中感染性物质的污染。微生物实验室选择生物安全柜目的在于防护普遍存在的感染性气溶胶。培养前在处理标本时许多常见的步骤如研磨、切碎、搅拌、离心以及直接涂片都是已知能够产生气溶胶的环节。空气中含有的感染物质可以通过加热或紫外灯照射进行消毒，最常用的是通过高效空气微粒过滤器。生物安全柜不仅仅能够通过外排系统排除污染空气，还能将气溶胶污染物局限在一个封闭区域内，从而将气溶胶与工作人员分离。

负压隔离房间

另一个感染性疾病的控制方法是利用负压隔离房间，这种类型的房间通过控制操作间与邻近区域气流的方向，由此阻止设备中的污染空气从操作间扩散到其他区域。用以实现并维持负压、使气流流入房间所必需的最小压差非常小（<0.002 5cmH$_2$O），较高的压力（≥0.002 5cmH$_2$O）符合要求。房间的负压可以通过通风系统以及开关房门、走廊的门或窗来调整。应当建立操作规程，操作间的门和其他区域的门窗都有必要保持正确的关闭状态，除非有人想进出该区域。

实验室的其他危害

因为工作性质已经决定了实验室存在许多潜在的危害，因此不必再强调。除了生物危害之外，临床实验室的其他危害还包括明火、电器设备、玻璃器皿、化学品的反应、易燃溶液和毒烟。

除了实验室常规性的安全操作，类似正确存放易燃物品的规定在医学实验室也是强制性的。安全手册中必须包括正确的处理和清除有毒、放射性以及潜在致癌物质的程序。有关某些特殊物质的信息必须以安全措施的形式写入安全手册，从而维护员工对这些物质危害性的知情权。一些在实验室先前使用的化学品（如联苯胺），在知道有致癌性后应存放在安全位置。

化学品的危害

为了避免潜在的火险（如乙醚、丙酮），避免吸入有毒气体或因接触造成皮肤危害，应该正确储存和使用化学品。这些物质应当存放在职业安全与健康管理局推荐的特殊的金属储存柜中，放在通风处。应当遵循职业安全与健康管理局的条例储存有机溶剂。

有机溶剂应当在通风橱内使用。为避免蒸发应采取适当的预防措施。禁止将易燃溶剂排放到下水管道中。化学废弃物在最终处置前应当存放在有标识的合适地点。

特殊化学品的危害

一些特殊的化学危险品处理必须小心，在使用它们时会有潜在的风险，如：

硫酸：65%的浓度可导致失明，烧伤皮肤，口服导致黏膜烧伤。

硝酸：发出的黄烟毒性强，能够损伤组织；暴露在蒸气下过久会导致死亡、失明、极度不适、瘙痒，还能造成皮肤的黄染；口服导致黏膜烧伤、胃穿孔甚至死亡。

乙酸：强腐蚀性；持续暴露在蒸气下可导致慢性支气管炎。

盐酸：避免吸入盐酸蒸气；皮肤沾上酸后应立即用水冲掉，以免烧伤。

氢氧化钠：接触皮肤、眼或黏膜（嘴）造成强烈损伤，导致腐蚀性烧伤；即便是在很低的浓度下也会造成伤害，任何接触都必须立即处理。

苯酚（石炭酸，一种消毒剂）：即使是稀释浓度都可能导致腐蚀性烧伤或接触性皮炎，用水或酒精清洗皮肤。

四氯化碳：甚至在察觉不到气味的接触水平下都会损害肝脏。

三氯醋酸：严重的腐蚀性；呼吸道刺激性。

乙醚：可致中枢神经系统抑制。

可能的致癌物

职业安全与健康管理局选出了可能的含有致癌性的物质管理试剂。致癌物是指任何能导致活组织中癌细胞生长的物质。在实验室工作时接触致癌物是有害的。如可能的话，尽量用毒性小的物质取代可能存在致癌性的试剂。如果必须用，应该设有适当的安全设施保证在实验室安全地使用具有潜在致癌性的试剂。实验室内使用的潜在性致癌试剂应当有一个清单，这样的清单无论长短都应方便实验室工作人员随时查看。

危害警示

如前所述，危害识别系统由美国国家防火协会制订，主要是用醒目的语言、符号、图片等信息来提醒实验室使用材料存在的潜在健康危险性、易燃性和化学反应危害性。这些信息标示在所有化学危险品的容器标签上。

危害鉴定系统由1个大菱形中包含4个小菱形标志组成（图2-1）。上方红色的菱形表示易燃品危害；右边黄色的菱形表示反应稳定性，这类物质能够爆炸或引起强烈的化学反应；左边蓝色的菱形表示可能造成的健康危害；下方白色的菱形提供具体的危害信息（如放射性、特殊生物危害和其他危险物质）。这个系统还显示出危害等级性，以数字4~0来表示，4是最危险的，而0是没有危害的（图2-5）。

保护措施

当使用任何潜在危险溶剂或化学品时，应

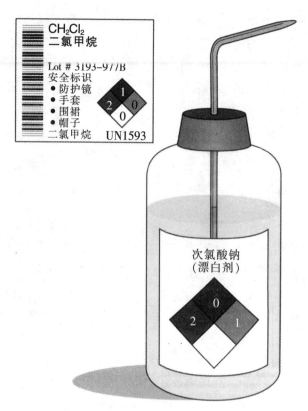

图 2-5 OSHA 规定的标签样品

（引自 Sommer SR, Wardkois RS: Phlebotomy: worktext and procedures manual, philadelphi 2002, Saunders.）

穿保护外衣或隔离服，同时使用保护眼、面、头和手足部等的设备。如使用易挥发的或有气味的溶液应放在通风橱内，并快速操作。实验室应有紧急淋浴器，用来快速处理"全身性"污染问题。洗脸或洗眼器是另一种对于全体实验室人员必要的安全设备，它可以将水直接喷到脸上和眼部，从而阻止烧伤和视力丧失。任何类似的行为都必须快速处理，因此这类安全装置必须安装在实验区域内。

常用设备（如安全淋浴器和洗眼器）在每个实验房间都必须安装。对这些仪器设备必须定期检查、操作和维护。

电的危害

实验室里来自电器设备的电击或火灾是危险的来源之一。职业安全与健康管理局规定，电器设备必须满足美国消防协会公布的国家电气标准。一些地方性的法规更加严格。

所有电器设备必须带有保险。定期进行电

器设备检查以减少可能发生的意外事故。所有电器设备必须接地。员工不能用湿手处理或连接电器设备，同时所有电器设备在使用区域发生液体溢洒事件后要停止使用。在任何设备的使用区域中存在有机溶剂时，该区域都必须配备仪器防爆装置（如插座、插头）。

火的危害

　　美国消防协会（National Fire Protection Association，NFPA）和职业安全与健康管理局颁布了火情安全相关标准。另外，NFPA还颁布了美国火警代码，这一代码代替了职业安全与健康管理局规定而被采用。

　　工作人员需要接受安全设备和程序的使用培训。每年一度的培训是强制性的。每个实验室应备有设备来扑灭或限制实验室内的火情。必须安装自动喷淋设备。灭火毯必须能方便的从墙装的箱子中取出。

　　火情分为下列5种基础级别：

级别
A 类　普通可燃
B 类　易燃液体和气体
C 类　电器设备
D 类　粉末金属（可燃）
E 类　不能被扑灭

火情可以按组合分为A、B和C级（图2-6）。这种火情分级类型是根据灭火器的使用情况而被推荐的。有4种主要类型的灭火器，每种用于不同类型的特定火情。新的灭火器用图片和标识系统来确定它们应该在哪种类型的火情中使用。旧的灭火器用带有颜色的几何图形和字母进行命名。另外，A类和B类灭火器根据保险商的相关实验结果用数字标出等级，这些数字等级可以确定每个规格和类型灭火器的灭火能力。

　　如今使用的许多灭火器能够用于不同类型的火情，而且贴有多种标识，如A-B，B-C或是A-B-C。D和E类型火情应由受过专业培训的人员进行处理。许多临床实验室安装了计算机系统通过控制房间的温度和湿度将火情危害

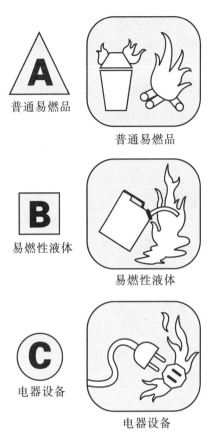

图2-6　与火情相符的灭火器种类

最小化。

　　各种不同类型的灭火器有水、二氧化碳、二氟二氯甲烷1211或1301泡沫、气体蒸气、干化学品试剂。干化学品试剂灭火器是最常用的通用型灭火器。

　　设备的存放位置、火警报警器的安放地点和出逃路线应由地方火警专员确定。灭火器应该安放在每一间实验室的门口附近，在大实验室里门对面的房屋角落也应安放。灭火器应由制造厂商中有资格的员工对每个灭火器不定期的进行检查。尽管灭火器的形状和尺寸各异，它们的操作都很类似。简写PASS可用来描述灭火器的使用：拉保险（pull）、瞄准（aim）、按压灭火（squeeze）和清扫（sweep）。

玻璃器皿的危害

　　使用各种类型玻璃仪器是临床实验室工作中的一项基本操作。应该谨慎操作避免不必要的意外破损。大部分玻璃仪器通常在破损之后

应该丢弃。任何破损或有裂痕的玻璃仪器都应当丢弃在破损仪器专用的容器中，而不可扔到普通垃圾桶中。储存玻璃仪器的常识有：笨重的应放置于架子的低层，高的放在小的后面。架子应当置于合适的高度，不要储存在拿不到的地方。破损和有裂痕的玻璃仪器是造成很多伤害的原因，应当注意避免这种危险的发生。

感染性废弃物

职业安全与健康管理局提供了废弃物处理的实施标准方案[18]。处理废弃物的医疗废弃物桶必须是用防漏材料制成且要保持清洁状态。控制废弃物丢弃的目的是为了限制或隔离任何来自所有工作人员的潜在危险物质，包括实验人员、看护人员和保洁人员。临床和实验室标准协会也公布了临床实验室废弃物的管理指导方案[19]。

职业安全与健康管理局定义了感染性废弃物为血液及血液制品、污染的利器、病理学废弃物以及微生物废弃物。感染性废弃物应打包丢弃于特定颜色的容器中，并且标记世界通用的生物危害标志。

最终的处理是焚烧或高压灭菌。高压灭菌的物品必须松散的打包，以便蒸气可以自由的在周围循环。高压灭菌法依赖于湿度、温度以及时间。在高压状态下，蒸气会变得比沸水状态下温度更高，杀菌效果更快，因此高压灭菌法在使用过程中应当谨慎。高压灭菌器必须定期检测其对物品充分杀菌的性能。这种检测程序必须成为现行实验室质量保证程序的一部分。

废弃物盛放容器

废弃物盛放容器必须便于员工拿取，并且应当放在实验室常用的区域。废弃物盛放容器应当结构完整，以防止当容器翻倒时内容物洒出。

生物危害品盛放容器

体液样本包括血液，必须放置于具有牢固盖子的密闭的生物危害性废弃物容器中，以防止运送过程中的渗漏，便于将来处理。污染性的样本和实验室使用过的材料必须在丢弃前进行消毒，或者依据建立的废弃品清除政策将它们放置于密封袋中丢弃。如果密封袋外面被污染，应用另一个袋子再次密封。

危险的样本以及有潜在危险的物质必须标记且易于识别，如标签上标有"生物危险"或使用生物危害标志。所有的实验室人员都必须被告知标签的意义和每个标签的注意事项。

被污染的器材必须放置在指定的区域保管、清洗、消毒或丢弃。随着一次性防护衣和手套以及其他个人防护设备的使用量增加，废弃物丢弃的量也随之增加。

生物危害品包装袋

塑料袋适用于盛放大部分感染性废弃物，但严格地讲，利器和破损玻璃仪器必须丢弃在防渗漏的容器中。标有明显可见的生物危害标志和字母的塑料袋，可以用在可回收的金属或塑料容器中。当这些容器被污染后，可以按照常规原则立刻消毒处理。这些生物危害品容器可用于盛放所有处理血液、体液、组织和其他用于处理存在感染性物质时使用的一次性物品，以及使用过的手套。

废弃物的最终净化处理

感染性、化学性和放射性废弃物的控制是由很多政府专业部门管理的，包括 OSHA 和 FDA。通过设立法规来规范实验室，包括资源的回收利用条例（Resource Recovery and Conservation Act，RCRA），有毒物质的管理条例（The Toxic Substances Control Act，TOSCA），净化空气和水源法，"知情权"法以及化学品危害通识（Chemical Hazard Communication，HAZCOM）。实验室可以通过建立安全政策来实施联邦政府、州以及当地关于危险物品和废弃物的管理法规。有多个部门的实验室必须服从更权威部门的指导方针。安全政策必须每年或有改动时进行审查和修改。实验室负责人有责任保证实验室人员都服从安全政策。

感染性废弃物

感染性废弃物，如污染的纱布和试管，必须丢弃在适当的盛放生物危害物的容器内。这些容器应该有以下特性：

1. 显著地标记"生物危害"字样，可以盛放一般的生物危害样本。

2. 用常见的颜色显示：橙色，橙色和黑色，或者红色。

3. 容器应该是比较硬的，防漏的和耐穿刺的；带有防漏塑料袋的纸板盒也可以。

4. 可以用于血液和某些体液以及被血液和体液污染的一次性用品的盛放。

如果一开始使用红色的塑料袋盛放感染性废弃物，那么红色塑料袋外还应该放在金属或塑料盒子里。而且应该小心防止这些袋子的外部被污染。如果袋子的外部被污染，就应该把这个袋子放在另一个红色塑料袋里。外层的塑料或金属盒子应该定期净化，一旦有任何大面积的可见污染，应该立即净化，一般用家用漂白剂 1∶10 的溶液净化。

感染性废弃物最后一步处置是焚化，但是另一种消毒方法是灭菌。如果不能在卫生机构处理或者外包给专业公司焚化的话，在用常规废弃物处置的方法处理之前，要对所有需要处置的感染性废弃物进行灭菌。医疗废弃物的处置应该由有相关执照的机构进行，这样可以确保不会造成环境污染避免事故发生。美国国会已经通过了一系列关于正确处理医疗废弃物的法律法规，来帮助美国环境保护署（Environmentall Protection Agency，EPA）实施这个过程。

放射性废弃物

核管理委员会（The nuclear regulatory commission，NRC）规范了放射性废弃物的处理方法。使用放射免疫法（Radioimmunoassay，RIA）的实验室其放射性废弃物必须特别小心谨慎地处置。一般而言，少量低水平放免法的放射性废弃物可以直接用大量水冲入下水道。这个方法在将来可能会变得不合法。最佳的处置方法是把使用过的放射性废弃物储存在有标记的上锁的房间，直到其背景辐射量低于放射性碘

（^{125}I）的 10 个半衰期。然后才可以跟其他的废弃物一起处理。应该细致地记录存档处置放射性废弃物的量和方法。

基本急救步骤

由于临床实验室有很多潜在的危害，基本急救知识应该是临床实验室整体教育项目的一部分。首先应该把事故受害者转移，以免受到更大的伤害。其次是应用明确的急救措施对受害者进行急救。按照定义，急救是"对突然生病或受伤的患者进行立即治疗。" 实施急救的人应该记住，在由医生进行个体治疗之前这种急救治疗仅仅是权宜之计，在医生到来之前应一直不停地采取急救治疗。止血，防止休克，然后再处理需要治疗的伤口。

在实验室应对紧急情况的原则是保持冷静。这并不容易，但是对受害者的健康是非常重要的。疏散围观人群，给受害者大量的新鲜空气。由于许多损伤是非常严重的，对这样的损伤来说，急救是至关重要的，因此所有实验室工作人员必须充分掌握正确的急救步骤。每个学生或在医学实验室工作的人员都应该学习以下常见紧急情况的正确急救方法：

1. 皮肤或嘴的碱或酸烧伤　用大量的流水充分冲洗。如果烧伤很严重，应该向医生咨询。

2. 眼睛的碱或酸烧伤　用流水充分冲洗至少 15min。帮伤者撑开眼睑，这样水就可以进入眼睛。推荐使用洗眼器，同时用大流量的水冲洗。不推荐使用洗眼杯。在冲洗眼睛的同时应该立即通知医生。

3. 热烧伤　用冷的流水（或冰水）缓解疼痛并阻止进一步的组织损伤。在约 1.1L 温水中加两汤匙碳酸氢钠，然后湿敷。用绷带小心包扎，但不能太紧。如果是Ⅲ°烧伤（皮肤被烧掉），不要使用软膏或脂质，立即咨询医生。

4. 微小损伤　小心地用肥皂水充分冲洗伤口，取出所有伤口皮肤外的异体物质，如玻璃，但是不要自行取出皮肤深处的物质。最后小心地冲洗。如果有必要，可以用一条干净的绷带包扎。

5.严重损伤 直接压迫损伤部位，控制流血。用干净的敷布覆盖在伤口上并用手压住。立即联系医生。

对于像烧伤这类严重实验室事故中的受伤者，在实施急救的同时，应该进行医疗救助。对于一般的事故，在完成急救后应该立即寻求足够的医疗救助。如果发生化学烧伤，尤其是涉及眼睛时，及时治疗至关重要。

记住，急救不仅在你的工作环境中非常有用，在你的家里和你的社交环境中一样有用。它值得你认真地注意和学习。

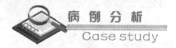

病例分析 Case study

查理是一个值午夜班的技术员，在乡下一个有125张床位的社区医院工作。他在这家医院工作了25年，总是值午夜班。他熟知怎样快捷地完成工作，而且结果可信，管理人员也很少给他提意见。因为在当地找到一个有资格的雇员很困难。由于工作很快就能完成，查理有足够的时间在一个没有压力的环境下工作。

查理的一个典型夜晚是这样度过的：

查理晚上10：55刷卡进实验室换班（他的班是11：00开始）。穿上他经常穿的衣服：牛仔裤，一件红色的格子绒布衬衫，袖子挽到手肘下一点，厚的白色袜子和穿了几年的凉鞋。他胡须蓬乱，有2英寸长，指甲肮脏。他的头发稀疏，经常有味道，因为只在剪头发的时候他才洗头发。他穿上实验室隔离衣，当晚班结束的时候又很快地脱掉。他的工作是从急诊科患者那里收取采集的血液以及放在护士站的急诊样本（STAT）。在晚上空闲的时候他还安排了额外的任务。

今晚查理校对化学物品存货，他的监督人让他把过期的或不再使用的化学试剂装在盒子里处理掉。当他浏览货架时，发现架子的顶上有1L冰乙酸，已经放了好几年了。他不确定是什么时候打开的，因为日期已经不见了。他知道这个化学物品不会再使用了，把它放进盒子里处理掉。他还发现了一小瓶盐酸，也把它放进要处理的盒子里。他继续校对存货清单，清

单上所有的化学物品在实验室上面的柜子里都能找到。化学试剂盒里有两个新的化学物品，但是他不想自找麻烦把它们添在清单上，便把这项工作留给值白班的人做。

下个月是评估时间，查理想给他的上司留下一个好印象。上司已经对他的外表颇有微词了，但查理并不在意这一点。查理决定节省实验室开支，自己处理乙酸和盐酸——直接将其倒入排水沟内。查理知道处理实验室的垃圾是很贵的，这些"材料"只是流入了医院的化粪池。

查理接到来自急诊科的呼叫。一个17岁的女孩头和脸部严重擦伤，由她母亲带到医院。医生开具了检查CBC和骨形态发生蛋白（Bone Morphogenetic Protein，BMP）的申请单。查理去采血时没有穿任何个人防护装备，他从来不戴手套去采血，他说手套会干扰他找静脉的能力。这天晚上护士坚持让他戴手套，他不情愿地戴上。护士离开后，他马上脱下左手的手套，这样他就可以找到静脉。取完样本后，他把拧松的注射针头丢弃在利器桶里，然后把一次性持针器插入牛仔裤的口袋里，把没有标记的试管放在上衣的口袋里，拿起申请单急急忙忙去实验室开始试验。

回到实验室，他打开用EDTA抗凝的试管做全血细胞计数（CBC），在把试管放到仪器上之前检查一下是否有凝块。他打开那个在计数器上固定试管的夹棒，然后运行仪器，但没有检测相应的质控品。他认为晚班过去仅仅才1h，因此之前的质控结果还在控。他把那个棒扔进垃圾桶，然后用干净纸巾把溢出的血样擦干净。但在将血样擦干净之前，他没有注意到衬衫手肘部位的袖子上吸了一些血样。

查理的上司让他去换孵育箱的储气罐。查理移开气阀，换掉储气罐。然后把旧的空储气罐放在新的满储气罐旁边。这件事2周前就应该做的，但他忘记了。他取下洗眼器的盖帽，快速地用水冲了一下，又放了回去。

现在急诊科的工作已经做完了，查理决定吃晚餐。正当他准备吃的时候，电话响了，ICU要做一个标准试管凝集试验（STAT）。查理把便

餐放在柜台上去采集标本。回来的时候，他把标本放在离心机里。当离心机开始旋转的时候，他上了一趟洗手间，然后开始吃晚餐。他把样本放在化学分析仪上，在等结果的时候，继续喝苏打水。

上午6：45，查理又穿上实验室工作服，因为上白班的技术员要到了。7：30，他把实验室工作服与刚由洗衣房拿过来的干净工作服挂在一起，匆忙地出门，高高兴兴地回家了。

思考题：

对查理表示遗憾，他需要彻底改变自己的安全习惯。

作为管理者请找出其中的问题并提出处理意见。

参考文献

1. Occupational Safety and Health Administration, US Department of Labor: Occupational exposure to bloodborne pathogens: final rule, Federal Register 56 (235), 1991 (29 CFR 1910.1030, 64003-64182; Part 1910 to Title 29 of Code of Federal Regulations).

2. Occupational Safety and Health Administration, Department of Labor: Occupational exposure to hazardous chemicals in laboratories: final rule, Federal Register 55 (21), 1990 (29 CFR 1910.1450, 3327-3335).

3. Clinical and Laboratory Standards Institute (CLSI) Protection of laboratory workers from infectious disease transmitted by blood, body fluids, and tissue: tentative guideline, ed 3, Wayne, 2005, M29-A3.

4. Centers for Disease Control and Prevention, US Department of Health and Human Services: Update: universal precautions for prevention of transmission of human immunodeficiency virus, hepatitis B virus, and other bloodbome pathogens in health-care settings, MMWR 37 (24):377, 1988.

5. Centers for Disease Control and Prevention US Department of Health and Human Services: Guidelines for environmental infection control in health-care facilities, 2003.

6. Occupational Safety and Health Administration, US Department of Labor: Occupational safety and health standards, Federal Register 43, 1978.

7. Occupational Safety and Health Administration, US Department of Labor: Permissible exposure limits (PELs), www. osha.gov/SLTC/pel/(retrieved August 2005).

8. Centers for Disease Control and Prevention, US Department of Health and Human Services: Recommendations for prevention of HIV transmission in healthcare settings, MMWR 36 (suppl):3S, 1987.

9. US Department of Health and Human Services: Regulations for implementing the Clinical Laboratory Improvement Amendments of 1988: a summary, MMWR 41 (RR-2), 1992.

10. Centers for Disease Control and Prevention, US Department of Health and Human Services: Acquired immunodeficiency syndrome (AIDS) cases. In HIVIAIDS Surveillance Report: HIV infection and AIDS in the United States, 2004, www. cdc.gov (retrieved April 2006).

11. HIV and AIDS in America, www. avert.org/aidsamerica.htm (retrieved August 2005).

12. Centers for Disease Control and Prevention, US Department of Health and Human Services: MMWR Updated US Public Health Service guidelines for the management of occupational exposure to HIV and recommendations for postexposure prophylaxis; www. cdc.gov (retrieved April 2006).

13. Centers for Disease Control and Prevention, US Department of Health and Human Services: Guideline for hand hygiene in healthcare settings, MMWR 51 (RR-16):1-44, 2002.

14. Clinical Laboratory and Standards Institute (CLSI) Protection of laboratory workers from infectious disease transmitted by blood, body fluids and tissue: approved guidefine, ed 3, Wayne, Pa, 2005, M29-A3.

15. Centers for Disease Control and Prevention, US Department of Health and Human Services: Hospital Infection Control Practices Advisory Committee (HICPAC): Guidelines for isolation precautions in hospitals, 1996.

16. Centers for Disease Control and Prevention, US Department of Health and Human Services: Updated US Public Health Service guidelines for the management of occupational exposures to HBV, HCV, and HIV and recommendations for postexposure prophylaxis, MMWR 50 (RR-11), 2001.

17. Roark J: HICPAC revises isolation and TB guidelines, www. infectioncontroltoday, com (retrieved May 2005).

18. Occupational Safety and Health Administration, Department of Labor: Standards for the tracking and management of medical waste: interim final rule and request for comments, Federal Register 40, 1989.

19. Clinical and Laboratory Standards Institute (CLSI). Clinical laboratory waste management; approved guideline, ed. 2, Wayne, Pa, 2002, GP5-A2.

参考资料

All you ever wanted to know about fire extinguishers, www. handord.gov/fire/safety/extingrs.htm （retrieved May 2005）.

Burtis CA, Ashwood ER: Tietz fundamentals of clinical chemistry, ed 5, Philadelphia, 2001, Saunders.

Centers for Disease Control and Prevention, US Department of Health and Human Services: Protection against viral hepatitis: recommendations of the Immunization Practices Advisory Committee, MMWR 39:1, 1990.

Centers for Disease Control and Prevention, US Department of Health and Human Services: Provisional public health service recommendations for chemoprophylaxis after occupational exposure to HIV, MMWR 45:468, 1996.

Centers for Disease Control and Prevention, US Department of Health and Human Services: Surveillance of healthcare personnel with HIV/AIDS, as of December 2002, www. cdc.gov/ncidod/hip/Blood/hivpersonnel.htm （retrieved May 2005）.

Downer K: The debate on HIV screening, Clin Lab News 31 (8) :1, 2005.

Gile TJ: Laboratory training: safety at any age, Med Lab Observer MLO 37 (8) :28, 2005.

Kaplan LA, Pesce AJ: Clinical chemistry: theory, analysis, and correlation, ed 4, St Louis, 2004, Mosby.

Clinical Laboratory and Standards Institute （CLSI） : Clinical laboratory safety: approved guideline, ed 2, Wayne, Pa, 2004, GP17–A2.

Sebazcp S: Considerations for immunization programs, www. infectioncontroltoday.com/articles/Oalfeat4.html （retrieved May 2005）.

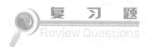 复习题 Review Questions

问题1~4：选出下列缩写代表的全称。
1. _____ 美国病理家学会
2. _____ 临床和实验室标准协会
3. _____ 疾病预防控制中心
4. _____ 职业安全与健康管理局
   a. College of American pathologists
   b. Occupational safety and health administration
   c. Clinical and laboratory standards institute
   d. Centers for disease control and prevention
   e. Communicable disease center

5. 下列哪个条例、机构或组织主要负责有关确保工作场所安全和卫生的措施和规章？
   a. Healthcare finance administration
   b. Occupational safety and health administration
   c. Clinical laboratory improvement act, 1988
   d. Centers for disease control and prevention

6. 职业安全与健康管理局危险通信标准中，"知情权"规则的制订出于何种目的？
   a. 避免法律责任
   b. 保护实验室工作者
   c. 保护患者
   d. 建立安全标准

7. 职业安全与健康管理局标准最适合提供？
   a. 提供警示标识
   b. 暴露控制程序
   c. 执行培训和教育计划
   d. 以上全都是

8. 为符合联邦政府的各种规定，各个实验室必须服从下列哪条？
   a. 化学品卫生计划
   b. 安全手册
   c. 适当位置粘贴生物危害标识
   d. 以上全都是

9. 在正确处理任何危害性物质时最简单同时也是最重要的步骤是什么？
   a. 穿戴一次性手套
   b. 穿戴防护镜
   c. 容器的正确标识
   d. 使用生物安全防护帽

问题10~13：将危害鉴定系统确立的带颜色三角形与下列危害进行配对：
10. _____ 蓝色
11. _____ 红色
12. _____ 黄色
13. _____ 白色
    a. 易燃品
    b. 可发生反应的危害
    c. 特殊危害性
    d. 健康危害

14. 术语标准预防措施是指：
    a. 对待所有标本都应将其视为带有传染性

b. 假设所有直接接触的体液都是具有传染性的

c. 只有处理血液和体液标本时视为具有传染性

d. a 和 b

15. 术语生物危害的定义：

a. 感染性物质对于实验室工作的人员存在危险

b. 感染性物质对于实验室工作人员存在潜在危险

c. 实验室中的制剂对于实验室工作人员存在潜在的危险性

d. 以上全都是

16. 疾病预防控制中心关于经血传播的病原体标准和职业安全与健康管理局职业暴露标准规定：

a. 对所有医务工作者进行标准预防措施的教育和训练

b. 正确处理化学试剂

c. 校正机器

d. 灭火器的维护

17. 职业环境设置中最常见的 HIV 来源？

a. 唾液

b. 尿液

c. 血液

d. 脑脊液

问题 18~19：对于医务工作者 18 传染比 19 传染可能性更大？

18.

a. HIV

b. HBV

c. HCV

19.

a. HIV

b. HBV

c. HCV

问题 20~22：判断正误 A=正确，B=错误。

20. _____ 无菌手套在所有实验室操作中都需要带

21. _____ 穿刺时必须戴手套

22. _____ 接触不同患者时应当更换手套

问题 23~25：判断正误 A=正确 B=错误。

洗手时注意：

23. _____ 摘掉手套后

24. _____ 离开实验室后

25. _____ 使用卫生间前后

26. 手部消毒在 _____ 之后：

a. 接触患者皮肤

b. 接触血样或体液

c. 摘掉手套

d. 以上都是

27. 所有的工作台在使用之后都应用 _____ 溶液进行消毒：

a. 5%漂白剂

b. 5%苯酚

c. 10%漂白剂

d. 浓缩液

28. 临床实验室人员需要提供免疫证明的是：

a. 风疹

b. 脊髓灰质炎

c. 乙型肝炎

d. a 和 c

问题 29~31：请选择与火情类型相符合的灭火器类型（a~c）。

29. _____ A 类型

30. _____ B 类型

31. _____ C 类型

a. 纸张

b. 电器

c. 汽油

32. 感染性物质的最终废弃物处理可以通过高压灭菌或：

a. 焚烧

b. 漂白剂浸泡

c. 二氧化乙烯气

d. 正常的垃圾处理

33. 皮肤烧伤后最先处理的步骤是：

a. 冰敷

b. 流水冲

c. 抹凡士林

d. 抹黄油

（艾效曼　谢　波　胡云建）

学习目标

学习本章内容后，学生应能达到如下要求：

- 认识需要通过质量评价手段加以监控的7个因素
- 示范并描述采集标本时和患者交流需要的技巧
- 说明患者护理相互协作关系及其重要性
- 描述标准防护措施的原则和应用
- 描述采集静脉血标本的设备
- 说明并示范正确的静脉采血技术操作
- 识别含有不同添加剂的真空采血管的颜色标记
- 比较普通抗凝剂和血液保存添加剂以及各种抗凝剂的一般使用原则
- 描述EDTA和肝素的抗凝原理
- 识别标本采集过程中主要的潜在错误类型
- 列举并解释5种静脉穿刺点选择困难的具体情况
- 识别8种典型的静脉穿刺问题，阐述每种

问题的解决办法
- 说明从小静脉和采血较困难的静脉采集标本的技巧
- 描述老年和儿童患者采血需要特别注意的问题
- 列举6类静脉穿刺术的并发症，描述每种并发症的症状和处理办法
- 示范并描述末梢血标本采集的正确方法
- 描述Unopette采集系统的用途和使用方法
- 识别并比较常规尿液分析对各种标本的要求，包括防腐和保存要求
- 讨论不同尿液标本采集方法的差异，包括清洁中段尿、定量尿和定时尿的采集
- 简要说明其他体液标本采集的程序，包括脑脊液、胸膜液和关节液
- 咽拭子培养标本的采集程序和说明
- 粪便隐血和其他检查的标本采集
- 描述与标本采集相关的医疗法律问题

质量评价

要保证临床实验室的检测结果准确可靠，首先要保证实验室接收的标本质量合格。标本的质量受标本采集方法、运输和处理环节等各种因素的影响。实验室检测最好能在标本采集后立即进行。如果标本采集、保存和处理方法不当，即使最完美的检测结果也是无效的，不能供临床医生用于疾病的诊断和治疗。

质量评价，或称之为质量保证，用来描述患者治疗全过程的管理（第8章）。应用在临床实验室中，质量评价要求建立一系列措施来维护和控制涉及患者和标本检测的全过程。

质量评价包括对以下几种标本采集措施的监控：

- 采集各种标本前患者的准备
- 合格标本的采集
- 标本的正确运送
- 实验室的分析性能

- 检测结果的变异
- 检测结果的记录和报告
- 将检测结果传递到患者的医疗记录中
- 建立描述质量评价活动和质量控制措施的文件、定期更新并保证可操作性

患　者

采血人员的作用对于患者和实验室来说至关重要，因为超过2/3的检测误差是由分析前错误导致的，且绝大多数与标本的采集和处理有关。经过良好培训的采血人员能时常警惕采血过程中的差错来源，从而减少误差的产生。此外，采血人员往往是实验室内唯一和患者接触的人。这意味着患者对实验室职业性印象的形成完全依赖于与采血人员的接触过程。

采血人员应能使不好应付的患者感到满意。很重要的一点是理解患者的期望并通过对患者的教育使其消除不合理的期望，并能有效处理患者的抱怨。患者不悦时，采血人员应认真倾

听、给予真诚的关心并尽量帮助其解决有关问题。如为采血人员的过错，应向患者道歉。

患者护理的相互协作

医疗服务的提供需要患者和医生或其他健康护理人员之间建立相互协作关系。采血时，采血人员应始终牢记患者的权利。美国医院协会（American Hospital Association，AHA)[1] 已经公布了《患者护理的相互协作》，取代了《患者的权利》。该文件强调了以下几个方面：

- 高质量的医院服务
- 洁净安全的环境
- 医疗服务中患者的参与
- 对患者隐私的保护
- 对患者出院的帮助
- 对患者结算索赔的帮助

患者本人或患者指定的人员可以行使这些权利。如患者无法做出决定、丧失法律行为能力或是未成年人，可以由代理决策者代替行使权利。

以相互协作为根本特点的卫生保健需要患者、家属或代理人参与患者所接受的医疗服务中来。此外，患者有义务提供准确的医疗病史和以往的诊治记录；患者还应遵守医院的规章制度，依从对健康有利的生活方式。

儿童患者

对待儿童，态度应温柔和善。应考虑到儿童患者或其父母对操作过程可能存在的焦虑，以及对新的仪器设备可能产生的陌生感，可以给他们做适当的讲解。

不应着急，应安排足够的时间来做这件事情。采集标本之前额外花点时间给儿童一些信心是非常重要的。应尽可能提高他们的信心。对于年龄小或者不合作的儿童，可以寻求他人帮助。年龄稍大的儿童在他们答应"配合"后（如帮助拿着纱布）往往更容易合作。

每个医院的育婴房可能都有自己的规章制度，但一些基本防范措施是普遍适用的。采血完成后，应将婴儿床放回采血之前的位置。如婴儿放在恒温箱中，应尽可能关好舷窗。向恒温箱内输氧时，标本采集过程结束时应将恒温箱的盖子盖好。正确处置废弃物。

青少年患者

给青少年患者采血，应让他们放松心情以免紧张。青少年可能会掩饰紧张情绪，可以使用一些技巧来消除他们的紧张，如给自己足够的操作时间，和对方有眼神的交流，让他们有自己可以掌控的感觉。

成人患者

可直接告知成人患者检测所涉及的内容以及希望他们如何配合。完全坦诚是十分重要的。对患者礼貌友好即可，不必过于亲密；谈话可以在安静、愉快的气氛下进行。应告知患者标本采集的目的。如患者表现出任何的担忧或焦虑，应给予适当的安慰和鼓励。应尊重患者的宗教信仰，对检查结果和患者的其他个人信息保密。有关其他患者或医生的信息也应保密。如经常遇到同一个患者，采血人员可能对其兴趣爱好和家庭都很熟悉，可以此作为交谈的话题，因为许多患者在医院里是孤单的，他们需要朋友。有时病情较重的患者可能根本不想进行交谈，采血人员也应予以尊重。尽管坦诚很重要，但也应尽可能增加他们的信心。

即使有的患者让人觉得讨厌，采血人员也应保持和蔼可亲的态度。一个微笑经常能够发挥意想不到的作用。即使患者不够友好，采血人员仍应保持镇定、开朗，在工作中展现自信。

在病房完成标本采集后，采血人员应在离开前确保已将所有东西都放回了实验托盘并使病房里的一切恢复原状。采血时，盛放采血耗材和器具的托盘应放在患者接触不到的地方。所有用过的物品都应妥善处理。

怀孕患者

应尊重怀孕的患者，称呼她们时最好在姓氏后面加上小姐或太太。一般而言，年长的患者更愿意交谈。在时间安排上可以适当宽松一些，给患者留有足够的准备时间。对于有听力障碍的患者，说话的节奏应放慢，声音尽量大一点。

感染的控制

安全隔离系统

隔离通常指将患有严重疾病的患者单独分开治疗，以防止疾病感染他人或保护患者远离外界刺激因素。此处所指的"隔离"并非将少数患者安置于专门由少量专职医护人员提供服务的专用隔离室中，而是指建立一个涉及患者护理常规过程的全体人员的安全系统。隔离防护现在已经成为日常工作程序中的一部分。

现代隔离防护技术整合了广泛的基础理论，该理论通过强调患者和医务人员的需求来保证在医疗场所维持最大限度的安全环境。目前的指导方针是使用双重策略创建这种安全系统。

标准防护和附加措施

标准防护概念的提出使医护人员对感染控制的固有看法发生了改变。双重安全策略的目标是使感染风险最小化、医疗场所环境的安全水平最大化。

感染控制的第一步是实施标准防护措施（第 2 章）。标准防护理论提出减少来源明确或不明确的微生物（包括 HIV）的传播风险，要求医务人员在任何时候接触血液和体液都应遵守防护规程。

感染控制的第二步是要扩展提供额外防护措施以控制感染源在特殊情况下的传播，这时仅使用标准防护措施往往是不够的。

根据病原体传播途径，防护措施基本分为 3 类：接触防护、空气传播防护和飞沫传播防护。

接触防护

接触防护是为了防止通过直接接触方式进行传播的微生物的播散，如皮肤与皮肤的直接接触或皮肤间接接触到被污染的器物。接触防护的措施包括在接触患者皮肤或患者接触过的器物时应戴手套，当医务人员的衣服可能与患者或病房的物体接触时必须穿白大衣。

空气传播防护

空气传播防护是为了隔离极小的空气传播的细菌或灰尘颗粒，它们可能长期悬浮在空气中。防护指南要求医务人员采取呼吸道防护措施或使用特殊空气处理系统。

飞沫传播防护

飞沫传播防护主要是保护医务人员、探视人员以及其他患者，避免接触患者因咳嗽、打喷嚏或说话产生的飞沫。防护指南要求相关人员接近患者时应戴口罩，给患者安排单独的病房，或在病房里安装特殊的空气处理系统。那些关于患者转运和安置以及设备环境管理的具体指导意见，应根据防护指南中对每一类别的不同要求具体执行。

标本的采集

血液是临床实验室检查最常用的标本类型。尿液和其他体液也经常使用。粪便和其他杂项标本如咽喉分泌物、伤口脓肿分泌物，多用于微生物实验室的检查项目。

必须掌握正确的标本采集、保存和运送知识。血液标本的正确采集对保证实验室的分析质量非常关键。只有严格遵守标本采集规范得到合格的标本，才有可能获得准确的检测结果。分析前误差是检测结果的主要误差来源，可能是患者的问题，也可能是标本采集的问题。

根据方便原则，血液标本的采集可由医疗护理部门中不同教育背景的人员来完成。在一些机构，可能由临床检验师、医疗技师或临床检验技师来采血；在另一些机构，可能由专门培训的采血人员采血。每个采集或处理标本的人员除了掌握标本采集的程序外，还应对标本运送和处理等相关知识有足够的了解。

血液标本采集的影响因素

绝大多数临床实验室检查项目使用的是全血、血浆或血清标本。采集血液可能是空腹采血，也可能是随机采血。空腹状态是指患者在采血前 8~12h 内未进食，但允许少量饮水。大多数实验检查项目都不需要空腹采血。空腹采血通常在患者早晨进食前采集。进食、药物、采血时间都会对标本的检测结果产生影响。患者进食后采集的血称为餐后血。血糖检测有时需要在餐后2h采血。餐后2h，非糖尿病患者的血糖水平几乎回到空腹状态。如有可能，尽量不要在患者静脉输液的同时采血。

其他一些影响血液成分变化的可控生物学因素还有：

- 体位（患者处于卧位还是站位）
- 固定（如长期卧床）
- 运动
- 昼夜变异（每天的周期变化）
- 近期的食物摄入（如咖啡的影响）
- 吸烟（尼古丁的影响）
- 饮酒
- 药物

血液标本的采集程序

临床实验室检测的血液标本来源主要有两个：外周血（末梢血）和静脉血。临床和实验室标准协会［Clinical and Laboratory Standards Institute，CLSI；前身是美国国家临床实验室标准化委员会（National Committee for Clinical Laboratory Standards, NCCLS）］[2,3]已制订了静脉血采集（静脉穿刺）和末梢血采集（皮肤穿刺）的标准程序。某些特殊检测项目（如血气分析）需要采集动脉血。

正常抗凝血的分层

血液在体内以液体形式流动，而在体外会很快发生凝固。刚采集的新鲜血液在玻璃管内呈半透明的暗红色，在数分钟内逐渐凝固成果冻样半固体。继续静置的半固体会在1h内开始收缩，一般在24h内收缩完全。

血液发生凝固时，从血凝块中析出的浅黄色液体就是血清。血清在凝块的上层。血液中的某些因子会在血液凝固过程中消耗减少（第13章），纤维蛋白原就是其中的一种。它存在于循环流动的血液（血浆部分）中，是血液发生凝固必不可少的凝血因子。血液发生凝固时，纤维蛋白原转变成纤维蛋白，纤维蛋白交联形

成网状结构，网罗红细胞和白细胞形成凝块。为了更好地得到血清，常常在采血管内加入一种分离胶。血液凝固后通过离心即可分离得到上层血清。血清标本广泛用于化学、血清学及其他实验室检查。

新鲜全血中加入抗凝剂后，血液可被分成液体和细胞成分两部分。抗凝剂是指能够阻止血液凝固的物质。上层的淡黄色液体成分称为血浆，下层的细胞部分包括红细胞、白细胞、血小板。全血自然凝固后产生的淡黄色液体是血清。

抗凝全血静置一段时间后，血液组分将分成3层（图3-1）：

1. 血浆层，在最上层，正常情况下血浆层的体积约占全血体积的55%。

2. 白膜层，灰白色，位于中间层，由白细胞组成。正常情况下白膜层的体积约占全血体积的1%。

3. 红细胞层，在试管底部，由堆积的红细胞组成。正常情况下红细胞层的体积约占全血体积的45%。

添加剂和抗凝剂

临床上常用的抗凝剂有乙二胺四乙酸二钾

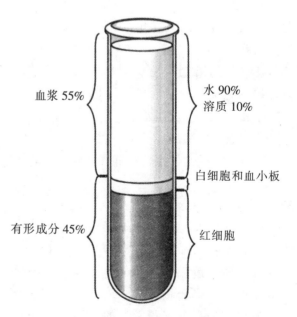

血浆 55% — 水 90% 溶质 10%

白细胞和血小板

有形成分 45% — 红细胞

图 3-1 血液的组成

（引自 Applegate E: The anatomy and physiology learning system,ed 2,Philadelphia,2000,Saunders.）

(Ethylene Diamine Tetraacetic Acid, K₂EDTA)、枸橼酸钠和肝素。不同抗凝剂的抗凝原理不同。抗凝剂和血液的比例应适当，否则会给检测结果带来误差。如某些检测项目需要使用特殊抗凝剂，应在实验室程序手册中加以说明。

K₂EDTA

K₂EDTA 是一种钙离子螯合剂，是国际血液学标准化委员会（International Council for Standardization in Haematology, ICSH）和 CLSI 推荐的血细胞计数和血细胞比容检测时采用的抗凝剂，因为它对红细胞的体积影响较小。EDTA 呈灰白色，已预先喷涂在真空采血管的内表面。EDTA 与全血的比例应适当，否则会导致检测结果不准确。过量的 EDTA 会使红细胞收缩，影响手工法血细胞比容检测结果的准确性。

枸橼酸钠

ICSH 和国际血栓与止血联合会（International Society for Thrombosis and Hemostasis, ISTH）推荐使用枸橼酸钠作为抗凝剂的合适浓度是 3.2%。美国病理家学会（College of American Pathologists, CAP）也推荐使用浓度为 3.2% 的枸橼酸钠作为抗凝剂。

枸橼酸钠常用于凝血酶原时间（Prothrombin time, PT）、活化部分凝血活酶时间（Activated Prothrombin time, APTT）和魏氏法红细胞沉降率（Erythrocyte sedimentation rate, ESR）的检测。抗凝剂与血液的正确比例是 1:9（译者注：魏氏法 ESR 检测时，抗凝剂与血液的比例通常为 1:4）。这个比例很关键，过量的抗凝剂会将血液稀释而导致检测结果不准确。由于对血液的稀释效应，其他大多数血液学检查都不使用枸橼酸钠作为抗凝剂。

肝 素

在体内和体外抗凝都可以使用肝素。它能够抑制凝血系统中的 Ⅱ 因子——凝血酶的活性。在常规化学和特殊化学检测项目中常使用肝素抗凝血。pH 值测定、血气分析、电解质和钙离子浓度测定的标本只能使用肝素抗凝。许多定量检测使用的全血或者血浆标本推荐使用肝素抗凝，因为肝素抗凝剂具有离子螯合能力弱、对渗透压影响小、阳离子浓度相对较低等优点。但应注意，肝素抗凝剂不适用于凝血和血液细胞学检查。

肝素的存在形式可以是钠盐、锂盐或是铵盐。推荐使用肝素锂，因为它不会对其他常规离子检测造成干扰。而在锂盐浓度测定时不可使用肝素锂。肝素的需要量很少，很容易附着在采血管或注射器内表面，少量的肝素即可发挥很好的抗凝作用。采血后应反复颠倒混匀 8~10 次，使血液和肝素充分混匀。

氟 化 钠

氟化钠是一种干粉状弱抗凝剂。主要用于血糖检测的标本，可抑制葡萄糖的分解（第 11 章）。

添加剂的不利影响

具体检测项目选择使用的添加剂应不改变标本的组成，也不能对检测实验产生干扰。下面是一些添加剂使用错误或用量不当可能带来的不利影响：

- 干扰分析　添加剂中可能含有待测物成分或发生相同的化学反应。如钠离子浓度测定时使用草酸钠抗凝。

- 去除了某些组分　添加剂可能会去除某些要检测的组分。如钙离子浓度测定时使用草酸盐抗凝，草酸根可以和钙离子结合形成不溶解的草酸钙沉淀，使血浆中钙离子浓度降低。

- 影响酶的活性　添加剂可能会影响某些酶的反应。如在酶学测定中使用氟化钠抗凝，氟化钠能够破坏多种酶的活性。

- 减少细胞成分　添加剂可能会影响细胞成分。如以前在血液细胞学检查中使用草酸盐抗凝。草酸盐会改变细胞的形态，使红细胞变成锯齿状、粒细胞中出现空泡、淋巴细胞和单核细胞出现奇怪形态。另外，在用肝素抗凝血制作血涂片并进行 Wright 染色时，如不在 2h 内完成染色，肝素会形成蓝色的背景而影响观察。

●抗凝剂用量不当　抗凝剂用量太少时血液会发生部分凝固，影响血细胞计数；抗凝剂用量太多时血液被稀释，影响某些定量检测的结果。

静脉穿刺的程序

安全采血：耗材和设备

随着对生物安全的愈加重视，许多公司推出了新的采血产品。越来越多的新设计可有效减少采血后针头意外刺伤的发生。Sarstedt 公司 (Newton, NC) 和 BD 公司 (Franklin Lakes, NJ) 是两家可提供多种安全采血产品的公司。

BD 公司的采血产品包括：

(1) BD Vacutaniner® 真空采血针 (Vacutainer Eclipse Blood Collection Needle) 是一种设计安全、可一次采集多个标本的采血针，能有效降低针头意外刺伤的风险。

(2) BD 血液转移装置 (Blood Transfer Device) 是一种简单易用、不含乳胶成分的血液转移装置，可使血液转移更加安全便捷。

(3) BD Safety-Lok 真空采血设备 (Vacutainer Safety-Lok Blood Collection Set) 是一种采输血两用装置，其特征是带有一个半透明的保护套，采血完成后的步骤单手操作即可，将针刺意外发生的风险降至最低，且能清楚地看到穿刺成功后的回血。

(4) BD 真空塑料管 (Vacutainer Plastic Tube) 是一种塑料采血管。用该管采血可减少试管破裂、标本溅洒的风险。

(5) BD Genie™ 末梢血安全采样针 (Genie Safety Lancet) 是一种一次性毛细血管采血装置，其针头在使用过后即持久回缩。

(6) BD Quickheel™ 末梢血安全采样针 (Qikheel Safety Lancet) 是专为婴幼儿脚后跟采血设计的安全装置，它有一个活动针头，在穿刺后即持久回缩。

Ram Scientific 公司 (Needham, Mass) (www.rsleads.com) 还可提供一些其他新产品，包括衬附不同抗凝剂和分离胶的预组装毛细微管、带保护装置的采血刀片 (the Haemolance Plus Lockout Safety Lancet, and CapiJect)，以及一系列带有不同颜色盖子的硅化毛细采血管。

用注射器或真空采血管采血使用 21 号的标准针。由于患者对针刺敏感度的增加，蝶形针的使用越来越多。这种采血针是双头的，较长的一端刺入患者静脉，较短的一端刺入采血管的橡胶塞。这种针需要放在持针器上使用。市场上可买到各种型号的针。除按长度分类外，采血针还可以按号来分。号数越大，内径越小。一次性持针器是专门设计用于固定采血针的装置，用过以后不可清洗后再次使用。BD Vacutainer Stabdard Yellow Needle Holders 是 BD 公司生产的一种标准黄色持针器 (产品编号：364888 和 364983)，但该产品已经停产，在采血中不再单独使用。不过它们仍然可和其他安全产品配套使用，如 BD 血液转移装置、BD 真空管直接取样适配器 (Vacutainer Direct Draw Adapter)，以及 BD Luer-Lok™ 真空管连接装置 (Vacutainer Access Device)。

BD Vacutainer One Use Holder 是一种透明的一次性真空采血持针器，标有 "Do Not Reuse" 或 "Single Use Only" 字样，意为不能重复使用。采血完成后，要将采血针和持针器一起弃于利器盒中，禁止把针从持针器上取下。这种新的持针器外观与 BD 公司的 BD Vacutainer Standard Yellow Needle Holder 很像。虽然是一次性的，但其要求的静脉穿刺技术并无变化。且 BD Vacutainer One Use Holder 使用起来更方便，可与整个 BD Vacutainer Venous Blood Collection System 产品配套使用，包括 BD Vacutainer® 真空采血针、BD Safety-Lok 真空采血装置、BD Luer™ 真空管多功能适配器 (Vacutainer Multiple Adapters)。

2003 年 10 月 15 日，美国职业安全与健康管理局 (U.S. Occupational Safety and Health Administration, OSHA) 发布了一项安全与健康信息公告 (Safety and Health Information Bulletin, SHIB; www.osha.gov)。该公告阐明了 OSHA 对在采血时反复使用持针器的意见，以及 OSHA 认定的血源性病原微生物标准 [29 CFR 1910.1030 (d)(2)(ⅶ)(A)]。该标准禁止将污染的针头从

采血装置上取下。在 1991 年和 2001 年 OSHA 颁布的操作规定（CPL 2-2.69）和 2002 年的解释文件中都提出：禁止将已污染针头从任何医疗器械上取下。发布 SHIB 的目的是为了重申 OSHA 早前的一项声明。该声明认为，防止静脉采血针刺伤的最佳办法是使用带有保护装置的锐器（sharp with engineered sharps injury protection，SESIP）（如安全采血针）和配套的持针器，完成对一个患者的采血后应立即将整个装置处理掉。

根据 OSHA 颁布的 SHIB 和 2001 年颁布的操作规定（CPL 2-2.69），在某些情况下必须使用注射器采血时，需将注射器采集的血液转移到试管中去。这时应使用带有保护装置的注射器，并且在操作过程中应十分小心。在转移血液时最好使用不带针头的血液转移装置（如 BD Vacutainer）

OSHA 操作评价官员将对照 OSHA 的每条规定进行现场检查，违规操作会在检查报告中指出。每个实验室都有义务评价自己的工作情况，执行适当的安全防护措施，研究其他所有可用的防暴露措施，努力达到 OSHA 当前的规定。OSHA 的 SHIB 提供了一整套循序渐进的评估方法可供实验室参考（框表 3-1）。

真空采血管

真空采血管是采血中用量最多的耗材。一个真空采血系统包括采血针、一次性持针器和具有一定容量的采血管（图 3-2）。采血管的容量大小不一，有不同颜色的盖子。不同的颜色代表其内含不同的抗凝剂或分离胶。BD 公司推荐的采血管保存温度要求不超过 25℃（77℉）。如温度过高，塑料管可能会失去真空，甚至会发生爆裂。真空采血管是一次性使用的。

需要一次采集多管标本时，应遵循一定的采集顺序以减小由于管内含有不同添加剂而引起交叉污染的可能性（表 3-1）。错误的采血顺序会影响检测结果的准确性。

血清分离装置（Serum separator devices，SSDs）能够帮助处理凝固的全血标本以得到血清。可使用专门的血清分离采血管，真空玻璃

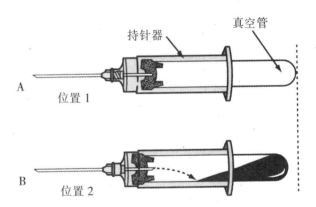

图 3-2　标准双头采血针、持针器和真空管系统
A. 静脉穿刺前的准备状态；B. 采集标本时的状态

管可同时实现采血和分离血清两个目的。血清分离采血管主要有两种类型，一种在离心过程中使用，另一种在离心后使用。离心中使用的采血管可以是预先加入分离胶的，也可以是在采血后加上某种装置的普通采血管；添加分离胶的采血管中含有一个特殊的硅胶层，由于其黏度和密度较大，可经过离心在血清和凝块之间形成屏障。

离心过程中，血液冲击位于试管底部的分离胶，由于温度变化导致分离胶的黏度发生改

表3-1　一次采集多管血液的顺序

顺　序*	采血管类型	添　加　物
1	血培养-需氧	无菌标本
2	血培养-厌氧	无菌标本
3	蓝色	枸橼酸盐
4	红色、金黄色、斑点盖	血清管，含或不含促凝剂和分离胶
5	绿色	肝素，含或不含分离胶
6	灰色	糖降解抑制剂

（引自：National Committee for Clinical Laboratory Standards: Procedures for the collection of diagnostic blood specimens by venipuncture: approved standard, ed 5, Wayne, Pa, 2003, NCCLS Document H3-A5.）

*修改后的标本采集顺序更适用于使用塑料真空采血管采集标本，目前这种采血管的用量越来越大。塑料的血清真空采血管含有凝血激活剂，会干扰凝血试验。实验室在做凝血试验时仍可使用不含凝血激活剂的玻璃采血管采集标本。

变。新采集的血液会在30min内形成凝块。凝块形成后将试管离心，分离胶上升且逐渐变硬、最终停在血块和血清之间将二者隔开。这种采血管在离心时不需要将盖子拔掉，可防止气溶胶的产生和潜在的液体挥发。使用血清分离管还有标本处理时间短、产生血清多等优点，而且只需要一步离心操作即可。

ChexBCT是一种特殊设计的新型真空管，可用于全血标本的采集、运送和保存。它是专为流式细胞检测免疫表型分析设计的，其管内所含的保存剂能使白细胞表面分化抗原（CD分子）稳定7d以上。标本即使在室温下运送和保存也能保持稳定。

注射器采血

在某些特殊情况下，可能需要使用一次性塑料注射器采血，如患者的静脉特别不适宜采血或存在其他的特殊情况。有些实验室建议使用注射器采血也应遵循一定的顺序，但与真空管采血的顺序不同。

一般准则

1. 采血人员应礼貌地向患者介绍自己，说明将要进行操作的内容和程序。

2. 核对患者的身份。不仅要询问患者的姓名，还应查对患者身上的身份标签。如患者无法告知其姓名、身份标签贴在了床头或标签意外丢失，采血人员应亲自向护理部门核对其身

份。任何程序上的变动都必须在检查申请单上注明。

3. 核对检测要求，准备合适的真空采血管。采血后立即贴上相应的标签。不应事先在采血管上贴好标签。

4. 患者的姓名、唯一的身份号码、病房号或就诊诊所代号、标本采集日期和时间等信息都应反映在标签上。有时需要同时标注标本采集时间和标本类型。标本应和填写完整的检查申请单一起送达实验室。注意：采集末梢血使用一次性无菌刀片，这些刀片使用后应立即弃于专用利器盒内并妥善处理。

标　签

临床实验室执行质量评价策略，为了防止因标本处理不当而导致检测结果产生严重错误，首先应确保标本采集正确。实验室质量评价和认证要求采集的标本上有正确标签。所有的标本容器应由采集者加标签，以确保标本和患者编号一致。

实验室不能接收无标签或标签不合格的标本。标签上无患者信息或信息不完整为不合格标签。许多标本是放在防渗漏的塑料袋里运送的，只在塑料袋上贴标签的标本不能接收。正确的做法是将标签贴在标本容器壁上。如果标签上的信息不可靠，如标签上和申请单上的信息不一致，这样的标本也不能接收。

在许多实验室中标签是由电脑打印生成的，

有助于保证每个患者信息的正确性。条形码标签和电脑自动系统（如 BD 公司的患者身份管理系统）的使用使许多操作变得十分便捷，可有效减少标签错误的发生。通过使用扫描仪阅读患者腕带上的条形码即可调出所有相关信息，包括患者需要做的检测项目、适用的采血管类型和需要的数量，然后在患者床边当场生成可贴在管子上的条形码标签。

每个实验室都应有处理标签错误或不合格标本的具体程序。

静脉血的采集

耗材和设备

- 检查申请单
- 压脉带和一次性手套
- 一次性无菌针头和持针器
- 各种真空采血管
- 70%酒精、纱布块或棉签
- 其他特殊设备
- 胶带

操作准备

1. 正确核对患者身份。

2. 在患者床边备齐所需的全部设备和真空采血管。

3. 戴上一次性手套。

4. 采血针头上的塑料壳不应在穿刺前取下。真空采血管推入持针器时管盖应到达标志线。不可在穿刺之前将采血管推入持针器，否则真空会消失。

合适采血部位的选择

从静脉输液管中采血会使标本混入其他液体导致检测结果错误，应尽量避免。

1. 检查患者两只手臂，选择一处未穿刺过的地方。在手臂上有 3 支明显的静脉可供穿刺采血：头静脉、贵要静脉和肘正中静脉（图 3-3）。

2. 绑压脉带（图 3-4）。使用压脉带的时间不能超过 2min。使用时间过长会使某些生化检

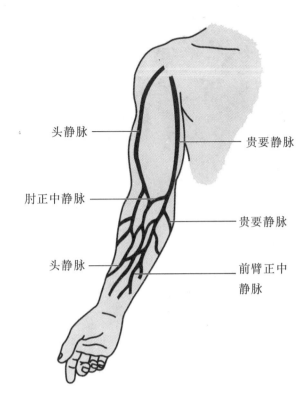

图 3-3 上臂主要静脉解剖图

查的结果偏高，包括：清蛋白（Albumin，ALB）、门冬氨基转移酶（Aspartate Aminotransferase，AST）、钙离子、胆固醇、铁离子、脂质、总胆红素、总蛋白。

3. 为了尽量使静脉血管充分暴露，可让患者握紧拳头。用示指触摸寻找合适的静脉（图 3-4）。一般肘臂弯曲部位或稍往下的部位是比较理想的穿刺部位。触摸时可明显感觉到有静脉的部位较周围其他组织有更强的弹性。大的静脉不一定最合适，因为大静脉在穿刺时更容易滑动；尽量不选太小和过于浅表的静脉。如在一只手臂上找不到合适的静脉，则用同样的方法检查另一只手臂。如需从腕部、手背或脚部等其他部位的静脉采血，最好由有经验的采血人员进行。

需要选择特殊采血部位的情况

以下 5 种特殊情况可能导致采血困难，或者会引起较大的分析前误差：

◎ 静脉输液

不可从带有静脉输液管的手臂采血，因为此处的血液组成变化较大。应选择从另一只手

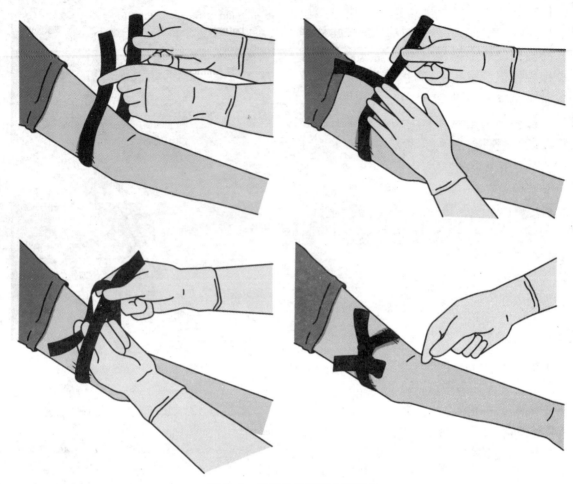

图 3-4 选择合适的静脉穿刺点

臂或其他部位采血。

◎ 水　肿

　　水肿是指体液在组织细胞间的异常堆积。

◎ 有瘢痕或烧伤的患者

　　手臂皮肤有较大面积瘢痕或烧伤的患者，寻找静脉往往比较困难，应选择从其他部位采血。

◎ 透析的患者

　　不可从正在插管（透析用的临时装置）或者造瘘（动静脉吻合手术形成）的手臂上采血，尽管受过专业训练的人员能够从插管里采血。手背静脉或手臂远端远离动静脉瘘的静脉是比较合适的采血部位。

◎ 乳房切除术的患者

　　如患者接受过乳房切除术且乳房周围的淋巴结同时被切除，不应在被切除乳房的同侧手臂采血。

静脉穿刺部位的准备

　　1. 选择好合适的穿刺部位后，放松压脉带。

　　2. 用蘸有 70% 酒精的棉球消毒穿刺部位皮肤。消毒时应从穿刺点由内向外旋转进行。不可再返回已经消毒过的区域。

　　3. 让消毒过的皮肤自然晾干。

静脉穿刺的操作

　　避免接触消毒过的区域。

　　1. 将患者的手臂摆在稍低的位置。用一只手拿着采血装置，另一只手的一或多个手指固定穿刺部位下方的皮肤，使皮肤绷紧固定住静脉。

　　2. 手握持针器和针，露出针头 2.5~5cm，保持针的方向和静脉走行方向一致，穿刺针与皮肤呈约 20° 夹角，针尖的斜面向上。

　　3. 平稳地将针刺入皮肤和静脉。一只手固定住持针器和针，另一只手将真空采血管从持针器另一端推入。采血过程中务必使针保持固定，以免血流不畅。如需一次采集多管标本，每支采血管采完后应立即更换新的采血管（表3-1）。

操作的完成

1. 血液开始流出即可解开压脉带，或在开始采最后一管标本后立即解开压脉带。

2. 嘱患者松开拳头。

3. 退出采血针，另一只手持棉签立即压住穿刺点。

4. 如果可以，让患者用自己的另外一只手压住棉签并保持手臂上举。如患者无法做到，则由采血人员按压穿刺点至不出血。

5. 在穿刺点贴上不会引起过敏的胶条以帮助止血。如穿刺点的压力不够，将会导致皮下出血（血液进入皮下，形成淤斑）。

6. 来回颠倒采血管数次将标本和抗凝剂混匀，不可剧烈摇晃。将采血针丢入利器盒内。

7. 按照实验室的要求在每支采血管上贴好标签。

8. 收拾采血所用物品，脱掉手套并洗手。如是门诊患者，让其静坐片刻，检查确定无头晕恶心等不良反应后再允许患者离开。

采血过程中的相关问题

静脉穿刺有时可能会失败，重新穿刺不应超过两次。如连续失败两次，应寻求帮助。采血过程中可能会遇到以下困难：

1. 患者拒绝采血。

2. 由于针孔抵在血管壁或穿出静脉而导致采血困难。

3. 静脉滑动。

4. 患者或者采血人员突然晃动致使针头脱落。

5. 抗凝剂使用不当。

6. 采血量不足。

7. 采血导致患者晕厥或其他不良反应。

静脉穿刺的并发症

患者在采血后可能会出现一些不良反应，大体上可分为以下 6 类：

1. 血管并发症。穿刺点出血导致皮下淤血是最常见的血管并发症。

2. 感染。感染是静脉穿刺的第二常见并发症。

3. 贫血。贫血是因实验检查失血引起，为医源性。这在婴幼儿患者更容易出现。

4. 神经系统并发症。有些患者在穿刺后可能会出现一些神经系统并发症，如癫痫发作、疼痛。

5. 心血管并发症。包括直立型低血压、晕厥、休克、心搏骤停等。

6. 皮肤并发症。最常见的是对碘剂过敏。

血培养标本的采集

血培养的假阳性率通常较高，这导致医疗成本大大增加。为了确保用于培养的血标本不受污染（来自患者、采血人员或其他人），采血前应采取额外的防护措施消毒皮肤和培养瓶。

皮肤需用聚维酮碘或氯己定碘葡萄糖酸钙消毒 3 次。消毒时，每次用 1 支蘸有消毒液的棉签以穿刺点为中心向外旋转，重复 3 次。然后用酒精棉签以同样的动作脱碘，脱碘后更容易看清穿刺点。如穿刺前必须触摸静脉，采血人员戴手套的手指也应用聚维酮碘消毒 3 次。使用无菌注射器采血，或使用真空采血装置直接将血采入培养瓶。

每个培养瓶在注血前都需酒精棉签消毒顶部，在标本采集完成后贴上标签并送往实验室。

皮肤穿刺法末梢血的采集

末梢血可用于多种实验室检查，也经常用于 POCT。最常见的 POCT 是在患者床边进行的血糖检测。这种检测使用一种十分易得的血糖检测仪和配套试纸条即可进行。糖尿病患者可自己在家里进行这样的检测（详下文关于 POCT 的讨论）。

新生儿疾病筛查的血液采集

许多国家的法律都规定必须对新生儿进行可能导致严重异常疾病的筛查。这些疾病包括精神发育迟缓、苯丙酮尿症（Phenylketonuria, PKU）、半乳糖血症、甲状腺功能减退、血红蛋白病等。如不早期诊断和治疗，这些疾病将会引起严重后果。CLSI 已经建立了这些疾病筛查项目的血液标本滤纸采集法（血滴采集法）标准[4]。血液标本应在新生儿出生 1~3d 内、新生儿出院前采集。苯丙酮尿症筛查的标本应在婴儿出生24h 且进食以后采集才能得到可靠的结果。为了防止婴儿过早出院而无法采集标本，许多医生倾向于尽可能早地采集标本。但使用婴儿出生24h 内采集的标本进行苯丙酮尿症筛查很可能会漏掉阳性患者。

大多数用于新生儿疾病筛查的血标本采集在滤纸上，然后送往合适的实验室进行检测。带有滤纸的专用标本采集卡一般由实验室提供，通常保存在护理部门或中心实验室。采集卡上有一部分专供填写信息，所有要求填写的信息应详细完整。采集卡的滤纸部分为圆形结构，将该部位与血滴接触后，可自动吸取足量检测用血。

采血部位通常选择脚后跟，采血时应按照标准程序操作。血滴出现后，将采血卡的圆形滤纸接触血滴以吸取足够的血液。为了一次成功，应在出现的血滴足够大时再进行操作。将滤纸自然风干，然后放入转运塑料袋或其他可接受的容器内送往实验室。标本采集过程应遵守实验室建立的相关程序要求。

POCT 末梢血的采集

在许多医院的 POCT 中，经常使用末梢血进行血糖或者其他项目的检测。血糖的定量结果可在 1~2min 内获得，使用不同的仪器，时间会略有差异。由于在急诊检查或长期监测实验室中经常使用，血糖 POCT（在第 1 章也涉及了 POCT）CLSI 已经颁布了这些检测的指导意见[5]。

许多门诊的糖尿病患者可在家里自己进行血糖 POCT。这对糖尿病患者来说非常重要，特别是那些胰岛素依赖的糖尿病患者，他们需要连续监测血糖水平以便能及时调整胰岛素的用量，从而将血糖控制在比较好的水平范围。

对于住院的糖尿病患者，POCT 也是一个非常有用的工具。这些患者的血糖水平通常不太稳定，需要经常调整胰岛素的剂量。POCT 可立即提供结果，方便快速地调节胰岛素剂量。由于需要频繁快速地提供结果，申请和采集静脉血交由实验室进行血糖检测往往不能满足要求，因此采用 POCT 就显得非常有用。但 POCT 需要有良好的质量控制程序以确保检测结果的可重复性。全血标本可从脚跟（仅限婴儿）、手指或者肝素抗凝的留置针内采集，需要严格执行标准防护措施。不可直接从动脉或静脉采血，除非 POCT 仪器厂家的说明书里特别说明可代替使用。检测仪器经过校准后才能使用，且应按照厂家的说明书进行操作。检测结果应能长期保存在患者的医疗记录里，且能够通过某种方式与实验室检查结果区别开来。

应充分了解和考虑每种 POCT 仪器厂家说明书中描述的局限性，才能得到可靠的结果。要求使用质量评价程序以确保这些仪器具有可靠的分析性能。使用 POCT 仪器进行血糖检测时，无论在床旁还是在患者家中，结果只适用于糖尿病的监测而不适用于糖尿病的诊断。POCT 血糖检测的结果不能代替实验室的检测结果，只能起到补充作用。

每种仪器都应使用配套的试纸条。用试纸条吸取一滴末梢血，根据具体操作程序在仪器上进行检测。根据厂家的说明书使用仪器，可获得准确的标准化结果。应小心保管试纸条且在有效期内使用，测血糖用的试纸条只能用于血糖测定。仪器通常设计成一个小巧便携的盒子，甚至可以放进口袋或文件夹内。

末梢血的采集

耗材和设备

- 70%酒精、纱布块或酒精棉签
- 一次性手套和无菌小纱布块
- 一次性无菌采血针
- 检测需要的特殊设备（如制作血涂片用的玻片、微量移液管、血细胞计数稀释液、微量血细胞比容测量管）

合适采血部位的选择

1. 患者的第 3 或第 4 个手指的指尖、大脚趾通常是采集少量末梢血的合适部位。无法从这些部位采血时，成人可在耳垂采血。但采血时不应从耳垂前面的皮肤刺入，否则可能引起感染。对于婴儿或特殊情况（如烧伤）的患者，可以从脚跟的足底面或大姆趾采血。对于婴儿来说，理想的采血部位是脚跟足底面的中部或后部，针刺的深度不应超过 2mm，靠近后方的针刺深度不应超过 1mm（图 3-5A）。CLSI 不建议从婴儿的手指采血；也不可从脚跟后方采血，因为从此处采血可能造成该区域的跟骨、软骨和神经损伤。

2. 必须使采血部位充分温暖，以保证血液顺畅流出。

采血部位的准备

1. 戴手套，用拇指和示指握住采血部位。

2. 70% 酒精棉签涂抹消毒，自然晾干。

3. 可用一小块无菌干纱布擦拭消毒部位。如果消毒部位皮肤不干，血液不能形成圆滴，会增加采血难度。

皮肤穿刺

1. 使用一次性无菌采血针，使用后立即弃于利器盒内。

2. 小心地握住采血部位，穿刺迅速有力（图 3-5B）。

3. 擦去第一滴血，因第一滴血一般混有淋巴液，也可能混有酒精。

4. 可轻柔按压周围组织以获得足够的标本。

末梢血采集的特殊方法

Unopette 系统

Unopette 系统是一个微量标本采集系统（图 3-6），可手工操作也可自动进行标本采集。

尽管各种检测所用的稀释液和标本量各有不同，但血液标本的采集程序基本相似。在标本采集程序和用品处理程序中要求执行标准化防护措施。每套采集系统包括一个毛细吸管和一个装有预定量某种稀释液的稀释容器。

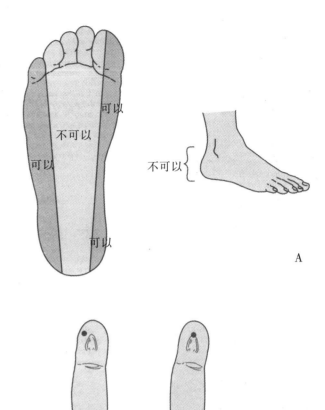

图 3-5 A. 婴儿脚跟穿刺部位；B. 手指穿刺部位
（引自 Powers LW:Diagnostic hematology,St Louis, 1989, Mosby.）

标本采集和稀释程序

（1）将稀释容器放在平坦的台面上。一只手握住稀释容器，另一只手拿着带有防护鞘的毛细管，用力推动毛细管带防护鞘的一端，使另一端穿过隔膜刺入稀释容器颈部。

（2）从稀释容器中拔出毛细管和防护鞘，拔掉毛细管的防护鞘。

（3）遵循前述的末梢血采集程序，靠虹吸作用采集自然流出的血液到毛细管中。当毛细管内的血接近顶端时采血会自动停止。

（4）擦去毛细管外可能存在的血迹，但注意不要接触到管内的血液。

（5）一只手轻轻挤压稀释容器，用另一只手的示指封住毛细管上端，将毛细管插入稀释容器内。

（6）同时释放握住稀释容器的手和毛细管

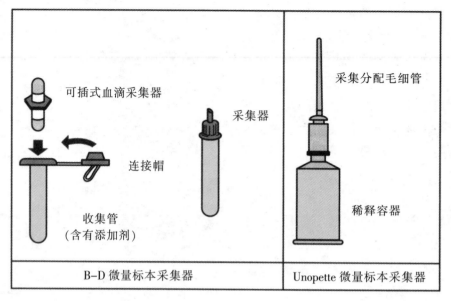

可插式血滴采集器

连接帽

收集管
（含有添加剂）

采集器

采集分配毛细管

稀释容器

B-D 微量标本采集器

Unopette 微量标本采集器

图 3-6 微量标本采集器
（引自 Powers LW: Diagnostic hematology, St Lousis, 1989, Mosby.）

上端的示指，使血液从毛细管进入稀释容器。

（7）通过挤压和放松稀释容器用稀释液冲洗毛细管 2~3 次。

（8）用示指盖住毛细管口，颠倒混匀稀释瓶数次。

（9）运送标本时，去掉稀释容器的毛细管，将稀释容器盖上。在稀释容器上贴上注明患者姓名和其他正确信息的标签。

（10）进行检测时，颠倒稀释容器混匀标本，挤出几滴液体进行实验。此种装置采集的标本可用于血液细胞学检查。

末梢血涂片

针刺手指或脚跟后，擦去第 1 滴血，用玻片接取第 2 滴血。然后将玻片置于工作台上，借助另一张玻片制备血涂片（第 12 章）。待涂片放置自然晾干后贴好标签送至实验室。

微量标本的采集

有时可获得的末梢血血量很少。但许多实验室都有能够检测微量样本的实验方法。一般而言，标本采集步骤与其他毛细血管采血步骤没有区别。对于标本的化学分析，在出现较大血滴后，用毛细管一端或其他微量容器接触血滴，血液就可以在虹吸作用下进入毛细管。如果需要，一次皮肤穿刺可采集数管血液。标本采集完成后应将盖子盖好并送到实验室进行检测。如需使用血清，应小心地将标本离心。微量容器中可添加许多物质，包括血清分离胶。

对于某些特殊检测，可能要用 100mL 或 200mL 的毛细管采血，有普通的毛细管，也有肝素化的毛细管。框表 3-2 显示了末梢血标本的采集顺序。

激光采血装置

采用激光技术采血是静脉采血技术近 100 年来的一次根本性变革。具有全新意义的激光采血装置已于 1997 年获得了美国食品药品管理

框表 3-2

末梢血标本的采集顺序*

1. 血气
2. 血涂片
3. EDTA抗凝管
4. 其他添加剂抗凝管
5. 血清及微量采集容器

（引自 Alliance Laboratory Services Health Alliance；www.healthalliance.com，2003年10月修订）

*如针刺足底或手指，一次采集多管标本时，应首先采集需要抗凝的标本，因为随着采集时间延长后面的血液更容易发生凝固。

局（Food and Drug Administration，FDA）的批准。Lasette（Cell Robotics，Albuquerque，NM)和激光刀（Laser Lancet）不使用锋利的物体即可采血。

激光采血装置发射一个能量较低的脉冲，持续时间不到 1s。激光在皮肤上聚焦，使组织完全气化形成一个深入毛细血管床 1~2mm 的小孔。这种装置可采集 100μL 的血液标本，这个血量对许多检测来说已经足够。该种采血方式比传统针刺采血法带来的痛苦更少，采血后伤口愈合更快。患者仅会觉得局部发热，而不会有针刺的疼痛感。

标本：一般制备过程的相关问题

生物液体标本化学分析的准确性，有赖于标本的正确采集、保存和制备，以及分析的技术和方法。如果在初始步骤对标本处理不当，即使使用最准确的分析方法也不会得到有用的结果。

血液标本的处理

血液标本在采集后应做适当的处理。CLSI 已经发布了静脉采血后血液标本处理的标准文件 [6]。没有使用抗凝剂的血液会发生凝固，析出血清；血液置于不含任何添加剂的空白试管内会很快发生凝固，离心后可分离获得血清。为了避免过多的处理步骤，许多实验室的仪器系统能够直接从离心后的试管中吸取血清，不必另外将血清转移出来，也不必拔掉试管盖。

尽快将血浆与细胞、血清与凝块分离开。在处理生物标本时，一定要注意生物安全防护。应使用标准防护措施，所有血液标本都应视为具有潜在感染风险，处理时应戴手套。试管外壁可能会带有血迹，而最初的标本处理都是要直接接触试管的。如需拔掉试管盖，应小心操作，防止管盖弹飞；拔盖的动作应轻柔，以尽可能减少气溶胶的产生。吸入气溶胶或黏膜接触气溶胶都可能引起感染。进行此类操作时，可在面前加一个塑料保护挡板，所有操作在挡板后完成，以防止液体直接飞溅到操作者身上。将血浆或血清与细胞分开，需要先将试管离心。

最好能尽快检测标本。标本处理应在保证待测组分不发生明显改变的地方进行。标本采集点与检测实验室距离较远时，应保证标本在采集后 2h 内送到实验室，且在运送过程中妥善保存。必要时可采用冷藏或冰冻的方法保存标本。

如果需要将离心后的血清或血浆转移到另外的试管或小瓶中，可使用一次性吸管完成；操作过程中使用塑料防护挡板可防止液体飞溅。所有接触过血清或血浆的试管用完后都应同原始标本管一并丢弃于生物安全容器中。

血清分离管的使用

随着自动化方法应用日益广泛，标本处理的时间常常比标本实际检测的时间还长，因此分离血清时需要有一种快速、有效的方法。如前所述，可使用特殊的血清分离试管。这种试管和普通真空采血管很像，但管内含有硅胶。这种胶在试管的底部，在标本离心过程中上升并在血清与细胞之间形成屏障。可以很容易地将产生的血清转移到适当的容器中，或直接被分析仪吸取进行检测。直接从离心后的原始采血管中吸取血清进行检测，省略了标本转移的步骤，减少了转移生物危险材料的风险。检测中直接使用原始管还可防止标本在转移中发生标签错误。专业的标本采集产品不仅能节约标本采集时间，也能为标本的处理提供安全防护机制。

标本离心

血液标本凝固后，应将试管带盖离心。提醒处理标本的人员在实验分析每个步骤的操作中都应遵守相应的安全防护标准，这一点十分重要。安全防护标准要求所有处理标本的人员都应戴手套。如需拔掉试管盖，动作要小心，以尽量减少气溶胶的产生。离心时，应当盖好离心机的盖子，将离心机放在安全的地方工作。如需分离血浆或血清，转移液体的时候要用移液器。所有的试管和耗材使用后都应弃于生物安全容器内。

使用自动化分析仪，检测时可直接从原始采集管中吸取标本。这种情况下，原始管带盖离心后，析出的血清直接被分析仪器吸出进行分析。

不合格的标本

多种情况可导致标本不合格。如凝固的标本，细胞形成凝块后数量减少，不能用于细胞计数检测。

溶血标本

标本外观异常最常见的原因可能是发生溶血。发生溶血的血清或血浆标本不适合某些化学定量分析。

发生溶血的标本呈红色，而且一般是清亮的红色。这是因为红细胞溶解后释放出血红蛋白。标本发生溶血通常是由于静脉穿刺操作不当引起的。不正确的穿刺不仅对血管的创伤较大，还会引起溶血；穿刺的针孔太小或混入了皮肤上的酒精也会引起溶血；冰冻、长时间暴露在高温状态，分析前长时间未将血清或血浆与细胞分离，或转移到其他试管中也会导致标本溶血。判断溶血发生在体内还是体外是很有价值的。尽管发现体内溶血的情况不多见，但一旦发现就具有重要的临床意义。

溶血的血清或血浆不适用于某些化学定量分析，因为溶血会使许多原本大量存在于细胞内的物质（如钾）释放出来。另外，其他一些成分包括酸性磷酸酶（acid phosphatase，ACP）、乳酸脱氢酶（lactate dehydrogenase，LDH）、天门冬氨酸氨基转移酶（aspartate aminotransferase，AST，GOT）在红细胞中的含量都很高，红细胞溶解后血清中这些物质的浓度会明显升高。释放的血红蛋白可能会直接干扰某些反应；血红蛋白的颜色会干扰检测的光量分析。因此，做任何一项检测都应分析确定外观异常的标本是否可用。

黄疸标本

另一种标本外观异常的常见原因是黄疸。

如果血清或血浆呈黄褐色，极有可能是因为含有浓度很高的胆红素。血管内红细胞破坏过多、胆管梗阻或肝脏损伤都能导致血液中胆红素的堆积及皮肤变黄。实验室检查人员应注意发现标本的任何外观异常，并将其记录在报告中。血清的异常颜色会干扰标本检测中的光量测定。

脂血标本

脂血血浆或血清由于脂质的存在呈现乳白色外观。脂血标本通常是由于患者在非空腹状态时采血造成的。使用脂血血清对一些化学测定没有影响，但也会对某些项目产生干扰（如甘油三酯的测定）。

药物对标本的影响

采血前患者服用了某些药物，标本中某些成分的检测结果可能不准确。因为药物可能改变某些化学反应。药物对检测结果的影响方式主要有两种：在体内，药物或其代谢中间产物引起待测物质浓度发生改变；在体外，某些药物的理化性质直接影响检测反应。目前影响实验室检测结果的药物越来越多。

记录和报告方法

作为实验室标本处理的一部分，无论实验室规模大小，每个实验室都要有仔细准确的标本记录和报告程序。记录单和打印的报告表对于任何实验室的操作都是至关重要的。记录单用来记录实验室每天接收各种标本的基本情况。记录单和结果报告可由实验室信息系统（laboratory information system，LIS）产生（第10章）。

记录单上列出的项目应包括患者的姓名、ID号、标本类型（要描述标本种类及来源）、采集的日期和时间、需要检测的项目。记录单还应反映标本到达实验室的时间，以及检测完成的时间。另外，记录单上还应包括检测结果栏。检测结果可以手工记录，也可以使用仪器打印。记录单上的数据是实验室长期记录的一部分，必须妥善保存以备将来能够查询。

检测结果和相关的重要数据通常以打印报告的形式提供给医生。许多实验室也可以提供电子报告。在报告中应包括以下信息：患者的姓名、ID 号、样本采集的日期和时间、标本的描述和标本来源、标本采集者的姓名、检测要求、申请医生姓名、检测结果和检测者的签名。在很多实验室，这样的报告可由实验室信息系统（LIS）自动生成。医疗记录部门和财务部门也应能获得检查报告，后者可在给患者记账时用作参考。

标本的保存

血液离开血管后，一些化学成分很快会发生变化。因此最好能使用新鲜标本进行检测。如不能立即检测，可使用相应的方法抑制某些成分的变化。如氟化钠可抑制糖酵解，可用于血糖检测标本的保存。

除少数例外的情况，温度越低化学物质的稳定性越好。而且，冷藏或冰冻可极大程度甚至完全抑制细菌的生长。通常情况下，室温一般控制在 18℃~30℃,冷藏温度大约是 4℃，冰冻温度大约是 –5℃或者更低。冷藏是防止标本变化的一种简单有效的手段，可以抑制微生物的活动和葡萄糖的分解，但某些成分仍会发生变化。冷藏的标本进行检测前应先恢复至室温。将细胞和血浆或血清分离是另一种防止标本发生某些变化的有效方法。某些检测的标本需要避光保存或立即检测，如胆红素（胆红素是一种见光易分解的物质）。

血浆和血清可冰冻保存。全血不可冷冻保存，因为红细胞会被破坏（即引起溶血）。冰冻可抑制酶的活性。冰冻的血浆和血清会分层，所以在检测前应先将标本混匀。

从标本采集到实验室进行检测的全过程都应注意防止标本发生明显变化，才能得到有意义的检测结果。通常，化学分析使用的标本采集管不需要灭菌处理，但不能有化学干扰物质存在。待测组分相对集中分布在细胞内或细胞外时，更多的是使用血浆而非全血或血清。

处理后的标本保存

每份血浆或血清标本的处理应根据检测项目和检测前所需时间而定。标本可能需要保存在室温、冷藏、冰冻或避光等条件下，应视具体情况和待测物的检测方法而定。有些标本到达实验室后应立即进行检测，如血气分析、pH值检测。血液学检测的标本可在分析前冷藏 2h。保存后的抗凝全血、血浆、血清都应先恢复室温，充分混匀后再进行检测。

血浆和血清冰冻保存的效果较为理想。由于冰冻会使红细胞裂解，全血标本不可冰冻保存。冰冻可阻止血浆或血清中大多数化学物质发生变化，是实验室保存标本常用的方法。通常，冷藏即可阻止标本中许多组分的改变。但对于所有生物标本来说，分析前保存是不得已的而非必须的，任何实验检查最好能使用新鲜标本。

去除干扰物质

生物液体的组成十分复杂。尿液和血液中已鉴定出来的物质有几百种；预先把每种物质完全分离出来再进行检测是不可能的。光学分析法能够在其他物质存在的情况下检测某一特殊物质。如果没有其他物质的干扰，则我们认为该物质的检测是特异的。然而在化学分析中，几乎所有物质都存在一些干扰物质。有时微小的干扰不会对检测结果的精密度和准确度造成明显影响；如果某些干扰物质会对结果造成明显影响，则需要在检测前进行特殊处理，即必须将引起干扰的物质从标本中去除。

尿　液

尿液检查不仅快速经济，而且可以提供大量有价值的信息。尿液检查结果受标本采集方法、采集时间以及处理方式的影响。

市场上有各种尿液标本采集和运送的容器。要得到准确可靠的结果，标本采集、分析前的保存和转运的操作都应小心进行。采集后 2h 内不能进行检测的标本应尽快置于 4℃。尿液标本可以冷藏 6~8h,组分不会发生较大变化。

尿液标本的类型

随　机　尿

随机尿是指在任意时间采集的尿液标本，是

尿液分析最常用的标本类型[7]。由于尿液可能会被稀释而导致待测物的浓度降低，随机尿不能准确反映患者状况。虽然没有针对标本采集的专门指南，但在标本采集时仍应注意避免污染。应明确告知患者不能接触尿杯的内壁和盖子。

晨 尿

晨尿是早晨起床后第 1 次排出的尿液，可作为尿化学分析和显微镜检查的标本。由于尿液在膀胱内滞留的时间较长，所以晨尿较为浓缩。晨尿标本中的细胞成分和化学物质（如葡萄糖、蛋白质）的浓度相对更高。将开始采集标本后 8h 内排出的所有尿液收集在一起并冷藏保存才可获得完整的 8h 尿。检测尿糖的标本最好是在用餐后 2~3h 内采集。这是推荐使用晨尿的一个例外。

清洁中段尿

清洁中段尿非常适合尿液细菌培养和药敏实验，因为其被细胞和微生物污染的概率较小。采集标本时，患者应首先清洁尿道区域，将排出的前一部分尿液丢弃，这样可明显减少标本的污染。然后采集中间部分的尿液至干净容器内。清洁中段尿可在一天中的任何时候采集。

24h 尿或计时尿

最常见的需要采集 24h 尿的检查项目有：肌酐、尿素氮、葡萄糖、钠、钾和其他代谢产物（如儿茶酚胺、17-羟皮质类固醇），这些物质容易受稀释的影响。在标本采集前先将膀胱排空，弃去尿液，然后在接下来的 24h 内将每次排出的尿液和满 24h 后最后一次排出的尿液都收集到采集容器中。一般要求采集过程中的标本应该冷藏保存。准确的标本采集时间是保证准确测定分析物浓度和比值计算的关键因素。

导 管 尿

长期卧床或排尿困难的患者需要借助导管取尿。采集者将导管通过尿道插入膀胱后收集尿液标本。已经安置了导尿管的患者，可直接采集标本。

耻骨上穿刺尿

长期卧·床患者不能导尿或需要采集无菌标本时可使用耻骨上穿刺术取尿。穿刺针穿过腹壁进入膀胱抽取尿液标本。

婴幼儿尿

对于婴儿和小孩，可使用特殊的尿液收集袋来采集标本。采集完成后将尿液倒入采集杯或用吸管直接将其转移到试管中。不可从尿布中采集标本，因为尿液可能会被尿布污染而导致检测结果不准确。如需采集 24h 婴幼儿尿，可在收集袋上连接一种特殊的导管，导管的另一端连着一个收集瓶。

尿液标本的采集容器

采集尿液所用的容器必须清洁、干燥、没有颗粒或干扰物质且不能重复使用。有几种容器可满足要求。最常用的是带有防渗漏盖子的一次性硬塑料杯、塑料袋或塑料瓶。

如用便盆采集标本，应将便盆仔细清洁干净，保证没有清洁剂或漂白剂的污染。标记标本时一定要将标签贴在容器壁上，而不能贴在盖子上。

尿 杯

采集尿液用的杯子有各种形状，容量大小不一。杯盖有插入式和螺纹式两种类型。CLSI关于尿液标本采集的指南（GP-16A2）要求采集容器的容积≥50mL，有较大的底部以便平稳放置，开口直径 > 4cm。

使用防渗漏尿杯可以防止采集者暴露于标本，同时也可保护标本不受污染。有些尿液封闭转移杯带有特殊的接口，可在一个封闭系统中直接将尿液从采集装置转移到分析试管内。

尿液分析试管

使用与血液采集类似的真空管，通过尿杯的内置吸管从尿杯中取样，或直接从采集装置中取样，也可以连接导尿管取样。

使用有圆锥形底部的试管可获得最佳的尿

液沉渣成分用于显微镜检查。有的试管还带有微量吸管可定量取样。装入试管的样本量通常在 8~15mL 左右。

BD 公司生产出一种塑料尿液防腐管，这种试管含有氯已定、羟苯乙酯、丙酸钠等防腐成分，能够使标本在室温稳定 72h 以上。

24h 尿采集容器

24h 尿液采集容器应至少能容纳 3L 尿液,且带有颜色以防止对光敏感的物质（如卟啉、尿胆原）发生分解。

如需使用防腐剂，应选择生物危害性最小的，在尿液采集之前加入容器中。普通 24h 尿防腐可使用浓盐酸、硼酸、乙酸和甲苯。容器上应贴有相关信息的警示标签。应向患者提供相关材料安全信息清单（Material Safety data sheet，MSDS）并解释所有潜在的危害。

尿培养标本采集容器

CLSI 指南推荐微生物学检查使用无菌采集容器。这些容器应有安全包装以防止标本泄露，同时安全包装也可以保护标本不受污染。

尿液运送试管

运送试管应与实验室使用的自动化系统和仪器设备相匹配。如使用空气动力管道系统运送标本，标本采集容器和运送试管也应与之匹配。最好使用可防渗漏的装置。

尿液标本的采集[8]

常规标本的采集

尿液分析的标本应使用清洁干燥的容器采集，且标本应新鲜。对于常规筛查，一般使用新鲜的随机中段尿较合适。对于大多数尿液分析，包括尿蛋白浓度和尿沉渣分析，使用晨尿最合适。

偶尔可能会用到导管尿。通常由医生或实验人员采集。方法是将导管通过尿道插入膀胱，然后收集尿液标本。在某些特殊情况或微生物学检查中需要采集无菌标本时，可使用导管尿。

任何侵入性操作（包括导尿）都有导致患者发生感染的风险。多数情况下，自然流出的清洁中段尿即可用于尿液微生物培养。

如同一标本既要做细菌培养又要做常规分析，应先做细菌培养再做常规分析，以避免培养前标本受到污染。操作程序 3-1 描述了尿液细菌培养标本的采集方法。

计时尿的采集

对于门诊患者，在采集前应详细告知患者标本采集的程序。开始时（如上午 8 时）排空膀胱，将尿液弃去，在采集容器上记录排尿时间。此后收集各次排出的尿液直至次日上午 8 时最后一次排尿的全部尿液。

对于不是 24h 的计时尿，标本采集方法类似。采集过程中的标本要冷藏，可以在采集前向容器中加入适当的化学防腐剂。

采集到 24h 尿后，应先测量并记录尿液的

操作程序3-1

患者采集用于细菌培养的清洁中段尿的指导说明：

1. 用肥皂彻底洗手。
2. 打开尿液采集容器的盖子,注意不要碰到容器内壁。
3. 按照以下步骤清洁外生殖器区：

   男性：
   a. 未行包皮环切术的患者应先将包皮退上，露出尿道口。
   b. 使用无菌小毛巾清洁阴茎头（从尿道口开始向上）。换一块小毛巾重复清洁一次。

   女性：
   a. 蹲在便池上，用一只手的两个手指分开外阴部的皮肤。
   b. 用无菌小毛巾从前往后清洁尿道开口和周围区域，换一块小毛巾重复清洁一次。
4. 将用过的小毛巾扔进垃圾桶（注意不是便池）。
5. 对准便池排尿，在尿液流出几秒后用采集容器接取中间部分的尿液。采集足够的尿液（大约容积的一半）后，将余尿排尽。
6. 盖好并旋紧容器盖子。
7. 用肥皂彻底洗手。
8. 及时将标本交给护士或实验室人员，或将标本放在专门的地方。
9. 确保容器标签上的信息是正确的。

总量，然后混匀，取适量标本送检。

尿培养标本的采集

清洁中段尿是理想的尿培养标本（操作程序 3-1）。标本采集前必须用含柔和抗菌液的无菌纱布或棉球彻底清洁男性患者的阴茎头或女性患者的外阴部位。指导患者控制排尿过程，将最初排出的尿液排入便池或尿盆。为了避免污染标本，女性患者在整个排尿过程都应保持大阴唇分开。将中段尿采集到无菌容器中。注意不要让会阴接触到容器。标本采集完成后，将剩余的尿液排尽。

尿液标本的防腐

新鲜尿液在室温下放置一段时间后，某些成分很快会发生变化。尿液中某些成分在采集后 30min 内即开始分解，主要是尿素分解细菌的作用。尿素分解细菌和尿素产生氨气。氨与氢离子结合形成铵离子后使尿液 pH 值增加，可能导致尿液中可能存在的管型或某些细胞发生改变。各种检查项目都要在标本采集后及时进行。没有进行防腐处理的标本在检测前放置的时间最好不要超过 1~2h。

低温冷藏是尿液标本在采集过程和采集后进行防腐处理的最好方法。标本不添加任何化学防腐剂可以冷藏放置 6~8h 而不发生明显变化。也可在采集后于 -24℃~-16℃冷冻保存。有几种化学防腐剂可用于尿液常规分析的标本保存。不同防腐剂具有不同的作用，但通常是为了抑制细菌活动、防止化学物质分解或促进易析出的物质溶解。有些检测项目使用防腐剂可能会对分析方法造成干扰。一般来说，防腐剂的有效作用时间是 24~72h。

除了低温冷藏或冰冻，化学防腐常用的防腐剂有浓盐酸、硼酸和醋酸。硼酸防腐的尿液可置于室温保存，检测结果和低温冷藏标本的检测结果相符。其他防腐剂还有：

- **甲苯** 比尿液和水轻，通过阻止尿液和空气的接触来抑制细菌的生长。加入的甲苯量只要能在尿液表面形成一层甲苯膜即可。检测标本时应将甲苯除去或从甲苯膜下吸取尿液。

甲苯是最好的全能防腐剂，它不会对常规尿液分析检测产生干扰。

- **甲醛** 是一种液体防腐剂，能够通过固定尿液沉渣中的有形成分和细菌来发挥防腐作用。但可能对尿糖还原实验产生干扰，还可能与尿素形成沉淀影响尿沉渣显微镜检查。甲醛防腐药片可在市场上买到。药片使用起来比溶液更方便，且不会干扰常规化学分析和显微镜检查。

- **麝香草酚** 是一种可以抑制细菌生长结晶物质，但会干扰尿蛋白和胆红素的检测。

- **BD Vacutainer Plus Plastic UA Preservative Tube** 是 BD 公司生产的一种塑料尿液储存管，含有专用添加剂（氯已定、羟苯乙酯、丙酸钠），不必低温冷藏标本，室温下可稳定 72h 以上。把标本直接从采集杯转移到防腐管中可使标本在检测前处于稳定的保存环境，能减少细菌生长和成分降解的风险。

其他可用的特殊添加剂包括：尿汞检测使用的硝酸，卟啉检测使用的碳酸氢盐和 EDTA，尿胆原检测使用的碳酸氢钠。

尿液细菌培养和药敏试验（culture and sensitivity，C&S）最常用的防腐剂是硼酸。硼酸有片剂、粉末或冻干物等多种形式。临床证据显示没有缓冲作用的硼酸溶液对某些微生物的抑制作用比硼酸缓冲液的效果更好。C&S 防腐剂要求能使标本达到冷藏抑菌的效果，否则会产生假阳性结果。

防腐处理的尿液标本在测试前可以置于室温。应向生产厂家索取有关防腐剂的有效期等资料。

标本防腐指南[7]

（1）CLSI 指南推荐尿液微生物学检查标本如不能在采集后 2h 内进行，应将标本储存于 2℃~8℃或使用化学防腐剂。

（2）化学防腐剂不应对检测方法产生干扰，不应污染环境。2005 年，美国医院协会（AHA）和环境保护署（Environmental Protection Agency，EPA）联合发布了关于"有效消除医疗卫生工业废水中汞污染物"的理解备忘录（http://www.epa.Gov/mercury）。

（3）使用化学防腐剂，应保证标本和防腐剂的比例适当才能得到准确的结果。将标本转移到防腐试管时保持正确的比例非常重要。试管内置的刻度线可用来保证加入液体的体积准确。

（4）真空试管系统可保证标本和防腐剂的比例恰当以达到合适的防腐效果。同时减少了医务人员暴露于标本的潜在危险。

尿液标本的标识和处理

同其他任何类型的实验室检测标本一样，尿液标本的正确采集和运送也需要遵循某些原则。

标　签

标签上应包含患者的姓名和 ID 信息。确保标签上的信息和检查申请单上的要求一致；标签应贴在容器壁上而不能贴在盖子上，以避免盖错盖子导致标本发生混淆；确保标本在低温冷藏时标签不会脱落。

采集日期和时间

标签上应标注尿液标本的采集日期和时间，可以帮助确认标本是否正确。对于计时尿，应核实标本采集的开始时间和结束时间。记录实验室收到标本的时间，核查标本采集后的处理方法和运送方式是否正确。

采集方法

实验室收到标本后应检查标本的采集方法，确保送检标本的类型与所申请的检验项目相符。

正确防腐

检查标本中是否加入了化学防腐剂，或标本是否采集后超过 2h 仍未低温冷藏。检查标本使用的防腐方法是否适用于待检项目。

避　光

检查进行光敏感物质分析的送检标本是否采集在避光容器中。

体　液

正常情况下，许多体腔中都有无菌体液存在。在许多疾病和生理紊乱状态，这些液体的量会明显增加。从各种解剖学部位抽取的体液标本（表 3-2）可进行红细胞计数、白细胞计数，白细胞分类计数、化学组成和微生物学检查。处理任何类型的体液标本都应遵循《安全防护标准》。

体液标本进行何种检测取决于标本的来源。所有标本都应是新采集的。凝固的标本无法进行细胞计数，所以需要进行细胞计数的标本必须使用抗凝剂。

脑脊液

脑脊液（cerebrospinal fluid，CSF）在大脑和脊髓中起到缓冲震荡、输送营养、润滑中枢神经系统（central nervous system，CNS）组织的作用。CSF 存在于各个脑室、脊髓中央腔以及大脑和脊髓周围的蛛网膜下腔内。

健康成年人的 CSF 总量大约是 150mL，新生儿的 CSF 总量大约是 60mL。在实验室内，脑

表3-2　体　液

体液名称	别称
支气管肺泡灌洗液	支气管灌洗液
脑脊液	脊髓液
	腰椎穿刺液
	脑室液
	脑脊膜液
腹膜液	腹膜透析液
	腹腔穿刺液
	腹　水
心包液	心包积液
	心包穿刺液
胸膜液	胸腔积液
	胸腔穿刺液
	胸　水
精　液	精　液
滑膜液	关节液

脊液标本的检查分目测和显微镜检查两部分。CSF 检查对蛛网膜下腔出血、脑膜感染（脑膜炎）、多发性硬化和肿瘤等许多疾病的诊断具有重要临床意义。

正常的 CSF 是无色透明的。应注意标本出现的任何颜色异常。标本呈黄色或离心后上层悬浮物呈黄色称为黄变。产生黄变的原因是 CSF 中出现红细胞且红细胞发生溶解释放出血红蛋白。血性 CSF 可能是由于标本采集时的损伤所致，也可见于自发性蛛网膜下腔出血、脑内出血等病理性出血。正常脑积液的黏度与水相近，蛋白质含量增加可导致 CSF 凝固。纤维蛋白原浓度增加，标本静置后可形成胶冻状。

CSF 标本采集后必须立即送检。按照《安全防护标准》，一般采集 4~5 管标本，分别用作血液学、微生物学、生化和免疫学或血清学检查。

滑膜液

滑膜液是关节腔中的液体，通过关节穿刺获得。正常情况下，关节腔内的滑膜液含量很少。滑膜液检查能提供关节疾病的相关信息。多种疾病（如关节炎、痛风）都会引起滑膜液中细胞数量、细胞类型、化学组成的改变以及出现结晶等变化。此外，关节穿刺还可以为关节腔减压。

滑膜液与其他体腔液体的明显不同之处在于滑膜液通常十分黏稠。在滑膜液中发现结晶具有重要意义。最好一次采集 3 管标本：①其中一管使用无菌空白试管采集用作培养；②另一管使用肝素或 EDTA 抗凝试管（最好使用肝素），用作细胞计数、结晶检查和涂片；③还有一管不添加任何抗凝剂（也不含血清分离胶），用于外观观察、结晶分析、纤维蛋白原凝固实验或化学、免疫学检查。需要使用抗凝剂的可选择肝素或液体 EDTA。做凝固实验用的标本一定要使用不含抗凝剂的试管采集。

心包腔积液、胸腔积液和腹腔积液

心包腔、胸腔和腹腔中的液体统称为浆膜腔积液。正常情况下，这些体腔中的液体不断产生然后被重吸收，仅有少量的液体存在。正常的浆膜腔积液是淡黄色。细胞增多使液体变浑浊，提示有炎症存在。浆膜腔积液增多可见于各种炎症和血浆蛋白减低的情况。

如果浆膜腔积液太多而影响相应器官的功能，可由医生进行浆膜腔穿刺将多余的积液吸取出来。吸出的液体也可用于疾病诊断。

根据实验检查的目的不同，使用不同的容器采集标本。细胞计数和涂片检查使用 EDTA 抗凝试管，微生物培养使用无菌试管，蛋白、葡萄糖或其他物质的化学分析使用含草酸盐或氟化物的试管。如抽出的液体量较多，使用的抗凝剂比例要合适。很多项目的检测都不能使用凝固的标本。

精液

精液的主要功能是将精子运送至女性的宫颈黏膜。精子进入女性生殖道后较短时间内仍存在于精浆中，此时精子努力钻入宫颈黏膜。精浆是由男性多个性腺分泌产生的混合液。精液的成分大部分是水和其他物质，精子只占精液总体积的很小一部分。

精液检查包括物理检查、化学检查和微生物学检查。通过这些检查，确定精液的物理化学成分，进行精子计数，同时确定精子活力和形态。精液检查的主要目的有：不育症研究；人工授精；输精管切除术后评估；疑似性侵害评估。

精液检查需要使用新鲜标本。标本采集可使用清洁无菌的玻璃容器或塑料容器。理想情况下，精液标本要在采集后 30min 内进行检查。要求标本采集后必须保存在 37℃，且在 1~2h 内完成检查。如果在塑料容器中保存时间超过 1h，精子活力会明显下降。多数实验室需要检测间隔几天采集的两份标本。标本正确采集、转运和及时检测对于精液检查尤其重要。处理精液、血液和其他体液时都要执行标准防护程序。

建议采集标本前患者要禁欲 3~5d。禁欲 2d 也可以，但不应超过 5d。采集标本时应避免使用具有杀精作用的避孕套或润滑液。此外，如患者在家中采集标本，必须将标本保温处理后立即送检。

在法医学中，准确认定精子所属人和确保安全非常重要，具体程序应遵照地方法律规定。在指控强奸或疑似性侵害案件中，性行为发生后 24~72h 内阴道液体涂片仍可查见精子。但未查见精子不能说明没有发生过性行为。

培养拭子

用拭子采集伤口、咽喉或其他部位分泌物后，要将拭子放在无菌的转运试管中送至实验室进行培养。这些拭子很可能带有病原微生物，所以在实验处理时要十分小心。盛放拭子的容器要贴好标签。应立即进行培养（第 16 章）。在干燥的拭子上很多细菌会死亡，因此不能立即进行培养的标本要使用某种转运介质以保持拭子湿润且温度较低。尽管保存恰当可使许多微生物存活数小时，但最好应立即培养。应用正确的方法妥善处理被污染的材料。

咽喉分泌物培养标本的采集

咽喉分泌物标本用于鉴定引起咽炎的 A 群 β-溶血性链球菌（标本采集见操作程序 3-2 和图 3-7）。标本检测可使用经典的羊血平板进行细菌培养，也可利用细菌细胞壁外多糖抗原与

操作程序3-2

咽喉分泌物培养标本的采集和处理

1. 嘱患者张开嘴。
2. 使用无菌压舌板压住舌头，用无菌拭子从咽喉后部采集标本，拭子进出口腔的时候要小心，不可碰到牙齿、脸颊、牙龈和舌头等部位（图3-7）。
3. 采集标本时，应在扁桃体喉头和咽壁部位用拭子反复涂抹几次，这样有利于取下附着在黏膜上的微生物。扁桃体分泌物形成的白色斑块中更容易分离出链球菌。
4. 标本采集完成后，可将拭子放入带有转运介质的特殊容器中。可以买到商品化的采集装置，包括拭子和转运介质。链球菌可在干燥拭子上存活2~3h，在保存于4℃转运介质的拭子上存活24~48h。
5. 标本容器上应标注必要的患者信息。

相应抗体相互识别的原理进行快速检测。快速检测方法的使用越来越广泛，尤其是用于医生诊室，可在数分钟内提供结果（第 16 章）。

粪　便

粪便标本的采集可使用清洁的塑料容器。自然排出的粪便比直肠指检获得的标本更好。标本容器上应贴好标签，标签信息包括采集时间（计时标本）和待测项目。少量粪便标本常用于隐血试验。隐血试验阳性被认为是结肠癌

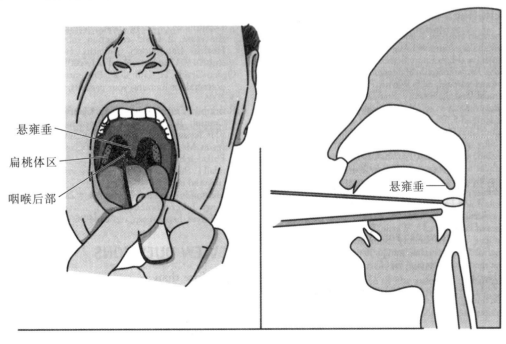

悬雍垂

扁桃体区

咽喉后部

悬雍垂

图 3-7　咽喉分泌物培养标本的采集

筛查中的重要阳性信号。在门诊，经常要求患者直接用医生提供的纸板取一小块粪便，做好标记后送给医生或直接送检。某些成人的代谢平衡研究、粪便中氮和脂肪含量的测定要连续3d（72h）采集标本送检。

婴儿的粪便进行胰蛋白酶活性筛查可以帮助诊断胆囊纤维化，标本通常从婴儿的尿布上采集。

汗 液

检测汗液标本的电解质浓度，浓度升高有助于胆囊纤维化的诊断（第11章）。

唾 液

唾液是口腔黏膜分泌的一种无色透明的碱性黏稠液体，可用于多种分析。病毒和细菌的微生物学鉴定、激素检测、治疗药物和滥用药物监测都可以使用唾液标本。最常用的唾液采集方法是让患者咀嚼蜡块或牙科吸水棉数分钟，然后收集唾液。

标本信息监管链

当标本涉及医疗法律案件时，应遵守一定的标本处理原则。法医学上要求法庭质疑的所有涉案标本信息都应经法庭认可。标本采集、转运、储存和分析检测的每一步骤都应有仔细的文件记录。记录应能确保标本不会受到任何利益相关方的影响，同时保证标本采集对象的正确和结果报告的准确。每一个步骤都必须做好文件记录，这就是所谓的"监管链"。

每一个处理涉案标本的人都必须在"监管链"涉及的文件上签名。实际执行的过程在不同医疗机构可能有所不同，但这些措施的总体目标是保证实验室获得的数据能够在法庭上得到承认，采用的所有程序都是为了保证所获得信息的完整性。

参考文献

1. American Hospital Association: Patient Care Partnership, www. aha.org （retrieved August 2005）.

2. Clinical and Laboratory Standards Institute: Procedures and devices for the collection of diagnostic capillary blood specimens: approved standard, ed 5, Wayne, Pa, 2004, H4–A5.

3. Clinical and Laboratory Standards Institute: Tubes and additives for venous blood specimen collection: approved standard, ed 5, Wayne, Pa, 2003, H1–A5.

4. Clinical and Laboratory Standards Institute: Blood collection on filter paper for newborn screening programs: approved standard, ed 4, Wayne, Pa, 2003, LA4–A3.

5. Clinical and Laboratory Standards Institute: Point-of-are blood glucose testing in acute and chronic care facilities: approved guideline, ed 2, Wayne, Pa, 2002, C30–A2.

6. Clinical and Laboratory Standards Institute: Procedures for the collection of diagnostic blood specimens by venipuncture: approved standard, ed 5, Wayne, Pa, 2003, H3–A5.

7. Clinical and Laboratory Standards Institute: Routine urinalysis and collection, transportation, and preservation of urine specimens: approved guideline, ed 2, Wayne, Pa, 2001, GP16–A2.

8. Skobe C: The basics of specimen collection and handling of urine testing, Lab Notes 14 (2), 2004 （www. bd.com/ vacutainer/ labnotes/Volume 14 Number 2/, retrieved May 2005）.

参考资料

Arzoumanian L: Tech Talk 1 (2), May 2002 （www. bd. com）.

Burtis CA, Ashwood ER, editors: Tietz fundamentals of clinical chemistry, ed 5, Philadelphia, 2001, Saunders.

Bush V: Why doesn't my heparinized plasma specimen remain anticoagulated? Lab Notes 13, 2003 （www. bd.com, retrieved July 2003）.

Bush V, Mangan L: The hemolyzed specimen: causes, effects and reduction, Lab Notes 13 (1), 2003 （www. bd. com）.

Dale JC: Phlebotomy complications. Paper presented at Mayo Laboratory's Phlebotomy Conference, August 1996, Boston.

Ernst D, Calam R: NCCLS simplifies the order of draw: a brief history, Med Lab Observer MLO 36 (5) :26, 2004.

Faber V: Phlebotomy and the aging patient, Adv Med Lab Prof 29 (1) :24, 1998.

Forbes BA, Sahm DF, Weissfeld A: Bailey & Scott´s diagnostic microbiology, ed 11, St Louis, 2002, Mosby.

Foubister V: Quick on the draw: coagulation tube response, Cap Today 16 (10) :38, 2002.

Gerberding JL: Occupational exposure to HIV in health care settings, N Engl J Med 348 (9) :826, 2003.

Haraden L: Pediatric phlebotomy: great expectations, Adv Med Lab Prof 28 (11) :12, 1997.

Hurley TR: Considerations for the pediatric and geriatric patient. Paper presented at Mayo Laboratory´s Phlebotomy Conference, August 1996, Boston.

Latshaw J: Laser takes sting out of phlebotomy, Adv Med Lab Prof 28 (12) :40, 1997.

Lee F, Lind N: Isolation guidelines, Infection Control Today (www. infectioncontroltoday, com/articles/051 col 5.html. retrieved May 2005) .

Magee LS: Preanalytical variables in the chemistry laboratory, Lab Notes 15, 2005.

Marrinan D: Tech Talk 1 (1) , 2002.

Norberg A et al: Contamination rates of blood cultures obtained by dedicated phlebotomy vs intravenous catheter, JAMA 289:726, 2003.

Occupational Safety and Health Administration, US Department of Labor: Disposal of contaminated needles and blood tube holders used in phlebotomy, Safety and Health Information Bulletin (www. osha.gov/dts/shib/shib101503. html, retrieved May 2005) .

Occupational Safety and Health Administration, US Department of Labor: Best practice: OSHA´s position on the reuse of blood collection tube holders, Safety and Health Information Bulletin (www. osha.gov/dts/shib/shib101503.html, retrieved May 2005) .

Ogden−Grable H, Gill GW: Preventing phlebotomy errorspotential for harming your patients, Labmedicine 36 (7) : 430, 2005.

Roark J: HICPAC revises isolation and TB guidelines, Infection Control Today (www. infectioncontroltoday, com/articles/531 Clinical.html, retrieved May 2005) .

Turgeon M: Clinical hematology: theory and procedures, ed 4, Philadelphia, 2005, Lippincott-Williams & Wilkins, p 18.

Tyndall L, Smith S: Tips for urine analysis, Tech Talk 2 (1) , 2003 (www.bd.com)

Understanding additives: heparin, Lab Notes 14 (1) , 2004 (www. bd.com/vacutainer/labnotes/2004 winterspring/additives_heparin.asp, retrieved May 2005) .

复习题
Review Questions

1. 实验室误差超过_____是由于标本处理不当引起的。
   a. 1/4   b. 1/3   c. 2/3   d. 3/4

   问题 2~4, 请将基于传播途径的感染防护措施与其适用情况对应:
2. _____接触防护
3. _____空气传播防护
4. _____飞沫传播防护
   a.阻止通过直接接触途径传播的细菌
   b.避免接触讲话、咳嗽和打喷嚏产生的物质
   c.避免接触灰尘颗粒

5. 新鲜全血抗凝后分离出来的淡黄色液体是_____。
   a.血清 b.血浆 c.全血 d. 血小板

6. 以下关于 K_2EDTA 的描述不正确的是_____。
   a.通过螯合作用去除新鲜全血中的钙离子
   b.用于绝大多数常规凝血实验检查
   c.在血液细胞学检查中最常用
   d.存在于紫头真空采血管中

7. 肝素抗凝是因为可以抵抗_____的作用。
   a.血小板 b. 钙离子 c.纤维蛋白原 d.凝血酶

   问题 8~11: 含下列抗凝剂的真空采血管的管盖分别是何种颜色?
8. _____EDTA
9. _____肝素
10. _____枸橼酸钠
11. _____无抗凝剂
    a. 红色 b.紫色 c.蓝色 d.绿色

   问题 12~16: 以下 5 个操作步骤 (a~e) 是静脉采血中的重要步骤, 请将其按正确的顺序 (12~16) 排列:
12. _____
13. _____
14. _____
15. _____
16. _____

a.选择合适的采血部位，并做好准备

b.核对患者身份，检查实验要求，安装器材，洗手，带橡胶手套

c.解开压脉带，拔出针头，按压采血点，给试管贴标签

d.绑压脉带，静脉穿刺

e.自我介绍，向患者简单介绍采血过程

17. 适用于常规静脉穿刺的血管有_____。

a.头静脉、贵要静脉、中肘静脉

b.锁骨下静脉、髂静脉、股静脉

c.头臂静脉、颈静脉、腘静脉

d.隐静脉、肾上腺静脉、胫静脉

18. 正在静脉输液的患者需要采血，以下做法可以接受的是_____。

a.从任何一支静脉采血都可以

b.取掉输液管

c.从另外一只手臂采血

d.不从这个患者身上采血

19. 静脉穿刺时，穿刺针的斜面应_____。

a.朝向一侧　　　　b.向上

c.向下　　　　　　d.朝向任意方向

20. 以下可能出现皮下淤血的是_____。

a.静脉穿刺后穿刺点按压不当

b.患者突然晃动导致穿刺针脱落

c.穿刺针穿透血管

d.以上 3 项都是

21. 静脉采血术的问题包括_____。

a. 使用抗凝剂不当

b.患者身份错误

c.穿刺角度不合适，针尖刺入对侧血管壁

d.以上 3 项都是

22. 婴儿毛细管采血合适的部位有_____。

a.前次穿刺点

b.脚跟后曲线部位

c.脚弓

d.足底中部或者后部

23. 采集毛细管血的正确做法包括_____。

a.拭去第一滴血

b.有时需用干净纱布擦拭针刺部位防止血小板堆积

c.避免毛细采血管中混入气泡

d.以上 3 项都是

24. 实验检查不能接收的标本是_____。

a.标签上没有患者的姓名和 ID 号

b.申请单上的标签和标本容器上的标签不一致

c.使用的采血管不正确（如血清学实验标本使用抗凝管）

d.以上 3 项都是

25. 如血清长时间不与凝块分离，将出现的后果有。

a. 血清钾浓度升高

b. 血清钾浓度降低

c. 血糖浓度升高

d. 血糖浓度降低

问题 26~28，将下列血清外观出现的变化与产生的原因（a~c）相对应：

26. _____红色或者粉红色

27. _____黄色

28. _____乳白色

a.胆红素浓度升高（黄疸血清）

b.红细胞溶解（溶血血清）

c.脂质存在（脂血血清）

问题 29~32，以下因素会影响实验检查的结果，正确填 A，不正确填 B。

29. _____体位

30. _____运动

31. _____近期饮食

32. _____服药

问题 33~36，将下列尿液标本类型与其特征或者适用的检查相匹配：

33. _____随机尿

34. _____晨尿

35. _____中段尿

36. _____24h 尿

a.含有较高浓度的分析物和细胞成分

b.适合用于微生物培养和药敏试验

c.用于易受稀释影响物质的分析

d.最常用的标本类型

37. 尿液成分发生分解，pH 将会_____。

a.升高

b.降低

c.不变

38. 尿液标本可以低温冷藏＿＿＿h 到＿＿＿h 而不发生明显的变化。

　　a.2、4　　b.4、6　　c.6、8　　d.8、10

39. 以下防腐剂能够使尿液标本在室温下保存结果与低温冷藏结果相似的是＿＿＿。

　　a.浓盐酸　　b.硼酸　　c.甲苯　　d.甲醛

　　问题40~44，将下列体液标本的类型与对应的另一种说法相对应：

40. ＿＿＿脑脊液

41. ＿＿＿滑膜液

42. ＿＿＿腹腔积液

43. ＿＿＿心包积液

44. ＿＿＿胸腔积液

　　a.腰椎穿刺液

　　b.关节液

　　c.胸腔液

　　d.腹水

　　e.心脏周围的液体

　　问题45~47，将下列体液标本与其特征相对应：

45. ＿＿＿脑脊液

46. ＿＿＿滑膜液

47. ＿＿＿精液

　　a.清亮、黄色　b.浑浊、黏稠 c.清亮、无色

48.脑脊液存在于＿＿＿。

　　a.所有脑室

　　b.脊髓中央腔

　　c.蛛网膜下腔

　　d.以上 3 项都是

　　问题49~51，将下列术语和生理描述相对应：

49. ＿＿＿胸膜

50. ＿＿＿腹膜

51. ＿＿＿心包膜

　　a.覆盖在腹腔脏器表面和腹壁内侧

　　b.覆盖在肺脏表面

　　c.心脏表面的纤维囊性结构

52. 精液分析可以用于＿＿＿。

　　a. 生育能力研究

　　b. 不育能力研究

　　c. 输精管结扎术后评估

　　d. 以上 3 项都是

53.如果标本＿＿＿，精子活力会下降。

　　a. 室温保存

　　b. 在塑料容器中保存超过 1h

　　c. 保存 2h 以上才进行检测

　　d. 以上 3 项都是

（周文宾　苏炳男　肖　月　彭明婷）

第 4 章 测量系统、实验设备与试剂

学习目标

本章结束时，应能掌握如下内容：

● 重量、长度、体积和温度的米制单位和英制单位之间的转换

● 摄氏温度和华氏温度的转换

● 列举出实验用玻璃容量器皿的种类、用途、操作技术和制造玻璃器皿所用各种玻璃的种类

● 描述实验用容量器皿的校准方法和玻璃器皿上校准标记的指示方式

● 说明应如何正确地清洗实验用玻璃器皿和塑料器皿

● 描述常用实验用天平的使用和操作方法

● 描述实验用离心机的种类和使用方法

● 比较不同种类和等级的实验用水以及制备方法

● 比较实验室使用的各种不同等级的化学试剂，包括其质量级别和用途

● 演示如何给贮存实验试剂或溶液的容器正确地贴上标签

为了使实验室检测结果在诊断和治疗中能够为医生提供有用的信息，实验室工作人员必须严谨地进行实验操作。在测定中很多因素都会对最终测定结果产生影响。

国际上统一采用国际单位（International System，SI 单位）系统为物理测量的单位系统。SI 单位中的许多单位与米制系统有关。统一的测量单位对检验医学测定结果的准确性至关重要。本章将讨论 SI 单位和米制单位在实验室测定中的应用。有关测定的其他计算问题将在第 7 章中讨论。

使用可靠的分析方法和设备对临床实验室非常重要。我们必须清楚地认识到掌握相关玻璃器皿正确使用方法的重要性。实验室中使用的三种基本玻璃器皿分别为容量瓶、量筒和移液器，它们都是根据各自特定的使用目的而有针对性地设计的。临床检验使用的设备种类繁多，掌握它们的正确使用和操作方法对实验室工作非常重要。天平和移液器的使用是实验室的基本操作。离心机在实验室也有广泛的应用。

实验分析结果的准确性很大程度上依赖于所使用试剂的准确性。传统的试剂制备方法使用天平和容量器皿(如移液器和容量瓶）这些基本的实验室用具。在试剂和标准溶液的制备过程中，没有最高纯度水的辅助是无法完成测定的。第 8 章将讨论溶液所需成分的计算方法。

测量系统

准确测量能力是测定方法的基石。任何一位从事临床检验工作的人员都应该了解测量系统和单位的相关知识。掌握如何将一种系统的单位转换为另一系统的单位也是非常必要的。本章中，我们讨论的测量系统包括英式、米制和 SI 系统。

米制系统

临床检验常用的单位是米制单位。米制系统是一个以 10 为基本分度的十进制系统。除了科研领域外，这个系统在美国使用得并不广泛。米（m）是米制系统中用于描述长度的基本单位，克（g）是质量单位，升（L）是体积单位。这些单位不同数量级别的表现形式组成了米制系统的单位。

国际单位系统（SI 系统）

国际学术界采用了另一种测量系统，即以 7 个基本单位为基础的国际单位系统（SI 系统）作为标准系统。此外，一些衍生单位和补充单位也在使用。SI 系统基本单位描述了 7 个基本但各自独立的物理量。衍生单位是由一或两个基本单位经过数学计算推导得到的。

SI 系统于 1960 年建立并得到广泛的国际认可，现已经成为测量领域的标准术语。国际计量局负责维护 SI 系统的各种标准。

米制系统基本上等同于 SI 系统，为了交流方便，米制系统这个词汇目前还在使用。由于在日常生活中主要使用英制系统，相应的英制系统单位也将在下面的讨论中有所涉及。

临床和实验室标准协会（Clinical and Laboratory Standards Institute，CLSI）为推广 SI 系统在美国临床检验领域的使用做出了很大努力[1,2]。为了避免在解释实验结果中产生误解和误导，报告中任何单位的变动都必须谨慎对待。

SI 系统的基本单位

SI 系统测量的基本单位为米、千克、秒、摩尔、安培、开尔文和坎德拉（表 4-1）。SI 系统的每一种单位都可根据需要，通过加上一个前缀来转换其数量级的大小（表 4-2）。

表4-1　SI系统基本单位

物理量	单位名称	缩写
长度	米	m
质量	千克	kg
时间	秒	s
物质的量	摩尔	mol
电流	安培	A
温度	开尔文	K
发光强度	坎德拉	cd

注：虽然温度的基本单位是开尔文，但因在多数情况下使用开尔文比较复杂，因此常用的温度单位为摄氏度，临床检验中的常用单位也为摄氏度。

表4-2 SI系统的前缀

前缀名称	符号	数量级	十进制表示
太	T	10^{12}	1 000 000 000 000
吉	G	10^9	1 000 000 000
兆	M	10^6	1 000 000
千	k	10^3	1 000
百	d	10^2	100
十	da	10^1	10
分	d	10^{-1}	0.1
厘	c	10^{-2}	0.01
毫	m	10^{-3}	0.001
微	μ	10^{-6}	0.000 001
纳	n	10^{-9}	0.000 000 001
皮	p	10^{-12}	0.000 000 000 001
飞	f	10^{-15}	0.000 000 000 000 001
阿	a	10^{-18}	0.000 000 000 000 000 001

使用 SI 系统单位以及为基本单位加前缀必须遵守一定的规则。基本单位缩写和其前缀的复数形式不应加上"s"。例如 25 毫米的缩写为 25mm，而不是 25mms。缩写后不应使用句号（应写为 mm，而不是 mm.）。不应使用复合前缀，而使用最接近的前缀。例如，24×10^{-9}g 应表示为 24ng 而不是 24μmg。由于某些国家使用逗号代替小数点，因此在 SI 系统中，不应使用逗号作为数量级的分隔符而使用空格代替。使用开尔文单位记录温度时要删去摄氏度标记，因此 295 开尔文应写为 295K 而不是 295°K。摄氏温度的单位是℃，22 摄氏度应表示为 22℃。数量级应以 10^{-3} 或 10^3 的级别递增或递减，而不是逐级变化。表示复合单位时只能使用一个斜线分隔符"/"，因此，应写为 m/s² 而不是 m/s/s；应写为 mmol/(L·hour) 而不应表示为 mmol/L/hour。最后，虽然在 SI 系统中倾向于将米和升拼写为"metre"和"litre"，但是在美国通常将它们拼写为"meter"和"liter"。

在临床检验中，测量最常用的基本单位是长度、质量和体积。

长 度

测量长度或距离的基本单位是米（m）。米的长度等于 86Kr 原子光谱中特定光的波长的 1650 763.73 倍。1 米等于 39.37 英寸（in.），略长于英式系统中的一码。1in. 约合 2.54cm。

米的常用前缀见下表。1/10 米为分米（dm），1/100 米为厘米（cm），1/1 000 米为毫米（mm），1 000 个 1 米等于 1 千米（km）。下面为长度换算的示例：

25mm = 0.025m

10cm = 100mm

1m = 100cm

0.1m = 100mm

质量（和重量）

质量表示物质的量大小，而重量应考虑重力的因素，二者在某种意义上并不完全相同。但是在通常情况下，"质量"和"重量"这两个术语是可以互换使用的。

SI 系统中描述质量的标准单位是千克（kg）。它是这个系统中其他描述质量的单位的基础。在英制系统中，1kg 大约等于 2.2 磅（lb）。

1kg 分成 1 000 份，每份称为 1 克（g）。1 000g 等于 1kg。在检验医学中，g 的使用频率高于 kg。将 1g 分为 1 000 份，每份称为 1 毫克（mg）。克和毫克是检验医学中最常用的重量单位。下面列出的是一些重量换算的等式：

10mg = 0.01g

0.055g = 55mg

25g = 25 000mg

1.5kg = 1 500g

体 积

在检验医学中体积的基本单位是升（L）。升是一个衍生单位，而不是 SI 单位系统的基本单位。在 SI 系统中，体积的基本单位是立方米（m³）。由于这是一个很大的单位，因此在检验医学中通常使用立方分米（dm³）。1964 年，国际度量衡大会（Conférence Générale des Poids et Mesures，CGPM）确认 L 为 dm³ 的另一个特殊名称。过去，1L 的标准是 4℃（在此温度下，单位体积水的重量最大）1kg 纯水所占的体积。据此，1L 应等于 1 000.027 cm³。尽管实际上所代表的体积有少许不同，mL 和 cm^3 也是可以互换使用的。在英制系统中，1L 比 1 夸脱（qt）稍大一些（1L=1.06 qt）。

1L 分为 1 000 份，每份称为 1 毫升（mL），分为 100 万份，每份称为 1 微升（μL），分为 1 亿份，每份称为 1 纳升（nL）。下面列出了一些有关体积的等式：

500ml =0.5L

0.25L=250mL

2L=2 000ml

500μL=0.5mL

由于单位"L"由单位"m"衍生而来（1L=$1dm^3$），相应的，$1cm^3$ 等于 1mL，$1mm^3$ 等于 1μL。此外，"cc"这个常用于检验医学的单位缩写现在已经被 cm^3 所替代。实际中，mL 这个单位应用得更加广泛一些。

物质的量

在 SI 系统中，描述（化学）物质的量的标准单位是摩尔（mol）。摩尔定义为系统中所包含的粒子数与 0.012kg C_{12} 的原子数目相等。1mol 化学物质表示的是该物质的相对原子或分子质量。以往人们常用"分子质量"和"原子质量"这两个词汇来描述摩尔。

温　度

有 3 种单位描述温度：开尔文、摄氏度和华氏度。其中摄氏度曾有一段时间被称为"百分度"，现在已不再使用。

在 SI 系统中，温度的基本单位是开尔文（K），但在很多情况下，K 这个单位不太实用。摄氏度是检验医学中最常用的单位。由于它们的分度相同，开尔文单位与摄氏度高度相关，因此二者之间相互转化非常方便。开尔文单位和摄氏度的差异是"绝对零度"。在开尔文单位中，零点是"绝对零度"，这是一种没有热量损失的理论温度。在摄氏度中，零点是纯水的冰点。必须记住的是，两种单位的分度都是一样的，纯水的冰点为 273K，故 0℃ 等于 273K，而 0K 等于 -273℃。要把开尔文单位转换为摄氏度，需要加 273；要把摄氏度转换为开尔文，需要减

273，如下面的公式所表示：

K=℃+273

℃= K–273

摄氏度是人为规定的单位，纯水的沸点被定为 100℃，在开尔文单位中纯水的沸点为 373K。

由于摄氏度与华氏度的分度不一致，因此两者之间的转换较为复杂。华氏度规定盐和冰水混合物的最低温度为零点，一种小动物的体温规定为 100℉。因此在华氏温度中纯水的冰点为 32℉，纯水的沸点为 212℉。只有在极少数的情况下才需要将华氏度转换为摄氏度，临床检验中主要使用的是摄氏度单位。

表 4-3 提供了常用参考温度点的不同单位的表示方法和换算关系。

要换算华氏度和摄氏度，基本的公式如下：

将华氏度转换为摄氏度：℃=5/9（℉–32）

将摄氏度转换为华氏度：℉=9/5（℃+32）*

（*译者注：此处公式有误，应为 ℉=9/5℃+32）

框表 4-1 提供了一些华氏度和摄氏度转换的例子

表4-3　3种温度单位的常用参考点

参考点	开尔文	摄氏度	华氏度
水的沸点	373	100	212
体温	310	37	98.6
室温	293	20	68
水的冰点	273	0	32
绝对零度*	0	–273	–459

＊理论最低温度

框表 4-1

温度转换问题实例

50℉ 相当于多少摄氏度？

℃=5/9（℉–32）

x=5/9（50℉–32）

x=5/9（18℉）

x=10℃

18℃ 相当于多少华氏度？

℉=9/5°（C+32）*

x=9/5（18℃+32）

x=32.4+32

x=64℉

*译者注：此处公式有误，应为 ℉=9/5℃+32　x=9/5×18℃+32

非 SI 单位

与临床检验相关的非 SI 系统单位有很多，如分钟（min）、小时（hour）和天（d）。长久以来，这些关于时间的单位在日常工作中使用得非常普遍，从而使得由"秒（s）"（SI 系统中时间的基本单位）导出来的一系列 SI 单位较少使用。另一个非 SI 系统单位是升，我们在前面体积的 SI 单位中已经讨论了相关问题。压力用单位毫米汞柱表示，酶活力的国际单位是 IU（1IU 指在特定测定系统下，1min 内转化 1μmol 底物所需的酶量）。

用 SI 单位报告结果

为了能提供有效的结果，必须同时报告测定结果的数值和单位。单位定义了测定量的意义，即浓度、质量或体积，这是实验室测定结果的重要组成部分。

实验测定结果必须以质量浓度单位报告，即质量/体积（如 g/dL）或以摩尔单位（mol/L）报告。通常美国的实验室以"单位体积的质量"报告结果。国际上也使用"摩尔每升"单位，若转换为 SI 单位（mol/L）将改变过去测定的结果。在 SI 单位中，当所测物质的分子量已知，其浓度应使用 mol/L 表示。若在某些情况下分子量未知，例如复杂的蛋白、蛋白的混合物或其他复杂分子，其浓度应用质量每升表示。

将摩尔单位（mol/L）转化为质量浓度单位（g/dL）应首先将体积乘以 10，然后再除以所测物质的分子量。

实验用塑料器皿和玻璃器皿

本章介绍的常用实验器皿主要用于储存、测定和存放试剂。不论类型如何，多数实验器皿都需满足一定的准确度要求。可满足美国国家标准与技术研究院（National Institute of Standards and Technology, NIST）要求的器皿被定为"A 级"。用于储存或转移溶液的器皿分为量入式（To Contain, TC）或量出式（To Deliver, TD）。大部分实验用玻璃器皿及其他实验器皿可以根据其用途分为下面两大类型：

- 容器和储存器（如烧杯、试管、锥形瓶、试剂瓶）
- 容量器皿（如手动或自动移液管、容量瓶、量筒、滴定管）

塑料器皿

塑料器皿的使用给临床检验带来了极大的便利。与玻璃器皿相比，塑料器皿更加便宜耐用。但玻璃器皿因其外观透明且具有良好的化学稳定性，因此通常更受欢迎。塑料器皿的最大优点是不易损坏，某些化学试剂可能损坏玻璃器皿，在此类测定中塑料器皿更有优势。碱溶液必须存放在塑料容器中。

塑料器皿的缺点在于某些表面键和成分可能溶解在溶液中，对水蒸汽可能有一定的渗透性，塑料的呼吸作用可使溶液蒸发；另外还可能吸附染料、污染物或蛋白质。由于在使用塑料器皿过程中蒸发现象非常明显，因此小体积的试剂不得长期存放在过大的塑料瓶中。

玻璃器皿

虽然一次性塑料器皿耐用、不易损坏，很大程度上取代了玻璃器皿，但在临床实验室和研究性实验室中仍使用玻璃器皿进行分析试验。实验室的各个部门都需要使用玻璃器皿，某些特殊类型的玻璃器皿主要用于特殊用途。某些种类的玻璃制品可能会被试剂损坏而导致测定结果无效。因此正确选择玻璃器皿的类型对待测定过程非常重要。

玻璃的类型

临床检验所用的玻璃器皿可以分为多种类型：耐高温玻璃，高硅玻璃，耐碱玻璃，低光化学性玻璃，标准石英玻璃。

◎ 耐热（硼硅化）玻璃

耐热玻璃通常为低盐、硼硅化玻璃。这种玻璃耐高温、耐腐蚀并耐温度突变，可以用于各种加热或消毒过程。硼硅化玻璃其实就是实验室里广泛应用的、以高耐抗性著名的商品名为 Pyrex 或 Kimax 的玻璃器皿。实验室常用的烧杯、烧瓶和移液管大多是用硼硅化玻璃制作的。其他品牌的玻璃器皿采用的硼硅化玻璃级别较低，主要用在一些无需高质量硼硅化玻璃的实验中。实验室中也有使用其他品牌的不同种类的玻璃器皿。选择对试剂和实验条件稳定且材质可靠的玻璃器皿对实验过程非常重要。硼硅化玻璃在机械强度和耐热、耐化学腐蚀方面达到了良好的平衡。

◎ 铝化硅酸玻璃

铝化硅酸玻璃的硅含量很高，其耐热性、化学稳定性、电学特性与熔凝石英相当。除热稳定性外，它更突出的特点是化学上的稳定性。品牌为 Corea（Corning）的玻璃器皿就是由铝化硅酸玻璃制成的。此类玻璃器皿主要用于高精密性分析工作中，它抗辐射，也能用于制作反光镜和镜子。在实验室里这种玻璃器皿一般不作为普通玻璃器皿使用。

◎ 耐酸和耐碱玻璃

高度耐酸和耐碱的玻璃是为了与强酸强碱溶液配合使用而特别设计的。它不含硼，由于其耐热性远不及硼硅化玻璃，因而通常被称为"软玻璃"。在加热和冷却过程中必须非常小心地操作。这种玻璃的使用寿命与使用次数和与强酸强碱作用的时间有关。

◎ 低光化学性（棕色）玻璃

低光化学性玻璃器中一般都加了棕色或红色，从而能够减少样品与透射光的接触。这种玻璃主要用于对光敏感的物质，如胆红素和维生素 A。

◎ 燧石玻璃

标准燧石玻璃由硅、钙和钠的氧化物组成。这是最廉价的玻璃之一，很容易制成各种各样的玻璃制品。这种玻璃不耐热，也不能抵抗温度的突然变化，对化学腐蚀的抵抗性也一般。由燧石玻璃制成的器皿可以释放出碱类物质且溶解在溶液中，因此可能对一些临床检测造成较大的干扰。例如，使用燧石玻璃制造的移液管可以将碱类物质引入到吸取的溶液中。

◎ 一次性玻璃器皿

相对便宜的一次性玻璃的广泛使用大大减少了清洗玻璃器皿的工作量。一次性玻璃可以用后即弃，使用前和使用后一般都不需要清洗。一次性玻璃或塑料制品种类丰富，满足实验室的各种应用需求，包括各种型号的试管、移液管、载玻片、微生物学的培养皿以及样本容器。

容器和储存器

容器和储存器必须使用质量最好的玻璃制造。它们不需要校准到一定的体积，但也分为各种型号，且根据用途的不同分类，如烧杯、锥形瓶、试管和试剂瓶（图 4-1）。就像容量瓶那样，玻璃器皿上都直接标注一些相关信息。烧杯和试管类玻璃器皿主要标注的信息是容积和品牌名称。由于不需要校准到一个准确体积，因此容器和储存器的价格没有容量瓶高。

◎ 烧杯

烧杯是一种广口、具有圆柱形垂直侧壁的玻璃器皿，有多种型号。临床检验使用最多的

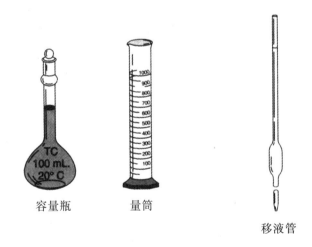

容量瓶　　　量筒

移液管

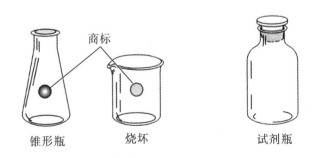

锥形瓶　　　烧坏　　　试剂瓶

图 4-1 实验室玻璃器皿，量入式（TC）

是 Griffin low 型。制造烧杯的玻璃应耐热，耐化学试剂腐蚀。烧杯和烧瓶主要用于试剂的配制和混合等一般操作。

◎ 锥形瓶

锥形瓶主要用于试剂的配制和滴定过程。像烧杯一样，锥形瓶也有许多型号，同样也由耐热耐化学腐蚀材料制作而成。

◎ 试管

根据使用目的不同，试管分为多种不同的尺寸。无边试管因不易损坏和破碎而比较受欢迎。实验室里使用的多是一次性试管。试管常常用来进行化学反应，因此应用硼硅化玻璃制造以使其具有良好的耐热性。

◎ 试剂瓶

所有试剂都应该保存在试剂瓶内。试剂瓶可用玻璃或者其他材料制作。现在常用的试剂瓶多是塑料的。试剂瓶也分为不同的尺寸，使用时应根据其用途来选择。

玻璃量具

玻璃量具必须通过极为严格的体积校准程序以保证测定准确性符合实验室要求。仅仅根据量具上的标示来估算所含溶液或所转移溶液的体积是不可取的。校准是一项漫长而费时的工作，因此经过校准的玻璃量具比未经校准的价格更高。

◎ 玻璃量具的校准

校准就是确定玻璃器皿和其他器皿精确体积的过程。校准玻璃器皿的过程就是为其刻上分度，或用刻痕（或其他指示体积的记号）作标记。实验室里的玻璃量具上都有校准标记。在美国，玻璃量具校准的标准由国家标准局（National Bureau of Standards，NBS）[3,4]发布。厂家对高品质的玻璃量具进行校准，实验室可以对该玻璃量具校准的情况做复查。

每一个玻璃量具在使用之前都需经过检查，必须符合上述标准以保证它的准确性。移液管、容量瓶和其他类型玻璃量具都可用来量入或量出一定量的溶液。这个量或者体积就是通常所说的容量单位，由生产厂家直接标示在每个玻璃量具上。

一般都用蒸馏水的重量来校准玻璃量具。用水来校准玻璃量具是因为它来源简单，黏度与流动的速度与临床检验所用试剂相近。因此，一个玻璃量具的容量单位就是其在特定温度下所量入或量出的水的体积。生产者已知在不同温度下不同量的蒸馏水的精确质量。手工校准容量器皿需要了解这些信息。如果生产者要校准一个 100mL 的容量瓶，需要准备一台足够灵敏的天平，如分析天平。在特定的温度下，将重量相当于 100mL 的蒸馏水放在天平的一侧，需要校准的容量瓶放在另一侧，然后不断向容量瓶中加蒸馏水直至天平平衡。生产者就紧贴着容量瓶颈处水平面的上方划上一个永久的标记。该容量瓶就校准为 100mL。其他体积和种类的玻璃量具基本上也按照这样的程序进行校准。

玻璃器皿的容积随温度的改变而改变。因此需要对校准规定一个具体的温度。温度变化使玻璃膨胀或收缩，其容积也会随之改变。实验室使用的容量瓶大多是在 20℃ 下校准的。在容量瓶上可以看到 "20℃" 这个标记。虽然现在几乎已将 20℃ 作为校准容量瓶的标准温度，但是每个经过校准的容量瓶上还是会印有温度的标识。容量瓶在一个较低温度下的容积小于在一个较高的温度下的容积。一个在 20℃ 下校准的 50mL 容量瓶在 10℃ 下的容积是不足 50mL 的。

由于玻璃器皿的质量对测定结果的准确度非常重要，因此保证它们具有良好的品质非常重要。制作玻璃量具的玻璃材料必须符合一定的质量标准，必须透明、无划痕、表面无异物，不能影响正常的水平面或校准刻度。

NBS 对玻璃量具的外观和形状也有具体的规定。玻璃量具的形状应保证溶液能够完全流出，且方便清洗。此外，规定还要求玻璃量具的形状应使其能够稳定的放在水平面上。

容量瓶

容量瓶是底部呈圆球状的烧瓶，上部为一个刻有标记的长颈。NBS 对所有玻璃量具的相关要求同样也适用于容量瓶[3]（图4-1）。容量瓶经校准后用来量入一定量或体积的溶液，因此可以在其颈部上面找到字母"TC"的标记。根据不同液体体积的需要，容量瓶也有许多不同的型号。能够购买到的容量瓶的体积为10mL、25mL、50mL、100mL、500mL以及1L和2L。

每个容量瓶都在一个特定的温度下校准到特定的"量入"体积，而不是校准为"转移"这个特定的体积。每个容量瓶都有其量入体积的误差范围。这个范围称为容量瓶的允许误差。所有的容量器皿都有其特定的允许误差，允许误差取决于容量器皿的大小。例如，设定1个100mL的容量瓶的允许误差是0.08mL，就要在校准过程中采取一定措施以满足要求。0.08 mL的允许误差意味着该100 mL容量瓶的体积为99.92~100.08mL。1个50mL的容量瓶的允许误差是0.05mL，意味着该容量瓶的体积限定为44.95~50.05mL。容量瓶主要用于实验室中试剂或溶液的配制。应在室温下使用容量瓶配制试剂或溶液。用容量瓶稀释溶液时应反复混合以保证溶液定容时的均匀性。这样才能避免混合后因溶液体积增大或减小而导致的误差。正确观察溶液的凹液面是容量器皿使用过程中一个非常重要的环节。

刻度量筒

量筒上的刻度是在玻璃上划出的带有校准记号的垂直、长条状区域。当不需要精确测量体积时就可使用量筒代替。量筒可用塑料、聚乙烯或者玻璃来制造（图4-1）。量筒根据所需测量体积的不同分为多种型号，包括10mL、25mL、50mL、100mL、500mL和1 000mL。1个100mL的量筒能够量取100mL的液体或者根据上面的刻度或标记量取一定分量的液体。和标在上面的"TD"表达的意思一样，多数量筒校准的是"转移"某一特定体积。许多容量器皿上都可以找到字母TD的标记，特别是在实验室里常用的移液管上。

实验室里常用量筒量取水等一定体积的液体来配制试剂。量筒上面的各个刻度表明了所代表的体积。如要量取450mL的水，那么使用

500mL的量筒最合适。量筒不像容量瓶那样经过严格而精确的校准。因此量筒的允许误差远远大于容量瓶。量筒的体积越大，允许误差也就越大。100mL量筒（TD）的允许误差常为0.40mL，也就是可变动的范围为99.60~100.4mL。

移液管

移液管是临床实验室中另一种普遍使用的容量器皿。虽然移液管种类繁多，但应只使用那些信誉良好的公司生产的移液管。移液管的准确度是决定测定结果是否准确的重要因素之一，实验室在购买移液管之前应仔细考察和比较。移液管是一种用于测量液体的圆柱形玻璃管。移液管校正的是从一个容器中"转移"或"转运"到另一个容器的某一特定体积（图4-1）。移液管有手动和自动两种类型。

像所有的容量器皿一样，每个手动型移液管上面都至少有一个校准标记。应用洗耳球或机械吸力器使液体充满移液管。绝对禁止用嘴吸取液体，否则吸入移液管内的强酸强碱、溶液或人体样本等可导致操作人员受到污染。腐蚀性和某些液体非常危险，一旦与人体接触立即引起损伤。还有些溶液具有有毒蒸气。

实验室里最常用两种手动型移液管是容量（或转移）移液管和刻度（或测量）移液管。根据其用途是"量出"还是"量入"一定量的液体，移液管分为两类。用于"量入"的移液管上可以看到"TC"标记，而用于"量出"的移液管上面是"TD"标记。使用TD型移液管能够保证使用者将一定量的液体准确地转移至另一个容器中。移液管校准的容积指的是当移液管自然垂直，在重力的作用下，移液管中非黏稠性液体自然排空的那部分体积。多数移液管校准的温度为20℃，可以在上面找到相应的温度标识。

移液管末端开口（出口）的大小是特定的，以保证移液管在垂直状态下，液体能在特定时间内完全排空。排空时移液管应始终保持垂直状态，当移液管处于45℃的位置时，液体的排空变会得非常缓慢。

◎ 容量移液管

容量移液管或转移移液管是一种通过自然

排空转移一定体积液体的容量器具。这种移液管的两段各有一个狭窄部分。上端用于吸液体，其上刻有环形校准标记，下端用于转移液体，与细而尖的出口相连。需要注意的是校准标记的位置与上端管口不能太近，中间膨大的部分应该与下端移液的部分自然过渡，末端出口应为逐渐狭窄的锥形口。为了避免液体放空时出现操作失误，锥形出口的大小要合适，使液体流出的速度不要过快。这类移液管应使用高质量的 Kimax 和 Pyrex 玻璃制作（图 4-2）。

容量移液管适用于准确量取 1mL 或其他体积液体的操作。其所量取液体的量由其校准的量决定。移液管校准的是从校准标记到锥形出口这部分体积。1 个 5mL 移液管 1 次可量取 5mL 液体，而 1 个 2mL 移液管 1 次可量取 2mL 液体。容量移液管的允许误差随着移液管体积的变大而增大。10mL 移液管的允许误差远远大于 2mL 移液管的允许误差。5mL 移液管的允许误差一般为 0.01mL。准确转移某一体积液体时需要使用移液管。容量移液管用于量取标准溶液、血液和血浆过滤物、血清、血浆、尿液、脊髓液和某些试剂。

移液管操作是单人完成的，可量取的液体体积由所选移液管的类型（如 1mL、2mL、5mL 和 10mL）决定，且只能是整数。要定量转移 1mL 标准溶液至另一试管，需用 1mL 的移液管。要定量转移 5mL 标准溶液就需用 5mL 的移液管。移液管放空后，管壁内仍残留有一些液体。

此时所转移液体的确切体积取决于留存在管口的这几滴液体。移液管上标示的信息包括校准温度（通常为 20℃），体积，厂家名和用法（TD）。正确地使用移液管非常重要，此操作需要一定的技术（见下文）。

◎ 刻度移液管

另一种转移一定体积液体的方式是使用转移移液管量取其两个刻度之间一定量的液体。这种移液管称为刻度移液管或吸量管。它上面有很多刻度，或校准标记（图 4-2）。刻度移液管主要用于某些对容量移液管的精密度和准确度要求不高的实验中，但这并不意味着操作时就可以较为随便。刻度移液管主要用于量取试剂，由于允许误差相对比较大，因此一般不用于量取标准或质控溶液、未知样本等。

刻度移液管是带有锥形末端的、长条状玻璃管，管上刻有很多刻度。刻度移液管可以量取小于标示体积的液体。它也有许多不同的型号，包括 0.1mL、0.2mL、1.0mL、2.0mL、5.0mL、10mL 和 25mL。例如要取 4mL 去离子水至试管，用 1 个 5mL 刻度移液管较合适。使用刻度移液管量取液体需要用到 2 个刻度，也就是 2 个校准标记。容量移液管只有 1 个校准标记，因而只有 1 个误差来源。刻度移液管使用 2 个标记，也就引入了 2 个误差来源。这使刻度移液管的精密性不如容量移液管。因此刻度移液管多使用在对精密度要求不高、对操作速度要求较高的操作中。它主要用于量取试剂而不

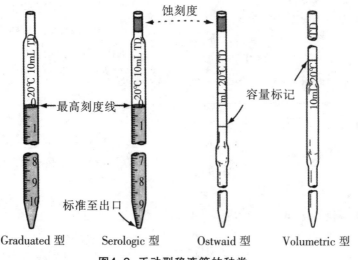

图4-2 手动型移液管的种类

用于准确量取样品或标准溶液的过程。

常用的有两种刻度移液管（图4-2）。Mohr型移液管校准的是两个刻度之间的体积，而Serologic型移液管校准的是刻度到锥形出口之间的体积。Serologic型移液管的出口比Mohr型大，因此其液体流出的速度也比较快。

在Mohr型移液管上，它末端出口到最低一条刻度之间的体积我们并不知道。这一段空间不能用于量取液体。刻度移液管的校准过程与容量移液管的校准过程相近，但是要求没有容量移液管那么严格。它们因此具有更大的允许误差，5mL移液管的允许误差一般为0.02mL。

◎ **Serologic移液管**

Serologic型移液管和刻度移液管的外形相似（图4-2）。它的开口或出口比普通类型移液管大。液体在这种移液管里的流速非常快，因而其精密度和准确性不是很理想。

Serologic型移液管校准的是刻度到锥形出口之间的体积，上端用于吸液的部分有一个刻蚀区域。这种移液管主要是机械生产的，其精密度不如我们上述讨论的任何一种移液管。它们主要用于血清学研究。

特种移液管

◎ **微量移液管（量入式移液管）**

在正确使用的前提下，微量移液管或量入型移液管是实验室中最精密的移液管。这种移液管校准为量入一定量的液体。用这种移液管量取10μl血液，血液在管内没有残留。这种移液管经稀释液充分润洗后，各种血液或类似的样本都能够被完全排空。因此，正确使用微量移液管需要使用一种合适的润洗稀释液。即只有在用稀释剂润洗后才能使用移液管，不得用空白移液管来量取样本。由于量入型移液管只量取稀释液和样品，因此它们只有一条刻度线。

取少量血液或者样本的时候需要使用微量移液管。很多测定需要很少量的血液。由于在微量取样过程，即使是很小的残留也会带来较大的误差，因此微量移液管多为校准为量入某一体积，而很少用校准为转移某一体积。它们主要用于微量取样，一般为1~500μl。

◎ **微量移胚器**

血液学实验室中有一种特制的一次性自吸式微量移液器，配有聚乙烯试剂储液器（第12章）。这种移液器称为微量移胚器（BD公司），应用于许多实验室。固定在塑料底座上的塑料吸头能够借助毛细作用自动吸取血液。装上吸头后，轻轻挤压塑料试剂瓶（称为储液器）。然后释放压力，样品就流入装有稀释液的储液器中。最后不断挤压储液器直至所有溶液排出。

◎ **毛细移液管**

这种便宜的一次性微量移液管就是刻有表示一定容量校准线的毛细管。通过毛细作用使毛细移液管充满，用正压如一个胶头转移所取液体。这种移液管一般校准为量入型，且要求润洗以达到标示的准确度。

移 液

实验中选择移液管时必须十分的谨慎和小心。它们的准确度是测量过程准确性的决定因素之一。如前所述，实验室中配有多种移液管。合格的实验员必须熟知它们的使用方法并积累使用移液管的经验。实践练习是成功掌握移液管技术的关键。

量入式（TC）移液管

TC移液管校准为量入一定量的液体而无需校准转移精确的体积。使用TC移液管时，少量液体可能附着在移液管的内壁上，因此需要用稀释液润洗以保证所有液体都被完全转移。

量出式（TD）移液管

TD移液管校准为转移一定量的液体。垂直放置移液管，将吸嘴部分靠在接受容器的内壁上，液体就会在重力的作用下流出。少量液体将残存在移液管的吸嘴部分，由于校准部分的液体已经转移，此部分液体须保留在移液管中。另一种移液管称为吹型。它与TD移液管的校准相似，唯一不同的是残存在吸嘴部分的液体需要"吹"到接收器中。移液管的吸嘴部分刻有一道环形刻痕，表示此移液管为吹型。机械设备或洗耳球可用于将所有液体吹出移液管。

手动移液管的使用方法

掌握熟练的移液管使用技术非常重要（图4-3）。只有不断练习才能完全熟练掌握（操作程序4-1）。除了少数特殊情况，所有手动型移液管的操作过程都是一致的。

移液管的不当使用能够导致实验室事故。最危险的情况就是用嘴而不是用机械力来吸取液体。临床实验室中绝对禁止使用嘴来吸取液体。实验室有时会使用一些腐蚀性试剂、传染性样本和有毒溶液，必须采取严密的保护措施，保证操作人员的安全（第2章）。

当移液管中充满液体，体积超过最高一条刻度后，将移液管取出，垂直放置，调整液体凹液面位置（图4-4）。凹液面是液体顶部的弯曲部分。将移液管的刻度线置于与视线同一水平的位置。移液管的出口末端应与装溶液容器的内壁接触，而不要与溶液接触，缓慢释放溶液，待凹液面缓缓下降直至与校准标记相切。

操作程序4-1

手动移液管的使用

1. 检查移液管，选择合适的规格，同时小心检查确定出口和管壁没有破损。
2. 带上安全手套，用拇指和后3个手指轻轻捏住移液管，使示指能自由活动。
3. 将移液管的出口插入待吸液体中。
4. 用机械式吸器或洗耳球小心地将液体吸入移液管直至液面升至高于校准线的位置。
5. 迅速用示指将上端吸液口封住。
6. 用纱布或吸水纸擦拭移液管的外壁以去掉多余的液体。
7. 保持移液管垂直的位置，使其出口紧贴在装有液体的原容器中，让液体在重力的作用下慢慢下降直至液面与校准线相切（和实验室中的其他容量装置一样，液面也是呈凹或凸的形式）。要做到这一点，不要完全放开示指，而是轻轻滑动示指，使液体缓缓下降。
8. 还是保持移液管垂直的位置，将出口紧贴在接受容器的内壁上，放开示指使液体自由流出。注意要将移液管在保持一定时间的垂直位置保证液体准确地排除。量出型移液管中一般在出口中还残存少量液体。
9. 将移液管从接受容器中移除，放在合适的地方供清洗（见"实验用塑料器皿和玻璃器皿的清洗"）。

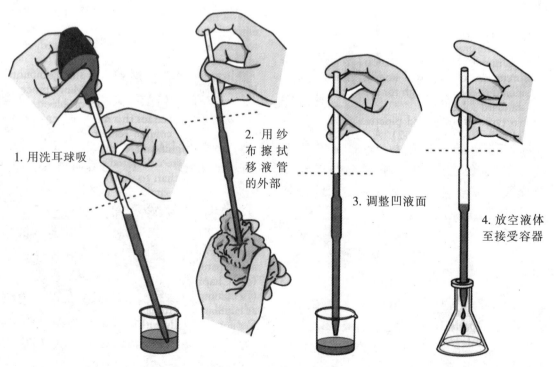

1. 用洗耳球吸
2. 用纱布擦拭移液管的外部
3. 调整凹液面
4. 放空液体至接受容器

图4-3 移液管使用方法

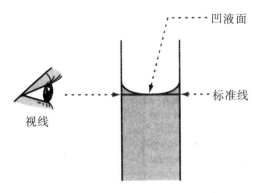

图4-4 凹液面读数

当所取溶液是透明的，以凹液面的底部为标准确定液面位置。对有颜色或黏性液体，就以凹液面的顶端为标准。观察液面的时候，一定要使视线与凹液面在同一水平线上。

在释放移液管中的液体之前，粘在管壁外面的液体必须用干净的滤纸擦去。否则，残留在外壁上的液体将随溶液的释放一起流入接受容器中。这将导致所取液体的体积增大而引入误差。

自动移液器的使用方法

◎ 自动微量移液器

此类自动移液设备能够快速、反复的量取和转移设定体积的试剂或样本。实验室中最常用的微量移液管是一种自动或半自动的移液器，称为微量移液器。这种活塞驱动的设备能够反复、准确且精密地转移样本、试剂和其他所需量较小的液体，且多数移液器都是连续可调的，因此同一个移液器就能够分配不同体积的液体。转移的液体体积通过调节移液器上的调节器获得。不同类型或样式的移液器能够转移的液体体积不等，如从 0.5~500µl。实验室使用的微量移液器应定期进行校准。

移液器上的活塞由拇指控制，按压后静止于"停止"位置上。吸头用来吸取待测液体；慢慢将活塞回升至初始位置（图4-5）。这个过程能够使吸头吸取所需体积的液体。排液时，一般将吸头伸入并紧贴容器的内壁，以使液体完全流出。移液器使用完毕后不需擦拭吸头，因为通常认为塑料吸头表面是无浸润的。按照

厂家提供的移液器使用说明操作，才能很准确地转移所需体积的样本。

移液器的吸头一般用一次性塑料制成，无需清洗。有多种吸头可供选择。有些移液器可在使用后自动退出吸头。还有些移液器可以让使用者不经接触即可插上新的吸头或取下用过的吸头，以减少生物危害。

自动或半自动移液器在工作中应用广泛。各种移液器在使用前必须经过仔细的校准。使用自动移液器遇到的主要问题很大程度上在于所取液体自身的性质。有些液体比较容易产生气泡，有些则比较黏稠。有气泡和黏稠的液体在使用中容易出现测量不准或转移困难的问题。

微量移液器能够量入或量出从 1~500µl 的液体。由于各种移液器之间会存在一些微小的差别，因此必须严格按照厂家提供的说明书进行操作。通常，使用移液器的一般步骤如下所述（图 4-5）：

1. 将吸头固定在移液器上，调整转移体积。

2. 按压移液器顶部的活塞到第一停点。

3. 将吸头插入液体中，缓慢放松活塞使其返回至初始位置（此时吸头将充满所需体积的液体）。

4. 根据说明书的要求，擦拭或不擦拭吸头的外壁。

5. 将吸头贴在接受容器的内壁上，按下活塞至第一停点使液体排出，再按至第二停点使所有液体排尽。

6. 将吸头取下弃至废物收集器中。有些移液器可以自动退出使用过的吸头以减小生物危害。

◎ 自动分配器或注射器

实验室里使用各种类型的自动分配器或注射器来完成反复快速添加同一种液体或试剂的工作。他们用来量取一系列体积相对较小的同种试剂。分配的体积取决于移液器的设置。分配器能够进行多种体积设定。有些分配器是注射器式的，有些则为瓶式。多数分配器通过自动冲洗的方式来清洗。

◎ 稀释-分配器

根据设定的指令，稀释-分配器能够准备多

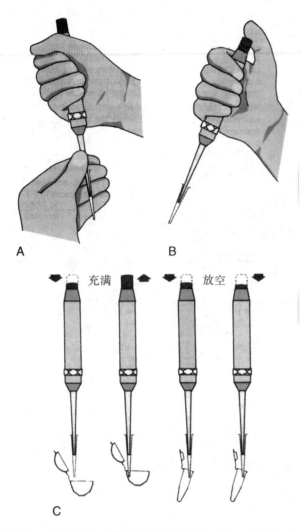

图4-5 活塞式自动微量移液器的使用方法。A.套上合适规格的吸头，转动吸头使其紧紧固定在移液器上，保证气密性良好；B.使用前手持移液器；C.按照说明吸取或排除液体

种不同的样本用于分析。该设备能够吸取设定体积的样本并将其稀释至接受容器中。它们多为双活塞式，一个用于吸取样本，另一个用于稀释样本。

实验用塑料器皿和玻璃器皿的清洗

在实验中使用干净、无破损的玻璃器皿是确保获得准确结果的一个重要因素。若实验使用的玻璃器皿不够干净，那么再三强调采样、处理样本的重要性都没有意义。此外，塑料器皿也应予以清洗。

自从实验室大量使用一次性玻璃或塑料器皿后，只有很少的器皿需要清洗和再利用。它们一般多为那些较大的玻璃器皿（如烧杯、容量瓶、移液管和量筒）。清洗的方法有很多种。一般方法包括使用肥皂水、去污剂或洗衣粉进行的清洗。许多实验室都使用去污剂。那些用完后不能立即清洗的玻璃器皿必须用自来水冲洗后浸泡在含有少量消毒剂的水中。把脏的玻璃器皿浸泡在去污剂中可以使后面的清洗工作变得简单。

被污染的玻璃器皿，例如与患者样本接触过的器皿在清洗前必须消毒。消毒的方法一般是将其浸泡在含5%漂白粉的水中，或者用煮沸、高压等其他类似的方法。

塑料器皿的清洗一般都可使用和玻璃器皿一样的清洗程序，也可使用普通的玻璃器皿清洗机进行。但应避免使用那些带有打磨功能的清洗机。

移液管的清洗

实验室里使用的非一次性移液管需要用特殊的方法清洗。用完后立即将移液管放到专门的移液管架或者盛有水的量筒中；水的高度必需高于移液管，使其完全浸泡在其中。放置时需小心谨慎，以避免损坏移液管的两端。清洗移液管时，将它们从量筒中取出，放入另一个装有清洗液的量筒中。清洗液可以是去污剂或者其他商品的分析设备清洗剂。移液管要在清洗液中浸泡大约30min。

下一步是彻底的冲洗移液管。这一步可以手工完成，但通常都使用自动移液管清洗机。用自动清洗机将移液管用自来水冲洗约1~2h。最后用去离子水或蒸馏水润洗2~3次，放在烘箱内烤干。

玻璃器皿的破损

临床实验室需要定期检查所有玻璃器皿的状态。不得使用已损坏或开裂的玻璃器皿。许多实验事故就是由于使用了已损坏的玻璃器皿造成的。它可能割伤实验人员，并引起感染。

每次进行实验时都应小心检查所使用的玻璃器皿；烧杯、移液管、试管和烧瓶等玻璃器皿不应有裂口或裂痕。在操作中应小心使用以防止损坏。不应一次同时手持过多的玻璃器皿。

实验用天平

概　述

在试剂和标准溶液的配制过程中，质量或重量测定步骤使用的最重要的测量设备之一就是天平。天平称重是临床检验中一种定量分析方法。实验室的各种实验操作几乎都依赖于天平的使用。实验用天平以机械或电子的原理工作。

在传统实验室里常用重量分析法（以质量或重量为单位测量）配制某些试剂和标准溶液。现在多数实验室中所使用的试剂、标准溶液和质控溶液都是即开即用型产品，实际需要实验室配制试剂和溶液的情况有限。但由于质量测定对于所有分析过程都非常重要，因此掌握称量技术对所有实验室工作人员仍然非常重要。还有些实验室习惯于自己配制标准溶液。称量的另一个作用就是校准容量设备。质量测定继而也成为校准这些容量设备的定量方法。

某些溶液对化学品称量的要求比其他溶液更加严格。对准确性的要求取决于所配制溶液的使用目的。工作人员必须决定哪一种（或级别）天平的精密度和重现性最符合某一特定溶液配制过程中对化学品称量的要求。不同种类的天平适用于不同的需要。

大多数临床实验室已将机械式天平替换为上皿式或分析式电子天平。分析天平是临床实验室的"骨干"天平。

分析天平

不同公司制造的天平样式不同，自动化程度也不同。本文将分析天平分为两种：手动操作（机械式）天平和自动（电子）天平（图4-6）。每家公司生产的天平都拥有它们自己的商品名。在临床实验室中，质量较好的分析天平品牌包括 Ainsworth，Voland，Christian-Becker，Mettler，Ohaus 和 Sartorius。其他品牌的天平也可以接受。对每一个实验室来说，在决定使用哪一台分析天平之前，清楚了解它们之间的区别是非常重要的。

基本原理

定量测定质量的基本原理是使一个已知质量与一个未知质量（被称量的物品）相平衡。电子分析天平是一种单秤盘天平，使用电磁力

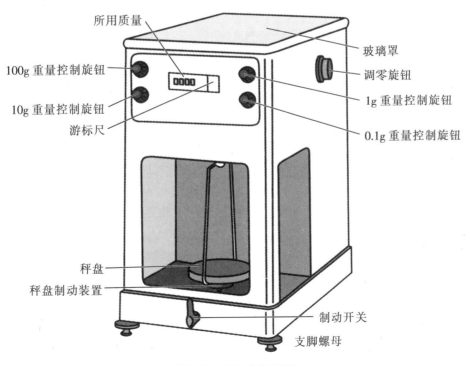

所用质量

100g 重量控制旋钮
10g 重量控制旋钮
游标尺

玻璃罩
调零旋钮
1g 重量控制旋钮
0.1g 重量控制旋钮

秤盘
秤盘制动装置

制动开关
支脚螺母

图4-6　电子分析天平

平衡放置在秤盘上的负荷（图 4-6）。这个秤盘与一个线圈机械性地连接起来，该线圈悬挂在一个圆柱形的永久电磁场中。当一个物品放在秤盘上时，在磁场中将产生一个驱使线圈移动的力。光电管实时扫描线圈的位置变化并产生足够强的电流以使线圈返回其原来的位置；这个电流的大小与秤盘上负荷的重量成比例并能让使用者看到，或可以显示在天平的数据输出界面上。放在秤盘上的物品越重，使线圈偏移的力度就越大，继而所需的使其归位的补偿电流就越强。补偿电流的强度和秤盘上物品所产生的力成直接线性关系。电子天平能够快速、准确、高分辨的称量。它们易于使用，已取代了多数实验室中传统机械分析天平的地位。

使用

在传统临床实验室中，几乎所有的实验程序都会用到天平，其中最重要的一种就是分析天平。试剂和标准溶液需要在实验开始前准备好。标准溶液的配制需要非常准确。分析天平即是用来称量配制溶液的化学品。分析天平可以称作为实验室中各种方法的"起点"。

分析天平应每年至少清洁和校正一次，以保证其持续的准确性和灵敏度。正是准确性才使分析天平在临床检验中如此重要。通常临床检验中多数分析天平的准确度应达到能够称量 0.1mg 或 0.000 1g 的化学品。电子天平通过转动拨盘来加载砝码重量。

摆放和称量的一般要求

如果分析天平摆放不正确，将造成称量错误。因此，天平必须配备且摆放在一个合适的地方。天平必须水平放置，这一点通常可通过调整天平支脚上的活动螺母达到。支撑物的稳定性也非常重要。摆放天平的工作台或桌子必须坚固不易晃动。放置天平的房间最好恒温恒湿。理想情况下天平室应配备空调。温度因素至关重要，天平不得摆放在发热的物体例如散热器、明火或者电热炉旁边，也不得放在冷的物体特别是打开的窗户边。理想的天平摆放位置还应避免阳光或高能量灯光的直射。

天平是一种复杂的精密设备，错误地使用将无法让其正确发挥作用。在学习分析天平的使用之前，操作者有责任知道并严格遵守天平的操作要求。下面是一些实用的一般要求：

（1）将天平放置在稳定、不晃动的地方。

（2）观察读数时必须关闭天平称量区的门，任何空气流动都会影响称量过程。

（3）不得将任何化学品直接放在秤盘上，必须使用特定容器来盛装化学品。

（4）不得在秤盘上放置高温物体。如果被测物是热的，由上升的热空气导致的对流会使称得的质量比实际小。

（5）无论所称物品的形状如何，必须使用钳子或者镊子进行操作。一些圆形的物体例如瓶子可能必须用手操作，此时需要防止手的湿气使重量发生改变。不应长时间握住待称量的物体。

（6）称量结束后，取出所有物品并清理洒落在秤盘或天平区域的化学品。关闭天平的门。

（7）称好的物品应转移到写好标签的容器中或者立即配成溶液。

只有通过练习才能快速完成称量的过程（操作程序 4-2）。

分析天平的基本组成部分

我们必须清楚了解分析天平的各个组成部分，以在称量过程中达到要求的准确性。由于它们的基本结构类似，因此一旦掌握了一种分析天平的正确使用过程，工作人员就可自如地使用任何类型的天平。在购买天平时，制造商都会提供一份完整的操作说明书和使用信息以及天平维护说明。应当遵守这些指示和说明。下面的内容适用于大多数电子或机械式分析天平（手动操作式）：

（1）玻璃罩。分析天平的玻璃罩可以防止空气流动以及灰尘累积对称量造成的干扰。

（2）平衡螺母。在进行称量之前，天平必须正确放置。通过观察位于天平底部的校准气泡或酒精水准器来确认天平是否处于水平位置。如果发现需要调整，则可调动天平底部的平衡螺母（通常位于天平的每个支脚上）来实现。

操作程序4-2

使用电子分天平进行称量

1. 在进行任何称量操作前，必须确认天平已正确摆放，观察水平仪（水平气泡），必要时调整天平支脚上的平衡螺母。

2. 完全释放天平，检查零点的位置，顺时针旋转调零旋钮到最大，零点光标应位于游标尺上零点以下三个刻度。继续用该旋钮调整零点光标，使其正好位于游标尺上的零点刻度。制动天平。

3. 保持天平在制动的状态下，将称量容器放在秤盘上，可能的情况下应使用镊子以防手上的湿气和热带到称量容器上。关闭天平的玻璃窗。

4. 按如下步骤称量容器重量。半释放天平，顺时针转动100g重量控制旋钮。当光标上升，将旋钮一步转回至原位。按照10g、1.0g和0.1g的次序重复此步骤调整旋钮。制动天平，稍后释放天平，使光标自由移动，读结果并制动天平。在天平制动的状态下，将负荷从秤盘上取下，将所有旋钮归零。

5. 将所需的样品的重量与称量容器的重量合并得到总重量。调整旋钮（100g、10g、1.0g和0.1g）至所需的合适重量。当0.1g旋钮调至适宜的位置时，天平应为半释放状态。慢慢将化学品加入称量容器中直至光标开始向下移动。当光标下移后，完全释放悬挂臂，继续加化学品直到光标正好指向所需的位置。要获得靠近0.1mg（多数天平的灵敏度）重量的读数，需将游标刻度和链刻度合起来使用。

6. 在天平制动的状态下，移去秤盘负荷，将所有旋钮归零。清理散落在天平区域的化学品。

（3）悬挂臂。该结构通常用于悬挂天平的秤盘。

（4）刃形支承。在称重过程中，刃形支承是天平的支撑点，保证天平称量的敏感性。刃型支承是非常重要的部件，通常由坚硬的金属制成以得到最小的阻力。

（5）秤盘。手动操作的天平有两个秤盘，用于放置砝码的位于右边，用于放置被称量物体的位于左边。电子分析天平只有一个秤盘。只有被称物体放在秤盘上，秤盘与悬挂臂末端连接而悬挂在空中。

（6）砝码。砝码与手动分析天平配套使用，放在一个独立的盒子内。使用砝码时，只能用特殊的夹子将其从盒子中取出，然后轻放在天平上，而不得用手直接操作。使用错误的砝码，用手直接操作或者将砝码丢在秤盘上都可能改变砝码的实际或真实质量。砝码以 g 为单位从100mg 到50g 成一系列。每个砝码的重量在其身上都有直接的标注。

在机械天平上，砝码位于天平的内部，除了调整和维修时，将天平拆开可看到外，我们是无法直接看到它们的。称量时，通过操纵特定的经过校准的拨盘来加载砝码。内置的砝码都位于同一个悬挂臂的末端，产生一个设定的与样品盘相反的力量。砝码通常都是连续加载在悬挂臂上的，无论放置的负荷有多大，天平显示的都是砝码的实际重量。反映待测物体重量的砝码总重量自动通过一个数字计数器或者光标显示出来。

（7）秤盘制动装置。是一个可以制动秤盘的装置，防止突然运动、重物或化学品的放置导致敏感的刃型支撑受到损害。秤盘制动装置（通常位于秤盘的底部）可以吸收来自于超重物体的冲击，使刃型支撑免受冲击的影响。秤盘在称量过程中必须从制动装置中释放出来以能够自由摆动。在电子分析天平中，制动的原理是在一个水平线上同时为秤盘和悬挂臂提供保护。秤盘和悬挂臂能够根据制动装置的位置达到半释放或者全释放状态。

（8）阻尼装置。它的作用是在最短的时间内使天平的悬挂臂不再摆动，缩短称量的时间。

（9）游标尺。是一个刻度很小的标尺，用于获得重量在0.1mg 附近时的精确读数。游标尺与整数的读数标尺联合使用得到最终的结果（图 4-7）。

（10）读数尺。在手动式机械天平中，这个标尺实际上是用于显示重量小于100mg 的重量。它与用于显示 0.1mg 附近重量的游标尺联合使用。在电子分析天平中，它通常为一个发亮的光标，光标的边缘明确，适度放大使读数非常方便。待测物体的总重量即可自动显示在读数窗内。

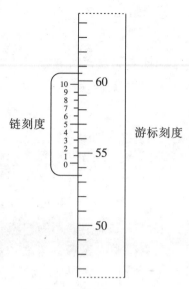

链刻度

游标刻度

示例：读数为54.5mg

图4-7　游标尺读数

上皿式天平

单秤盘上皿式天平是实验室里最常用的天平之一。它通常为电子自平衡式。它比上述讨论的分析天平操作简单，称量速度更快。一个物体可以在数秒中就得到结果。这些天平通常为改装的扭矩或者替换式天平。上皿式天平通常用在不需精确知道物体重量的情况下使用，如配制大体积试剂时。

实验用离心机

离心机利用自转或旋转产生的增强的重力将固体物质从液体中分离出来。它也用于从悬浊液中回收固体物质，例如尿液的显微镜检查。离心管底部的固体物质和沉渣有时被称为沉淀物，而液体部分或上层称为上清液。离心机的另一个重要用途是将细胞从血清或血浆中分离出来。由于颗粒比液体重，悬浮颗粒、固体物质或血细胞通常在离心管的底部收集。某些情况下，一些颗粒比液体轻，离心后就在液体的表面收集。离心机在临床检验的多个方面都有应用，包括化学、尿液分析、血液学以及血库。正确使用离心机对任何从事临床检验工作的人员都非常重要。

离心机的种类

离心机利用离心力分离悬浮液中的颗粒物质，一个实验室通常拥有多种离心机，每种都有其特定的用途。离心机有台式和立式离心机（前者为小型而后者为大型）、冷冻离心机、超速离心机、离心涂片机和其他特殊用途离心机等多种类型。

常规实验室中使用的传统离心机有两种：通用型带有可摆动吊桶的水平转头离心机和固定角度转头离心机。

在离心机静止时，水平转头离心机中放置样品管的杯子处于垂直位置，在离心机转动时则变为水平位置（图4-8）。离心机静止时，水平转头、摇摆吊桶、离心转子都处于垂直的位置，当转子开始运动，试管也开始移动并保持在水平位置。在离心过程中，即试管处于水平位置时，被离心的颗粒沿着试管持续运动，所有沉淀都均匀地分布在试管的底部。当离心结束，转子不再运动，沉淀物的表面是平整的，液体则静止在上部。

对于固定角度转头的离心机，用来装载样品管的杯子按照一定角度放在一个固定位置。这种摆放位置使样品所需离心时间比水平转头离心机短。这也使沉淀物在离心结束时不易受到干扰。离心过程中，颗粒沿着试管的一侧移动，形成的沉淀位于试管一侧的底部。固定角度转头的离心机用于需要快速离心、含有小颗粒溶液的实验。例如微量压积法的离心机。微量压积法的离心机是许多血液学实验室里常用的离心机，用于在10 000~15 000rpm之间某一特定转速下压紧血细胞。

离心涂片机采用一个大扭力、低惯性的转子，使细胞快速喷涂到特定的载玻片上形成单层的细胞涂层。这种制备涂片的方法适用于血液、尿液、体液或其他任何可以喷洒在载玻片上液体。使用这种技术的优点之一是仅需很少量的样品即可制成均匀分布的细胞涂片以供后续的染色和显微镜检查。与"湿"涂片不同，这种方法制成的涂片必须立即检测。

冷冻离心机在离心时能使内部温度保持

在－15℃~－20℃的低温。这样可以保护样品不被离心机转子产生的热量破坏，能够在更高的速度下离心。任何冷冻离心机的温度都应定期检查，为了保证温度的准确性，温度计也应该定期检查。

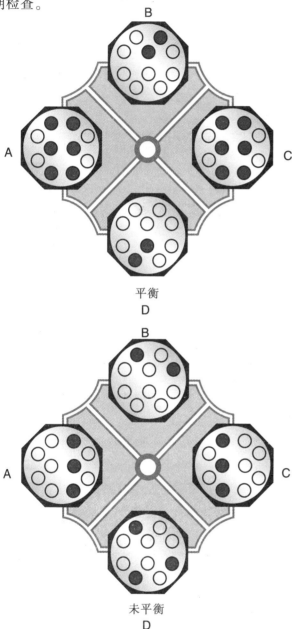

图 4-8 水平转头离心机负载平衡和不平衡的例子。A 假设所有试管都装有同样质量的液体，这个转子是平衡的。对侧的吊桶A和C，B和D都负载同样数量的试管且以转子为中心呈平衡，对侧吊桶之间也呈轴对称平衡。B 虽然每个试管也装有相同质量的液体，但是该转子上负载摆放得不正确。对侧吊桶之间没有呈轴对称平衡。运行时，吊桶A和C不能达到水平位置。吊桶B和D将超过水平位置，且B和C中的试管摆放没有以转子为中心呈平衡。

离心速度

离心机的使用说明书经常给出转速或者每分钟转数的定义。每分钟转数和产生的离心力表示为相对离心力。下面的公式表示了每分钟转数与相对离心力的关系：

$$RCF=1.12×10^{-5}× r × (rpm)^2$$

其中 r 为以厘米表示的离心机半径。它等于离心机转头中央到吊桶中装载样品管的杯子底部的距离。

一般实验用离心机的工作速度不超过 6 000 rpm，最大产生 7 300 倍的重力（g）。最常用的离心机最高使用速度大约为 3 000rpm，约合 1 700g，此速度下一般不会使离心机转头和空气摩擦产生多余的热量。固定角度离心机产生的热量较少，能够达到大约 7 000rpm 的转速（约合 9 000g）。

超速离心机是一种极高速的离心机，主要用于研究。但是在某些临床应用中，也会使用一种空气驱动的超速离心机，转速能达到 90 000~100 000rpm，产生最大约 178 000 倍离心力。超速离心机通常也是冷冻离心机。

离心机通过变阻器来达到所需转速；变阻器调节的大小并不一定直接对应一定的每分钟转数。变阻器速度的调节随着被离心物体的重量和离心机的老化程度的变化而变化。

美国病理家学会（College of American Pathologics，CAP）推荐化学实验室每 3 个月检查一次离心机转速。这种定期检查可以很容易地用光电转速计或者频闪转速计（strobe tachometer）来实现。离心机的计时器和计数器也应定期检查，并且及时记录在距离心机控制器较近的地方。

离心机的使用

临床检验中离心机主要用于处理血液样品。在临床检验各部门中，将细胞和血凝块与血浆和血清分开、制备待测样品是一项基本工作。对多数测定来说，分离血凝块所用的相对离心力并不要求十分严格，大于 1 000g 的离心力运行 10min 一般都能达到很好的分离效果。当采血时使用血清分离胶采集管（separator collection tube）——一种带有硅胶树脂试管时，则需要更大的离心力来使凝胶发生移位（displacement），即在 1 000~1 300g 的离心力下运行 10min。小于 1 000g 的离心力可能使凝胶移位不够充分。当使用特殊的血清分离试管或收集试管时，按照说明书的要求操作是非常重要的。不同情况下离心条件也不同（第 3 章血清样本的处理）。

在血液学实验室，有一种特别针对血细胞压积测定的台式离心机。这类离心机能够快速加速并在数秒钟内停止运行。尿沉渣显微镜检查也需要离心来制备样品。尿样离心后弃去上清液，然后检测保留下来的沉渣。冷冻离心机主要用在血库和其他对温度敏感的实验室测定过程中。实验室中能产生成百上千倍重力的超速离心机主要用于组织受体测定和其他需要高速离心的测定。

离心机使用的技术要点

无论使用哪一种离心机，必须牢记的要点是"保持离心机中所放置试管的平衡"。离心时必须在放置待离心物品的离心杯相反的位置上同时放置一个与该物品具有相同大小和形状、且装有相同体积相同质量液体的容器作为负载，以使离心机平衡（图 4-8）。在多数实验室中，可以用水作为保持离心机平衡的负载。

离心过程中试管必须是封盖的。由于存在气溶胶飞溅污染的可能性，切勿离心开盖的血液试管（第 2 章）。离心过程中由热和振动产生的气溶胶会增加实验室工作人员感染的危险性。在离心未封盖试管的过程中，有可能产生样品蒸气。

应使用专用离心管。这些试管的结构使其能够抵御由离心产生的巨大力量。它们往往具有更厚的玻璃壁或是用更坚固的玻璃及塑料制造而成。离心管有的呈圆锥形，有的底部为圆形。

在把离心管放进离心杯或支架之前，必须检查离心杯中的橡胶垫是否摆在正确的位置。如果有橡胶垫遗失，离心机就不能够正确地平衡。此外，没有橡胶垫也容易使试管破裂。

当有试管在离心杯中破裂时，必须仔细清理离心杯和杯中橡胶垫，以防残留的玻璃碎渣在后来的使用中造成损坏。

除特殊情况，离心机的上盖必须关闭。关闭上盖可以防止气溶胶飞溅的危险或离心中玻璃残渣从破碎的试管中飞出。即使在不使用离心机的时候，也应该保持上盖关闭的状态。除了防止玻璃残渣飞出以外，不关闭上盖也可使离心机的转动部分在离心中发生摆动，导致离心机额外的损坏。

不得用手来停止离心机。必须让离心机自己停下来。装配了制动装置的离心机可以用制动装置使离心机停下来。使用带有制动装置的离心机时必须防止制动过程可能使沉淀再次悬浮。除非试管发生破裂，多数实验室都不提倡使用制动装置使转子停下来。

离心机必须定期检查、清理和润滑，以保证能够正常使用。常用的离心机必须用光电转速计或者频闪转速计定期检查以满足 CAO 质量保证指导书中的要求。

实验用水

水是临床检验中最重要最常用的试剂之一。实验室对水的质量要求非常严格。用于试剂和溶液的制备、冻干物质的复溶、样品稀释的水根据具体用途的不同有其不同的纯度要求。临床检验用水都不得含有能对测定产生干扰的物质。如果在分析前没有去除水中的有机或无机杂质，测定结果就会产生明显的错误。

水的纯度等级

CLSI（以前的 NCCLS）[5] 和 CAP [6] 推荐将实验用水分为 3 个等级：一级、二级和三级（表 4-4）。

一级实验用水

一级实验用水是最纯的，应用于需要最高纯度水的过程。标准溶液、缓冲液和质控品的制备，以及定量分析过程（特别是在 ng 或低于 ng 级别的测定中）、电泳、毒理筛查实验和高效

表4-4 3种等级实验用水的性质

性质	一级	二级	三级
最大菌落计数	≤10	1 000	不详
pH	不详	不详	5.0~8.0
硅酸盐	0.05	0.1	1

液相色谱中都必须使用一级实验用水。一级用水必须在制备后立即使用,不可储存。

二级实验用水

定性化学测定过程、血液学中多数测定过程、免疫学、微生物学以及其他临床测定领域主要使用二级实验用水。二级实验用水主要用于不要求使用一级实验用水的临床测定中。

三级实验用水

在某些定性实验中可以使用三级实验用水,例如一般尿液分析。三级实验用水可以用来制备二级或一级实验用水以及实验室玻璃器皿的清洗和润洗。根据使用目的不同,所有玻璃器皿在使用前都必须用一级或二级实验用水做最后的润洗。

质量控制和纯度检测

必须对水质进行定期监测以保证水纯化系统的纯化效果。定期监测应该包括:
- 微生物监测
- 电阻
- pH
- 热原
- 二氧化硅
- 有机污染物

水纯度的测定方法有很多种。多用无机离子化物质在水中的存在量来判断水的纯度。溶解的离子越少,水导电的能力越弱。这就是用商品化电阻分析仪测定水纯度的工作原理。当水导电的能力减小时,电阻增大。蒸馏水和去离子水中离子污染物很容易通过测定水电导率或电阻的大小检测出来。蒸馏和去离子系统中的纯度计或电导警报灯的基本工作原理就在于此。

最高纯度的水根据制备方法的不同而有所

不同,根据实际用途可以分为去氮气水、双蒸水或电导水。尽管如此,测定电导率没有考虑非离子化物质(有机污染物)的污染,如溶解的气体。对于临床检验来说,溶解在水中的二氧化碳影响很大。通过使用前煮沸可以得到不含此类可溶解气体的水,通常它们称为去气水(gas-free)或去二氧化碳水。在制备强碱溶液的时候必须使用这种水。水的另一个污染源可能是储存容器中的可溶物质。州和联邦的临床实验室的鉴定和认证要求中都规定了具体而详细的水纯度标准。该水纯度分类和规范的制订目的还包括使实验人员能够正确区分特定实验分析过程和试剂制备过程中所需的不同纯度的水。当实验室需要某种类型水时,必须检测该级别水的所有项目,以避免潜在的影响分析特异性、准确性和精密度的因素。举例来说,我们都知道,酶学测定中如果在水中存在金属污染,测定结果将受到极大的影响。

实验用水的保存

正确地保存实验用水非常重要。一级水必须在制备后立即使用以防止二氧化碳溶解其中。二级和三级水可以保存在硼矽酸盐玻璃瓶或者聚乙烯瓶中,但必须尽快使用以防止需氧微生物的污染。容器必须严格的密闭以防止气体进入。保证水的运输系统不受化学或微生物的污染同样也非常重要。

水的纯化工艺

在医疗机构中,水的来源各不相同。来自于河流,湖泊,泉水或水井的水含有各种有机物、无机物和微生物污染。没有一种系统能够除去所有的污染物。因此,实验室使用一系列不同纯化方法的组合来得到所需的不同类型的水。实验室制备水时通常采用的方法有两种:去离子和蒸馏。有时需要将蒸馏水进行进一步的去离子处理以得到所需纯度的水。

蒸馏水

蒸馏过程中,水被煮沸后产生的水蒸汽经冷却后得到的水就是蒸馏水。天然水中存在许多矿物质，最常见的是铁、镁和钙。去除了矿物质的水称之为蒸馏水。蒸馏的过程同时也去除了微生物，但是可挥发的杂质如二氧化碳、氯化物和氨未被去掉。蒸馏水符合二级和三级水的标准。

◎ 双蒸水

蒸馏水或去离子水一般不是纯水。它们可能还含有溶解于其中的气体、蒸馏过程中水蒸气携带的非挥发性物质或者来自储存容器中的可溶性物质。例如，在含氮化合物的测定中（尿素氮测定，一种临床检验的常规项目），使用去氨水（去氮气水）非常重要。这种水可以购买也可由实验室通过特定的方法，即双蒸法去除所含的氨类污染来制备。

去离子水

在去离子的过程中，水通过一种含有正离子化（+）和负离子化（−）颗粒的树脂柱。这些颗粒可以与水中的离子结合而将其去除；这种方法得到的水称之为去离子水。因此，水中任何离子都可以通过去离子过程除去；而有机物和其他非离子的物质不能被去掉。使用微孔滤膜和活性炭做进一步处理可以除去有机杂质、颗粒物和微生物，得到来源于去离子水的一级水。

去离子和蒸馏的组合使用

更高纯度的水可以通过特殊的蒸馏装置得到，它使用已经去离子处理的水再进行蒸馏；这样可无需进行二次蒸馏。有一些系统也可能会先蒸馏后进行去离子处理。

反渗透

反渗透过程是使水在压力下通过一个醋酸纤维素或其他材质的半透膜。这种处理可以除去大约90%可溶固体、98%有机杂质、不溶物质和微生物。但是不能除去可溶空气，且只能除去大约10%的离子化颗粒。

其他的纯化方法

其他的水纯化方法包括超滤、紫外线氧化和灭菌（用于其他纯化方法之后）以及臭氧（主要用于工业设备）。如果膜的孔径足够小，将水经半透膜过滤能够除掉不溶性物质、热原和微生物。用活性炭、陶土、硅胶或氧化性金属能够吸附除去一些有机物质。一级水可以通过去离子、过滤和吸附等步骤的组合获得。

实验用试剂

试剂的制备

试剂制备说明书很像一本菜谱，介绍了试剂配制需要的各种成分及其需要量。说明书指明了化学试剂的名称，所需的量以及应稀释的体积。最常用的稀释溶剂是去离子或蒸馏水。

试剂是进行一个化学反应所需要的各种成分。在高度自动化的实验室里，只有很少的试剂需要工作人员自己配制。大多数情况下，只需将水或者缓冲液加入预先包装好的试剂中即可。只有在某些情况，临床实验室和研究实验室需要自行配制一些试剂或溶液用于方法的验证或特殊的分析。考虑到试剂变质、供需以及费用原因，有些实验室也自行配制室内试剂。

化学试剂的等级

化学试剂是自然形成或经某一化学反应得到的物质；它们用于产生一个化学效应或者反应。制备得到的化学试剂分为不同的纯度或级别。分析化学试剂存在许多不同的纯度，如下所示：

- 分析纯（Analytical Reagent，AR）级
- 化学纯（Chemical Pure，CP）级
- 美国药典（The United States Pharmacopeia，USP）/国家处方集（National Formulary，NF）级
- 研究用或商业用级

试剂瓶上的标签和供应商的目录可以给出许多重要信息，比如杂质最大含量或该化学试剂的实际分析结果。试剂配制说明一般都指出所需试剂级别和试剂特定品牌。

分析纯试剂

AR级试剂是一种纯度较高的试剂，用于临

床检验中常用试剂的制备。美国化学学会（American Chemical Society，ACS）建立了许多试剂等级和分析纯化学试剂的标准，那些符合这些标准的试剂都有 ACS 字母的标注。

化学纯试剂

临床检验分析中，使用 CP 级试剂已能够满足纯度要求。但是 CP 级试剂的标注上无有关其杂质含量的信息。因此，除非经过了特定分析过程确定了其组成，CP 级试剂也许不能够在科学研究和多种临床检验技术中使用。在没有高纯生化试剂时，也可使用 CP 级试剂。

USP 和 NF 级

USP 级和 NF 级试剂符合美国药典或者国家处方集规范。由于 USP 和 NF 中使用的化学试剂的采用标准是对健康没有损害而不是高化学纯度，因此他们的纯度通常没有 CP 级试剂的纯度高。

工业级或商业级

这些化学试剂仅用于工业目的，通常不用于临床检验的试剂制备过程。

危险化学试剂和交流政策

临床实验室必须对所有接触危险化学试剂的人员提供相关信息和培训。职业安全和健康管理局（OSHA）规程要求所有使用危险化学试剂的场所都必须配备必要的安全防护措施。必须告知所有人员当暴露在本实验室的危险化学试剂时，所有相关预兆和症状的信息。单个化学试剂的参考资料由试剂生产者和供应商以材料安全信息清单（MSDS）的形式提供（图 4-9）。这些相关信息都必须随危险化学试剂一起运输，并且保证实验室中的任何人员都能查阅到。MSDS 的内容包括潜在危害、安全措施、储存和相关特殊化学试剂的处理。

化学试剂的储存

正确存放实验室持有的化学试剂非常重要。需要冷冻保存的试剂必须立即冷冻。固体物质应该保存在低温、干燥的地方。酸和碱应该分别保存在通风良好的储存柜中。可燃溶剂（如酒精、氯仿）应该存放在特殊建造的、通风良好的储存柜中，并贴上符合 OSHA 规程的标签。可燃溶剂如丙酮和乙醚应一直存放在特殊的安全柜或者其他合适储存设备的指定位置。发烟和挥发性化学试剂如溶剂、强酸和强碱在打开时以及制备可能产生挥发气体的试剂时，必须在通风橱下进行操作，以防止蒸气逸出到房间中。吸水性的化学试剂应该在脱水后或烘箱中干燥后称量，否则称量结果不准确。

认真阅读化学试剂标签上有关储存条件的说明非常重要。多数化学试剂在室温下是稳定的，也不需要保存在干燥器内。一些试剂需要冷藏保存，有一些则需要冷冻保存，光敏性的试剂则需要保存在棕色瓶内（第 2 章）。

参考物质

NBS、CAP 和 CLSI 提供临床检验有证参考物质。NBS 提供最高级别或者纯度最高的化学试剂。临床实验室里很少需要使用这种化学试剂，它们被称为"标准、临床类"。

用于配制标准溶液的化学试剂是高度纯化的化学试剂。这类化学试剂包括一级标准物质，参考物质和有证标准物质。一级标准物质符合委员会制订有关分析试剂的标准。每一批此类化学试剂都必须经过检测，并能在确定的条件下保持稳定。参考标准物质是一种其纯度经过 NBS 标准参考物质（Standard Reference Material, SRM）列表确认的化学试剂。也可使用有证标准物质，例如，CAP 认证的胆红素和氰化高铁血红蛋白标准溶液以及 CLSI 的有证标准化蛋白溶液。

溶液的浓度

要在实验中得到好的测定结果，使用浓度正确的溶液最为重要（第 7 章）。定量转移确保了溶液最终浓度的正确。

溶液的浓度可以不同的形式表达。SI 单位以及传统的用每单位体积的质量表示的方法已经被用每单位体积的摩尔浓度所取代，一般使

POLYMEDICAL公司示例　　　　　　　　　　　**材料安全信息清单（MSDS）**

产品名称：	SED-CHEK® 2ESR 质控

1.产品、配制和供应商的信息：

1.1 产品名称	SED-CHEK® 2ESR 质控
批号：	ESR-2CT, ESR-2CTN, ESR-2CTA, ESR-5CT, ESR-5CTN, ESR-5CTA, ESR-SSA, ESR-SSN
1.2 供应商：	POLYMEDCO, Inc510 Furnace Dock RoadCortland Manor, NY 10567 (914) 739-5400
紧急联系电话：	(914) 739-5400　注意：安全办公室

2.化学性质/组成信息：

试剂盒组成：	化学试剂 CAS No.见说明 人体来源材料 认证号 EINEC No :269-338-3 化学特性 说明：下列物质的化合物，无危险性添加物 附加内容包括人源性和（或）潜在感染性材料

3.危险声明：

警告：	暴露途径：食入、吸入和皮肤 相关信息适用于对人和环境的特殊危害 根据"一般分类系统"的计算过程，该产品不一定要求贴标签 分类是根据欧盟列表的最新版本制订的，且根据供应商和文献扩展。

4.急救措施：

一般信息：	无需特殊的措施。 吸入后，应提供新鲜空气；皮肤接触导致的疼痛需咨询医生。 立即用水和肥皂彻底地清洗。 该产品通常不刺激皮肤。 接触眼部后，需用流水清洗数分钟，然后咨询医生。 误服后，用水清洗口腔，密切观察并且寻求医生的帮助。 有可能产生下列症状：皮肤和眼部刺激。

5.防火措施：

灭火措施：	二氧化碳灭火颗粒或喷洒水。较大火情时使用水或抗酒精型灭火器。

6.意外泄漏措施：

泄漏后：	清理和收集措施：用吸水纸吸去液体试剂 用器械小心地捡起试剂瓶。 仔细清洁污染区,可使用消毒剂为清洁剂.弃去被污染的试剂。 附加信息：产品中不含有危险物品

图4-9　材料安全信息清单（MSDS）示例（Courtesy Polymedco, Inc, Cortland Manor, NY.）

7.使用和储存	
7.1 使用：	安全使用信息：若正确使用，无需采取特别的措施。防爆和防火措施：无需特别的措施
7.2 储存：	储存条件的进一步说明：无储存空间和储存容器的要求； 没有特殊要求
禁止与其他试剂同处放置	没有限制

8. 暴露控制和个人防护	
TLV:	ACGIH 设定的阈值：未列出
吸入防护：	不要求
眼部防护：	护目镜
手部防护：	安全手套

9.物理和化学性质	
物理性状：	液体试剂
颜色：	红色
气味：	轻微
pH （20℃时）	7.0~9.0
沸点：	不适用
熔点：	不适用
闪点：	不适用
是否含有氧化性物质：	不适用
燃点：	不适用
爆炸限：	不适用
蒸气压：	不适用
密度：	不适用
水中溶解性：	全溶
黏性：	不适用

10.稳定性和反应性	
危险性反应	正常使用时无
危险分解产物	不适用

11.毒理学信息	
急性毒性：	原发性刺激作用：作用于皮肤：无刺激作用
作用于眼部：	无刺激增敏作用：无可知的增敏作用
附加毒理信息：	该产品的分类不符合已发行的最新版通用欧盟制备物分类指南的计算方法
	根据我们的经验和所提供的信息，按照规范使用和处理该产品不会产生任何有害效果。
靶器官	不适用

12.生态学信息	
对水的危害级别	(德国规范) （自评估）：对水存在轻微危害。不得将未稀释的或大剂量的该产品排入地下水、水源或排水系统。

（续）图 4-9 材料安全信息清单（MSDS）示例（Courtesy Polymedco, Inc, Cortland Manor, NY.）

13.废弃处置	
	推荐：按照相应区域或地区规定处理废物。
	未清洁的包装：
	推荐：必须按照官方规定处理
	推荐的清洁试剂：水，需要时使用清洁剂

14.运输信息	
DOT 规范	危险级
陆运 ADR/RID（跨界）	ADR/RID 级
海运 IMDG	IMDG 级
海洋污染物	无

15.法规信息	
危险符号：	T,I
警告：	见第3节：危险声明
预防措施：	接触时穿着防护性服装，用肥皂和水彻底清洗。使用含抗菌剂的清洁剂再次清洗。

16.其他信息	
	本文中的数据在此被认为是正确的信息，但不提供任何形式的担保。我们产品的接收者有责任遵守任何相应的法律和规范。

（续）图4-9 物品安全数据表示例（MSDS）(Cortesy, Polymedo, Inc, Cortland Manor, NY)

用升作为体积单位。

在所有实验室检测项目中，由临床化学实验承担的项目占很大比例，其中多数为定量项目。所测定的溶液一般为血液、血清、尿液、脊髓液或其他体液，待测物质溶解在其中。这些物质就称为溶质。因此，溶液中待测物质（无论是有机物还是无机物，低分子量或高分子量）就是溶质。能够将溶质溶解在其中的物质称为溶剂。

制备试剂时，常用水对溶液进行稀释。所用水的体积越大，溶液的浓度就越小，但是溶质的量始终没有改变。

缓冲液和pH

缓冲液由弱酸和弱碱及其对应的盐组成，利用其解离性质减小氢离子浓度的变化。氢离子浓度通常用pH表示。一般情况下表达氢离子浓度的pH的范围在0~14之间。在实验分析中，

测定血液和各种体液（如尿液）的pH值非常重要。

缓冲溶液能够保持pH的稳定，是利用了其所含的弱酸或弱碱和它们对应的盐的特殊解离性质。

试剂制备过程中化学试剂的转移和稀释

配制任何一种溶液时，通常都要用到定量转移操作（操作程序4-3）。保证所称取的物质或待测物质没有损失非常重要。定量转移就是稀释时将所有待测物质都转移到另一容器的过程。在大多数实验室，配制试剂的一般过程是先用烧杯（或其他合适的容器如一次性称量皿）称取一定量的化学试剂，然后将其定量地转移到容量瓶中，再用去离子水或蒸馏水稀释定容。必须选择合适体积的容量瓶，即容量瓶的大小能够满足所配制试剂总体积的需要。

定量转移操作

1. 将一个洁净、干燥的漏斗放在容量瓶口上。
2. 小心地将称量容器中的化学试剂转移到漏斗中。
3. 用少量去离子水或所需溶剂将化学试剂冲洗至容量瓶中。
4. 用少量去离子水或所需溶剂润洗称量容器（烧杯）3~5次，直到所有化学试剂完全从容器中转移到容量瓶中（将每次的润洗液都冲入容量瓶中）。
5. 用去离子水或所需溶剂润洗漏斗后，将其移除。
6. 振摇或震荡容量瓶，使化学试剂溶解。一些化学试剂与其他试剂相比更难溶解；化学试剂的溶解有时会是一个难题，需要额外注意。
7. 加入去离子水或所需溶剂至容量瓶刻度线以下约1.3cm处，等待数秒使处于刻度线以上的液体全部流入瓶中，然后小心加入去离子水或所需溶剂至刻度线（凹液面的底部必须正好位于刻度线上）。
8. 用圆形玻璃塞密封容量瓶，颠倒混匀至少20次。
9. 从容量瓶中取少量混合均匀的溶液润洗已贴好标签的试剂瓶。将配制好的试剂转移至试剂瓶中保存。

通常一次配制 1L 溶液。需要将化学试剂定量转移到 1L 的容量瓶中，然后加去离子水或蒸馏水定容到刻度线上。定量转移要求操作非常仔细和准确。

化学试剂在溶液中的溶解

有很多方法能够帮助固体物质溶解。加热能够提高化学物质的溶解度，且加热也加速了流体的运动（形成有助于物质溶解的水流）。即使是微热也能够使一些化学物质分解，因此加热时必须非常小心。使用搅拌棒或机械搅拌器进行搅拌能够避免溶液局部化学试剂饱和，从而促进溶解。快速添加溶剂法是另一种能够改善固体物质溶解效果的方法。有些化学物质在加入溶剂时易形成团块而聚集在一起。快速添加溶剂，保持固体一直处于运动的状态能够避免这种现象。由于容量瓶多是在 20℃定容的，因此在最后定容的时候，必须将溶液放回至室温。

试剂瓶的标签

在加入试剂前，应在储存试剂的容器（一般为试剂瓶）上贴好标签。不得将试剂存放在没有标签的瓶子或容器中。如果盛有试剂的容器上没有标签，这些试剂必须丢弃。正确书写试剂瓶的标签极其重要。标签必须包括下列信息（图 4-10）：

1. 试剂的名称和浓度。
2. 配制试剂的时间。
3. 配制人员。

试剂使用前的检查

在实际操作中，使用各种试剂之前必须对试剂进行再次检查。根据试剂的不同，可以有不同的检查方式。新批次试剂通常应该与旧批次试剂平行检查。质控品、标准品和校准品都可用于新批次试剂的检测。

除此以外，必须保存试剂的使用记录，标明试剂的使用日期和保质期。使用记录也应记录质控品的批号。检查好试剂后，应做好标记，然后才可用于实验测定。

成品试剂

许多实验室使用成品试剂，特别是那些使用大型全自动分析仪的实验室。生产商一般都提供专门针对这些设备的专用试剂。这种试剂在使用时必须严格按照厂商的操作说明进行。

免疫试剂

临床免疫测定中常使用一些特殊的商品试剂盒。一个典型的试剂盒里含有所有必需的试剂，包括标准品、标记的抗原和抗体以及一些

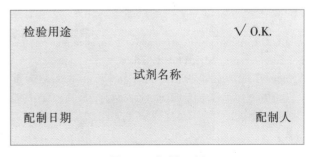

图4-10 标签示例

其他试剂。实验室必须对这些试剂盒进行非常严格的评估以确认它们的可靠性。使用这种试剂盒的缺点在于只能由供应商来保证各个组成试剂的质量满足一定标准，而实验室无法自己控制。因此使用任何新试剂盒都必须按照严格的程序进行评估。同时必须对试剂盒进行长期的监控以保证得到准确的结果。

参考文献

1. National Committee for Clinical Laboratory Standards: Quantities and units (SI): committee report, Villanova, Pa, 1983, NCCLS Document C11-CR.

2. National Bureau of Standards: International System of U-nits, Washington, DC, 1972, US Department of Commerce, No 330.

3. National Bureau of Standards: Standard reference materials: summary of the Clinical Laboratory Standards, Washington, DC, 1981, US Department of Commerce, NBS special publication.

4. National Bureau of Standards: Testing of glass volumetric apparatus, Washington, DC, 1959, US Department of Commerce, NBS circ 602.

5. Clinical and Laboratory Standards Institute (CLSI) Preparation and testing of reagent water in the clinical laboratory: proposed guideline, ed 4, Wayne, Pa, 2005, C3-P4.

6. Commission on Laboratory Inspection and Accreditation: Reagent water specifications, Chicago, 1985, College of American Pathologists.

参考资料

Bishop ML, Fody EP, Schoeff L: Clinical chem/stry: principles, procedures, correlations, ed 5, Philadelphia, 2005, Lippincott-Williams & Wilkins.

Kaplan LA, Pesce AJ, Kazmiercazk SC: Clinical chemistry: theory, analysis, and correlation, ed 4, St Louis, 2003, Mosby.

Burtis CA, Ashwood ER, editors: Tietz fundamentals of clinical chemistry, ed 5, Philadelphia, 2001, Saunders.

Campbell JM, Campbell JB: Laboratory mathematics: medical and biological applications, ed 4, St Louis, 1997, Mosby.

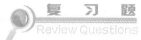
复习题
Review Questions

问题1~3：将测量单位（a~c）配对，并提供缩写。

1. _____体积

2. _____长度

3. _____质量

　　a. 米_____（缩写）

　　b. 克_____（缩写）

　　c. 升_____（缩写）

4. 20℃=_____℉

　　a. 25　　　　　　b. 53

　　c. 25　　　　　　d. 86

5. 75℉=_____℃

　　a. 15　　　　　　b. 21

　　c. 25　　　　　　d. 32

问题6~8：将不同体积的玻璃器皿与它们的主要用途配对。

6. _____1mL容量

7. _____10mL刻度移液管

8. _____100mL容积烧瓶

　　a. 配制一定体积的试剂

　　b. 测定未知浓度的血清样本

　　c. 向反应管中加入试剂

问题9~11：A=正确 B=错误。

9. _____电子分析天平有两个秤盘。

10. _____分析天平有一个玻璃罩。

11. _____上皿式天平可以用来称量试剂。

12. 离心涂片机作用是喷涂_____。

　　a. 在平板上均匀分布的液体样本

　　b. 单层细胞

　　c. 大体积的样本

　　d. a 和 c

13. 实验用水的最高纯度等级是_____。

　　a. 一级　　　b. 二级　　　c. 三级

14. 去除了矿物质的水称为_____。

　　a. 蒸馏水　　　　　b. 去离子水

　　c. 试剂级水　　　　d. 活性炭化水

15. 化学试剂的等级包括下面几种，除了_____。

a. 分析纯　　　　b. 化学纯

c. 商品级　　　　d. 工业级

16. 参考物质就是那些纯度通过了哪些组织或机构认定的化学试剂？_____

a. NBS　　　　　b. CDC

c. OSHA　　　　d. 美国执照署

问题 17~18：将这些名词与其定义配对。

17. _____溶质

18. _____溶剂

a. 溶解在溶液中的物质

b. 溶解用的物质

问题 19~22：A=正确 B=错误

试剂标签应包括

a. 试剂的名称和浓度 _____。

b. 配制试剂的时间 _____。

c. 第一个配制试剂的人员 _____。

d. 试剂的保质期 _____。

（张天娇　施丽飞　李　彤）

学习目标

本章结束时，应能掌握如下内容：

- 识别显微镜的各个部分
- 解释放大率和分辨率的差异
- 解释齐焦距离及其在显微镜中的应用
- 解释调校并描述调校显微镜的步骤
- 描述调节适当的光线以获得最大分辨率

和足够对比度的步骤

- 描述相差显微镜的组成部分，并解释与明场显微镜的差异
- 识别偏振光显微镜的组成部分，并描述其位置和功能

　　显微镜可能是在临床实验室中最常使用（和错误使用）的一种设备。它是血液学、尿液分析和微生物学检查等诸多领域中常用的工具。显微镜属于精密仪器和重要设备，故应保持光学和机械方面的最佳状态，同时必须保持清洁且进行调校。

概　述

　　简言之，显微镜是一个放大镜。光学显微镜（或临床实验室中最常用的明场显微镜）由两个放大镜片组成，分别是物镜和目镜。微小物体经过放大可被肉眼看到。

　　被观察物体总的放大效果是两个镜片共同放大效果的叠加。换言之，放大的总倍数等于物镜的倍数乘以目镜的倍数。例如，一个在 10 倍目镜和 10 倍物镜下看见物体的总放大倍数是 100 倍。放大倍数是以直径为放大单位的，10 倍的意思是物体的直径被放大 10 倍（物体本身或其面积并没有被放大 10 倍，只是物体直径被

放大 10 倍)。放大倍数以数字的形式刻在镜头上。

显微镜下观察到的图像是上下颠倒和左右相反的。实际的右侧显示为左侧，实际的顶端显示为底部，反之亦然。移动观察玻片（或物体）时，应牢记这点。

与放大倍率相同，分辨率也是显微镜应用中的一个基本术语。分辨率是指显微镜分辨出两个物体（点）间最小距离的能力。实际上，分辨能力决定了显微镜的放大倍数。即使增大放大倍率也不能进一步提高分辨率，即为"无效的放大倍率"，镜下两个物点将呈现哑铃状（图 5-1）。

图 5-1　分辨率与无效放大

人眼、光学显微镜和电子显微镜的分辨率分别如下：

人眼
0.25mm　　　0.25×10^{3} m　　0.000 25 m
光学显微镜
0.25μm　　　0.25×10^{6} m　　0.000 000 25 m
电子显微镜
0.5nm　　　　0.5×10^{9} m　　0.000 000 000 5 m

显微镜应用中涉及的另一个术语是数值孔径。镜片的数值孔径是衡量分辨能力的一个指标。随着数值孔径的增加，即使物体之间靠得很近，仍然能够被辨别。数值孔径越大，镜片的分辨率越高。数值孔径也是镜片聚光能力的一个指标，是描述光进入物镜多少的一种方式。任何镜片都有恒定的数值孔径，这个值取决于镜片的直径和焦距（从被观察的物体到镜头或物镜之间的距离）。然而，降低光通过镜片的量将会降低实际的数值孔径。这一点在后面讨论显微镜光度的适当调节时是很重要的，规定的数值孔径值被刻在每片物镜的镜头上。

所有复式显微镜的结构分为 4 个主要部分：镜体、照明系统、放大系统和聚焦系统（图 5-2）。

显微镜的结构

显微镜的镜体包括以下几个部分：显微镜底座是一个坚固的马蹄形靠背架。镜臂是一个支撑放大系统和调节系统的部件，可作为手柄用于显微镜的移动，保证移动时不损坏显微镜的精密部件。载物台是水平的平台或支架，物体可置于其上进行观察。许多显微镜有机械载物台，可使物体易于观察。

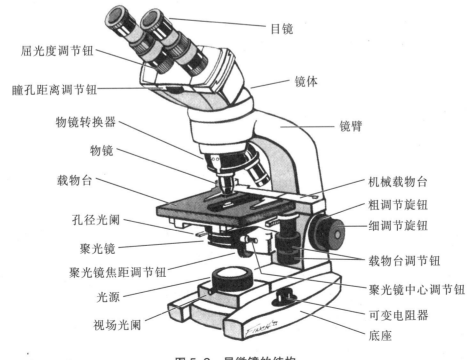

图 5-2　显微镜的结构

显微镜的正常工作需要合适的照明，照明系统是复式显微镜的重要组成部分。应用于临床实验室的不同照明技术或系统包括明场、相差、微分干涉、偏振光和偏振补偿、荧光及暗场等。电子显微镜也有应用，但通常在更专业的实验室使用。

明场显微镜：一般介绍

明场显微镜是临床实验室最常用的显微镜，由照明系统、放大系统和聚焦系统构成。

照明系统

光源和光强度控制

照明系统的主要部件是光源。临床常用显微镜通常是用内置光源（灯泡）。灯泡是靠开关打开的（有些是由可变电阻器控制的，既是开关又可以调节光的强度）。光强度是靠可变电阻器来控制的，调光器开关或滑轮既可为显微镜提供足够的照明又可使操作者感到舒适。当有独立的开关时，光强度在开关关闭之前会逐渐降低，这样可延长灯泡的寿命。光源位于显微镜的基座上，光向上直接通过聚光镜系统。灯泡被适当调节至显微镜的合适位置是很重要的（适当调节的意思是，调节显微镜的各个部分，使光源发出的光通过显微镜到达目镜的光路是正确的）。显微镜的灯泡如果安装合适，灯泡的灯丝是在中心的。许多种类的灯泡都可用（一般使用钨灯或钨–卤素灯），重要的是为特定的显微镜选择合适的灯泡。

聚光镜

照明系统的另一部分是聚光镜。一般的显微镜都是使用载物台下方的阿贝聚光镜。聚光镜直接收集从灯泡发出的光线并将光线聚焦到被检测的物体上。阿贝聚光镜是一个带有非平面点的圆锥形镜片系统（实际上包括两个镜片）。聚光镜的位置是可调节的，可以通过调整旋钮在载物台下面进行升降。只有调节到适当的位置才能将光线正确地聚焦在被观察的物体上。聚光镜的位置正确时，视野是均匀明亮的。

正确使用显微镜时，聚光镜的标示数值孔径应等于或略小于所使用的物镜标示数值孔径。聚光镜实际使用的数值孔径可以通过调节其位置来改变，当它下降时，数值孔径会减小。使用时应将聚光镜调节到每个物镜都可获得最大光线聚焦和最高分辨率的位置。当聚光镜的数值孔径下降到低于物镜的标示数值孔径时，将得到很好的对比度和景深，但同时降低了分辨率。临床实验室中观察湿的未染色标本时常常用到这种操作，例如观察尿沉渣标本时。这种情况下为了得到好的对比度，要降低聚光镜（或关闭部分孔径光阑）以减小聚光镜的数值孔径。一般聚光镜放在最高的位置，即标本以下最多1mm或2mm的位置，光线主要通过位于聚光镜上光圈的开启或关闭来调节。观察湿标本时不能来回移动聚光镜。

有些显微镜备有聚光镜附件，使用低倍镜时放在适当的位置而使用高倍镜时移开。而有些显微镜的使用方法则与之相反，通过调节附件使聚光镜数值孔径能与所用的物镜相匹配。其他照明系统使用不同类型的聚光镜，例如相差、微分干涉和暗场聚光镜。

孔径光阑

孔径光阑也可以控制通过观测物的光亮度。它在聚光镜内底部，位于镜片之下（图5-3）。孔径光阑是一系列水平排列的联动叶片围成的一个中空圈状物（图5-4）。它在需要时可以通过杆或转盘的开关来调节光线强度。孔径的大小即获得光的亮度是由显微镜操作者决定的。这种光线的调节影响聚光镜的数值孔径；随着聚光镜数值孔径的减少，观测视野的范围也减少。因此正确的照明系统调节技术包括恰当的照明强度调节、聚光镜的位置和视野大小的调节等几个方面。

视场光阑

好的显微镜有视场光阑，位于显微镜基座的出光口，通过它光线可以向上到达聚光镜。当标本和聚光镜被聚焦后，视场光阑可控制视

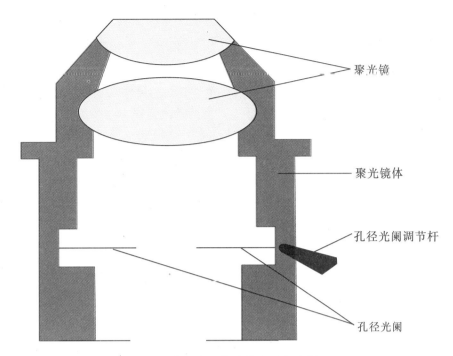

图 5-3　阿贝载物台下聚光镜和孔径光阑

聚光镜

聚光镜体

孔径光阑调节杆

孔径光阑

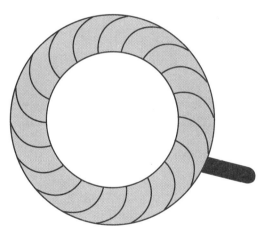

图 5-4　孔径光阑。通过打开或关闭孔径光阑，可以让多或少的光进入视野

野中光的面积。它也可用来调校显微镜。

放大系统

放大系统包括几个重要的部分，在显微镜的使用中起重要的作用。

目　镜

目镜是一个使物镜所形成影像放大的镜头。通常使用目镜的放大倍数是 10×，5× 和 20× 的目镜也常使用。大多数显微镜有两个目镜，称为双筒显微镜。有些显微镜只有一个目镜，称为

单筒显微镜。目镜的放大倍数乘以物镜的放大倍数，就是被观察物体总的放大倍数。目镜之间的距离 (瞳孔间的距离) 是可以调节的，能使两只眼睛的视野就像是一个目镜的聚焦面 (屈光度调节)。

物　镜

物镜是放大系统最重要的部分。通常每个显微镜都有 3 个物镜，放大倍数分别是 10×，40× 和 100×。物镜安装在一个可快速转换的物镜转盘上，也可根据其表面标示的焦距来描述，在临床实验室里最常使用的显微镜有 16mm、4mm 和 1.8mm 的物镜。焦距是描述物镜镜头物理性质的参数，略小于从被观察的物体到物镜镜头中心的距离。因此实际上镜头的焦距是很接近工作距离的，即物镜底部到被观察物体的距离。镜头的放大倍数越大，焦距和工作距离越小，这在显微镜的使用中是非常重要的。因为 40× 和 100× 物镜的工作距离很短，因此为了保护物镜不被工作台上的玻片损坏，必须要有良好的对焦习惯。

一般来说，在临床上使用的显微镜物镜有两种：消色差物镜和平场复消色差物镜。在大多数显微镜上使用的是标准消色差物镜，它可

调校颜色的色差。虽然消色差物镜的使用已经能够满足大多数实验室工作的需要，但其缺点是视野的中心图像很清晰而边缘图像不清晰，且视野不在一个焦平面上。平场复消色差物镜虽然更贵些，但更适用于像40×和100×高放大倍数的物镜，因为整个视野都是清晰的并且在同一个焦平面上。平场复消色差物镜还能够调校颜色和球面的偏差。这种是最好的镜头，某些情况下，显微照相系统可能必须使用这种镜头，但在常规临床工作中显然太昂贵，是没有必要的。

物镜上刻有具体的信息，包括镜片的类型、放大倍数、数值孔径、镜筒的长度及盖玻片的厚度或所需的镜油。

另外显微镜物镜也可用低倍、高倍和油镜来描述。

◎ 低倍物镜

低倍物镜一般用的是16mm工作距离的10×镜头。这种物镜一般用于显微镜工作中最初的扫描和观测。例如，血片和尿沉渣检查一般首先使用低倍物镜观察。低倍物镜也用于显微镜最初的调焦和光线调节。一些常规的显微镜还有放大倍数更低的4×镜头，用于病理切片形态学的初步检查。

在讨论显微镜时用到的一个名词是齐焦距离，意思是调好一个物镜焦点后，如果转到另外一个物镜时，焦点不会改变。因此可在低倍镜下调好显微镜的焦点，再通过旋转物镜转盘转到高倍镜或油镜下，其焦点不变，只需微调。

大多数显微镜低倍镜的标示数值孔径明显低于聚光镜的数值孔径（10×的物镜数值孔径约为0.25；聚光镜的为0.9）。因此，为了完成聚焦必须通过减少到达标本的光强度来使数值孔径更加匹配，即先聚焦或将聚光镜稍微降低（在样本的1mm或2mm以下），然后调节孔径光阑减少光视野范围至大约70%~80%。

◎ 高倍物镜

高倍物镜，或称为高倍干物镜，一般是40×的镜头，工作距离为4mm。这种物镜一般用于更

详细的研究；与10×的目镜一起使用，总放大倍数是400×，大大高于低倍镜100×的放大倍数。高倍镜一般用于对组织切片和湿的标本（如尿沉渣）进行更细致的观察。4mm镜头的工作距离很短，因此必须小心聚焦。高倍镜头的数值孔径很接近（稍低于）常用的聚光镜（大多数高倍镜的数值孔径是0.85，聚光镜是0.9），因此聚光镜应处于最上方（或稍微低一点），然后稍关小孔径光阑以获得最好的聚焦效果。

◎ 油 镜

油镜一般是工作距离1.8mm的100×镜头。它的工作距离和焦距很短。实际上，当使用显微镜时，物镜几乎接触到载玻片，物镜镜头需要特殊等级的镜油，镜油滴加在物镜和载玻片或盖玻片之间，可增加物镜的数值孔径和分辨能力。因为这种镜头的焦距很小，物镜无法获得足够的光线，光通过空气的速度要比通过玻璃快，而通过镜油和玻璃的速度相同。因此，为了增加物镜的有效数值孔径，可使用镜油来降低光通过的速度以增加镜头对光的聚合能力（光通过某物质的速度用折射率来表示。折射率等于光通过某物质的速度除以光通过空气的速度。空气的折射率是1.00，玻璃的折射率是1.515，镜油的折射率是1.515，水的折射率是1.33）。

因为大多数显微镜油镜的数值孔径大于聚光镜的数值孔径，因此聚光镜要调到最上的位置，孔径光阑一般应全部打开，但实际上仅需打开部分孔径光阑。当使用10×的目镜时，油镜的总放大倍数是1 000×，这也是光学显微镜放大倍数的极限。

油镜一般用于血涂片的形态学检查和对微生物的观察。由于其工作距离很短，因此需要干片，湿标本（如尿沉渣）不能用油镜检查。

高倍镜也称为高倍干物镜，因为它不需要使用镜油。另外一些可能出现在临床实验室中的显微镜物镜有4×的低倍镜头和50×或63×的油镜。

聚焦系统

显微镜镜筒是光线通过并到达目镜的部分，即传导光线的通道。物镜需要的对应的镜筒长

度标示在每个物镜上，一般从目镜到物镜的筒长是160mm。

调节系统可使镜筒升降，以便物镜聚焦。一般有两个调节系统：粗调和细调。粗调以很快的速度移动很大的范围，以便获得近似的焦点。细调是较慢的移动有限的范围，以便在粗调后找到确切的焦点。

显微镜的保养和清洁

显微镜是精密仪器，必须很好地保养。移动显微镜时，必须使用双手，一只手拿着镜臂，另一只手托着基座底部。不用时应将显微镜盖上，置于显微镜盒里、桌子上或柜子里。应将物镜调到低倍镜上，镜筒调到尽可能低的位置。

显微镜外部的清洁

大部分显微镜的表面是黑色或灰色搪瓷或金属镀层，可抵抗实验室大多数化学物质的侵蚀。可用中性肥皂和清水擦洗。清洗搪瓷和金属镀层时，要把纱布或软布浸湿以圆周运动擦拭表面，然后立即用干净的干纱布或软布将其擦干。纱布不能用于清洁显微镜的光学部分。

光学镜头的清洁：一般介绍

目镜、物镜和聚光镜的玻璃表面是手工打磨的光学镜片，这些镜片必须保持清洁（操作程序5-1）。光学玻璃比一般的玻璃软，绝对不能用纸片或纱布清洁，这些材料会刮伤镜片。一般用擦镜纸清洁显微镜的镜片。在使用擦镜纸之前，应注意检查有无会刮伤光学玻璃的东西，如潜在的粗糙泥土、灰尘或绒毛等要在擦拭前吹去，可使用商品化的压缩空气罐，或简单制作的空气注射器，即将塑料点眼药器或1mL塑料结核菌素注射器的尖细部分剪下，插在洗耳球上。用这种空气注射器吹掉灰尘和绒毛，否则在擦拭时会刮伤光学玻璃。

物镜的清洁

使用完油镜（100×）后，应立即用干净的擦镜纸擦掉镜油，否则镜油会渗到镜片里或在物镜

操作程序5-1

清洁显微镜镜头的基本步骤

清洁显微镜非常重要，这不仅能延长显微镜和镜头的使用寿命，还能获得高质量的图像。

镜头的清洁特别要小心。所有的玻璃表面都应按下列步骤进行清洁：

1. **吹**。用空气吹去镜片的灰尘。这能除去在后面清洁过程中可能刮伤镜头的大的灰尘颗粒。

2. **刷**。用干净的软骆驼毛或貂毛刷刷去没有吹掉的灰尘颗粒。

3. **擦**。只用擦镜纸擦拭镜片。擦镜纸是用不会刮伤玻璃的软纤维特制的。用水或镜头清洗液沾湿擦镜纸，然后小心擦拭。浸湿能使纸纤维更柔软。不要用酒精作为清洁剂，因为一些镜头上的黏附物可溶于酒精。应先清洗不用油的物镜 [10×，40×（高倍干物镜）]，然后清洗油镜（50×或100×）。应注意用不同的擦镜纸清洗干的物镜和油镜，以防镜油损坏物镜。

的表面变干。使用40×的高倍镜时不能滴加镜油。如果高倍镜、其他的物镜或显微镜的其他部位接触到了镜油，必须马上清除。如果镜片特别脏，必须用少量市售的镜片清洁剂，如甲醇或制造商推荐的溶液滴到擦镜纸上进行清洗。不能使用二甲苯，因为二甲苯会穿透镜头密封圈损坏镜头的固定剂，且其烟雾是有毒的。

清洁油镜的正确方法是首先放下载物台，然后将物镜调到前面，用擦镜纸轻轻擦拭。清洁镜油时要用特殊的镜头清洗液或甲醇沾湿擦镜纸来擦拭，也可用木棉签或擦镜纸沾湿清洗液进行清洗。不要用塑料棉签，塑料会被试剂溶解而损坏物镜。从圆心向外以圆周运动的方式进行擦拭，然后用新的擦镜纸重复几次，最后用干净的擦镜纸擦干。不要反复擦拭，否则会刮伤镜片。

不能用手指接触镜片。物镜是不能拆开的，因为镜片设置轻微的改变都会毁坏物镜。只能如上述那样仅仅清洁镜头的外表面。特别脏的物镜应该从物镜转盘里取出，然后倒置，用目镜（从镜筒中取出）当做放大镜检查是否干净。镜片背面的尘土和绒毛也可用空气注射器吹掉。

常规清洁时一般不将物镜从物镜转盘上取下。最后一步，在使用完显微镜后要用干净的擦镜纸擦拭所有物镜。

目镜的清洁

目镜由于其位置与观测者的眼睛相接触，特别容易接触到污物。睫毛膏对目镜的污染一直是一个常见的问题。尘土可用空气注射器或驼毛刷从目镜镜片上去除，空气注射器可能更容易使用也更有效。镜头要用擦镜纸擦拭时，可将目镜拿起对着光线检查黏附在上面的污物。使用显微镜时，目镜上任何部位的污物会跟着目镜的转动而转动。目镜取下的时间不能太长，因为尘土可能进入镜筒并落在目镜下面的镜片上。

聚光镜的清洁

光源和聚光镜也必须保持没有尘土、绒毛和污物。首先，用空气注射器或驼毛刷将灰尘去掉，然后用擦镜纸擦拭光源和聚光镜。必要时先用市售的镜头清洗液或甲醇沾湿擦镜纸清洁这些部位，然后再用干净的擦镜纸擦拭。

载物台的清洁及其旋钮的调节

每次使用完显微镜时，均需用纱布或纸清洁载物台。彻底清洁后，擦干载物台。

粗调和细调也要像调节机械载物台那样小心调节。当操作这些旋钮有异样的阻力时，不要强行用力。强行用力可能会损坏螺杆或齿条和齿轮。出现问题后一定要找出原因。有时可能需要滴些油。

出现严重问题时，最好求助于专业的维修人员。注意，至少一年要请厂家来清洁一次显微镜。

显微镜的使用

使用显微镜时，必须满足两个条件：显微镜必须是干净的；显微镜必须被调校过。清洁的过程已经在上一节描述了；下面讨论调校（操作程序 5-2）。

操作程序5-2

显微镜调校的一般步骤

操作人员坐在显微镜前，从样本的一个区域到另一个区域进行调焦时，每次都应调校以获得最佳的效果。每个人的操作方式不同，但一般步骤如下：

1. 调整目镜。每个目镜都有屈光度调节器（转到顶部），将"0"设在白点处。
2. 调整物镜。通过调焦旋钮使物镜聚焦。首先从外部观察显微镜物镜到样本间的距离。旋转粗调旋钮使载物台尽可能接近物镜，然后通过目镜一边观察显微镜一边慢慢旋转粗调旋钮使载物台远离物镜，直到图像出现，再旋转细调旋钮至图像清晰。
3. 调整聚光镜。载物台下有一个小的聚焦旋钮可调节聚光镜。将聚光镜抬升到几乎接触到玻片的背面。注意抬升聚光镜时旋钮的旋转方向。
   a. 关闭视场光阑。观察显微镜，反方向旋转聚光镜调焦旋钮直到视场光阑暗场边缘的图像清晰。
   b. 打开视场光阑使其刚刚出视野（注意：如观察高散射的样本，试着移动感兴趣的样品特征到视野中心，然后将视场光阑大部分关闭）。
   c. 调节聚光镜的孔径光阑直到出现清晰的边缘，且背景尽可能清楚。
4. 最后调整目镜。
   a. 保持主视眼的显微镜设置，调节目镜焦距以使另一支眼睛获得同样清晰的图像。

小 结

1. 设置目镜的聚焦环至"0"。
2. 用粗调调焦至图像清晰。
3. a. 将聚光镜抬升至最高位置。
   b. 关小视场光阑，然后观察显微镜，调节聚光镜高低使视场光阑边缘清晰同时样本图像清晰。
   c. 设置视场光阑（通常使其外切于视野）
   d. 设置孔径光阑（获得清晰的图像）
4. 目镜的最后设置，非主视眼聚焦。

这个过程大约历时约30s。当你更换样本视野或转换放大倍数时需要调整这两个光阑。因为在切片上许多同焦距的位置是分散的，只能进行近似的设置，但尽量调整设置有助于得到高质量的图像和结果。

调校

显微镜调校后，光线能从光源通过显微镜的正确光路到达观测者的眼睛。这就是所谓的"科勒"照明。如果显微镜没有被调校，视野似乎是晃动的，观察起来非常不舒服，经常被描述为"使观察者产生眩晕的感觉"。这可经适当的调校或调节光线通过显微镜的路线来纠正。学生使用的那些显微镜已由制造商调校过，重新调校需要专业的知识和经验，因为这些显微镜没有视场光阑、聚光镜中心调节螺丝和可移动的目镜。对这些显微镜重新调校需要专业的显微镜服务公司来做。

如果显微镜有视场光阑，就可以进行调校操作。视场光阑是可调节的光阑，是内置照明器的一部分。当使用低倍镜时，视场光阑应先关到最小，然后用聚焦旋钮来调节聚光镜的高度，直到视场光阑的图像清晰地出现在视野中（图 5-5A）。接下来用聚光镜的中心螺丝将视场光阑的图像移到视野中心（图 5-5B）。打开视场光阑，使其八边形图像内接于视野内（图 5-5C）。有时可能需要重复调整中心的步骤。最后，打开光阑直到八边形图像外切于视野。

光线调节

当使用低倍镜时，被检查物通常是放在显微镜载玻片上，然后再固定在载物台上的。把标本放在载物台上时要小心避免损坏物镜。应固定载玻片的位置，以便被检标本在光路上，且在聚光镜镜头的上方。

学习使用显微镜最重要的内容是光线调节和微调的操作。使用者要确定光源、聚光镜和光圈得到正确的调节。应在任何调焦之前进行光线的调节。打开电源时即可调节光强度，使视野明亮而舒适。光线的调节是靠调节聚光镜的升降及开关光圈来实现的。在开始调节光线时要使用低倍镜。将聚光镜升至最高位置，即在载玻片下 1~2mm 处，孔径光阑和视场光阑自始至终全部打开，降低镜筒使镜头到载玻片的距离约为 16mm（低倍镜的工作距离）。如果显微镜装备有视场光阑，需要调节聚光镜的高度以便视场光阑到达清楚的聚焦，就像前面调校操作描述的那样。

调节孔径光阑应一边通过目镜观察，一边调节光阑直到光线开始减弱。如果可能也可移开目镜观察镜筒，通过调节光阑使光线减少约 20%~30%（图 5-6）。如进一步调节光阑（或降低聚光镜），会增加对比度和焦点的深度，但会降低分辨率。

聚焦

聚焦是另一种要掌握的技术。如使用双筒显微镜，应调节目镜间的瞳孔间距以使左右两边的视野重合。将待观察的物体放在载物台上时，从侧面观察，使用粗调将低倍镜尽可能调低到几乎接触到样本。物镜一定不能直接接触标本，在侧面观察以避免损坏物镜。在物镜刚要接触到标本时，通过目镜观察慢慢用粗调节旋钮聚焦。当接近焦点时，用细调节将物体调节清晰。这个过程要用右眼，然后调节左眼目镜的屈光度，直到左眼观察到清晰的图像。这样物体的图像就落在两眼的焦点上。

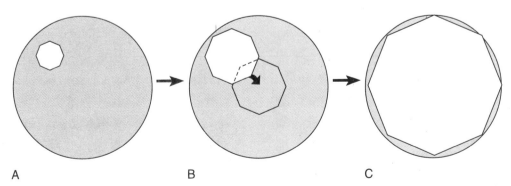

图 5-5　显微镜调校，聚光镜中心定位。A. 视场光阑图像远离中心或未调校；B. 视场光阑图像变宽并通过调节聚光镜调节旋钮向中心移动；C. 视场光阑图像变宽并定位在中心

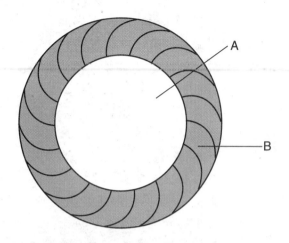

图 5-6 调节孔径光阑。A. 70%~80%的光进入物镜；B. 20%~30%的光被孔径光阑阻挡

进一步调节光线以达到最好的焦点和分辨率。调节光强度要靠亮度控制器，使背景光充足（白色）且柔和。接着完全打开光阑，然后慢慢调整直到光线强度开始变弱。或移去目镜，调整孔径光阑直到镜筒大约80%的面积有光线透过。

当转换物镜时，镜筒的距离没有改变。如前述大多数显微镜是齐焦的，仅需要调节细调旋钮。在显微镜观察的整个过程中，均需进行细调节，特别是湿标本如尿沉渣的检查。

当需要更大的放大倍数时，需要更多的光线，可按照先前描述的调节聚光镜和孔径光阑的方法来实现。一般而言，随着物镜放大倍数的增加，聚光镜需要升高，孔径光阑要打开。当使用油镜时，聚光镜要升到最高位置。

在使用油镜（100×）时，将镜油滴在载玻片上，可得到更多的光线。镜油可传导光线到更好的点位，减少球面差。当使用油镜时，先用低倍镜（10×）找到要观察的地方。一旦确定了位置就将低倍镜调开，滴一滴镜油在玻片上，同时在侧面观察，转换成油镜，确保其与镜油接触并避免产生气泡。通过物镜转盘转换镜头，而不是更换物镜本身，这样可以保护物镜不受损坏。调节过程中不能使用目镜。初调节完成后，对着视野进行细调节。使用完后用擦镜纸将镜油从物镜上擦去。

其他类型的显微镜（照明系统）

明场照明系统是常规临床实验室使用最多的照明系统。但其他的照明方式也在使用，包括相差、微分干涉、偏振光、暗场、荧光和电子显微镜等所用的照明系统。显微镜的基本原理和使用规则也适用于这些系统；这些系统与明场显微镜的主要差别是光线传递和照明方式的不同。

相差显微镜

相差显微镜是另一种非常有用的显微镜。明场显微镜的不足之处是必须对标本进行染色，才能获得足够的对比度和细节；而相差显微镜适于对不染色结构的观察，也可观察活体标本，因此细胞和器官的湿标本不必事先脱水和染色即可观察。与明场显微镜相比，用这种系统观察可增加结构的对比度。

相差显微镜在明场显微镜的基础上对物镜和聚光镜进行了改进。聚光镜内部（或聚光镜下部）有环状光阑或环，环状光阑使光线呈空心锥形或"面包圈"形通过聚光镜到达标本。物镜中安装有相应的吸收环。每个相差物镜必须有一个相应的聚光镜环（图5-7）。在有多个相差物镜的显微镜上，环形光阑通常安装在一个可旋转的聚光镜圆盘上（图5-8）。使用每个相差物镜时都要调节聚光镜，以使环状光阑和相差吸收环匹配。

相差显微镜也可当做明场显微镜使用，只要将聚光镜设定在标准明场的无环状光阑位置。因为相差物镜阻挡了一圈环形光线，所以用相差物镜来进行明场检查时分辨率和清晰度都会降低。实际应用中，显微镜会安装一个额外的明场物镜。

环状光阑和吸收环必须进行准确的调节，以使它们呈同心圆或相互重叠。显微镜首先要在明场工作环境下调校，然后调节环状光阑，通过旋转聚光镜转盘使聚光镜中的相差环状光阑与相差物镜相匹配。插入相差环观察装置，或插入一个相差望远镜到目镜筒中，调节视野

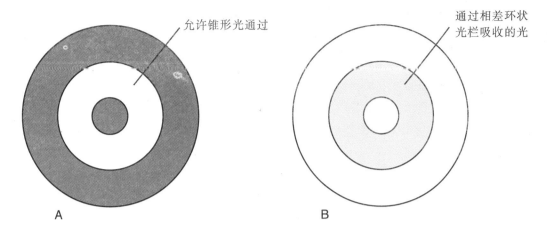

图 5-7 相差环状光阑和吸收环。A. 相差聚光镜环状光阑；B. 相差物镜吸收环

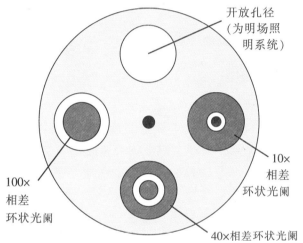

图 5-8 安装有明场物镜、低倍镜、高倍镜和油镜的旋转式相差聚光镜

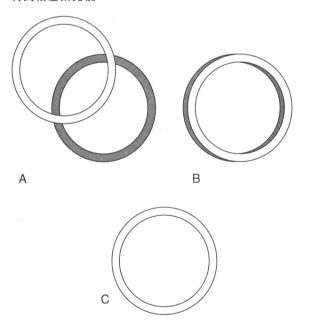

图 5-9 环状光阑和吸收环的调校。A. 调校前：未调节相差环状光阑；B. 移动相差环状光阑使其接近被调校；C. 调校：相差环状光阑与相差吸收环重叠

焦距直到环状光阑（看上去为白色的光环）聚焦，此时明亮（白色）的环和暗环应该是重叠的（图 5-9）。如果没有很好的重叠，要通过调节位于聚光镜上的环状光阑中心旋钮来重新定位环状光阑。每种显微镜的调节方式都有所不同，因此需要按照显微镜的操作指南进行调节。但是，相差显微镜需要首先进行明场显微镜调校，再进行环状光阑与相差物镜匹配的操作。

相差的网状效应可将光的速度减慢 1/4 波长。光速度的减慢使系统对不同折射率很敏感。物体的折射率、形状和吸收性质不同使光的强度和明暗出现明显不同。最终的效果是观察者可在不染色的湿标本上得到很好分辨率和清晰度的图像，如彩图 5-10 显示。在临床实验室中，相差显微镜可用于血小板计数、在尿沉渣中观察细胞的结构和管型及阴道涂片的观察。因为成像清晰和操作简单，相差显微镜已成为常规尿液分析中的一种常用工具。然而，显微镜使用者必须要掌握从明场到相差的转换时机，因为在有些标本中，有些结构用相差观察较好而其他的用明场观察较好。

微分干涉显微镜

在临床实验室中使用的另一种照明技术是微分干涉照明系统。该技术可为观察者提供标本的三维图像，与相差显微镜一样，微分干涉显微镜也适用于湿标本，如尿沉渣检查，其可以在不染色的情况下提供很好的清晰度。

微分干涉显微镜其实是在明场显微镜的基

础上，将沃拉斯顿棱镜加到聚光镜上改造得来的。两束偏振的光线中，一束通过标本改变了光波的振幅（或高度），另外一束（作为参照物）则不通过标本。两束不同的光线分别通过物镜，然后被第二个沃拉斯顿棱镜重新组合。通过光波的叠加可增加或减少光波的振幅，形成三维图像。

偏振光显微镜

偏振光显微镜也是由明场显微镜改造而来的。起偏镜像个滤网，吸收向各个方向振动的普通光波，只允许一个方向（南北或东西）振动的光波通过（图 5-11A）。偏振光显微镜的起偏镜放置在光源（灯泡）和标本之间的。检偏镜放置在标本上方，位于物镜和目镜之间（或在镜筒中，或在目镜中）。旋转起偏镜或检偏镜直到二者的偏振方向互相成直角（图 5-11B）。如果观察者通过目镜观察时看不到光线，原因是起偏镜和检偏镜互相成直角时所有的光都被挡在光路外了。然而，某些物体有种特性名为双折射性，即它们可旋转（或偏振）光线。一个物体如果能使光线偏振，那么在起偏镜和检偏镜交叉时仍能够被看见，而那些不能使光线偏振的物体就不能在偏振光显微镜下被看到。具有双折射性的物体在暗场背景下出现。

偏振光显微镜更进一步的改进是使用了补偿器。补偿器就像"一级红光片"或"全波滞留板"，安放在两个偏振光过滤器的中间，与交叉的起偏镜和检偏镜之间成45°（图 5-11C 和 D）。由于添加了补偿器使背景显现红色或洋红色，而物体在双折射（偏振光）下由于与补偿器的方向和光学特性而显现出黄色或蓝色。

补偿偏振光显微镜一般在临床上用于区分滑膜液的单钠尿酸盐和焦磷酸钙结晶。它也用于尿沉渣的常规检查和一些组织学检查。偏振光显微镜常用于地质学的颗粒分析和法医学。应用偏振光显微镜可以确定一个物体的光学特性。

暗场显微镜

暗场显微镜在载物台下有一个特殊的聚光镜，它可使光波交叉通过标本，而不是平行通过。当使用暗场显微镜时，背景是黑或暗的，因为没有光线通过聚光镜直接到达物镜。当一个物体在载物台上时，光线照在物体上会发生偏转，观测者可以通过物镜看见被观察的物体在黑色的背景下发亮。任何一台明场显微镜可通过用暗场聚光镜替换普通聚光镜来改成暗场显微镜。

暗场显微镜在常规临床实验室被用于观测钩端螺旋体和梅毒感染者分泌物中的螺旋体。由于新的显微镜设计技术所带来的便利，暗场显微镜最近可用于对尿沉渣进行低倍观察。暗场效果也可以通过使用不相配的相差环状光阑和相差物镜来达到，如用一个低倍相差物镜和一个高倍物镜的环状光阑。

荧光显微镜

透射荧光显微镜是一种效果更好的暗场显微镜，相当于增加了波长的选择。某些物体可产生自发荧光，即它们吸收较短波长（紫外光）的光，发射出较长波长（可见光）的光。在透射荧光显微镜和复式显微镜中，暗场聚光镜前有一个特殊的发射滤光片，它只允许短波长的蓝色光通过物体平面。如果一个标本含有发射荧光的物质（可能是天然的，也可能是用某种荧光染料染色或标记的），它将吸收蓝色光，发射出较长波长的黄色或绿色光。在镜筒或目镜中安装了一个特殊的滤光片，只通过特定波长的光线。因而，荧光显微镜只显示发射荧光的物质。只有正确选择滤光片，才可使特定波长的光线通过显微镜到达观察者的眼睛。那些没有荧光物质的样本因不会发射相应波长的光而不会被看见。

荧光技术特别是荧光抗体（fluorescent antibed，FA）技术在临床实验室中非常有用，常用于临床微生物实验室和各种免疫学研究中。不同的荧光抗体技术可用于微生物的初步鉴定或细菌的最终鉴定，如在 A 群链球菌的鉴定中已替代了旧的血清学方法。这项技术还可节约时间，更早获得诊断结果，且比其他技术更灵敏。荧光技术也可用于那些不能被培养的微生物的鉴定，如梅毒螺旋体。

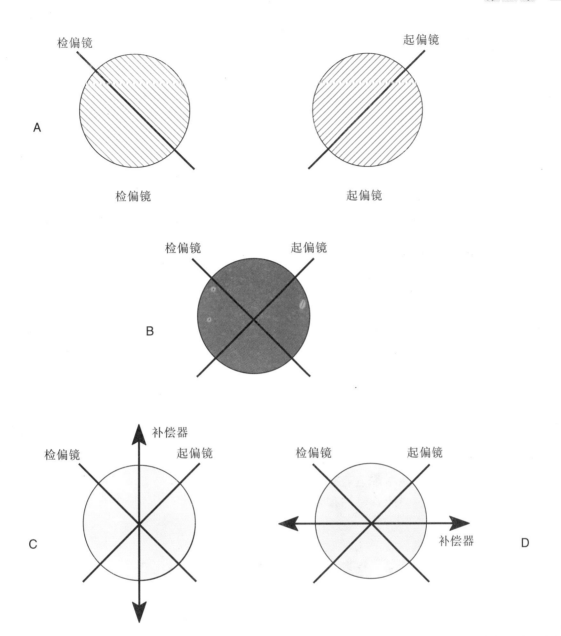

图 5-11　偏振光和补偿偏振光原理。A. 偏振透镜或滤光器。起偏镜放置在光源和样本之间；检偏镜放置在样本和观察者眼睛之间；B. 偏振光。可通过将检偏镜与起偏镜安装成直角而获得。检偏镜的位置是固定的，旋转起偏镜直到光线被阻挡（看到黑或暗的背景）；C. 补偿偏振光。补偿器放在交叉起偏镜的45°位置，可获得红色或红紫色的背景颜色。图中慢波补偿的方向是南北方向；D. 补偿偏振光。图中慢波补偿的方向是东西方向

电子显微镜

由于任何一种光学显微镜放大倍数都局限在大约 1 500×~2 000×，超过这个倍数就会降低分辨能力。而电子显微镜即使放大到 50 000×以上，也能提供较高的分辨率。

一般而言，电子显微镜的原理和光学显微镜是相同的，只是照射标本的是由电子"枪"产生的电子束，而不是光束。电子通过高压电位加速，然后通过由两个磁透镜组成的聚光镜系统，电子束集中在标本上，物镜提供初步放大，最后的图像不能被直接观察，而是被投影在荧光屏或照相底板上。以上是透射电镜（transmission electron microscope，TEM）的原理。

另外一种是扫描电镜（scanning electron microscope，SEM）。扫描电镜聚焦在标本的表面，通过电子束聚焦撞击物体而产生三维图像。电子从样本的表面发射出，除了从聚焦电子束偏

转的电子外都集中在阴极射线管或照相底片上，显示出三维图像。

透射电镜和扫描电镜的标本都需要特殊制备，这在常规临床实验室是不做的。标本必须特别的薄，因为透射电镜的电子束必须穿过标本，而电子的穿透能力很差。扫描电镜的标本可以厚些，因为其电子束不需要穿透标本。两种电子显微镜都不能用于活细胞的研究，因为标本受到真空的限制，且电子束对活组织的破坏能力很强。虽然有这些局限性，但电子显微镜还是能提供很多细胞结构和功能的信息。

数字图像

在过去的 30 年里，数字图像及其在网络中传输用以远程分析的技术取得了巨大的进步。显微镜设计的最新进展为多维显微镜检查打开了一扇门。标准的共聚焦显微镜可提供 X、Y 和 Z 三维空间的数据，而新技术可提供更多维的数据，新的四维空间是 X、Y、Z 加时间，五维空间是四维空间加波长，六维空间是五维空间加上使用电动载物台获得的多位点数据。这些多维空间数据使捕捉活细胞的六维图像成为可能。

在过去的 30 年里，显微镜最显著的改变是图像的数字化。数字化图像增强了提取信息或修改图像的能力。这些数字化图像可通过自动化流程与远程观察者分享图像采集、存储和再传输。这种技术被称为"虚拟显微镜检查"。

一家瑞典公司 Cella Vision 推出了自动化数字细胞形态学检查仪器。DiffMaster Octavia 即是这种定位并预分类血液细胞的图像分析系统，其分析过程是根据一个大型细胞数据库调节人工神经网络系统来完成的。CellaVision DM96 能够自动预分类白细胞、产生血小板估计值和预分类红细胞。血小板估计值和预分类红细胞的结果是在观察 8 个高倍视野的图像后得出的。结果的复查和发送都可远程实现。

参考资料

Beford JR: The theory of the microscope, Rochester,NY, 1965,Bausch &Lomb.

Cella Vision: http://www.cellavision.com (re trieved October 2005).

Gill GW: Microscope cleaning tips, techniques and timing, Lab Med 36 (8) :460,2005.

Schwartz S: Trends in digital bioscience imag ing, Bio –It World 4 (7) :48,2005.

http://www.microscopy-analysis.com/

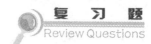 复习题 Review Questions

1. 当用高倍镜观察湿标本时，哪种方法可以得到最大的分辨率和充分的对比度？
   a. 用视场光阑调节聚光镜焦距,然后通过关闭孔径光阑将到达物镜的光的量减少到 70%~80%
   b. 调节聚光镜的位置使其尽可能远离样本玻片,然后关闭视场光阑
   c. 保持聚光镜的高度尽可能接近玻片,将孔径光阑尽可能打开;然后用光强度控制装置减少光进入物镜的量
   d. 以上任意一种

问题 2~4：将物镜与其常用的工作距离配对 (a~c)。

2. _____ 4mm
3. _____ 1.8mm
4. _____ 16mm
   a. 油镜
   b. 高倍镜
   c. 低倍镜

问题 5~7：将物镜与其常用的数值孔径配对 (a~c)。

5. _____ 油镜
6. _____ 高倍镜
7. _____ 低倍镜
   a. 0.25 NA
   b. 0.85 NA
   c. 1.2 NA

问题 8~10：将物镜与聚光镜位置配对 (a~c)，假设聚光镜的数值孔径为 0.85。

8. _____ 油镜

9. ＿＿＿＿高倍镜

10. ＿＿＿＿低倍镜

　　a. 尽可能最高的位置或稍微降低一点

　　b. 尽可能最高的位置

　　c. 降低到玻片以下 1mm 或 2mm

11. 当第一次看玻片时用什么物镜?

　　a. 高倍镜

　　b. 100×

　　c. 40×

　　d. 10×

12. 当开始看玻片时最先使用的聚焦调节器是哪个?

　　a. 小聚焦旋钮

　　b. 粗调

　　c. 细调

　　d. 4×物镜

13. 能看到最大面积物体的物镜是哪个?

　　a. 4×

　　b. 10×

　　c. 100×

　　d. 40×

14. 描述如何减小光强度

　　a. 调节粗聚焦旋钮

　　b. 关闭光阑

　　c. 调节明暗转换开关

　　d. 打开光阑

15. 如果一个目镜可以看清而另一个不行, 如何调节?

　　a. 细调

　　b. 粗调

　　c. 换不同的物镜

　　d. 调节另一个目镜

16. 如果看到两个重叠环,每个环有部分物体,需要调节哪个部分?

　　a. 焦距

　　b. 光阑

　　c. 目镜宽度

　　d. 换不同的物镜

17. 如何增加视野深度?

　　a. 增加光的量

　　b. 打开孔径光阑

　　c. 闭上一只眼睛

　　d. 用细调

18. 使用 10×和 40×物镜时用哪个调焦旋钮调焦?

　　a. 细调

　　b. 粗调和细调

　　c. 细调和光阑

　　d. 粗调

19. 用 10×目镜和 40×物镜, 放大倍数是多少?

　　a. 10 倍

　　b. 40 倍

　　c. 400 倍

　　d. 4 000 倍

　　e. 没有附加条件无法计算

（陆学军　虎靓颖　彭毅峰　谢　波）

第6章 临床实验室检测技术

学 习 目 标

本章结束时，应能掌握如下内容：

- 4 种基本检测技术
- 吸收分光光度法的原理
- 光的特性
- 溶液的颜色与其所吸收光的波长的关系
- 如何利用物质的呈色强度检测其浓度
- 比尔定律
- 制备标准曲线测定未知物的浓度
- 分光光度计各部分名称
- 分光光度计的 3 种质量控制试验

- 分光光度法的原理
- 散射比浊法的原理、优势和不足
- 流式细胞仪的原理及其临床应用
- 酶免疫分析的特点
- 比较 3 种基本的免疫荧光标记技术
- 列出至少 3 个自动免疫分析的潜在优势
- 对电极进行描述
- 比较 pH 电极和离子选择性电极
- 库仑分析、电泳和色谱技术
- POCT 使用的分析技术

定量检测技术是临床实验室所必需的。当今仪器已经逐渐实现小型化，使发展 POCT 设备成为可能。技术复杂的自动化分析仪中使用的方法是以传统方法和技术为基础的。一般临床实验室所使用的自动和手工测定方法包括分光光度法、离子选择性电极法、电泳法、散射比浊法和免疫分析法。

分析技术和仪器是现代临床实验室进行所有检测的基础。多数检测方法都可归类于以下 4 种基本检测技术：

- 光谱测定法，包括分光光度、原子吸收和质谱法
- 发光法，包括荧光、化学发光和散射比浊法
- 电分析法，包括电泳、电位测定和电流测定法
- 色谱法，包括气相色谱、液相色谱和薄层层析技术

光 度 法

一般检测电磁辐射的仪器具有共同的原理和组成部分。临床实验室最常用的技术之一就是光度法，或特定的吸收或反射分光光度法。光度法利用颜色及颜色的变化测定各种物质的浓度。目前临床实验室常将分光光度计应用在多种自动分析仪上，每个临床实验室工作者都应该了解分光光度法的原理。

光度法检测的是光强度，或从光源发出的光在物体表面降低的量。光度法仪器只检测光的强度而不考虑波长，而分光光度法是在选定波长下测定光的强度。

吸收分光光度法

吸收分光光度法是指在特定波长下检测未知样本的吸光度，与同一时间、同一波长下测得的已知标准溶液的吸光度比较而得到样本浓度。颜色深度与物质的浓度呈正比。

分光光度法或称比色法，作为一种定量检测的手段，主要取决于两个因素：颜色和颜色的深度。可被分光光度法检测的物质必须本身有颜色，或可被染色。血红蛋白就是一种有色物质（在血液实验室可用分光光度法测定）。糖，特别是葡萄糖，是一种本身无色但可用特定试剂和反应使之显色的物质，因此糖也可用分光光度法测定。

分光光度法定量检测是将未知的有颜色物质与已知浓度的相似物质（标准溶液）比较。在吸收分光光度法中，检测几个不同浓度标准溶液的吸光度单位或吸光度值并绘于图表纸上，所绘图形称为标准校准曲线或比尔定律图。用分光光度计测定未知标本的吸光度值并在校准曲线上确定其浓度。

光的特性

为了理解吸收分光光度法（和光度法）的应用，首先要了解颜色产生的基本原理。而要了解颜色，首先要了解光的特性及其对颜色的作用。光是一种辐射的能量，以波的形式传播，光波之间的距离称为光的波长。光通常指人眼可见波长范围内的辐射能和接近人眼可见波长范围的辐射能。

电磁辐射包括一系列能量，其从左到右的顺序依次是短波、高能 γ 射线、X 射线和无线电波（图 6-1）。可见光的频率在波长 400nm 的紫外光和波长 700nm 的红外光之间，此范围是可见光谱的大致范围。

人眼可接受的辐射能或光的波长范围为 380nm~750nm。1nm 是 10^{-9} m，利用现代光学设备可检测更短波长的光（紫外线）或更长波长的光（红外线）。现代仪器可将一段狭窄波长范围的谱线分离出来用于检测。大多数仪器使用滤光器（光度计）、棱镜或光栅（分光计）来选择或分离一段狭窄的特定波长的光。光的波长决定了其在人眼中的颜色，每种颜色都是一特定波长的光。不同波长的光混合在一起组成了日光，或称白光。当光线通过滤光器、棱镜或衍射光栅，便被分成一系列由紫到红的可见光谱。可见光谱由下列颜色组成：紫、蓝、绿、黄、橙和红色。当白光被滤光器或棱镜衍射或部分吸收后，可以转变为特定颜色的可见光。

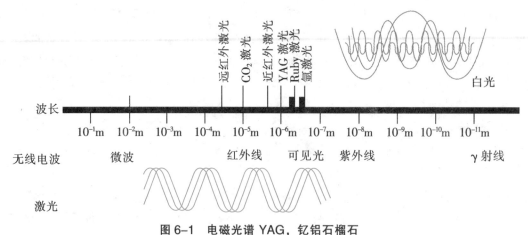

图 6-1 电磁光谱 YAG，钇铝石榴石

(引自 Turgeon ML: Clinical hematology: theory and procedures, ed3, Philadelphia, 1999, Lippincott–Williams & Wilkins.)

波长 380 nm 以下为紫外光，750 nm 以上为红外光，但人眼看不到这些波长的光。表 6-1 比较了可见光谱中各种波长的光。

表 6-1 可见光谱观察到的颜色及相应的波长

近似波长 （nm）	观察到的颜色
<380	不可见（紫外光）
380~440	紫色
440~500	蓝色
500~580	绿色
580~600	黄色
600~620	橙色
620~750	红色
>750	不可见（红外光）

可见光谱中光的颜色取决于不被吸收光的波长。当光不被吸收时，便会被透射。一种溶液有色是由于其物理特性，导致它吸收特定波长的光而透射出其他波长的光。当白光通过一种溶液，只有部分光能被吸收，其余的光被透射。空气中的雾滴折射或过滤太阳的特定射线而透射其他射线时，便会产生彩虹。彩虹颜色是从红到紫，即可见光波的范围。

光的吸收和透射：比尔定律

很多溶液中含有颗粒，可吸收特定波长的光而透射其他波长的光。人眼可看到溶液的特定颜色，并根据颜色识别溶液所透射光的波长。

溶液呈蓝色是由于溶液中的颗粒透射蓝光而吸收其他颜色的光。溶液呈红色是由于溶液中的颗粒透射红光而吸收其他颜色的光。

分光光度法定量测试的基础是待测物质与试剂或化学物质发生反应产生颜色。试剂和待测物质反应产生颜色的量取决于物质的浓度。因此，颜色的强度和物质的浓度成正比。

如比尔定律所述，物质的浓度与吸光度呈正相关或与透射光呈对数相关（透光率和吸光度都是光度法的相关术语；见下面的讨论）。比尔定律是分光光度法定量检测的基础。当溶液呈深红色时，可认为溶液中使其呈红色的物质浓度很高。比尔定律还可以解释为溶液的颜色会随着溶液中相应物质浓度的增加而加深。

如定律所述，测定溶液颜色时应固定溶液的纵深。溶液纵深可通过比色杯或容器的直径而加以控制和调查。增加光通过溶液的纵深路径（通过使用更大直径的比色杯）与增加光和人眼间颗粒数量的效果相同，因此可以明显地增加溶液的浓度或颜色深度。

光透射与吸收的表示方式

溶液对光的透射强度或吸收强度通常有两种表示方式［吸收光的另一种表达方式为光密度（optical density，OD），目前较少使用］。电子测定设备用吸光度（A）单位或百分透光率（%T）单位来表示测定结果。大多数分光光度计都可显示这两个单位的读数。有时从读数刻度表上很难直接读取吸光度单位，因为它是以对数划分而不是等分的（图6-2）。

吸光度是溶液吸收光数量的一种表示方法。吸光度值与溶液的浓度呈正相关，在线性绘图纸上可表示为一条直线（图6-3A）。多数分光光度计的面板上可同时给出吸光度和百分透光率读数。百分透光率是指光通过有色溶液后的数量与光透过空白或标准溶液后数量的比值。空白溶液包含程序中使用的所有试剂，但不含有待测物质。

百分透光率为0~100（通常缩写为%T），在仪器表盘上平均分布（图6-1）。随着有色溶液浓度的增加，被吸收的光量增加，而百分透光率降低。透射光强度的下降与待测溶液的浓度或颜色不呈正比，浓度以及所对应的百分透光率读数在线性绘图纸上不呈一条直线（图6-3B）。由于浓度和百分透光率呈对数相关，因此，浓度所对应的百分透光率在半对数绘图纸上可得到一条直线（图6-3）。吸光度和百分透光率的关系如下：

$$A = 2 - \log\%T$$

其中，2 是 100%T 的对数。可从标准化学参考书方便地查到吸光度和透光率之间的换算表。

标准曲线的绘制和应用

当今的临床实验室实际上已经不再用绘图纸绘制标准曲线，而是用分光光度计测定标准溶液和未知溶液的吸光度，在计算机上得到两者关系。在科研实验室或建立一个新的或特殊方法时，可能有必要手工绘制标准曲线。为了理解标准曲线的概念及其在特定条件下的应用，首先必须熟悉标准曲线的绘制及应用原理。

绘图纸的种类

如前文所述，由于百分透光率和浓度呈对数关系，因此可用半对数绘图纸对光度计的百分透光率读数作图。半对数绘图纸横轴的刻度呈线性分布，而纵轴的刻度呈对数比例分布（图6-4）。将标准溶液的浓度绘制在横轴上，而光度计的透光率或吸光度读数沿纵轴绘制。使

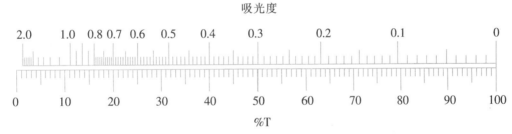

图6-2　百分透光率对应吸光度读数的可见范围分区。吸光度是指测得的被阻挡或被吸收的光。百分透光率是指测得的透过溶液的光（引自 Campbell JB, Campbell JM: Laboratory mathematics: medical and biological application, ed 5, St Louis, 1997, Mosby.）

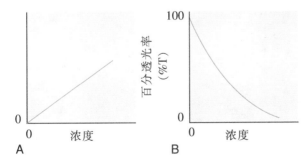

图6-3　线性绘图纸显示所绘吸光度（A）和百分透光率（B）对应浓度的关系（引自 Kaplan LA, Pesce AJ, Kazmierczak SC: Clinical chemistry: theory, analysis, and correlation, ed 4, St Louis, 2003, Mosby.）

用时，由于浓度与检流计读数的对数成比例，可将百分透光率读数直接绘制在半对数绘图纸的对数刻度轴（即纵轴）上，这样，百分透光率读数便可转化为适当的对数值。百分透光率和浓度在半对数图纸上作图，两者呈正比关系，当把每个标准点连接即得到所需的直线图。

一条好的标准曲线有以下几个标准：①呈一条直线；②直线可连接所有点；③直线过原点或与两轴相交。绘图纸原点是指横轴和纵轴的相交处，在原点上，透光率为100%T，浓度

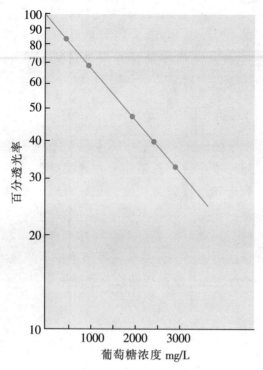

图 6-4 半对数绘图纸显示百分透光率对应浓度的关系
（引自 Kaplan LA, Pesce AJ, Kazmierczak SC: Clinical chemistry: theory, analysis, and correlation, ed 4, St Louis, 2003, Mosby.）

为 0。

线性绘图纸也可用于记录吸光度读数，因为在特定波长下吸光度和待测有色溶液的浓度呈正比。由于绘图纸横轴和纵轴的刻度均呈线性分布，因此，若想用线性绘图纸绘制一条标准曲线，且只有百分透光率读数，则需将其转化为对数值绘于纵坐标上。吸光度单位则可直接对应其浓度绘于纸上，得到一条直线图（遵循比尔定律）。在绘制所需直线图时，为了简化从百分透光率到吸光度的转换，建议使用半对数绘图纸。

绘制标准曲线

在绘图纸上绘制代表浓度或检流计读数的点时，应特别注意绘图纸上的间距，很多错误都源于绘制时的疏忽。此外，在绘制标准曲线时，需正确标出坐标轴以及图表附带的其他信息。

标准曲线的应用

绘制出的标准曲线可用于计算任何未知物的浓度，但其重要前提是该物质必须与用于绘制标准曲线的物质相同。通过将未知溶液与已知浓度溶液比较得到其浓度。

图 6-5 列举了绘制和应用标准溶液的简例。本例中的 3 份标准溶液浓度如下：标准 1（S_1），0.02mg；标准 2（S_2），0.04mg；标准 3（S_3），0.06mg。将这些浓度绘制于半对数绘图纸上的横坐标上。

用光度计测定 3 份标准溶液，百分透光率如下：S_1=76%T；S_2=58%T；S_3=45%T。将百分透光率读数绘制在浓度所对应的对数刻度轴（纵坐标）上，用尺子将各点连接起来。未知物的读数为 63%T。利用图 6-5 的图表，在纵坐标上找到 63%T 这一点，从该点横向画线与标准曲线相交，再从该点纵向画线找到横坐标上所对应的浓度。测定未知物浓度的准确性取决于所用标准溶液的浓度。未知物浓度的准确性可能比标准溶液的准确性稍差。称量标准溶液时通常精确到小数点后第 4 位。在本例中，未知物浓度的读数为 0.034 3mg（小数点第 4 位为估读）。

在临床实验室，每次使用标准溶液实现每批分析标准化，比长时间使用一条标准曲线得到的结果更可靠。使用标准溶液可以抵消诸如

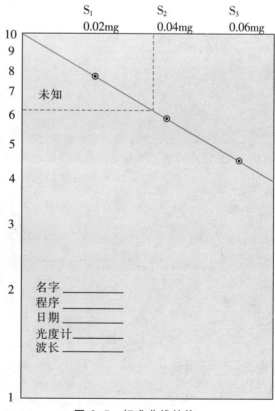

图 6-5 标准曲线结构

时间、温度、试剂的有效期以及仪器状态等可变因素。最好使用几份不同浓度的标准溶液而不是单一浓度的标准溶液。要得到关于检测物浓度的可靠光度信息，必须以标准溶液作为比对的基础。

分光光度法中仪器的应用

用于显示未知溶液和标准溶液颜色之间定量关系的仪器被称为分光光度计或比色计。分光光度计可检测溶液的透射光，从而计算溶液中吸光物质的浓度。

多数光度法所用的仪器都具有分离狭窄波长或分色能力。用滤光片分离光谱的仪器称为滤光片光度计，用棱镜或衍射光栅分离光谱的仪器称为分光光度计或光电比色计。这两种仪器在临床实验室均被广泛使用。老式比色法比较未知物颜色与标准物质颜色的视觉差异。总体而言，目视比色法已被更特异、更准确的光电比色法取代。

目视比色法目前被广泛应用于临床化学检测（如尿分析）中各种干化学试纸条的检测。尽管可用电学法测定颜色信号，但目前还是常使用目视法。

目前临床实验室使用的分光光度计种类很多（图6-6）。但多数仪器的原理是相同的：即将标准溶液透射光量与未知浓度溶液的透射光量比较，以得到未知溶液的浓度。

光度计采用电子设备比较待测溶液的实际颜色强度。顾名思义，分光光度计实际是将两个仪器合二为一：分光计可产生特定波长的光，也叫单色器；光度计可检测光的强度。很多实验室使用的自动化分析仪器中，光度计仍为必

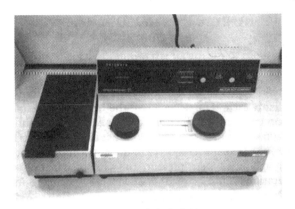

图 6-6　分光光度计
（引自 Hematology: clinical principles and application, ed3, Philadelphia, 2002, Saunders.）

要组成部分，可检测未知溶液和标准溶液的吸光度值。有些仪器配有滤光轮，由于轮上有滤光片，所以可检测任意波长下的吸光度。微处理器控制滤光片的正确位置使其可测定特定分析物。根据吸光度信息，计算机微处理器可计算出未知溶液的浓度。

分光光度计的主要组成部分

分光光度计主要有光源、分离所需波长的分光设备、光纤、试管、光度检测器、输出设备、记录器以及微处理器（图6-7）。

光　源

分光光度计必须有光源，可以使用能发出适量白光的灯泡。光源必须恒定不变，因此建议使用变压器或供电器。光源可能是移动或固定的。在可见光区或近红外区通常使用白炽灯、钨灯或卤钨灯等光源。多数辐射能分布在近红外区，通常将吸热滤光片插入灯和样本之间吸收红外辐射。紫外区通常用氙放电灯和汞弧灯。

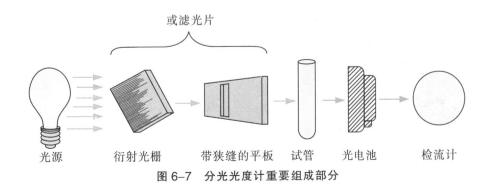

或滤光片

光源　　衍射光栅　　带狭缝的平板　　试管　　光电池　　检流计
图 6-7　分光光度计重要组成部分

波长分离器

光源发出的光到达待测样本溶液前，必须消除干扰波长。选择所需波长而清除其他波长的设备被称为单色器。可用滤光器将白光分离为特定波长的光。有些滤光器较简单，由1~2片有色玻璃组成，分光光度计质量越好配备的分光器越复杂。滤光器透射的颜色能被溶液吸收。红色滤光器透射红色光，绿色滤光器透射绿色光。滤光器可覆盖可见光谱上几乎所有的谱线，每个滤光器上都标有其可透射光的波长。例如，标有"540 nm"的滤光器可透射波长540 nm的光。由于滤光器透射的某种颜色的光能被溶液吸收，因此红色的溶液（除红色外其他颜色的光均可被吸收）就不能选择红色的滤光器。由此可见，透射光的波长是检测过程中选择滤光片时需要重点考虑的。

也可使用其他方法得到所需波长的光。普通仪器使用具有特殊板或狭缝的衍射光栅得到所需波长的光。光栅由高度抛光的表面和许多线组成，可将白光分为光谱。移动狭缝后的光谱（光源必须可移动），使得光谱的某一特定部分通过狭缝。通过狭缝的特定光带或波长显示在仪器的刻度表上。测定特定颜色和进行特定的测定，要选择特定的波长。可绘制一条吸收曲线以便确定正确的波长。只有在采用新方法时才有必要绘制吸收曲线。

比色杯（吸收池或光度计检测管）

从滤光器或衍射光栅透射出的特定波长的光会通过比色杯中的溶液。玻璃比色杯相对便宜，但使用前需要进行匹配或校准。经过校准的比色杯是指进行过光学匹配的比色杯，当装有相同溶液时这类比色杯在光度计上读数相同。在使用校准比色杯时，比尔定律中提到的比色杯厚度应保持恒定。一定量的光被溶液吸收，吸收的多少取决于溶液的浓度即颜色。未被溶液吸收的光会透射并传递到某种电学检测装置上。另外，为完全消除比色杯的影响，也可使用流动比色池。

电子检测设备

分光光度计中普遍使用的电子检测设备由光电池和检流计组成。光电池可检测比色杯中溶液所透射光的量。它是一种光敏仪器，光照射到物体表面上会产生电子，电子的量与照射光强度成正比。检测时，电子被传递至检流计。检流计将从光电池接收到电流的量（以电子形式）记录在分光光度计特殊的刻度表上。结果以百分透光率（某些情况下为吸光度）形式报告。百分透光率取决于溶液的浓度和厚度。如果溶液很浓（颜色较深），其透光率会比稀释后（颜色也较浅）要低。因此，浓溶液在检流计刻度表上的读数比稀溶液低。这是使用分光光度计法进行颜色强度对比的基础。

比色杯的校准

若使用比色杯，必须统一其直径。比尔定律应用的前提是分光光度计使用的比色杯厚度应保持一致。未校准的比色杯在实验室实际使用前必须进行检查。比色杯校准需经光学匹配，使装有相同溶液的比色杯在检流计刻度表上的百分透光率读数相同。

在分光光度法中，应严格检查比色杯以保证盛有相同溶液的不同比色杯具有相同的读数。在检查比色杯的均一性时，应在多个比色杯中测定相同的溶液，并选择符合要求的比色杯。

如果使用新的白色玻璃管作为比色杯，应对其进行校准。将比色杯置于比色池中充分旋转，观察读数是否随着检测管位置的变化而发生变化，因为检测管可能不是很圆。当读数符合既定吸光率值要求时，固定该位置。不符合要求的检测管不可用。可根据分光光度计种类选择不同尺寸的检测管。

分光光度计的维护与使用

使用分光光度计时，必须消除因试剂颜色产生的误差。由于颜色对于测定至关重要，而我们希望测定的是待测物的颜色，所以任何源于试剂本身或试剂间相互作用产生的颜色变化都会导致混乱和误差。在这种情况下，应使用空白溶液校准来自试剂颜色的误差。空白溶液中含有与未知浓度溶液以及标准溶液中相同的试剂，而不含有待测物质。

由于分光光度计是一种昂贵且精密的仪器，操作过程要十分小心。针对每种仪器，制造商都提供了关于维护和使用的详细说明。应注意不要把试剂洒在分光光度计上，否则会损坏仪器，尤其是仪器中的光电池。若不慎洒入试剂，须立即擦干。配备滤光器的仪器必须在正确位置安装滤光器后才能使用，否则未经过滤的光线将损坏光电池和检流计。分光光度计应置于支撑良好的桌面上，不易受碰撞或震动的影响。

分光光度计的质量控制检测

分光光度计的质量控制检测包括以下几点：
- 波长准确性
- 杂散光
- 线性

当控制面板显示的波长是实际通过单色光器的波长时，说明波长准确性达到要求。可利用标准吸收溶液或滤光物质来检查波长的准确性，它们在已知波长下具有最大吸收值，如采用稀土玻璃滤光物质（如钕镨合金）或稳定的显色溶液。使用衍射光栅的仪器需进行双波长校准，使用棱镜的仪器需进行三波长的校准。光电准确性可通过测定重铬酸钾或硝酸钾标准溶液进行检测。另外，美国国家标准局（National Bureau of Standards，NBS）有一套含 3 种中性密度玻璃滤光物质的检测系统，每种滤光物质在 4 个特定波长下都有标准吸收值。然而，这些滤光物质也并不是完全稳定的，均需定期校准。

杂散光是指单色光器透射光带之外所有波长的光。产生杂散光最常见的原因有：①因光学元件表面上的划痕或光路中的灰尘颗粒导致的光反射；②衍射光栅产生的高阶光谱。杂散光可用消色滤光片检测。

如比尔定律所述，当多个浓度与其测定结果之间所做的曲线呈直线时，则称为具有线性。可以在市场中买到中性密度的具有不同颜色和

浓度的密封套装滤光物质。

反射分光光度法

反射分光光度法是另一种分光光谱定量技术；它的原理是通过发色物质表面所反射的光检测反应中产生的未知有色产物的含量。光束射到一个平面上，反射分光光度计的光检测器检测反射光的量。这种技术已经被应用到自动化仪器中，包括很多用于床旁检测的手动检测仪以及医生办公室和私人诊所等所用的小型仪器。

原理和质量控制

不同表面具有不同的光学特性。塑料条或检测试纸的光学特性与干性薄膜的光学特性截然不同。在使用反射分光光度计时，系统所使用的标准表面光学特性必须与检测时特定表面的光学特性相同。利用反射分光光度计可测定试纸条、软片及干性薄膜上的反射光量。

反射和检测的光量取决于所使用的仪器。其影响因素包括检测反射光的角度以及表面积。由于这一技术的应用效果与每台仪器的质量息息相关，因此产品的生产过程（质量控制因素）、运输、处理以及贮存等都会影响检测结果。

仪器生产厂商已将单次测定的质量控制过程整合进仪器中（使用仪器自身系统）。只要以正确方式储存试剂盒并在规定日期内使用，就可以保证仪器检测的质量。仪器校准、重要的质控信息可自动通过条形码的解码保存在每个试剂包装盒上，而且可对试验过程进行实时监测。但这一技术的不足之处是，这种独立测定、以仪器为主导的测定系统，将会给实验室日常质量控制带来麻烦。因为每当在仪器中插入新的膜片、薄膜或试纸条时，就产生了一个新的检测系统。

反射分光光度计的组成

反射分光光度计的组成与滤色光度计相似。在滤色光度计中，滤光器起到分离所选波长的作用。其原理是灯产生的光通过滤光器和一系

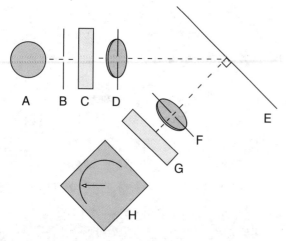

图6-8 反射分光光度计图示。A. 光源；B. 狭缝；C. 滤光器或波长选择器；D. 透镜或狭缝；E. 检测表面；F. 透镜或狭缝；G. 检测器/光度检测设备；H. 输出设备

（引自 Kaplan LA, Pesce AJ, Kazmierczak SC: Clinical chemistry: theory, analysis, and correlation, ed 4, St Louis, 2003, Mosby.）

列狭缝后被聚焦于待测物表面（图6-8）。若使用的是滤色光度计，一部分光被滤光器吸收；在反射分光光度计中，剩余的光被反射，反射分光光度计中的反射光等同于滤色分光光度计的透射光，然后反射光通过一系列狭缝和透镜照射到光检测器上，其光量可被检测并以信号形式记录下来，随后光信号被转化为适当的读数。

反射分光光度法的应用

这种技术常被应用于较小型的手工操作仪器，可进行POCT和在家里进行检测。常用的POCT和患者自己进行检测的仪器主要用于控制糖尿病进程的血糖测定（采用单项测试方法）。化学物质检测和治疗药物监测也采用这种技术（如强生公司的Vifros干化学分析仪）。在尿液分析中，干化学反射分光光度计被用于各种仪器中。

荧光分光光度法

某些物质经紫外辐射后，其电子会吸收辐射而发生跃迁。大约7~10s后，电子返回到基态，并以光子的形式释放出能量。荧光就是物质分子吸收光子辐射能的结果。一旦光子能量被分子吸收，分子的能量将会升高，由于分子的能量比环境能量高，分子将释放多余能量。当这种过多的能量以光子形式释放时，则会发射荧光。通常这种发射光在光谱的可见区内。

检测荧光强度的仪器称为荧光计，也称为分光荧光计或荧光分光光度计。影响荧光检测的因素与影响光吸收的因素相同（例如，通过溶液的光路、溶液的浓度、所用光的波长），也受紫外光辐射强度的影响。只有少数化合物可以发出荧光，而在这些化合物中，不是所有被吸收的光子都能转化成荧光。荧光染料的列表一直在更新，但是常用的荧光染料是异硫氰酸荧光素（fluorescein isothiocyanate，FITC；绿色）和藻红蛋白荧光素（phycoerythrin，PE；红色）。

散射比浊法

当光照射到液体中的颗粒时，会发生吸收、反射、散射或透射现象。散射比浊法是检测散射光的方法。透射比浊法是检测光在透过溶液后，因散射（溶液变混浊）而造成强度的减少，检测的是散射光和不被混悬液中颗粒吸收或反射的光。散射比浊法检测散射光的量。

散射比浊法基于光照射抗原抗体复合物时的散射特性（图6-9），目前在诊断实验室应用日趋广泛。溶液的混浊度可用光度法定量。包被了特定抗原的乳胶颗粒可作为反应增强剂与相应的抗体结合，形成大分子复合物，此时溶液中不断增加的光散射量可用散射比浊法测定。聚乙二醇（polyethylene glycol，PEG）可增加并稳定沉淀物，通过控制颗粒大小达到最佳光角度的偏转来提高这一技术的速度和灵敏度。用计算机分析光度结果可测定这种变化的动力学。

原 理

使用散射比浊法定量蛋白的前提是大分子复合物的形成，即待测蛋白与特定抗血清发生反应。患者标本中的蛋白与抗血清反应，形成的不溶性抗原抗体复合物可用散射比浊法检测。当光通过这种悬浊液时，不溶性复合物使光发生散射，可利用光电二极管测定散射光。散射光的量与不溶性复合物的量成比例，可通过比较未知患者样本的测定值与已知蛋白浓度标准品的测定值来定量。

在一定抗体浓度下，抗原量和检测信号之

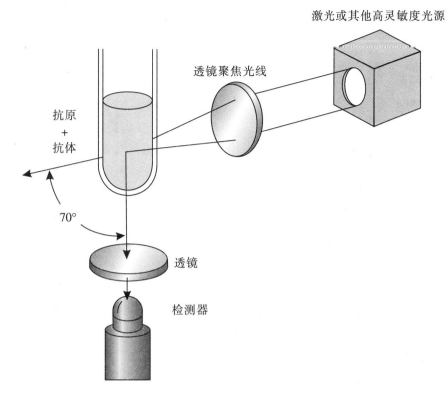

激光或其他高灵敏度光源

透镜聚焦光线

抗原
+
抗体

70°

透镜

检测器

图 6-9　**散射比浊法检测抗原抗体反应原理。光线被聚焦于透镜中，最终与样本中抗原或抗体的浓度相关**（引自 Turgeon ML: Immunology and serology in laboratory medicine, ed3, St Louis, 2003, Mosby.）

间的关系可用 Heidelberger 曲线表示。若抗体过量，抗原和检测信号成正比。当抗原超过抗体的量时，检测信号将减弱。

通过优化反应条件，典型抗原抗体反应的 Heidelberger 曲线可向高浓度方向有效移动，这保证了在曲线上升部分测定高浓度样本。当样本浓度超出参考曲线的测定范围，仪器将发出超限警告。

光学系统和测量

在散射比浊法中，光源为红外高效发光二极管（light emitting diocle，LED）。由于所有角度的光通过透镜系统的聚焦后均可被测定，所以入射光被阻挡后可得到较强的检测信号。光通过透镜系统，会产生高共线性的光束，波长为 840nm。向正前方散射的光与入射光呈 13°~24° 的立体角，可用带有放大器的硅光电二极管检测。将产生的数字电信号与参考曲线对比后，可转化为蛋白浓度。

常规沉淀反应测定常使用固定时间的方法。所有参与反应的成分混合 10s 后，测定初始空白值。6min 之后进行第 2 次检测，减去第 1 次测定的空白值，采用计算机中储存的多点或单点校准法制备的标准曲线计算最终结果。

优势和不足

在一些快速、重现性好、操作相对简单的自动化系统以及高通量的实验室中，散射比浊法是使用较为普遍的代表性方法，目前在免疫实验室中应用广泛。商品化的仪器普遍使用速率法和固定时间法，检验项目包括 C 反应蛋白和类风湿因子等。

该方法的不足之处主要是购买仪器设备的费用较高，干扰物质如微生物污染会引起蛋白变性，产生错误的检测结果。标本混浊或脂血可能超出预设的散射光度值。因此，在这些情况下，要得到准确的分析结果，需使用清亮的试剂。

流式细胞仪

激光技术的基本原理

1917年，Einstein 推断，在特定条件下，原子或分子可以吸收光或其他辐射，激发后放射能量。之后，激光技术得到长足发展并应用于很多医学和工业领域。

电磁波谱的范围是从长波到短波，再到更强大的伽马射线。在这个谱线范围内，有一条狭窄的可见光或白光条带，由红、橙、黄、绿、蓝和紫光组成。激光（通过射线激发而放大的光）的光谱范围是从紫外、红外光谱一直到彩虹中的所有颜色。和其他辐射的传播形式相比，激光是高度集中了的光。它几乎是一种波长、一种颜色的光，且其平行波也向一个方向传播。通过使用荧光染色剂（如 FITC，绿色），激光可在多种波长下产生。激光器的种类包括氦氖激光器，它们是装有氦气和氖气的玻璃管（最常见）；YAG 激光器（钇铝石榴石，一种宝石仿造物）、氩气和氪气激光器。

激光器将原子和分子内的能量分开，将其集中，并以能量波的形式释放。大多数激光是由高强度光、放电，甚至核辐射激发气体、液体或晶体等介质产生的。当原子发生能级的跃迁跑出其电子轨道，或分子震动改变了其形状，它便立即回到低能级状态，并以光子的形式释放能量。光子是所有辐射的基本单位。当光子与介质的原子发生碰撞，能量的交换会激发另一个相同波长、相同方向的光子产生。这个过程传播延续下去通过介质直到能量不断叠加。

光子穿过激光器后在两个镜面间反射。最初是几个光子，最后无数光子同步运动直至大量的光在镜子间穿梭。在某些气体激光器中，透明并以精确角度倾斜的圆盘（Brewster 窗），可将激光极化。往返传播反射的光子，最终获得大量能量，形成强大的光束。激光传递能量和信息的能力以瓦特度量。

流式细胞仪的原理

流式细胞仪的原理是用适当的荧光染料对悬浮液中的细胞进行染色，这种荧光染料可能是免疫试剂，也可能是对特定成分进行染色的染料或一些其他有特异反应性的标记物。流式细胞仪所用的荧光染料必须能与细胞成分（如网织红细胞、过氧化物酶或 DNA 内容物等）特异性结合或发生反应，荧光染料包括吖啶橙和 PE。

激光因其强度、稳定性、单色性等特点，被广泛用作流式细胞仪的光源。氩气激光多用于 FITC 标记。氪气激光通常在双分析系统中作为第二光源，在测定使用四甲基异硫酸罗丹明（tetramethyl rhodamin isothiocyanate，TRITC）和四甲基环丙基罗丹明（XRITC）标记的化合物时，氪气为更好的光源。

被染色的细胞排成一列通过激光光束，激光激活染料后细胞发出荧光。尽管荧光以360°全角度向外发射，但通常采用与激光光束呈90°角的光学传感器收集其信号。然后，荧光信息被传输到计算机。流式细胞仪采用荧光分析法对单个细胞的分析速率可达到每秒 500~5 000 个细胞。

图 6-10 描述了激光流式细胞仪的组成结构。计算机是整个仪器的核心部分；它可控制所有与结果有关的信息，包括数据采集、分析和细胞分类。这一技术主要应用于将主细胞群分成各个细胞亚群，如 T 淋巴细胞和 B 淋巴细胞，以便进一步分析。

免疫荧光标记技术

早期的凝集技术采用抗原包被细胞或颗粒，可能是免疫分析中最早的标记方法。理想的标记物可用包括目视检查在内的多种方法进行检测。免疫分析中标记物的特点决定了其检测方法。包被的乳胶颗粒可用各种方法进行检测，如目视检查、光散射（散射比浊法）和颗粒计数法。酶免疫分析中将无色底物转换成有色产物后有两种方法可进行检测，分别为比色法和目视检测法。

免疫分析

免疫分析遵循的原理是抗原抗体反应。当

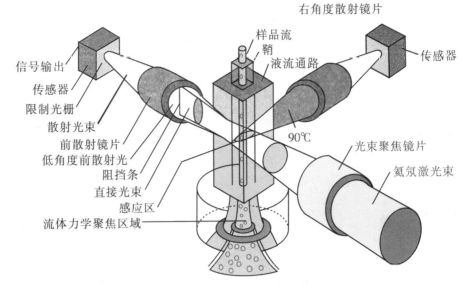

右角度散射镜片

信号输出
传感器
限制光栅
散射光束
前散射镜片
低角度前散射光
阻挡条
直接光束
感应区
流体力学聚焦区域

样品流
鞘
液流通路
传感器
90℃
光束聚焦镜片
氦氖激光束

图 6-10 激光流式血细胞计数（Courtesy Ortho 诊断系统, Westwood, Mass.）

外源性物质（称为抗原或免疫源）进入体内，就会形成相应的抗体蛋白。例如，特定细菌进入体内后，会产生特定的抗体。这些抗体与引发其产生的物质特异性结合后，产生抗原抗体复合物。在实验室中，抗原作为一种试剂可检测患者血清中是否存在抗体。若抗体存在，则表明机体之前已对特定抗原作出应答。将患者血清再次暴露于特定微生物或药物时，可激发应答。抗原和抗体是非常特殊的试剂。在临床化学实验室，抗体可用来检测患者血清中的抗原（如药物）。

酶免疫分析（enzyme immunoassay，EIA）是一种检测抗原抗体反应的方法，它使用安全的非同位素标记物，可得到客观的定量检测结果（图 6-11）。某些酶免疫分析可提供诊断信息和测定免疫状态（如检测总抗体的 IgM 或 IgG）。珠子或酶标板上包被的抗原与患者血清中的抗体反应，然后将珠子或酶标板与酶标抗原一起孵育。若抗体存在，则酶标抗原与珠子或酶标板上的抗原抗体复合物发生结合反应。加入特定显色底物后，用分光光度法测定酶的活性。例如，过氧化物酶与其底物邻联茴香胺结合，引起颜色变化。

某些情况下，可通过肉眼观察颜色的深浅得到检测结果。一般情况下试验结果要通过将患者血清的分光光度读数和质控血清或参考血清的读数对比计算而得到，这样得到的客观结果不依赖技术人员的主观解释。总体而言，酶免疫分析法比其他方法更加快速，实验室工作量更少。

免疫荧光技术

荧光标记是另一种测定抗原抗体复合物的方法。荧光技术极其特异且灵敏。抗体除了与荧光染料结合外还可结合其他标记物，使用这些标记物的测定称为比色法免疫探针检测。同样，酶底物标记系统的应用更加广泛，辣根过氧化物酶可作为标记物，检测抗体的存在。这些试剂的优点是，分析时只需要一台标准光学显微镜即可。

荧光标记用于以下几种测定方法：

1. 直接法免疫荧光分析。
2. 抑制法免疫荧光分析。
3. 间接法免疫荧光分析。

直接法免疫荧光分析

直接法免疫荧光分析中，在显微镜下用一个结合的抗体来检测抗原抗体反应（图 6-12A）。这一技术可用于测定微生物组织切片或涂片。直接法免疫荧光分析可用于检测病原体核酸如巨细胞病毒（CMV）、HBV、EB 病毒（EBV）和衣原体。

荧光底物吸收某一波长的光后，会发射出另一更长波长的光。在荧光抗体显微镜中，入

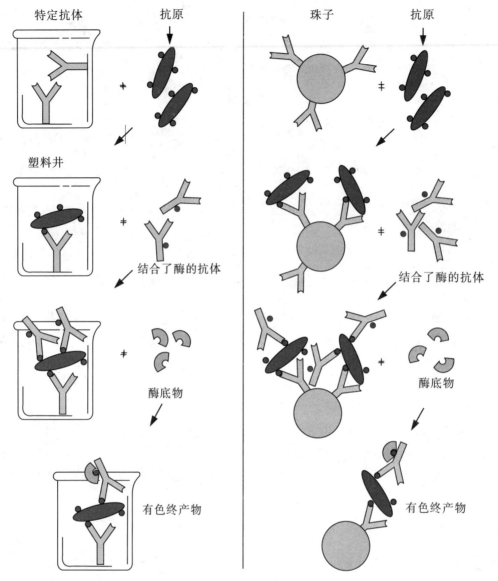

特定抗体　　　抗原　　　　　　　珠子　　　抗原

塑料井

结合了酶的抗体　　　　　　　　　　　结合了酶的抗体

酶底物　　　　　　　　　　　　　　酶底物

有色终产物　　　　　　　　　　　　有色终产物

图 6-11　酶免疫分析

(引自 Forbes BA, Sahm DF, Weissfeld AS: Bailey and Scott' s diagnostic microbiology, ed 11, St Louis, 2002, Mosby.)

射光或激发光的波长范围通常是从蓝绿到紫外，其光源是高压汞弧灯，在灯和被激发物质之间为一初级（如蓝-紫）滤光器。发射光的颜色取决于底物本身的特性。荧光素发出黄绿光，罗丹明在光谱红色区域发出荧光。在荧光显微镜中观察到的颜色取决于目镜所用的二级滤光片。黄色滤光器吸收荧光素的绿色荧光，发射黄色光。荧光素被激发时发射较强苹果绿色的光。

抑制法免疫荧光分析

　　抑制法免疫荧光分析的原理是抗原先暴露于未标记抗体中，然后暴露于标记抗体中，最后进行洗脱检测。若未标记和标记抗体与抗原的结合位点相同，则无荧光发射。从而保证了荧光抗体技术的特异性。抑制法免疫荧光分析也可用于检测未知血清中的抗体。

间接法免疫荧光分析

　　间接法免疫荧光分析的原理是抗体（免疫球蛋白）不仅和相应抗原反应，也可作为抗原和抗免疫球蛋白抗体发生反应（图 6-12B）。检测各种抗体时，最广泛使用的血清学方法是间接荧光免疫分析（indirect fluorescent antibofy assay，IFA）。免疫荧光法广泛应用于检测自身抗体和组织抗体、细胞抗体等。例如，通常用间接荧光法分析抗核抗体（anti-nuclear antibodies，ANAs）。通过使用含有大量抗原的组织切片，则有可能在单一检测中鉴定几种不同抗原的抗体，可根据抗原的不同着色方式对其加以区分。

免疫荧光法也可用来鉴别悬浮液中活细胞的特定抗原（如流式细胞仪）。当含有被染色的活细胞悬浮液通过荧光激活细胞分类系统（fluorescent active-cell sorter，FACS）时，由于该系统可检测细胞的荧光强度，因此可根据特定的荧光亮度将细胞分类。这一技术可分离具有不同表面抗原的不同细胞群（如 CD4$^+$ 和 CD8$^+$ 淋巴细胞）。

在间接免疫荧光分析中，将针对待测特异抗体的抗原（如感染组织细胞培养液中的整个弓形虫病原体）固定于显微镜载玻片上。将患者血清稀释并置于载玻片上覆盖抗原。如果血清中存在抗体，抗体将结合特异抗原，未结合的抗体则在清洗时被除去。在测定的第二阶段，将结合了荧光底物的抗人球蛋白抗体置于载玻片上（IgM 或 IgG 特异抗体），荧光底物暴露于紫外光时会发出荧光。这种与人类抗体结合的标记物会在载玻片上与已结合了抗原的抗体结合，并且作为一种抗体标记物，可用荧光显微镜进行观察。

化学发光

许多免疫诊断仪器和试剂的生产厂商正在努力开发化学发光法技术。化学发光有极好的灵敏度和动态范围。它没有描射和非选择性激发及由此造成的不稳定性。多数化学发光试剂和结合物很稳定并相对无害。

在免疫分析中，化学发光标记物既可标记抗原也可标记抗体。化学发光标记物被广泛用于蛋白质、病毒、寡核苷酸和染色体核酸序列的免疫分析，以及 DNA 探针测定、DNA 测序和电泳分析等方面。竞争法和夹心法是两种常用的免疫分析形式。

在竞争免疫分析中，患者标本中固定数量的标记抗原与未标记抗原竞争有限数量的抗体结合位点。标记抗原发出的光与待测物（抗原）的量呈反比。

在夹心法免疫分析中，样本抗原与固定在固相上的抗体结合；带有化学发光标记物的第二抗体与固相上的抗原抗体复合物结合，检测到的发射光与分析物浓度成正比。采用简单的光电倍增管来测定发射光。

直接标记物包括鲁米诺、吖啶酯和可以电发光的 Ru（bpy）$_3^{2+}$ 复合物。根据分析方式的不同，这些标记物可直接结合抗原、抗体或 DNA 探针。直接标记物的发射光是持续时间为 1~5s 的闪烁光。可在达到最大光强度时进行测定。或用积分仪检测所有发射光获得较高的灵敏度。酶通常作为间接标记物，根据不同的分析方式可标记抗体、抗原和 DNA 探针。酶标记物通常用于间接测定，包括辣根过氧化物酶。

自动化免疫分析的进展

方法学、自动化技术和计算机技术的发展和进步促进了免疫分析的自动化。新系统使用化学发光标记物和底物，摒弃了以前的荧光标记检测系统。随着免疫分析系统的发展，免疫分析的检测时间会缩短，成本会降低（框表 6-1）。

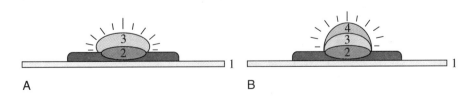

图 6-12　直接法和间接法荧光技术的原理。A. 直接荧光；B. 间接荧光；1. 显微镜玻片；2. 细胞（细胞质和细胞核）；3. 抗血清：A 结合，B 未结合；4. 结合了抗球蛋白的血清

（引自 Turgeon ML: Immunology and serology in laboratory medicine, ed 3, St Louis, 2003, Mosby.）

电化学方法

电化学是指化学能在原电池中转化为电流（电子流）的过程。电化学反应的特点是正极（阳极）电子丢失（氧化）的同时发生负极部分（阴极）的电子获取（还原）。原电池由两个部分组成，称为半电池。每个半电池包括一个金属板和该金属的盐溶液。电化学方法电信号的大小与电化学单位内的化学系统相关。

电分析化学通过电化学反应达到分析目的。在临床实验室中，电分析方法被用于检测离子、药物、激素、金属和气体。该法可用于快速测定全血和尿液中的高浓度分析物，如全血电解质（Na^+、K^+、Cl^-、HCO_3^-），以及其他低浓度分析物，如重金属和药物代谢物。临床实验室应用的电化学技术主要有 3 种：电势法、伏安法以及库仑法。本章主要讨论电势法、库仑法以及电泳法。

电 势 法

电势法检测两个电极之间的电位差。该法的原理是在无电流的情况下，测定浸于溶液中的两个电极之间的电压电位差。通常用 pH 计或电压表测定。其中一个电极是指示电极；另一个电极是参比电极。参比电极是一个电化学半电池，可作为电池电势检测时的固定比。电势检测最常用的参比电极是银电极或银氯电极。指示电极是电势技术的主要组成部分，其重要作用是可对分析物产生选择性的反应。临床化学最常用的指示电极是离子选择性电极（ISEs）。

ISEs 检测选择性膜两侧的电势差。待测物质与膜之间相互作用造成膜两侧电势的改变，这是电化学测定的基础，待测物与膜相互作用的特异性决定了电势对于待测物反应的选择性。

电极和离子浓度

电势分析法是指直接检测因自由离子运动引起的电势。ISEs 是对某一种离子灵敏的电极。而在临床实验室对所有离子普遍适用的 ISE 是 pH 电极。特定电极如 ISEs，可测定特定种类离子的浓度而不是氢离子的浓度，包括氟、氯、氨、钠、钾、钙、硫和硝酸根离子。

接地（惰性）电极作为电子供体或电子受体；参比（活性）电极可作为离子供体或离子受体。电极反应的实质是电荷在电极表面和电解液之间转移的电化学过程。

指示电极以电势的形式显示溶液中离子的活性。电势和活性的关系用 Nernst 方程（见下文）表示。

电极和溶液间的电势不能直接检测，需要使用参比电极。在一般的实验条件下参比电极的电势值应为已知或至少应为一常数。

pH 电极最基本的组成部分是含有一个特殊的灵敏玻璃膜，这种玻璃膜只允许氢离子通过而其他离子不能通过。当电极被浸泡在含氢离子的测试液中，膜外面的离子扩散入膜内直到膜内外两侧的浓度达到平衡。因此，膜内侧电荷的积累和外部溶液中氢离子的数量成比例。

由于平衡状态的需要，电流量很小。因此，电极和溶液间的电势差只能测定一个相对值，这个值是相对于一个独立、稳定的参比系统而言的，该参比系统也与测试液相接触但不被其影响。若要准确检测电势差，必须使用一台灵敏的、高阻抗的毫特表或数字检测系统。

事实上，膜两侧的电势差与外部溶液中离子浓度的对数成正比。因此，要测定未知溶液的 pH 值只需要检测两个已知 pH 值的标准溶液的电势差，以电势差为横坐标，pH= （$-\log [H^+]$）为纵坐标，做一条校准曲线，从测定的电压求出未知 pH 值。

要检测离子选择性电极的电势，必须将 ISE 或 pH 电极与独立的参比系统一起浸泡在测试液中，两者之间必须用毫伏特表连接。达到平衡后，ISE 膜使溶液中增加或减少的电子（取决于是阳离子敏感还是阴离了敏感）被参比系统表面上等量的相反电荷中和。结果造成外部检测系统检测到的电压与稳定的参比电压相比有一个正或负的偏差。

离子浓度（活度）和电极电势间的关系用 Nernst 方程表示为：

$$E = E^0 + (2.303RT/nF) \times Log (A)$$

式中

E =感应电极和参比电极间的总电势（单位为 mV）

E^0 =特定 ISE 与参比电极之间的电势比，为一常数（电化学单位中所有液体电位的总和，见后面内容）。

2.303 = 从自然数到以 10 为底的对数的转化因子

R = 气体常数 $[8.314J/(℃·mol)]$。

T = 绝对温度

n = 离子电荷（标记）

F = 法拉第常数（96 500C）

Log (A) = 待测离子活度的对数

注意，2.303RT/nF 是直线的斜率（以 log (A) 为横坐标，E 为纵坐标的直线，即 ISE 校准曲线）。可以反映电极的质量，通常电极越旧或污染越严重则斜率越小，样本检测的误差越大。

在检测 pH 值的实际操作中，通常不需要操作者绘制校准曲线，然后标示未知样本的结果。多数 pH 电极与特定 pH 计直接相连，可进行自动校准，通过数学方式得到斜率并立即计算出 pH 值并显示在仪表上。

所有 ISEs 的测定原理均相同，因此使用起来和 pH 电极一样简单快速：即先通过检测两个已知溶液简单校准仪器，之后将电极浸泡入检测液，从仪表上直接读数。其他离子也可用这种简单方法检测，但溶液的大多数离子并不适用。

pH 电极和 pH 计

最先进行 pH 测定的是丹麦生化学家 Soren

Sorensen，表示每 L 溶液中的氢离子浓度：$pH = -log [H^+]$。在该表达式中，将化学符号用方括号插起表示其量。

第一台成功商品化的电子 pH 计是 Arnold Beckman 在 1934 年发明的。这台仪器是现代电化学仪器的先驱，也是分析化学中不可或缺的工具。从 1950 年开始，其他类型的离子电极，如 F^-、Na^+、K^+ 和 Ag^+ 逐渐发展起来。pH 计和 ISE 已经成为不可缺少的科学仪器。如今，Beckman Coulter 公司生产的手持式、台式和高效 pH 计可进行精密的 pH 值和其他离子浓度的测定，已广泛应用于科研、药学、化学和环境科学等方面。

pH 值指的是溶液中的氢离子（$[H^+]$，也称为质子）浓度。水溶液的 pH 值范围是 0~14，纯水居中，为 7。溶液的酸度越大，pH 读数（0~6.9）越低，碱性越大，读数（7.1~14）越高。

用试纸（如尿试纸）检测溶液的近似 pH 值效果较好，但化学实验室需要更准确的检测结果。pH 计是一个盒状仪器，与一个被称为探头的玻璃或塑料管连接。手持式 pH 计的探头直接连接在仪器上。探头的一端是玻璃泡，另一端是电线。将玻璃泡插入样本溶液中，电线将数据传送到仪器。

pH 计通过感应探头内外的电荷差测定 H^+ 浓度。玻璃泡由加入了金属离子的硅（SiO_2）制成。玻璃中的大多数氧原子被硅和金属离子包围，因玻璃泡内表面和外表面的氧原子未被完全包围，氧原子能从溶液中捕获带正电荷的离子。当玻璃泡被浸入酸溶液中，H^+ 离子和玻璃泡外表面结合，形成电中性的 Si-OH 基团。内表面的 Si-O 基团则与参比溶液相互接触。两个表面的电荷差产生电势或电压，形成电流流向探头另一端的电线。

碱溶液的 H^+ 浓度低，阴离子如 OH^- 浓度高。过量的负电荷被带正电的金属离子如 Na^+ 中和，这些阳离子向玻璃泡表面迁移但不和 Si-O 基团结合。这造成了不同种类电荷的分离，电信号显示高 pH 值。

仪表的种类

◎ 模拟仪表

最早的 pH 计是简单的模拟设备，分辨率只有 1mV 或 2mV。早期的 pH 计以毫伏校准，从校准曲线读出相应的 pH 值。由于 pH 电极具备良好的一致性和可复制性，因此人们发现不需要对每个电极都做校准曲线。仪器生产厂商可以直接以 pH 为单位校准仪表，每次使用时再进行简单复校（以抵消温度变化或电极反应的细微差异），方法是将电极浸入 pH 标准缓冲溶液中，调节仪表至正确读数。这种仪器的 pH 变化超过 0.1 个pH 单位时，电势变化超过 5 mV，因此测定简单快速，可很好满足许多 pH 检测要求。

简易复校模拟仪表不适用于 ISE 检测。

◎ 数字式 pH 计

分辨率为 0.1mV 甚至 0.01 mV 的数字式 pH 计的出现是一个巨大进步。这使得分析人员可更准确地检测并读取电压值，而且意味着电极应答的稳定性和可重复性成了测定准确度和精密度的主要限制因素。

◎ 自校准、直接读数的离子计

微处理器的诞生带来了另一个巨大进步，包括用一个简单的程序根据校准数据计算斜率和截距，并据此通过样本的毫伏读数计算样本的浓度。这样，分析人员只需简单输入标准溶液的浓度并检测出其毫伏数值，再将电极插入样本中，便可从离子计上直接读出样本的浓度。这些离子计通常操作复杂，有小键盘和多功能开关，并且不适合在下列情况下工作：当测定区域超出电极的线性范围需要在不同极性范围采用不同斜率时，或同时测定多种离子时。分析人员很难评估校准质量和发现数据输入的错误，并且仍需将结果人工转化成永久记录。

库仑法

库仑法检测的是电化学电池中两个电极间所通过的电流的量。库仑法的原理是采用恒定电流电能产生滴定试剂，检测在恒定电流下滴定样本所需的时间，它与样本中待测物的含量相关。电流的大小与生成物质的量或电极消耗物质的量成正比。库仑法的临床应用包括用于床旁检测（医院和私人诊所）的雅培公司的血糖监测系统，以及早期用于检测血清、血浆及其他体液中氯离子的仪器。

电泳法

当带电颗粒运动时，由于不同分子在电场中的运动速度不同，因此可观察到其分子结构的不同。电泳分析是指在液体环境中，外部电流的产生所导致的带电颗粒的移动。通过将带两种相反电荷的电极放置在溶液中，使溶液产生电场，然后特定离子在溶液中向带有相反电荷的电极方向移动。阳离子（带正电荷的颗粒）向带负电荷的电极（阴极）方向移动，阴离子（带负电荷的颗粒）向带正电荷的电极（阳极）方向移动。

电泳是一种对离子、蛋白以及其他生化相关的分子进行分离并纯化的技术。临床化学实验室常使用该技术分离血清蛋白。电泳所需要的配件和设备通常包括：点样器，固相介质（如琼脂糖凝胶），缓冲液系统，电泳槽（用于放置固相介质和样本），电极，纱布条，计时器和电源。另外可能还包括对蛋白或其他待测物质染色的染料，脱色试剂，可根据实验室需要将固相介质转化为稳定载体以便进行密度测定或保存所需要的试剂等。

色谱法

色谱法这个词来自于希腊单词 chromatos, cotor 和 graphein。在色谱法中，溶解在常用溶剂中的混合溶质因在两相中的分配特性不同而彼此分离。溶剂为第一相，它承载着溶质的混合物移动通过第二相。第二相是固定或静止相。目前存在很多种色谱技术，流动相可能是液体或气体，固定相可能是纸纤维或内部涂层的毛细玻璃管。色谱技术及其应用在临床分析中已有了快速发展。

色谱方法通常按照溶质载体的物理状态分类。两大主要类别为气相色谱-溶质的载体为气体，和液相色谱-溶质的载体为溶液或液体。色谱方法也可按照固定相基质的组成形式进一步分类。例如，液相色谱被分为平板色谱和柱色谱两个亚类。平板色谱中，固定相被涂布在平板上，如纤维素纸（纸层析），或者被涂布在具有一定机械强度的支持物上，如玻璃或塑料（薄层层析）。经典的柱色谱是液相色谱，气相色谱也是柱色谱。

色谱法用于在一定时间内分离给定样本的组成成分。分离的目的是对单一成分进行检测和定量，或对一组物质分别进行检测。为方便起见，将色谱系统中溶质的浓度对应出峰时间或距离画图，各种分析物的条带或区域通常被称为峰。

POCT 的分析技术

POCT（第 9 章）需要执行的程序与中心实验室分析程序相同，包括仪器验证、定期分析校准、质量控制、操作者培训和效能验证。主要技术包括反射光度法和纸层析法。生物传感器将一个特异的生物标记物（如酶、抗体、核酸探针）与传感器相连，以便直接检测目标分析物，不需将其从基质中分离。商品化的 POCT 仪器使用电化学方法（如微型 ISEs）和光学生物传感器检测葡萄糖、电解质和动脉血气。生物传感器也可用来固定抗体和特定的蛋白序列。

参考资料

Abbott Laboratories: Worldwide introduction of the new point-of-care glycemic control technology. Paper presented at AACC Symposium, Orlando, Fla, July 2005.

Astion ML, Wener MH, Hutchinson K: Autoantibody testing: the use of immunofluorescence assays and other assays, Clin Lab News, July 2000, p 30.

Bakke AC: The principles of flow cytometry, Lab Med 32 (4) :207, 2001.

Behring nephelometer system folder, Branchburg, NJ, 1987, Behring Diagnostics.

Bishop ML, Fody EP, Schoeff L: Clinical chemistry; principles, procedures, correlations, ed 5, Philadelphia, 2005,

Lippincott–WiUiams & Wilkins.

Blick KE: Current trends in automation of immunoassays, J Clin Ligand Assay 22 (1) :6, 1999.

Burtis CA, Ashwood ER: Tietz fundamentals of clinical chemistry, ed 5, Philadelphia, 2003, Saunders.

Forbes BA, Sahm DF, Weissfeld AS: Bailey and Scott′s diagnostic microbiology, ed 11, St Louis, 2002, Mosby.

Jandreski MA: Chemiluminescence technology in immunoassays, Lab Med 29 (9) :555, 1998.

Kaplan LA, Pesce AJ, Kazmiercazk SC: Clinical chemistry: theory, analysis, and correlation, St Louis, 2003, Mosby.

Turgeon ML: Immunology and serology in laboratory medicine, St Louis, 2003, Mosby.

Turgeon ML: Clinical hematology, ed 4, Philadelphia, 2005, Lippincott–Williams & Wilkins.

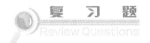 复 习 题
Review Questions

问题 1、2：将常用测定项目（a~c）与光度法仪器配对。

1. _____ 吸收分光光度法
2. _____ 反射分光光度法
   a. 检验体液或血清中钠或钾的浓度
   b. 使用干性薄膜技术测定全血中葡萄糖浓度
   c. 测定溶液中血红蛋白浓度
3. 在可见光谱中，红色是在哪个范围内
   d. 380~440nm
   e. 500~580nm
   f. 600~620nm
   g. 620~750nm

问题 4、5：比尔定律阐述了物质的浓度与吸光度成 __4__ 比，或与透光度成 __5__ 比。

4. a. 正
   b. 反
5. a. 正
   b. 反

问题 6~8：将术语与适当的定义（a~c）配对。

6. _____ 吸光度
7. _____ 百分透光率
8. _____ 标准溶液
   a. 通过有色溶液的光强度和通过空白或标准

溶液的光强度之比

b. 光被溶液吸收程度的一个物理量

c. 含有已知的浓度

问题 9~11：将质控检测与适当的描述配对。

9. _____ 波长准确性

10. _____ 杂散光

11. _____ 线性

 a. 用标准吸收溶液或滤光器来检查

 b. 所透射的条带外的任何波长

 c. 浓度结果改变时显示

12. 散射比浊法检验_____的光的散射。

 a. 离子

 b. 大分子

 c. 抗体

 d. 可溶抗原

13. LASER（激光）是_____的缩写。

 a. Light amplification by stimulated emission of radiation.

 b. Light augmentation by stimulated emission of radiation.

 c. Light amplification of stimulated energy radiation.

 d. Large-angle stimulated emission of radiation.

14. 以下所有都是描述激光的特性除了_____：

 a. 强度

 b. 稳定性

 c. 多色性

 d. 单色性

15. 光子是_____：

 a. 光的基本单位

 b. 所有辐射的基本单位

 c. 原子的组成成分

 d. 激光的组成成分

问题 16、17：将以下分析方法与定义（a 和 b）配对。

16. _____ 竞争法免疫分析

17. _____ 夹心法免疫分析

 a. 一定数量的酶标记抗原与患者样本中的未标记抗原竞争有限数量的抗体。

 b. 样本抗原结合到固定在固定相上的抗体；

有化学发光标记的第二抗体结合到固定相上的抗原抗体复合物上。

18. 哪种酶标记常在间接法中使用：

 a. 酸性磷酸酶

 b. 辣根过氧化物酶

 c. β-半乳糖

 d. 以上均是

问题 19、20：将以下分析方法与所用标记（a~c）配对。

19. _____ 酶免疫分析（EIA）

20. _____ 免疫荧光技术

 a. 非同位素标记

 b. 荧光素铜硫氰酸盐标记抗体

 c. 金属或不能溶解的金属化合物组成的胶质颗粒

问题 21~23：将以下分析方法与适当的表述（a~c）配对。

21. _____ 直接免疫荧光分析

22. _____ 抑制免疫荧光分析

23. _____ 间接免疫荧光分析

 a. 基于抗体能像抗原一样与抗免疫球蛋白作用

 b. 使用结合的抗体来检测抗原抗体反应

 c. 抗原首先暴露于未标记抗体，然后再暴露于标记抗体

24. 酶免疫分析中使用的酶，必须具备以下标准除了_____：

 a. 高稳定性

 b. 极其特异

 c. 在抗原或抗体中存在

 d. 不被系统抑制剂改变

问题 25、26：荧光底物是，某一波长下_____光，另一个（更长）波长下_____光。

25. a. 发射

 b. 吸收

 c. 产生光亮

 d. 产生阴暗

26. a. 发射

 b. 吸收

c. 减少

d. 增强

27. 化学发光　　　：

　　a. 有极好的灵敏度和动态范围

　　b. 无需样本辐射

　　c. 使用不稳定的化学发光试剂和结合剂

　　d. a 和 b 均符合

28. 哪种离子选择性电极可广泛应用于临床实验室　　　：

　　a. pH 电极

　　b. 氟电极

　　c. 氯电极

　　d. 钠电极

问题 29、30：将下列术语与其定义配对（a 和 b）。

29. ＿＿＿＿指示电极

30. ＿＿＿＿参比电极

　　a. 通过其电势表现出溶液中离子的活性

　　b. 在一般条件下，应为已知的或至少是一致的电势值

问题31~33：将每个术语与其定义配对。

31. ＿＿＿＿库仑电量法

32. ＿＿＿＿电泳法

33. ＿＿＿＿色谱法

　　a. 根据不同的分配比将溶解在同一溶剂中的混合溶质相互分离

　　b. 不同分子在电场中的运动速度不同

　　c. 检验电化学电池中两电极间通过的电流的量

（闫　颖　谷小林　胡云建　申子瑜）

实验室数学运算与溶液制备

学习目标

本章结束时，应能掌握如下内容：

- 解释并掌握数字修约的规则和有效数字的使用规则
- 描述指数的应用
- 计算等比和比率
- 定义密度和比重
- 计算制备给定体积和摩尔浓度的溶液所需的物质量
- 描述单次稀释和连续稀释过程
- 计算制备稀释溶液所需母液的量
- 区别单位重量中的重量和单位体积中的重量两种浓度表达方式
- 制备百分浓度溶液

当今的临床实验室很少进行溶液制备和数学运算。大部分试剂已经是包装好的成品，拆除包装后即可使用。各种数学运算则可使用计算机完成。血液学和临床化学计算的相关内容在本书第二部分各专业章节中讨论。在特殊情况下，特别是在研究型实验室中，实验室人员需要计算和制备分析用的溶液，或者计算结果的量值。

有效数字

在数学运算或报告实验室检验结果时，使用的数字仅保留用于确定精度所必需的位数是很重要的。数字位数过多存在几个缺点，一是过多不必要的位数会产生误导，给出了超出实际测量水平的准确程度；另一缺点是其中的小数点容易被忽视而在结果判断中产生错误。有效数字是一个数字中必须保留的、能够表达测量精密度的数字。有效数字的保留必须有据可依。确定有效数字的位数可遵循以下原则：

1. 使用已知准确度的方法确定检测结果中的有效位数，一般多保留一位。例如，某次尿素氮结果报告为 11.2mg/dL，表示该结果准确到十分位，确切值在 11.15~11.25。现实情况中，大部分尿素氮方法的准确度为±10%，因此检测结果报告为 11.2mg/dL，实际变化范围为 10~12mg/dL，最好报告为 11mg/dL。此外，如果省略或忽视小数点，上述结果可能被认为是 112mg/dL。

2. 以测量值中准确度最低，或有效数字位数最少的测量准确度作为最终结果的准确度。应用该原则时，遇到对数字做加与减或乘与除的情况，需要对数字进行适当调整。

例如，将下列数字相加：

206.1
7.56
0.876 4

调整为：

206.1
7.6
0.9

在上述例子中，准确度最低的数字为一位小数，以此作为判断最少准确位数的依据。在确定最低准确度的数字时遵循下列原则：在进行加法或减法运算时按小数点对齐，数据由上到下排列，最终结果的有效数字位数由从左到右遇到的小数点后第一位数字来决定。

在乘法或除法的运算中，如：

32.973÷4.3=

结果应该报告为 7.7。确定这个结果遵循下列原则：最终乘积或商的有效数字的位数不能超过因数中任一有效数字最少数的位数。

数字的修约

检验结果有时产生一些非有效数字。有必要将这样的数字修约到选定的有效位数，这样就不会使数字隐含的精度的准确性超出检测方法所能达到的真实水平。

下述规则适用于将小数位的数值修约到适当的位置。末位数字<5，则舍弃该数字，与其相邻的前一位数字保留不变。如果末位数字>5，则舍弃该数字的同时，与之相邻的前一位数字加 1。如果末位数字为 5，前一位数字为奇数，则将前一位数字加 1；前一位数字为偶数，则保留不变。例如：

2.314 63g 四舍五入为 2.314 6g
5.346 59g 四舍五入为 5.346 6g
23.5mg 四舍五入为 24mg
24.5mg 四舍五入为 24mg

（译者注：上述规则适用于末位数字是估读数字的情况。）

指　数

指数用来表示某个数字需要与自己相乘的次数，这个被自乘的数字称为基数。通常,指数的书写方法是以小号上标数字直接写在基数的右上方,有时该上标数字被称为基数的幂。指数之前可以有加号或减号，加号通常省略。

正指数表示基数自乘的次数。没有标示加减号的指数（即正指数）表示如下：

$10^2=10×10=100$
$10^5=10×10×10×10×10=100\ 000$
$5^3=5×5×5=125$

临床实验室中血细胞计数的值是用指数表示的。例如，成年女性红细胞计数参考范围的平均值是 $4.8×10^{12}$/L。成年人白细胞计数参考范围的下限是 $4.5×10^9$/L。

负指数表示基数的倒数需要自乘的次数。换句话说，负指数表示的是分数。带有负号的指数 (即负指数) 表示如下：

$$10^{-1}=\frac{1}{10}=0.1$$

$$10^{-4}=\frac{1}{10}×\frac{1}{10}×\frac{1}{10}×\frac{1}{10}=\frac{1}{10\ 000}=0.000\ 1$$

密度和比重

密度是指某种物质单位体积的质量。不仅是溶液，所有的物质都有这种属性。某种物质的密度可用比重来表示。

比重用来确定溶液的质量。溶液比重是1mL溶液的质量和1mL纯水在4℃时的质量（1g）的比值。临床或研究型实验室使用比重的情况有：用浓酸制备稀释溶液。

比重×百分纯度=化合物质量/mL

举例：浓盐酸的比重为1.25g/mL，百分纯度是38%，每毫升盐酸中HCl的质量是多少？

1.25g/mL×0.38=0.475gHCl/mL

只要知道了浓盐酸中HCl的质量（g），就可以计算出配制各种稀释盐酸溶液时需要多少毫升（mL）浓盐酸。

溶液浓度的表达方式

溶液是多种物质的混合物。溶液的成分通常分为两部分，溶质（被溶解的物质）和溶剂（溶解溶质的物质）。在制备溶液时，需要知道溶液中溶质的相对质量，即溶液的浓度。浓度是溶液中某种物质相对于另外一种物质的量。

溶液的浓度有几种不同的表达方式。临床实验室最常用的表达方法是单位重量中的重量（w/w），或单位质量中的质量（m/m）。也可以表达为单位体积中的质量（m/v），或单位体积中的体积（v/v）。尽管称量时得到的是质量，但重量仍然是最常用的词汇。质量是某种物质的量，重量是某种物质受到的重力。最精确的度量是单位重量中的重量，因为重量（或质量）不像体积那样会随着温度的改变而改变。可能最常用到的度量是单位体积中的重量。最不精确的度量是单位体积中的体积，因为温度的改变可以引起体积的改变。用某种液体物质制备一种液体溶液时会用到单位体积中的体积这一度量表达方式。

单位体积中的重量（质量）

最常用的浓度表达方式是单位体积中的重量（质量）（w/v）。该表达方式是指单位体积溶液中溶质的量。单位体积中的重量（w/v）经常用在固态化学物质溶解在液体中的情况。克/升（g/L）或毫克/毫升（mg/mL）是表达单位体积

中的重量的方法。如果某种溶液的浓度表达为10g/L，就意味着每升溶液中有10g的溶质。如果某溶液的浓度为10mg/mL，需要配制的该溶液体积是100mL，则需要的溶质的量可用下列比例方程式计算：

$$\frac{10mg}{1mL}=\frac{xmg}{100mL}=1\,000mg，或1g$$

称量1g该溶质并稀释到100mL。

在配制标准溶液时，一般表达为毫克/毫升（mg/mL）。

单位体积中的体积

另外一种表达浓度的方式是单位体积中的体积（v/v）。该表达方式应用于液体化学物质溶解于另外一种液体中的情况，浓度表示为每单位体积溶液中含有的某化学物质的毫升数。通常表达单位体积中的体积的方式有毫升/毫升（mL/mL）或毫升/升（mL/L）。1mL或1L溶液中的液体化学物质的毫升数量使用这种浓度表达方式。如果10mL的乙醇稀释到100mL水中，浓度表示为10mL/100mL、10mL/dL、0.1mL/mL或100mL/L。如果需要配制一种0.5mL/mL的溶液1L，可用下列比例方程式计算：

$$\frac{0.5mL}{1mL}=\frac{xmL}{1\,000mL}$$

$$x=500mL$$

即精确量取500mL的液体化学物质，稀释为1 000mL（1L）。

为了表达每升中的毫升浓度，需要知道在1L溶液中含有多少毫升的液体化学物质。

几乎任何化学物质（液体或固体）都可稀释或溶解于溶剂中制备成溶液。通常使用的溶剂是去离子水或蒸馏水（见实验室试剂用水，第4章）。如果使用的化学物质是液体，则所需的量以毫升或升为单位量取（有时需要称量，最常用的方法是测量体积）。如果使用的化学物质是固体，则所需的量以克或毫克为单位称量。

百分浓度

SI系统中推荐的表示浓度的方法是千克（或其分数）/升（w/v），或毫升/升（v/v）。但另有一

种表示浓度的方法是溶液百分浓度（%）。在某些情况下仍然使用百分浓度的表达方式，百分浓度是指每一百等份（这个份数可以是任何单位）溶液中溶质的份数。如果不另作说明，通常某一溶液的百分浓度是指每 100mL 溶液中所含的溶质的克数或毫升数（g/100mL 或 mL/100mL），100mL 等于 1 分升（dL）。百分浓度既可用于使用液体配制的溶液，也可用于使用固体化学物质配制的溶液。根据所用溶质性状（无论是液体或固体）的不同，溶液百分浓度可以用单位体积的重量百分比 (w/v%) 或单位体积的体积百分比 (v/v%) 表示。如果是把固体物质溶解到液体中，百分浓度就是指每 100mL 溶液中的固体的克数。如将 10g 氯化钠溶解到 100mL 去离子水中，就可以用 10%（10g/dL）表示浓度。如果溶解了 2.5g 氯化钠，那么浓度就是 2.5%（2.5g/dL）。

下面举例说明用百分浓度表示浓度：200mL 水中溶解 10gNaOH，那么百分浓度是多少？可用下列比例方程式计算：

$$\frac{10g}{200mL} = \frac{xg}{100mL}$$

x=5%溶液（也可以表示为 5g/dL）

注意：百分浓度表达方式的基础是每 100mL（或 1dL）溶液中溶解了多少溶质。

有些溶液的浓度用每 100mL 溶液中含有多少毫克溶质 (mg%) 来表达。如果 25mg 的化学物质溶解到 100 mL 溶液中，那么毫克百分浓度就是 25mg%（表示为 25mg/dL 更好）。

如果溶质是液体，那么百分浓度可以用单位体积中的体积表示，或每 100mL 溶液中溶质的毫升数。如果 10mL 盐酸(HCl)溶解于100mL 水中，那么浓度就是 10%（表示为 10mL/dL 更好）。如果 10mL 盐酸溶解到 1L(1000mL)水中，那么浓度就是 1%(表示为 1mL/dL 更好)。

摩尔浓度

溶液的摩尔浓度定义为每升溶液中所含的化合物的克-分子量。这是一种用单位体积中的重量表达浓度的方法。基本的公式如下：

分子量×摩尔浓度=克/升

摩尔浓度还可以定义为每升溶液含有溶质的摩尔数（mol/L）。摩尔是以克计量的化合物中所含的分子量（1 摩尔-1 克-分子量）。某种化合物的摩尔数等于质量（克数）除以该化合物的克-分子量。1 克-分子量等于以"克"表示的 1 分子化合物中所含有的全部原子的质量（重量）。

为了确定某个化合物的克-分子量，必须知道其正确的化学分子式。只要知道了分子式，该化合物所含有的全部原子质量（重量）数就可以通过查询元素周期表或元素的原子质量图计算得到。

摩尔浓度举例

(1) 每个氯化钠分子含有一个钠离子和一个氯离子,正确的分子式写作 NaCl。克-分子质量可以通过计算总原子量获得：

Na=23

Cl=35.5

克-分子量=58.5

NaCl 的克-分子量为 58.5g，因为摩尔浓度等于每升摩尔数，1mol 的 NaCl 等于 58.5g，则每升 1M 的 NaCl 溶液所含的 NaCl 为 58.5g。

(2) 对于硫酸钡（BaSO$_4$）而言，克-分子量等于 233（分子式显示含有 1 个钡离子，1 个硫离子和 4 个氧离子）。

1Ba=137×1=137

1S=32×1=32

4O=16×4=640

137+32+64=233

由于克-分子量等于 233，每升 1M 的 BaSO$_4$ 溶液含有 233g BaSO$_4$。

所需要的溶液浓度并不总是 1M 浓度，而是 1M 浓度的分数或倍数。小于 1M 的溶液浓度以小数表示。每升 1M 的 NaCl 溶液所含的 NaCl 为 58.5g，则 0.5M 溶液含有的 NaCl 为 1M 所含的 1/2，即 29g。3M 的 NaCl 溶液所含的 NaCl 为 1M 所含的 3 倍，即 175.5g。

30g/L NaCl 溶液的摩尔浓度是多少？摩尔浓度等于每升溶质摩尔数，摩尔数等于质量除以克-分子量。

步骤1：查询NaCl的克–分子量，为58.5g（Na=23，Cl=35.5）。

步骤2：计算得出每升摩尔数。

$$\frac{30g/L}{x}=\frac{58.5g/L}{1mol}$$

$$x=\frac{30g/L\times1mol}{58.5g/L}=0.513mol\ NaCl$$

步骤3：每升溶液的摩尔数等于摩尔浓度，例子中的溶液摩尔浓度是0.513M，四舍五入到0.5M。

公式可能在配制以摩尔浓度表示的溶液时有用。然而，所有这些公式可以利用一种常识性的配比方法得出，如在后续"等比与比率"中所描述的。这些公式如下所示：

$$摩尔浓度=\frac{溶质摩尔数}{溶液体积（L）}$$

$$摩尔浓度=\frac{溶质克数}{克–分子量}\times\frac{1}{溶液体积（L）}$$

$$溶质摩尔数=摩尔浓度\times溶液体积（L）$$

$$溶质克数=摩尔浓度\times克–分子量\times溶液体积（L）$$

注意：这些公式都以1L为基础的，如果使用的不是1L，可以1L为参考基础（如500mL=0.5L，2 000mL=2L）。

摩尔浓度不能用来直接比较所有溶液的强度。例如，1L的1M NaOH溶液正好可以中和1L的1MHCl，但是只能中和0.5L的1M硫酸（H_2SO_4）。因此，要选择一个可以直接比较溶液强度的浓度单位，这样的单位称为当量（等效重量或质量），该名词用于阐述当量浓度。

毫摩尔浓度

1毫克–分子量（用毫克表示的分子质量）等于1毫摩尔（mmol）。以此对照前面介绍的摩尔浓度。用下面的公式对这两个概念作比较：

$$摩尔浓度（mol/L）=\frac{g/L}{分子量}$$

$$毫摩尔浓度（mmol/L）=\frac{mg/L}{分子量}$$

渗透压摩尔浓度

渗透压摩尔浓度定义为每升溶液中溶质的渗透压摩尔数。1渗透压摩尔（osm）是能产生1mol有渗透活性颗粒的物质的量。1渗透压摩尔的物质等于1克–分子量（1mol）除以颗粒数，这些颗粒由物质的分子解离而来。对于不能解离的物质，1osm等于1mol。通过此概念，可以估计溶液的渗透活性——溶解在溶液中颗粒的相对数量。渗透压摩尔浓度也是一种以单位体积中物质的量表达浓度的方法。

对在水溶液中不能电离或解离的葡萄糖而言，1osm葡萄糖等于1mol葡萄糖。而NaCl可以电离，1osm的NaCl等于1克–分子量除以电离产生的离子数。NaCl在水中完全电离产生1分子Na^+和1分子Cl^-。NaCL的分子量是58.5，为了计算其渗透压摩尔浓度，使用下列公式：

$$1osmNaCl=\frac{58.5}{2}=29.25g$$

等比和比率

使用等比是解决问题的一个常识性的方法。等比用来确定给定比率的量。比率是某种物质与其他物质数量的比值。

比率经常用来描述一个相对的数量，至少涉及两个数值。例如，5g的某物质溶解于100mL的其他物质，可以用比率5/100、5:100、或小数0.05表示。等比是表达两个比率相等的方法。如比率5:100等比于比率1/20。实验室需要制备更多（或更少）某相同物质时会使用到这两个术语。然而，比率和等比只有当浓度不发生改变时才可使用。

下面是一个等比和比率应用的例子：配方要求将5g NaCl溶解于1 000mL溶液。如果只需要500mL溶液，需要多少NaCl？

$$\frac{5g}{1\ 000mL}=\frac{xg}{500mL}$$

$$x=\frac{5g\times500mL}{1\ 000mL}$$

$$x=2.5gNaCl$$

在解决比率和等比的问题时，需要比较的两个比率必须按相同的顺序书写，而且必须使用相同的单位。

各实验室稀释样本时，会用到比率或等比原理，见随后的阐述。

溶液的浓度

使用一种基本关系，或称比率，能将含有等量物质（或溶质）的不同浓度溶液联系起来。某种溶液的体积（V_1）乘以其浓度（C_1）等于另一种溶液的体积（V_2）乘以其浓度（C_2），表示如下：

$$V_1 \times C_1 = V_2 \times C_2$$

只要知道其中的任 3 个值，就可以得出第 4 个值。该关系式显示溶液被稀释后,体积增加,同时浓度降低。其中总的物质(溶质)的量保持不变。临床实验室在下述几种情况应用该关系式，如样本的稀释或利用浓溶液制备稀溶液。

下面是利用一种浓溶液制备稀溶液的例子。有一浓度为 10g/dL（1dL=100mL）的 NaOH 的溶液。计算制备 1 000mL 的 2g/dL 稀溶液需要 10g/dL 的 NaOH 溶液的体积：

$$V_1 \times C_1 = V_2 \times C_2$$

$$x\text{mL} \times 10\text{g/dL} = 1\ 000\text{mL} \times 2\text{g/dL}$$

$$x = \frac{2\text{g/dL} \times 1\ 000\text{mL}}{10\text{g/dL}} = 200\text{mL}$$

$$10\text{g/dL} = 200\text{mL}$$

注意，这种关系式不是直接的等比关系，而是反比关系。因为这是一个比例问题，一定要牢记，公式两边的浓度和体积必须使用相同的单位。

稀释溶液

实验室操作程序中经常需要制备样本的稀释溶液，或利用浓溶液制备稀释溶液。因此，实验室人员必须能够处理各种稀释问题和稀释因子。在这种情况下，需要确定每种溶液的理论浓度，溶液溶质的实际含量和每种溶液的总体积。所有的稀释都是一种比率问题。稀释表示了溶液相对浓度的变化。

样本的稀释

在大部分实验室检测过程中，取样量都很小，最终的结果表达为某通用标准体积的溶质浓度。如在某些过程中，用多种试剂把 0.5mL 的全血稀释到 10mL，然后取其中的 1mL 用以分析特异的化学组分。最终的结果以每 100mL 全血所含的物质的浓度表示。

稀释因子

稀释因子用于校正检测过程中使用的稀释样本。使用稀释溶液得到的结果必须乘以稀释倍数的倒数。

例如，所有的检测结果乘以稀释因子给出的每 100mL 全血样品的浓度可以通过下列方式计算：

首先，确定分析程序中实际分析的全血样品的体积。利用简单的等比计算，显然，0.5mL 的全血稀释到 10mL 等于 1mL 的全血稀释到 20mL。

$$\frac{0.5\text{mL 全血}}{10\text{mL 溶液}} = \frac{1\text{mL 全血}}{x\text{mL 溶液}}$$

$$x = \frac{1\text{mL 全血} \times 10\text{mL}}{0.5\text{mL}} = 20\text{mL}$$

通过另外一个简单的等比计算，可以确定每毫升溶液中的样本浓度（全血）是每毫升溶液中全血的量为 0.05mL：

$$\frac{1\text{mL 全血}}{20\text{mL 溶液}} = \frac{x\text{mL 全血}}{1\text{mL 溶液}}$$

$$x = \frac{1\text{mL} \times 1\text{mL}}{20\text{mL}} = 0.05\text{mL}$$

因为后续分析步骤使用的是 1mL 的 1:20 的全血稀释液,而实际分析用的全血的量是 0.05mL（1mL 稀释液 × 0.05mL/ mL=0.05mL 全血）。

为了阐述该程序测量的物质的浓度与 100mL 全血中物质浓度（表示结果的单位）的关系，需要进行另外一次等比计算：

$$\frac{100\text{mL（全血预期体积）}}{0.05\text{mL（全血利用体积）}} = \frac{\text{预期浓度}}{\text{利用浓度或测定浓度}}$$

$$\text{预期浓度} = \frac{100\text{mL} \times \text{测定浓度}}{0.05\text{mL}}$$

$$\text{预期浓度} = 2\ 000 \times \text{检测值}$$

为了报告每 100mL 全血中的该物质浓度，实际测量的体积（0.05mL）中的该物质的浓度必须乘以 2 000。

上述材料可以总结为下列说明和公式。在

实验室检测并报告结果时，首先必须确定分析程序需要的样本量，然后计算稀释因子，该因子用于计算报告浓度。因此，上述例子需要使用下列公式：

$$\frac{0.05mL\ (全血利用体积)}{10mL\ (全血稀释体积)} = \frac{xmL\ (全血分析体积)}{1mL\ (所用的稀释体积)}$$

$$x = 0.05mL\ (实际分析的全血体积)$$

$$\frac{100mL\ (表示结果需要的全血体积)}{0.05mL\ (实际分析的全血体积)} = 2\,000\ (稀释因子)$$

单次稀释溶液

当样本中的特定的物质浓度太高而不能准确检测，或可以利用的样本体积少于分析程序要求的样本量时，稀释原始样本或进一步稀释初始稀释液（或滤液）是必要的。这样的单次稀释溶液通常以比率表达，如1:2，1:5，或1:10，或以分数表示为1/2，1/5或1/10。该比率或分数表示1单位的原始样本稀释的终体积是2、5和10单位。因此，稀释度指的是被稀释的物质的体积或数量与终溶液体积或数量的比值。稀释是一种浓度的表达方法，而不是体积的表达方法。它表明了溶液中物质的相对量。稀释的方式可以是单次稀释或连续稀释。

计算溶液单次稀释后的浓度，用原始浓度乘以用分数表示的稀释度。

单次稀释溶液浓度的计算

某全血样本每分升含有500mg待测物质。量取1mL的样本，加入4mL稀释剂配制成1:5的该样本的稀释溶液。该稀释溶液中该物质的浓度是：

$$500mg/dL \times 1/5 = 100mg/dL$$

注意：表达最终溶液（稀释溶液）浓度的单位与表达初始溶液的单位是一样的。

为了将检测结果表达为每标准体积浓度，需要确定稀释因子。处理步骤如下所述，不是用分数表达的稀释度与检测值相乘，而是用稀释度的倒数与检测值相乘。在1:5的稀释溶液中，由于初始样本浓度是稀释的检测样本浓度的5倍，需要应用的稀释因子是5。

稀释因子的应用

制备某样本的1:5稀释溶液，用该稀释溶液的等分溶液（许多份等量溶液中的一份）分析某种特定的物质。等分溶液中的该物质浓度乘以5，得到初始样本的物质浓度。如果稀释溶液浓度是100mg/dL，则初始样本的浓度是：

$$100mg/dL \times 5\ (稀释因子) = 500mg/dL$$

连续稀释溶液

如前所述，稀释溶液可以通过单次或连续稀释制备。在连续稀释时，溶液被进一步稀释。计算连续稀释溶液浓度的常用规则是：初始浓度乘以首次稀释度（以分数表示），得出的结果再乘以二次稀释度，依次类推，直到计算出最终稀释溶液的浓度。

多个实验室程序，尤其是血清学检验，会使用稀释溶液系列。这些稀释溶液的成分是一致的，被称为连续稀释溶液。一个完整的稀释溶液系列包括5~10个管。其中的任何一个稀释溶液管都可以从初始未稀释样本或物质直接配制。在计算各管稀释度、物质或血清浓度时，前述内容仍然适用。

5管双倍稀释溶液可以通过下列步骤制备（图7-1）。血清样本首先用缓冲液按1:2稀释；制备5个管的系列时，初始样本管随后的各管以1:2反复稀释。做法是：4个管中（2~5管）各加入1mL稀释液。管1含1mL未稀释的血清。管2含1mL未稀释血清和1mL稀释液，产生1:2的血清稀释溶液。从第2管取1mL的1:2稀释溶液到第3管，产生1:4的血清稀释溶液（1/2×1/2=1/4）。从第3管取1mL的1:4稀释溶液到第4管，产生1:8的血清稀释溶液（1/2×1/4=1/8）。从第4管取1mL的1:8稀释溶液到第5管，产生1:16的血清稀释溶液（1/2×1/8=1/16）。弃去1mL终末稀释溶液以保证各管溶液体积相等。需要注意的是每管溶液被稀释到前一管的2倍，各管最终的体积是相等的。未稀释的血清也可以给一个稀释度值，为1:1。

计算各管血清浓度（以mL计算）的方法是前一管的浓度（mL）乘以后一管的稀释度。以

图 7-1 为例,管 1 含 1mL 血清,管 2 含 1mL×1/2=0.5mL 血清,管 3~管 5 分别含 0.25mL、0.125mL 和 0.006mL 血清。

其他的连续稀释溶液还有 5 倍或 10 倍溶液,即每个后续管稀释 5 倍或 10 倍。5 倍稀释时首先将 1mL 血清稀释于 4mL 稀释液,各管的总体积为 5mL。10 倍稀释时首先将 1mL 血清稀释于 9mL 稀释液,各管的总体积为 10mL。有些系统可能需要以 1:2 稀释开始,然后以 1:10 稀释后续 5 管。该连续稀释溶液的稀释度分别是 1:2,1:20(1/2×1/10=1/20),1:200(1/20×1/10=1/200),1:2 000,1:20 000 和 1:200 000。

连续稀释后溶液浓度的计算

有时需要用贮存溶液制备工作溶液(见下述内容)。如果贮存溶液的浓度是 100 mg/mL,以 1:10 稀释时,取 1 mL 贮存溶液,加 9mL 稀释液。将稀释溶液(中间溶液)进一步以 1:100 稀释,量取 1 mL 中间溶液到 100mL 容量瓶,加稀释液到刻度。工作溶液的最终浓度为 100mg/dL×1/10×1/100=0.1mg/dL。

标准溶液

为了检测样本中的某物质浓度,必须有一个对比的基础。对于可以产生有色溶液的分析物而言,可以使用分光光度计作对比(第 6 章)。标准溶液是含有准确已知量的被测物质的溶液。这种溶液是用高质量的参考物质制备的。这种类型的参考物质纯度很高,化学组分固定。标准溶液需要准确定量,在检测步骤中经历与样本相同的前处理和浓度检测过程。

标准溶液可以是商品化的制备好的成品,也可以由实验室用高质量的参考物质制备。实验室制备标准溶液使用的参考物质,需要保存于干燥器或经过其他方式充分干燥。制备时用天平称量,并按体积稀释。标准溶液通常要求在高浓度时非常稳定,此时标准溶液被称为标准贮存溶液。

工作标准溶液

工作标准溶液是由标准贮存溶液制备而来的,有时需要制备过渡溶液。工作标准溶液(贮存标准的稀释溶液)是实际应用于检测过程的溶液。标准贮存溶液和工作标准溶液通常都保存在冰箱中。检验过程的准确性完全取决于所使用的标准溶液。因此,临床实验室无论在任何时候,制备某种需要使用的标准溶液时都必须极其小心、细致。

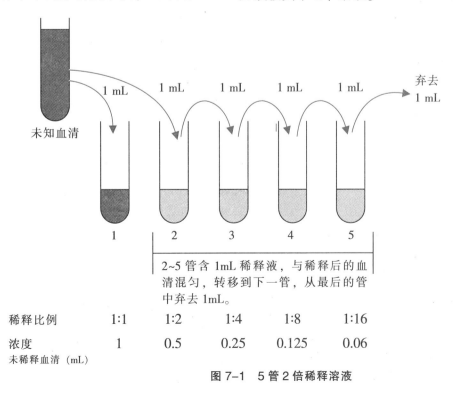

图 7-1 5 管 2 倍稀释溶液

应用于分光光度计的标准溶液

用分光光度计进行定量分析时，需使用标准溶液作为比较的基础，因此需要准备一系列校准比色杯（或比色管）。每个比色杯装有不同量的已知标准溶液。这样，装有多种已知量标准溶液的比色杯就可以应用于分光光度计的检测过程。装有标准溶液的比色杯与装有样本的比色杯经过相同的处理步骤，并且经过分光光度计检测，记录电流计读数。记录的读数可以是百分透光率或吸光度单位（第6章）。另外，标准溶液也应用于自动分析方法。

空白溶液

每一个使用分光光度计的分析步骤的批次分析必须包括空白溶液的分析。空白溶液含有检测过程中使用的试剂，但不包含待测物质。空白溶液与未知样本和标准溶液用相同的试剂处理，处理步骤也一样。在电流计可视刻度上，空白溶液的读数被设为100%T。也就是说，空白溶液的透光率被设置为100%。在同一批分析样品中，由于有吸光颗粒存在，其他比色杯（样本和标准）只能有部分光线穿透。这样，透光率<100%（见第6章）。使用空白溶液可以校正由于试剂或试剂间的作用而产生的色差。

例 题

1. 某200mg/dL溶液以1:10稀释。再将该稀释溶液以1:5稀释。最终的溶液浓度是多少？

   答：200mg/dL×1/10×1/5=200/50=4mg/dL

2. 比重为1.10，分析百分浓度为18.5%的未知浓度HCl的摩尔浓度是多少？（原子量：H=1.007 94，Cl=35.452 7）

   答：比重×分析百分浓度=g/mL

   $$1.10×0.185=0.203\ 5g/mL$$

   $$0.203\ 5g/mL×1\ 000=203.5g/L$$

   $$摩尔浓度=\frac{g/L}{分子量（MW）}$$

   $$=\frac{203.5}{36.5}=5.6M$$

3. 需要配制4.0mg/dL的标准溶液100mL,配制该工作溶液需要多少1mg/dL的贮存溶液？

   答：体积(V_1)×浓度(C_1)=体积(V_2)×浓度(C_2)

   $$1mg/1mL=100mg/100mL\ (dL)$$

   $$100mL×4.0mg/dL=xmL×100mg/dL$$

   $$x=\frac{100×4}{100}=4mL$$

4. 制备100mL的0.05MNaOH溶液需要多少毫升0.25M的NaOH溶液？

   答：体积(V_1)×浓度(C_1)=体积(V_2)×浓度(C_2)

   $$xmL×0.25M=100mL×0.05M$$

   $$x=\frac{100×0.05}{0.25}=20mL$$

5. 制备750mL的3M H_2SO_4溶液需要多少克H_2SO_4（MW=98）？

   答：$3M×98=3×98=294g/L$

   $$\frac{294}{1\ 000mL}=\frac{xg}{10\ 750mL}$$

   $$xg=\frac{750×294}{1\ 000}=220g$$

6. 制备1L的3%（w/v）的溶液，需要多少克的磺酸水杨酸（MW=254）？

   答：$3\%w/v=3g/100mL=xg/1\ 000mL$

   $$x=\frac{1\ 000×3}{100}=\frac{3\ 000}{100}=30g$$

7. 如果有6g的溶质，可以配制3%的溶液多少毫升？

   答：$3\%=\frac{3g}{100mL}=\frac{6g}{xmL}$

   $$\frac{6×100}{3}=\frac{600}{3}=200mL$$

8. 500mL水中含有18.7gKCl（MW=74.5）,该溶液的摩尔浓度是多少？

   答：$$摩尔浓度（M）=\frac{克/升}{分子量}$$

   $$M=\frac{18.7g}{500mL}=\frac{37.4g}{1\ 000mL}$$

   $$M=\frac{37.42g/L}{74.5}=0.5$$

参考资料

Adams DS: Lab math: a handbook of measurements, calculations and other quantitative skills for use at the bench, Cold Spring Harbor, NY, 2003, Cold Spring

Harbor Press.

Campbell JB, Campbell JM: Laboratory mathematics: medical and biological applications, ed 5, St Louis, 1997, Mosby.

Doucette LJ: Mathematics for the clinical laboratory, Philadelphia, 1997, Saunders.

Johnson CW, Timmons DL, Hall PE: Essential lab math, concepts and applications for the chemical and clinical lab technician, Clifton Park, NY, 2003, Thomson Delmar Learning.

Kaplan LA, Pesce AJ, Kazmierczak SC: Clinical chemistry: theory, analysis, and correlations, ed 4, St Louis, 2003, Mosby.

复习题

问题1~4:配对下列各名词与各自的定义(a~d)。

1. _____ 比率

2. _____ 浓度

3. _____ 摩尔浓度

4. _____ 稀释

　　a. 溶液中某种物质的量相对于其他物质的量

　　b. 混合物中各组分的相对浓度

　　c. 每升溶液中某种化合物的克–分子质量（或重量）

　　d. 某个量相对于其他量的表达方法

5. 如何将下列每个数字四舍五入到较少的位数？

　　a. 6.32　　b. 15.57　　c. 10.02

　　d. 26　　　e. 24

6. _____ 血清添加到 _____ 蒸馏水中，可以将血清样本稀释到 1：10。

　　a. 1,10　　b. 1,9　　c. 0.5,4.5　　d. b 和 c

7. 3g 溶质溶解于 100mL 溶剂等于 _____ %(w/v)。

　　a. 0.3　　b. 3　　c. 30　　d. 300

8. 20g 溶质溶解于 1L 溶剂等于 _____ % (w/v)。

　　a. 0.2　　b. 2　　c. 20　　d. 200

9. 6mL 液体置于 100mL 容量瓶，定容至刻度线，该溶液是 _____ %的液体？

　　a. 0.6

　　b. 6.0

　　c. 60

　　d. 上述答案都不对

10. 制备 1 000mL 5% (w/v) 的 NaCl 溶液需要多少克 NaCl？

　　a. 0.5g　　b. 5g　　c. 50g　　d. 500g

11. 每升溶液含有 25gNaCl，摩尔浓度是多少？

　　a. 0.25M　　b. 0.43M　　c. 0.5M　　d. 1.0M

12. 制备 1 000mL 0.5M 的 NaCl 溶液需要多少克 NaCl？

　　a. 5g　　b. 15g　　c. 29g　　d. 58.4g

13. 制备 500mL 0.5M 的 $CaCl_2$ 溶液需要多少克 $CaCl_2$？

　　a. 27.7　　b. 40.0　　c. 57.8　　d. 115.6

14. 将 0.1mL 血清，5mL 试剂和 4.9mL 蒸馏水混匀，最终溶液的稀释度是多少？

　　a. 1：5　　b. 1：10　　c. 1：50　　d. 1：100

15. 计算溶液的百分浓度 (w/v)，哪个是正确的计算公式？

　　a. 溶质质量/溶液体积×100

　　b. 溶质质量×溶剂体积×100

　　c. 溶剂体积/溶质质量×100

　　d. 溶质质量×溶剂体积/100

16. 某溶液由 20g 溶质溶解于 0.5L 水制备而成，该溶液的百分浓度是多少？

　　a. 2%　　b. 4%　　c. 6%　　d. 8%

17. 某葡萄糖标准溶液含有 10mg/dL 葡萄糖，该标准溶液的 1：10 稀释溶液含有多少葡萄糖？

　　a. 0.01mg

　　b. 0.1mg

　　c. 1mg

　　d. 上述答案都不对

（张江涛　施丽飞　周文宾）

第8章 临床实验室的质量评价与质量控制

学习目标

本章结束时，应能掌握如下内容：

● 讨论联邦法规和行业管理规章对临床实验室实施质量评价方案的要求

● 确定实验室质量评价程序的必要组成部分，包括质量控制程序和质控样本的使用

● 评价检验报告对诊断的意义，评价过程要求了解实验室检测和方法学的准确性、精密度、特异性和敏感性

● 解释实验室操作过程中的变异或误差的来源

● 解释质量控制方案的重要性，包括质控样本的使用、质量控制范围的确定和质控图的应用

● 描述参考值的应用，包括在确定参考范围时均值和标准差的应用

　　质量可被定义为服务的品质。6σ[1](Six Sigma)将质量至关重要的构成部分定义为产品或过程中关键的可衡量特征，其操作标准或性能允许限必须满足客户需求。这个过程可包括性能允许限的上下限或与产品或服务有关的任何其他因素。在临床实验室中，结果的质量评价对临床实验室的分析是很关键的，也是运行高质量实验室的重要组成部分。

临床实验室改进法案修正案

　　针对人们对于实验室检测误差方面的关注，美国国会于 1988 年通过了临床实验室改进法案修正案（Clinical Laboratory Improvement Amendments of 1988，CLIA'88）[2]。最终修订的 CLIA 法规——质量体系及人员资质相关的实验室要求，于 2003 年 1 月 24 日由联邦登记（Federal

Register)[3] 颁布。CLIA 的颁布为临床实验室检测各方面的要求设立了最低门槛。

临床实验室常规质量控制 (quality control, QC) 的引入在提高临床实验室检测结果准确性和可靠性方面是一个重大进步。目前，在临床实验室检测分析阶段产生的误差相对较少。自 2003 年 4 月 24 日法案开始生效以来，要求所有实验室都应符合及遵循最终修订的质控要求。这些规定和通用的质控体系为所有非豁免检测项目设立了最低要求。另外，2004 年 1 月颁布了一个有争议的法规，允许医疗保险和医疗补助服务中心 (The Centers for Medicare and Medicaid Services, CMS) 制订实验室检测的质量控制替代方案，称为等效质量控制 (equivalent quality control, EQC)。

自愿认证组织

公众对所提供的卫生服务质量的关注点与临床实验室的大部分检测内容有关。美国医疗机构评审联合委员会 (The Joint Commission on Accreditation of Health care Organizations, JCAHO) 已经设定了标准，反映了该机构对质量评价方案的关注。JCAHO 要求临床实验室通过 JCAHO、中小型实验室认证委员会 (The Commission on Office Laboratory Accreditation, COLA) 或美国病理家学会 (The College of American Pathologists, CAP) 的认证。

JCAHO 已宣布将定期质量评审 (periodic performance review, PPR) 作为实验室认证计划的要求之一 [4]。PPR 是一个正式的标准评估工具，旨在支持贯彻执行标准的连续性，在已获认证实验室的要求下，PPR 可成为认证程序的一部分。该规定自 2006 年 1 月 1 日生效，要求实验室或者参加全项 PPR，或参加 3 种 PPR 的备选方案之一。要求综合性组织 (如医院和综合实验室) 的所属实验室参加 PPR 时必须选择与综合性组织相同的方法或提交申请时与综合性组织的选择方案一致。如综合性组织完成全部 PPR，则所属实验室也应选择全项 PPR。获得 JCAHO 认证组织的所属实验室已通过 JCAHO 合

作伙伴 (如 CAP 或 COLA) 的认证后，则不再要求完成实验室的 PPR。这些实验室需要参加其所属组织的一个相当于 PPR 的循环进行的内部质量评价过程。对于那些经 JCAHO 认证的、只提供豁免检测服务的组织，应在组织内部的 PPR 方案中制订标准要求。

质量评价需要考虑的因素

目前，大多数实验室的检测误差与分析前或分析后阶段有关。与标本相关的差错仍然是一个主要问题，每年导致医院不必要的损失估计约为 2~4 亿美元 [5]。

为减少和尽可能消除实验误差，需要实施质量评价方案。质量评价方案 (quality assessment program) 由两个主要部分组成：非分析性因素和定量数据的分析 (质量控制)。CAP [6] 的要求涵盖了质量管理的各要素 (框表 8-1)。检验医学质量协会 (The Institute for Quality Laboratory Medicine, IQLM) [7] 制订了 12 项措施，根据不同检测阶段——分析前阶段、分析阶段和分析后阶段来评价实验室质量 (框表 8-2)。

质量评价中的非分析性因素

要保证最优质的实验室结果并符合 CLIA 法规的要求，需要考虑各种各样的分析前和分析后因素。

框表 8-1

CAP 质量评价需考虑的因素

- 监督
- 程序手册
- 标本采集和处理
- 结果报告
- 试剂、校准及标准品
- 质控品
- 仪器和设备
- 人员
- 设施
- 实验室安全

(引自 College of American Pathologists: Chemistry coagulation, chemistry and toxicology, and point-of-care checklists, revised 10/06/2005, www.cap.org)

框表 8-2

IQLM 提出的质量评价措施

分析前阶段
- 检测顺序的准确性
- 患者识别
- 血培养污染

检测系统/分析前
- 样本信息的充足性

分析阶段
- 床旁检测的准确性
- 宫颈细胞学/活组织切片检查的相关性

检测系统/分析中
- 糖尿病监测
- 高脂血症筛查

分析后阶段
- 临界值报告
- 出具报告所需时间

检测系统/分析后
- 临床医生满意度
- 临床医生后续措施

[引自 Institute for Quality Laboratory Medicine（IQLM）；www.phppo.cdc.gov.]

合格的工作人员

工作人员的能力是保证实验室结果质量的重要因素[8]。只有具备相应资质证明的人员才可进行非豁免检测项目的操作。从事中度复杂和高度复杂检测工作的实验室必须遵循 CLIA'88 对实验室人员在教育水平和经验及培训方面的相关要求。

称职的实验室人员除了能够实际操作分析程序外，还必须能够进行质量控制活动和仪器维护，并能对试剂和质控品使用情况、设备保养情况、患者信息和分析数据进行准确且系统地记录。对新进实验室人员就实验室程序和政策开展全面的岗前培训是必不可少的。

所有实验室工作人员应获得定期提升个人技能和新相关信息的机会。这个目标可以通过参加在职培训课程和继续教育课程，以及鼓励利用科学期刊和视听材料形成独立学习的习惯来实现。

人员工作表现应通过定期评估和报告进行监控。质量评价要求主管监控日常工作的结果，以及要求对一个特定的工作班次所产生的分析报告进行误差和漏检方面的评估。

制订的实验室政策

提供给所有医院工作人员的实验室参考手册应包括实验室政策。每个实验室必须有最新的安全手册。本手册包含了已经批准的政策，可以接受的做法，以及预防措施，包括标准的血液和体液预防措施等在内的完整清单。手册必须包括与现行国家和通用要求相一致的特殊规定，如职业安全与健康管理局（Occupational Safety and Health Administration，OSHA）法规。其他来源的强制和非强制标准包括 JCAHO、CAP 和疾病预防控制中心（The Centers for Disease Control and Prevention, CDC）的规定。

实验室程序手册

必须为实验室进行的所有分析程序提供一个完整的实验室程序手册。手册必须按照需要由主管人员定期审核，在某些情况下是每年一次进行更新。

根据临床和实验室标准协会（Clinical and Laboratory Standards Institute，CLSI)[9]的推荐，这些程序手册中的程序要按照特定的格式编写。实验室的每个检测项目都必须列入手册。至少包括如下内容：
- 检测项目名称
- 检测程序的原理和临床应用的说明
- 标本收集和贮存的方案
- 质控信息
- 试剂、耗材和设备
- 检测程序
- "正常"参考范围
- 误差的技术来源
- 检测程序的局限性
- 正确的标本收集和贮存程序

检测申请

可以由基础医疗医师申请，在一些州也可

由患者申请。检测申请无论是硬拷贝或电子方式都必须包括患者的身份识别数据；标本采集的时间和日期；标本来源以及所要进行的检测项目。标本容器上的信息必须与检测申请表上的患者身份信息完全相符。医生所需要的用来帮助提出检测申请的信息必须包括在数据库或手册中。

患者识别、标本采集及贴标签

维护与标本要求相关信息的电子数据库或手册是建立临床实验室质量评价计划的首要步骤之一。数据库应包括以下内容的最新信息：如何获得适当的标本；各种不同类型检测项目的特定采集要求；检测项目的正确申请方式；运输及处理标本的适当方式。

必须仔细识别患者信息。对于门诊患者，其身份可以通过两种形式进行验证。使用已建立的标本所需的相关信息，一旦从患者处获得临床标本，必须正确地贴上标签或进行识别。计算机生成的标签有助于确保送到实验室的每个标本容器都适当地注明了患者的身份信息。要记住的一个重要规则是，只有在接收的标本符合要求的前提下才能获得好的分析结果（标本采集，第3章）。

标本的运输和处理

标本必须被及时有效地运送到实验室。一些检测项目使用的标本需特殊处理，如标本收集后立即放置在冰上。标本应在收集后2h内检测，以取得准确的结果。标本抵达实验室的时间记录以及其他特定的检测项目申请数据是质量评价过程的一个重要方面。重要的一点是，在任何时候都可以确定标本的处理状态，也就是说，在实验室处理系统中的任何地方都可以找到指定标本。框表8-3列出了分析前错误的一些例子。

设备的预防性维护

加热系统及冰箱的温度监测对检测结果的质量很重要。显微镜、离心机以及其他设备需要定期清洁和检查，以确保其准确性。应该按照一个预防性维护计划表对所有自动化设备进行

框表8-3

分析前错误的例子

- 标本取自错误的患者
- 在错误的时间采集标本
- 用错误的试管或容器收集标本
- 血液标本采集的顺序错误
- 标本所贴标签不正确
- 处理标本不当

维护。如果不能定期对设备进行监测，可能会产生不准确的检测结果，并导致昂贵的修理费用。

制造商会推荐根据测量系统稳定性所确定的校准频率，并在产品说明书中告知仪器系统必须进行重新校准的具体标准。这些标准可能包括以下方面：

- 试剂批号改变
- 主要部件更换
- 仪器维修
- 新软件安装

临床实验室必须遵循CLIA规程或制造商对于仪器校准频率的要求，以其中最严格的为准。CLIA规程要求实验室至少每6个月对分析方法进行重新校准。

适当的检测方法

每个实验室必须对所有程序进行常规评价，每日、每周或每月进行，以发现如既定平均值的趋势和变化等问题。一旦有发生问题的迹象，必须尽快予以纠正。

质量控制计划的另一部分涉及新程序在被列入实验室常规使用方法前如何进行验证的问题。每个实验室必须为所使用的每个程序确定复现性要求（或置信限），并建立质控标本可接受的变异范围。质量控制计划包括为每个程序计算均值(或平均值)、标准差以及建立质控图。

质量评价程序

CLIA法规强制要求临床实验室制订持续的质量评价计划[2]。质量评价程序监控检测申请程

序；患者识别，标本采集和标记；标本运输和处理程序；实验室工作人员表现；实验室仪器、试剂以及分析检测程序，出报告时间以及最终结果的准确性。为获得患者样本的分析结果所涉及的所有程序的完整文件，必须以系统的方式进行保存和监控。

能力验证

能力验证（Proficiency Testing，PT）已经编入 CLIA 要求[2]。除了使用内部质量控制程序，每个实验室应将参加外部能力验证计划作为核查实验室准确性的一种手段。

临床实验室定期检测由政府机构、专业团体或商业公司提供的标本。相同的标本被送到参加能力验证计划的一批实验室；每个实验室对标本进行分析，将结果报告至标本提供机构，机构通过将这些结果与其他实验室结果相比较，对实验室进行评估和分级。通过这种方式监控实验室之间的质量控制。

JCAHO 对认证的实验室有参加能力验证的要求（ORYX requirement）。实验室能力验证是联邦 CLIA 法规所要求的。

报告结果的准确性和文件记录

许多实验室建立了临界值或 Delta 核查系统，以监测每个患者的结果。出现高度异常的检测结果和 Delta 核查系统出现与以前有显著差异的检测结果都提醒检验人员可能存在一个潜在的问题。其他定量控制系统（见下文讨论）也被用来确保检测结果的质量。

确保正确的实验室结果以及时的方式和适当的成本为对应的患者提供报告，这一过程被称为持续质量改进（continuous quality improvement, CQI）。这一过程保证了临床医生申请的检测以最佳的方式进行，为患者的诊断或管理方面提供最有用的信息。质量评价指标作为持续质量改进的一部分进行评价，用于监测实验室的表现。每个实验室将根据实验室的特定目标设立自己的评价指标。任何质量评价指标应该被看做是一种确保高质量报告结果的工具。

质量评价的一个重要方面是文件。CLIA 规程规定任何可能会影响检测结果的问题或情况都要进行记录和报告。所有此类事件必须有书面报告，包括提出的改变及其执行情况，以及后续的监测。这些事件可能涉及标本收集、标记或运送到实验室的方式不正确，或与出报告时间延长有关的问题。必须有一个合理的纠正问题的方法，此过程中所有的步骤，必须记录在案。

另一个重要的质量评价方法是观察每个患者检测出的数据并检查它们之间的关系。这些关系包括电解质报告中阴、阳离子之间的数学关系，尿中蛋白和管型之间的相关性，以及在血液学研究中血红蛋白和血细胞比容以及血涂片外观之间的关系。

实验室计算机信息处理系统的利用加快了结果的记录速度。质量评价计划需要制作文件，而计算机记录结果的能力有助于这一过程。当质控结果在实验室建立的可接受范围内时，这些数据提供了质控数据与患者数据之间的必要联系，从而保证患者结果是可靠、有效和可报告的。这些信息可以证明已经建立统一的管理规范并正在贯彻。这些数据也可以支持在对患者样本进行检测时所使用的检测系统正常运转的能力。

质量控制

如前所述，质量控制包括用来检测由检测系统故障、不利的环境条件和操作者操作差异导致误差的程序，以及监控一段时间内检测结果的准确度和精密度的程序[10]。认证机构要求对质量评价记录进行监控和文件编集。CLIA 规定，"实验室必须建立和遵循书面的质量控制程序，以监测和评估每一种方法的分析检测过程中的质量，确保患者检测结果和报告的准确性和可靠性"[2]。对中度复杂的检验项目，CLIA 要求实验室符合下面两个要求中相对更严格的一个：

● 每天的测试，至少使用两个水平的质控物完成质控程序并进行文件记录。

● 依照制造商质量控制的说明。

质量控制活动，包括监测实验室仪器、试

剂及其他测试产品和设备的性能。每个程序或操作的质量控制活动的书面记录应包括通常结果的偏离情况、问题或操作、分析程序中的错误等细节，以及针对这些问题采取的任何纠正措施。

质量控制文件包括预防性维护记录、温度图表以及特定检测的质控图。所有用于分析程序的产品和试剂必须在实际用于检测患者样本前进行仔细检查。质控标本的使用，能力验证和标准取决于认证机构的具体要求。

除了室内质量控制，实验室可能会被要求在质量控制措施上协助卫生保健设施的其他部门。这可能包括检查手术或洗衣房的高压灭菌器的有效性，或提供药房、血库或透析服务的无菌检查。

质控样本

实验室的质控计划需要使用质控样本，质控样本是含有已知待检测分析物浓度的一种物质或溶液。大多数临床实验室使用多参数质控物，因为它们需要的存储空间较少，库存得以加大，并可通过同行实验室比较增加制造商的服务。冻干和液体质控物都可以提供良好的稳定性和合理的有效期。液体质控物不同瓶间的重复性更好，因为液体质控物没有还原所产生的吸量误差。供应商经常应客户要求，预留一定数量（估计使用量）的将要送往实验室的质控物。这可确保客户能够在长时间内持续接收到同一批号的质控物。

质控标本的使用必须贯穿整个检测过程并接受和所有未知标本完全一样的处理；它必须受到影响未知标本的所有变量的影响。质控标本的使用是基于这一事实：重复测定同一样本的相同或不同部分（或等分试样）不会在任何特定成分上得到相同值。在实验室分析中，许多因素可以导致变异。一个设计得当的质控系统使监控检测的变异成为可能。

根据 CLIA 规程，当进行患者标本检测时，每 24h 内至少要使用 2 个水平的质控标本（阴性/正常以及阳性/增加）。另外，当使用自动分析仪时，应该每 8h 使用 1 次（或每个工作班次

使用 1 次）2 个水平的质控物。

质控样本的使用表明了实验室报告结果的整体可靠性（包括准确性和精密度），是质量评价过程的一部分。如果某一特定方法的质控物的值不在预先确定的可以接受的范围内，必须假定未知样本的测定值也是不正确的，不能报告结果。在对程序任何可能的错误进行检查，并且发现和纠正后，必须反复进行检测，直至质控物的值落在可接受的范围内。在控制实验室检测的可靠性时，目标应该是当有证据表明发生的错误超过了允许数量时，就要拒绝检测结果。临床实验室有一些控制其报告结果可靠性的方法。

质量评价描述术语

实验室结果报告有证实诊断、改变诊断或提供患者后续治疗的能力，这种能力使实验室的检测有助于临床医生的诊断治疗。检测和检测程序在诊断上的有用性是通过统计方法来评估的，如描述检测和检测方法的准确性和可靠性。为描述特定程序的可靠性经常使用两个术语：准确性和精密度。虽然这两个因素是不同且不依赖于对方的，但程序的可靠性取决于这两个因素的结合。变异是另一个常用术语，描述影响待测物质测量的因素或波动。现有的统计方法也可以通过敏感性、特异性、预测值评估检测结果的有用性。

临床质量评价所使用的术语

- 准确性描述了检测结果与真值接近程度。
- 校准是将仪器测量值或读数与已知的物理常量进行比较。
- 质控物是一种已知值的标本，其组成与待测标本如患者的血液类似。
- 精密度描述对同样材料进行反复分析时，所得检测结果的接近程度。
- 质量控制是通过使用质控样本，监测结果准确性和再现性的一个过程。
- 标准物质是高度纯化已知成分的物质。

准确性与精密度

程序的准确性是指得到的结果与真值或实际值的接近程度，而精密度是指重复性或再现性，即在随后检测相同的样本时能够获得相同值的能力。高精密度是有可能得到的，即所有操作相同程序的实验室工作人员得到相同的结果，但如果真值不在检测的结果中，那么就没有准确性。检测的精密度或重复性可以用标准差（standard deviation，SD）或由其产生的变异系数（coefficient of variation，CV）来表示。某个程序可能是非常准确的，但执行起来非常困难以至实验室工作人员不能得到足以在临床上有意义的值。

总之，获得准确性可通过使用适当标准化的程序、将新方法与建立的参考方法进行统计学上有效的比较、利用已知值的样本（质控物）PT 计划。

通过使用适合的标准品、参考样本或质控品对单一样本进行统计学上有效的重复检测，以及对足够数量的未知样本进行重复检测可保证精密度。日间和批间的精密度可通过质控样本进行衡量。

检测的敏感性和特异性

含有医疗上有用的信息，包括检测特异性和敏感性的实验室结果是很重要的。特异性和敏感性均是检测需要的特性，但在不同临床情况下，对二者的要求不同。评估一个检验项目的敏感性和特异性需要四个指标：检测阳性，检测阴性，患病（阳性）和非患病（阴性）。真阳性是指检测结果为阳性而实际上也患有检测结果所提示的疾病，真阴性指检测结果为阴性而实际上也未患病者；假阳性指检测结果为阳性，但实际没有疾病者，假阴性是指检测结果为阴性，但实际却患病者。

敏 感 性

检测的敏感性指的是患某种疾病的患者样本中，检测结果也为阳性的比例（即检测的阳性结果正确预测疾病），具体情况如下：

灵敏度%=真阳性/（真阳性+假阴性）×100

实际上，灵敏度代表某特定物质可以被检测到的量的多少；检测的灵敏度越高，可得出检测结果所需的待检测物质量越小。

特 异 性

检测的特异性指的是未患某种疾病的患者样本中，检测结果也为阴性的比例（即检测阴性结果正确排除了疾病），表示如下：

特异性% =真阴性/（假阳性+真阴性）×100

实际上，特异性代表检测的样品是什么，一个高度特异性的检测只检测有问题的物质，不受干扰物质或类似物质的影响。

预 测 值

为了评估某检测的预测值（predictive value，PV），其灵敏度、特异性和所研究疾病在人群中的流行程度必须是已知的。某种疾病的流行程度指的是患病者在人群中所占的比例。这和某种疾病的发病率不同，发病率指的是在某段时间如 1 年内每 10 万人中发现的某种疾病患者数量。

某种检测的阳性 PV 表示检测结果异常且实际患病的患者数量与所有检测结果异常的患者数量之比值，表示如下：

阳性 PV=检测结果异常且实际患病的患者数量/ 所有检测结果异常的患者总数

阳性 PV=真阳性/（真阳性+假阳性）

检测的阴性PV 表示检测结果正常且实际没有患病的人数与所有检测结果正常（阴性）的人数的比值，表示如下：

阴性预测值 =真阴性/（真阴性+假阴性）

质量控制统计学

统计表明，在大多数情况下检测值的参考范围与正态钟形曲线相关[11-13]（图 8-1）。高斯曲线（gaussian curve）或高斯分布（gaussian distribution）已被证明几乎在所有的生物、化学和物理测量中都是正确的。对统计学上有效的一系列个体（视为一组正常健康人的代表）进行检测,计算检测结果的平均值。这一数学平均值定义为均值($\bar{x}$,称为 X-bar)。特定组的所有数据围绕均值的分布用标准偏差进行统计学描述。

均值、中位数和众数

实验室检测中常用的均值是数学上的平均值,根据各值的总和,然后除以列表中值的个数而得到。CLSI 介绍了几种方法来估计质控水平的均值和精密度。CLSI 建议,从 20 个或更多的单独检测批次中获取最少 20 个数据,以确定均值和精密度。如果无法进行 20 个单独批次的检测,可以进行至少 7 个单独批次的检测(每个批次重复检测 3 次)来设置临时范围。可以计算均值和标准偏差并用其设定临时范围。当能够获取 20 个单独检测批次的检测数据时,以此计算出的新均值和范围应取代由简易数据收集得到的均值和范围。

中位数是一组数据的中间值。如果一组数据中所有的变量都按照增量顺序来排列,中位数是位于最高和最低变量中间的变量,中位数等于中间值。要找到中位数,首先必须将一列数值按照量值大小来排列,如2,2,3,4,5,6,7。中位数是数列的中间值;在这个例子中,数列的 7 个号码中,中位数为 4。

众数是一列数值中出现次数最多的数值。在2,2,3,4,5,6,7 这个例子中,众数是 2。

标准差

标准差(standard deviation,SD)是衡量数据集合离散程度或变异状况的指标。许多科学计算器包含计算标 SD 的功能。

SD 是任何一组观测值或一系列检测结果的方差的平方根。在任何一个正态总体中,若68%的值集中在均值的两边,在统计学上被定义为落入了第一个 SD(1SD)之间(图 8-1)。第 2 个 SD 代表95%的值落入均值两边的范围(2SD),99.7%的值落入第 3 个 SD(3SD)范围。而且,任何变量的观测值落在平均值(或均值)两边的比例是相同的。这样,在特定的检测确定参考值时,要选择统计学上有效的一组人群,并假定代表健康人群,然后对这些人

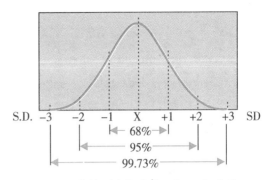

图 8-1 正态钟型高斯曲线(SD,标准差)

进行检测,并计算结果的平均值。因此参考范围指的是包含了 95%的健康参考人群检测结果的范围,这个术语取代了"正常值"或"正常范围"。正常值的界限(或范围)被定义为距离均值的 SD。

在评价一个人的健康状况时,落在 3 倍 SD 范围外的值被认为是明显异常值。当数据呈高斯分布时,参考范围极其接近均值±2SD 范围。落在均值两边 1 倍 SD 和 2 倍 SD 范围内的值被认为是正常的,而在 2 倍 SD 和 3 倍 SD 范围内的值被认为是有问题的。参考值是用结果的范围来表示的,该范围用 SD 来表示。

置信区间

当参考范围使用均值两边的 2 倍 SD 范围表示,95%的值落在均值的两边(图 8-1),这就用到了术语置信区间或置信限。当特定分析程序的检测值每天都有变化时,应该牢记这个区间。使用 95%置信区间是用来说明某些不可避免的由抽样误差和方法本身的不准确性引起的误差。

例如,在人口研究中,对 95%的置信区间,可以做如下解释。如果检测或实验重复多次并且每次都对研究的参数建立了 95%置信区间,那么这些区间中的 95%将包括真实的人口参数而另 5%则不会包括。

制造商设立的参考值范围可供实验室设立均值和范围时参考。每个实验室必须建立基于患者总体的合适的均值和质控范围。应对新批号的质控物进行检测并将每个检测结果与目前使用的质控物进行比较。

变异系数

变异系数（coefficient of variation，CV）的百分比（%CV）等于标准差除以均值。变异系数通过将 SD 计算为均值的百分比使一组数据的变异标准化（框表 8-4）。变异系数可以用来比较两组样本的标准偏差。而标准偏差不能不考虑均值而直接比较。%CV 在比较不同分析和检测方法精密度的差异上是很有用的。

框表 8-4
%CV 举例
%CV=SD×100/x=0.36×100/3.14=11.5%

SD，标准差

在估算出分析检测系统的均值和总精密度（SD）后，下一步就是将控制范围设定为围绕均值的总精密度的某个倍数。许多实验室的标准程序是将质控范围设定在均值±2SD，但限定在±2SD 可以导致某些问题。很明显，±2SD 的范围会造成不必要的高假失控率。CLIA'88 没有明确提出确定系统"失控"的方法，但这部联邦法律明确规定实验室必须建立监测和评价分析检测过程的书面程序（见质量控制监测）。

按照严格的±2SD 或±3SD 的界限规定，有一个质控值处于±2SD 或±3SD 的范围之外即表示失控情况。这样一个±2SD 范围提供了可以敏感地检测到任何变化的方法，但也让临床实验室面临一个问题：很高的假失控率。

质量控制范围的确定

如果购买的质控物是未定值的，那么实验室有必要为特定的分析确定可接受的质控范围。建立质控范围有不同的方法。其中一个方法是在 15~25d 内按照规则的分析批次对等分质控血清进行检测。在检测质控样本时，很重要的一点是将质控样本完全当成未知样本，质控样本的处理必须和未知样本的处理一样。

对于任一组分同一样本的不同等分试样进行重复测定常常都不能得到相同的值。事实表明，如果进行足够多的重复检测，得到的值将会呈现正态的钟形曲线。当进行了统计学意义

上的足够次数的检测时（与平均的重复检测次数和单一检测次数不同），可计算出算术平均数（$\bar{x}$）或平均值。质控物可接受的均值两边的限值或变异可以在均值标准偏差的基础上利用统计公式计算出来。大多数实验室使用均值±2SD 的范围为质控标本的允许范围，而其他实验室则使用此范围作为报警范围。根据正态钟形曲线，设置 2SD 作为质控样本的允许范围意味着样本检测值的 95%在允许范围内，5%将会成为失控值。然而，拒绝如此多批次的样本也许并不可取，那么 3SD 就可以作为控制限或者处置界限。一旦设立了可接受的结果范围，质控样本的检测结果就应该包含在相应批次的范围中。如果质控值不在设定的范围内，检测必须重复进行，直到质控值可以接受，才可以报告患者的结果。

变异或误差的来源

一般情况下，对某一特定标本进行检测，每次的结果是不可能完全一致的。这可称为程序的变异或误差。这些因素包括程序本身的限制与抽样方法相关的限制。

抽样因素

保证结果可靠性的主要困难之一涉及抽样的程序。涉及样本的变异来源包括得到样品的时间，患者的体位（躺着或坐着），患者的体力活动状态（卧床、能走动的或活动灵敏的），距上次进餐时间（空腹与否），以及标本从采集到实验室检测之间的时间间隔和储存条件。错误的另一个来源是样品的放置时间过长。

程序因素

变异的其他来源涉及化学品或试剂的放置时间过长；检测中操作人员的个人偏倚或经验不足；以及因为不同的标准、试剂、环境、方法或仪器造成的实验室偏倚。某一特定检测所使用的方法改变、仪器改变或工作人员改变也可能导致实验性误差。

质量控制监测

Levey–Jennings质控图

大多数实验室将日常质控样本值标绘在质量控制图上。Levey-Jennings（Shewart）质控图历来被用来确定不可接受的检测值，然后评估偏差的来源和程度，以决定是否将结果应用于患者样本图表（图 8-2）。临床实验室绘制质控图的主要目的是帮助维护分析测量系统的稳定性。控制图的作用是试图发现分析系统出现的变化，（如检测变异的特别原因）。在检测到这些变化后，设法将测量系统恢复到先前的性能水平。

为实验室信息系统（LIS）设计的软件和个人电脑可用于自动标绘制质控值。软件的复杂程度和能力（用于多项质控选择）根据供应商的不同将有所不同，但通常所有的供应商提供的软件都会有采用传统的 Levey-Jennings 图呈现数据的方式。

检测的平均值被标识在图上，同时标明的还有可接受的误差界限。质控界限一般为均值两边的±2SD 或±3SD。2SD 和 3SD 处的值可以先标明，2SD 值作为警告限值，3SD 值作为处置界限。质控值每天都要标绘在图表上，任何失控值可以很容易地看到。控制图可作为图像文件使用，从中得到所使用的质控样本的有关信息。不同的质控图是为不同的检测物质绘制的。通过每天绘制质控值可能观测到导致错误的趋势。当检测程序有改动（如增加新的试剂、标准或仪器），都可以反映到控制图上。

对质控图定期检查有助于发现系统的倾向或趋势、结果离散程度的加大或者结果的转变或突变。当质控值从均值逐渐向一个方向移动至少 3 天时就呈现系统性倾向或趋势。通过比较，当随机误差或不准确性增加时，就会观察到结果离散性增加。当突然出现问题时，就会观察到出现结果的转变或突变。每一类型的变化提示特定的问题。例如，系统倾向或趋势可能提示试剂或质控品变质。离散提示可能是不稳定的问题。转变或突变在仪器突然发生故障时可以看到。

Westgard 规则

Westgard 规则经常用来分析基于统计方法的质控图数据（图 8-3，图 8-4 和图 8-5）。这

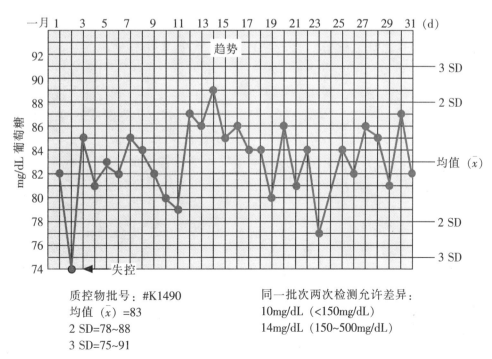

质控物批号：#K1490
均值 ($\bar{x}$) =83
2 SD=78~88
3 SD=75~91

同一批次两次检测允许差异：
10mg/dL（<150mg/dL）
14mg/dL（150~500mg/dL）

图 8-2　葡萄糖检测的 Levey–Jennings 质控图

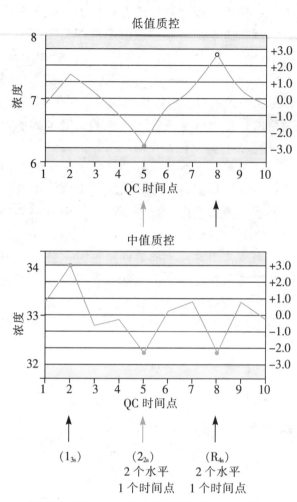

图 8-3 Westgard 多规则方案，如 1₃ₛ,2₂ₛ,R₄ₛ

QC，质量控制（Courtesy Abbott Laboratories, Abbott Park,Ⅲ）

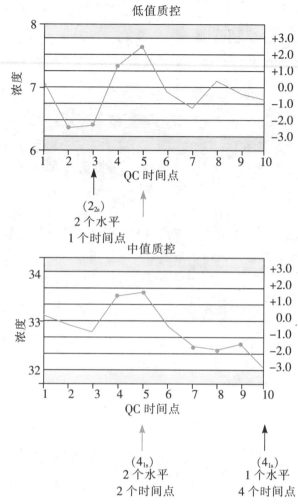

图 8-4 Westgard 多规则方案，如 2₂ₛ,4₁ₛ（两个水平），4₁ₛ（一个水平）

QC，质量控制（Courtesy Abbott Laboratories, Abbott Park,Ⅲ）

些规则确立特定检测的具体性能范围，可用于监测随机和系统误差。Westgard 多规则程序的设计可用来提高质控方法的效能，该质控方法使用±3SD 范围来监测趋势或变化。Westgard 程序在维持较低错误拒绝概率的同时，检查单个结果并确定检测系统状态。正确使用 Westgard 多规则程序可以大大降低错误拒绝的概率，比严格的 ±2 SD 范围减少 88%的假阳性率。

6 条 Westgard 规则经常使用到，其中 3 条是警告规则，另外 3 条是强制性规则（框表 8-5）。违反 1 条警告规则应该引发对检测程序、试剂性能、设备校准进行审查。如果发生违反 1 条 Westgard 规则的情形，应该采取如下行动：

1. 如果仅违反 1 条警告规则，则接受检测结果。

2. 如果违反 1 条强制性规则，则拒绝检测结果。

3. 如果违反 1 条警告规则或 1 条强制性规则，则要对某一特定检测增加复查范围。

CLIA 要求实验室建立书面程序，监测和评估分析检测过程，包括解决失控情况的程序。一些可能的控制程序包括以下内容：

● 审查使用的程序

● 寻找能导致变化的最近发生的事件，如新的试剂盒或批号，成分更换，环境条件（如温度、湿度）变化。

● 准备新的质控物

● 遵循制造商的故障排除指南

● 联系仪器、试剂材料和质控品制造商

上述规则可一起使用形成 Westgard 多规则

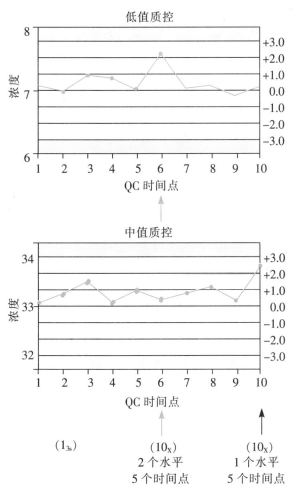

图 8-5　Westgard 多规则方案，如两个水平点的 10$_X$ 和一个水平点的 10$_X$

QC，质量控制（Courtesy Abbott Laboratories, Abbott Park, Ⅲ）

框表 8-5

质控图分析的 6 条 Westgard 规则

- 1 个质控测定值落在 2SD 以外　　　　　　　（1$_{2s}$）
- 如果 1 个值落在 2SD 以外，下列情况下拒绝结果：
- 1 个质控测定值落在 3SD 以外　　　　　　　（1$_{3s}$）
- 2 个连续的质控测定值落在 2SD 以外，并且 在均值的在同 1 侧　　　　　　　　　　　　（2$_{2s}$）
- 2 个质控测定值之间范围大于 4SD　　　　　（R$_{4s}$）
- 连续 4 个质控测定值超过 1SD，并且在均值的 同 1 侧　　　　　　　　　　　　　　　　　（4$_{1s}$）
- 连续 10 个质控测定值高于或低于平均值　　（10$_X$）

（引自 Westgard，JO，Barry PL，Hunt MR，et al：Clin Chem 27：493，1981.）

程序。然而，这套规则可能有许多不同配置。选择规则关键是理解这套规则统计学上的表现方式。许多软件包也适用于如 Westgard 描述的

多规则程序。质量控制的自动监测使正确使用 Westgard 多规则程序变得容易得多。

检测结果

很重要的一点是要认识到参考值会随无数的因素变化，尤其会随不同的实验室和不同地理位置而变化。每个实验室必须提供给医生有关实验室参考值范围的信息。这些参考值与整体参考范围有关，但可能是更精确的或更窄的参考范围，并可能在特定的状况中更有倾向性。

在医生能够确定患者是否患有某种疾病前，必须知道在与患者相似的代表性人群（如相同年龄、同一性别、同一种族）中，什么样的检测结果是可以接受的，以及检测使用的分析方法。使事情变得复杂的是，一个人可呈现日常的、昼夜的、生理的变化。生物统计技术（适用于生物学观察的统计科学）是试图描述这些变化的一个迅速扩大的领域。选择建立"参考组"的人群是各实验室遇到的另一个问题。

传统上，参考范围是通过检测一些群体来确定，比如献血者，有工作并且"感觉健康"的人、医学院学生、见习护士和医疗技术人员[12]。由于诸如抽样技术粗糙，正常群体的选择方式有问题，以及临床方法使用不当等因素，医学文献中报道的许多既定参考范围的有效性并不可靠。在建立参考值时，以前称为"正常值"，必须要使用适当的统计工具，包括抽样，选择对照组以及分析数据。

参考文献

1. Six Sigma: http://www, isixsigma.com/sixsigma/six_sigma. asp（retrieved October 2005）.

2. US Department of Health and Human Services: Medicare, Medicaid, and CLIA programs: regulations implementing the Clinical Laboratory Improvement Amendments of 1988（CLIA）. Final rule, Federal Register 57:7002, 1992.

3. US Department of Health and Human Services, Centers for Medicare and Medicaid Services: Laboratory requirements relating to quality systems and certain personnel

qualifications. Final Rule, 42CFR Part 405 et al (16: 3640), Federal Register, Jan 24, 2003.

4. Joint Commission on Accreditation of Healthcare Organizations: Periodic performance review (PPR) for laboratories, www. jcaho.org (retrieved October 2005).

5. BD, Inc.: Accuracy from bedside to lab, Franklin Lakes, NJ,2003.

6. College of American Pathologists: Checklists, revised10/06/2005, www. cap.org (retrieved October 2005).

7. Institute for Quality Laboratory Medicine (IQLM): www. phppo.cdc.org (retrieved October 2005).

8. Clinical and Laboratory and Standards Institute: Training and competence assessment: approved guideline, ed 2, Wayne, Pa, 2004, GP21–A2.

9. Clinical and Laboratory and Standards Institute: Laboratory documents: development and control: approved guideline, ed 5, Wayne, Pa, 2006, GP2–A5.

10. Centers for Medicare and Medicaid Services, Centers for Disease Control and Prevention: Clinical Laboratory Improvement Amendments (CLIA): equivalent quality control procedures, Brochure #4, 2004.

11. Clinical and Laboratory Standards Institute: Statistical qualivy control for quantitative measurement: principles and definitions: approved guideline, ed 2, Wayne, Pa, 1999, C24–A2.

12. Clinical and Laboratory Standards Institute: How to define and determine reference intervals in the clinical laboratory: approved guideline, ed 2, Wayne, Pa, 2000, C28–A2.

13. Clinical and Laboratory Standards Institute: Evaluation of precision performance for clinical chemistry devices: approved guideline, ed 2, Wayne, Pa, 2004, EP5–A2.

14. Levey S, Jennings ER: The use of control charts in the clinical laboratory, Am J Clin Pathol 20:1059, 1950.

15. Westgard JO, Barry PL, Hunt MR, et al: A multi–rule Shewhart chart for quality control in clinical chemistry, Clin Chem 27:493, 1981.

参考资料

Astion ML, Shojania KG, Hamill TR, et al: Classifying laboratory incident reports to identify problems that jeopardize safety, Am J Clin Pathol 120:18, 2003.

Boone DJ: A history of the QC gap in the clinical laboratory, Lab Med 36 (10) :611, 2005.

Campbell JB, Campbell JM: Laboratory mathematics: medical and biological applications, ed 5, St Louis, 1997, Mosby.

Clinical and Laboratory Standards Institute: Continuous quality improvement: essential management approaches and their use in proficiency testing: approved guideline, ed 2, Wayne, Pa, 2004, GP22–A2.

Clinical and Laboratory Standards Institute: Preliminary evaluation of quantitative clinical laboratory methods: approved guideline, ed 2, Wayne, Pa, 2002, EP10–A2.

Goldschmidt, HM, Lent RS: Gross errors and work flow analysis in the clinical laboratory, Klin Biochem Metab 3: 131, 1995.

Lasky FD: Technology variations: strategies for assuring quality results, Lab Med 36 (10) :617, 2005.

Westgard JO, Westgard SA: Equivalent quality testing versus equivalent QC procedures, Lab Med 36 (10) :626, 2005.

Yost J, Mattingly P: CLIA and equivalent quality control: options for the future, Lab Med 36 (10) :614, 2005.

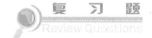
复 习 题
Review Questions

问题 1~4：将每个组织或文件与其功能对应 (a~d)。

1. _____JCAHO

2. _____CAP

3. _____COLA

4. _____CLIA

   a. 认可医院并检查临床实验室

   b. 认可临床实验室

   c. 确定检测的豁免和非豁免种类

   d. 只认可医院实验室

问题 5~7：对应错误范例。

5. _____分析前

6. _____分析中

7. _____分析后

   a. 检测的准确度

   b. 患者识别

   c. 临界值报告

问题 8~10：对应错误范例。

A＝分析前，B＝分析中，C＝分析后（注：可以重复使用一个答案)。

8. _____血液来自于错误的患者

9. _____样本采集在错误的试管中

10. _____质控超出可接受范围

　　问题 11~15：将术语对应相应的定义 (a~e)。

11. _____准确性

12. _____校准

13. _____质控

14. _____精密度

15. _____标准

　　a. 一个结果与另一个结果的接近程度

　　b. 一个结果与真值的接近程度

　　c. 样本与患者血液类似，已知成分浓度

　　d. 将仪器值或读数与已知的物理常量进行比较

　　e. 已知组分的高纯度物质

　　问题 16~17：将术语对应相应的定义 (a~b)。

16. _____灵敏性

17. _____特异性

　　a. 有某种疾病，检测结果为阳性

　　'

b. 没有某种疾病，检测结果为阴性

　　问题 18~20：将术语对应相应的定义 (a~c)。

18. _____均值

19. _____中位数

20. _____众数

　　a. 平均数的另一种说法。

　　b. 一组值中出现频率最高的值。

　　c. 在最高值与最低值中间的值。

　　问题 21~22：将术语对应相应的定义 (a~b)。

21. _____标准偏差

22. _____变异系数

　　a. 等于标准偏差除以均值。

　　b. 测量值的变化性。

　　问题 23~24：A =正确，B = 错误。

23. _____Levey-Jennings 图在图表上标识数据

24. _____Westgard 规则有 3 个报警规则和 3 个强制性规则。

　　　　　　　　　　　　(朱晓雪　董音婉　彭明婷)

中心实验室的自动化与床旁检测

学习目标

本章结束时，应能掌握如下内容：

- 说明实验室产生的数据在诊断和监测治疗效果中所占的百分比
- 阐述实验室自动化的主要优点
- 描述自动化分析的 5 个步骤
- 简述几种主要临床化学分析仪器测量分析物浓度的原理
- 区别 3 种自动化细胞分类方法

- 阐述自动化尿液化学和显微分析仪器检验原理
- 详述分子技术在临床实验室中的应用
- 列举 POCT 的主要优缺点
- 区别 4 类 CLIA 检验程序
- 举例说明基于仪器的 POCT
- 列举至少 6 种在选择 POCT 仪器时需要考虑的特征

自动化概述

随着更多实验室检测项目的开展和人口的老龄化，医学实验室的年检测数量大量增加。美国医疗机构评审联合委员会（Joint Commission on Accreditation of Healthcare Organization，JCAHO）估计，临床医师在做出关键的医学决定时，参考的患者信息有 80% 来自临床实验室。

此外，患者和临床医师，尤其是急诊科医务人员，都希望很快得到准确的检验结果。缩短周转时间的需求带动了中心实验室仪器和床旁检验的发展。临床实验室检验的重要进展包括检测仪器的小型化和实验室信息系统与患者、患者标本及各类自动化分析设备之间的连接。实验室熟练技术人员的紧缺和经济压力使实验室之间的竞争日趋激烈，因此临床实验室将自动化视为生存的关键（图 9-1）。

自动化的优点

实验室自动化的主要优点如下：

- 减少医疗过失
- 提高实验室工作人员的安全性（如避免瓶盖开启或针头刺伤）
- 缩短周转时间
- 部分缓解实验室熟练工作人员的短缺

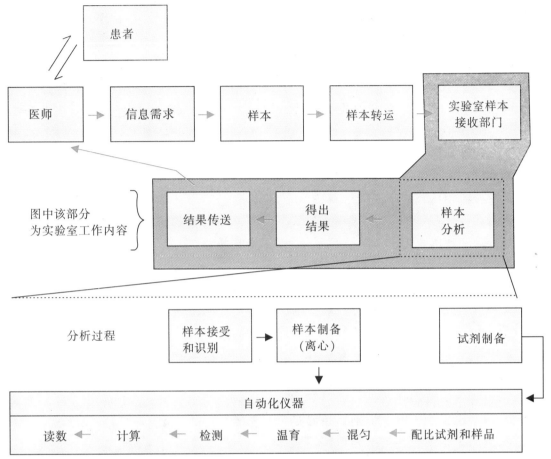

图 9-1　标本和信息在患者/医师与临床实验室之间传递的流程图；该图下半部分显示的是实验室样本处理和分析做相关内容 (引自 Kaplan LA, Pesce AJ, Kazmierczak SC: Clincal chemistry: theory, analysis, and correlation, ed 4, St Louis, 2003,Mosby.)

根据美国医学机构的报告，每年美国的医疗过失导致 9.8 万人死亡，100 万人受伤害。JCAHO 的新指南强调了正确识别患者样本的重要性。如果样本标示或识别出错，会导致严重的医疗事故，比如血制品的错误输入以及患者被错误治疗等。该报告列举了与实验室医学有关的几种重要医疗事故，其中包括了诊断延误的情况等。

自动化提高了患者的安全性，例如工作流程的标准化提高了检验结果的精密度和可靠性，检测周转时间的缩短促进了快速诊断和患者治疗水平的提高。自动化的标本处理和检测过程也使实验室技术人员更安全。目前，实验室技术人员手工处理血液样本的情况减少，暴露于致病源或锐器的几率也大幅降低。

除了缓解实验室熟练技术人员的短缺，自动化还可使实验室工作流程更加灵活。此外，

由自动化仪器处理常规工作，实验室工作人员有更多的时间处理复杂病例。

自动化的过程

美国临床和实验室标准协会（Clinical and Laboratory Standards Institute，CLSI）已经建立了相关标准，以解决世界范围的临床实验室自动化系统设计、兼容性和整合等问题（第 10 章）。

自动化可以应用于手工操作的任一或全部步骤。自动化系统包括：①患者标本或其他样本（如空白溶液、质控品、标准溶液等）的取样装置；②以正确顺序将标本添加至试剂中的机械装置；③特殊反应需要使用的温育模块；④定量测量反应程度的装置或仪器（如分光光度计）；⑤提供最终读数或结果永久性保存的记录装置。大多数分析仪器可以处理多种标本。

为了提高效率，实验室应尽可能在较多步

骤中引入自动化处理。完全自动化可以减少实验室人员在重复和繁琐的手工操作中产生的人为错误，例如常规操作中的吸样错误。

自动化分析的步骤

制造商设计的模拟手工操作的主要步骤如下：

(1) 标本收集和处理；

(2) 标本和试剂的量取与传送；

(3) 化学反应时相；

(4) 测量时相；

(5) 信号处理和数据处理。

标本收集和处理

必须正确收集标本，粘贴标签并转运到实验室以供分析。标本处理过程是整个分析过程中至关重要的环节（第3章）。自动化系统在该环节的应用消除了手工处理标本中存在的问题。标本处理或制备步骤的自动化包括条码标签的使用和样本与检验申请单的电子识别。条码是一种样本或产品的识别系统，与条码识别器联合使用可以识别样本、试剂或需要分析的项目，并将这些信息传递到自动分析仪。该步骤可以防止人工录入错误。此外，条码也使样本贮存和查找自动化（第10章）。

如果使用全血，则不必进行标本制备。可以通过手工或自动化技术将全血加至干粉试剂盒或试带，进行肉眼观察或仪器定量检测。

标本和试剂的量取与传送

自动化仪器按照设定的模式将试剂和定量的标本混合，以产生特定的终浓度。这种根据设定数量吸取并混合试剂和样本的过程称为配比。对于分析过程的正确完成而言，以恰当的体积和特定的顺序在样本中加入试剂非常重要。

使用大型自动化设备进行标本检测最常用的装置是随机取样装置。随机取样检测可以连续分析标本，每个标本可用于不同项目的检测。根据分析仪器的种类，通过使用不同的液体试剂瓶、试剂盒或试剂标签选择检测项目。随机取样装置在进行下一个样本测定前会先处理前

一样本的所有选定项目。这些分析仪器能为个体样本作出不同的分析组合。分析仪器受微处理器控制，可以分析多达30个检验项目。选择检验项目时在菜单界面操作，取样设备首先量取特定体积的样品到指定检测池（或反应池），微处理器控制加入到检测池所需的稀释液和反应试剂的量，经过合适的反应时间，微处理器控制各检测池完成分光光度检测过程，并计算反应结果数据，检查质量控制数值和报告检验结果。某些类型的分析仪器针对众多检测池配有圆形转盘，其他随机取样装置的配置为直线式。

化学反应时相

自动化分析仪器所用的试剂可以分为液态和固态试剂系统。试剂的放置方式因仪器的性能和方法而异。可以把专用的试剂盒插入设备内。强生Vitros分析仪使用抽拉或滑动式容器放置全部化学试剂。多层抽拉盒的后面有透明聚乙烯塑料支撑板，外层是三明治式的塑料涂层。

化学反应时相包括混匀、分装、温育和反应等步骤。

在连续液流分析仪器中，当取样探针从试剂杯升起后，吸入少量空气，在试剂和样品间产生分隔气泡。在大多数非连续液流分析仪器中，化学反应物储存在独立可移动的容器，既可重复检测，也可一次性使用。该反应容器也可用作光度测量时的比色杯（如ADVIA）。反应物也可置于固定的反应池中，在检测前后都有反应混合物连续流入、流出及反应过程发生。在连续液流系统中，使用了一种流动池式比色杯，在反应物流过时记录吸光度读数。在自动化分析仪器中，温育过程很简单，只需使检测混合物反应足够时间即可。该过程受分析仪器控制，在预先设定的恒定温度下进行。

测量时相

传统的自动化学分析仪器使用光度计和分光光度计测量吸光度。其他的测量方法包括使用反射光光度计、荧光检测器、比浊检测器、浊度检测器、化学发光和生物发光（荧光偏振）

以及离子选择电极等。

为了保证自动化系统检验结果的准确性，方法必须标准化。标准化后，设计优良的自动化系统能够高精密度地产生和维持设定的检验条件。校准和检测质控品对于保证准确性和精密度至关重要。美国 1988 年的临床实验室改进法案修正案（CLIA'88）已经规定了某些检验项目的质控品使用规则。对使用自动化分析仪器检验中度或高度复杂项目的实验室，必须每 8h 检测 2 个水平的质控品（阴性或正常标本，阳性或高值标本）；或者在检测患者标本前工作人员换班时必须检测一次质控品[1]（第 8 章）。

信号处理或数据处理

最简单的读数显示方法是仪器通过发光二极管（light-emitting diodes，LED）或其他显示器来显示。检验读数可以保存，或验证以后实现电子化传输。

大多数数据管理设备配置有制造商专利软件的计算机模块，可与 1 台或多台分析仪器以及实验室信息系统（Laboratory information system，LIS）连接。这些软件程序提供质量控制（quality control，QC）数据的自动管理功能，可以储存 QC 结果，也可以根据设定的可接受限评价 QC 结果。LIS 有数据自动确认功能，计算机执行初始审核并且确认检验结果。在 LIS 和患者文件中，包含在已设定参数范围内或与已建规则相符的数据自动得到确认。LIS 可直接将检验结果传输到服务器或者网页。实验室人员必须审核所有偏离参数范围或规则的数据。

自动化分析仪器

用于中心实验室和实验室以外检验的分析仪器在不断地涌现。选择仪器时需要考虑的因素包括实验室检验标本数量、要得到的数据类型、工作人员的配置情况、购买仪器的成本、仪器运行和维护成本以及样本检测所需时间。自动化仪器主要用于分析检测频率最高的检验项目。有 6 种检验项目占普通临床化学实验室工作量的 50%，另外 14 种项目占 40%[2]。多项

性与灵活度经常和高通量、快速检测同样重要，但实验室希望检测频率低的项目也能实现自动化。

在样本量大的医院和参考实验室，可使用全自动化实验室系统（completely automatic laboratory system，CALS）。在该系统中，每个自动化仪器可独立运行，也可与其他实验室仪器整合起来运行。所有设备可连接形成单一流程运行，该过程可包括自动化样品处理过程。

已经实现高度自动化或者半自动化的 3 个专业领域分别是临床化学、血液学和尿液分析。尽管自动化或半自动化系统应用于献血人员血液检测或筛查以及细菌生化反应鉴定的情况非常多见，但较少应用于血库或微生物学检验。

临床化学和免疫化学分析仪器

临床化学是最早应用自动化检验的学科。制造商一直致力于开发该领域新的分析项目和更复杂的大通量检验方法（表 9-1）。大多数方法是模拟重复手工操作标准化的反应过程，但其他一些方法则比较特殊，例如一些由分析仪操作的免疫分析方法（表 9-2）。很多自动测量技术也与手工方法类似（第 4 章）。

血液学分析仪器

自动化细胞计数仪器有高通量仪器（表 9-3），也有单一计数红细胞、白细胞和血小板的仪器。更为复杂的仪器可以分类和计数白细胞。大多数自动化白细胞计数仪根据原理不同可以分为两种类型：一类基于电阻抗原理；另一类基于光学方法原理。基于光学原理的仪器使用聚焦激光束，被检测细胞可以引起光束偏转，偏转信号通过光电倍增管转化为可测量的脉冲信号。在电阻抗细胞计数仪中，血液细胞流经接通电流的小孔管时，引起电阻抗改变并产生电压脉冲。电压脉冲放大后，在示波器屏幕上显示出来，每个峰代表一个细胞。上述两种类型的设备都可在数秒钟内计数数千个细胞。与手工方法相比，这两种方法提高了细胞计数的精密度。

血红蛋白测量使用传统的氰化高铁血红蛋

表 9-1　几种高通量临床化学分析仪器特点列表

生产商	仪器	类型	检测原理	检验项目（个）
Abbott (www.abbott.com)	Architect C8000（2003）	随机进样	光度测量,电位测量	79
Bayer Advia (www.bayer.com)	ADVIA 1200（2005）	随机进样, 批量处理	光度测量,电位测量,浊度测量	48
Beckman-Coulter (www.beckmancoulter.com)	Synchron CX9Pro（2001）	随机进样	光度测量,电位测量, 多种类型浊度测量, 酶免疫（EIA）	>100
Dade Behring (www.dadebehring.com)	Dimension RXL（2003）	随机进样, 批量处理	光度测量,电位测量,浊度测量	>90
Ortho Clinical Diagnostics (www.orthoclinical.com)	Vitros 350（2005）	随机进样	电位测量,比色测量, 速率,免疫速率	70
Olympus (www.olypus.com)	AU400	随机进样	光度测量,电位测量, 计算类型（或类似）项目	122
Roche (www.rochediagnostics.com)	Integra Cobra Integrated Modular Analytics（2002）	随机进样, 单独处理	光度测量,电位测量	>140

表 9-2　几种免疫化学分析仪器特点列表

制造商	仪器	类型	检测原理	检验项目
Abbott	Architect1 2000	随机进样	化学发光	激素类,肿瘤标志物
Bayer	ACS:180	随机进样	化学发光	激素类,肿瘤标志物,心肌标志物,治疗药物监测,贫血组合检查
Beckman-Coulter	ACCESS	随机进样	化学发光	激素类,肿瘤标志物,心肌标志物,部分治疗药物监测,贫血组合检查,感染性疾病标志物
BioMerieux	VIDAS	批量处理	荧光检测	激素类,部分治疗药物监测,感染性疾病标志物,D-二聚体分析
Dade Behring	BN-Ⅱ	随机进样	速率比浊	特殊蛋白
Roche	ELECSYS 2010	随机进样	电化学发光	激素类,肿瘤标志物,心肌标志物,贫血组合检查,肝炎标志物

白法,依仪器制造商不同,检测波长在 525nm 或 546nm。很多仪器设备也可以计数未成熟红细胞（网织红细胞）。由于这些仪器设备型号和性能更新很快,读者可以参考制造商网站查询相关信息。

自动化仪器举例

　　Abbott（http://www.abbott.com/）Cell-Dyn 系统使用"多角度偏振光散射"（multiangle polarized scatter separation, MAPSS）流式细胞术的原理,该方法具有使细胞流实现流体动力学聚焦的功能。该系统的特点是"双重白细胞计数"。白细胞分类通过 0°,90°,10°,90°（消偏振光）几个角度的光散射实现,细胞核光学计数通过 0° 和 10° 光散射实现。红细胞和血小板通过 0° 和 10° 光散射计数。该仪器不使用氰化物

表 9-3　自动化血液学分析仪器列表

制造商	系列	仪器	测量项目
Abbott (www.abbott.com)	Cell-Dyn 系列	Cell-Dyn3500 Cell-Dyn4000	细胞计数，白细胞分类
ABX Diagnostics (www.abx.com)	Pentra 系列	Pentra 120 Retic Hematology Analyzer	细胞计数，白细胞分类
Bayer Diagnostics (www.bayerdiag.com)	Advia 系列	Bayer/Miles Technicon H3 blood analyzer	细胞计数，白细胞分类
Beckman-Coulter (www.beckmancoulter.com	Z1 系列	MAXM,MAXM A/L	细胞计数，白细胞分类
Sysmex (www.sysmex.com)	Sysmex 系列	Sysmex XT-2000i,	细胞计数，白细胞分类
	Cellavision	Sysmex	数字白细胞分类
	自动化凝血分析仪	CA-1500	检测方法：凝血，显色反应和免疫学

检测血红蛋白。Cell-Dyn4000 具有 3 个独立的检测通道和聚焦流式阻抗，并配置有多个方向的光散射和荧光检测器。

　　Bayer（http://www.bayerdiag.com）ADVIA 系列使用集成流路技术，一种暗视野光学方法。使用过氧化物酶染色和嗜碱性/分叶核细胞双通道计数。红细胞和血小板计数使用流式细胞术的原理。血红蛋白有两种表示方式，分别为血红蛋白浓度和平均红细胞血红蛋白浓度。

　　第 3 种可选择的仪器是 Beckman-Coulter（http://www.beckmancoulter.com）的 Z1 系列。该仪器用直流电阻抗测量流入细胞的体积，借助射频（radio frequency，RF）或电导性原理收集细胞大小和内部结构信息。用光散射或激光获得细胞内颗粒和细胞表面结构信息，通过检测细胞的光散射特性来描述其内部结构，包括细胞核大小、密度和核浆比等，输出三维分析的结果。

　　Sysmex（http://www.sysmex.com）系统（图 9-2）利用流体动力学聚焦、直流电（direct current，DC）和自动分类技术分析红细胞和血小板。利用 DC 探测方法和自动分类技术分析白细胞，通过不同的检测通道实现（分析方法为 RF 和 DC）五分类，最后产生分类散点图和未成熟髓细胞信息（IMI）散点图。

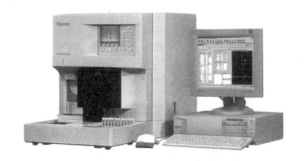

图 9-2　血液学自动化系统：Sysmex XE-2100
(Courtesy Sysmex 公司，Mundelein,IIL,美国)

自动化白细胞分类

　　在支出成本有限和工作人员短缺的实验室，随着更多复杂仪器的应用，血液学常规检查经常使用自动化仪器而非手工方式进行白细胞分类。白细胞自动化分类结果经有经验的实验室人员解释，能够提供大量有用的信息，而且可节省成本。尤其当实验室决定对检验结果异常的标本进行白细胞手工分类或涂片复查时，更是如此。

　　自动化三分类仪器可提供白细胞按大小分布的直方图。大多数这种类型的仪器可计数白细胞的 3 种亚类：淋巴细胞、其他单个核细胞和粒细胞。计算机计算每个区域颗粒的数量，在总白细胞直方图上以百分数表示。直方图异常时仪器会出现复检提示。

多参数血液学分析仪器中大部分有白细胞分类功能，而且很多仪器具有白细胞五分类功能。自动化白细胞分类的主要优点是可快速分析成千上万的细胞。新的细胞识别系统（如Sysmex公司的Cellavision）使用数字成像识别细胞并且可以储存这些图像（图9-3）。

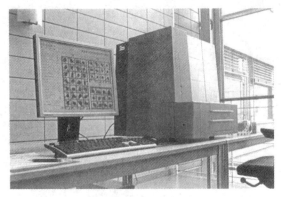

图9-3　血液学CellaVision DM96系统

(Courtesy CellaVision 公司，Jupiter,Fla,美国)

多参数分析仪器分类白细胞的原理各有差异。通常这些仪器都具有以下功能：测量细胞的电阻抗、电导性和光散射等；具备使用细胞化学和光散射测量原理的自动化连续流系统；对仪器制备的血涂片进行自动化计算机成像分析；根据Coulter原理构建白细胞大小分布直方图。上述方法一般联合应用，产生的电信号进一步被计算机辅助合成和转化。这类仪器有多种，但是不同仪器性能相差不大。

用于白细胞分类的技术还有Cellavision数字显微系统（第5章）和使用流式细胞仪进行的免疫表型分析。流式细胞技术通过荧光标记细胞表面抗原决定簇实现对多种细胞群的分类（第12章）。免疫荧光流式细胞技术可产生独特的散点图和直方图。

尿液分析

常规尿液化学分析及某些情况下的尿液显微镜检查已经实现自动化或半自动化（表9-4）。这些仪器使用反射光检测器读取试带。试带放入仪器后，微处理器启动指令，机械装置可移动试带到反射光检测器，打开光源，记录反射数据，计算结果，最后将试带移出并丢弃。

利用全自动化仪器进行葡萄糖、酮体、蛋白和其他成分化学分析时，仪器将样本从试管中吸出并滴加在试带上，通常试带含有9种反应试剂膜块（用作化学和物理化学检验）和1个非反应膜块（用于比色）。这些试带固定在塑料膜上，每卷塑料膜可附带490个试带。这种反射分光检测仪器的应用省去了将试带蘸入患者样品的步骤，根据折射系数测量清晰度、颜色和质量。样本用条码识别，结果可以被接入实验室计算机系统，并输出报告。

分子检测

聚合酶链反应（Polymerase chain reaction，PCR）是一种体外扩增低浓度特异脱氧核糖核酸（deoxyribonucleic acid，DNA）序列的方法，扩增产物达到较高浓度后可用来做进一步的分析。使用这种技术时，必须知道扩增DNA的靶序列。理论上讲，每个循环扩增可使特异DNA序列翻倍，导致扩增DNA片段的指数累积。PCR技术的3种重要应用是DNA扩增、靶序列鉴定和标记反义核酸探针合成。PCR分析可检测基因突变，该突变预示了癌症的早期发展；鉴定特定癌症相关病毒DNA，如人类乳头瘤病毒（human papilloma virus，HPV），该病毒是宫颈癌的致病源；检测与很多疾病相关的基因突变，如冠心病相关的编码低密度脂蛋白受体（low-density lipoprotein receptor，LDLR）的基因突变。

其他的分子检测方法有Southern印迹和Western印迹技术。Southern印迹能够检测单个碱基突变，包括镰状细胞贫血和甲型血友病。Western印迹技术是用电泳分离蛋白质，将分离蛋白质转移到膜上，利用标记的特异性抗体鉴定目标蛋白的技术。

微阵列（DNA芯片）是另一种备受瞩目的新技术。DNA芯片由大量结合或直接合成于固相硅基支持物的特异DNA探针组成。这些芯片通常用来检测几千到几万基因片段的基因活性，以及鉴定基因突变。微阵列在临床医学的应用包括恶性肿瘤基因表达分析（如BRCA-1突变，肿瘤抑制基因p53突变），基因疾病检验，病毒抵抗力变异检测。

表 9-4 常见半自动尿液分析仪列表

生产商	仪器	检测原理	检测项目	显微镜分析功能
Bayer Healthcare (www.bayerdiag.com)	Clinitek STATUS	反射光光度检测	清蛋白,胆红素,潜血,肌酐,葡萄糖,酮体,WBCs,亚硝酸盐,pH,蛋白,比重,尿胆原	无
	Clinitek 50	反射光光度检测	葡萄糖,胆红素,酮体,潜血,蛋白,亚硝酸盐,WBCs	无
Iris (Quidel Corp.) (www.proiris.com)	AUTION JET AJ-4270	反射光光度检测	葡萄糖,胆红素,酮体,潜血,蛋白,亚硝酸盐,WBCs,pH,尿胆原	无
	UrinQuick Urine Chemistry Analyzer	反射光光度检测	葡萄糖,胆红素,酮体,潜血,蛋白,亚硝酸盐,WBCs,尿胆原	无
	iQ200 Sprint	N/A		RBCs,WBCs,透明管型,结晶体,鳞状和非鳞状上皮细胞,酵母菌,WBC凝块,精子和黏液,病理管型
Roche (www.rochediagnostics.com)	Urisys 1100	反射光光度检测	葡萄糖,胆红素,酮体,潜血,蛋白,亚硝酸盐,WBCs	无
Sysmex (www.sysmex.com)	SysmexUF-50,UF-100	荧光流式细胞检测,前向角散射和电阻抗技术	白蛋白,胆红素,潜血,肌酐,葡萄糖,酮体,WBCs,亚硝酸盐,pH,蛋白,比重,尿胆原	有
HemoCue (www.hemocue.com)	Urine Albumin	光度计读数的微型比色杯免疫浊度反应,	低浓度尿清蛋白	无

N/A, 未应用; RBCs, 红细胞; WBCs, 白细胞;

床旁检测（POCT）

POCT定义为患者旁边的实验室检测。这种实验室以外的检验也被称为"靠近患者的测试"或"离中央检验"。POCT最主要的优点是减少了检验结果的周转时间，从而提高了患者治疗效率。主要的缺点是价格昂贵。其他应该注意的问题包括：怎样维持QC和质量保证（quality assurance，QA），以及如何将产生的数据整合到患者的医疗记录中。

新的POCT分析方法发展很快。在医院或者患者家中使用POCT的判断标准是：检验的类型或专业，检验标本的数量，是单项检验还是多项检验，检验周转时间和分析仪器及试剂的成本。

理想的POCT检验标本是全血，由仪器自动吸取标本和试剂，在检测池中进行测定。仪器使用稳定的校准曲线非常重要，最好使用制造商提供的QC程序。分析仪器产生的数据应接入计算机，如有可能，提供检验结果必要的书面记录。QC信息也能储存到计算机中。仪器操作应该简便，因为很多相关操作人员未受过专门的培训，操作人员经过简单培训即可使用仪器尤为重要。不论是湿化学检测还是干化学检测，使用的试剂应该是带条码的试剂盒，并且最少稳定6个月。

豁免检验项目

JCAHO将不在传统实验室进行的诊断检验称为豁免检验。CLIA'88要求全部临床实验室检验遵循联邦法规，并且接受监督。依据CLIA'88，检验程序可以分为以下4类：

（1）豁免检验项目。是操作过程简单的检验，即使操作不准确也很少产生负面影响。

（2）中度复杂检验项目。是比豁免检验复杂的检验，通常是自动化的。例如血细胞计数和常规化学检验。

（3）高度复杂检验项目。通常是非自动化的，要求详细判断的复杂检验，如微生物学检验或交叉配血等。

（4）由专业人员操作的显微镜检查（provider-performed microscopy，PPM）。是采集新鲜体液的涂片检查。

检验复杂程度的判定依据包括评价知识、培训要求、试剂和材料制备过程、操作技术、QA/QC特点、维护保养和故障排除以及结果解释与判断。任何经过美国食品药品管理局（Food and Drug Administration，FDA）认可的非处方类检验项目自动归类到豁免检验类。除Gram染色外，POCT既可能是豁免检验项目，也可能是中度复杂检验项目。Gram染色操作过程有时作为POCT方法，并被归类为高度复杂检验项目。

不同的实验室检验操作过程必须达到相同的质量标准。美国各州和市甚至建立了比联邦政府更为严格的补充法规，其中包括关于检验人员资格认证。另外，实验室也可自愿加入QA计划。美国疾病预防控制中心（Centers for Disease Control and Prevention，CDC；www.cdc.gov）最近邀请供应商参加HIV检测计划（HIV快速检测MPEP）。这项质量评价计划为HIV快速检测（如OraQuik快速HIV-1抗体检测）提供外部能力评价和其他的注册检测（如MedMira Reveal快速HIV-1检测）。对POCT质量最终负责和控制方是CLIA认可的实验室，并且要求至少1位检验人员对每项POCT计划负责（如葡萄糖检测）。

患者准备、标本收集和保存、仪器校准、质量控制和处理措施、仪器性能评价、检测能力和结果报告与记录等，都必须有书面的程序文件。最常见的错误来源于分析前，尤其是在患者识别和样本采集过程。

POCT可以是自动化方法，也可以是非自动化方法。

非自动化方法

非自动化POCT可用手工快速检测方法操作，如妊娠试验和隐血检验。目前，更多的POCT检测项目正在开发中，包括感染源鉴定（如A群链球菌，HIV）和心肌标志物（如肌钙蛋白）。一步法快速检测：Instant-ViewTn（Alfa

表 9-5　小型手持式血样本自动化检验设备列表

化学分析项目	分析原理	形式	代表性产品或系统（生产商）
葡萄糖	光度测定：透光度	干粉试剂盒：一次性检测	HemoCue(www.HemoCue.com)
葡萄糖	电位测定：电化学	生物传感器试带：一次性检测	Accu-Chek(Roche)(www.accu-chek.com)
葡萄糖和血红蛋白	光度测定：透光度	干粉试剂盒：一次性检测	Careside(Careside)(www.Careside.com)
化学和药物	光度测定：透光度	湿化学试剂盒：一次性检测	Vision(Abott)(www.abbottdiagnostics.com)
心肌标志物 肌酸激酶-MB(CK-MB)，肌球蛋白，肌钙蛋白 I	荧光酶免分析	固相放射分割免疫技术	Stratus CS(SCS;Dade Behring)(www.dadebehring.com)
心肌标志物 肌酸激酶-MB(CK-MB)，肌球蛋白，肌钙蛋白 I	荧光酶免分析	单克隆或多克隆抗体法	Triage(Biosite)(www.biosite.com)
B 型利钠肽(BNP)	荧光酶免分析	单克隆或多克隆抗体法	Triage BNP(Biosite)(www.biosite.com)
血气和电解质	电化学	湿化学试剂盒	Istat(Abbott)(www.abbottdiagnostics.com)
糖化血红蛋白 A1c	库仑生物传感器技术	检测试带	PrecisionPCT(Abbott)(www.abbottdiagnostics.com)
凝血分析仪 Sysmex	检测方法：凝固，显色和免疫法	多瓶试剂	CA-1500(www.sysmex.com)
凝血酶原时间和 INR	反射光光度检测	一次性试剂盒	CoaguChek S(www.rochediagnostics.com)
凝血酶原时间和 INR,活化部分凝血活酶时间,活化凝血时间	光学运动检测	含有激活剂和磁珠的一次性试管	Hemochron Response401/801*
血小板功能和肝素测量	血小板聚集 血栓弹力图	一次性检测管	CoaguChek Pro(www.rochediagnostics.com)
			Helena Laboratories(www.helena.com)

INR，国际标准化比值

*有3种激活剂试管。仪器可检测凝血时间，肝素中和凝血酶时间，高剂量凝血酶时间，纤维蛋白原和鱼精蛋白剂量分析。

Scientific Designs 公司) 是 FDA 批准的心肌标志物免疫分析方法，可以在急诊室、医院其他场所或需要使用 POCT 的情况下检测游离或复合的肌钙蛋白 (TnI)。非自动化 POCT 的具体举例在第二部分的相应章节中阐述。

基于仪器和自动化的检测方法

小型或手持式仪器设备的微处理器带有校准和质控功能，为用户提供了自动化、易于操作的检验手段（表9-5）。大多数该类仪器检测全血标本。手持式或小型仪器（如血糖检测仪）经常用于监护室、急诊部或手术室。检测的项目包括电解质（Na，K，Ca，Mg）、凝血酶原时间、部分凝血活酶时间、活化凝血时间、红细胞压积、血气分析、尿素和葡萄糖。

基于仪器自动化 POCT 系统需要的样本量少，日常维护简便，具有自动校准或免校准功能。这种类型的自动化仪器几乎不需要专业的技术支持，甚至是免维护的，使用也很方便。配置的软件通常都有用户识别功能，对未授权和无执行 QC 程序的用户，仪器自动锁定。目前，该类仪器使用的检测技术大多数为反射光检测器和生物传感器。有些仪器使用新的分析技术，如光极、顺磁性和光学免疫分析。

这类 POCT 仪器最好与 LIS 相兼容。仪器的输出数据是可视的，并可储存以传输至 LIS。不同的 POCT 系统可能使用不同类型的数据输出方式，如显示屏、打印机、多种方式的 RS232 电子传输接口、以太网接口、红外传输、无线发射信号或调制解调器等。

POCT 仪器重要的特征如下：

- 周转时间短
- 携带方便，使用一次性试剂盒或检测试带
- 操作过程简单，只需1步或2步
- 结果的准确性和精密度与中心实验室分析仪器具有可比性
- 小型 QC 跟踪系统
- 试剂可以常温保存
- 试剂盒、质控品和标本都使用条码技术
- 成本低廉、免维护
- 配置有自动化校准软件、系统锁定软件和数据管理软件
- 数据能够复制或输出到 LIS 或其他跟踪软件

参考文献

1. Beckman –Coulter Conference: Lab Automation, Palm Springs, Calif, 2003.
2. US Institute of Medicine: To err is human, Washington, DC, 1999, US Government Printing Office.
3. Brass tacks of NCCLS automation standards, CAP Today 15 (5) :5, 2001.
4. Department of Health and Human Services, Health Care Financing Administration: Clinical Laboratory Improvement Amendments of 1988, Federal Register 60 (78), 1995, Final rules with comment period.
5. Kaplan LA, Pesce AJ, Kazmiercazk SC: Clinical chemistry: theory, analysis, and correlation, ed 4, St Louis, 2003, Mosby.

参考资料

Altinier S, Mion M, Cappelletti A, et al: Rapid measurement of cardiac markers on Stratus CS, Clin Chem 46:991, 2000.

Burtis, CA, Ashwood ER, editors: Tietz fundamentals of clinical chemistry, ed 5, Philadelphia, 2000, Saunders.

Joint Commission on Accreditation of Healthcare Organizations: 2005 –2006 Comprehensive accreditation manual for laboratory and point.of–care testing, Oak Brook Terrace, Ill, 2005, Department of Communications Laboratory Accreditation Program.

Katz B, Marques MB: Point–of–care testing in oral anticoagulation: what is the point?" MLO, March 2004, p 30, www. mlo-online.com (retrieved July 2005).

Terese SC, Edborg M: Clinical laboratory automation, Healthcare Informatics On–Line, June 2005 (retrieved August 2005).

Turgeon ML: Immunology and serology in laboratory medicine, ed 4, St Louis, 2003, Mosby.

Verne B: Size up this critical medical laboratory automation, ML-OnLine, July 2005, www. mlo-online.com (retrieved August 2005).

Zakowski J, Powell D: The future of automation in clinical laboratories, IVDT, July 1999, p 48, www. devicelink. com （retrieved August 2005）.

复习题
Review Questions

1. 美国医疗机构评审联合委员会（JCAHO）估计，临床医师依赖的信息有_____来自临床实验室。
   a. 20%
   b. 40%
   c. 80%
   d. 100%

2. 实验室自动化的主要优点是_____:
   a. 减少医疗错误
   b. 提高实验室人员安全性
   c. 周转时间短
   d. 上述答案都对

3. 自动化设计中，用来减少手工操作的步骤包括_____:
   a. 样本吸取
   b. 试剂吸取
   c. 化学反应的测量
   d. 上述答案都对

4. 免疫化学中使用的共同原理是什么？
   a. 光度测量
   b. 酶免疫分析
   c. 化学发光
   d. 离子选择性电极

5. 当血细胞计数器检测电压脉冲时，使用的是什么原理？
   a. 电阻抗
   b. 光学偏转
   c. 光度测量
   d. 浊度测量

6. 三组分血细胞分类是_____:
   a. 红细胞、白细胞和血小板
   b. 单核细胞、粒细胞和淋巴细胞
   c. 单个核细胞、粒细胞和淋巴细胞
   d. 中性粒细胞，嗜酸性粒细胞和嗜碱性粒细胞

7. 尿液半自动常规化学筛查使用的是什么检验原理？
   a. 离子选择电极
   b. 反射光度测量
   c. 电位测量
   d. 浊度测量

8. PCR 检验应用于_____:
   a. 法医学检验
   b. 遗传学检验
   c. 疾病诊断
   d. 上述答案都对

9. POCT 主要的优点是_____:
   a. 周转时间短
   b. 价格低廉
   c. 使用方便
   d. a 和 c

10. POCT 分析通常归为 CLIA 分类中的哪一类？
    a. 豁免检验
    b. 提供者实施的显微镜检查
    c. 中度复杂检验
    d. 高度复杂检验

11. 非处方检测归为 CLIA 中的_____。
    a. 豁免检验
    b. 提供者实施的显微镜检查
    c. 中度复杂检验
    d. 高度复杂检验

问题 12~15：A=对(或正确) 或 B=否(或错误)。

选择 POCT 装置（或设备）时要考虑的重要特征是：

12. _____周转时间短
13. _____操作简单
14. _____试剂的冷藏
15. _____试剂盒和质控品条码

（张江涛 施丽飞 李臣宾）

第10章 实验室信息系统

学习目标

本章结束时，应能掌握如下内容：

- 详述实验室信息系统的全部组件和功能
- 列出和详述计算机系统的构成
- 定义缩略语 LAN 和 WAN
- 定义和举例分析前和分析后检验
- 定义缩略语 HIPAA，解释该项法规的要点
- 鉴别和详述 5 项关于自动化临床实验室系统的设计、兼容和集成的 CLSI 标准

实验室信息系统概述

信息是实验室的最终产品，实验室的最终目标是及时为临床医师提供准确的信息。无论实验室的规模大小，甚至是实验室以外的检测场所，为了实现此目标，实验室信息系统已经成为一个重要的平台。利用自动化处理方式、可靠的界面、标准化的技术软件解决特定的问题，提高工作效率，减少错误。

随着辅助诊断技术的发展，自动化、高通量仪器和手持式设备的广泛应用使临床检验项目大量增加。近年来，临床实验室开展的检验项目和 POCT 项目增加迅速，产生了如此大量的分析信息，以至于实验室如何有效和精确地处理这些信息变得至关重要。

实验室信息系统（Laboratory information system, LIS）是传输这些数据的工具。LIS 经由多个通讯网络使用共同的数据库，成为系统。自动化仪器被集成或 POCT 设备接入 LIS 后，工作效率大幅提高，发生错误的可能性得到降低。数据被直接传送至患者病历，以供临床医师或医院其他部门使用。这些数据还包括患者个人信息、医疗记录和收费凭据等。计算机技术不仅用于检测过程，还应用于很多与实验室相关的分析前或分析后过程，如：

- 样本处理
- 库存管理
- 质量控制
- 在线监测
- 患者病历卡数据输入
- 数据解释

计算机系统构成

计算机系统由硬件和软件两部分组成。硬件是计算机的实体或物理部分，而软件则由一系列指令构成，这些指令指导计算机进行数据处理或执行相应的功能。

硬件包括电脑本身，即 LIS 服务器或个人电脑、显示器、键盘、硬盘驱动器、含芯片的集成电路板等。不同芯片可能有不同的功能，如存储的功能。个人电脑和 LIS 服务器可以分成以下主要部件：

1. 中央处理器 (central processing unit, CPU)；

2. 随机储存器 (random-access memory, RAM)；

3. 外围设备。

中央处理器

小型计算机或个人电脑的主芯片称微处理器或中央处理器 (CPU)，是计算机的主要部件，该硬件负责执行软件指令。CPU 由运算器、控制器和寄存器组成。CPU 选择执行用户通过软件给出的指令。

随机储存器

随机储存器 (RAM) 与人类的短期记忆类似。当程序运行的时候，可执行的文件从磁盘或光盘被读取进入计算机的主要贮存器即 RAM，CPU 从该部件获得需要执行的指令。

外围设备

外围设备能够从 CPU 输入或输出信息（输入/输出 [I/O] 设备）、储存数据或程序供 CPU 使用并与其他计算机彼此传输信息（通信或网络设备，另文阐述）。

输入设备

最常见的外围输入/输出 (I/O) 设备是视频显示器，包括阴极射线管 (cathode-ray tube, CRT) 显示器和液晶 (liquid crystal display, LCD) 显示器。表述显示器属性的指标有对角线尺寸、像素、分辨率以及是否带触摸屏等。触摸屏通过菜单和软件功能及 CPU 整合。菜单是程序、功能或系统提供的其他目录选项的清单。可将光标移动到该菜单上的目标位置，如待检测项目，通过触摸屏选定目标选项。可以用专用笔、鼠标或操作人员手指接触触摸屏实现对菜单选项的确认。

条码阅读器可以与计算机相连作为输入装置，使用激光笔或其他激光装置识别一系列黑线（条码），可将其转换成一个代表特异信息的数字序列（图 10-1）。

VALIDATION PATIENG
9-999-999-3
PLC　　　　　　　02/28/94 11:05
DIGOXIN
398291
AUPS

图 10-1　条码系统产生的样本标签举例。6 个数字的样本编号（398291）是由条码系统产生的，患者编号、患者基本信息、时间/日期和检验项目以可读字母书写
(引自 Kaplan LA，Pesce AJ，Kazmierczak SC:Clinical chemistry: theory， analysis， and correlation， ed 4， St Louis， 2003， Mosby.)

这些信息可能是患者的身份信息、申请的检验项目或检测试剂的信息等。条码也可以用来作为识别腕带，并且使患者身份信息、样本采集管标签和检验申请单的管理更加精确。

输出设备

任何计算机计算或处理产生的数据都是输出信息。显示器、打印机和集成的仪器显示器都可以归为输出设备。计算机从中央储存器或储存设备导出需要的数据到特定的输出设备。显示器可以显示电子图表或即时数据。打印机用来产生文档拷贝或可以长期保存的纸质纪录。打印机的另一个特别输出功能是在申请检验项目时打印采血管标签。

数据储存设备

数据的储存设备也是 LIS 的重要组件。它储存了运行计算机必需的指令和数据。患者记录和实验室数据之类的短期信息也可以暂时储存在这个储存器中。除了中央储存器，磁盘和光盘可以储存访问频率不太高的数据。虽然在数据查询时比较耗时,但这些储存硬件比中央储存器更经济。美国病理家学会 (College of American Pathologists, CAP) 的认可标准要求实验室必须建立信息传输方法,以确保及时、可靠地报告数据结果,并且要求实验室具有能够恰当地进行数据储存和查询的能力[1]。

数据储存硬件是可以转动的磁盘和光盘。磁盘有磁质界面,易于操作。其他数据储存形式是"光储磁盘" (如 CD 和 DVD) 等。

软　件

软件包括运行计算机必需的编码指令。提供计算机最基本功能的软件程序是操作系统 (operating systems,OS) 程序,如微软 Windows 或 UNIX;为使用者提供特别功能的软件称为应用程序。软件程序可储存于各种介质,如运行系统或程序的硬盘和供分发用的光盘。

传输和网络设备

为了供终端用户使用, LIS 将个人电脑与 LIS 服务器直接相连。多数实验室用路由器将多台电脑连接,组成局域网 (local area network, LAN),以访问 LIS 服务器和医院信息系统 (hospital information system,HIS)。这样,不但可以将多台个人电脑接入 LAN 以方便信息传输,而且可以在广域网 (wide area networks, WANs) 连接多个 LAN 组成一个单独的网络系统。

在大多数医疗卫生机构,不同部门间使用很多不同类型的软件。信息在不同计算机和使用者之间的交换称为接口技术。接口技术的应用使自动捕获不同网络系统之间的数据成为可能。接入可通过多种类型的硬件实现。

目前大多数 LIS 系统使用 Health Level 7 (HL7) 作为接入标准。HL7 的目标是通过定义简短信息和内容防止计算机之间的误读。HL7 标准主要用于记录财务和医疗信息,不访问某些类型的医疗信息或数据,如不访问接入仪器的原始数据。

对于实验室使用而言,接口的性能指标应包括:传输什么数据,数据传输到什么位置,何时传输,以及安全性和加密等。接口技术的重要性在于全面提高了实验室计算机的运行效率。有一点很重要:接口在计算机之间传输患者信息,不受直接的人为干扰。

分析测试仪器接入实验室计算机系统使检测结果可以直接传输到计算机信息系统或 LIS,还可节省时间。检验结果数据直接传输到了单一的有线或无线接口。单向接口可以分时执行传输或上传数据的功能,双向接口允许在传输或下载信息的同时,还可接收仪器的上传信息。

以 Lifescan Accu-Chek 为例,双向主接口 RS232C 允许检验结果从 Clintek Status 传输到个人电脑。通过 9 针或 25 针的串联插口或 USB 插口, Lifescan 可以给患者的个人电脑提供一键式糖尿病检验结果的管理服务。Accu-Chek 允许患者下载血糖信息,再通过红外技术,传输到患者的个人掌上电脑 (personal digital assistant, PDA)。

LIS 常与其他信息系统连接,如 HIS。接口技术允许这两种系统之间互相传递信息。HIS 管理患者的基本信息、病历信息和账单信息,是更加复杂的处理和储存患者医疗信息的系统。HIS 和实验室计算机的连接使检验申请单的传递、检验结果的回复和账单传输更加便捷。数据结果得到审核后,病房护士和医师可以通过终端或打印机迅速查找检验结果。

医院和实验室计算机系统的连接并非易事,完全的整合需要相关专业机构的努力。一个设计优良、使用简单的 HIS-LIS 数据库可以卓有成效地提高医院的医疗记录保管、患者保健计划、财务预算以及常规的管理工作水平。

传输数据是任何 LIS 应该具有的首要功能。大多数 LIS 系统能够执行患者检验结果网络打印或传真的任务。新的 LIS 系统还可以通过 Internet 传输信息。

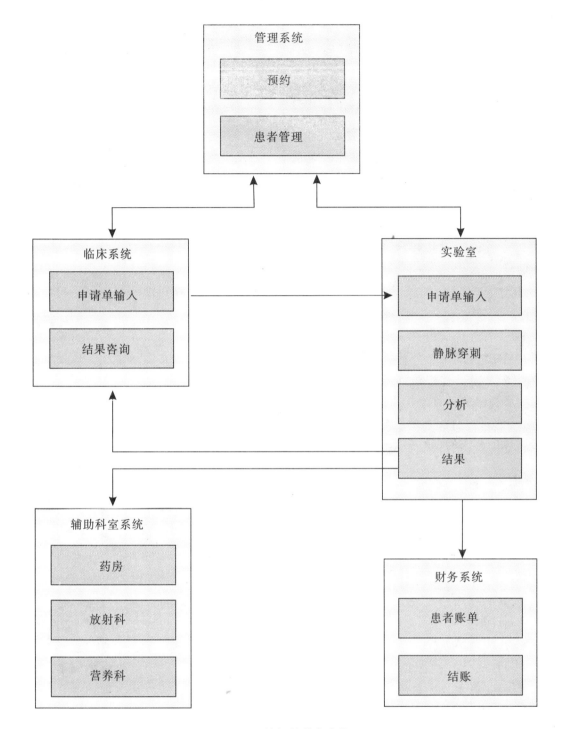

图 10-2 系统间的信息交换

(引自 Kaplan LA，Kazmierczak SC:Clinical chemistry:theory，analysis，correlation，ed 4，St Louis，2003，Mosby.)

计算机应用

LIS 曾经只局限地应用于高通量的生化和血液分析仪器，现在已经扩展应用到实验室的其他部分甚至实验室外的检验。LIS 的基本功能包括患者身份识别、病历信息处理、检验单申请、样本采集、样本分析、检验结果以及结果解释等内容。诊断学的编码系统，如 CAP 的"人类医学和兽医学系统命名法"（Systematized Nomenclature of Human and Veterinary Medicine，SNOMED）也可以通过 LIS 进行管理。

大多数销售厂商根据不同部门的功能将 LIS

拆分成分隔模块，如样本处理模块、高通量血液学或生化检验模块等。例如，Cerner 公司的 PathNet 综合实验室系统可将临床科室、财务部门和管理部门与实验室的临床生化、血液学、凝血、尿液分析、免疫学（或血清学）以及毒理学部门连接，以实现信息传输的充分自动化。该系统支持各部门工作流程的全部过程，包括质量控制（QC）、仪器接入、检验结果输入和审核功能、自动验证、手工区域的工作表输出以及结果咨询等。此外，还有管理报告选项功能，为实验室管理者提供提高实验室运行水平的必要数据和信息。

另一个计算机应用的例子是功能全面的 ClinLab LIS，该系统为中小型实验室提供一种价格低廉的信息系统解决方案。利用 LAN 技术，该程序可以连接很多仪器和计算机系统。特殊的通讯性能可以提供远程访问和打印。该项设计大大减少了技术人员日常工作量。

LIS 的功能可以分为 3 类：分析前功能、分析中功能和分析后功能（框表 10-1）。

分析前功能

手持式技术的应用降低了成本，提高了工作效率，还消除了可避免的医疗错误。如果数据正确地直接被自动收集、打印或传输，则比手工操作更有效率、更精确。

在检测之前，首先由计算机系统识别和确认患者信息。多数医疗卫生机构给每位患者分配了唯一的识别码，并且在数据库中输入了患者的其他基本信息（如姓名、性别、年龄和出生日期等）。这些数据称为患者个人信息。这些信息由专业设备输入到 HIS，然后从 HIS 传输到 LIS。

检验项目申请或检验单录入，是 LIS 使用时的首要步骤。检验单录入操作需要的具体数据是：患者编码和姓名、申请医师姓名、接收报告医师姓名、检验申请日期和时间、标本采集时间、检验单录入人员姓名、检验项目、检验单优先状态（急诊或常诊）以及其他与检验申请相关的样本附注信息等。

检验申请会很快通过 HIS 网络被 LIS 接收。实验室也能接收到纸质的检验申请——检验表格或检验单。这些检验申请包括的数据应该与电子申请单的数据相同。计算机系统自动生成标本采集列表、检测工作列表和附有患者基本信息的标识以及其他必要信息。例如，生成的工作列表可能包括某台检测仪器的下载记录。在申请录入过程中，LIS 具有很多核对或核算功能。

通过条形码系统，计算机技术应用到了采血领域，用于验证患者和检验申请信息。例如 MediCopia 系统，在患者床旁即可显示所需申请的检验项目、标本采集管的种类和数量，同时为每个采集管生成条码识别标签。该功能为该患者打印特有的标签，消除了标示错误。MediCopia 系统的自动时间追踪功能，为医师提供了样本采集时间信息。样本采集完成后，通过计算机系统发送到 LIS 核对。MediCopia 系统还集成了无线信息传输功能，允许医疗人员不必返回操作平台即可实现操作或急诊检验申请。

其他的 LIS（如 WebMRE 系统，Telcor 公司）可以设置扫描方式，以支持手工检验单输入。其中的软件具有生成样本标签和打印功能。患者基本信息随着登记数字被打印在标签上

框表 10-1

实验室信息系统（LIS）功能举例

分析前

检验项目申请

产生样本标签

样本接收

样本轨道传送

分析中

自动化结果录入

手工结果录入

质量控制

结果审核

网络连接到实验室自动化系统

分析后

患者检验报告

工作量记录

费用清单

网络连接到其他系统

（图 10-1）。该登记数字将显示在患者每个采血管标签上。条形码极大地减少了样本处理过程的错误发生，并且提高了工作效率。条形码最大的好处是与自动化的检测仪器联合使用，从而使样本识别和取样过程实现完全自动化（第 9 章）。

采集的标本被送往实验室进行检测。检测完成后，计算机系统可以实现对样本贮存和查询的管理。例如德灵（Dade Behring）公司的 SpecTRACK 系统，可使实验室实现快速和方便地贮存和查找样本，工作人员可以很快找到样本贮存的确切地点，而不必费时去冰箱或冷库翻找。

分析中功能

如第 9 章所述，自动化分析仪必须将每个样本与其检验申请单完全对应。该步骤最好是通过样本标签上的条形码完全自动化识别，也可以通过工作人员手工将样本号输入计算机。产生的任何结果必须在检验数据发到患者报告之前，经实验室人员进一步确认。确认数据包括显示结果为超出参考范围的数据，危险值（提示为可能威胁到生命的数值），超出分析仪器技术范围的值或者系统核查失败的值。

质量保证过程，包括质控方法的选择和应用，是分析仪器或入网计算机系统的功能之一。美国 1988 年的临床实验室改进法案修正案（CLIA'88）要求所有的质控数据和检验结果报告必须归档。

分析后功能

临床实验室的最终产品是检验结果，这些数据使用特定的方法产生，最终提供到实验室检验报告中。这些数据可以传输到打印机、计算机终端，为使用者提供快速的信息服务。

实验室报告

实验室计算机的一项重要功能就是为患者提供全面的检验报告，该报告中包含了多个实验室分析产生的检验信息。目前，大多数认证机构和医疗实践中还需要纸质报告。CLIA'88 法规要求 LIS 具有快速打印或重复打印报告的功能。报告的格式以检验结果清晰、不产生歧义为原则。很多问题需要作答以便确诊或去除某项诊断，检验报告应该包括这些内容。检验报告还应该显示所有异常，并且回答下列问题：待确诊疾病涉及的检验项目的预测值是多少？该检验结果有意义吗？其他什么因素还能产生相同的检验结果？下一步需要采取的措施是什么？

诊断明确之后，检验报告中的信息可能有其他用途，如辅助患者治疗计划的实施等。临床医师必须清楚患者最近的检验结果，并且知道自从最初的检验以来，在临床医学的角度发生了哪些显著性改变（通过回顾现在或历史检验数据），治疗是否产生了效果，以及何时需要做下一次检查。这些信息构成了解释报告。

解释报告的表格应提供检验项目的参考值范围、标记或指示异常检测值，且提供的数据应清晰易懂。为了支持特殊检查检验结果的解释，如脑脊液（CSF）检验、尿液分析和特殊蛋白检验等，Protis 软件综合从不同分析仪器得到的患者检验结果，将其整合到一份报告中。不但包括结果中的图标和公式计算，该程序还提供关于特殊蛋白检验临床解释的建议等内容。Protis 程序提供了各种分析仪器接入 LIS 必需的数据接口，并且提供灵活的系统设置以满足各种实验室的不同需求。Telcor 公司的 Quick-Linc QML 软件提供很多 POCT 设备的接口，包括 Clinitek Status（Bayer 公司）、HemoCue（HemocueB-Hemoglobin/Glucose DM）、Medtronic（ACT Ⅱ/ACT Plus）、Chemstrip 101 以及 Coagu-Chek ProDM（Roche 公司）。

可识别个人医疗信息的保密

美国国会 1996 年通过了"健康保险携带和责任法案"（Health Insurance Portability and Accountability Act，HIPAA），LIS 的安全性成了新的强调点。LIS 传送的信息应该遵守 HIPAA 对加密和方法学的要求。软件应该设置登录或退出功能以阻止非授权用户访问数据。LIS 应该有完整的事务处理记录，显示所有对患者检验结果数据的操作。

HIPAA 确定了电子医疗信息安全性的最低标准，以便保证患者信息的私密性、完整性和有效性。2000 年 12 月 28 日，美国卫生与公共服务部（Department of Health and Human Services，HHS）颁布了保密法规；2002 年 8 月 14 日采纳了其修正版。该法规确立了卫生计划、医疗结算和从事卫生保健电子事务管理的机构需要遵守的国家标准。HIPAA 保密法规是美国首次确立的关于健康信息保密事务的法规。该法规不会代替国家、各州或其他法律法规已经对保护健康信息作出的更加严格的保密规定。

HIPAA 的大部分内容与电子信息和信息的电子交换有关。该法规适用于任何通过姓名、社会保险代码、员工代码、医院识别代码和其他可识别的代码获得的个人医疗信息。这些条款覆盖了受保护的医疗信息，不论是否有电子表格，或与过去、现在和将来的医疗保健和支付信息有关，HIPAA 的要求都适用。HIPAA 法规直接影响了 LIS，包括要求实验室从检验申请方获得出院患者的检验诊断代码，该代码为患者在医疗卫生机构的报销凭证代码。这项条款是 1997 年的平衡财政预算运动所要求的。

此外，CLIA'88 规定还导致了对临床实验室数据保存要求的重大变化。保存的检验申请和结果记录必须能够方便查找的期限是：解剖病理学和细胞学 10 年，血库和免疫血液学（HLA 分型）5 年，其他检验结果 2 年。

自愿认证机构 (如 CAP，JCAHO) 经常作为初始审核者审核实验室是否遵守国家和各州法规。这些对数据处理的要求包括了以下内容：用户使用输入或验证软件的程序，输入软件和硬件的维护，通信标准操作的程序。CAP 实验室审查清单已经加入了检验结果计算机验证、安全性和保密步骤等要求的内容。

发展前景

临床实验室未来的挑战包括了交换信息的接入和整合、患者数据 HL7 输出前处理和免出错软件的验证等。随着 POCT 的大量增加，信息的整合和连接问题持续增加。尽管该产业领域已经开发了很多信息交换标准，很多不同的信息系统在运行和操作方面仍然存在不少问题。此外，确保提供的软件不出错并且正常运行是 LIS 初始应用和随后的其他应用软件安装时非常重要的环节。目前，大部分 LIS 销售商采用《药品生产质量管理规范》（Good Manufacturing Practices，GMP）的标准，并且通过 ISO9000 认证。实验室应该坚持要求软件供应商遵循这些规范和过程以确保软件质量。

为了指导未来的实验室信息技术，美国临床和实验室标准协会（Clinical and Laboratory Standards Institute，CLSI）开发了相应的标准以解决临床实验室自动化系统的设计、兼容性和集成整合问题。这些标准包括了下列文件 [2-6]：

1. 实验室自动化：样本保存器具/样本携带器具。为样本保存和携带器具的设计和生产提供标准，这些器具可以收集和处理液态样本，如血液和尿液，用于实验室自动化检验系统。

2. 实验室自动化：样本保存器具识别条码。为用于样本采集管的条码系统提供规范，该条码系统用于临床实验室自动化检验系统。

3. 实验室自动化：临床实验室自动化系统、仪器、设备和信息系统。为实现实验室自动化系统之间的数据和信息交换提供标准。

4. 实验室自动化：系统操作要求、特点和信息要素。描述了临床实验室自动化系统的操作要求、特点和必需的信息要素。

5. 实验室自动化：电子化接口。提供标准电子化接口开发指南，这类接口用于临床实验室自动化系统样本处理和分析仪器之间以及信息系统之间的信息传输。

CLSI 还建立了另外的 13 个关于实验室自动化和信息系统的标准文件 [7-19]，以满足信息系统的应用扩展到下列领域的需求：

● 支持初级医疗护理机构的检验登录。最新的 HIS 可以通过实验室网页访问 LIS 和患者检验结果。更先进的 LIS 分析后功能还可通过手持式设备查找患者检验结果。输入账号和密码，初级医疗护理机构可以进行远程检验申请和结果查找操作。

- 整合或连接实验室全部自动化系统。新的 LIS 和机器系统可以整合或连接到全部实验室自动化系统。

- 监测实验室检验结果质量。在质控系统中，自动化 Westgard 规则的使用为工作人员提供了适当的报警提示。此外，LIS 中可以对患者当前和过去的检验结果进行 Delta 核查，并标记异常和存在疑问的检验结果。

- LIS 和 HIS 接口。实验室可以通过 LIS 或 HIS 查找患者医疗记录中的检验结果、诊断记录、用药记录和影像检查信息。这些信息有助于医疗质量的提高。

参考文献

1. COLA laboratory acereditation manual, Northfield, Ill, College of American Pathologists, www. cob.org (retrieved October 2005) .

2. Clinical and Laboratory Standards Institute: Laboratory automation: specimen container/specimen carrier: approved standard, Wayne, Pa, 2000, AUTO1–A.

3. Clinical and Laboratory Standards Institute: Laboratory automation: bar codes for specimen container identification: approved standard, Wayne, Pa, 2005, AUTO2–A2.

4. Clinical and Laboratory Standards Institute: Laboratory automation: communications with automated clinical labora. tory systems, instruments, devices, and information systems: approved standard, Wayne, Pa, 2000, AUTO3–A.

5. Clinical and Laboratory Standards Institute: Laboratory automation: systems operational requirements, characteristics, and information elements: approved standard, Wayne, Pa, 2001, AUTO4–A.

6. Clinical and Laboratory Standards Institute: Laboratory automation: electromechanical interfaces: approved standard, Wayne, Pa, 2001 AUTO5–A.

7. Clinical and Laboratory Standards Institute: Laboratory automation: data content for specimen identification: approved standard, Wayne, Pa, 2004, AUTO7–A.

8. Clinical and Laboratory Standards Institute: Protocols to validate laboratory information systems: proposed guideline, Wayne, Pa, 2005, AUTO8–E

9. Clinical and Laboratory Standards Institute: Remote access to clinical laboratory diagnostic devices via the Internet: proposed standard, Wayne, Pa, 2006, AUTO9–A.

10. Clinical and Laboratory Standards Institute: Laboratory instruments and data management systems: design of software user interfaces and end.user software systems validation, operation, and monitoring: approved guideline, ed 2, Wayne, Pa, 2003, GP19–A2.

11. Clinical and Laboratory Standards Institute: Standard specification for Iow.level protocol to transfer messages between clinical laboratory instruments and computer systems, Wayne, Pa, 2003, L1S1–A.

12. Clinical and Laboratory Standards Institute: Specification for transferring information between clinical laboratory instruments and information systems: approved standard, ed 2, Wayne, Pa, 2004, LIS2–A2.

13. Clinical and Laboratory Standards Institute: Standard guide for selection of a clinical laboratory information management system, Wayne, Pa, 2003, LIS3–A.

14. Clinical and Laboratory Standards Institute: Standard guide for documentation of clinical laboratory computer systems, Wayne, Pa, 2003, LIS4–A.

15. Clinical and Laboratory Standards Institute: Standard specification for transferring clinical observations between independent computer systems, Wayne, Pa, 2003, LISY–A.

16. Clinical and Laboratory Standards Institute: Standard practice for reporting reliability of clinical laboratory information systems, Wayne, Pa, 2003, LIS6–A.

17. Clinical and Laboratory Standards Institute: Standard specification for use of bar codes on specimen tubes in the clinical laboratory, Wayne, Pa, 2003, LIS7–A.

18. Clinical and Laboratory Standards Institute: Standard guide for functional requirements of clinical laboratory information management systems, Wayne, Pa, 2003, LISS–A.

19. Clinical and Laboratory Standards Institute: Standard guide for coordination of clinical laboratory services within the electronic health record environment and networked architec. tures, Wayne, Pa, 2003, LIS9–A.

参考资料

Accu–Chek Products: www. accu–chek.com (retrieved August 2005) .

Brown SM: Bioinformatics: a biologist's guide to biocomputing and the Internet, New York, 2000, Eaton.

Burtis CA, Ashwood ER, editors: Tietz textbook of clinical chemistry, ed 5, Philadelphia, 2001, Saunders.

Cerner Corporation: www. cerner, com (retrieved July 2005).

Clin Lab: www. clinlabinc.com (retrieved July 2005).

College of American Pathologists: Standards for laboratory accreditation, Pathologist 36:641, 1982.

Dade Behring: www. dadebehring.com, SpecTRACK and Lab Link (retrieved July 2005).

Fowler IDG: Basic concept of database management systems, Clin Lab Sci 12 (3):174, 1999.

Jefferson R: POL connectivity: LIS to reference lab and beyond, Adv Med Lab Professionals 15 (4):13, 2003.

Jefferson R: LIS selection guide: research your unique requirements before purchasing or upgrading your LIS, Adv Med Lab Professionals 14 (13):14, 2002.

Kaplan LA, Pesce AJ, Kazmiercazk SC: Clinical chemistry: theory, analysis, and correlation, ed 4, St Louis, 2003, Mosby.

Lifescan Products: www. lifescan.com (retrieved August 2005).

McMahan J: HIPPA and the Lab Information System Act will have direct effect on use of LIS, Adv Med Lab Professionals 14 (3):8, 2002.

McMahan J: Primer on LIS interfaces, Adv Med Lab Professionals 14 (20):8, 2002.

McMahan J: Necessary evils of information technology, Adv Med Lab Professionals 17 (9):14, 2005,

Medical Automation Systems: www. medicalautomation.com (retrieved August 2005).

Poggio F: Delivery models of transfusion information systems, Adv Med Lab Professionals 14 (10):30, 2002.

Smith T: Making IT work: relieving the IS headache, Adv Med Lab Professionals 14 (2):24, 2002.

Telcor: www. telcor, com (retrieved August 2005).

US Department of Health and Human Services: Standards for privacy of individually identifiable health information, 45 CFR Parts 160 and 164, Washington, DC, April 2003.

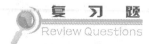

复习题
Review Questions

1. 什么是实验室的最终目标？
   a. 做更多的检验
   b. 招聘最少的员工
   c. 快速产生检验结果
   d. 及时产生准确的检验信息

   问题 2~5：A=是 或 B=否。
   计算机技术可以应用于下列领域：

2. _____样本处理
3. _____库存管理
4. _____检验申请
5. _____监测患者的检验结果

   问题 6~10：匹配下列部件和功能 (a~e)。

6. _____CPU
7. _____RAM
8. _____输入设备
9. _____输出设备
10. _____接口
    a. 短时储存
    b. 执行软件指令
    c. 交换信息
    d. 打印机
    e. 条码阅读器

11. 健康保险携带和责任法案（HIPAA）_____。
    a. 只为电子医疗信息的安全性确立了最低标准
    b. 在医疗信息的保密性方面替代了各州和国家的法律
    c. 要求实验室保存诊断代码
    d. a 和 c

（张江涛　周文宾　罗京泉）

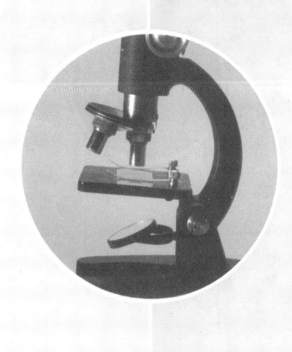

第二篇

临床检验各论

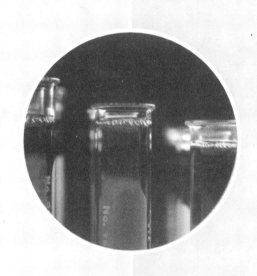

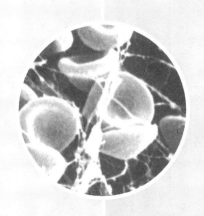

学习目标

本章结束时，应能掌握如下内容：

- 比较 1 型糖尿病与 2 型糖尿病的病理生理学特点
- 描述糖尿病的症状
- 鉴别和解释高血糖症的其他病因
- 描述低血糖的特点
- 描述用于血糖检测的血液标本的类型与采集过程
- 比较血糖的床旁检测方法与传统检测方法
- 描述血糖的定性与半定量检测方法
- 识别血液与体液中 4 种主要电解质
- 描述阴离子间隙
- 阐述人体酸碱平衡与血气分析的作用
- 列举并比较肾功能检查项目
- 描述尿酸测定的方法学与临床意义

- 说明血氨检测的临床意义
- 比较胆固醇、甘油三酯与脂蛋白的生物化学与生理学特点
- 鉴别并比较不同类型的高脂血症
- 描述心脏疾病中的标本采集
- 列举并比较至少 3 种急性心肌梗死的心肌标志物
- 描述肝脏与胰腺功能的检测项目及其临床意义
- 在提供的病例分析中对实验室检测指标进行运用与分析
- 掌握至少两种激素检测方法并描述其临床应用
- 比较不同类型肿瘤标志物的临床意义
- 描述治疗药物监测及识别药物滥用

新方法的引进及精密仪器设备的增加使临床化学成为具有持续性改变的领域。本章描述了一些经典手工操作方法及当今常规使用的分析方法。通过介绍经典方法与常规方法有助于理解手工检测与自动化检测的基本原理。与临床相关的各项检测将与其临床应用一起进行讨论。

葡萄糖及其代谢

血糖是临床化学实验室中最常进行的测定项目之一。葡萄糖为单糖，来源于食物中碳水化合物的分解。碳水化合物转变为单糖后，主要在小肠吸收。非葡萄糖类的单糖，包括半乳糖与果糖，在肝中转化为葡萄糖。

葡萄糖是人体多数细胞的主要能量来源。血糖水平在任何时候均处于多种激素的调控之下。胰岛素是一种由胰腺在餐后分泌的激素，在血糖升高时促进葡萄糖进入细胞中。根据细胞需求，葡萄糖可通过需氧代谢与无氧代谢，以三磷酸腺苷（ATP）的形式释放能量。

此外，葡萄糖也可被转化为糖原，并以此形式贮存（糖原生成）。糖异生由胰高血糖素、皮质醇及甲状腺素激发。多数人体细胞中糖原的贮存量有限，但在肝脏与骨骼肌细胞中贮存有较多的糖原。肝总重的 10% 由糖原组成。在胰岛素的作用下，葡萄糖也可被转化为蛋白质与脂肪（脂肪生成），然后以脂肪组织的形式贮存。

胰岛素通过促进葡萄糖进入细胞来调节血糖水平，同时伴有多种可能的代谢途径：糖酵解、糖原生成、脂肪生成与蛋白质合成。还有其他几种激素起着维持空腹血糖水平的作用。这些激素对细胞产生不同影响，但均可使血糖水平升高，与胰岛素的作用相反。胰高血糖素由胰腺 α 细胞分泌，是主要的胰岛素拮抗激素，通过刺激肝糖原分解使血糖升高。其他激素中有部分激素是间接通过垂体激素的释放来促进肝糖原分解。

空腹血清或血浆血糖水平的正常参考范围根据其检测方法通常在 70~110mg/dL [1]。最近发现青年人的正常空腹血浆血糖水平低于 100mg/dL [2]。在进食富含碳水化合物的饮食后，血浆葡萄糖水平迅速升高，餐后 1.5~2h 后恢复正常。

很多疾病改变了葡萄糖的正常代谢。血糖升高或高血糖症的最常见原因是糖尿病。低血糖即血糖水平低于 50mg/dL，则可能引起严重后果。低血糖的原因之一是糖尿病患者胰岛素使用过量。人体分泌多种使血糖水平升高的激素，但只有胰岛素起着降低血糖的作用。

糖 尿 病

糖尿病对美国的公共卫生事业提出了重大挑战。目前，有 1 050 万人被确诊为糖尿病，550 万人可能患有糖尿病。在过去 10 年中，糖尿病患者人数稳定增加。与此同时，糖尿病位居美国死亡原因的第 7 位，主要源于与糖尿病相关的心血管疾病[3]。

糖尿病的分类包括 4 种临床类型[3]：

● 1 型糖尿病（由 β 细胞损害所致，通常引起胰岛素的绝对缺乏）。

● 2 型糖尿病（在胰岛素抵抗的情况下，因进行性的胰岛素分泌不足引起）。

● 妊娠期糖尿病（gestational diabetes meuitus，GDM；在怀孕期间诊断的糖尿病）。

● 由其他原因所致的特殊类型糖尿病［如 β 细胞功能的基因缺陷，胰岛素活性相关基因缺陷，胰腺外分泌疾病（如囊性纤维化），因药物或化学物质诱导所致（如对 AIDS 或器官移植术后的治疗）］。

框表 11-1

糖尿病的诊断标准

空腹血糖受损=空腹血浆葡萄糖 100~125mg/dL

糖耐量受损=2h 血浆葡萄糖 140~199mg/dL

（引自 Standards of Medical Care in Diabetes—2006，Diabetes Care 29:S4–S42,2006）

1型糖尿病

1 型糖尿病，或称胰岛素依赖性糖尿病，通常发生于儿童与青少年，以前曾称为"青少年型糖尿病"（图 11-13）。1 型与 2 型糖尿病均有显著的遗传性。已鉴别出可预示 1 型糖尿病高风险的基因标志物，它们非常敏感，但不具有特异性[3]。

1 型糖尿病是由于细胞介导的自身免疫反应破坏了分泌胰岛素的胰腺 β 细胞，而使胰岛素缺乏所致。引起 1 型糖尿病的自身免疫反应在临床表现与症状出现数年前即已开始。β 细胞估计在减少 80%~90%后才会诱发 1 型糖尿病的症状。儿童的胰岛细胞破坏率要高于成人。1型糖尿病患者血清中可检出循环抗体。胰腺的自身免疫破坏指标包括胰岛细胞抗体与胰岛素抗体。

由脂肪组织中的脂肪分解供能对于糖尿病患者而言可能是致命的。脂肪分解增加可使酮体水平升高，特别对于存在胰岛素绝对缺乏的 1 型糖尿病患者，可引起酮症酸中毒，此时可能出现非常危险的血液 pH 值降低或酸中毒。

2型糖尿病

2 型糖尿病或非胰岛素依赖性糖尿病的发病率在美国成人中高达 7%，还有约 50%的病例未经确诊。2 型糖尿病的发病时间较晚，具有渐进性，通常在 40 岁后。这一类型也称为"成人型糖尿病"。

2 型糖尿病以胰岛素抵抗与渐进性高血糖为特点。2 型糖尿病的并发症与 1 型糖尿病相似，但较少出现酮症酸中毒。2 型糖尿病也与动脉粥样硬化的发生有关，且发生冠状动脉心脏病与脑卒中的风险增加。

在正常血糖范围上限的空腹血浆葡萄糖水平在青年人群中构成了 2 型糖尿病的独立危险因子。综合考虑血糖水平与体重指数及甘油三酯浓度有助于从表面健康的人群中区分 2 型糖尿病风险增加者（框表 11-2）[3]。

糖尿病的症状

糖尿病的主要症状为多尿，高血糖与糖尿，烦渴，易饥，体重快速下降等。在急性发病期可见酮血症与酮尿。出现上述症状均是因为人体无法代谢葡萄糖从而导致高血糖症。糖尿是高血糖症的结果，当血糖超过 160~170mg/dL（肾糖阈）时可出现糖尿。

框表 11-2

无症状成人中糖尿病检测标准

1. 所有 45 岁及以上成人均应考虑进行糖尿病检测，特别对于那些体重指数（Body Mass Index，BMI）为 25kg/m²* 的人，如结果正常，应每 3 年进行复检。

   对于超重（BMI25kg/m²）个体或有其他危险因子的人应考虑在较年轻时即进行检测或增加检测频率。

2. 其他危险因子：
   - 在一级亲属中有糖尿病家族史
   - 无运动习惯
   - 为高风险少数民族（如非洲裔美国人，拉丁美洲人，土著人，亚裔美国人，太平洋岛国居民）
   - 有妊娠期糖尿病史或分娩婴儿体重超过 4.1kg
   - 高血压（>140/90mmHg）
   - 高密度脂蛋白胆固醇（HDL）浓度下降（<35mg/dL）和（或）甘油三酯水平升高（>250mg/dL）
   - 有空腹血糖受损或糖耐量受损的病史
   - 多囊卵巢综合征（Polycystic Ovary Syndrome，PCOS）
   - 与胰岛素抵抗有关的其他临床疾病
   - 血管病变史

* 此因数可能不适用于所有种族。

（引自 Standards of Medical Care in Diabetes—2006,Diabetes Care 29:S4–S42,2006）

妊娠期糖尿病

妊娠期糖尿病（GDM）指在妊娠期内首次发现糖耐量异常。妊娠期内代谢与激素的改变可能引起此型糖尿病。GDM 的治疗可减少严重围产期疾病的发生，并可提高女性健康相关的生活质量。虽然大多数女性在分娩后可恢复正常，但已有研究表明会有相当数量的 GDM 患者在分娩后数 10 年中发展为 2 型糖尿病。

引起高血糖的其他原因

某些情况下，非糖尿病因素也可使血糖升高。高血糖可继发于脑外伤，发热性疾病，特定的肝脏疾病以及肾上腺、垂体或甲状腺功能亢进。高血糖患者常有葡萄糖耐量受损，此时其空腹血糖或餐后 2h 血糖水平高于正常。应激导致的高血糖是非糖尿病患者与糖尿病患者均可能遇到的情况，通常发生于重症患者。对重症监护室内的患者进行经常的血糖监控是标准程序。维持血糖水平接近正常限，作为对血糖的严格控制，可采用胰岛素静脉注射。血糖的床旁检测使这一目标成为可能。这种方法已证实可显著降低因应激导致高血糖危重患者的肾衰发病率及死亡率。

低血糖

低血糖是血糖水平低于空腹值并伴有餐后 1.5~2h 血糖一过性下降。糖原累积症是一种与肝糖原分解障碍有关的疾病，可引起低血糖。其他引起低血糖的原因有胰岛细胞增生与胰岛素瘤。这两种情况均导致血中胰岛素浓度增加（高胰岛素血症）。血糖下降可能是致命的，因为大脑与心肌细胞均依靠血液与组织间液中的葡萄糖供能。

低血糖可引起恶心与呕吐，肌肉痉挛，意识丧失与死亡。新生儿低血糖的最常见原因是早产、母亲患有糖尿病、GDM 及母亲患有毒血症，这些情况常为一过性。如果低血糖症状在婴儿早期发生，一般较少为一过性，可能由代谢功能的先天缺陷或酮性低血糖（常在饥饿或发热性疾病后发生的低血糖）所致。

血液标本的采集

毛细血管血标本

使用全血的优势在于可用外周血直接进行血糖检测，便于对新生儿进行糖尿病的大范围筛查，或由糖尿病患者进行家中监测（图 11-1，图 11-2）。毛细血管血从本质上应被认为是动脉血而非静脉血。在空腹状态下，动脉血（毛细血管血）葡萄糖浓度较静脉血浓度高 5mg/dL。

静脉血标本

空腹患者的全血、血浆或血清均可用于血糖检测。含有防腐剂氟化钠的真空采血管（灰色盖）常被用来采集血糖检测用血。氟化物可抑制样本中细胞对葡萄糖的降解，即便采血后

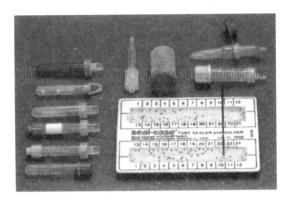

图 11-1　微量采血管系统

（引自 Sommer SR,Warekois RS:Phlebotomy:worktext and procedures manual,Philadelphia,2002,Saunders.）

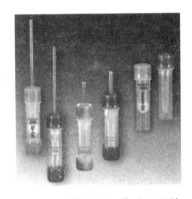

图 11-2　微量毛细管采血系统

（Courtesy Sarstedt 公司,Newton.NC.）

数小时才进行检测也可保证得到准确结果。正常情况下，未离心的凝集血液在室温下其血清葡萄糖浓度每小时会因糖酵解下降约 5%~7%（5~10mg/dL）[6]。

另一种采集方法是使用具有血清或血浆分离胶的采血管，在采血后 30min 内尽快对标本进行处理。

血液标本的类型

由于餐后血液中葡萄糖含量增加，因此监测血糖代谢的检测应采用空腹或餐后 2h（检测餐后 2h 血糖时）的血液标本。随机取样对于血糖测定而言价值有限。空腹是指患者在 8~12h 内未摄取食物与饮料。严格的空腹是必要的，包括禁止咖啡、茶或其他含咖啡因饮料以及服用可能影响血糖水平的药物。患者也应避免可能引起葡萄糖释放入血的情绪波动。

对于非妊娠妇女，空腹血清或血浆葡萄糖的正常浓度应<110mg/dL，餐后血清或血浆葡萄

糖浓度应<126mg/dL。

在糖尿病的诊断与治疗过程中，有时需要获得比空腹血糖更多的信息。轻度或经饮食控制的糖尿病患者其空腹血清或血浆葡萄糖水平可能在正常范围之内，但他们可能无法产生足够的胰岛素以促进摄取的碳水化合物代谢，因此餐后血清或血浆葡萄糖水平异常升高，且恢复至正常水平的时间延迟。这种曲线可通过 4h 或 5h 口服葡萄糖耐量试验（oval glucose tolerance test，OGTT）绘出。

其他体液标本

其他体液如脑脊液（CSF）与尿液也可进行葡萄糖测定。CSF 的葡萄糖测定应立即进行，因为细菌污染会使葡萄糖水平迅速下降。如无法立即测定，标本应离心后于 4℃或-20℃保存[8]。

在 24h 尿中加入防腐剂可使尿中葡萄糖稳定。在尿液收集期内，样品应置 4℃保存，如放置于室温 24h 后，可使葡萄糖浓度下降至 40%。

血糖的床旁检测

很多患者规律地监测自身的血糖浓度。毛细血管血血糖检测仪的最新进展使得几乎所有糖尿病患者均可使用这种简便易用的仪器进行自我检测。《糖尿病诊断与治疗标准 2006》中指出通过严密监测保持正常血糖水平的患者，其发生糖尿病并发症的风险显著降低[4]。

POCT 用标本常为通过针刺手指得到的外周血。通过试剂检测条进行血糖检测的产品有 OneTouch（LifeScan，图 11-3），Accu-Chek Easy（Boehringer Mannheim）及 Glucometer Elite（Bayer）。这些检测所用的试剂条中含有葡萄糖氧化酶。存在于血液中的所有葡萄糖通过葡萄糖氧化酶所催化的反应均被转化为葡萄糖酸与过氧化氢。过氧化物酶作为指示酶也存在于试剂条中，它利用第 1 步反应中形成的过氧化氢氧化同样存在于试剂条中的指示剂，使之产生可检测的颜色改变。最后通过反射光度计对颜色改变进行读数，并给出结果（单位为 mg/dL）。虽然检测的是全血，最终的结果会由仪器转化为血浆葡萄糖值。

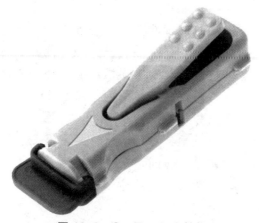

图 11-3　OneTouch 血糖仪

(Courtesy LifeScan 公司,Milpitas, Calif.)

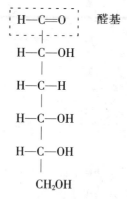

图 11-4　葡萄糖的分子式

也有一些产品如 HemoCue Glucose 采用透射光度法与单项测定试剂盒。试剂盒中插有一支微量管，可吸出 $5\mu L$ 液体加入光度计，光度计进行测试并显示出结果。反应原理基于葡萄糖脱氢酶法。测试模块或微量管是此系统的特有部件，它是一种自充性的一次性微管，既可作为吸样器，也可作为反应管与测定杯。试剂放置于微管尖端，化学反应即在此处进行。

大多数 POCT 项目及培训处于临床实验室的监管之下，但由非实验室人员进行操作。因此，对于这些 POCT 或家庭监测仪器的使用者来说，接受全面指导及了解正确使用方法是非常重要的。仪器必须使用已知浓度的葡萄糖校正溶液进行校准，也可使用每批试剂条或测试模块中提供的校正试剂条或试剂盒校准。在使用任何一种仪器时都必须遵照厂家提供的操作程序。

葡萄糖的定性与半定量检测方法

定性实验为标本（如尿液）中的葡萄糖含量提供了半定量评估。葡萄糖的检测曾经依赖于其还原性（图 11-4），如经典的 Benedict 反应。还原糖如葡萄糖，可在碱性溶液中将 Cu^{2+} 转变为 Cu^+，产生颜色改变。该反应是 Clinitest 试带的检测原理，试带可与尿液中的还原性物质反应，因此所检测的是还原性糖，对葡萄糖没有特异性。尿试纸法检测葡萄糖所用的试纸条中加入了酶试剂（第 14 章）。

葡萄糖的定量检测方法

最常见的葡萄糖定量测定方法是葡萄糖过氧化物酶法与己糖激酶法。

葡萄糖过氧化物酶法

如前所述，葡萄糖过氧化物酶催化葡萄糖氧化为葡萄糖酸与过氧化氢。该酶对 β-D-葡萄糖即血液中的葡萄糖构型具有特异性。有些方法使用电极检测所产生的过氧化氢或所消耗的氧气量。也有些方法采用过氧化物酶为第二种酶，它可催化某种显色物质的氧化反应，产生有色产物，这时所形成的有色物质含量与样品中葡萄糖含量成比例。但使用过氧化物酶的方法易受还原性物质的干扰，如维生素 C，它可与过氧化氢反应，使检测结果偏低。

葡萄糖过氧化物酶反应

$$\beta-D-葡萄糖+H_2O_2 \xrightarrow{葡萄糖氧化酶} D-葡萄糖酸+H_2O_2$$
$$2H_2O_2+4-氨基安替比林+$$

$$1,7-荼二酚 \xrightarrow{过氧化物酶} 红色染料+H_2O$$

很多自动生化分析仪均采用葡萄糖氧化酶法。Vitros 临床化学分析仪 (Johnson&Johnson) 在其试剂条或多涂层干片中采用干化学试剂。上述仪器中，在过氧化氢与过氧化物酶的作用下，指示剂被氧化后形成有色复合物。标本被加于 Vitros 生化干片上，通过分布层而均匀分布。水与其他非蛋白类成分，包括葡萄糖，移动到下层试剂层。经过预设温育期后，分光光度计透过透明聚酯片基检测在反应中所产生红色染料的反射光密度。结果在约 5min 后得出。

葡萄糖氧化酶法也可用于检测 CSF 中的葡萄糖。但不能用于未经预处理的尿液，因为尿液中含有高浓度的可干扰过氧化物酶反应的物质。

己糖激酶法

己糖激酶法也是自动生化分析仪的常用方法。与葡萄糖氧化酶法相比，它所受到的干扰较少。Du Pont ACA 分析仪采用己糖激酶法，使葡萄糖转变为 6-磷酸葡萄糖。在反应过程中，三磷酸腺苷（ATP）也同时被转化为二磷酸腺苷（ADP）。所形成的 6-磷酸葡萄糖作为指示酶反应的底物，使辅酶烟酰胺腺嘌呤二核苷酸磷酸（NADP）还原为 NADPH，同时生成 6-磷酸葡萄糖酸。

己糖激酶反应

$$\text{葡萄糖} + \text{ATP} \xrightarrow{\text{己糖激酶}} \text{6-磷酸葡萄糖} + \text{ADP}$$

$$\text{6-磷酸葡萄糖} + \text{NADP} \xrightarrow{\text{6-磷酸葡萄糖脱氢酶}}$$

$$\text{6-磷酸葡萄糖酸} + \text{NADPH} + \text{H}^+$$

NADPH 的产生伴随着在 340nm 处吸光度的增加，与标本中葡萄糖的含量成比例。虽然其他己糖（六碳糖）也可参与己糖激酶反应，但它们通常不会出现在血液标本中。如要采用血浆标本，抗凝剂可为氟化物、肝素、草酸盐或乙二胺四乙酸（EDTA）。

己糖激酶法也是检测尿液葡萄糖与其他体液中葡萄糖含量的极佳方法。因为良好的准确性与精密度，此法已被提议作为基准参考方法。

血糖的参考值 [9]

不同方法的葡萄糖参考值可有较大差异。每个实验室应根据其特定的设备条件对参考值进行确定与评价。

血清或血浆葡萄糖浓度在男性与女性或不同种族间没有明显差别。CSF 的正常葡萄糖浓度约为血浆水平的 60%~70%。在检测 CSF 葡萄糖浓度的同时也应检测血糖浓度，这样便于正确评价 CSF 葡萄糖水平。尿液葡萄糖在正常情况下不可检出。

括号中的值为 SI 单位。

空腹血清葡萄糖：

儿童	70~105mg/dL
	(3.89~5.83mmol/L)
成人	70~110mg/dL
	(3.89~6.1mmol/L)

空腹全血葡萄糖：

成人	60~95mg/dL
	(3.33~5.27mmol/L)

全血总糖化血红蛋白：

5.3% ~ 7.5% 总血红蛋白

CSF 葡萄糖：

婴儿，儿童	60~80mg/dL
	(3.33~4.44mmol/L)
成人	40~70mg/dL
	(2.22~3.9mmol/L)

糖尿病监测的实验室检查

除血糖外还有一些检测项目可用于糖尿病患者的监测，包括糖化血红蛋白、酮体与微量清蛋白。

糖化血红蛋白

糖化血红蛋白（HbA1c）可用于血糖浓度的长期评价，它是由葡萄糖结合到血红蛋白 A（HbA）的氨基上所形成。反应发生在血红蛋白 β 链 N 末端的缬氨酸（图 12-10），属非酶促反应。在红细胞的整个生命周期（平均 120d）都可发生这样的反应。因为血中的葡萄糖可自由进入细胞，所以总 HbA1c 的含量与检测前 4~6 周内的平均血糖含量有关。糖化血红蛋白水平在 8% 或以下可以认为血糖控制较好。但这一指标不可用于糖尿病的诊断。

常见的自动化生化分析仪采用酶法测定，如 diazyme A1c（Hitachi 7170）。糖化血红蛋白的检测方法还有电泳法、离子交换层析与高效液相色谱法等。

酮 体

由于碳水化合物的利用率下降（如糖尿病，饥饿或空腹，频繁呕吐等）而引起碳水化合物缺乏，使血中由脂肪分解产生的酮体水平升高以满足人体的能量需求。人体中存在 3 种酮体：

- 丙酮（2%）
- 乙酰乙酸（20%）
- 3-β-羟丁酸（78%）

酮体在血中积累可形成酮血症，在尿中积累则形成酮尿。1 型糖尿病患者在急性期应进行酮体检测。此外，在应激状态下、妊娠、血糖水平极度升高或出现酮症酸中毒表现时也需进行酮体检测。

酮体筛查常用含硝普钠的尿试纸条或 Acetest 药片，基本原理为硝普钠与乙酰乙酸在碱性条件下产生紫色物质。一些自动生化分析仪采用酶法检测，工具酶为 β-羟丁酸脱氢酶，根据所用溶液的 pH 值不同可分别测定 β-羟丁酸与乙酰乙酸。

微量清蛋白

糖尿病可引起肾脏组织的进行性改变，导致糖尿病肾病。这一并发症的发展可历经数年。肾功能减退的早期症状为尿清蛋白增加。微量清蛋白尿是可能发展为糖尿病肾病的有力证据。

测定随机尿液标本的微量清蛋白-肌酐比值是首选方法。在 6 个月内采集 2 份尿样，如结果均升高则可认为是微量清蛋白尿。生化与免疫综合分析仪（如 ci8200,Abbott Laborstories）可进行微量清蛋白检测。用 POCT 法进行微量清蛋白尿的筛查是可行的（如 HemoCue Urine Albumin System）。

电 解 质

电解质是以离子或带电颗粒的形式溶解于水中的物质。带有正电荷的为阳离子，带有负电荷的为阴离子。在电场中，阳离子向阴极移动而阴离子向阳极移动。电解质包括钠离子（Na^+），钾离子（K^+），钙离子（Ca^{2+}），镁离子（Mg^{2+}），氯离子（Cl^-），碳酸氢根（HCO_3^-），硫酸根（SO_4^{2-}）与磷酸根（HPO_4^{2-}）。

主要正电荷成分（阳离子）为 Na^+ 与 K^+，主要负电荷成分（阴离子）为 Cl^- 与 HCO_3^-，这 4 种成分构成了人体主要的电解质。当人体出现电解质问题时，最有可能发生改变的就是这 4 种电解质。其中一种成分改变时总是伴随有其他一种或多种成分的改变，因此通常将这 4 种电解质一起讨论。这些电解质存在于人体各部位，但不同部位所含电解质的含量与活性不同。一般检测的是血清或血浆中的电解质。

人体保持正电粒子、负电粒子或电中性的平衡是十分必要的。肾脏与肺是调控电解质浓度的主要器官。如果人体无法通过排泄或贮存作用维持对电解质可接受浓度的调控，就会出现电解质失衡。一种或多种电解质浓度的异常对于患者而言非常有害甚至是致命的，因为大多数人体必需的代谢过程有赖于电解质平衡或受到电解质平衡的影响。

钠

钠离子（Na^+）是体内主要阳离子，在细胞外液中浓度最高，在维持渗透压与电解质平衡中起着重要作用。Na^+ 浓度与 Cl^- 和 HCO_3^- 的水平相关，因此对于维持人体细胞酸碱平衡也十分重要。血清 Na^+ 水平下降称为低钠血症。多种情况下可出现低钠血症，如重度多尿，代谢性酸中毒，艾迪生病，腹泻与某些肾小管性疾病。血钠水平升高称为高钠血症。临床上可使体内钠含量升高的情况有心衰（充血性心衰），肝脏疾病（腹水）与肾脏疾病（肾病综合征）。血钠水平升高也可见于库欣综合征（肾上腺皮质功能亢进，产生过量激素），因水分的直接丧失、特定类型的脑损伤、胰岛素治疗后引起的糖尿病性昏迷等引起的重度脱水及氯化钠过量输入等情况。肾脏可根据细胞外液中的 Na^+ 浓度与血容量对高浓度的 Na^+ 进行贮存或分泌。

重量渗透摩尔浓度是溶液的一种物理特性，以每千克溶剂中溶质的浓度为基础。其重要性在于它是下丘脑如何反应的条件。由于 Na^+ 及相关阴离子约占血浆渗透活性的 90%，重量渗透摩尔浓度的调控作用主要影响血浆中 Na^+ 的浓度。

下述 3 种过程对于调节血浆 Na^+ 浓度非常重要：

● 口渴引发的对水的摄入，可由血浆重量渗透摩尔浓度激发或抑制。

● 水的排泄，主要受随血容量或渗透压改变所释放的抗利尿激素的影响。

● 血容量的调节，可通过醛固酮、血管紧张素 Ⅱ 和心钠肽影响钠的排泄。

钾

钾离子（K^+）是细胞内主要的阳离子，同时也存在于细胞外。它对心肌活动有重要影响。异常的低血钾（低钾血症）可因长期腹泻、呕吐或饮食中钾的摄入不足所致。即便在钾缺乏的情况下，肾脏仍会持续排钾。人体没有有效机制可以防止钾的过度丢失，因此每天摄入一定量钾是必需的。

血钾水平升高称为高钾血症。由于钾主要通过肾脏排泄，当肾功能障碍或尿路梗阻时会使血钾升高。与钠一样，钾受到肾上腺皮质激素的影响并与酸碱平衡有关。在肾小管性酸中毒时，K^+ 在血清中的含量增加。肾透析的一个重要目的就是从血浆中移走堆积的 K^+。

体液中的钠与钾

尿钠的排泄随饮食有所不同，但对于平均每天摄取 8~15g 的个体而言，一般的排出量为每天 40 ~220mmol。Na^+ 的排泄在日间存在波动，夜间的排出水平则降低。

K^+ 在胃肠道被吸收后，很快分布于全身，多数由肾脏排出。由肾小球滤出的 K^+ 几乎全部被近端肾小管重吸收，然后在醛固酮的影响下于远端肾小管通过与 Na^+ 的交换而排出体外。

调节远端肾小管排泌 K^+ 的因素如下：

● 钠与钾的摄入
● 远端肾小管中的液体流速
● 盐皮质激素在血浆中的水平
● 酸碱平衡

肾脏对 K^+ 的排泄受肾小管性酸中毒与代谢性及呼吸性酸中毒或碱中毒的影响。慢性肾衰患者会出现 K^+ 的潴留。

CSF 中 Na^+ 的浓度为 138~150mmol/L。通常认为粪便的平均排钠量低于 10mmol/d。在严重腹泻的情况下，由粪便中丢失的钠可能达到 60mmol/d。

CSF 中的钾浓度约为血浆值的 70%。通过尿液排出的钾随饮食改变，但常见范围为 25~125mmol/d。

氯

氯离子（Cl^-）存在于血清、血浆、CSF、组织液及尿液中。从生理学上讲，细胞外液中只有 Cl^- 浓度是重要的。

Cl^- 与碳酸氢盐是细胞外的主要阴离子，二者间互为相反关系：其中一种含量的下降会引起另一种含量的增加。Cl^- 是人体细胞外液中最重要的阴离子。它是与主要阳离子，即 Na^+ 保持平衡的主要阴离子，这表示所有阴离子的总和与所有阳离子的总和相等。

在血液中有 2/3 的 Cl^- 存在于血浆中，另 1/3 存在于红细胞中。由于在红细胞与血浆中存在 Cl^- 浓度的差异，Cl^- 检测通常使用血浆（或血清）而非全血。

Cl^- 在人体内有两个重要作用：①决定渗透压，而渗透压起着控制水分在细胞、血浆及组织液间分布的作用；②维持电中性。

当 CO_2 在红细胞中进行交换时，Cl^- 起着重要的缓冲作用。这一作用被称为 Cl^- 转移。当血液处于氧饱和状态时，Cl^- 由红细胞中转移到血浆中，同时碳酸氢盐离开血浆进入红细胞。Cl^- 转移在实验室中的实例是当用于检测 Cl^- 的标本在未分离细胞与血浆前静置一段时间后，会出现上述的离子交换作用。在全血与空气接触时，CO_2（也包括碳酸氢盐）由血中释出。在 CO_2 离开血浆时，Cl^- 扩散（或转移）出红细胞以替换碳酸氢盐，后者则重新进入细胞以维持平衡。

全血与空气接触可降低血浆 CO_2 浓度并使血浆 Cl^- 浓度升高。全血样品与空气接触可使血浆或血清 Cl^- 水平假性升高，因此必须尽快通过离心将细胞从血浆中移走。一旦与细胞分离，血清或血浆中 Cl^- 的浓度会非常稳定。

Cl^- 的另一个重要作用是调节体液含量，此功能受肾脏影响。肾脏可在一个很窄的范围内维持血浆电解质浓度。肾脏首先调节细胞外液组成，然后才是容量。因此，如果人体丢失盐分（NaCl），水也会跟着丢失。

血清或血浆高氯值会在脱水与肾血流量减少的情况下出现，如充血性心衰。治疗时过量使用或饮食中摄入 Cl⁻过多均会引起血氯升高。当盐分丢失时，会出现血清或血浆 Cl⁻浓度下降，如慢性肾盂肾炎。Cl⁻水平下降也见于因酸产生过多或排出减少而致的代谢性酸中毒情况，如糖尿病性酸中毒与肾衰。由任何原因所致的频繁呕吐最终会引发血清及体液中 Cl⁻水平下降。

碳酸氢根

碳酸氢根（HCO_3^-）是除 Cl⁻外体液中另一个主要的细胞外阴离子。当血液灌注入肺时，HCO_3^-生成 CO_2 与水。在代谢过程中，碳酸（H_2CO_3）发生解离并形成 HCO_3^-。这是一个可逆反应，根据人体组织需求，HCO_3^-也可重新转化为碳酸并随之形成水与二氧化碳。反应式如下：

$$CO_2 (气体) \leftrightarrow CO_2 (溶解) + H_2O \leftrightarrow$$
$$H_2CO_3 \leftrightarrow H^+ + HCO_3^-$$

HCO_3^-由肾脏滤过，但在尿液中很少发现或没有 HCO_3^-。近端肾小管可重吸收 85% 的 HCO_3^-，其余 15% 由远端肾小管重吸收。HCO_3^-经常与 CO_2 的其他结合形式（CO_2，H_2CO_3，氨基甲酰基团）一起作为总 CO_2 进行测定。由于血清总 CO_2 中约 90% 以 HCO_3^-的形式存在，因此这一结合形式与实际 HCO_3^-的浓度非常接近。总 CO_2 是 H_2CO_3、溶解的 CO_2 气体与 HCO_3^-量的总合。HCO_3^-的测定方法实际是测定总 CO_2。

与 pH 值及二氧化碳分压（PCO_2）综合考虑时，总 CO_2 浓度在评价酸碱失衡时很有价值。HCO_3^-或 CO_2 值本身的意义并没有上述提及的其他电解质检测重要。总 CO_2 测定采用 PCO_2 电极来检测所形成 CO_2 的释放速率。

阴离子间隙

阴离子（Cl⁻和 HCO_3^-）与阳离子（Na⁺和 K⁺）间的数学差值称为阴离子间隙。如将 Cl⁻与 HCO_3^-浓度的总和减去 Na⁺与 K⁺的浓度总和，差

值应<16mmol/L，波动范围为 10~20mmol/L。如阴离子间隙>16mmol/L，通常表示未检测阴离子（PO_4^{3-}，SO_4^{2-}，蛋白质离子）浓度的增加。阴离子间隙增加也可因酮体性阶段、乳酸酸中毒、水杨酸盐与甲醇摄入、尿毒症或血浆蛋白增加所引起。阴离子间隙<10mmol/L 可因未检测阳离子（Ca^{2+}，Mg^{2+}）浓度的增加或未检测阴离子浓度降低所致。

阴离子间隙也有助于电解质检测的质量控制。如在健康人的电解质检测中发现阴离子间隙的增加，则可能有一项或多项检测结果错误，需要重新检测。

标本采集需特殊考虑的事项

肝素锂或肝素钠抗凝血浆可用于电解质检测，但在测定钠浓度时不可用肝素钠抗凝。血清也可用于电解质检测。毛细管或微量采血管采集的毛细管血也可进行电解质测定。采血管在打开之前应先进行离心，将血浆或血清与红细胞立即分离。电解质检测的每个项目对标本的采集与处理均有其特殊要求与技术要素。

钠

肝素锂抗凝血浆、血清、尿液与其他体液均可进行钠测定。如前所述，肝素钠不能作为抗凝剂，以防止其中 Na⁺对检测结果的干扰。采样后应尽快将细胞成分与血清或血浆分离。

血清中的钠在室温或冷藏状态下至少可稳定 1 周，如冷冻保存则可稳定 1 年。24h 尿液与 CSF 也可用于钠的测定。

钾

肝素锂与肝素钠是血浆标本的首选抗凝剂，含钾抗凝剂不可使用。血清也可进行钾测定。用于钾测定的血液标本在采集时应特别注意采血技术，因为红细胞中的 K⁺浓度约为血清或血浆钾的 20 倍，必须避免溶血。为防止 K⁺由红细胞中转移至血清或血浆中，采血后 3h 内应将细胞成分从血清或血浆中分离。采血时，在静脉穿刺前应避免反复握紧与松开拳头，这种肌肉活动可能会使血浆中 K⁺水平升高 10%~20%。

由于凝血过程中血小板的破裂会释放出钾，所以血浆中钾的水平较血清钾低约 0.1～0.2mmol/L。

血清中的钾在室温或冷藏状态下至少可稳定 1 周。标本可冷冻保存 1 年。24h 尿可用于尿钾测定，尿钾水平可随饮食情况改变。

氯

Cl^- 检测时最常用的抗凝剂是肝素锂或肝素钠。含血清分离胶的采血管也常用于 Cl^- 测定时的血样采集。血清、血浆、尿液、汗液或其他体液均可进行 Cl^- 检测。中度溶血对血清 Cl^- 测定没有明显影响。

碳酸氢根

肝素锂或肝素钠抗凝血浆或血清可用于 HCO_3^- 测定。通常采集静脉血，但毛细管或微量采血管采集的外周血也可使用。血样采集后应尽快测定，这样才能得到 HCO_3^- 浓度最为准确的检测结果。用于总 CO_2 测定的标本必须处于无氧状态以减少 CO_2 与 HCO_3^-（转变为 CO_2）释放入空气，否则会使总 CO_2 的值假性降低。临床实验室可在标本管上加盖以保护标本。

定量测定方法

4 种电解质——Na^+、K^+、Cl^- 与 HCO_3^-——通常作为一组共同测定，称为电解质组合。

钠 与 钾

离子选择电极（ion-selective electrode，ISE）电位测定法使用离子交换玻璃膜电极测定钠离子，用缬氨霉素中性载体膜电极测定 K^+，它们已被整合入许多自动生化分析仪中。ISE 法测定的是溶解于水中的离子活性。通常，对于生物学样本有两种 ISE 检测法即直接法与间接法，直接法更为常用。直接法采用未经稀释的样本，间接法要求对进行离子活性检测的样本进行预稀释。脂血与蛋白可降低间接 ISE 法的测定值，因为它们占据了血浆容积。

使用 ISE 法的一个例子是 Johnson&Johnson Vitros 临床化学分析仪。此仪器采用多涂层薄膜干片试剂，在其聚酯支持基片上含有测定元件。多个干片均含有一对 ISEs，一个是参考电极，另一个作为测定电极。根据所选择干片中电极的不同，仪器可检测钠或钾。此仪器也提供可用于 Cl^- 检测的 ISE。检测时，将 $10\mu L$ 标本与参比溶液加注于适合的 Vitros 干片上，然后干片传送入仪器内。仪器内置的静电计可以检测参比溶液与待测样本这两个半电池间的电位差，经计算得出测定结果。

氯

Cl^- 测定最常见的方法是基于 ISE 技术。传感元件通常为银-氯化银电极或银-硫化银电极。Cl^- 的间接 ISE 测定见于 Spectrum（Abbott）。Vitros 临床化学分析仪与 Dimension 临床化学系统（DuPont）采用直接 ISE 法（见前述）。

Cl^- 测定的另一种常见方法为 Cl^- 从硫氰酸汞中定量取代硫氰酸根，产生红色硫氰酸铁复合物。有色复合物的含量可用分光光度计测得，与标本中 Cl^- 的浓度成比例。此法中 Cl^- 首先与游离汞离子结合形成无色复合物，然后从硫氰酸汞中取代硫氰酸根。游离的硫氰酸根离子与铁反应生成红色终产物。

◎ 汗液中的氯

汗液中的氯含量有助于诊断囊性纤维化，这是一种外分泌腺疾病。汗液样本的采集是通过一个与电离子透入疗法相似的过程，用硝酸毛果芸香碱刺激前臂得到。Cl^- 浓度可用直接 ISEs 法测定。

患病婴儿汗液 Cl^- 浓度通常 >60mmol/L，成人则 >70mmol/L（参考值平均约为 40mmol/L）。98% 的囊性纤维化患者其汗液中分泌的 Cl^- 是正常人的 2~5 倍。汗液中 Cl^- 的正常含量随年龄改变。

碳酸氢根

常规 HCO_3^- 测定（以总 CO_2 形式检测）是自动化的。自动化方法的第 1 步常为标本的酸化，使不同形式的 HCO_3^- 转变为气态 CO_2。自动化测定中需要引起重视的是在测定未知标本时应包括几种标准溶液，以保证自动化仪器状态正常。

在碱性介质中使被测物全部转换为 HCO_3^- 是更为稳定的方法。

其他电解质

钙

钙（Ca^{2+}）对心肌的收缩功能至关重要。离子钙水平下降可引起心脏功能受损并产生不规则肌肉痉挛（手足抽搐）。3 种激素（甲状旁腺激素、维生素 D 与降钙素）一同起到调节血钙的作用。

人体中多数钙是骨骼成分。只有 1% 位于血液及其他细胞外液中。血液中的钙以游离钙离子或离子化钙（45%）形式存在，或以与蛋白结合或阴离子结合的形式存在。如果患者表现出低钙血症，神经肌肉紊乱与心律不齐是主要症状。高钙血症可因原发性甲状旁腺亢进或各种恶性肿瘤所致。中度高钙血症通常没有临床症状。

总钙检测的首选标本为血清。有 2 种常用总钙检测方法，o-邻甲酚酞复合物 I（CPC）与偶氮砷 III 法，可与钙形成有色复合物，再用分光光度法检测。商品化分析仪采用 ISEs 法测定离子钙。用于离子钙测定的血清标本在测定前一定要保证密封，因为标本中 CO_2 的丢失会使 pH 值上升从而改变蛋白结合率。

镁

镁（Mg^{2+}）是体内含量第 4 的阳离子，在细胞内离子含量中占第 2 位。大部分镁存在于骨骼与肌肉中，不超过 1% 的镁存在于血清与红细胞中。血清中 2/3 的 Mg^{2+} 是游离的或称为离子化镁。人体内的镁有多种功能，是 300 多种酶的辅因子。Mg^{2+} 的测定在心血管疾病、代谢性疾病与神经肌肉性疾病中有意义。其血清水平有助于确认其他离子浓度水平发生显著改变的原因。

低镁血症最常见于监护病房中的患者或接受利尿剂或洋地黄治疗的患者。在非住院患者中很少出现低镁血症。高镁血症较低镁血症更为少见。

只有在血清 Mg^{2+} 水平 <0.5mmol/L 时才会有症状表现。低镁血症的常见表现多见于心血管系统与神经肌肉系统，也可出现代谢情况异常（如低血钠、低血钾、低血钙、低血磷）或精神症状（如抑郁、兴奋、精神疾病）等。镁水平显著升高见于肾功能减退与常见含镁处方药（如抗酸剂）的摄入。

无溶血血清及肝素锂抗凝血浆可作为镁测定标本。因为红细胞内 Mg^{2+} 是细胞外液的 10 倍，所以标本必须避免溶血。柠檬酸盐与 EDTA 可与镁结合，故不能作为抗凝剂。

3 种常见的总血清镁检测方法均为比色法，分别是 calmagite 染料法，甲臜染色法与甲基百里酚蓝法。血清总镁测定的局限性在于约 25% 的镁是与蛋白结合的，总镁含量无法反映其生理学活性即离子镁的活性。由于镁主要是一种细胞内离子，其血清浓度无法反映细胞内 Mg^{2+} 的水平。即使组织或细胞内的镁有多达 20% 的损耗，血清镁的浓度也无法反映此改变。

参 考 值 [7,9]

参考值一般具有仪器特异性。对于特定仪器与特定标本类型的参考值必须参照厂家说明书。

钠：

36~142mmol/L	血清或血浆（从婴儿到成人）
40~220mmol/24h	尿液（一般饮食；钠随摄入饮食而变化）
同时测定血浆或血清钠水平的 70%	CSF
10~40mmol/L	汗液
>70 mmol/L	汗液（提示囊性纤维化）

钾：

3.8~5.0mmol/L	血清，成人
3.7~5.9mmol/L	新生儿(新生儿血清钾要高于成人)
3.5~4.5mmol/L	血浆，成人
25~125mmol/24h	尿液，一般饮食（尿钾随摄入饮食而变化）

氯：

98~107mmol/L	血清或血浆，成人（足月与早产新生儿的上限均达110mmol/L）
118~132mmol/L	CSF
110~250mmol/24h	尿液（随饮食改变）
5~35mmol/L	汗液，健康成人
30~70mmol/L	汗液，边缘值
60~200mmol/L	汗液，囊性纤维化（98%囊性纤维化患者>60mmol/L）

碳酸氢根：

22~29mmol/L	血清，静脉，成人（新生儿与婴儿值略低）
21~28mmol/L	动脉，成人

钙：

2.15~2.65mmol/L	儿童
2.15~2.50mmol/L	成人

钙（离子化）：

1.20~1.48mmol/L	新生儿（4.8~5.9mg/dL）
1.20~1.38mmol/L	儿童
1.16~1.32mmol/L	成人（4.6~5.3mg/dL）

镁：

0.63~1.00mmol/L	血清，血浆

酸碱平衡与血气

人体细胞外液中正常氢离子浓度 $[H^+]$ 为 pH7.34~7.44。通过包括肺与肾脏在内的调节机制，人体可以调节 H^+ 以维持 pH 值的动态平衡。人体应对 $[H^+]$ 急剧变化的第 1 道防线是存在于全身体液中的缓冲系统。所有缓冲液均由弱酸（如碳酸）及其盐或其共轭碱（如碳酸氢盐）组成，即碳酸氢盐-碳酸缓冲系统。其他缓冲液还包括磷酸盐缓冲系统。

肺与肾脏在维持 pH 值中的作用可用 Henderson-Hasselbalch 方程表示。其中分子（HCO_3^-）表示肾功能，分母（PCO_2）表示肺功能。

$$pH=pK'+\log\frac{HCO_3^-}{\alpha\times PCO_2}$$

多种病理情况可引起酸碱失衡。如血 pH 值低于参考范围，称为酸血症；高于参考范围则为碱血症。如果酸碱失衡由通气功能（肺）障碍所致，称为原发性呼吸性酸中毒或碱中毒。如因肾功能或代谢系统紊乱所致，称为非呼吸性或代谢性酸中毒或碱中毒。

肾功能

肾脏疾病困扰了至少 800 万美国人。每年因肾衰而死亡的人数多于因结肠癌、乳腺癌或前列腺癌的死亡人数。此外，慢性肾脏疾病或肾衰明显增加了患者患心血管疾病的风险。

下列实验室分析或检测会有助于肾功能的评价：

- 血尿素氮（blood urea nitrogen，BUN）
- 血清肌酐与肌酐清除率
- 肾小球滤过率
- 半胱氨酸蛋白酶抑制剂 C

氮在人体内有多种存在形式，大多数是复合物的组成成分。含氮物质可分为两大类：蛋白氮（含氮的蛋白类物质）与非蛋白氮（non-protein nitrogen，NPN）。尿素是主要的 NPN 成分，占人体排泄总 NPN 的 75% 以上；其他 NPN 按其含量多少排列分别为氨基酸、尿酸、肌酐、肌酸与氨。

正常情况下，90% 以上的尿素由肾脏排泄。肾功能减退时，尿素氮、尿酸与肌酐水平升高。这几种主要 NPN 成分浓度的增加可作为肾功能减退的指标。需进行肾功能检测时，多数实验室将血清尿素氮测定与肌酐检测同时进行，因为联合分析增强了这些指标对肾功能失调的特异性。单独进行血清尿素氮测定在判定肾功能时作用有限，因为很多非肾性因素的影响可使尿素氮水平产生改变。通常会计算尿素氮/肌酐比值：

血清尿素氮（mg/dL）
血清肌酐（mg/dL）

对于正常饮食的个体，比值通常在12~20之间。比值显著下降表明有急性肾小管坏死、蛋白摄入量低、饥饿或严重肝病。比值升高且肌酐水平正常表示有组织损伤、肾前性氮质血症或高蛋白摄入。高比值且肌酐水平升高表示可能存在肾后梗阻或与肾脏疾病有关的肾前性氮质血症。

尿素（尿素氮）

尿素（尿素氮）是血液中NPN物质的主要组分，它分布于全身体液中，且在细胞内液与细胞外液中的浓度相同。NPN总的变化通常意味着尿素浓度的改变。肝脏是形成尿素的唯一地点。伴随着蛋白质的分解（如氨基酸经过去氨基作用），氨形成且含量增加。这种潜在的毒性物质被转移入肝脏，与其他氨基酸结合并在肝脏中酶的作用下转化为尿素。尿素是蛋白质代谢产生的废物，一般经血液运至肾脏排出。尿素在血中的含量取决于饮食中蛋白质的量及肾对尿素的排泄能力。如果肾功能受损，尿素会因无法由血中移出而在血中堆积。血清或血浆中尿素浓度的增加提示肾脏的滤过系统可能存在缺陷。

过去，实验室常将尿素氮作为尿素测定，标本为全血，这种检测项目被称为血尿素氮或BUN。自动化仪器可直接测定血清或血浆中的尿素。血尿素氮（BUN）、尿素氮与尿素这几个词在使用时可以互换。尿素的化学式为NH_2CONH_2。因为尿素氮测定的是氮而非尿素，可将尿素氮的毫克数乘以2.14或60/28即转换为尿素的毫克数。尿素的分子量为60，它包含两个氮原子，其总原子量为28。

尿素（尿素氮）与肌酐的测定是同时进行的，因为肌酐被认为是比单独测定尿素氮更好的肾功能特有的检测项目。

临床意义

尿素测定只是对肾功能的粗略评估。只有当肾小球滤过率降低至少50%时，尿素水平才

会有明显升高。更为可靠的单一肾功能指标是血清肌酐测定。与尿素浓度相反，肌酐浓度不受蛋白摄入量（从饮食中）、人体内水合程度与蛋白质代谢的影响。

尿素在血中的含量由饮食中蛋白质及肾排泄尿素的能力决定。如肾功能受损，尿素无法从血中排出而堆积，尿素水平会升高。尿素浓度也受饮食影响；营养不良者或摄入低蛋白饮食者的尿素水平不能准确反映肾功能。因为尿素浓度与蛋白代谢直接相关，饮食中的蛋白含量会影响血中尿素含量。肾脏将尿素由血中移走的能力也影响尿素含量。尿素浓度主要还是受到蛋白摄入的影响。正常肾脏可将尿素由血中移走并随尿排泄。如肾功能受损，尿素无法从血中移出，使血尿素水平升高。在尿素水平升高至参考范围以上时，通常早已存在相当严重的损伤。

血中尿素氮异常升高的情况称为尿毒症。肾功能不全时出现血浆尿素与肌酐浓度的明显增加称为氮质血症。浓度降低时一般没有临床意义，除非怀疑有肝脏损害。妊娠期尿素水平常低于正常。氮质血症可由肾前性、肾性或肾后性原因所致，具体如下：

●肾前性氮质血症是肾灌注不足使肾小球滤过率下降所致。肾脏就其功能而言是正常的。灌注不足可因脱水、休克、血容量减少或充血性心衰引起。肾前性氮质血症的另一个原因是蛋白质分解增加，如发热、应激或严重烧伤。

●肾性氮质血症主要由于急慢性肾脏疾病引起的肾小球滤过率下降所致。这类疾病包括急性肾小球肾炎、慢性肾小球性肾炎、多囊肾与肾硬化。

●肾后性氮质血症通常是因多种原因的梗阻使尿素被重吸收入血循环所致。梗阻可因结石、前列腺肥大或肿瘤引起。

标　本

血清、肝素化（肝素钠或锂）血浆、尿液或其他生物源性样品均可直接进行尿素测定。含氟化物的抗凝采血管（灰盖真空采血管）会对使用尿素酶的检测方法产生干扰，因为氟化

物可抑制尿素酶反应。尿素可因细菌活动而丢失，所以标本应在采集后几小时内检测或冷藏保存。在 4℃~8℃ 下冷藏保存可使尿素稳定达 72h。

尿液中的尿素尤其易受细菌影响。因此除了将尿液标本置于 4℃~8℃ 冷藏外，维持尿液 pH 值在 4 以下也有助于减少尿素的丢失。

定量测定方法

最早的尿素测定方法是在全血、血清或血浆中添加尿素酶。经过温育，在尿素酶的作用下尿素转化为碳酸铵 [$(NH_4)_2CO_3$]。碳酸铵中的氨可有几种检测方法。Gentzkow[11]发明了一种经典的手工方法，通过使碳酸铵与 Nessler 液反应来检测其含量。

最常见的自动化方法是基于预水解步骤的间接法，此法中尿素由尿素酶转化为氨（NH_3）。氨的测定根据采用仪器有所不同。在一种常见的分析仪中，通过指示剂反应完成对所产生氨的酶法检测，即用谷氨酸脱氢酶（GLDH）使 NADH 氧化为 NAD^+，在 340nm 可检测 NADH 的减少。这种尿素测定法特异性强且快速。反应式如下：

$$尿素 + H_2O \xrightarrow{尿素酶} (NH_4)_2CO_3$$
$$NH_4^+ + \alpha-酮戊二酸 + NADH \xrightarrow{GLDH}$$
$$ADP + H^+ + NAD^+ + 谷氨酸$$

肾脏与肺是调控电解质浓度的最有力器官。

现已有使用氨 ISE 的电位测定法。尿素也可通过二乙酰一肟在强酸与氧化剂存在的情况下浓缩并形成黄色二嗪衍生物来检测。将铁（Ⅲ）与硫氨脲加入反应混合物中可稳定产物颜色。

参考值[7]

括号内为 SI 单位的结果。

尿素氮，血清：

成人	7~18mg/dL	(2.5~6.4mmol 尿素/L)
>60 岁	8~21mg/d	(2.9~7.5mmol 尿素/L)
婴儿/儿童	5~18mg/dL	(1.8~6.4mmol 尿素/L)

尿素，血清：

成人	5~39mg/dL
	(2.5~6.4mmol 尿素/L)

尿素氮，尿液：

12~20g/24h
(428~714mmol 尿素/24h)

肌　酐

血中肌酐由肌酸与磷酸肌酸自发形成。它以恒定速率形成并释放入血，与肌肉量直接相关。因此，肌酐浓度随年龄与性别有所不同。肌酐通过肾脏从血浆中清除可作为肾小球滤过率的指标进行测定。血清或血浆标本优于全血标本，因为红细胞中存在大量非肌酐显色原，可引起肌酐测定结果的假性升高。

标　本

血清、肝素抗凝血浆或稀释的尿液可用于肌酐测定。通过测定产氨量来检测肌酐的方法中不能使用肝素铵为抗凝剂。一般尿液按 1：100 或 1：200 的比例稀释。冷藏条件下，肌酐在血清或血浆中可稳定达 1 周。重要的是应及时分离细胞以防溶血并减少氨的产生。溶血可使肌酐值假性升高。

定量测定方法

多数肌酐测定法采用 Jaffe 反应[12]，这是仍在使用的最老的临床化学方法。肌酐与碱性苦味酸反应形成可由分光光度计检测的橘红色溶液。为提高反应特异性并减少血中多种非肌酐物质（可与碱性苦味酸反应，使结果假性升高）的干扰，增加了酸化步骤。各种非肌酐 Jaffe 反应色原包括蛋白、葡萄糖、抗坏血酸与丙酮酸。真肌酐所形成的颜色对酸化的抵抗力要弱于非肌酐色原产生的颜色。两种颜色间的差异可由光度法测得。

动力学碱性苦味酸法与肌酐的酶法测定常用于自动生化分析仪。动力学法减少了某些由非肌酐色原造成的干扰。动力学 Jaffe 法检测颜色变化速率，减少了慢反应色原的干扰。另一种肌酐测定法是检测肌酐与3，5-二硝基苯甲酸酯反应时产生的有色物质。此法已成功应用于一种试剂条，但产生的颜色不如经典Jaffe法稳定。

酶法测定，如肌酐氨基水解酶（肌酐脱氨酶）或肌酐酶（肌酐酰胺水解酶），与比色法相比此法对肌酐的特异性与灵敏性更强。

参 考 值 [9]

括号内为SI单位的结果。

肌酐，血清或血浆（Jeffe动力学法或酶法）：
成人男性　　0.7~1.3mg/dL（62~115μmmol/L）
成人女性　　0.6~1.1mg/dL（53~97μmmol/L）

肌酐，尿液：
成人男性　　14~26mg/（kg·24h）
　　　　　　[124~230μmmol/（kg·24h）]
成人女性　　11~20mg/（kg·24h）
　　　　　　[97~177μmmol/（kg·24h）]

肌酐清除率：肌酐排泄随年龄减少
男性（40岁以下）　90~139ml/（min·1.73m²）
女性（40岁以下）　80~125ml/（min·1.73m²）

临床意义

血肌酐来自于体内肌肉中含有的肌酸。肌酐可由肾小球自由滤过，少量由肾小管分泌，但在正常情况下不会被重吸收。尿中肌酐的排泄量相对恒定，与体内肌酐的产量相符。肾脏疾病时肌酐排泄受阻，表现为血肌酐浓度升高。

血清肌酐水平相对恒定，男性较女性略高。肌酐的浓度与排泄量的稳定使之成为评价肾功能特别是肾小球滤过率的良好指标。肌酐浓度不受饮食、人体脱水程度或蛋白代谢的影响，因此与尿素测定相比，它是更为可靠的肾功能独特的筛查指标。

一项有用的指标将肌酐排泄与肌肉量或去脂体重相联系，同时考虑到个体大小的差异，这一指标即为肌酐清除率。

◎ 肌酐清除率

肌酐清除率是肾脏每分钟将多少毫升血浆中的内生肌酐全部清除出去。结果通常用患者的身高和体重标化到标准体表面积。肌酐清除率可以间接评价肾脏中肾小球的滤过功能。

进行肌酐清除率测定，必须采集血液与尿液的计时标本。24h内所有排泄的尿液均需收集。尿液标本在采集期间可冷藏保存。血液标本在尿液采集期内第12h采集。测定血样（血清或血浆）与24h尿样中的肌酐。肌酐清除率计算如下：

$$U/P×V×1.73/A=血浆清除率\ mL/min$$

U为尿液肌酐浓度（mg/dL），P为血浆肌酐浓度（mg/dL），V为每分钟排尿毫升数，A为患者体表面积（m²），1.73是标准体表面积（m²）。多数自动化生化分析仪在将患者的具体身高与体重输入系统后可计算出肌酐清除率。

肾小球滤过率

虽然无法直接测定肾小球滤过率（GFR）或双肾所有肾单位在单位时间内的肾小球滤过量，但通过测定血浆或血清GFR标志物及使用GFR估算方程式可使血浆与尿液中的多种物质成为评价GFR的手段。通过尿液清除率来测定GFR的外源性物质应具备以下特点：

- 无生理活性
- 可被肾小球自由滤过，且不与蛋白结合
- 不被肾小管重吸收、分泌、合成或代谢

肾脏由血（血浆浓度，Px）中滤过的物质量应与其在尿（尿液浓度，Ux）中的排泄量相等。V为尿流量。计算公式如下：

$$FGR×Px=Ux×V$$

菊粉历来被认为是GFR测定的"金标准"。另一种可代替菊粉清除率的指标是放射性标记物的检测，如碘酞酸盐。使用这些复合物进行GFR测定较为少见，因为对患者来说过于昂贵且不方便。

预测公式

国家肾脏病教育计划 （National Kidney

Disease Education Program）与国家肾病基金会（National Kidney Foundation）建议对慢性肾脏疾病患者或有发展为慢性肾脏疾病风险的患者，实验室可利用其血清肌酐值（Scr）通过预测方程评价 GFR。一些团体提倡将 Cockcroft-Gault Modification of Diet in Renal Disease Study（MDRD）方程作为预测方程。MDRD 方程包含了种族、年龄、性别等因素，因此有较高的准确性，现已广泛用于肌酐清除率（CCR）的评估。

$$CCR\ (ml/min) = \frac{(140-年龄)\times体重}{72\times S_{CR}} \times (0.85\ 如为女性)$$

Cockcroft-Gault 公式[13]被用来制订医学决定限[12]。对 GFR 进行准确评价的重要性可由下列 GFR 的应用证明：

1. 发现肾功能失调。

2. 调整由肾脏排泄的药物剂量。

3. 评估为慢性肾脏疾病患者制订的治疗方案。

4. 肾脏患者终末期，证明其符合医疗保险赔付要求。

5. 增加等待肾移植患者的分值。

◎ 简化MDRD公式

GFR（mL/min·1.73m²）=186×Scr$^{-1.154}$×年龄$^{-0.203}$×（0.743 如为女性）×（1.21 如为非裔美国人）

每 10 年肌酐清除率值下降约 6.5mL/(min·1.73m²)。

半胱氨酸蛋白酶抑制剂C

在 GFR 评估中，半胱氨酸蛋白酶抑制剂 C 已确定是血清肌酐的良好标志物。半胱氨酸蛋白酶抑制剂是胱蛋白酶抑制剂超家族中的小分子量部分，被认为是 GFR 的更可靠标志物。半胱氨酸蛋白酶抑制物的显著优势在于它在所有体细胞中的含量恒定且不受肌肉量的影响。半胱氨酸蛋白酶抑制剂 C 可用颗粒增强透射比浊法或颗粒增强散射比浊法检测。两种免疫分析法均可实现快速、精密的检测。

GFR 与半胱氨酸蛋白酶抑制剂 C 的浓度成反比；如 GFR 升高，半胱氨酸蛋白酶抑制剂 C 的浓度则下降；反之亦然。

参 考 值

女性与男性的正常参考范围经计算为 0.54~1.21mg/L（中位数 0.85mg/L，范围 0.42~1.39mg/L）。

临床意义

半胱氨酸蛋白酶抑制剂 C 是 GFR 的一个新型标志物，是肾功能是否正常的关键检测项目。在检测肾功能失调时，它至少与血清肌酐处于相同地位。

肌　酸

肌酸最初由肝脏合成，然后转运至身体其他组织（如肌肉），作为高能物质驱动代谢反应。磷酸肌酸失去磷酸且肌酸失去水后形成肌酐，后者进入血浆。肌酸在要求快速爆发力的运动中可使运动员表现更好，如短跑；在爆发性消耗大量能量后也有助于运动员更快恢复。

临床意义

肌酸水平升高见于肌肉疾病或损伤(如肌营养不良症或外伤)。肌酸检测临床上很少进行。

尿　酸

尿酸是嘌呤核苷代谢的终产物。与血浆尿酸水平升高有关的 3 种主要疾病是痛风、核酸分解代谢增加与肾脏疾病。因化疗所致的肾脏疾病与核酸分解代谢增加也可使血清尿酸水平升高。

尿酸检测可在肝素抗凝血浆、血清或尿液中进行。血清应尽快与细胞分离以防止被细胞内成分稀释。饮食可影响尿酸浓度。在红细胞被移走后，尿酸在血清或血浆中很稳定。血清样本可冷藏保存 3~5d[13]。

尿酸的检测方法包括酶法（如尿酸氧化酶）、化学法［如磷钨酸（PTA）］与高效液相色谱法（HPLC）。PTA 法的原理是，在碱性介质中

PTA 被尿酸盐还原产生蓝色，在 650nm 至 700nm 读数。使用离子交换或反相柱的 HPLC 法可以对尿酸进行分离并定量。

尿酸氧化酶在动力学法或终点法中使用。当尿酸盐被转化时吸光度的下降在波长 282nm 至 292nm 处被测得。现在常用的血清尿酸氧化酶法测定还包括一个过氧化物酶系统，与几个氧受体之一耦联以产生显色原。

$$尿酸 \xrightarrow{\text{尿酸氧化酶}} 尿囊素 + H_2O_2 + CO_2$$

参 考 值[9]

尿酸（尿酸氧化酶法）：

成人，男性，血浆，血清	2.6~6.0mg/dL
成人，女性	0.5~7.2mg/dL
儿童	2.0~5.5mg/dL
尿液，24h	250~750mg/dL

临床意义

血浆尿酸水平男性较女性偏高。血浆尿酸盐是完全可滤过的，既有近端肾小管的重吸收也有远端肾小管的分泌。对于晚期慢性肾衰患者，血浆尿酸水平进行性增加[13]。进展性肾衰患者尿酸在血中潴留，血尿酸浓度升高，但这很少引起典型痛风症状。原发性高血压患者中约 40% 出现尿酸升高。噻嗪类利尿剂也可使尿酸升高，在某些病例中引发痛风。

氨

氨来源于氨基酸的降解。高浓度的氨具有神经毒性。血氨在以下临床状态下会出现异常：肝功能衰竭、Reye 综合征与遗传性尿素循环酶缺陷。肝脏疾病是血氨异常代谢的最常见原因。血氨可用于监测疾病的严重情况。

测定血浆中氨浓度时对标本进行认真处理非常重要。由于氨基酸可在体外降解，全血中的氨浓度在标本采集后会迅速上升。肝素与 EDTA 可作为抗凝剂。标本应在采集后 20min 内于 0℃~4℃离心并分离血浆或血清，尽快进行测定或冷冻保存。

测定方法包括 ISE$_s$ 法（当氨扩散通过半透膜时，测定氯化铵溶液的 pH 值变化）与酶法（采用谷氨酸脱氢酶）。

参 考 值*

0~1d	64~107μmol/L
2~14d	56~92μmol/L
15d~17 岁	21~50μmol/L
18 岁及以上	0~27μmol/L

（*Burton B:Inborn errors of metabolism in infancy:a guid to diagnosis,Pediatrics 102（6）:e69，1998；Tolman KG，Raj R:Liver function. In Burtis CA，Ashwood ER，editors:Tietz textbook of clinical chemistry，ed3，Philadelphia，1999，Saunders.）

临床意义

儿童期明显高血氨症见于尿素循环缺陷、多数有机酸血症、新生儿一过性高血氨症(Transient Hyperammonemia of the Newborn，THAN）与脂肪酸氧化缺陷。上述病例中，血氨水平显著升高，常超过 1 000μmol/L。高血氨症也可见于与肝功能障碍或肾功能障碍有关的情况，但在肝脏疾病中血氨水平很少超过 500μmol/L。中度一过性高血氨症在新生儿中较为常见，血氨可达正常值的 2 倍，通常没有临床症状。

脂 类

脂类是一组生化复合物。主要血浆脂类包括胆固醇［或总胆固醇（TC）］与甘油三酯，它们在血浆中不以游离态循环而是与蛋白结合，以大分子复合物（脂蛋白）的形式运输。

脂类在很多代谢过程中起着重要作用。它们可作为：

- 激素或激素前体。
- 能量贮存或代谢燃料。
- 细胞膜的结构与功能性成分。
- 起绝缘作用，使神经冲动得以传导或避免热量损失。

现已证明在血浆脂类、脂蛋白与动脉粥样硬化间存在明确关系。动脉粥样硬化指在血管壁上有斑块沉积，已证明可引起冠状动脉疾病。根据国家胆固醇教育计划（National Cholesterol Education Program，NCEP）[15, 16]的建议，脂类组合有助于评价冠心病（Coronary Heart Disease，CHD）的风险状况。

胆 固 醇

胆固醇存在于动物脂肪中。人体中的胆固醇只有部分来源于饮食；每天的胆固醇产量中约70%在肝脏生成。虽然已证明胆固醇升高与动脉粥样硬化性疾病的增多有关，胆固醇仍是维持正常生物功能的必要组分。它作为动物细胞膜与亚细胞颗粒的重要结构成分，也是胆汁酸与所有甾体类激素（包括性激素与肾上腺激素）的前体。

胆固醇标本的检测

用于血脂检测的标本在采集时，首选方法为使用带有血清分离胶的真空采血管采集患者空腹12~15h后的血样。如没有带血清分离胶的采血管，则必须将血清与红细胞分离，以防止胆固醇在红细胞膜与血清或血浆间的交换。如检测不能立即进行，血清可在4℃保存数天。

总胆固醇

常规实验室中胆固醇检测的最常用方法为酶法分析。多数自动化方法中采用胆固醇酯酶水解胆固醇酯，产生游离胆固醇。所产生的游离胆固醇与样本中原来存在的游离胆固醇一起，在由胆固醇氧化酶催化的反应中被氧化。此过程产生的过氧化氢（H_2O_2）将不同复合物氧化后产生可经分光光度法检测的有色产物，有色产物的量与样本中的胆固醇量成比例。在采用直接法时，应注意脂血样本可造成干扰。

甘油三酯

食物中的脂肪主要由甘油三酯组成。脂类中只有很少一部分，约1%~2%为胆固醇和其他脂肪。组织贮存脂肪中的95%由脂类构成并以脂蛋白复合物的形式在组织间转运。

甘油三酯在胰与肠脂肪酶的作用下被消化。吸收后，甘油三酯在肠上皮细胞内被重新合成并与胆固醇及载脂蛋白B48一起形成乳糜微粒。如在餐后采血，乳糜微粒会使血清呈现奶油样外观（脂血）。

甘油三酯的检测

空腹至少12h后，对血浆或血清的外观进行观察，如外观清澈，则甘油三酯水平可能<200mg/dL；如外观呈雾状或混浊，甘油三酯水平已升高至>300mg/dL；如标本外观不透明或呈奶油状（脂血，源于乳糜微粒），甘油三酯水平可能>600mg/dL。

甘油三酯常用酶法测定。多数自动化酶法分析中，样本中的甘油三酯通常由脂肪酶（三脂酰甘油酰基水解酶）水解，所产生的甘油再由几种酶偶联法测定。样本中存在的游离甘油可对测定产生干扰，对这种正向干扰需要进行修正。自动化方法中所用的试剂必须认真检查，因为某些试剂复溶后稳定期很短。

脂 蛋 白

血浆中的脂类以脂蛋白的形式被运送到体内各组织。脂蛋白颗粒的核心为甘油三酯与胆固醇酯，近表面处为磷脂与游离胆固醇。脂蛋白还含有1种或多种特殊蛋白，称为载脂蛋白，它们位于颗粒表面。

主要脂蛋白包括乳糜微粒、极低密度（前-β）脂蛋白（VLDL）、低密度（β-）脂蛋白（LDL）与高密度（α-）脂蛋白（HDL），这些不同种类的脂蛋白之间虽然密切相关，但通常还是以其物理化学特性进行分类。根据水合密度上的差别，脂蛋白可经超速离心被分为以下种类：

- 乳糜微粒
- VLDL（极低密度脂蛋白）
- IDL（中密度脂蛋白）
- LDL（低密度脂蛋白），它们携带的胆固醇占总血浆胆固醇量的70%
- HDL（高密度脂蛋白），包括HDL_2与HDL_3

在空腹状态下，多数血浆甘油三酯以VLDL

形式存在。在非空腹状态下，乳糜微粒一过性出现且对总血浆甘油三酯水平有显著影响。

载脂蛋白 E（Apo E）属血浆脂蛋白，包含于乳糜微粒、VLDL 与 HDL 中。Apo E 作为脂蛋白受体的配体在脂蛋白代谢中具有重要作用。Apo E 也可能在神经再生、免疫反应与神经及肌肉细胞的分化中发挥作用。

临床意义[15, 16, 17]

高脂血症指血液中脂类（脂肪）水平升高。主要血浆脂类中有意义的为总胆固醇与甘油三酯。当这些血浆脂类水平升高时，称为高脂血症。胆固醇与甘油三酯可用来检测多种类型的高脂血症[18]。

NCEP 建议对没有冠状动脉或其他动脉粥样硬化性血管疾病临床表现的患者进行健康筛查，包括至少每 5 年一次的 TC 与 HDL 胆固醇检测。对于高 TC、低 HDL 胆固醇（<35mg/dL）或 TC 为临界值且至少有 2 种 CAD 危险因子（男性年龄>45 岁或女性年龄>55 岁、未接受雌激素替代疗法的绝经后女性、高血压、吸烟、糖尿病、HDL<35mg/dL、有男性一级亲属中 55 岁前或女性一级亲属中 65 岁前发生 CAD 的家族史）的患者需进一步评价。

这种评价应包括空腹 TC、甘油三酯与 HDL 水平。LDL 可通过以下公式计算：LDL 胆固醇=TC – HDL 胆固醇 – 甘油三酯/5（此公式只有在甘油三酯<400mg/dL 时才有效）。高 HDL 水平（>60mg/dL）被认为是负向危险因子，可以将危险因子的数目减少一个。

NCEP 在 LDL 计算值的基础上就处理方案给出建议。对于 LDL 水平升高（≥160mg/dL）的患者，如果除 LDL 升高外有少于 2 个危险因子且无动脉粥样硬化性疾病的临床表现，治疗目的为 LDL 水平<160mg/dL。对于那些至少有 2 个其他危险因子的患者，治疗目的为 LDL 水平<130mg/dL。对于虽经饮食控制，LDL 水平仍高于 160mg/dL 且具有 2 个或多个危险因子（除高 LDL 之外），或即使没有附加危险因子但 LDL 水平持续>190mg/dL 的患者，应考虑额外进行药物治疗。

对于患有 CAD、外周血管疾病或脑血管病的患者，治疗目的为 LDL 水平<100mg/dL。

所有具有冠状动脉或其他动脉粥样硬化性疾病临床表现的患者均应采用空腹血样检测 TC、甘油三酯与 HDL，然后计算 LDL 值。

与血浆 TC 相反，血浆甘油三酯是否为独立的风险变量尚不明确。甘油三酯水平<200mg/dL 被认为正常，200~400mg/dL 为临界值，水平>400mg/dL 为升高。现在认为高甘油三酯血症与糖尿病、高尿酸血症及胰腺炎（当水平>600mg/dL 时）有关。

高脂血症的类型

◎ Ⅰ型（外源性高甘油三酯血症；家族性脂肪性脂血；高乳糜微粒血症）

Ⅰ型为较少见的脂蛋白脂肪酶活性或脂肪酶激活蛋白 Apo C–Ⅱ的遗传缺陷所致，不能有效地将乳糜微粒与 VLDL 甘油三酯从血中移走。

这种类型的高脂血症在儿童期或青年期表现出胰腺炎样腹痛；粉黄色疹样皮肤脂肪沉积，尤其在压觉点或伸肌侧；脂血症性视网膜改变；肝脾肿大。当饮食中的脂肪使循环中乳糜微粒的累积增多时，症状表现加重。

在未限制脂肪摄入期间，反复发作的腹痛可能意味着严重且有时是致命的出血性胰腺炎。乳糜微粒可使光线折射，血浆样本在 4℃冷藏过夜后，表层形成飘浮的奶油层。

摄入脂肪（无论是饱和、不饱和或多不饱和的脂肪）会促进高甘油三酯血症的产生。因此，严格控制饮食中所有常见的脂肪来源是有效的。尚无证据表明 Ⅰ型高脂蛋白血症可引发动脉粥样硬化。

◎ Ⅱ型高脂蛋白血症

Ⅱ型高脂蛋白血症为低密度脂蛋白（LDL）水平升高，可为原发也可为继发性。原发性 Ⅱ型高脂蛋白血症包括几种可导致 LDL 水平升高的遗传情况，如家族性高胆固醇血症、家族性结合型高脂血症、家族性载脂蛋白 B 缺陷症与多基因性高胆固醇血症。

• 家族性高胆固醇血症

家族性高胆固醇血症是一种常见的脂类代谢遗传性疾病，特点为血清TC升高并伴有黄斑瘤、腱与结节的黄瘤、角膜弓、迅速发展的动脉粥样硬化与早期死于心肌梗死等。这一疾病的发生最常表现为显性基因遗传的家族图谱且纯合子的症状较杂合子严重得多。此病由LDL细胞受体的缺乏或缺陷所致，使LDL清除延迟，血浆LDL水平升高，LDL胆固醇在巨噬细胞中堆积，散布于关节与压觉点以及血管壁。

• 家族性结合型高脂血症

家族性结合型高脂血症是脂代谢异常的遗传性疾病，特点为血清TC升高并伴有多种脂蛋白类型异常（过量生成LDL、VLDL或二者均有）。此病有时易与家族性高胆固醇血症混淆。通常在青春期后才会有生化指标异常的表现。Apo B是VLDL与LDL中的主要蛋白，这种疾病使LDL、VLDL或二者同时过量生成。

• 家族性载脂蛋白 B 缺陷症

家族性载脂蛋白B（Apo B）缺陷症是非常少见的疾病，由Apo B（LDL的蛋白部分）基因突变所致。此病患者罹患CAD的风险加大。

• 多基因性高胆固醇血症

多基因性高胆固醇血症可能是一组杂合子缺陷，在LDL中度遗传性升高的患者中多数患有此病。多基因性高胆固醇血症患者大多表现为LDL清除受损。

◎ Ⅲ型高脂蛋白血症（家族性异常β-脂蛋白血症）

Ⅲ型高脂蛋白血症是一种不太常见的家族性疾病，特点为血浆中β-迁移VLDL（富含甘油三酯与TC）的堆积。它是重度早发性动脉粥样硬化的明显诱因。Ⅲ型高脂蛋白血症通常是家族性的，但也见于异常蛋白血症与甲状腺功能减退患者。

VLDL胆固醇测定值/总甘油三酯（单位为mg/dL）比值≥0.30及总甘油三酯＞150mg/dL的患者会表现出典型的Ⅲ型高脂蛋白血症。测定Apo E表型（或基因型）并找到基因型E2/E2即可确诊此病。

早期发作（男性<55岁，女性<65岁）的家族性CHD患者中约3%~5%其血脂组合检测结果与Ⅲ型高脂蛋白血症吻合（VLDL胆固醇测定值/总甘油三酯比值≥0.30）。他们可能携带也可能不携带Apo E2/E2基因型。β-VLDL胆固醇高于40mg/dL可能表示有非常高的CHD风险。

◎ Ⅳ型高脂蛋白血症（内源性高甘油三酯血症；高前β-脂蛋白血症）

Ⅳ型高脂蛋白血症是常见疾病，它通常与家族分布有关，特点为血浆甘油三酯［主要包含于极低密度（前β）脂蛋白中］不同程度的升高，它可能诱发动脉粥样硬化。

当今，多数临床实验室采用近似公式或超速离心法评价LDL胆固醇。据NCEP建议，对血胆固醇水平升高的处理主要基于血清LDL胆固醇浓度。血胆固醇水平增加，尤其是LDL胆固醇，可使CHD风险增加。LDL的氧化促进泡沫细胞的形成，成为动脉粥样硬化的源头，也可损伤内皮细胞功能。随访研究表明，LDL胆固醇水平的下降与动脉粥样硬化进展变缓及逆向恢复加快有关。

此病也与早发性CAD有关，但值得注意的是其他危险因子，如年龄、性别、生活方式、高血压、家族史、吸烟与糖尿病等也使CHD风险增加。

◎ Ⅴ型高脂蛋白血症（混合性高甘油三酯血症；混合性高脂血症；高前β-脂蛋白及乳糜微粒血症）

Ⅴ型高脂蛋白血症较为少见，有时表现为家族性，与内源性及外源性甘油三酯清除障碍有关，有发展为致死性胰腺炎的风险。这种疾病通常首发于成人早期，表现为血浆甘油三酯水平显著升高，但TC只有轻度升高。血浆混浊呈云雾状，在顶部具有明显的奶油层。

继发性低密度脂蛋白升高

在北美与欧洲，饮食中的胆固醇与饱和脂肪是LDL水平轻度至中度升高的最常见原因。高胆固醇血症在胆汁性肝硬化中也很常见，同时还有血清磷脂水平的明显增加及游离胆固醇/胆固醇酯比值升高（>0.2）。

LDL水平升高所引起的高胆固醇血症可能与多种疾病有关：

- 内分泌疾病，如甲状腺功能低下与糖尿病，这些疾病通常可经激素疗法好转。
- 低蛋白血症，如肾病综合征。
- 代谢异常，如急性卟啉症。
- 过多摄入富含胆固醇的饮食可使LDL水平升高。
- 未经激素替代治疗的更年期女性。
- 对于绝经后妇女、口服避孕药的年轻女性或激素替代治疗患者，可用药物辅助使HDL水平升高，这些药物主要含有雌激素。

继发性高甘油三酯血症

在临床实践中最常见的高甘油三酯血症多为继发于饮酒或其他状况，如慢性、重度、未经控制的糖尿病及服用药物等。

家族性卵磷脂胆固醇酰基转移酶缺乏症

家族性卵磷脂胆固醇酰基转移酶缺乏症属罕见隐性遗传性疾病。其特点为缺乏可使血浆中胆固醇正常酯化的酶。此病的症状为明显高胆固醇血症与高磷脂血症（游离胆固醇与卵磷脂），同时还伴有高甘油三酯血症。

肾脏与肝功能衰竭、贫血及晶状体混浊是家族性卵磷脂胆固醇酰基转移酶缺乏症的常见表现。限制饮食中的脂肪含量可降低血浆中脂蛋白复合物的浓度，也有助于防止肾脏损伤。对于肾衰患者，肾移植是有效的。

参考值 [7, 9]

括号中的值为 SI 单位。

胆固醇，血清，成人（NCEP 导则中就成人患CHD [15] 的风险给出的建议值）：

理想值	<200mg/dL（<5.18mmol/L）
临界值/中度风险	200~239mg/dL（5.18~6.19mmol/L）
高风险	>240mg/dL（>6.22mmol/L）

甘油三酯，血清（成人理想水平建议值，空腹12h后）：

男性	40~160mg/dL
女性	35~135mg/dL

注：男性与女性甘油三酯的参考值不同，女性值略低。如需要可在临床化学手册中查到特定的年龄相关参考值表。在 60 岁之前，甘油三酯值随年龄增加，然后会轻微下降。黑人甘油三酯水平较白人低 10~20mg/dL。NCEP 建议中已弃用甘油三酯参考值，而采用几个界限值（用法与总胆固醇相似）以简化判定过程。

HDL 胆固醇：

CHD 的负性危险因子	>60mg/dL
CHD 的正性危险因子	<35mg/dL

成人值：

胆固醇：

理想值	≤199mg/dL
临界值	200~239mg/dL
高风险值	≥240mg/dL

甘油三酯：

理想值	≤149mg/dL
临界值	150~199mg/dL
高风险值	200~499mg/dL

HDL 胆固醇：

理想值	≥40mg/dL
高风险值	≤39mg/dL

LDL 胆固醇（测定值）：

患有 CHD 患者的理想值	≤99mg/dL
理想值	≤129mg/dL
临界值	130~159mg/dL
高风险值	≥160mg/dL

VLDL 胆固醇（计算值）：

理想值	≤30mg/dL

儿童与青少年，0~19 岁

总胆固醇：

理想值	≤169mg/dL
临界值	170~199mg/dL
高风险值	≥200mg/dL

LDL 胆固醇（测定值）：

理想值	≤109mg/dL
临界值	110~129mg/dL
高风险值	≥130mg/dL

LDL 胆固醇，直接法

0~19 岁	0~110mg/dL
≥20 岁	0~130mg/dL

成人，20 岁及以上

CHD 患者的理想值	≤99mg/dL
理想值	≤129mg/dL
临界值	130~159mg/dL
高风险值	≥160mg/dL

儿童与青少年，0~19 岁

理想值	≤109mg/dL
临界值	110~129mg/dL
高风险值	≥130mg/dL

说明性数据

男>45 岁，女>55 岁或过早绝经未经雌激素治疗者

+1	早发 CHD 家族史
+1	吸烟
+1	高血压
+1	糖尿病
+1	低 HDL 胆固醇：≤39mg/dL
–1	高 HDL 胆固醇：≥60mg/dL

LDL 胆固醇（测定值），治疗目标：

- 如患有 CHD，则 ≤100mg/dL。
- 无 CHD，有 2 个或更多危险因子，则 ≤129mg/dL。
- 无 CHD，则 ≤159mg/dL。

心脏疾病

心肌标志物的连续取样

心肌梗死（myocardial infarction，MI）的症状（如胸痛）出现之后有一个窗口期，在此期间由心肌组织释放出的心肌标志物在血中的浓度开始升高。升高的模式尽管在个体间有些不同，但对每种标志物均有特定的典型模式（图 11–5）。有研究推荐在怀疑心梗时需对血样进行系列采集，采集时间分别为入院时、2~4h、6~8h 与 12h。欧洲心脏病协会（European Society of Cardiology）与美国心脏病学会（American College of Cardilolgy）在报告中一致强调对心脏标志物进行连续采样的重要性，建议采样时间为入院时、6~9h，如早期标本为阴性而临床又高度怀疑 MI 时，需在 12h~24h 再次采样。床旁检测或中心实验室检查必须全天 24h 均可进行。

在现有心脏标志物出现之前，医生使用总肌酸激酶（CK）与乳酸脱氢酶（LDH）同工酶来诊断与评价心肌损伤。如今不但不再使用这些标志物，连传统的急性 MI 实验室诊断"金标

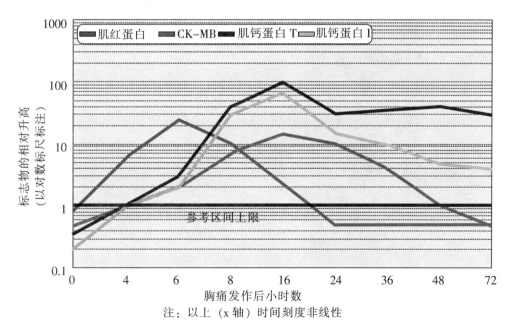

图 11–5　心肌梗死后标志物的相对升高。标志物的升高以参考区间上限的倍数表示，因此根据采用的正常参考区间不同，相对升高值也有所改变。时间轴（X 轴）为非线性

（引自 Wu A:Cardiac markers,Totowa,NJ,1998,Humana Press.）

准"肌酸激酶异构体MB（CK-MB）也很少使用了。10余年前，应用单克隆抗体分析技术检测的心肌特异性肌钙蛋白T（cTnT）与心肌特异性肌钙蛋白I（cTnI）被引入作为心脏标志物。

急性MI诊断时最佳的检测组合如下：

- 肌红蛋白
- 肌钙蛋白
- CK同工酶（CK-MB）

肌红蛋白

肌红蛋白是存在于横纹肌与心肌中的血红素蛋白，是肌肉组织损伤的早期标志物。早在MI症状出现后1~3h，即可检出血中肌红蛋白浓度的升高，因此可用于在症状出现后2~6h内进行排除诊断。肌红蛋白的局限性在于它不是心肌特异性的，在外伤、骨骼肌疾病及肾衰时也可升高。成人男性肌红蛋白浓度范围为30~90ng/dL；女性的代表性浓度为<50ng/dL。

肌红蛋白可用乳胶凝集实验、酶联免疫吸附实验（ELISA）、免疫散射比浊法与荧光免疫分析法检测。用免疫层析法进行斑点实验也可检测肌红蛋白。

肌钙蛋白

肌钙蛋白是3种蛋白的复合物，它与心肌或骨骼肌的细肌丝结合，调节肌肉收缩。复合物由下列成分构成：

- 肌钙蛋白T（TnT）
- 肌钙蛋白I（TnI）
- 肌钙蛋白C（TnC）

心肌组织受损后，TnI中的绝大部分以与心脏特异性TnC（cTnC）组成的复合物的形式释放入血。MI发生后4~10d，血中肌钙蛋白水平仍保持升高状态，因此对于迟发型患者的诊断很有价值。

肌酸激酶MB

组织受损后CK-MB可升高。MB2/MB1比值对于心肌细胞死亡的早期诊断非常敏感。因为CK-MB在MI患者症状出现后4~6h内具有极佳的灵敏度，所以它相对心脏是特异性的。

同型半胱氨酸

同型半胱氨酸是血液中的一种氨基酸。流行病学研究表明血中同型半胱氨酸含量过多，即高同型半胱氨酸血症，可由叶酸、维生素B_6与维生素B_{12}的缺乏所致。高同型半胱氨酸血症与CHD高风险、脑卒中及外周血管疾病有关。

同型半胱氨酸可通过损伤动脉内层与促进血栓形成而影响动脉粥样硬化的进程。虽然尚未证明有直接的因果联系，但近期研究表明血浆同型半胱氨酸水平的实验室检测有助于心血管病风险的评估。这对于具有个人或家族性心血管病史但没有其他明确危险因子（吸烟、高血胆固醇、高血压）的患者尤其有用。

C-反应蛋白

现在认为心血管疾病是一种存在低水平炎症成分的过程。C-反应蛋白（CRP）是炎症敏感蛋白，可由免疫分析法测定。现已将CRP作为心血管疾病的风险预测指标。

在特定的患者群体尤其是中年与老年的健康个体中，CRP是最敏感的急性时相炎症指标之一。有两种检测方式：①监测"传统"的炎症进程；②进行超敏CRP（hsCRP）检测，也称为"心脏CRP"（cardioCRP）。hsCRP检测的是与传统CRP相同的蛋白，但可在相当低的水平下检测微小变化。CRP值升高的患者不必进行hsCRP测定，因为升高的CRP掩盖了微小的变化。

尿钠肽

BNP与氨基末端-脑钠肽前体（NT-proB-NP）测定中检测的是B-型钠尿肽或脑钠肽（BNP）。心脏是循环BNP的主要来源，它释放BNP作为对心室容积扩张和压力超负荷的反应。因此BNP可作为心衰的诊断工具。

其他标志物

与CRP一样，纤维蛋白原是炎性反应过程中产生的一种急性时相蛋白。在心血管疾病风险筛查中包括纤维蛋白原的测定可能有助于判定哪些患者需要采取积极的心脏病预防手段。

D-二聚体是在急性冠脉综合征中于活动斑块位置发生的血栓形成与溶解过程的终产物。它可用于检出心肌细胞的早期损伤，但其不具有特异性，在有斑块形成的其他情况下也可检出。

微量清蛋白是糖尿病或高血压患者心血管病的独立危险因子（见前述）。

肝脏与胰腺功能检测

胆红素代谢

评价肝脏分泌功能的常用检查是血清胆红素浓度测定。胆红素由血红蛋白（红细胞崩解所释放）中含铁血红素部分衍生而来。与清蛋白结合的胆红素称为非结合胆红素，它被转运至肝，在肝细胞中转化为结合胆红素。结合胆红素随胆汁进入小肠。在小肠，多数结合胆红素被转化为尿胆原（第 14 章）。

临床意义：黄疸

黄疸表现为血浆、皮肤与黏膜的黄染，是由胆红素的异常代谢、堆积或潴留所致。黄疸有 3 种类型：

- 肝前性
- 肝性
- 肝后性

红细胞溶血增加（如溶血性贫血）可引起肝前性黄疸。肝炎与肝硬化可导致肝性黄疸。因狭窄、肿瘤或结石所致的胆管梗阻也可引起黄疸。

黄疸的临床表现没有特异性，可因多种疾病所致。包括胆红素代谢在内的特殊异常表现为在肝脏处理胆红素过程中的特定缺陷。它们可以是转运障碍、肝脏本身（肝功能）在结合步骤中的异常或是在将结合胆红素由肝细胞转运至胆汁过程中分泌功能的缺陷等。

◎ 新生儿黄疸

某些新生儿，特别是早产儿在其刚出生的头几天可出现血清胆红素水平升高，这是生理性黄疸的一个例子。新生儿黄疸的原因可能是将葡萄糖醛酸基团转至胆红素上的酶缺陷或是肝功能发育不全的表现。一些早产儿缺乏葡萄糖醛酸转移酶（辅助葡萄糖醛酸胆红素的结合过程），使非结合胆红素快速堆积。非结合胆红素可以很容易地进入大脑与神经细胞，并在这些细胞的胞核中沉积形成核黄疸，所造成的细胞损伤可引起精神损害或死亡。

新生儿黄疸可持续存在，直至新生儿的肝脏在 3~5d 内产生葡萄糖醛酸转移酶。所有新生儿血清非结合胆红素值均高于健康成人参考值，50%的新生儿会在出生前几天出现黄疸。

正常情况下，健康足月新生儿非结合胆红素值在 4~5mg/dL 以上，少数新生儿可高达 10mg/dL，7~10d 后可降至正常。如确实达到毒性水平即高于 20~25mg/dL，则必须尽快开始治疗。新生儿患病理性黄疸时可用光照疗法治疗。

标 本

血清或血浆可用于胆红素测定，但应首选血清。采集血样时患者应空腹，以避免饮食性脂血造成的样品混浊使胆红素值假性增高。血清受热或光照后可使胆红素氧化，因此用于胆红素测定的标本必须避光保存。检测应在血液凝固后 2~3h 内尽快进行。标本可在暗处冷藏保存 1 周或冷冻保存 3 个月，胆红素值没有明显降低。

胆红素定量测定方法

多数血清胆红素检测基于重氮反应。胆红素与重氮对氨基苯磺酸反应生成紫红色偶氮胆红素。van den Bergh 与 Muller 通过添加乙醇（现常用甲醇）对这一基础反应进行改进，这可加速非结合胆红素（间接胆红素）的反应。在缺少乙醇时，反应底物是结合胆红素（直接胆红素）。总胆红素是结合胆红素与非结合胆红素的总和。

很多方法，包括早期 Malloy-Evelyn 技术的改进方法，均采用添加甲醇的重氮反应[19-21]。其他常见方法为 Jendrassik-Grof 修正法，此反应在碱性溶液中进行。Malloy-Evelyn 与 Jendrassik-Grof 修正法均已实现自动化，是目前常用的胆红素检测法。

胆红素的自动化检测

在 Johnson & Johnson Vitros 临床化学分析仪中，胆红素通过薄膜技术与蛋白基质分离。多层薄膜片中包含干试剂，当血清通过时，反应在片层中发生。在非结合胆红素与结合胆红素均与清蛋白分离后，总胆红素用重氮化作用检测。胆红素扩散进入聚合层并与之结合。反应通过反射分光光度计检测。此法测定的是直接胆红素。

Ames Seralyzer 使用在一端带有试剂层的塑料试带。这是一种快速、准确的测定方法，原理仍为重氮反应。结果用反射光度计读取，与手工法有很好的相关系数。

参考值 [7,9]

血清总胆红素，成人： 0.3~1.2mg/dL
直接（结合）血清胆红素： 0~0.2mg/dL
新生儿的血清总胆红素：

年龄	早产儿	足月儿
脐血	<2.0mg/dL	<2.0mg/dL
0~1d	<8.0mg/dL	2.0~6.0mg/dL
1~2d	<12.0mg/dL	6.0~10.0mg/dL
3~5d	<16.0mg/dL	1.5~12.0mg/dL

结合胆红素水平>2.0mg/dL 见于 1 月龄新生儿，在成人期仍可保持此水平。

酶

几种血清酶的检测用于肝脏疾病的鉴别诊断。包括碱性磷酸酶、γ-谷氨酰基转移酶、乳酸脱氢酶、天冬氨酸氨基转移酶、丙氨酸氨基转移酶与 5′-核苷酸酶。胆汁酸、甘油三酯、胆固醇、血清蛋白、凝集蛋白与尿素及血氨检测也用于肝脏疾病的诊断。

天冬氨酸氨基转移酶与丙氨酸氨基转移酶

这些转氨酶分别催化天冬氨酸转化为草酰乙酸及丙氨酸转化为丙酮酸。丙氨酸氨基转移酶（ALT）水平在肝中最高。天冬氨酸氨基转移酶（AST）存在于肝脏、心脏、肾脏与肌肉组织中。这些部位组织的急性破坏同时伴有细胞水平的损伤会使酶快速释放入血清。ALT 与 AST 在病毒性黄疸性肝炎与慢性活动性肝炎发作时会升高。急性肝硬化发病时，两种酶的浓度也会增加，但 ALT 的增加更为明显。

γ-谷氨酰基转移酶

γ-谷氨酰基转移酶（GGT）正常情况下在肾组织中的浓度最高，但肝脏疾病时通常也会升高。在急性胆囊炎、急性胰腺炎、急性与亚急性重型肝炎、肿瘤的肝转移等疾病中，GGT 的升高一般要早于其他肝脏酶。当胆汁流出受阻或胆汁郁积时，可测知血中 GGT 水平升高。GGT 升高也见于慢性酒精中毒。

碱性磷酸酶

碱性磷酸酶存在于多种组织中。它通常定位于细胞膜。肝、骨、肠、肾与胎盘中碱性磷酸酶活性最高。此酶在将代谢物转运通过细胞膜时起作用，也与脂类转运及骨合成时的钙化过程有关。胆汁淤积或存在骨退化时可见血碱性磷酸酶水平升高。

蛋 白

低蛋白血症指总蛋白水平低于参考区间。其原因为肾脏疾病时尿中蛋白丢失过多、炎性情况时蛋白漏入胃肠道、失血与重度烧伤。饮食缺乏与肠道吸收不良也是可能原因。肝脏疾病时可见蛋白合成减少。高蛋白血症不如低蛋白血症常见。脱水是一种可能使总血清蛋白水平增加的情况。

清蛋白是肝合成的主要蛋白，存在于血循环中。当肝脏出现慢性损伤时（如肝硬化），清蛋白水平可能下降（低清蛋白血症）。营养不良可引起与肝脏疾病无关的蛋白水平降低。

血清是最常见的用于总蛋白或蛋白组分（包括清蛋白与球蛋白）检测的标本。具有行动能力的成人总蛋白水平参考区间为 6.5~8.3g/dL。清蛋白水平的参考范围为 3.5~5.5g/dL。

双缩脲法是测定总蛋白与清蛋白的经典比

色法。反应中二价铜离子（Cu^{2+}）与肽键中的基团结合，在碱性介质及至少存在两个肽键的条件下形成紫色螯合物。双缩脲试剂中含有酒石酸钾钠，可与 Cu^{2+} 结合防止它们在碱性溶液中产生沉淀，还含有作为抗氧化剂的碘化钾。反应溶液可用光度法检测，溶液颜色越深，蛋白浓度越高。手持型折射计也可用作检测器。

染料结合法也可检测总蛋白，是测定清蛋白的最常用方法。本法原理为多数血清蛋白均可与染料（如溴百里酚蓝）结合。在分光光度法中采用考马斯亮蓝 250 与蛋白结合，但染料结合法常用于电泳后蛋白区带的染色。

正常健康个体中，各种血浆蛋白浓度处于一种微妙的平衡状态，清蛋白与球蛋白的正常比值（A/G 比值）为 2：1。肾脏与肝脏疾病时可观察到这一比值出现反转。慢性感染也可使清蛋白浓度下降。

血清蛋白电泳

电泳将蛋白按其电荷密度进行分离。移动方向取决于电荷的正负：阳离子（正净电荷）向阴极（负性末端）迁移，阴离子（负净电荷）向阳极（正性末端）迁移。迁移速率由蛋白在缓冲液 pH 值下的离子化程度决定。除了电荷密度，移动速率还与电场强度、分子的类型与形状、温度及缓冲液特性有关。

醋酸纤维素是常用的支持介质。蛋白可被分为下述 5 条明显的蛋白区带，这些区带由多种单独的蛋白组成：

- 清蛋白
- α_1-球蛋白
- α_2-球蛋白
- β-球蛋白
- γ-球蛋白

这种分析方法有助于评价肝功能检查异常的患者，因为它可对多种血清蛋白进行直接定量。

通过修正后的标准电泳技术——高分辨率蛋白电泳，5 种主要组分可被进一步分离 [13]。此技术常在琼脂糖凝胶上操作。

区带	血清蛋白	区带中的蛋白
1.	前清蛋白区带	前清蛋白
2.	清蛋白区带	清蛋白
3.	清蛋白-α_1 间带	α-脂蛋白，甲胎蛋白
4.	α_1 区带	α_1-抗胰蛋白酶，α_1-酸性糖蛋白
5.	α_1-α_2 间带	Gc-球蛋白，间-α-胰蛋白酶抑制物，α_1-抗糜蛋白酶
6.	α_2 区带	α_2-巨球蛋白，结合珠蛋白
7.	α_2-β_1 间带	冷球蛋白，血红蛋白
8.	β_1 区带	转铁蛋白
9.	β_2-β_1 间带	β-脂蛋白
10.	β_2 区带	C3
11.	γ_1 区带	IgA(纤维蛋白原)，IgM(单克隆 Igs，轻链)
12.	γ_2 区带	IgM(C 反应蛋白)，IgM(单克隆 Igs，轻链)

从电泳图谱中得到最有意义的发现是单克隆免疫球蛋白（Ig）疾病。在 α、β 或 α_2 区带出现高峰表明需进一步考虑单克隆疾病。免疫球蛋白 G（IgG）的缺失表示有免疫缺陷性疾病或肾病综合征。

其他体液中的蛋白

尿液与 CSF 是最常见的用以检测蛋白浓度的体液标本。尿蛋白增加可由肾小球或肾小管功能失调引起。总 CSF 蛋白异常升高可见于微血管内皮细胞屏障通透性增加所引发的超滤作用（如脑膜炎、多发性硬化、脑梗死等）。通透性增加的程度可通过检测 CSF 清蛋白并将其与血清清蛋白比较得知。特殊疾病的诊断常要求检测个体的蛋白组分。

凝血试验：凝血酶原时间

肝脏合成功能的另一种检测方法是凝血酶原时间（PT）。血清蛋白和维生素 K 代谢物与使凝血（血液凝固）正常的蛋白结合有关。如果患者出现 PT 延长，则可能存在肝脏疾病，但 PT 延长并非肝脏疾病的特异性指标。营养不良等可使维生素 K 摄入减少的疾病也可导致 PT 延长。

胰腺功能

胰腺是参与消化过程的较大腺体，也是产生胰岛素与胰高血糖素的腺体。这两种激素均参与碳水化合物代谢。除了外伤，下述 3 种疾病是胰腺病的最常见原因：

- 囊性纤维化
- 胰腺炎
- 胰腺癌

囊性纤维化（CF）是常染色体遗传病。CF 引起大、小腺管及腺泡（在腺管内层呈葡萄串状排列）扩张成为充满黏液的小囊。最终使胰腺分泌物无法到达消化道，可能造成梗阻。汗液中的氯含量有助于 CF 的诊断——一种外分泌腺体疾病。患病婴儿汗液中氯离子浓度一般>60mmol/L，成人患者则>70mmol/L（参考值平均约为 40mmol/L）。98%CF 患者汗液氯离子浓度是正常人的 2~5 倍。汗液氯含量增加以及其他电解质含量的增多均对 CF 具有诊断价值。正常汗液氯含量随年龄改变。样本采集时，患者被诱发排汗，汗液可直接采用 ISEs 检测。

胰腺炎是胰腺的炎性过程，可因胆汁反流或十二指肠内容物进入胰管所造成的胰腺自身消化引起。胰腺炎可表现为急性、慢性、复发性或周期性发作。胰腺癌在美国致死性癌症中排名第五。

胰腺功能的实验室检测项目包括淀粉酶与脂肪酶。此外，肝外梗阻（如胆红素）和内分泌相关检测（如葡萄糖）也可反映胰腺内分泌细胞的变化。粪便标本可用来分析脂肪过量与胰蛋白酶及糜蛋白酶。

淀粉酶是催化淀粉与糖原降解的酶。胰腺中的胰岛细胞与唾液腺是血清淀粉酶的主要组织来源。淀粉酶是主要的淀粉消化酶。血清与尿液淀粉酶的临床意义为急性胰腺炎的诊断。疾病发作后 2~12h，血中淀粉酶浓度开始升高，在 24h 达到高峰。

脂肪酶可水解脂肪中的酯键，产生乙醇与脂肪酸。脂肪酶主要存在于胰腺。血清脂肪酶检测几乎仅限于急性胰腺炎的诊断。

激素检测

激素是人体特定腺体产生的化学物质，被输送至远处靶器官后引发调控反应。激素也可由多部位的非腺体组织分泌，由其他非血循环机制运输。

经常进行检测的激素如甲状腺激素，是由甲状腺分泌的甲状腺素（T_4）与三碘甲腺原氨酸（T_3）。调控能量支出是甲状腺激素的主要功能。血清是 T_4 测定的首选标本，EDTA 与肝素抗凝血浆也可使用。血清标本在室温可贮存 7d，T_4 水平没有明显下降。简便的一步免疫分析法是可行的测定方法。

肿瘤标志物

肿瘤免疫学的基本原理是当正常细胞转化为恶性细胞时，可产生特有的在正常成熟细胞中不存在的抗原。肿瘤标志物（如激素、酶）是已经存在于肿瘤中或由肿瘤本身产生的物质，也可产生于宿主对肿瘤的反应，它们可用于将肿瘤与正常组织区分或确定肿瘤的存在。非肿瘤情况也可表现出肿瘤标志物活性。一些肿瘤标志物被用于癌症筛查，但肿瘤标志物更多用于监测癌症复发或确定患者肿瘤的严重程度。在实际应用中，肿瘤标志物必须能够提示肿瘤的存在，虽然它在手术或其他方式的损伤性治疗期间仍会受到影响。组织与体液中的肿瘤标志物可采用生化、免疫化学或分子生物学方法进行定量测定。

肿瘤标志物在诊断与监测前列腺癌、乳腺癌与膀胱癌时具有特别重要的作用。在纽约

Memorial Sloan-Kettering 肿瘤中心，3 种肿瘤标志物的检测在检测总量中有明显增加，分别为癌胚抗原、前列腺特异性抗原与 CA15-3。

以前所确认的标志物包括在骨癌中的碱性磷酸酶与胶原型标志物、骨髓瘤中的免疫球蛋白、神经母细胞瘤与嗜铬细胞瘤中的儿茶酚胺及其衍生物、类癌中的 5-羟色胺代谢产物等。此外还有很多乳腺组织预后性标志物，包括激素受体、组织蛋白酶 D、HER/neu 原癌基因、纤溶酶原受体及抑制物等。美国食品药品管理局（Food and Drug Administration，FDA）列表中认可的肿瘤标志物仍在不断增加。多种标志物的组合也有助于某些癌症的医治。

特异性标志物[21]

特异肿瘤标志物如下：

- 甲胎蛋白（AFP）
- 人绒毛膜促性腺激素 β 亚单位（β-hCG）
- CA15-3
- CA19-9
- CA27.29
- CA125
- 癌胚抗原（CEA）
- 前列腺特异性抗原与酸性磷酸酶
- 多种酶标志物
- 多种激素标志物

甲胎蛋白

甲胎蛋白（AFP）正常情况下由胎儿肝脏与卵黄囊合成。它在下列情况中以 ng~mg 水平分泌入血：肝癌、内皮窦肿瘤、非精原细胞性睾丸癌、睾丸或卵巢畸胎瘤、纵隔及骶尾骨恶性肿瘤。此外，少数患有胃及胰腺癌肝转移的患者也可能出现 AFP 水平升高。所有患有畸胎瘤的患者一开始即应进行 AFP 与 β-hCG 的定量检测，因为有 85% 的患者可能分泌其中 1 种或 2 种标志物（第 17 章）。AFP 浓度也可能在非肿瘤状态下升高，如肝炎与囊性纤维化。

AFP 是随访患者放疗、化疗反应非常可靠的标志物。应每 2~4 周（体内代谢半衰期为 4d）检测 1 次。

人绒毛膜促性腺激素β亚单位

人绒毛膜促性腺激素 β 亚单位（β-hCG）是一种异位蛋白，其体内代谢半衰期为 16h，为敏感的肿瘤标志物。血清 β-hCG>1ng/mL 强烈预示怀孕或恶性肿瘤（如内胚窦瘤、畸胎瘤、绒毛膜癌、葡萄胎、睾丸胚胎癌或肺燕麦细胞癌）的存在。

CA15-3

CA15-3 是 1 种高分子量糖蛋白，由 MUC-Ⅱ基因编码并在多数腺体上皮细胞的导管细胞表面表达。检测目的是用于监测乳腺切除术后的乳腺癌患者。CA15-3 在其他情况下也可呈阳性，如肝脏疾病、某些炎症与其他肿瘤等。其浓度改变要较绝对浓度更有预测性。肿瘤严重程度的变化可由肿瘤标志物浓度的变化反映。

CA27.29

CA27.29 与其他临床方法联合应用可能有助于早期预测乳腺癌复发。不建议将其作为乳腺癌的筛查指标。CA27.29 水平升高（>38U/mL）在女性可能预示重度乳腺癌的复发，也表示需要进行其他检测。

CA19-9

CA19-9 水平在胰腺癌、肝胆管癌、结直肠癌、胃癌、肝细胞癌及乳腺癌患者中升高。其主要作为结直肠癌与胰腺癌的标志物。

CA125

CA125 在多种器官的癌症与良性疾病中均有升高，包括盆腔炎（PID）与子宫内膜异位症，但最常用于卵巢与子宫内膜癌。

癌胚抗原

血浆癌胚抗原（CEA）水平>12ng/mL 与恶性肿瘤有较强的相关性。与 CEA 水平升高有关的最常见恶性疾病是内胚层衍生的胃肠道肿瘤与颈部及乳腺的癌症。20% 的吸烟者与 7% 曾经的吸烟者也会有 CEA 水平升高。

CEA 的临床应用为监测在诊断癌症时伴有高 CEA 水平患者的肿瘤进展情况。如治疗后其下降至正常水平（<2.5ng/m），再次增加时则预示癌症可能复发。持续高水平提示疾病延续或治疗反应不佳。直肠癌切除术后的患者，CEA 清除率一般在 1 个月内恢复正常，但也可能长达 4 个月。血液标本应在 2~4 周时分别采集，以探知趋势。

前列腺特异性抗原

前列腺特异性抗原（PSA）是前列腺组织的特异标志物，但对前列腺癌没有特异性。当良性或恶性肿瘤性炎症对正常腺体结构造成破坏时，血 PSA 水平增加。血清 PSA 与肿瘤体积成比例，每单位体积癌变组织所引起的 PSA 增高要多于良性前列腺增生。游离 PSA 可帮助鉴别前列腺癌与前列腺增生。PSA 水平在前列腺癌患者中有助于监测病情进展及对治疗的反应。

多种酶标志物

乳酸脱氢酶（LDH）在许多恶性及其他疾病中均有升高。LDH 水平与实体瘤中的肿块相关，因此可用于监测这些肿瘤的发展。

神经元特异性烯醇化酶存在于神经母细胞瘤、嗜铬细胞瘤、燕麦细胞癌、甲状腺髓样瘤、甲状旁腺 C 细胞癌与其他神经嵴衍生癌中。

胎盘碱性磷酸酶在妊娠期可检出。它也与精原细胞瘤及卵巢癌有关。

多种激素标志物

升高或不适当的血清激素水平可作为肿瘤标志物。促肾上腺皮质激素（ACTH）、降钙素与儿茶酚胺可由内分泌器官的分化肿瘤及肺鳞状细胞癌分泌。燕麦细胞癌可产生 β-hCG、抗利尿激素（ADH）、5-羟色胺、降钙素、甲状旁腺激素与 ACTH。这些激素可用于随访患者对治疗的反应。

此外，某些乳腺癌具有黄体酮与雌二醇受体，这些受体与抗激素治疗阳性反应有较强的相关性。神经母细胞瘤与嗜铬细胞瘤患者分泌的儿茶酚胺代谢物可在尿中检出。神经母细胞瘤也释放神经元特异性烯醇化酶与铁蛋白，这些标志物可用于诊断及预后判断。

乳腺、卵巢与宫颈癌标志物

10 余年来，癌抗原一直被用来监测治疗与评价癌症复发。雌二醇与黄体酮受体作为预后标志物与治疗选择指标已得到广泛承认。一种相对较新的方案是将原癌基因 HER 2-neu 作为预后指标及治疗选择相关标志物。自从将 Herceptin 作为以 HER 2-neu 受体为靶点的化疗药以来，上述方案尤其有效。在癌组织中表达 HER 2-neu 的乳腺癌患者预后差，其缓解期与总体生存期均较不表达 HER 2-neu 的患者短。血清 HER 2-neu 可用于复发的早期发现，其血清水平升高还与出现转移及不良预后有关。将血清 HER 2-neu 检测与其他标志物（如 CEA、CA15-3）联合可提高对检测复发的敏感性。

治疗药物监测

许多药物的血浆药物浓度与其临床效果有关。最低可接受浓度是显效所需的可达到理想药理作用的浓度，治疗浓度范围是分布于浓度-反应曲线中部的浓度范围。任何超过最低可接受浓度均可能产生毒性。开始时，药物中被吸收的部分多于被分布、代谢与排泄的部分，形成峰浓度。多数药物按一系列剂量服用。治疗目的是使药物累积直至达到一个稳定状态，或药物摄入与排出相等。峰浓度与谷浓度（或称最小稳态浓度）在每次服药（在特定浓度范围内）后相互转换。目标是达到治疗浓度范围。

治疗药物监测是测定服用的治疗性或诊断性化学物质浓度的过程。例如，地高辛的有效与安全血浆治疗浓度为 0.8~2.0ng/mL。

药物滥用

滥用或过量药物的评估可针对处方药、非处方药或违禁药。滥用药物的检测可采用多种方法。快速床旁检测对基层医生而言操作简单并可立即得到结果。滥用的药物包括乙醇、大麻、可卡因、苯二氮䓬类、巴比妥酸盐、鸦片制剂与安非他明等。

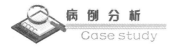

病例分析

病例分析 11-1

35 岁男性（身高 1.7m，体重 73.3kg），患肾脏疾病6个月，采血进行血清肌酐、尿素检测。24h尿肌酐定量实验；采集尿样总体积为 1 139mL。以下为所检测项目的实验室结果：

尿肌酐：	56mg/dL
血肌酐：	9.6mg/dL
血尿素：	75mg/dL

1. 根据上述数据，此患者标化肌酐清除率为：
    a. 4.3mL/min
    b. 4.6mL/min
    c. 6.2mL/min
    d. 5.8mL/min
2. 此患者肌酐清除率的正常范围是多少？

病例分析 11-2

以下为血脂筛查组合中的部分项目结果，血样取自 30 岁女性，采血时刚吃过早餐：

甘油三酯：	200mg/dL
胆固醇：	180mg/dL

下述选项中哪个是对上述结果的合理解释：

a. 两项实验结果均在参考范围内；未受进餐影响。

b. 胆固醇正常；甘油三酯升高；由于甘油三酯结果受到进餐影响，应采用空腹 12h 后的血样重新检测。

c. 两项实验结果均升高；由于两者均受进餐影响，应采用空腹 12h 后血样重新检测。

d. 虽然刚吃过早餐，两项实验结果仍低于正常参考值。

病例分析 11-3

成人男性，出现黄疸，主诉疲劳。此人血红蛋白水平下降（贫血），血清胆红素值升高，其中多数为非结合胆红素。肝酶检测在正常参考范围内。

此患者最可能患有的疾病为：

a. 胆结石阻塞胆总管。

b. 溶血性贫血，红细胞受到破坏。

c. 感染（病毒性）肝炎。

d. 肝硬化。

病例分析 11-4

8 岁男孩在母亲的陪伴下去看家庭医生。一直以来有多尿多饮症状。最近刚从病毒性上呼吸道感染中恢复；自从 6 个月前最后一次看家庭医生以来，体重有所下降；还有轻微发热（37.8℃）。医嘱进行实验室检查，采集空腹血样并进行尿液分析。以下为实验室结果：

血肌酐：	0.8mg/dL
血糖：	180mg/dL
白细胞计数：	15×10⁹/L
血红蛋白：	14.0g/L
尿液分析比重：	1.025
葡萄糖：	55.56mmol/L
酮体：	中度
蛋白，亚硝酸盐，潜血：	阴性
尿沉渣：	未见异常

根据病史与实验室检查，此人可能患有的疾病是：

a. 糖尿病

b. 甲状腺功能亢进

c. 急性肾小球肾炎

d. 上呼吸道感染复发

病例分析 11-5

40 岁女性，临床见恶心、呕吐、黄疸。医嘱进行血液与尿液的实验室检查。检查结果如下：

血红蛋白：	正常
白细胞计数：	正常
血清胆红素	
总胆红素：	6.5mg/dL
结合（直接）胆红素：	5.0mg/dL
血清酶	
天冬氨酸氨基	300U/L（正常：
转移酶（AST）	0~45U/L）

γ-谷氨酰基转	70U/L（正常：
移酶（GGT）	0~45U/L）
碱性磷酸酶：	180U/L（正常：
	0~150U/L）

尿液分析（外观为黑褐色）

| 尿胆原： | 正常或降低 |
| 胆红素： | 阳性 |

对以上结果的最佳解释为下述哪项：

a. 非结合高胆红素血症，可能由溶血引起。

b. 非结合高胆红素血症，可能由肝细胞损伤所致。

c. 结合高胆红素血症，可能因胆管疾病引起。

d. 结合高胆红素血症，由梗阻（如胆结石）所致。

病例分析 11-6

35 岁男性，因胸痛进入急诊，病史表明以前有同样疼痛发作但持续时间较短。经询问个人习惯得知此人吸烟、低脂饮食并规律运动。其父于 45 岁死于缺血性心脏病，其他家族成员有血脂相关异常。采集空腹血样进行生化与血液学检测，同时采集尿液并检测。实验室结果如下：

血红蛋白：	15.0g/dL
白细胞计数：	中度升高
血糖：	120mg/dL
血甘油三酯：	300mg/dL
血 LDL 胆固醇：	150mg/dL
血总胆固醇：	275mg/dL
血清酶*：	所有酶均轻度升高
尿液分析：	正常

*用于评价心肌损伤

1. 病史与实验室检查中的哪项信息是影响此患者致死性冠心病发展的最重要危险因子：

a. LDL 胆固醇水平

b. 甘油三酯水平

c. 家族史

d. 吸烟

2. 对此患者的治疗主要集中于下列哪项危险因子：

a. 降低 LDL 胆固醇

b. 降低总胆固醇

c. 戒烟

d. 进行更大强度的运动

参考文献

1. Glucose clinical laboratory reference, 2005–2006, Med Lab Observer 37（13）:6, 2005.

2. Tirosh A et al: Normal fasting plasma glucose levels and type 2 diabetes in young men, N EngtJ Med 353:14, Oct 6, 2005.

3. US Department of Health and Human Services: Healthy People 2010, vol 1, ed 2, chapter 5, Nov 2000.

4. Standards of Medical Care in Diabetes—2006, Diabetes Care 29:S4–S42, 2006

5. Crowther CA et al: Effect of treatment of gestational diabetes mellitus on pregnancy outcomes, N Engl J Med 352:24, June 16, 2005.

6. Krinsley JD: Effect of an intensive glucose management protocol in the mortality of critically ill adult patients, Mayo Clin Proc 79:9992, 2004.

7. Burtis CA, Ashwood ER, editors: Tietz fundamentals of clinical chemistry, ed 4, Philadelphia, 1996, Saunders.

8. Clinical Laboratory Buyers Guide and Annual Report: Clinical laboratory reference, 2005–2006, Advance for Administrators of the Laboratory, vol 14, no 12, Dec 2005.

9. Bishop ML, Fody EP: Reference values for frequently assayed clinical chemistry analytes. In Clinical chemistry: principles, procedures, correlations, ed 5, Philadelphia, 2005, Lippincott, Williams & Wilkins.

10. Gentzkow CJ: Accurate method for determination of blood urea nitrogen by direct nesslerization, J Biol Chem 143:531, 1942.

11. Jaffe M: Uber den Niederschlag welchen Pikrinsaure in normalen Ham erzeugt und uber eine neue Reaktion des Kreatininins, Z Physiol Chem 10:391, 1886.

12. Levey AS, Bosch JP, Lewis JB, et al: A more accurate method to estimate glomerular filtration rate from serum creatinine: a new prediction equation, Ann Intern Med 130:461, 1999.

13. Bishop ML, Fody EP: Clinical chemistry: principles, procedures, correlations, ed 5, Philadelphia, 2005,

Lippincott, Williams & Wilkins, pp 230, 484.

14. Kaplan LA, Pesce AJ, Kazmierczak SC: Clinical chemistry: theory, analysis, and correlation, ed 4, St Louis, 2003, Mosby.

15. Report of the National Cholesterol Education Program Expert Panel on Detection, Evaluation, and Treatment of High Blood Cholesterol in Adults, Arch Intern Med 148:36,1988.

16. Summary of the Second Report of the National Cholesterol Education Program (NCEP) Expert Panel on Detection, Evaluation, and Treatment of High Blood Cholesterol in Adults (Adult Treatment Panel II), JAMA 269 (23): 1421,3015, 1993.

17. Merck Manual.

18. Myocardial infarction redefined: a consensus document of the Joint European Society of Cardiology/American College of Cardiology Committee for the Redefinition of Myocardial Infarction, J Am Coll Cardiol 36 (3) :959, 2000.

19. Malloy HT, Evelyn KA: The determination of bilirubin with the photoelectric colorimeter, J Bid Chem 119:481, 1937.

20. Koch TR, Doumas DT, Elser RC, et al: Bilirubin, total and conjugated, modified Jendrassik –Grof method. In Faulkner WR, Meites S, editors: Selected methods of clinical chemistry, vol 9, Washington, DC, 1982, American Association for Clinical Chemistry Press, p 113.

21. Turgeon ML: Immunology and serology in laboratory medicine, ed 3, St Louis, 2003, Mosby.

参考资料

Atkinson MA, Maclaren JK: The pathogenesis of insulindependent diabetes mellitus, N Engl J Med 331 (21): 1428, 1994.

Bodor GS: Cardiac troponins, Clin Lab News, May 2003, p 10.

Clinical and Laboratory Standards Institute: Glucose testing in settings without laboratory support: approved guideline, ed 2, Wayne, Pa, 2005, AST4–A2.

Clinical and Laboratory Standards Institute: Standardization of Sodium and Potassium Ion. Selective Electrode Systems to the Flame Photometric Reference Method: approved standard, ed 2, Wayne, Pa, 2000, reaffirmed June, 2003, C29–A2.

Clinical and Laboratory Standards Institute: Sweat testing: sample collection and quantitative analysis: approved guideline, ed 2, Wayne, Pa, 2000, C34–A2.

Clinical and Laboratory Standards Institute: Point–of–Care blood glucose testing in acute and chronic care facilities: approved guideline, ed 2, Wayne, Pa, 2002, C30–A2.

Elefano EC et al: Analytical evaluation of HgbAlc, microalbumin, CRP, and RF on Architect ci8200 integrated system and workflow computer simulation. Abstract 24. Pushing the Technology Envelope II: an Exploration of the Future of Clinical Laboratory Testing, 2005 Oak Ridge Conference, April 2005, Baltimore.

Helmersson JB, Vessby A, Larson A, et al: Association of type 2 diabetes with cyclooxygenase–mediated inflammation and oxidative stress in an elderly population, Circulation 109:1729, 2004.

Larson TS: Lab estimation ofGFR, Clin Lab News, June 2004, p 8.

Maylin R et al: Development of an automated enzymatic assay for detection of HbAlc in human whole blood. Abstract 16. Pushing the Technology Envelope II: an Exploration of the Future of Clinical Laboratory Testing, 2005 Oak Ridge Conference, April 2005, Baltimore.

Pizzi R: NACB presents draft of LMPG for tumor markers, Clin Lab News, October 2005, p 16.

Rezendes DA, Faix JD: The role of the clinical laboratory in the new approach to diabetes, Clin Lab News, July 1997.

Tracey RP: C –reactive protein and cardiovascular disease, Clin Lab News, August 1998, p 14.

Woeste S: Diagnosing prostate cancer, Lab Med 36 (7): 399, 2005.

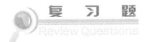 复习题
Review Questions

1. 采集葡萄糖测定用标本时使用氟化钠添加剂：
   a. 抑制分解葡萄糖的酶活性，以防破坏葡萄糖
   b. 沉淀蛋白
   c. 防止非葡萄糖还原物质干扰实验
   d. 以上都不是

2. 葡萄糖代谢功能正常的个体，血糖水平在摄取碳水化合物后快速升高，恢复至正常水平所需时间为：

a. 30min

b. 60 min

c. 90 min

d. 120 min

3. 下列哪种器官可利用碳水化合物消化后产生的葡萄糖并将其以糖原形式贮存，作为肌肉应急能量来源：

a. 肾

b. 肝

c. 胰腺

d. 甲状腺

4. 糖代谢受损患者，如 1 型糖尿病，关于其血糖水平哪项是正确的：

a. 摄取碳水化合物后快速升高，但 120 min 后恢复正常

b. 摄取碳水化合物后快速升高，即使在 120 min 后仍保持很高水平

c. 摄取碳水化合物后不升高，直到下次进餐前均保持低水平

d. 摄取碳水化合物后快速升高，但在 30 min 后恢复正常

5. 以下哪项不是 1 型糖尿病的典型症状：

a. 多尿

b. 烦渴

c. 多食

d. 蛋白尿

6. 下列对 1 型糖尿病的陈述中哪项是正确的：

a. 它与胰腺分泌胰岛素的量不足有关

b. 它与胰腺分泌胰岛素的活性不足有关

c. 它较非胰岛素依赖型糖尿病（2 型）更为常见

d. 对此病的良好控制可以降低并发症的发生

7. 未经控制的高血糖可引起的后果是：

a. 因胰岛素休克导致昏迷

b. 糖尿病性昏迷

c. 酮尿

d. b 和 c

8. 某些女性怀孕时可发生妊娠糖尿病。这些女性中的大多数会发生下列哪种情况：

a. 在很长时间内会发展为 1 型糖尿病

b. 在很长时间内会发展为 2 型糖尿病

c. 分娩后仍有糖尿病症状

d. 无影响

9. 糖尿病患者的糖化血红蛋白水平反映下列哪种情况：

a. 血样采集时的血糖浓度

b. 过去 1 周内的平均血糖浓度

c. 过去 2~3 个月（红细胞生命周期）内的平均血糖浓度

d. 不止上述 1 项

10. 血中 90% 的 CO_2 存在形式为：

a. 碳酸氢根离子

b. 碳酸盐

c. 溶解的 CO_2

d. 碳酸

11. 阴离子间隙计算值有助于下列哪项的质量控制：

a. 钙

b. 电解质组合实验(钠、钾、氯、二氧化碳)

c. 磷

d. 镁

12. 阴离子间隙在下列哪种患者中可见增加：

a. 乳酸酸中毒

b. 摄取毒素

c. 尿毒症

d. 不止上述 1 项

13. 有呼吸系统病史的成人，其汗液氯离子结果为 50mmol/L。根据已知参考值，下列哪项是对此结果的最佳解释：

a. 正常汗液氯浓度，不符合囊性纤维化

b. 边缘高值，囊性纤维化可能

c. 值升高，可诊断囊性纤维化

14. 以下电解质中哪种是血浆中主要阳离子，在组织液中浓度最高并在渗透压维持中起主要作用：

a. 钾

b. 钠

c. 钙

d. 镁

15. 检测血清标本得出钾浓度为 6.0mmol/L。在将结果报告给医生之前，应采取哪些步骤：

a. 应观察血清有无溶血，红细胞溶解可使钾

由细胞转移到血清中，导致钾水平假性升高

　　b. 应观察血清有无黄疸，黄疸会使血钾假性升高

　　c. 应用同一标本重测

　　d. 不需要再做什么，直接报告结果

16. 氮主要以哪种形式排泄：

　　a. 肌酐

　　b. 肌酸

　　c. 尿酸

　　d. 尿素

17. 蛋白代谢的主要废物是：

　　a. 肌酐

　　b. 肌酸

　　c. 尿酸

　　d. 尿素

18. 饮食中的蛋白含量主要影响以下哪项实验结果：

　　a. 肌酐

　　b. 肌酸

　　c. 尿酸

　　d. 尿素或尿素氮

19. 使用含氟化钠添加剂的采血管采血可能使以下哪项实验结果偏低：

　　a. 钠，使用火焰发射光度法

　　b. 氯，使用库仑法

　　c. 尿素，当检测方法中使用尿素酶时

　　d. 葡萄糖，采用葡萄糖氧化酶法时

20. 血肌酐浓度与以下哪项有直接关系：

　　a. 肌肉量

　　b. 饮食中摄取的蛋白质

　　c. 年龄与性别

　　d. 不止上述 1 项

21. 在 Jaffe 反应中，当肌酐与以下哪项反应时生成橘红色有色物：

　　a. 苦味酸

　　b. 双缩脲剂

　　c. 二乙酰一肟

　　d. a 与 b

22. 肌酐清除率用来评价：

　　a. 肾脏肾小球的滤过能力

　　b. 肾小管对肌酐的排泄

　　c. 饮食中摄取的蛋白质

　　d. 肾小球与肾小管的总质量

23. 慢性肾脏疾病患者的预期肌酐清除率会是：

　　a. 非常低；肾小球滤过功能正常

　　b. 正常；肾小球滤过功能正常

　　c. 非常高；肾小球滤过功能不正常

　　d. 非常低；肾小球滤过功能不正常

24. 血清肌酐值 6.6mg/dL 最可能与下列哪项实验室结果同时出现：

　　a. 尿素，15mg/dL

　　b. 尿素，85mg/dL

　　c. 尿素氮，10mg/dL

　　d. 尿素氮/肌酐比值，15

25. 血清样本的尿素氮结果为 10mg/dL。计算此样本的尿素浓度，可参考下列信息：尿素化学式为 NH_2CONH_2（原子量：碳 12，氧 16，氮 14，氢 1）。此样本的尿素浓度为：

　　a. 28mg/dL

　　b. 21mg/dL

　　c. 92mg/dL

　　d. 43mg/dL

26. 检测急性肾小球肾炎患者的血样，最可能产生以下哪种实验室所见：

　　a. 肌酐下降

　　b. 尿素下降

　　c. 血糖升高

　　d. 肌酐升高

27. 尿酸是哪种类型代谢物的最终降解产物：

　　a. 尿素

　　b. 葡萄糖

　　c. 嘌呤

　　d. 胆红素

28. 下列哪项血脂结果可能会在非空腹患者血样中出现假性升高：

　　a. 总胆固醇

　　b. 甘油三酯

　　c. HDL 胆固醇

　　d. 不止上述 1 项

29. 早 7 点采集自午夜开始禁食的患者血样，以下哪项检测无法给出有效结果：

a. 胆固醇

b. 甘油三酯

c. 总胆红素

d. 钾

30. 以下哪项实验室结果被认为是发生冠心病的正性危险因子：

a. HDL 胆固醇>60mg/dL

b. HDL 胆固醇<35mg/dL

c. LDL 胆固醇<130mg/dL

d. 总胆固醇<200mg/dL

31. 采集患者空腹血样，可由血清或血浆外观得出关于血脂水平的初步判断。当标本表现为不透明奶油样时（脂血），以下哪项是标本中甘油三酯的可能预测值：

a. 在正常范围之内；检测不受饮食影响

b. 200mg/dL~300mg/dL

c. >600mg/dL

d. 从血清外观上无法得出初步判断

32. 以下哪项被认为是老年发生冠心病的主要危险因子：

a. 吸烟

b. 应激反应

c. 糖尿病

d. 缺乏锻炼

33. 以下哪项被认为是老年发生冠心病的二级危险因子：

a. 吸烟

b. HDL 胆固醇增加

c. HDL 胆固醇降低

d. 肥胖

34. 如高血脂已存在相当长时间，它可能与以下哪种情况的发展有关：

a. 肥胖

b. 糖尿病

c. 动脉粥样硬化

d. 病毒性肝炎

35. 体内多数胆固醇在人体的哪个主要器官中合成：

a. 心

b. 胰腺

c. 胆囊

d. 肝

36. 国家胆固醇教育计划（NCEP）已建立了总胆固醇与 LDL 胆固醇临界值，用来确定具有老年发生冠心病高风险的个人。下列哪项是 LDL 胆固醇理想浓度的界值：

a. <130mg/dL

b. <160mg/dL

c. <200mg/dL

d. >130mg/dL

37. 如成人总胆红素值为 3.1mg/dL，结合胆红素为 1.1mg/dL，非结合胆红素的值为：

a. 2.0mg/dL

b. 4.2mg/dL

c. 1.0mg/dL

d. 3.4mg/dL

38. 新生儿中非结合胆红素的快速累积可导致核黄疸，以下哪项是胆红素堆积的部位：

a. 心脏组织

b. 肝细胞

c. 脑组织

d. 肾组织

39. 以下哪种情况导致的黄疸以非结合胆红素升高为主：

a. 红细胞溶血增加

b. 病毒性肝炎

c. 胆管梗阻

d. 肝硬化

40. 以下哪种情况导致的黄疸以结合胆红素升高为主：

a. 红细胞溶血增加

b. 病毒性肝炎

c. 胆囊结石引起的梗阻

d. 肿瘤引起胆管狭窄

41. 以下哪项是肝脏疾病的典型症状：

a. 红细胞溶血

b. 黄疸

c. 核黄疸

d. 胆囊结石

问题 42~44：将下列胆红素代谢缺陷与相应的黄疸类型（a~c）相匹配：

42. 肝细胞结合胆红素的功能受损。

43. 转运缺陷，包括与血浆清蛋白结合的胆红素释放入肝细胞，然后与葡萄糖醛酸结合。

44. 将结合胆红素由肝细胞运出并讲入胆汁的转运功能缺陷。

    a. 肝前性黄疸

    b. 肝性黄疸

    c. 肝后性黄疸

45. 在早产新生儿，以下哪种酶的缺陷可影响肝中葡萄糖醛酸胆红素的结合：

    a. 葡萄糖醛酸转移酶

    b. 天冬氨酸氨基转移酶

    c. 谷氨酸氨基转移酶

    d. γ-谷氨酰基转移酶

46. 以下哪种类型的胆红素是水溶性的：

    a. 非结合胆红素

    b. 结合胆红素（胆红素葡萄糖醛酸）

47. 以下哪种酶主要存在于肝中：

    a. AST

    b. ALP

    c. ALT

    d. GGT

48. 血清淀粉酶与脂肪酶水平升高常见于：

    a. 酸反流病

    b. 胆囊结石

    c. 急性胰腺炎

    d. 急性咽炎

（汪 静 秦晓光 李 萍）

第12章 临床血液学的原理与实践

本章结束时，应能掌握如下内容：

- 总结造血过程
- 描述红细胞、白细胞和血小板的形成过程
- 详述用于血液学检测 3 种抗凝剂的抗凝原理和使用
- 说明正确的标本处理和测定方法
- 识别至少 3 种类型的不合格血液标本及其对测定结果的影响
- 比较等渗、低渗和高渗溶液对红细胞的不同影响
- 将渗透压原理应用于研究红细胞膜缺陷的渗透脆性实验
- 识别循环血液中成熟白细胞的类型，并能描述各自的特征
- 描述血红蛋白的合成以及正常与异常类型的血红蛋白
- 简要说明正常血红蛋白和异常血红蛋白 S 的产生过程

- 描述血细胞比容测定的原理和测定程序
- 定义并计算红细胞指数——平均红细胞体积（MCV）、平均红细胞血红蛋白含量（MCH）和平均红细胞血红蛋白浓度（MCHC）
- 说明红细胞分布宽度（RDW）的计算公式和应用
- 描述计数和计算红细胞、白细胞和血小板的程序
- 说明合适的外周血涂片制备和检查方法
- 正确计算白细胞计数
- 根据形态特点比较 3 种类型的贫血
- 识别和描述红细胞在大小、形状、颜色、内含物等方面的形态学改变和异常分布形式
- 鉴别和描述白细胞的变化
- 描述网织红细胞计数的操作、计算及应用
- 描述红细胞沉降率（ESR）的测定和应用

血液学概述

成人总的血容量平均约为 6L，或体重的 7%~8%，其中约 45% 由红细胞、白细胞和血小板组成；剩下的 55% 为液体部分，即血浆。全血的有形成分悬浮于血浆中，血浆成分中约 90% 为水；剩余 10% 为可溶的生物化学成分，包括蛋白、碳水化合物、维生素、激素、酶、脂类、盐以及微量金属。

血细胞的成熟过程总论及其功能

造 血

血细胞的产生或造血，始于胚胎发育。胚胎中具有自我更新能力的造血干细胞最早在卵黄囊中发育，然后转移到胎肝中。这些多能造血干细胞，即 CD34$^+$细胞，开始在胎肝中、之后在骨髓中产生最早的髓细胞和淋巴细胞的祖细胞（图 12-1）。骨髓中只有不到 1% 的干细胞，

这些细胞在损伤或者致死剂量照射的情况下有使骨髓再生的能力，这也是骨髓移植的基础。

在 5 岁之前，所有的骨髓为红骨髓，能活跃地产生细胞。到 5~7 岁时，长骨变得不活跃，出现脂肪细胞，代替了活跃的骨髓。随着年龄的增长，其他骨中的红骨髓逐渐被脂肪细胞所代替，即红骨髓转变为黄骨髓。到 18~20 岁之后，红骨髓仅存在于脊椎骨、肋骨、胸骨和颅骨，部分红骨髓存在于股骨和肱骨中。

血细胞的分化和成熟最早主要发生在骨髓中，环境适宜但又很复杂。成熟细胞必须通过骨髓毛细血管的窦状内皮细胞才能进入外周血液循环。内皮细胞膜允许更易于变形的成熟细胞通过，阻碍无弹性、移动性差的不成熟细胞。疾病过程中可以通过影响窦状隙内皮细胞的细胞组成而利于不成熟细胞的释放。

髓系祖细胞分化成为红系、粒系克隆形成细胞以及形成巨核、嗜酸性、嗜碱性细胞（彩图 12-2）。

淋巴系祖细胞产生自然杀伤（NK）细胞、T

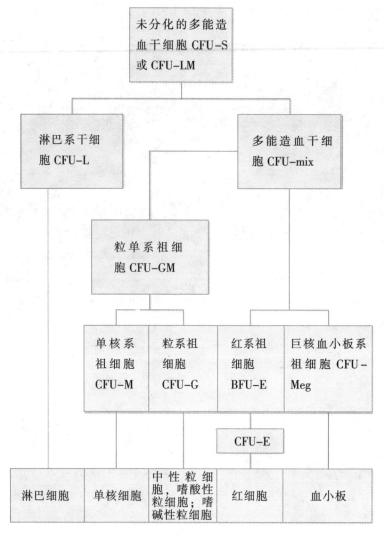

图 12-1　干细胞的进化：多能、多潜能的定向祖细胞，成熟的细胞形式。中间阶段未显示。CFU，克隆形成单位；–S，脾；–LM，淋巴系–粒系；–GM，粒系–单核系；–E，红系；BFU–E，爆式红系集落形成单位

淋巴细胞和 B 淋巴细胞。B 淋巴细胞（B 细胞）在骨髓中进一步分化，在遇到抗原时更进一步分化。T 淋巴细胞（T 细胞）分化则主要在胸腺获得抗原特异性，在某些情况下可能会在其他的淋巴器官（例如肠）中分化。如果抗原暴露没有导致有效的基因重排，淋巴细胞就会死亡。T 细胞在胸腺和来源于淋巴祖细胞的胸腺外组织中发育（彩图 12-3）。

淋巴细胞在外周血和淋巴组织中循环，穿过次级淋巴器官（如淋巴结和脾脏）。B 细胞在接触抗原的位置（如次级淋巴器官）由骨髓中的淋巴系祖细胞发育而来[1]。

图 12-4 表示血细胞起源的理论，展示了所有类型血细胞之间的关系。细胞的成熟过程是渐进的，经常不能明确地识别细胞所处的确切阶段。所有细胞类型在最幼稚状态时的形态都很相似，其识别要根据不同发育阶段的背景细胞类型来进行。

红细胞的成熟过程和功能

红细胞（RBCs）一般在骨髓中产生，其成熟需要 3~5d，描述为 6 个发育阶段。

已经使用一些命名系统来描述这些阶段，这里讨论其中两个命名系统。红细胞的成熟阶段从最幼稚到成熟细胞分别为：①原始红细胞；②早幼红细胞；③中幼红细胞；④晚幼红细胞；

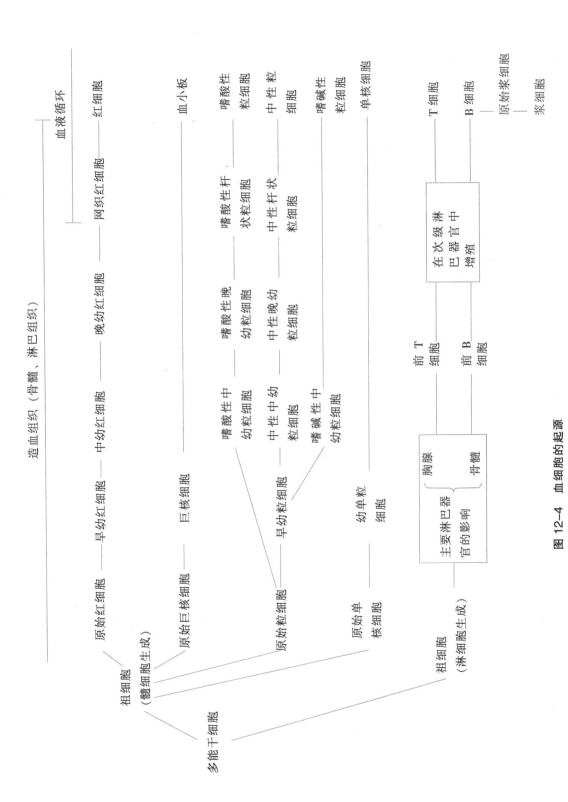

图 12-4 血细胞的起源

(引自 Henry JB: Clinical diagnosis and management by laboratory methods, ed 20, Philadelphia,2001, Saunders.)

⑤网织红细胞（弥散性嗜碱性红细胞）；⑥成熟红细胞（表12-1和彩图12-5）。

细胞是逐渐从一个阶段发展为另一个阶段的。细胞逐渐变小，胞浆逐渐变少，由于核糖核酸（RNA）的减少导致胞浆的蓝色逐渐变淡。由于血红蛋白浓度增加，红色逐渐变深。成熟红细胞的胞浆中没有颗粒。

随着细胞的成熟，细胞核居于细胞的中心且逐渐变圆。早期阶段染色质细致，呈花边状。随着细胞的成熟，核逐渐变小，染色质变得粗糙、聚集。最后，核碎裂或固缩成块，从细胞中释放（或脱出）。同时，核的颜色从紫红色变为深蓝色。当核脱出时，被骨髓吞噬细胞吞噬或消化。网织红细胞或早期无核红细胞，挤入骨髓腔内皮细胞的间隙，进入外周血液循环系统。

最早的原始红细胞在形态上与其他原始细胞（如原始粒细胞、原始淋巴细胞）相似，但是红系的原始细胞比其他系的原始细胞染色要更蓝一些。蓝色的强度是由胞浆中血红蛋白与

RNA 结合的程度而决定。根据胞浆中血红蛋白浓度不同而产生的不同染色反应程度来划分红细胞的不同阶段：早幼红细胞胞浆为蓝色，中幼红细胞胞浆由于血红蛋白的增加显示深度不同的蓝灰色，晚幼红细胞胞浆为橘红色。

红细胞寿命为120d，机体每天释放新的红细胞进入血液循环系统。衰老的红细胞在单核吞噬细胞系统中破坏，该系统由一系列具有吞噬作用的组织细胞组成（第17章）。这些细胞主要存在于肝脏、脾和骨髓的血窦状隙（微小血管），以及淋巴结的淋巴管中。

很多细胞成分是可以重新利用的，包括铁（来源于血红蛋白分子的亚铁血红素部分）和蛋白（来源于血红蛋白分子的珠蛋白部分）。血红蛋白分子中剩余的亚铁血红素部分（除去铁）被转变为胆红素，在胆汁中聚集，通过粪便排泄，还有更小量通过尿液排泄，如尿胆素和尿胆原。胆红素的代谢和排泄将在第11章及第14章中描述。

表 12-1　红系细胞的发育

红系细胞名称	红系细胞常用名称	在骨髓中所占百分比	在骨髓中存在的小时数（h）	大小	N/C比值	细胞核	胞浆
原正成红细胞	原始红细胞	1	12	12~20	8:1	圆形或椭圆形，1~2个核仁；染色质细致团块状	深蓝
嗜碱性正成红细胞	早幼红细胞	1~4	20	10~15	6:1	一些染色质聚集，无（或1个）核仁	染色更深，比原始细胞蓝色更深。
多染性正成红细胞	中幼红细胞	10~20	30	10~12	4:1	无核仁，染色质聚集	朦胧灰蓝色
嗜酸性成红细胞	晚幼红细胞	5~10	48	8~10	1:2	核几乎完全固缩；不能合成DNA	桔粉色；淡蓝色
网织红细胞	网织红细胞	1	48~72	8~10	—	无核	淡蓝色
红细胞（译者注：原文为网织红细胞）	红细胞（译者注：原文为网织红细胞）	—	24~48	8~8.5	—	无核	—

N/C 比值，核浆比；DNA，脱氧核糖核酸

图 12-6 用图表的形式表示了红细胞的形成和破坏过程。

红细胞的主要作用是携带氧到机体的细胞中，氧是通过与血红蛋白化学结合的形式运输的。血液中血红蛋白的浓度可以代表其携氧能力，氧是所有细胞赖以生存的绝对能量来源。在组织中，氧与二氧化碳交换，二氧化碳又被携带到肺中以交换氧。为了结合运输氧，血红蛋白分子必须有能够与氧结合的物质即亚铁血红素（含铁）和珠蛋白。这些物质的生成或代谢缺陷都会导致血红蛋白和携氧能力的降低。

粒细胞的成熟过程和功能

粒细胞一般在骨髓中成熟，从最幼稚状态到最成熟状态主要分为以下几个阶段：原始粒细胞、早幼粒细胞、中幼粒细胞、晚幼粒细胞、杆状核粒细胞和分叶核粒细胞。所有粒细胞的这些成熟阶段都很相似（表 12-2）。

中性粒细胞系的细胞一般为边缘光滑的圆形。随着细胞的成熟，胞体逐渐变小。大部分幼稚细胞的胞浆染蓝黑色，随着细胞成熟逐渐变成淡粉红色。从原始粒细胞发育到早幼粒细胞阶段，胞浆中出现由蓝色变为淡紫红色的非特异性颗粒。最后，这些非特异性颗粒被特异性颗粒所代替。这两种类型的颗粒不是在同一阶段产生的，但在早幼粒细胞和中幼粒细胞阶段都可以见到。

在细胞成熟的过程中细胞核也发生变化。

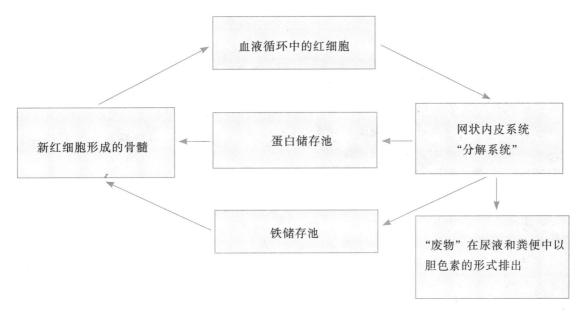

图 12-6 红细胞的生成和降解过程

表 12-2 粒系细胞的发育

命名	大小（μm）	N/C 比值	细胞核特征	细胞质特征
原始粒细胞	10~18	4:1	圆形或椭圆形，1~5 个核仁	可见 Auer 棒状小体，无颗粒
早幼粒细胞	14~20	3:1	圆形或椭圆形，1~5 个核仁	充满颗粒
中幼粒细胞	12~18	2:1~1:1	椭圆形或锯齿状	特异性蓝粉色颗粒
晚幼粒细胞	10~18	1:1	锯齿状	特异性蓝粉色颗粒
杆状核粒细胞	10~16	1:1	拉长，弯曲	特异性蓝粉色颗粒
分叶核粒细胞	10~16	1:1	分叶	特异性蓝粉色颗粒
成熟嗜碱性粒细胞	10~16	1:1	分叶	蓝黑色颗粒
成熟嗜酸性粒细胞	10~16	1:1	分叶	橘色颗粒

原始粒细胞的胞核较大，为圆形或椭圆形，与细胞其他部分相比占非常大的比例。随着细胞的成熟，胞核变小，开始扭曲或分叶。同时，核染色质由细致变得更加聚集，逐渐具有成熟细胞的特征。随着细胞的成熟，核染色由紫红色变为蓝紫色。在早期核仁清晰可见，但随着染色质的聚集和细胞的成熟逐渐消失。

核左移主要是指不成熟细胞释放入外周血，而正常情况下这些细胞仅出现在骨髓中。用图表示细胞成熟的过程，越靠近左侧的细胞越不成熟（彩图12-7）。

中性粒细胞从骨髓释放入血后大约存活10h，在此阶段，它们在全身血液循环和血管壁之间来回移动，最后积聚在血管壁。这些细胞也会离开血液进入组织，执行其主要功能。在组织中，中性粒细胞可以抵抗细菌感染，最后被破坏或通过排泄系统（肠道、尿、肺、唾液）从机体中清除。

在新陈代谢方面，中性粒细胞起着非常重要的作用，可以进行无氧和有氧糖酵解。中性粒细胞颗粒包含一些能够破坏多种类型细菌的消化酶。细胞可以随机移动，通过趋化作用定位到感染区域。中性粒细胞在组织中通过吞噬作用以及向形成的吞噬空泡中释放消化酶而对细菌产生破坏作用。

最早可被识别的嗜酸性粒细胞前体为嗜酸性中幼粒细胞。有关的培养研究显示，存在一个独立的嗜酸性粒细胞祖细胞（嗜酸性集落形成单位，CFU-Eo）。嗜酸性原始粒细胞不能通过显微镜方法从原始粒细胞中识别出来。嗜酸性粒细胞从骨髓释放入血后存活时间<8h，在组织中有一段短暂的存活时间。嗜酸性粒细胞的功能还没有完全了解。当肾上腺皮质激素水平升高时，嗜酸性粒细胞离开外周血，在免疫因素刺激下反应性增殖。嗜酸性粒细胞在外来抗原的作用下可以移动和发挥吞噬作用。它们可以在过敏反应和某些寄生虫感染中发挥作用，特别是在组织中有寄生虫侵入的情况下。

嗜碱性粒细胞在正常的外周血中含量较少（平均0.6%）。最早可被识别的嗜碱性粒细胞类型是嗜碱性中幼粒细胞，含有嗜碱性的颗粒。它们在血中的生存周期与中性粒细胞和嗜酸性粒细胞相近。嗜碱性粒细胞可以缓慢进行移动。嗜碱性颗粒包括组胺、肝素或肝素样物质以及过氧化物酶。在暴露于寄生虫相关抗原后，致敏的嗜碱性粒细胞和肥大细胞激活，进而导致免疫球蛋白E（IgE）中介质的迅速释放，在由寄生虫引起的IgE依赖免疫反应中的局部炎症中起非常重要的作用。如果是由花粉、食物、药物或者昆虫毒液等抗原引发的类似反应，就会发生速发型超敏反应（第17章）。

单核细胞的成熟过程和功能

单核细胞与粒细胞一样，由骨髓产生。发育阶段为原始单核细胞、幼单核细胞和成熟单核细胞（表12-3）。原始单核细胞在外形上与原始粒细胞和原始淋巴细胞相似，通过瑞氏染色的形态涂片不能够识别出来。这种情况下，可使用"幼稚细胞"这个术语。或许有必要对出现在此区域内的原始细胞，根据其他细胞的类型进行分类。

据文献报道，单核细胞在离开骨髓后可在外周血中存在数小时至数日，它们是运动和吞噬作用很强的细胞，与中性粒细胞不同，单核细胞在进行吞噬活动后不会死亡，而是在外周血停留1~3d后进入组织变为吞噬细胞；根据所在位置，可以停留数月。一般认为吞噬细胞是由单核细胞和组织细胞演变而来的。已变为游离状态的细胞被称作组织细胞，组织细胞开始吞噬活动后被称为吞噬细胞。吞噬细胞是单核细胞穿过组织的最后成熟形式。一般认为单核-组织细胞（组织细胞、单核细胞、吞噬细胞）在功能和起源上是相关的。除了吞噬细菌外，吞噬细胞还与淋巴细胞一起参与抗体的合成，吞噬细胞可加工呈递抗原给T细胞。

单核吞噬细胞（单核细胞和吞噬细胞）在抵抗微生物，包括分枝杆菌、真菌、细菌、原生生物和病毒方面起着非常重要的作用。它们在免疫应答、吞噬防御以及炎症反应方面都能发挥作用。它们也分泌细胞因子，清除衰老的红细胞，还有抗肿瘤作用。

表 12-3　单核细胞系的发育

名称	大小（μm）	核浆比	细胞核特征	胞浆特征
原始单核细胞	12~20	4:1	椭圆形或折叠形；1 个、2 个或更多的核仁	空泡样，不规则形
幼单核细胞	12~20	3:1~2:1	狭长或折叠形，0~2 个核仁	蓝灰色，丰富，空泡样
单核细胞	12~18	2:1~1:1	马蹄形、折叠形，条索状染色质	常有空泡，蓝灰色，丰富

淋巴细胞的成熟过程和功能

淋巴系统由贯通机体大部分组织的导管网组成。小导管联合形成越来越大的导管，最后形成两个主干，右淋巴导管和胸导管。导管通过颈部静脉注入循环系统。淋巴结沿淋巴导管分布，淋巴液（系统内的液体）通过淋巴结进入淋巴循环。很多淋巴细胞在淋巴结形成，在血液、器官和淋巴组织间来回循环。从功能上区分，主要分为两种淋巴细胞，T 细胞或 T 淋巴细胞和 B 细胞或 B 淋巴细胞。

T 细胞产生于胸腺，来源于在胚胎发育过程中定植于胸腺的胎肝或骨髓前体，这些 CD34+祖细胞在胸腺的皮质发育。B 淋巴细胞由造血干细胞在胎肝、成人骨髓中一系列复杂的分化过程而来。B 淋巴细胞的分化是复杂的，经过依赖抗原和非依赖抗原阶段进行，达到成熟顶峰、终末期阶段的非运动细胞称作浆细胞。一些活化 B 细胞分化为记忆 B 细胞，长期循环在血液中。

淋巴细胞的发育阶段分为淋巴干细胞、原始淋巴细胞、前 T 细胞和前 B 细胞，以及 T 淋巴细胞和 B 淋巴细胞（表 12-4）。从淋巴干细胞到最初可识别的 B 淋巴细胞和 T 淋巴细胞阶段的前体细胞数量还不清楚。淋巴干细胞不能与其他未分化的干细胞相区别。这些干细胞也被很多血液学家称为原始淋巴细胞。淋巴干细胞或者原始淋巴细胞，与原始粒细胞相似。

淋巴细胞的作用为引导机体的免疫应答系统。淋巴细胞在骨髓或胸腺中成熟，形成具有免疫能力的细胞。淋巴细胞可以通过引导宿主的防御免疫应答来对抗原产生反应。它们迁移到人体的不同位置，等待抗原的刺激和激活。只有通过免疫学的研究，才能识别出这些细胞属于哪一类淋巴细胞。随着淋巴细胞的成熟，可以根据它们膜表面的抗原结构来进行识别，发挥不同的作用。

T 淋巴细胞在胸腺成熟，胸腺是位于前胸纵隔的一个器官。T 淋巴细胞在细胞介导的免疫应答中发挥作用，如迟发型超敏反应、移植物抗宿主反应以及同种异体移植排斥反应。T 淋巴细胞是外周血循环中的主要淋巴细胞。在胸腺的边缘，T 细胞进一步分化为有不同作用的 T 细胞亚群，分泌细胞毒素和可溶性细胞因子。目前已经识别出多种细胞因子，包括 25 种白细胞介素分子和 40 多种趋化因子；它们的作用包括促进增生、分化、趋化和刺激细胞。

B 淋巴细胞主要在骨髓中成熟，主要功能是产生抗体或形成免疫球蛋白。B 细胞在血液淋巴细胞中占 10%~30%。记忆 B 细胞可以存活多年，但是未被活化的成熟 B 细胞仅生存数天。

血小板的成熟过程和功能

血液中的另一种有形成分为血小板，血小板是由骨髓中的巨核细胞产生的，巨核细胞体

表 12-4　淋巴细胞系的发育

名称	大小（μm）	核浆比	细胞核特征	胞浆特征
原始淋巴细胞	15~20	4:1	圆形或椭圆形，1 或 2 个核仁	中蓝色
幼淋巴细胞	15~18	4:1~3:1	椭圆形，略微锯齿状	中蓝色；可能有少许嗜天青颗粒
淋巴细胞	小：6~9 大：17~20	小：4:1~3:1 大：2:1	圆形或椭圆形	亮蓝色；可能有少许嗜天青颗粒

积较大且核多。血小板没有细胞核，实际上也不是细胞，它们是由巨核细胞胞浆断裂的部分释放入血产生的（表12-5）。

成熟血小板较小，为直径1.5~4μm的无色小体。血小板一般为圆形或卵圆形，有时可能会有称为伪足的突出物。血小板胞质为无色或淡蓝色，含有略带紫红色的颗粒。

在血流中，血小板是血液凝固机制的基本组成部分。它们通过堵塞内皮细胞层的空隙来维持血管系统内皮细胞层的结构和完整性。它们还在凝集过程中起作用：①在伤口的开放处聚集；②释放一些形成血凝块所需的特定因子。

血细胞的发育

红细胞

成人的红细胞在骨髓中形成。成熟的红细胞一般描述为无核、双凹圆盘状（图12-8），直径约为7~8μm。

红细胞在骨髓中为有核细胞。随着发育成熟，直径变小，核变小、浓集最后从细胞中释放（挤压出去）。同时，血红蛋白的浓度增加。这些变化在Wright染色的血片中表现为胞浆从蓝色逐渐变为橙色。成熟过程从早期的细胞前体到进入血液循环的红细胞需要3~5d（表12-1）。

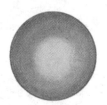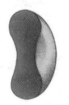

正常红细胞　　　　正常红细胞
　　　　　　　　　侧面观

图12-8　正常红细胞

网织红细胞

脱核的新生红细胞称为网织红细胞，与成熟红细胞大小相近或稍大些。网织红细胞与红细胞在形态上不同，因为含有嗜碱性或者RNA的网状结构（核糖核酸），为胞浆内的残余物，但随着细胞的成熟逐渐减少。

正常情况下，网织红细胞释放入外周血前在骨髓中进一步成熟1~2d，红细胞以网织红细胞形式通过挤入（潜入）的方式经过骨髓腔内皮细胞的空隙释放入血，这些网织红细胞在1~2d内失去所有RNA，变得完全成熟。外周血网织红细胞的数量代表了骨髓产生红细胞的能力。

使用瑞氏染色，网织红细胞显暗粉或淡紫色，有一点亮蓝色。这种多染性或者多色性（很多颜色）代表了细胞内RNA的存在。通过特殊的增强染色，如亮甲酚蓝或新亚甲蓝，嗜碱性的网状RNA被染成蓝色。正常情况下循环血液中1%的红细胞为网织红细胞。

白细胞

血细胞经历一系列发育阶段后，正常情况下只有成熟细胞才可以出现在外周血循环中。某些病理情况下外周血中可出现幼稚细胞。每种类型的细胞都有正常的生命周期和功能（表12-2至表12-5）。

临床血液学

一些血液学实验是患者初始评价和随访的基础。全血细胞计数（complete blood count, CBC）是血液学实验中的基本实验检查。CBC由血红蛋白测定、血细胞比容测定、红细胞计数及形态学检查、白细胞计数、分类以及血小板分析组成。血细胞指数——平均红细胞体积（MCV）、平均红细胞血红蛋白含量（MCH）和

表12-5　血小板的发育

名称	大小（μm）	核浆比	细胞核特征	胞浆特征
巨核细胞	30~160	1:1~1:2	分叶	粉蓝色，丰富
血小板	2~4	—	无核	亮蓝色碎片

平均红细胞血红蛋白浓度（MCHC）目前是常规自动化全血细胞计数的一个标准组成部分。

本章节讨论的血细胞是指红细胞、白细胞和血小板。血液实验室进行的检测包括：

- 计数细胞的数量或者浓度
- 测定各种不同类型细胞的相对分布
- 测定血液的生化异常
- 溶血和凝血测定（第 13 章）

血液学的异常包括遗传性、免疫性、营养性、代谢性、创伤性以及炎症性异常。很多异常，或是血液本身异常，或是继发于其他疾病的表现，可产生红细胞、白细胞和（或）血小板的异常。其他的实验室检测也可帮助查找血液异常的主要原因。医师根据实验结果，结合临床病史和身体检查，来判断患者的健康或疾病情况。

抗凝剂

血液学实验室通常使用的抗凝剂主要有 3 种：乙二胺四乙酸三钾（K₃EDTA）、肝素和枸橼酸钠。每种抗凝剂对全血都有各自特异的抗凝作用。全血与抗凝剂的比例适当对避免产生错误的检验结果是非常重要的。在实验室操作程序手册中要说明试验需要使用的抗凝剂类型。

EDTA

K₃EDTA 装于淡紫色帽盖的真空采血管中，一般使用的浓度为每毫升全血 1.5mg。这种抗凝剂是通过螯合作用将钙离子（Ca^{2+}）沉淀，形成不溶的钙盐从而避免了血液的凝集。EDTA 是在血液学检验中全血细胞计数（CBC）或任何含有其项目的试验（血红蛋白、血细胞比容、白细胞总数和分类计数以及血小板计数）中最常用的抗凝剂。EDTA 与全血的比例合适是非常重要的，因为如果比例不正确可能会使一些试验结果发生改变。EDTA 过量会使红细胞发生皱缩，从而影响例如手工测定血细胞比容这类的试验。

肝　素

肝素可用作体外和体内抗凝剂，一般装于绿色帽盖的真空管中。在 BD 真空采血管中，肝素浓度为 14~17 U/mL。肝素是一种抗凝血酶，可以使凝血因子失活。这种使凝血酶失活的作用主要是通过与抗凝血酶Ⅲ（ATⅢ）分子结合来促进对凝血酶的抑制。最近 BD 公司生产了一种新的真空塑料枸橼酸采血管，这种采血管减少了顶部空间和相关的血小板激活，进而优化了用于监测普通肝素患者的活化部分凝血活酶时间（aPTT）的测定。肝素抗凝血浆中若存在体外形成纤维蛋白，能抵抗肝素的抗凝作用，可导致更多的纤维蛋白形成。BD 采血系统推荐了一些样品处理步骤来确保肝素化血浆样品的质量以减少潜在的纤维蛋白形成。肝素是渗透脆性试验优先选用的抗凝剂，用于微量（毛细血管血）采集管的涂层。然而，肝素对于很多血液学试验不适用，包括 Wright 染色进行血涂片镜检，因为会导致涂片染色偏蓝。

枸橼酸钠

枸橼酸钠装于蓝色帽盖的真空采血管中，浓度一般为 3.2%，是国际血液学标准化委员会和国际血栓与止血学会确定的较合适的浓度，也是在美国病理学家协会（College of American Pathology, CAP）修订过的血液和凝血目录部分中被认定的合适浓度。

枸橼酸钠通过使钙沉淀为不可用的形式而从凝血系统中移除。枸橼酸钠因其温和的螯合作用而成为一种有效的抗凝剂。这种抗凝剂用于魏氏法测定红细胞沉降率（ESR；见后面章节）。抗凝剂与血液 1∶9 的准确比例是非常严格的。抗凝剂的过量会导致血液稀释和错误试验结果的产生。

标本的处理和检测

采集患者血液标本后须将其运送到实验室进行分析。标本在抽取后正确贴标签，经恰当处理，在实验室要尽快进行检查以避免变质。实验室的检测任何时候都应尽可能使用新鲜标本。对于白细胞计数、红细胞比容、血小板计数、血沉测定这些项目，如果 EDTA 抗凝血保存在 4℃冰箱中，可在采血后 24h 内测定。

采血后将血立即注入含有抗凝剂的试管中，

轻轻颠倒混匀5~10次，确保血液与抗凝剂充分接触。在血液学实验室中凝集的标本对大多数试验是绝对不能接受的，尤其是细胞计数。即使是一个很小的凝块，细胞计数也会非常不准确。为符合预防措施标准，在实验室中处理和测定血液标本时应戴手套。所有样本都被认为可以产生潜在的感染性，使用防护隔离服和设备是必需的。

当保存的血液标本放置一段时间后，血液成分将明显分成如下图形所示的3层（图12-9）：

1. 血浆层，位于最上层；

2. 淡黄层，由白细胞和血小板组成的灰白细胞层；

3. 红细胞层，位于最底层。

一些血液学操作程序是建立在使用抗凝剂后可以将血液标本分层的基础上的。在测定血液标本前，应立即轻轻重复颠倒混匀至少15

次，可以使用手动或试管混匀器混匀。如果血液标本已放置数分钟，应重新混匀标本。

标本外观

血液标本抽取和处理后，血浆呈亮黄色或淡黄色。偶尔可能会因为疾病进程或不恰当的采集和处理使血浆发生颜色的改变。

溶 血

溶血，即红细胞的破坏或破裂，可使血浆呈红色。溶血是由于溶液中红细胞周围渗透压改变所致，溶血可以发生于疾病过程中体内红细胞膜的机械性破坏或者体外采集标本处理不当时。

不合格的血液标本

有两种血液标本在血液检测中是不合适的：凝集标本和溶血样本。

凝集标本对于细胞计数是不合适的，因为细胞被包裹在凝块中而不能被计数，所以凝集标本的细胞计数会偏低。溶血标本的红细胞不完整，会使结果偏低。尽管溶血标本对于试验来说不能接受，但在某些血管内溶血的情况下，溶血是临床重要的结果，不能作为拒收标本进行检测的原因。

动态平衡

组成血液的所有液体和细胞成分都处在不断的交换过程中，总的作用是使机体正常功能达到供需平衡。这种平衡状态是动态平衡，对血液进行各种试验来测定体内总体的平衡阶段。很多血浆成分（或血清，如果血液允许凝集）可以在临床化学实验室进行测定（第11章）。

渗透作用和渗透压

在血液学检验过程中如使用溶液或稀释液，渗透压和渗透作用的原理是非常重要的。简单地说，渗透作用就是溶剂通过细胞膜从低浓度溶液进入到高浓度溶液一侧的过程，膜两边溶液浓度的差异是渗透压产生的原因。如果这些溶液的浓度是相同的，就不会有压力。

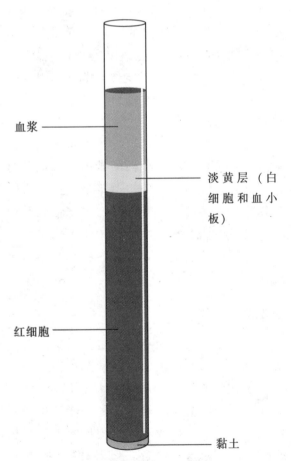

血浆

淡黄层（白细胞和血小板）

红细胞

黏土

图12-9 正常细胞分层

（引自 Rodak BF: Hematology: clinical principles and applications, ed 2, Philadelphia, 2002, Saunders.）

等渗、低渗和高渗溶液

当红细胞内与稀释液浓度相同时，稀释液称为等渗溶液。如果稀释液浓度低于红细胞内浓度，此时稀释液称为低渗溶液。从渗透的定义来看，如果是低渗（稀释）溶液，稀释液的渗透方向是从红细胞外向红细胞内，导致细胞肿胀，最后破裂或溶血。

如果红细胞外的溶液浓度高于细胞内浓度，细胞外的溶液称为高渗溶液。对于高渗溶液来说，溶剂的渗透方向是从细胞内到细胞外。此时，红细胞将会皱缩失水变成锯齿状。

在血浆中，红细胞处于等渗环境中。由于这个原因，任何血液学试验中用于稀释血液的稀释液都必须与血浆有相同的渗透浓度。当溶液与血浆浓度相同或等渗时，称之为生理溶液。一般的生理溶液为 0.85g/dL 的氯化钠（NaCl）等渗盐溶液，当红细胞置于等渗盐溶液中时，其形态可以受到保护。低渗和高渗溶液不能作为血液学研究的稀释液。

血红蛋白

血红蛋白（hemoglobin，Hb）的测定可以单独进行或者作为常规全血细胞计数（CBC）的一部分检测内容进行。尽管不同机构 CBC 的方法不尽相同，但血红蛋白的测定已经标准化，是包括细胞计数和红细胞比容在内的自动化仪器检测内容的一部分。血红蛋白的测定相对简单，在实验室可以快速进行。可使用单一分析系统（如 HemoCue）测定血红蛋白，该方法在1988年通过的"临床实验室改进法案修正案(Clinical Laboratory Improvement Amendments of 1988 regulations, CLIA'88)"中被列为豁免检验项目。

血红蛋白的合成与结构

血红蛋白的合成是个复杂的过程，从骨髓产生红细胞时即开始进行。亚铁血红素（含铁部分）与珠蛋白（蛋白部分）结合构成了可以运输氧的活化血红蛋白形式。每个血红蛋白分子含 4 个亚铁血红素单位和 1 个由 4 条多肽链组成的珠蛋白。

亚铁血红素

亚铁血红素单位是含一个铁原子的铁复合物。铁是血红蛋白分子基础功能的必要元素：能将氧携带到组织中。如果由于饮食摄入不足或机体过量丢失导致铁缺乏，将会导致血红蛋白合成的数量不足，进而导致贫血。当还原血红蛋白暴露于氧且氧压力增高时，氧与铁原子结合，每个铁原子结合一分子氧，直到每个血红蛋白分子与 4 个氧分子全部结合。这不是一个真正的氧化还原反应，所以血红蛋白分子携带氧被称作氧合。被氧饱和的分子（每个血红蛋白结合 4 个氧分子）被称为氧合血红蛋白。每克血红蛋白中含有 1.34mL 氧。氧合血红蛋白将氧从肺携带到机体的组织中。从组织返回到肺中、携有二氧化碳的血红蛋白被称作还原血红蛋白。

亚铁血红素本身是一个复杂的分子，它是由一系列四吡咯环构成的原卟啉和一个中心铁原子所组成。由于亚铁血红素分子是一个卟啉，如果亚铁血红素合成混乱，将会导致卟啉病的发生。正常情况下，亚铁血红素以胆红素的形式从机体中排泄，最终转变为不同的胆汁盐和色素。铁一般在移除后保留在单核吞噬系统中，在新的血红蛋白合成时再重新利用。

珠蛋白

血红蛋白分子的珠蛋白部分由四条氨基酸（多肽）链组成。每个珠蛋白的四条肽链与一个亚铁血红素部分结合形成一个血红蛋白分子（图 12-10）。

血红蛋白变异体

红细胞中可产生不同结构形式的血红蛋白，这些血红蛋白变异体在包涵体和珠蛋白链的氨基酸序列方面都不相同。α 链由 141 个有特异序列的氨基酸组成，β 链由 146 个有特异序列的氨基酸组成，其他的珠蛋白多肽链可能为 γ，δ 和 ε。

正常成人血红蛋白：A和A_2

主要的成人血红蛋白即 Hb A，含有两条 α

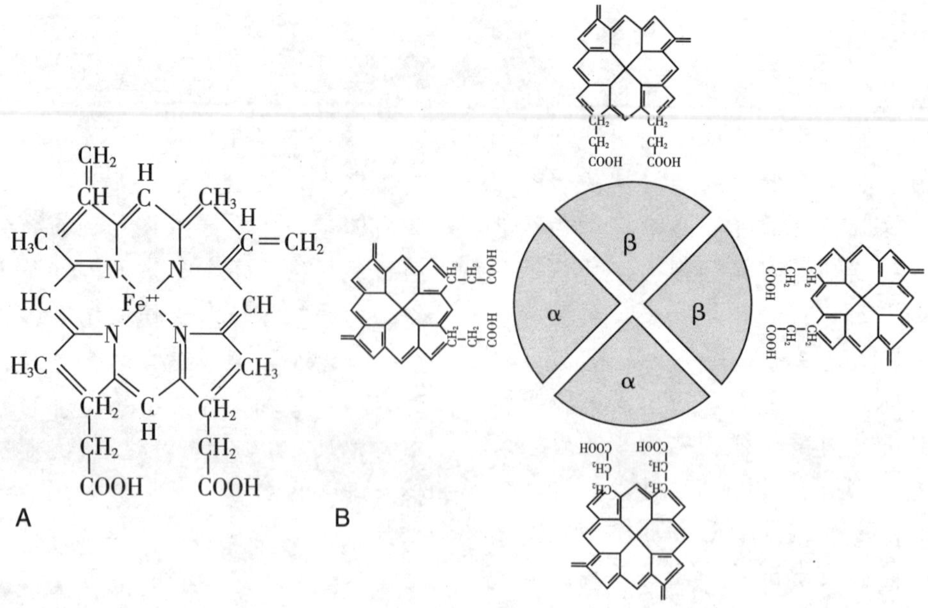

图 12-10 血红蛋白分子。A. 亚铁血红素部分（带有一个铁原子的原卟啉环）；B. 血红蛋白 A 分子（由 4 个亚铁血红素和各自的珠蛋白链组成：2 条 α 链和 2 条 β 链）

和两条 β 珠蛋白链。在其他成人血红蛋白形式（Hb A_2）中，α 链与两条 δ 多肽链配对。δ 链与 β 链相关，但有 10 个氨基酸被替换。这些是成人血红蛋白的正常形式。血红蛋白的其他基因型可以通过电泳的方法来展现。很多血红蛋白的异常形式会导致临床疾病，因为它们会干扰血液的携氧能力。

Hb A 和 Hb A_2 合计占成人血红蛋白的 95%，Hb F 占 5% 或略低。

血红蛋白 F

血红蛋白 F 是胚胎期和出生时期的主要形式。在胎儿血红蛋白（Hb F）中，两条 α 珠蛋白链与两条 γ 链配对。成人血红蛋白（Hb A）在胚胎期形成较少，出生后迅速增加。

异常血红蛋白变异体

血红蛋白结构异常的出现被认为在血红蛋白病中发挥重要的病理作用。在一些血红蛋白病中，所有的血红蛋白都是一种异常的形式。在一些类型中，可能会出现两种异常形式，或者一些为正常形式而另一些为异常形式。结构异常的血红蛋白多肽链一般氨基酸数量正常，但其中的一个氨基酸被置换。这些置换的发生

是在基因的调控下进行，血红蛋白病是遗传或基因突变的结果。在临床重大疾病中，α 链与 β 链可能会受到影响；然而，大部分的血红蛋白病是 β 链异常的结果。

临床上 4 种重要的异常血红蛋白分别为 Hb S，Hb C，Hb D 和 Hb E。这些异常都是基因失调的结果，通过改变多肽链的结构来影响血红蛋白分子的蛋白部分。这些异常血红蛋白和正常血红蛋白可以通过各种不同的方法来区别，包括高效液相色谱法（HPLC）和电泳法。

◎ 血红蛋白 S

最常见的异常血红蛋白为 Hb S，主要在黑人中发现，是镰状细胞贫血的主要原因。血红蛋白 S 在 β 链上有一个氨基酸的置换，正常 β 链第六位上的谷氨酸被缬氨酸置换，导致在低氧浓度条件下红细胞的镰状变化，进而导致纯合子的镰状细胞贫血。

◎ 血红蛋白 C

血红蛋白 C 是 β 链第六位上的谷氨酸被赖氨酸置换。可能会与 Hb S 一起遗传，发生在纯合子或杂合子。当有 Hb C 出现时红细胞可能会表现为靶形红细胞；少数情况下，红细胞内可见沉淀的 Hb C 结晶。

血红蛋白衍生物

循环血液携带有多种血红蛋白的衍生物，循环血液中大部分的血红蛋白是氧合血红蛋白和还原血红蛋白。其他在循环血液中发现的血红蛋白衍生物包括碳氧血红蛋白（由血红蛋白与一氧化碳组成），高铁血红蛋白（氧合的血红蛋白），及少量的其他衍生物。当血红蛋白分子中的铁由 2+ 价转变成 3+ 价，可与其他除氧之外的物质结合，而不能再运输氧。当足够量的这些血红蛋白衍生物出现在循环血液中，低氧（缺乏氧）或发绀（皮肤和黏膜变成淡蓝色）症状将会在临床上出现。

氧合血红蛋白和还原血红蛋白

氧合血红蛋白和还原血红蛋白是循环血红蛋白的主要形式。血红蛋白的主要作用是把氧从氧分压较高的肺中运输到氧分压较低的组织中。当氧分压增加（增加至 100mmHg），血红蛋白通过每个铁原子可逆地与一分子氧结合而氧化，形成氧合血红蛋白（HbO_2）。当组织中的氧分压下降（降至 20mmHg），氧从每个亚铁血红素中的铁上解离，取而代之的是二氧化碳，称为还原血红蛋白（Hb）。这不是氧化还原反应，因为两种血红蛋白形式（HbO_2 和 Hb）中的铁均为二价。

碳氧血红蛋白

血红蛋白与一氧化碳（CO）的亲和力要比与氧的亲和力更大。即使 CO 浓度很低，也易与血红蛋白结合。血红蛋白与 CO 的亲和力要比与氧的亲和力大 200 倍。碳氧血红蛋白（HbCO）不能结合并携带氧，即使在 CO 浓度较低时也会导致一氧化碳中毒。HbCO 的形成是可逆的，如果 CO 被移除，血红蛋白将会重新与氧结合。临床上，HbCO 水平足够高时，皮肤会变为樱桃红色，在水平较高的时候（总血红蛋白>50%~70%），人体会发生窒息。碳氧血红蛋白正常情况下含量较少，特别是在吸烟者的血液中，其浓度占循环血红蛋白浓度的 1%~10%。

高铁血红蛋白

高铁血红蛋白（hemiglobin，Hi），是铁从 2+ 价氧化为 3+ 价形成的血红蛋白衍生物，因此不能可逆地与氧结合。高铁血红蛋白的形成一般是由于一些化学物质或药物所导致，是可逆的。遗传性高铁血红蛋白症可能是由珠蛋白链结构异常或红细胞酶缺乏所导致。正常情况下循环血红蛋白中的高铁血红蛋白可高达 1.5%。

高铁血红蛋白也是氰化高铁血红蛋白（或氰化正铁血红蛋白）法定量测定全血血红蛋白的过程中形成的产物。

氰化高铁血红蛋白（氰化正铁血红蛋白）

为测定血中总的血红蛋白浓度，必须制备一个含有各种血红蛋白形式的稳定衍生物。循环血红蛋白的所有形式都易于转变为氰化高铁血红蛋白（HiCN），除了少量的硫化血红蛋白。由于这个原因，氰化高铁血红蛋白或者氰化正铁血红蛋白方法被定为血红蛋白测定的标准方法。

硫化高铁血红蛋白

另一种异常血红蛋白衍生物为硫化血红蛋白。硫化血红蛋白的形成是不可逆的，它可在红细胞 120d 的整个生命周期中一直存在。其确切性质还不清楚，但认为硫化血红蛋白是在一些药物和化学物质的作用下形成的，如磺胺药物。尽管硫化血红蛋白不能运输氧，也不能转变为有正常功能的血红蛋白，但在硫化血红蛋白血症中，其含量很少超过总血红蛋白的 10%。尽管硫化血红蛋白血症可能在临床上会出现发绀，但不会危及生命。

参 考 值

外周血血红蛋白的参考（或正常）值因个体的年龄和性别不同而不同。海拔高度对血红蛋白的测定值也有影响，高海拔地区人血红蛋白浓度要高于海平面者。出生时，血红蛋白浓度为 15~20g/dL；2 个月时降至 10~14g/dL；到 10 岁时，血红蛋白浓度为 12~15g/dL；成年女性参考值为 11~16g/dL，男性为 13~18g/dL；50 岁之后血红蛋白浓度可能会有轻微的降低。

当血红蛋白值低于正常值时，患者会出现贫血。贫血是非常常见的情况，通常是其他疾病（红细胞改变）的并发症。在这种情况下，循环的红细胞在数量上可能会减少，每单位血液体积血红蛋白的含量也可能减少，也有可能两种情况都发生。血红蛋白下降可能由于出血、患者红细胞丢失所致。血红蛋白的升高一般由于红细胞数量的增加，可见于红细胞增多症和新生儿。

实验室血红蛋白的测定

血红蛋白的单位为克每分升（g/dL）。氰化高铁血红蛋白（HiCN），或者氰化正铁血红蛋白检测方法是国际公认的方法。所有循环血红蛋白的形式，除硫化血红蛋白之外，都易于转变为氰化高铁血红蛋白。

氰化高铁血红蛋白(氰化正铁血红蛋白)法

氰化高铁血红蛋白（HiCN），或者氰化正铁血红蛋白法使用改良的 Drabkin 试剂。改良的 Drabkin 试剂中含氰化钾、高铁氰化钾和磷酸二氢钾（KH_2PO_4），将转化时间缩短至 3min；非离子表面活性剂，可减少浊度、增加红细胞的溶解。当氰化高铁血红蛋白试剂与血液标本混合时，形成稳定的 HiCN 有色物质。这种有色物质可使用分光光度计定量测定。

自动血红蛋白分析仪

各种自动和半自动技术已经用于测定血红蛋白，同时也可测定白细胞计数、红细胞计数、红细胞比容和红细胞指数。自动化仪器进行的血红蛋白测定(第 10 章)一般使用氰化高铁血红蛋白法。通过使用表面活性剂改良的 Drabkin 试剂溶解标本,在 540nm 处测定吸光度。

标 本

血红蛋白测定的标本可以通过刺破手指采集自然流出的毛细血管血或者使用含有抗凝剂的静脉血。血液学研究使用的抗凝剂，包括血红蛋白测定，均为 EDTA。如果血液适当抗凝且保存在 4℃冰箱，血液中的血红蛋白含量可以维持数天不变。

床旁氰化高铁血红蛋白测定

HemoCue（http://www.hemocue.com）是一种具有单一用途、功能完备、专用于测定血红蛋白的仪器（操作程序 12-1）。这个测定血红蛋白的方法在 CLIA'88 法案中受到豁免，它能提供一个可靠的定量值，在 45s 之内完成测定。该仪器使用微量毛细管作为取样装置、检测管和测量装置。它自动准确地吸取 10μL 的血液，血液可以是毛细血管穿刺血或者通过静脉穿刺采集的抗凝血。微量毛细管不需要混合和分配试剂。它含有一种准确定量的干粉试剂，当与血液样本接触时会发生反应。一旦吸取血液，将微量毛细管放在 HemoCue 光度计中，血红蛋白浓度即以 g/dL 的形式显示。

参考值[2](SI单位)

成年男性	15.7 (14.0~17.5)	g/dL
成年女性	13.8 (12.3~15.3)	g/dL
12 个月婴儿	12.6 (11.1~14.1)	g/dL
10 岁儿童	13.4 (11.8~15.0)	g/dL

男女黑人各年龄阶段的平均血红蛋白水平比白人低 0.5~1.0g/L。

血细胞比容

血细胞比容（Hct，旧称红细胞压积），如果使用手工方法测定，是全血标本中肉眼可观察到的压缩的红细胞体积量。手工方法相对比较简单、可靠。血细胞比容与红细胞指数结合可用来对不同类型的贫血进行评价和分类。

当全血离心时，较重的颗粒落在试管的底部，较轻部分在较重的细胞顶部。血细胞比容是一体积全血中红细胞所占的百分比。在 SI 系统中以百分比单位或者比率来表示。

读取血细胞压积结果时，在红细胞层顶部读取非常重要，特别是当白细胞或者血小板计数升高时。淡黄层不应包括在用于计算血细胞

操作程序 12-1

血红蛋白测定：HemoCue 方法

原　理

用于血红蛋白测定的 POCT 是基于改良的叠氮高铁血红蛋白反应。使用脱氧胆酸钠破坏红细胞膜，使血红蛋白从红细胞中释放。亚硝酸钠将血红蛋白的铁从 2 价转化为 3 价，形成高铁血红蛋白，高铁血红蛋白与叠氮化物形成叠氮高铁血红蛋白。叠氮高铁血红蛋白的浓度使用光学方法测定，进而确定患者血液中血红蛋白的浓度。

标　本

可使用末梢血、静脉血或动脉血。EDTA、肝素或者肝素/氟化物可用作抗凝剂，但是标本必须在 24h 内完成测定。所有标本在使用前必须要恢复至室温，使用前至少混合 10 次。

试剂，消耗品和设备

- HemoCue-血红蛋白微量毛细管

储存于 15℃~30℃条件下，不能冷藏。微量毛细管要在有效期内使用：未开包装可自生产日期后两年内使用，打开后则在 3 个月内使用。

需要配备的材料

- HemoCue-血红蛋白光度计
- HemoCue-血红蛋白质控毛细管

质量控制

使用由 HemoCue 推荐的质控物。质控毛细管必须在每天测试时测定。

操作程序

1. 确保 HemoCue 光度计处于电源开启状态，将毛细管托架拉出。当仪器状态准备好可以使用时，光度计显示 "ready"。

2. 将毛细管从盛放容器中取出，立即将容器盖好。按照 "HemoCue 操作提示" 进行操作。

3. 握住毛细管一端，用另一端吸取血液。应避免污染光学检测区域。

4. 通过毛细作用使毛细管完全吸满，然后用清洁、不掉毛的棉纸将毛细管外的余液擦拭干净。不要触摸微量毛细管的吸血一端。

5. 将吸满样品的 HemoCue 微量毛细管放在光度计的托架中，将托架推回原位，此时，显示屏显示确定符号和 "测定中"。记录结果后，重复上述步骤进行其他测定。

结果报告

血红蛋白值的测定直接从 HemoCue 光度计上读取，单位为 g/dL。参考范围为：

成年男性	13.0~18.0g/dL
成年女性	11.0~16.0g/dL
婴幼儿	10.0~14.0g/dL

2 岁至 10 余岁儿童：逐渐升高至成人正常水平

注意事项

误差来源

1. 如果在血液吸入毛细管 10min 后用光度计进行测定，可能会得到错误的结果。

2. 由于毛细管吸取血液不当，在光学检测区域产生气泡，可能会导致错误的结果。

临床应用

可在医生办公室或献血站快速测定患者的血红蛋白。

局限性

1. 23.5g/dL 以上的结果必须使用合适的实验室方法加以确认。

2. 硫化血红蛋白不能使用这种方法测定。

参考资料

Packet insert,HemoCue,Hemoglobin,2004.

比容结果的红细胞体积测定中（图12-11）。自动化的血液分析仪给出计算好的血细胞压积值，一般可以代替手工方法。

对于正常患者（正色素性，正细胞性）血红蛋白结果（以 g/dL 表示）的快速质控检查可以使用下面的公式将血红蛋白结果与血细胞压积（%）比较：

$$Hb \times 3 = Hct \pm 3units$$

测定方法

微量压积离心法可以使用通过皮肤穿刺采集的自然流出毛细血管血或者 EDTA 抗凝静脉血（操作程序12-2），只需要很少量的血。试验使用高速离心机，离心时间较短。

当使用多参数仪器时，可自动获得红细胞比容的结果。这个结果是通过个体的红细胞体积（MCV）和红细胞数计算而来，不受手工方法测定时红细胞柱内残留血浆的影响。自动化仪器得到的血细胞压积值要比离心法低些。

标 本

对于微量血细胞比容离心测定法，可使用 EDTA 抗凝静脉血或自然流出的毛细血管血。如果使用毛细血管血，应使用内含肝素涂层的微量血细胞压积管。如果使用静脉血，则必须使用普通无涂层的微量血细胞压积管。自动化分析时使用 EDTA 抗凝血。

微量血细胞比容的检测设备

毛 细 管

使用特殊无刻度的毛细管，直径为 1mm，长度为 7cm，可以与烘干的肝素一起用于毛细血管血或者作为普通管（无肝素）用于静脉血的测定。还需要一些在毛细管离心前封闭其一端的封口泥，可用一种特殊的封口复合物（类似于塑形泥），也可以使用一种有自动密封塞子和多层 Mylar 包装的管子，避免在采集和离心过程中损坏以及导致密封剂的污染，以确保血液处理的安全。

离 心 机

使用特殊的微量血细胞比容离心机，能产生 10 000g 的离心力（图12-12）。

读取装置

因为毛细管没有刻度，需要使用一个特殊的读取装置来测定离心后压缩红细胞的百分比。

结 果

目前实验室中血细胞压积值一般以百分比表示，而根据 SI 系统，血细胞压积一般以小数形式表示，使用 L/L 的单位，因此 45% 一般以 0.45 报告。

注意事项和技术因素

血液标本必须恰当采集和保存。EDTA 抗凝血的标本必须在采血后 6h 内离心。

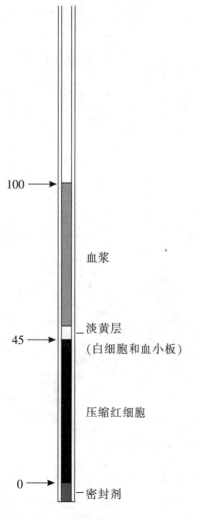

图 12-11　玻璃纤维管

操作程序 12-2

全血血细胞比容离心方法

原　理

血细胞比容，是毛细血管血或静脉血经过离心之后，测定红细胞（RBCs）占全血体积的比率，以百分比表示。临床上，血细胞比容用于贫血或其他红细胞体积改变的筛查。与红细胞计数结合，血细胞比容用来计算平均红细胞体积（MCV）。血细胞比容与血红蛋白浓度结合，计算平均血红蛋白浓度（MCHC）。

标　本

将抗凝静脉血或毛细血管血放在肝素化的毛细管中。标本应该在采集后 6h 内离心。溶血标本不能使用。

试剂、消耗品和设备

- 毛细管，普通的或者肝素涂层的
- 黏土毛细管密封剂
- 微量血细胞比容离心机
- 微量血细胞比容读取装置

校　准

离心机的校准应该定期检查，包括计时器准确性、速度和细胞的最大压缩。

质量控制

商品化的全血可用来检查正常和异常水平的准确性。

操作程序

1. 通过毛细作用将混匀好的抗凝血吸取到两个微量血细胞比容管中。自然流出的毛细血管血应该直接吸入到肝素化的毛细管中。管中充入血液应为其长度的 3/4。管外壁要擦拭干净。

2. 将每个管子干燥的一端插入少量泥质材料中封好，用示指顶住相反的一端避免血液从管中漏到封口泥中。

3. 将封好的毛细管放入离心机中。封口端应指向离心机的外侧。两个标本应该正对放置，以平衡离心机。记录每个标本的位置号。

4. 牢固地扣紧离心管上方离心机中扁平的盖子，关好离心机盖，插好插销，设置时间 5min。确定离心机速度应为 10 000~15 000rpm。

5. 离心机停止后，打开盖子，移开盖在离心管上方的盖子。10min 内在阅读器上读取微量血细胞比容。调节封口泥到 0 标记处，读取红细胞层顶部的数值来测定微量血细胞比容，读取压缩红细胞层时不要将淡黄层包括在内。使用带有十字标记目镜的毛细管阅读器可以读取准确的结果。

结果报告

微量血细胞比容最早以小数形式表示，如 0.45L/L，而不是 45%。现在使用最普遍的是百分比的表示形式。

参考值：

男性　　　0.47L/L（0.07）
女性　　　0.42L/L（0.05）

注意事项

误差来源

错误结果的产生包括读取红细胞层时包括了淡黄层、标本溶血和混匀不充分。如果离心时间太短或者速度太低，会导致残留血浆的增加（1%~3%），对于红细胞异常的患者就会产生错误的结果，如镰状细胞贫血。离心后毛细管在离心机中放置时间不要超过 10min，因为血浆和细胞之间的界面会产生倾斜，产生不正确的读数结果。

临床应用

微量血细胞比容用于检查贫血、红细胞增多症、血液稀释或浓缩。

参考资料

Clinical and Laboratory Standards Institute:Procedure for determining packed cell volume by the microhematocrit method:approved standard,ed 3,Wayne,Pa,2000,H7-A3.

Turgeon M:Clinical hematology,ed 4,Philadelphia,2005,Lippincott,Williams& Wilkins.

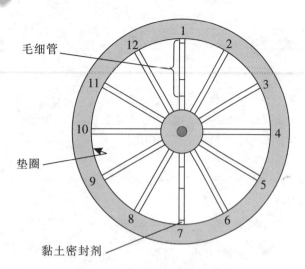

毛细管

垫圈

黏土密封剂

图 12-12　微量血细胞比容离心机中毛细管的放置位置。毛细管必须直接相对放置以平衡离心机，如 1 和 7 位置所示

选择 EDTA 作抗凝剂。用于血细胞比容测定的血液不能有凝块或者溶血。如果使用了有凝块的血液，红细胞的压缩会发生偏差，因此记录不到真正的压缩量（观察到的结果偏高）。在溶血标本中，一些红细胞已被破坏，红细胞压缩也不准确（观察到的结果偏低）。为保证红细胞的最大压缩量，离心必须充分。

血细胞比容值一般与血红蛋白一起测定，二者的结果之间有一定的关联：假设红细胞的大小和颜色都正常，以百分比表示的血细胞比容值约为血红蛋白值的 3 倍。

采集的毛细血管血标本都应是可自然流出。毛细管必须封好以确保不会发生渗漏。这些管没有经过校准，所以压缩红细胞的体积、细胞和血浆的总体积必须通过一些简便的读取装置来准确测定。读取血细胞比容值时不包括淡黄层。

即使经过充分的离心使红细胞压缩，仍有少量的血浆存在于细胞周围，这是不可避免的。正常血液中，在红细胞形状和大小都正常的情况下，微量血细胞比容管中红细胞层周围的血浆约占 1.5%~3%；当红细胞形状和大小异常时，周围血浆的数量也会增加。

使用自动化血液分析仪测定血细胞比容时，是通过测定红细胞群的平均大小（平均细胞体积，或 MCV），再乘以总红细胞计数间接测定血细胞比容，因此自动化方法测定的血细胞比容值要比微量血细胞比容离心方法测定值低。

只有在微量血细胞比容法中，过量的 EDTA 会产生错误（对于采血管中固定量的 EDTA 来说，血液量相对不足）。由于细胞皱缩会导致微量血细胞比容偏低，因此，抗凝血液样本不能使用肝素化的毛细管。

使用较好的技术，血细胞比容测定的精密度为 1%。离心不充分会导致结果偏高。如果管子没有密封好，红细胞比血浆丢失多，会导致结果偏低。

参 考 值 [2]

血细胞比容（Hct）的参考值受个体的年龄、性别以及海拔高度的影响。不同作者报告的值也不同（见血红蛋白）。临床和实验室标准协会（Clinical and Laboratory Standards Institute, CLSI），即以前的国家临床实验室标准委员会（National Committee for Clinical Laboratory Standards, NCCLs）在海平面水平公认的参考值如下：

成年男性　平均 0.47；0.40~0.54（40%~54%）
成年女性　平均 0.42；0.37~0.47（37%~47%）

红细胞指数

在贫血分类中，红细胞平均体积、血红蛋白含量、血红蛋白浓度的定量测定是非常有用的（红细胞改变）。这些指数即平均红细胞体积（MCV），平均红细胞血红蛋白含量（MCH），平均红细胞血红蛋白浓度（MCHC），可以通过红细胞计数、血红蛋白浓度和血细胞比容计算得出。

MCV 代表平均红细胞的体积或大小，MCHC 代表平均红细胞的血红蛋白浓度或颜色，MCH 代表平均红细胞血红蛋白的含量。红细胞体积分布宽度（RDW）使用一种电学的测定方法，是对红细胞大小变化程度的一种测定。

这些指数的测定已经成为自动化多参数仪器的常规项目。这些仪器可以测定血红蛋白、MCV、红细胞计数，自动计算 Hct、MCH 和 MCHC。

使用手工方法测定的血红蛋白、血细胞比容和红细胞计数的值来计算红细胞指数时，不准确结果的产生主要来源于红细胞计数。使用电子方法计数红细胞数量，可以大大降低误差，计算出的指数也更精确。再次观察染色的血涂片来确证结果是非常重要的。将红细胞指数与血涂片染色镜检联合使用，可正确识别红细胞形态。

由于红细胞非常小，一个细胞中的血红蛋白量就极少，所以红细胞测定和记录单位一般使用微米（μm）和皮克（pg）。

使用自动化血液分析仪来报告红细胞指数是常规检测的项目，结果具有较高的可信度。

红细胞指数是通过下列血细胞项目（使用缩写）的数据计算而来：

项目名称	缩写	单位
血细胞比容	Hct	%
血细胞压积	PCV	L/L
红细胞计数	RBC	$\times 10^{12}$/L
血红蛋白	Hb	g/dL

平均红细胞体积

MCV 是指红细胞的平均体积，用飞升（fL）表示。1 飞升（fL）$=10^{-15}$L$=1$ 立方微米（μm^3）。MCV 是通过将压缩红细胞体积（血细胞比容）除以红细胞计数计算得来。使用下面的公式：

$$MCV\ (fL) = \frac{Hct \times 10}{RBC}$$

系数 10 是将血细胞比容值（%）从压缩红细胞体积的每 100mL 转换为每 L。例如：如果 Hct 为 45%，红细胞计数为 5×10^{12}/L：

$$MCV = \frac{45 \times 10}{5} = 90fL$$

正常成人的 MCV 值为 80~96fL。

MCV 可表示红细胞变小（小细胞性）、正常（正细胞性）或变大（大细胞性）。如果 MCV 值<80fL，红细胞为小细胞性；MCV 值>100fL，红细胞为大细胞性；如在正常范围内，即为正常细胞性。在一些大细胞性贫血（如恶性贫血）中，MCV 值可能会升高至 150fL。在缺铁的小细胞贫血中，MCV 值约为 60~70fL。MCV 测定主要的误差来源为手工方法计数红细胞。

使用自动化细胞计数仪、电子学方法计算红细胞指数，MCV 为直接测定，红细胞比容是通过 MCV 和红细胞计数计算而来（Hct=MCV×RBC）。MCV 现在被认为是最可信的自动化测定指数，在鉴别贫血中最有效。以前 MCHC 被认为是最可信的指数，因为它是通过两种可以使用手工法精确测定的项目计算而来，即血细胞比容和血红蛋白。

平均红细胞血红蛋白含量

MCH 是红细胞中的平均血红蛋白含量，以皮克为单位。1 皮克（pg）$=10^{-12}$g$=1$ 微微克（$\mu\mu g$）。MCH 是将血红蛋白除以红细胞计数得来，可以使用一个简单的公式计算：

$$MCH\ (pg) = \frac{Hb \times 10}{RBC}$$

系数 10 是将血红蛋白从克每分升转换为克每升。例如，如果 Hb 为 15g/dL，红细胞计数为 5×10^{12}/L：

$$MCH = \frac{15 \times 10}{5} = 30pg$$

MCH 的正常范围为 27pg~33pg。MCH 总是与 MCV 和 MCHC 相关。MCH 值在大细胞性贫血中可能高至 50pg，在小细胞低色素性贫血中可能低至 20pg 或更低。

MCH 的主要误差来源为手工法计数红细胞。然而，当使用电子细胞计数仪测定红细胞计数时，MCH 是可信的指数。

平均红细胞血红蛋白浓度

MCHC 是给定红细胞比容下的平均血红蛋白浓度，以克每分升表示。MCHC 可通过 MCV 和 MCH 来计算或者通过血红蛋白和血细胞比容使用下面的公式来计算：

$$MCHC\ (g/dL) = \frac{MCH}{MCV} \times 100$$

或

$$MCHC\ (g/dL) = \frac{Hb}{Hct} \times 100$$

例如，如果血红蛋白浓度为 15g/dL，Hct 为 45%：

$$MCHC = \frac{15}{45} \times 100 = 33.3g/dL$$

如果在前面的例子中血细胞比容为 0.45：

$$MCHC = \frac{15}{0.45} = 33.3 \text{g/dL}$$

MCHC 的参考范围为 33~36g/dL，小于 32g/L 表示低色素。MCHC 在 40g/dL 以上提示仪器错误。不可能出现的 MCHC 高值（>40g/dL）也有可能是标本中出现了冷凝集。MCHC 为 37g/dL 时，接近血红蛋白溶解度的上限，也接近 MCHC 生理范围的上限。MCHC 典型升高仅见于球形红细胞增多症，在其他类型贫血中降低或正常。在真正的低色素性贫血中，血红蛋白浓度降低，MCHC 值可能会降至 20~25g/dL。

红细胞体积分布宽度

RDW 是血液标本中红细胞大小不等程度或红细胞大小变异程度的测定指标。该参数由直接测定 MCV 的自动化多参数仪器得来。如果外周血涂片中出现红细胞大小不等，则红细胞大小变异会非常显著，平均 MCV 的标准偏差也会增加。

Coulter 仪器（如 Coulter Model S Plus）绘制红细胞直方图时，RDW（%）被定义为 MCV 的变异系数：

$$RDW（\%）= \frac{MCV \text{ 的标准偏差}}{\text{平均 } MCV} \times 100$$

RDW 的参考范围为 11%~15%，但不同仪器不尽相同。

注意事项、技术因素和概述

在计算中使用任何手工法测定的红细胞计数、血细胞比容或血红蛋白浓度都必须要准确。计算红细胞指数时，检查染色良好的血涂片中红细胞的外观也是非常必要的，计算结果必须与血涂片中的红细胞外观一致。例如，当 MCHC 较低，则应在血涂片中观察到相应的血红蛋白颜色密度下降（中心淡染的红细胞数量增加），但在这些情况下很难识别出血红蛋白过少。在血涂片上观察到血红蛋白过少之前，MCHC 经常在 30g/dL 以下。

参 考 值[2]

平均红细胞体积（MCV）：平均值为 88.0fL（范围 80~96.1fL）。

平均红细胞血红蛋白含量（MCH）：平均值为 30.4pg（范围 27.5~33.2pg）。

平均红细胞血红蛋白浓度（MCHC）：平均值为 34.4g/dL（范围 33.4~35.5g/dL）。

红细胞体积分布宽度（RDW）：平均值为 13.1%（范围 11.5%~14.5%）。

血细胞计数

血液中不同细胞的计数在血液实验室中都是基本操作。在现代实验室中，大部分细胞计数都使用自动化设备（第 10 章），但体液分析可能使用手工方法。电子计数设备由于可以自动吸样所以在统计学上更准确，从而避免了人为的误差，而这种人为误差在手工方法计数细胞中非常显著；这些设备也可比手工方法计数更多的细胞。

很多手工方法是经典的方法，但在临床实验室的工作中已不经常使用。

这些手工方法中有一些是在特定情况下使用，如学生实验室或小型临床实验室。本章列出的操作程序在设计安排上与 CLSI[3] 的前身 NCCLS 制定的规则一致。这个操作程序设计如下：

1. 操作程序标题和特定方法；

2. 实验原理，包括反应类型和实验的临床意义；

3. 标本的采集和准备；

4. 试剂、消耗品和设备；

5. 标准曲线的校准；

6. 质量控制；

7. 操作程序；

8. 计算；

9. 报告结果（正常值）；

10. 操作程序要点，包括误差来源、临床应用和局限性；

11. 参考文献。

细胞计数的主要原理如下：

1. 选择稀释液稀释细胞以备计数，以某种方式识别它们，或破坏不需要计数的细胞成分。

2. 使用血细胞计数板，或电子细胞计数仪，使实验室人员可以直接计数细胞或者通过电子计数设备计数每体积血液中的细胞数。

由于每单位体积血液中有大量的细胞，需要在计数细胞前对血液进行稀释。计数细胞的方法用于计数 1L 全血中的细胞数；这是国际血液学标准化委员会（ICSH）推荐的体积测定国际单位（SI）。

报告单位

因为计数成分要以每升单位血液报告，实际计数的细胞数量（血小板、红细胞和白细胞）必须转换为每升血液中的数量。以前，细胞计数和报告以每立方毫米（mm³）为单位，这是个方便的测定单位，因为细胞是在血细胞计数板中计数，在一个有精确刻度的计数池或装置中平方毫米区域内来进行，结果也被转换成每立方毫米的数量。而 1 立方毫米基本与 1 微升相等。总结为：

$$1mm^3=1\mu L=1\times10^{-6}L$$

因此：

$$1\times10^6\mu L=1L$$

血细胞计数常用方法

不管使用电子细胞计数仪还是手工方法，计数细胞使用的基本程序中的步骤是相同的。这些步骤包括：

1. 使用带有适当稀释液的特定装置定量稀释血液样本。

2. 测定稀释样本中的细胞数量。

3. 将稀释样本中的细胞数量转换为最终的结果：1L 全血中的细胞数量。

由于血细胞计数是在取自个体血液很少量的血液中操作，所以即使最好的方法也会存在误差，操作程序中的每个步骤都要尽可能仔细操作，减少来源于实际或真实计数结果的变异。

标　本

可使用通过皮肤穿刺（第 3 章）得到的自然流出的毛细血管血，或使用抗凝剂处理的静脉血。一般选择 EDTA 作为抗凝剂。

在检测任何血液样本之前，技术人员必须确保已使用合适的抗凝剂处理且正确贴上标签，外观提示采集较好。每个样本在接收后必须检查有无溶血和小的凝块即纤维蛋白凝块。凝集标本或有纤维蛋白凝块的标本不能用于细胞计数。处理血液标本时必须遵循标准的防护措施。

稀释液

红细胞计数

进行红细胞计数时，稀释液最重要的性质就是等渗。红细胞计数稀释液的两个其他必要特征是要避免细胞的凝集或聚集以及合适的比重，以使细胞尽可能均匀分布。Unopette 系统的一次性容器中含有等渗盐水（操作程序 12-3）。使用等渗溶液提供等渗张力和电导性。

白细胞计数

在白细胞计数方法中，稀释液必须满足一个要求：能够破坏更多数量的红细胞以使白细胞更容易被计数（计数红细胞时不需要清除 WBCs）。这里以不同的方式又一次利用了渗透压的原理。Unopette 稀释液含有 3% 的乙酸来溶解红细胞，使白细胞核变黑以更易识别。乙酸溶解红细胞时，将从红细胞中释放出的血红蛋白转化为酸性正铁血红蛋白，使溶液变为棕色，棕色的深浅直接与红细胞中的血红蛋白量相关。

红细胞与白细胞计数

随着自动化细胞计数仪的普遍应用，红细胞计数也被列为实验室的常规检查。在自动化细胞计数设备出现之前，红细胞计数实际上已经从大多数常规实验室试验中去除，原因在于手工方法计数红细胞的误差较大（±20%）。

白细胞计数是一个基本的操作程序，在一些小实验室仍然采用手工方法，如果认真操作，可以得到准确的结果；操作程序 12-4 描述了使用 Unopette 系统手工进行白细胞计数的方法。尽管手工法一般已被自动化方法所代替，在一些情况下仍然会用到，例如其他体液标本的细胞计数，如脑脊液和滑膜积液等，这些体液不能在电子细胞计数仪上计数。电子细胞计数仪的基本原理在第 10 章描述。

操作程序 12-3

红细胞计数

原　理

　　用一定体积、不会溶解红细胞的等渗盐水稀释液对含有红细胞的标本进行稀释。将稀释好的标本加入到红细胞计数板用于手工计数。这种手工方法也可用于某些特定情况（如体液标本的红细胞计数）。

标　本

　　可使用 EDTA 抗凝全血、自然流出的末梢血或体液标本，不能使用溶血标本。稀释后的标本可在室温条件下稳定 6h。

试剂、消耗品和器具

　　• Unopette 微量采集系统（BD 365850/365851）含有一个毛细吸管、装有等渗盐水和叠氮钠（用于抑制细菌生长的试剂）的容器。

　　注意：稀释试剂含有叠氮钠，可能具有危险性。

　　如保存于 30℃（86 ℉）以下、避光并在规定的条件下于有效期内使用，则采集容器中的试剂可保持稳定。如试剂浑浊则不能使用。

　　• Neubauer 血细胞计数板、盖玻片以及擦镜纸。

　　• 带有湿滤纸的培养皿。

　　• 手动细胞计数器（可选）。

　　• 普通显微镜。

质量控制

　　应计数正常的质控标本。

操作程序

1. 当处理标本进行稀释和充入血细胞计数板时必须戴手套。

2. 在混匀器上轻轻地混匀抗凝全血标本。

3. 使用毛细吸液管外的防护鞘，按照下面的步骤刺穿容器上的隔膜：

　　a. 将容器放在平台上。一手握住容器,另一只手拿住吸液管,用吸液管防护鞘的尖端刺穿容器颈部的隔膜,然后取出。

　　b. 将吸液管的防护鞘拧下移去。

4. 将标本充满毛细管，按下面的步骤移至容器中：

　　a. 水平拿住吸液管，用吸液管的尖接触标本。吸液管将会通过毛细作用充满血液，当标本到达吸液管颈部的小孔处则自动停止。

　　b. 拭去吸液管外过量的标本，但应避免带出吸液管口的标本。

　　c. 轻轻挤出容器中的一些空气，但不要有液体流出。

　　d. 用示指堵住吸液管溢流室的开口处，将吸液管稳固地插入容器颈部。

　　e. 松手释放容器的压力，手指从吸液管的开口处拿开。负压将吸取血液到稀释液中。

　　f. 轻轻地挤压容器 2~3 次冲洗吸液管，使稀释液压入吸液管，而不要出溢流室，每次应松手释放压力，以使混匀物流回容器中。

　　g. 轻轻颠倒几次将标本与稀释液混匀。

5. 填充血细胞计数板。注：如标本已放置一定时间，则应充分混匀以重新悬浮细胞。

　　a. 清洁 Neubauer 血细胞计数板和盖玻片。将吸液管从容器中取出，将另一端小心插入容器中，从而使吸液管收集装置转换为滴管。

　　b. 颠倒容器，轻轻挤压两侧，弃去前 3~4 滴，以清洗吸液管。

　　c. 轻轻挤压容器两侧排出液体，直到液体充满计数池，以此方式用稀释血液仔细充满血细胞计数板。在血细胞计数板的另一侧重复此步骤。注：不能让液体溢出计数池表面，应避免产生气泡；此外，应标记样本。

　　d. 将计数板放置数分钟：可放在培养皿中的湿滤纸上，加盖避免放置时稀释标本的蒸发。计数板应放置约 10min 使细胞下沉。

6. 计数细胞：将计数板放在显微镜载物台上，在10×物镜下（低倍镜）观察红细胞计数区域的大方格（图12–15）。这个区域由25个中方格组成，每个中方格又分为16个小方格。在25个中方格中，四角和中间的方格用于红细胞计数。

7. 将镜头转到43~44×放大倍数下（高倍镜）观察，从用于红细胞计数的5个中方格中的左上方格开始数红细胞。如细胞压在两个相邻线的内侧或者压在中间线上（如上方和左边），则计数在内。而压在线外侧或对角相邻线上的细胞则不被计数。5个中方格中每个方格的细胞数量相差不应大于10个。计数板上两侧的计数池都要进行计数。注意细胞是否分布均匀、没有聚集成堆是非常重要的。每侧计数池的红细胞总数加在一起除以2，得到标本的平均红细胞数。

8. 将计数板浸泡在漂白液中消毒。将吸液管和容器弃于生物危害品盛放容器中。

计　算

红细胞数=5个中方格的平均红细胞总数×稀释倍数×体积校正因数

1. 在1mm^{2}的大方格内，25个中方格内的5个方格用于计数。

2. 标本稀释倍数为1:200。

3. 体积校正因数为50，表示5个中方格的总体积以1.00μL报告。将需要的体积（1.00μL）除以使用的体积（0.02μL）来计算。

例：平均红细胞数为300，总红细胞数为：

300×200×50=3.0×10^6/μL，或3.0×10^{12}/L

这个公式的简化形式是使用因数10 000来代表200×50。用5个方格的细胞数乘以10 000。例如，如果计数了350个细胞，总数为：

350×10 000/μL=3.5×10^{12}/L

如果稀释倍数改变，而不是使用红细胞计数中传统的1:200稀释倍数，在计算公式中要使用新的稀释倍数。

报告结果

参考值：

男性　　(4.6~6.2）×10^{12}/L

女性　　(4.2~5.4）×10^{12}/L

注意事项

误差来源

1. 红细胞的聚集可导致计数不准确。

2. 如计数板不清洁或计数板中的稀释液蒸发，也会导致结果增加或错误。

临床应用

手工方法适用于计数红细胞较低的标本。

参考资料

Turgeon M:Clinical hematology,ed 4,Philadelphia,2005,Lippincott,Williams& Wilkins.

Unopette product insert No.365850,1998.

标准的Unopette系统由可在不同操作程序中使用的不同型号自动吸液管组成。每个吸液管用不同颜色标记，标记出测定容量。吸液管尖端相反方向的一端称为溢流室（图12–13）。吸液管尖端的防护鞘保护吸液管，也可以在使用稀释液容器前刺穿隔膜。

稀释液容器是Unopette系统另一个比较主要的组成部分。容器内含有固定体积的稀释液，容器颈部由一层塑料隔膜密封。这个隔膜在使用之前必须用吸液管防护鞘刺穿。

Unopette系统是一种在手工法计数中非常有用的自动吸液处理系统：可用于手工计数嗜酸性粒细胞、血小板减少患者的血小板计数以及白血病患者的白细胞计数[4]。

特殊的Unopettes系统可用于血小板计数、白细胞计数、红细胞计数、网织红细胞计数、

操作程序 12-4

白细胞和血小板计数

原 理

使用一定体积的草酸铵、Sorensen 磷酸盐缓冲液、硫柳汞和纯净水稀释含有白细胞的标本。标本加入到稀释液中，溶解红细胞但保护白细胞、血小板和网织红细胞，血液和稀释液的比例为 1:100。

若在某些特殊情况下使用人工方法计数白细胞或血小板，则将稀释好的标本加至血细胞计数板的计数池中。

标 本

可使用 EDTA 抗凝全血、自然流出的毛细血管血或者体液标本。稀释的标本可在室温下稳定 3h。

试剂、消耗品和器具

• Unopette 微量采集系统（BD 365854/365855）包括吸液管和装有一定量溶液的容器，溶液含有草酸铵、Sorensen 磷酸盐缓冲液、硫柳汞和纯净水。

注意：稀释试剂含有硫柳汞，可能会刺激皮肤。

试剂系统如储存于 30℃以下、避光、在失效期前实验规定的条件下可以稳定保存。如试剂溶液不清亮则不要使用。

• Neubauer 血细胞计数板、盖玻片以及擦镜纸。

• 带有湿润滤纸的培养皿。

• 手动细胞计数器（可选）。

• 常规显微镜。

质量控制

• 应计数正常质控标本。

操作程序

1. 稀释标本和处理装有标本的血细胞计数板时必须戴手套。

2. 在混匀器上轻轻地混匀标本。

3. 使用吸液管上的保护性防护鞘，按照下面的步骤刺穿稀释液容器上的隔膜：

    a. 将容器放在平台上。一只手握住容器，另一只手拿住吸液管，用吸液管的防护鞘刺穿容器颈上的隔膜，然后取出。

    b. 将吸液管的防护鞘拧下移去。

4. 加入标本。将标本充满吸液管，按下面的步骤转移到容器中：

    a. 水平拿住吸液管，用吸液管的尖端接触标本。吸液管将会通过毛细作用充满。当标本到达吸液管颈部的毛细孔处则自动停止，吸液管完全充满。

    b. 吸去吸液管外过量的标本，确保没有样本从吸液管内移出。

    c. 将容器中的空气轻轻挤出，但不要排出任何液体。维持容器的压力。

    d. 用示指将吸液管溢流室的开口处堵住，将吸液管稳固地插入容器颈部。

    e. 松手释放容器的压力，将手指从吸液管的开口处拿开。负压将会吸取血液到稀释液中。

    f. 轻轻地挤压容器 2~3 次冲洗吸液管，使稀释液压入吸液管，而不要出溢流室，每次须松手释放压力，以使混匀物流回容器中。

    g. 轻轻颠倒几次将标本与稀释液混匀。

5. 填充血细胞计数板：注：如标本已放置一定时间，则应充分混匀以重新悬浮细胞。

    a. 清洁 Neubauer 血细胞计数板和盖玻片。将吸液管从容器中取出，将另一端小心插入容器中，从而使吸液管收集装置转换为滴管。

    b. 颠倒容器，轻轻挤压两侧，弃去前 3~4 滴，以清洗吸液管。

    c. 轻轻挤压容器两侧排出液体，直到液体充满计数池，以此方式用稀释血液仔细充满血细胞计数池。在血细胞计数板的另一侧重复此步骤。注：不能让液体溢出计数池表面，应避免产生气泡。此外，应标记样本。

d. 将计数板放置数分钟：可放在培养皿中的湿滤纸上，加盖避免放置时稀释标本的蒸发。计数板应放置约 10min 使细胞下沉。

6.计数细胞:将血细胞计数板放在显微镜载物台上，在 10× 物镜下（低倍镜）观察。整个计数池的计数区域包括 9 个 1mm² 的区域。

7.将血细胞计数板浸泡在漂白液中消毒。将吸液管和容器丢弃在生物危害品盛放容器中。

计数与计算白细胞

用光学显微镜在 100× 放大倍数下观察，白细胞显示出折光性。

白细胞在 9 个大方格内计数。在血细胞计数板的两侧计数池内均要计数白细胞。注意细胞均匀分布无聚集是比较重要的。两侧计数池计数的白细胞总数要相对一致。总数加在一起再除以 2，得到标本的平均白细胞数。

计　算

在计数的细胞总平均数上再加上 10%。将这个数再乘以 100 得到总的白细胞计数。

例如，如果计数的细胞平均数是 90，总的计数为：

$$(90+8)\times100=9.8\times10^9/L$$

（译者注：计算方法应为（90+9）×100=9.9×10⁹/L）

计数与计算血小板

血小板计数是在 43× 或者 44× 放大倍数下用光学或相差显微镜观察。在中央大方格的 25 个小方格内计数血小板（带折光性的细胞）。血细胞计数板的两侧计数池都要计数，计算两侧平均值。两侧计数的总数应相似。

使用光学显微镜在 43× 或者 44× 放大倍数下观察，血小板呈圆形或椭圆形，常有一个或更多树枝状突起。用同样放大倍数的相差显微镜观察，血小板在形态上与光学显微镜下相似，但全不透明，呈粉色或紫色。

计　算

血小板计数乘以 1 000 得到总的血小板计数。

例如，如果计数的血小板平均数为 300，则总数为：

$$300\times1\,000=300.0\times10^{12}/L$$

注：如果白细胞或血细胞计数大大升高，准确计数是非常困难的。在这种情况下应进行稀释，计算公式在稀释后应进行调整。

报告结果

白细胞参考值：（4.5~11.0）×10⁹/L

对于有核红细胞存在时总的白细胞计数需要校正：

如果在分类的血涂片中有核红细胞超过 10 个，总的白细胞计数应进行校正，方法如下：

$$校正后的白细胞数=\frac{平均总白细胞计数\times10}{100+100\text{ 个白细胞分类计数中的有核红细胞数}}$$

血小板参考值：（150~400）×10⁹/L ［译者注：原文误为：（150~400）×10¹²/L］

注意事项

误差来源

1. 细菌和其他碎片可干扰血小板计数。采血后抗凝真空采血管中血液混匀不充分或采血过程中过度的组织损伤可以导致血小板聚集。

2. 其他误差来源包括血细胞计数板放置不正确以及计数池中白细胞分布不均匀。

临床应用

在大多数情况下，白细胞和血小板计数仅在全血或体液（白细胞）计数低时才进行手工计数。

全血标本中总的白细胞计数在各种疾病情况下（如病毒或细菌感染时）可降低或升高。

在一些血小板减少患者中或细胞假性异常影响自动化方法计数时，应使用手工法计数。

参考资料

Turgeon M:Clinical hematology,ed 4,Philadelphia,2005,Lippincott,Williams &Wilkins.

Unopette product insert No.365854,1998.

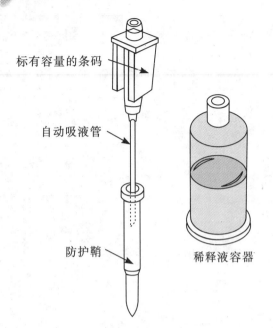

图 12-13　Unopette:自动吸液管和稀释液容器

嗜酸性粒细胞计数和红细胞渗透脆性试验。

手工法计数白细胞

◎ 计数板

血液样本处理后，经过一定体积低浓度稀释液稀释，稀释样本中的细胞数可通过在特定计数池中的细胞计数来确定。计数池通常也称为血细胞计数板。在工艺上，血细胞计数板由计数池、特定盖玻片和稀释吸液管组成。计数池和计数板的名称可通用。对于手工方法的常规计数，计数池大多使用 Neubauer 规定的 Levy-Hausser 计数板。

为了解计数池为一个平面时如何给出一定体积的血细胞计数，我们从立方体开始来推算一下。画一个立方体，每边长为 1mm。计数池中立方体被分为高度为 0.1mm 的相等单位。从侧面观察计数池时，可以看到，当盖玻片放在计数池上时，正好落在支撑点上（图 12-14）。玻片底部和计数池表面之间的空间高度为0.1mm。计数池提供了一系列面积为 1mm²、高度为 0.1mm 的空间。确定高度为 0.1mm 的唯一方法是使用重量恒定、表面平滑的盖玻片。设定 0.1mm 的高度，就可通过在计数池表面划线确定面积的方式，对一定空间或者空间的一部分中的细胞进行计数。

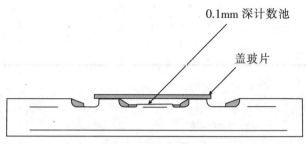

图 12-14　计数池侧面观

每个计数池有两个准确划线的计数区域，长 3mm、宽 3mm，或 9mm²（图 12-15）。血液实验室使用的所有血细胞计数板必须满足国家标准计量部门的规定。

在显微镜下第一次观察计数池的划线区域时，可能观察 9 个基本的 1mm 方格会比较困难，因为每个方格已经划成更小的区域了。4 个角 1mm² 的部分被划成 16 个相等的部分（图 12-16）。中间方格的划线区域被分为 25 个相等的部分。同样，每个 1/25mm 方格又被分为 16 部分，形成 1/400mm 的方格。用这种方式对计数池表面进行划分，可以测定包含在 1mm，1/16mm，1/25mm，1/80mm 和 1/400mm 中的稀释血液样本，所有这些部分都是 0.1mm 深。计数何种区域由要计数细胞的类型来决定。

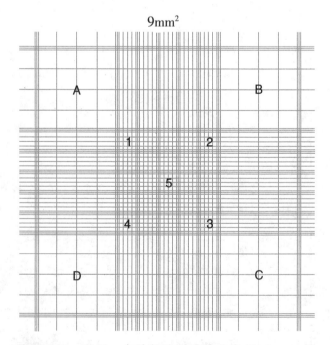

图 12-15　用于一个计数池区域的改良 Neubauer 规则。白细胞在区域 A、B、C、D（4mm²）计数，红细胞在区域 1、2、3、4 和 5（80/400mm²）计数

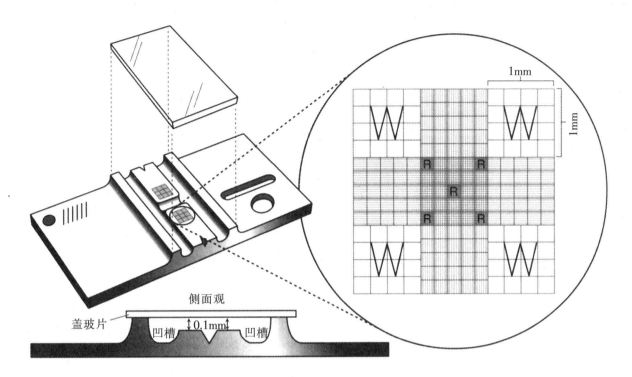

图 12-16 血细胞计数板和显微镜下观察到的计数区域放大图片。标准 WBC 计数区域用 W 标识，红细胞计数区域用 R 标识。整个中心方格用于计数血小板 (引自 Roadak BF: Hematology:clinical principles and applications,ed 2, Philadelphia,2002,Saunders.)

◎ 血细胞计数板中样本的混匀和放置

稀释的血液必须在放入计数池中之前混匀。血细胞计数板和盖玻片在加入任何样品之前都要用酒精进行清洁并干燥。清洁后，盖玻片必须放在计数池划线区域的中心，小心地触摸盖玻片的边缘进行移取。

◎ 使用Unopette系统进行白细胞计数

对于 Unopette 系统（操作程序 12-4），原来的血液测定和稀释装置可换为一个滴管。用这种方式，稀释后的血液可以很容易被转移到计数池中。进行 WBC 计数时，血液稀释后，红细胞溶解需要 10min。稀释后的样本可稳定 3h。样本在移到计数池中之前必须使用与 Unopette 系统整合的容易转换的滴管充分混合。

◎ 白细胞计数的计算与操作

在进行任何计数之前，必须调节好显微镜（第 5 章）。有必要知道如何调节显微镜到合适的光线，以及如何正确聚焦（避免破坏物镜以及要观察的物体）。

在计算每单位体积血液中总的细胞数量时，

必须要考虑到以下 4 个重要的方面：

• 在 4 个 1mm 方格中计数的总细胞数（图 12-17）

• 血液样本的稀释

• 计数区域

• 计数池的深度

这 4 个因素体现在下面的公式中：

$1mm^2$ 区域中的细胞数×血液稀释倍数×计数的区域×计数池的深度=每 μL 全血中的白细胞数（或每 mm^3 的细胞数）

每微升（μL）细胞数×10^6=细胞数×10^9/L

稀释倍数为 1：20，使用 Unopette 系统，25μL 的全血用 0.475mL 3mL/dL 的乙酸稀释（0.5mL 血液与稀释液的混合物中含 0.025mL 的血液），这就表示要得到一单位未稀释血液的 WBC 计数，计算须乘以 20 这个稀释倍数。

面积和深度可以一起看作体积因数，因为任何溶液的体积都是面积乘以深度得来。对于常规 WBC 计数，4 个角 $1mm^2$ 方格都要计数，计数区域的深度是 0.1mm。因此计数区域的体积为 $0.4mm^3$ 或 0.4μL：

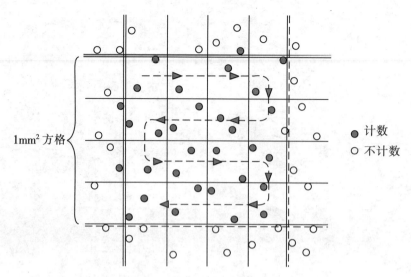

图 12-17　白细胞计数区域示例

4mm²×0.1mm=0.4μL

要得到 1μL 血液中的 WBC 数量，须将 0.4μL 血液中的细胞数量乘以 1/0.4 或 2.5 这个体积因数。

例如，4 个 1mm² 区域内计数的细胞总和为 33+32+40+35=140。在这个例子中，计算公式为 140/1×20/1×1/4×1/0.1=7 000/μL。如果方格的面积和深度被看做是体积，总的公式为：

$$\frac{4个方格计数的细胞×血液稀释倍数}{体积}=白细胞/μL$$

体积=面积×深度

当计数 4 个方格细胞总数为 140 个细胞时，计算公式为：

$$\frac{140×20}{4×0.1}=7\ 000/μL 或 7×10^3/μL$$

因为目前报告的单位为每升血液中的细胞数，所以每 μL 中的白细胞数要乘以 10^6。白细胞计数应以 100 个细胞为最小计数单位的形式报告。用前面的例子，7 000/μL 的计数与 7×10^3/μL 相同。要以每升报告这个计数：

$$7×10^3/μL×10^6=7×10^9/L$$

对于常规方法中的白细胞计数，血液的稀释和在计数中使用的稀释血液体积应该保持不变。总的细胞计数应乘以一个常数转换为最后的结果。白细胞应该重复计数，直到得到准确的结果。适当时（对于计数较低或者有重要临床意义的计数），还可以继续进行重复的测定。

对于同一血液样本，在正常范围内的计数 [(4.4~11)×10^3/μL 或 (4.4~11)×10^9/L]，重复吸液的允许误差为 500/μL，当总的计数超出正常范围时，允许误差为最低计数的 10%。

WBC 计数结果应转换为以 100 个细胞为最小计数单位的形式，因为结果要报一位小数。如白细胞计算为 8 050，则报告为 8 100/μL 或 8.1×10^9/L，如计数结果为 7 950，则报告为 8 000/μL 或 8.0×10^9/L。根据下一位有效数字进行结果的化整。

手工法计数细胞的注意事项和技术因素

手工法计数血细胞的误差，与样本量过少、样本性质、实验室设备故障、技术缺陷以及计数池中细胞分布的固有误差有关。

事实证明，血液样本量很小，甚至 1 个细胞的差异会导致红细胞计数结果的改变达 10 000 个细胞；50 个细胞的差异会改变白细胞计数结果的改变达 10 000 个细胞。

静脉血不能有凝集，在稀释前必须立即混匀。外周血或毛细血管血在穿刺后必须自然流出，且立即稀释，以免产生凝集。

计数池必须清洁、干燥。一般在每次使用前用药用酒精冲洗以清洁计数池和盖玻片，然后用一小块纱布擦干。计数池污染可使计数发生改变。

血液样本必须准确测量、恰当稀释。计数池只能滴一滴稀释样本，过量则使盖玻片抬高，从而改变深度因数。

即使使用良好的技术和设备，由于计数池中红细胞分布的随机误差，手工计数方法的概率误差可达 20%。同样的分布因素也可以影响白细胞计数，误差可达 15%。

在一定条件下（如白血病），白细胞计数可能会极高。如果超过 30×10⁹/L，血液需要用更大的稀释倍数稀释，如 1∶100。当白细胞计数在 3×10⁹/L 以下，血液的稀释倍数就要变小，例如 1∶10，以达到一个更准确的计数。白细胞计数计算公式中使用改变之后的稀释倍数。其他的稀释在必要时可能会使用，最后计算时也要考虑在内。

白细胞计数中使用的稀释液破坏或溶解所有的无核红细胞。在某些疾病条件下，有核红细胞可能会在外周血中出现。这些细胞不能从白细胞中分辨出来，在计数池中也被计数成白细胞。因此，当在对染色血涂片进行分类中，每 100 个白细胞中有 5 个或更多有核红细胞时，白细胞计数必须按下式进行校正：

$$\frac{未校正的白细胞计数×10}{100+每100个白细胞的有核红细胞数}=校正后的白细胞计数$$

白细胞计数以校正后的白细胞数报告。

细胞计数的临床意义

◎ 红细胞计数

红细胞计数降低最常见原因为贫血。贫血有很多类型（后面讨论），可由于过量血液丢失或者血细胞破坏（溶血性贫血）所导致。由血细胞或者血红蛋白生成降低所导致的贫血包括恶性贫血、骨髓障碍性贫血以及缺铁性贫血。红细胞增多症是红细胞数量增加的一种情况。

◎ 白细胞计数

正常白细胞计数为 4.4~11.3×10⁹/L，增加至正常范围上限值以上为白细胞增多，降至正常范围下限值以下为白细胞减少。

白细胞减少可见于一些病毒感染，伤寒和疟疾的发烧状态，放射治疗后，一些药物治疗后以及恶性贫血。

白细胞增多可见于很多急性感染中，特别是细菌性感染、严重的疟疾、出血后、孕期、术后、一些类型的贫血、一些癌症以及白血病。

白血病是以一种或多种造血细胞无法控制的增殖为特征的疾病，血液中循环的细胞发生很多改变。白血病患者的血涂片检查应由具备资质的人——病理学者或临床实验室有经验的人员进行。白血病主要分为两种类型，淋巴系和髓系，根据所见白细胞的主要类型来进行分类。白血病又进一步分为急性和慢性，急性白血病进展迅速，形态学改变比较显著；慢性白血病，改变既不迅速也不显著。

正常白细胞计数随着年龄而不同。刚出生的新生儿白细胞计数为 10~30×10⁹/L，在出生 1 周后降至约 10×10⁹/L。到大约 4 岁时，白细胞计数达到正常成人的水平。

如前所述，白细胞计数用于提示感染的存在和某些疾病的进程，在急性细菌性感染、阑尾炎、孕期、新生儿溶血性疾病、尿毒症和溃疡时可能会升高；在肝炎、风湿性关节炎、肝硬化以及系统性红斑狼疮时可能降低。儿童的白细胞计数通常在疾病中会显示出比成人更大的变异。正常人的白细胞计数在 1d 中也会发生变化，下午比早上稍高。在剧烈运动、情绪应激和焦虑等情况下，白细胞也会升高。

血小板计数

血小板在血液凝固过程中发挥作用，因此与机体的出血与凝血、止血机制有关。血小板由骨髓中的巨核细胞产生。由于一些原因不能精确地对血小板进行计数：血小板较小，不易辨认；由于其具有黏附特性，易于黏附于表面或稀释液中碎片的颗粒；易于碎裂，不易于与碎片相区分；由于其黏附的特性，血小板容易聚集，在聚集过程中易与其他血小板黏附。如果使用 EDTA 作抗凝剂，血小板的聚集倾向会降低。

标 本

可以使用手指穿刺采集的毛细血管血，但一般使用静脉血可以得到更满意的结果。毛细血管血中的血小板计数一般比静脉血中低，是由于穿刺位置发生直接的血小板聚集而引起。血小板计数中应选用 EDTA 作为抗凝剂，因为它可以减少血小板聚集的倾向。

血小板计数使用的方法

拥有良好的技术和经验，血小板可以使用手工法精确地计数。Unopette 系统（操作程序 12-4）使用 1g/dL 的草酸铵，可完全溶解红细胞。血小板计数使用的稀释液必须满足如下要求：

- 提供固定作用减少血小板的黏附；
- 避免凝集；
- 避免溶血；
- 提供一个较低、特异的重力以使血小板分布在一个平面上。

在充分稀释后，进行血小板计数。手工法费时，可导致眼睛疲劳，不推荐在工作量大时使用。手工方法计数血小板要使用双份标本。由于误差较大，一些实验室已经废止了手工法计数血小板。可使用制备较好的血涂片计数血小板。

用于血小板计数的 Unopette 系统使用自动测定稀释系统。计数血小板的自动化方法已经使血小板计数在某种程度上成为常规检查（第10章）。可疑的结果可通过检查染色血涂片进行确认。

使用Unopette系统的手工血小板计数

Unopette 稀释系统可用于计数血小板（操作程序 12-4）。使用 Unopette 毛细吸液管量取 20μL 血液，在含有 1.98mL 1g/dL 草酸铵的 Unopette 容器中稀释。这种稀释液可溶解红细胞，使白细胞和血小板保持完整。按照使用 Unopette 系统进行手工白细胞计数的方法，在 10min 后红细胞完全溶解后，将稀释好的样本加入血细胞计数板，血细胞计数板的两侧都要加入。

稀释标本加入血细胞计数板后，应将其置于高湿度的容器中至少放置 15min，以使血小板沉积于同一平面。

血细胞计数板中的血小板计数

将计数池放在显微镜下，使用低倍（10×）物镜，定位在中心划线区域。首先，聚焦于血细胞计数板放置的箭头处，按照箭头指示方向移动，找到中心划线区域，移动至中心区域进行细胞计数。小心地换到高倍（40×）物镜下，调节亮度到最大对比度。

使用相差显微镜，血小板呈现较亮的结构，周围有一个光环样的区域。上下调节血小板位置的焦距。用相差显微镜可在血小板边缘看到细小的突起。使用光学显微镜，血小板呈现较小的圆形折光体。

手工法计数血小板在血细胞计数板中央大方格（1mm³）的所有小方格内进行。应使用 Unopette 进行双份稀释，并在计数板的两个计数池中做双份检测，如果双份检测结果的差异在可接受范围内，则计算出平均数，以 1 000/μL 为最小单位报告结果。

手工法血小板计数的计算

每升全血中的血小板数必须计算。要素如下：

- 在 1mm² 内计数的平均血小板数；
- 血液的稀释倍数（使用 Unopette system 为 1:100）；
- 用于计算的稀释血液体积等于计数池的深度（0.1mm）乘以细胞计数区域的面积（1mm²），或 0.1μL。

一般使用下面的公式：

$$\frac{4个方格中的平均血小板数\times 1mm^2\times 100}{0.1mm^3}\times 10^6=$$

$$血小板\times 10^9/L$$

在这种情况下，可以使用常数因子 1 000。

注意事项和技术因素

在手工法计数红细胞和白细胞中描述的注意事项仍适用于血小板计数。在血小板计数中，当从手指穿刺时，得到自然流动的外周血非常重要。吸液管和计数池必须清洁，不能有绒布毛，因为血小板可能与脏物或碎片混淆。血液要迅速稀释，否则会形成血小板聚集或者血液凝集成块。聚集可能由于血液和稀释液混合不充分或者采集血液时技术不好所致。

为使手工法计数血小板的误差减至最低，要做双份稀释，并在两侧的两个计数池重复计数。同一样本的重复计数差异在 10% 以内才可以接受。

在显微镜上需要不断地聚焦，以便将血小板从大的、更多的其他细胞（如白细胞）中识别出来。制备血涂片、进行染色，在显微镜下观察每个血小板来计数。

如果同一个患者的血小板计数要与其他计数结合，应使用同一个手指血。在其他计数进行前应先取血进行血小板计数。当血液被吸入吸液管时不能过分挤压手指。

血小板计数的临床意义

正常的血小板计数，部分依赖于计数所使用的方法，范围为（150~450）×10^9/L。计数低于正常值可能与有出血倾向和出血时间延长有关。计数高于正常值可能与血栓有关。

有一些疾病可能由于血小板计数升高或降低所导致。

血小板减少症或血小板降低，见于血小板减少性紫癜、一些感染性疾病、某些急性白血病、一些贫血（再生障碍性和恶性）以及患者接受放疗和化疗时。

血小板增多症或血小板升高，可以在风湿热、窒息、手术治疗后、脾切除术后、急性失血以及白血病治疗中使用的一些化疗后发生。

自动化血细胞计数方法

测定不同血液学参数可使用有较宽范围的自动和半自动设备。最常用的仪器是用于计数细胞的。自动化细胞计数仪可比手工计数方法计数更多数量的细胞，因此精密度更好。在几秒内数以千计的粒子通过仪器的小孔。手工细胞计数方法的变异系数（CV），或允许误差为 8%~15%，而且与计数的细胞类型有关。已报告的自动化计数方法的 CV 为 1%~3%。

血液自动计数仪通常使用两种方法：使用聚焦激光束的光学方法和使用 Coulter 原理的电阻抗方法。电阻抗方法或电压脉冲计数，由Coulter 在 20 世纪 50 年代末发明，由于使用广泛，被称为 Coulter 原理。

第 3 种方法是使用离心和电-光学测定细胞层，这里也会进行介绍。

使用脉冲电压计数原理的细胞计数仪

在基本的 Coulter 计数仪中，细胞通过一个有电流流过的微孔，从而发生电阻的改变，计数为脉冲电压（图 12-18）。由真空泵操作的减压系统将悬浮液吸入到一个含有水银柱的管状系统中。Coulter 计数系统是基于细胞与盐和 isoton 等渗液这些良好导体相比属于不良导体的原理。

仪器系统含有一个可被导电性液体（如稀释的细胞悬浮液）充满的玻璃孔管、一个电极（内电极）和一个直径为 100μm 的微孔。玻璃孔管外为另一电极（外电极）。玻璃孔管与一个部分充满水银的 U 形玻璃管相连，U 形玻璃管有两个电极：一个激活计数器和一个失活计数器。玻璃孔管充满导电溶液，浸于细胞悬液中，通过一个管阀进行关闭。电流通过内电极与外电极间的微孔，当真空泵将水银吸到 U 形玻璃管上部，细胞悬液通过微孔流入到玻璃孔管中。

每个通过微孔的细胞取代相同体积的导电溶液，由于细胞的电阻大于导电溶液的电阻，所以会使电阻增加，产生一个电压脉冲。脉冲的高度与细胞大小成比例，从而被计数。在激活与失活计数器之间的管腔部分校准为 0.5mL

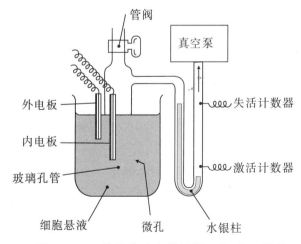

图 12-18　基于脉冲电压计数（Coulter 原理）的细胞计数仪示意图。细胞流过微孔时，随着细胞通过，电极间电位发生改变，脉冲数被转换为细胞计数，脉冲的高低与替代导电液体的细胞体积有关

（图 12-8）。计数水银到达激活计数器时启动，当水银到达失活计数器时停止。在这段时间里，细胞在与激活和失活电极接触线间的玻璃管等体积的悬液中被计数。

如果两个或更多的细胞同时进入微孔中，它们会被计数为一个细胞。这就产生了重叠误差，必须进行校正。重叠误差的大小可通过降低细胞的浓度和微孔的大小来降低。然而，细胞浓度的降低可增加稀释的误差和内在的计数误差，使夹杂粒子所产生的背景"噪音"导致的误差更严重。当微孔缩小时，可能部分或完全被碎片堵住。由于这些原因，对于一定数量以上的计数，应参照计数仪器制造商提供的图表进行重叠校正。

通过测定微孔电流的变化，可对粒子或细胞计数、细胞体积以及粒子大小进行测定。计数 0.5mL 悬液中的所有细胞，可显示结果。这个脉冲或计数被放大，通过计数仪记录其数量，在示波器上可以显示。

其他Coulter计数仪

◎ Model S

S 型号 Coulter 计数仪使用基本的 Coulter 计数仪中描述的电压脉冲计数原理，提供 7 个血液学参数：WBC，RBC，Hb，Hct，MCV，MCH 及 MCHC。血红蛋白通过分光光度法测定，光通过 WBC 微孔池的混合液，在特定波长下被溶液吸收的光与 Hb 浓度成比例，使用光敏测定装置测定。原理与氰化高铁血红蛋白方法相同（见"血红蛋白"部分）。

S Coulter 仪器有一个全自动稀释系统，可吸取约 1mL 全血，将其携带至分血阀，血液在此稀释。部分样本使用 Isoton 进行稀释，为一种等渗溶液，可在白细胞和红细胞计数时保护细胞的大小和形状。要添加溶血剂以完全溶解红细胞，产生血红蛋白的参考读数。

对于细胞计数，特定数量的稀释血液通过玻璃孔管的微孔。每次有一个细胞通过这个微孔，内电极和外电极间通过的电流改变都会被观察到。电流的改变产生了电压脉冲，其高度与使电流产生变化的细胞大小成比例。同时进行 3 次白细胞计数，最后记录 3 次计数的平均值。

血红蛋白使用进行白细胞计数的稀释样本来测定。用光敏测定装置来测定通过溶液的光强度，这个读数被转换为 Hb 的值。

用于计数红细胞的稀释溶液以与计数白细胞相似的方式通过管道微孔。通过微孔的红细胞数量所产生的电流改变以与计数白细胞相似的方式记录。而且，红细胞的 MCV 通过电子方法得出并记录。血细胞比容由计数的红细胞值和 MCV 值计算而来。MCH 和 MCHC 也是计算得到的。

S PlusOther 型号的 Coulter 计数仪更加计算化和小型化。除了 S 型号报告的 7 个参数，Coulter S Plus 型号还可进行血小板计数，以及通过测定 RDW 来测定红细胞的大小不等程度。这个参数代表了红细胞大小分布的 CV 值和 MCV 与平均值相比的变异程度。RDW 通过 MCV 和红细胞计数来测定和计算。

◎ Model STKS

STKS 型号的 Coulter 计数仪包含了 S Plus 型号的特征，还有白细胞 5 分类的功能。

使用激光聚焦激光束的流式细胞仪

通过聚焦的激光光束对细胞或粒子计数的原理可用于血细胞的计数。当血液在等渗盐水中稀释后可形成单细胞流，然后通过激光照射形成光束。利用流体聚焦的原理，即使第二种流体包围血细胞，形成一个向相同方向移动的外部鞘液层，进而实现细胞计数功能，这种仪器被称为流式细胞仪。

当细胞通过激光照射形成的光束时（图 12-19），激光散射的角度与细胞的结构特征有关。大部分的流式细胞仪采用光敏感元件检测激光光束的前向散射（与光源成 180°）和侧向散射信号（与光源成 90°）。前向散射信号与细胞体积或密度相关，类似于 Coulter 仪器的阻抗法计数。侧向散射信号与细胞成分有关，主要是细胞质的颗粒。光电倍增管将光信号转换为电脉冲，进而被计算机系统分析处理。显示的数据包括细胞计数和 MCV，但流式细胞仪也可进行

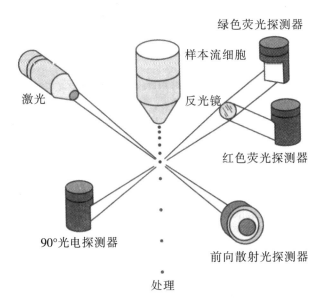

图 12-19　流式细胞仪：利用激光系统对细胞进行光学检测。细胞被鞘液包围。根据激光光束的不同光散射对细胞进行计数和部分识别（Redrawn from Powers LW: Diagnostic hematology,St Louis,1989,Mosby.）

简单的细胞分类计数（例如区分粒细胞与非粒细胞）。

　　在流式细胞仪中用荧光染料还可实现对细胞的特异性识别。荧光染料可直接标记细胞的特定成分，如颗粒或酶。荧光染料也可与免疫成分相连，如针对淋巴细胞表面抗原的抗体。不同波长的激光可激发不同类型的荧光染料，从而标记特定的细胞进行分别计数。通过依次使用两个或更多的激光检测系统可进行白细胞分类计数或网织红细胞计数。

　　对于特殊的检测，流式细胞术原理也可用于细胞的分离。当标记的细胞通过激光光束时，通过充电环将阳性或阴性电荷加于被标记细胞（图 12-20）。被充电的细胞分选形成单独的细胞流，为可被特异细胞标志物识别的特定细胞提供样品。

离心和光电法测定

　　QBC Star 系统是使用离心方法和细胞密度不同的原理来测定血红蛋白、血细胞比容、血小板计数以及白细胞计数，包括粒细胞计数（百分比和数量）以及淋巴/单核细胞计数（百分比和数量）的系统。

　　血小板计数、白细胞计数、粒细胞和单个

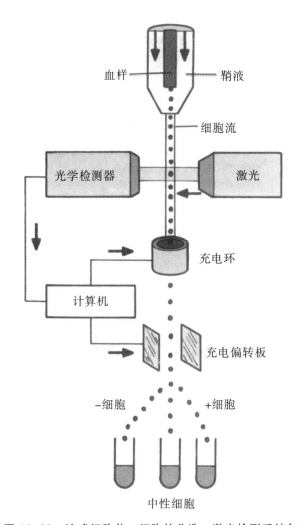

图 12-20　流式细胞仪：细胞的分选。激光检测系统与计算机和充电环相连。特殊标记的细胞（带有可对激光反应的荧光标记物）被充电环充电，在偏转板的作用下偏转进入收集器，实现特定细胞与其他细胞的分离（Redrawn from Powers LW:Diagnostic hematology,St Louis,1989, Mosby.）

核细胞亚群计数主要是通过使用光电法测定特殊设计的 QBC 血液管中的细胞压积（PCVs）。这个系统不能分辨正常和异常细胞类型。测定出血细胞比容（或 PCV），可根据血细胞比容计算血红蛋白，同时还可通过测量浮子深度计算细胞浓度。

　　此系统是以压缩的白细胞和血小板组成的淡黄色细胞层为基础进行测定的。血小板密度较小，在白细胞上方形成单独的一层。根据不同的比重对白细胞的 2 个亚群进行进一步的分离。上层主要含有淋巴细胞和单核细胞，较低层主要为粒细胞（中性、嗜酸性、嗜碱性），如图 12-21 所示。

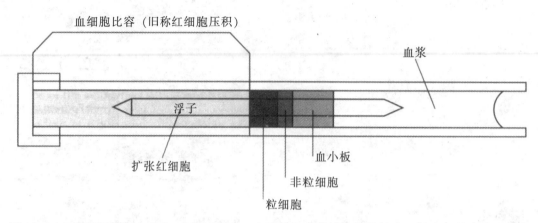

图 12-21 细胞层的离心和电-光学法测定。血液在一个特殊分析仪的离心管中，管中含有固体塑料浮子，用于扩张细胞层，以便用特殊的阅读器测定，进而提供合适的细胞计数

系统使用机械性扩张和体外活体染色的光学放大作用，通过淡黄层中压缩细胞层的线性测定来得出血小板计数、白细胞计数和白细胞 2 个亚群。同时也得出血细胞比容或 PCV。

使用作为试验系统组成部分、精密成型的柱状浮子来进行淡黄层的扩张。在离心前将其插入至一个管径精确的 QBC 血液管中。浮子的比重约介于血浆和红细胞比重之间，以使浮子的一部分位于淡黄层，在浮子和血液管内壁之间的环形面形成压缩白细胞和血小板的扩张层。

在离心力的作用下，浮子沉入淡黄层，使形成的细胞层轴向扩张 10 倍。浮子的一部分也下降至红细胞内（到一个可变的深度），延展压缩红细胞柱上面的部分，围绕浮子底部产生一个清晰可见、较亮的红细胞带。

试管离心时，浮子进入压缩红细胞的深度是红细胞密度的一个函数。由于细胞密度主要是血红蛋白的函数，所以血红蛋白可通过浮子的深度和 Hct 计算得出。

为了分离不同类型的白细胞，QBC 管内部涂以吖啶橙（AO），一种活体荧光染料。当被蓝紫色光激发时，细胞发出不同的荧光。粒细胞产生橘色荧光，而淋巴和单核细胞产生亮绿色荧光，血小板产生淡黄色荧光。红细胞不受 AO 影响，呈现正常的暗红色。

质量控制

所有的自动化方法都需要进行质量保证

（第 8 章），包括使用质控物来确保仪器工作正常，报告结果正确。

参考值[2]

红细胞（RBC）计数（×10¹²/L）

男性	平均 5.2	（范围 4.5~5.9）
女性	平均 4.6	（范围 4.1~5.1）

白细胞（WBC）计数（×10⁹/L）

12 个月	平均 11.4	（范围 6.0~17.5）
10 岁	平均 8.1	（范围 4.5~13.5）
21 岁	平均 7.4	（范围 4.5~11.0）
>21 岁	平均 7.8	（范围 4.4~11.3）

血小板计数（×10⁹/L）

	平均 311	（范围 172~450）

外周血涂片检查

外周血涂片的显微镜检查主要包括制备、染色、载玻片上薄血膜的检查。随着使用自动化计数仪器测定血红蛋白、血细胞比容、红细胞、白细胞和血小板计数，以及 MCV、MCH、MCHC、RDW、WBC 分类和直方图，外周血涂片的常规检查有被忽视的倾向（操作程序 12-5）。

传统中，外周血涂片的显微镜检查用于研究 RBCs（红细胞）、WBCs（白细胞）和血小板的形态。外周血涂片中呈现的每种细胞类型的百分比可通过直接的显微镜观察来测定，即白细胞分类。在某些疾病中，额外的骨髓检查可能是必须的，但不是常规的程序。观察血小板在外周血涂片的数量和形态也是临床血液学研究中的常规检查。

制备血涂片的血液来源

来源于手指或足跟的新鲜血可用于白细胞和红细胞的形态学检查。CLSI 已经废弃使用脚趾作为外周血的采集位置，因为缺少支持或反对从这个位置采血的文件。

获取血滴时不能过分挤压手指，也不能用手指碰到玻片。只有血滴可接触玻片而不是皮肤。如果玻片碰到手指，手指上的油或湿气将会导致血涂片制备不良。

血液学实验室大部分检查使用静脉血，选择 EDTA 作抗凝剂。EDTA 保护白细胞和红细胞的特征，使血小板分布更均匀。如果使用 EDTA 血用于形态学研究，应尽快制备涂片，一定要在 2h 内完成。

血涂片的制备

血液大多制成薄的血膜或放在玻片或盖玻片上在显微镜下检查，固定后，使用一种多色染料进行染色（图 12-22）。涂片也可通过离心方法制备；通过离心力使单细胞层的细胞分布在玻片的表面。

使用盖玻片制备的血涂片

当使用盖玻片制备血涂片时，可以进行更多血涂片的检查，减少了样本的误差只能检查一个相对较小的计数区域。而且，白细胞和血小板更易于分布在一个盖玻片上。盖玻片方法的缺点是费时更长，学习和正确操作比较困难，制备处理时要更仔细。不能使用自动染色设备进行染色。

楔形血涂片

尽管很多血液学家推荐盖玻片方法，玻片（推成楔形的）血涂片方法更常用（图 12-23 和操作程序 12-6）。它是 CLSI 在白细胞分类计数的参考方法中使用的方法，可用于评价任何白细胞方法[6]。血膜检查的方向也适用于盖玻片方法。

正确地解释一张血涂片要满足以下要求：

- 血涂片正确的制备；
- 合适的染色；
- 准确的检查。

用于制备血涂片的设备必须仔细地清洁。推荐使用推片装置；例如，可使用带有圆形玻璃边缘的凸缘玻片在干净、无绒毛玻片上推制血膜。用于推片的玻片边缘必须干净且无缺口。由合适的夹子或固定器固定的盖玻片也可用作推片装置；推片装置必须用酒精彻底清洁，与血膜接触处要干燥，如果有缺口或破损必须弃用。

操作程序 12-5

白细胞分类计数

原　理

染色的涂片用来测定每种类型白细胞的百分比和评价红细胞与血小板的形态。外周血中任何类型正常白细胞的增加或者不成熟白细胞或红细胞的出现都在各种炎症和白血病中具有重要的诊断意义。红细胞异常在不同的贫血中有重要的临床意义。血小板大小不规则提示特定的血小板异常。

标　本

外周血、骨髓以及体液沉积物（如脑脊液）都是合适的标本。全血涂片可以通过 EDTA 抗凝血或自然流出的毛细血管血来制备。镜检应该在从室温储存的 EDTA 标本中采血后 1h 内进行，以避免细胞形态的破坏。未染色的涂片可以无期限地保存，而染色的涂片会逐渐褪色。

试剂、耗材、设备

- 用于分类计数的手工细胞计数器。
- 显微镜，镜油，擦镜纸。

质量控制

应建立使用已有参数的参考涂片镜检来评价个人进行白细胞和红细胞分类与形态鉴别的能力。参加质量评价计划（例如，美国病理家学会组织的能力验证）以持续证明其识别能力。

操作程序

1. 使用正确制备和染色的涂片。

2. 聚焦显微镜在10×（低倍镜）物镜。浏览涂片检查细胞分布，有无聚集和异常细胞。加一滴镜油，转换到100×（油镜）物镜。

选择一个合适的区域开始计数。从红细胞大约为一半、很少重叠的区域延伸到红细胞彼此紧挨的区域进行检查。如果区域太厚，细胞的细致结构如核染色质较难检查。在太薄的区域，细胞的扭曲增加了识别细胞类型的错误性。

3. 按照规定的方向和顺序对白细胞进行计数。每个鉴别的细胞应立即记录为中性粒细胞（杆状）或分叶核中性粒细胞（PMN），淋巴细胞，单核细胞，嗜酸性粒细胞以及嗜碱性粒细胞（表12-6和文中讨论的一个简要的白细胞形态的参考）。

4. 白细胞、红细胞和血小板的异常应记录。有核红细胞不包括在总的计数中，而以每100个白细胞中的多少来记录。至少应计数100个白细胞。以总白细胞计数的百分比来表示结果。

报告结果

参考值，特别是杆状核中性粒细胞的百分比，可能会有所不同。儿童与成人的参考值有所差异。

外周血中白细胞正常值的比较（成人）

	中性粒细胞	淋巴细胞	单核细胞	嗜酸性粒细胞	嗜碱性粒细胞
平均百分数	59%	34%	4%	2.7%	0.3%

注意事项

破坏或不能识别形式的白细胞应少于2%。如果一个破坏的细胞可以清晰地被识别，则将其包括在分类计数中。将不能识别或破坏的细胞分类在"其他"中，如果这类细胞超过一定数量应该在报告中注明。

淡黄层涂片的准备

原理

将抗凝的标本离心，样本分为3层：血浆、白细胞与血小板和红细胞。在血浆和红细胞之间的界面层称为淡黄层。将此层的浓缩细胞吸走，可制备楔形涂片，染色后在显微镜下镜检。这个技术在白细胞计数较低患者或特殊试验程序中的白细胞分类计数中非常有用。

标本

需要新鲜吸取的EDTA抗凝全血标本。

程序

1. 将抗凝全血标本在2 000~2 500rpm下至少离心5min。

2. 使用Pasteur吸液管，将顶部血浆层的大部分吸走弃去。

3. 中间层，连同含有少量血浆和小体积的红细胞，可使用Pasteur吸管移走。

4. 将一滴中间层的悬液放在显微镜的载玻片上，制成楔形涂片，干燥并染色。

临床应用

白细胞的增加与一些疾病相关。

中性粒细胞的增加与细菌性感染、炎症或者慢性白血病相关。淋巴细胞的增加与病毒感染相关。嗜酸性粒细胞的增加可见于活动性变态反应和寄生虫的侵入。

参考资料

Clinical and Laboratory Standards Institute:Reference leukocytre differential count (proportional) and evaluation of instrumental methods:approved standard,Wayne,Pa,1992,H20-A.

DeNunzio J:Preparation of buffy coats from blood samples with extremely low white cell count,Lab Med 16 (8)：497,1985.

Turgeon M:Clinical hematology,ed 4,Philadelphia,2005,Lippincott,Williams& Wilkins.

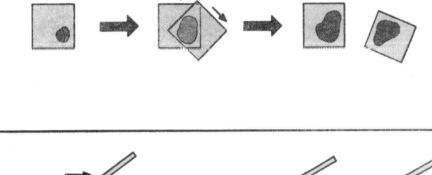

A

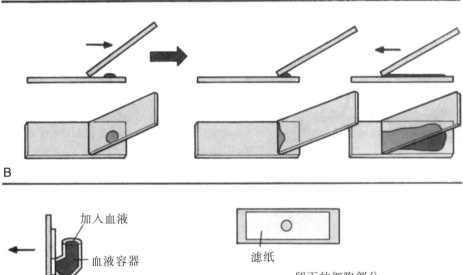

B

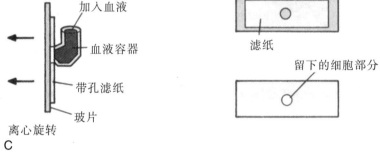

加入血液
血液容器
带孔滤纸
玻片
离心旋转
C

滤纸

留下的细胞部分

图 12-22 血涂片的制备。A. 盖玻片法制备的血涂片。将一滴血或骨髓朝相反方向拉时，其分布在两张盖玻片上。B. 楔形涂片。一张玻片上的血被另一张玻片边缘以锐角拉开，产生了一个细胞密度降低的楔形涂片。C. 离心涂片。一滴血从一个中心点旋转，产生一个均匀分散的单细胞层 (Redrawn from Powers LW:Diagnostic hematology,St Louis,1989,Mosby.)

细胞离心法制备的血涂片

使用细胞离心机，可制备单层细胞。这些离心机通过高扭转力和低惯性的转子迅速地将细胞在涂片上从一个中心点快速展开。使用细胞离心法，可消除楔形涂片中出现的细胞破坏和人工所致异常形态。只用较少体积的样本，细胞分布均匀，破坏较少，为严格的形态学研究创造更好的条件。这种方法对于其他体液的检查特别重要，如脑脊液、胸膜液、滑膜液或者尿液。

制备良好的血涂片标准和注意事项

血涂片在进行形态学观察时应满足一定的标准，如图 12-24 所示。这些标准包括：

（1）血膜整体应光滑，无明显凸起、波状或者空泡。

（2）血涂片应在起始处最厚，向外逐渐变薄，而不是厚薄交替。不平衡地推片会造成血膜整体厚薄交替。

（3）良好血涂片应占玻片的 1/2~3/4。血滴所有部分都应包含在血膜中，而不是一部分。

（4）涂片薄的一端应有好的羽毛状边缘。血膜一端应无明确界限，逐渐变淡。在一些情况中可见较清楚的羽毛状边缘；更多情况为舌状边缘。

（5）血膜一端明显的界限表示大部分 WBCs 都堆积在一端。发生这种情况时，中性粒细胞

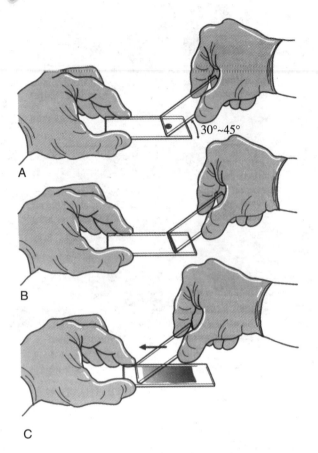

图 12-23 制备外周血涂片的推片技术（推成楔形）

（引自 Radak BF:Hematology:clinical principles and applications,ed 2,Philadelphia,2002,Saunders.）

比其他类型白细胞堆积更严重，使涂片体部的白细胞类型分布错误。血小板也容易聚集在涂片一端，降低了涂片体部血小板的数量，这也会造成涂片体部细胞类型百分比的错误，因为相对较黏的中性粒细胞和血小板易于浓缩在这样的尾部。

（6）应用一个连贯动作制备涂片。血滴应放在玻片上，立即进行制备；血滴干燥将会导致涂片整体细胞的分布不均匀，较大的白细胞将会聚集在一端。如果血液不迅速展开，也会发生红细胞缗钱状形成和血小板的聚集。

（7）推片下压将会导致白细胞和血小板聚集在一端。这就是推片应在示指和拇指之间均匀平衡的原因。

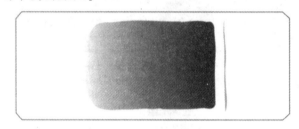

图 12-24 制备较好的外周血涂片

（From Radak BF:Hematology:clinical principles and applications,ed 2,Philadelphia,2002,Saunders.）

操作程序 12-6

制备血涂片（推成楔形涂片方法）

1. 将一滴毛细血管血或者混合好的 EDTA 静脉抗凝血放在距玻片一端 1cm 的中心线上。血滴直径约为 2mm（火柴头大小），如图 12-23 所示。静脉血应至少轻轻混匀 15 次；要检查有无凝块。如果使用毛细血管血，将血滴的上方与玻片接触，小心不要让皮肤接触到玻片。用两个木制涂抹棒或者普通的毛细吸管将静脉血转移到玻片上。

2. 将玻片放在平面上，用中指或拇指与左手示指拿住左端（这个方向针对于使用右手的人）（图 12-22 和图 12-23）。

3. 将推片的光滑清洁边缘放在玻片上—血滴正前方（左边）。

4. 用右手一或两个手指（如中指或示指与中指）持好推片，向后拉血滴，使之与标本玻片成约 45°。

5. 将展开玻片的角度降至 25°~30°，使血液均匀地穿过展开玻片的边缘（图 12-23）。

6. 当血液均匀穿过推片边缘后，迅速推动推片盖过整个标本玻片的长度。随着推片的移动，就会形成薄的血膜。如果制备合适，血膜将占玻片的 1/2~3/4（图 12-24）。得到楔形的、薄且为羽毛状边缘的涂片。

7. 将推片调转过来（可提供另一个清洁的边缘），使用同样的程序制备第二张血涂片。两张血涂片应使用同一份血液标本进行制备。

8. 血涂片立即干燥。若不快速干燥，血细胞将会产生皱缩。

9. 用铅笔在血涂片干燥血膜较厚一端注明患者姓名和日期标记涂片。

（8）血膜的厚度也比较重要。血膜太厚，细胞堆积，计数细胞和观察其形态都比较困难。薄血膜对于形态学研究比较合适，但检查起来会费时间。血膜的厚度与血滴的大小、移动推片的速度以及角度有关。当血滴较大、角度>45°、推片动作较快时，血膜较厚；当血滴较小、角度<30°、动作较慢时，血膜较薄。

（9）血膜如果有空泡或气泡，是由于使用的玻片较脏或标本脂肪过多（例如，高脂肪饮食后采集的标本）。

实际上一张血涂片仅仅有一小部分可以用于显微镜检查，这部分称作检查区域或者计数区域，如彩图 12-25 所示。计数区域红细胞和白细胞必须清楚分开、分布较好，红细胞很少互相紧挨。

图 12-26 提供了一些不能接受的血涂片的示例。

血涂片的染色

血涂片制备完成后，要迅速进行染色。如不能在数小时内染色，要浸入甲醇中 1~2s 进行固定，在空气中干燥。否则，涂片将会由于血浆干燥染成淡蓝色。

血涂片大部分使用 Wright 染色或 Wright–Giemsa 染色（操作程序 12-7）。Wright 染色和 Wright–Giemsa 染色都是由 Romanowsky 染色演变而来。这种染色应用于细胞时产生多种颜色，因为这些染料都是由碱性和酸性的苯胺染料组成。Romanowsky 染色含有亚甲蓝（一种碱性染料），伊红（一种酸性染料），亚甲天蓝（一种亚甲蓝的氧化产物，又称为多色美蓝）。Romanowsky 染色的差异主要是由于产生亚甲天蓝或将其加入到染料中的方式不同。

多色性染料产生多种颜色是由于它们既可

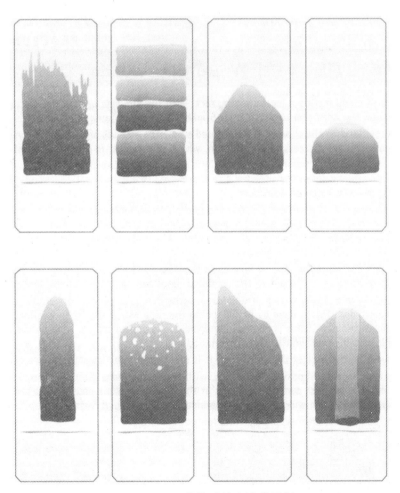

图 12-26　不能接受的血涂片示例

（引自 Roadak BF:Hematology:clinical principles and application,ed 2,Philadelphia,2002,Saunders.）

以染色酸性细胞成分，又可以染色碱性细胞成分。酸性细胞成分，如核（DNA）和胞浆RNA，被碱性亚甲天蓝染成蓝紫色，称为嗜碱性，因为可被碱性染料染色。更多的细胞成分，如血红蛋白和嗜酸性颗粒，被染成橙色至粉红色，称为嗜酸性，因为它们可被酸性染料染色。细胞内有些结构可被染料中所有成分染色，例如中性颗粒，而嗜天青颗粒只被亚甲天蓝染色。

不同于用于活细胞染色的活性染色法，用于血涂片的染色方法需要固定细胞。固定是使血液黏附于玻片上、细胞蛋白凝固的过程。Wright染色和Wright-Giemsa染色使用甲醇溶液作为固定液。血细胞在染色反应的第一步被甲醇固定，即Wright或Wright-Giemsa染料混合物加于血涂片时，但如果染料中含有甲醇时则无需此步骤。血涂片实际的多色性染色发生在染色程序的第二步，即当在Wright-Giemsa染料中加入一种pH6.4的磷酸盐缓冲液时。

Wright染液或Wright-Giemsa染液可通过购买干粉粉末，在无水、无丙酮的甲醇溶液（化学纯，CP）中或已制备好的甲醇溶液中稀释来制备。粉末和溶液都是经过生物染色委员会[7]认证的。通过将亚甲蓝氧化来制备多色亚甲蓝和添加伊红的程序非常复杂，所以Wright染液粉末在每批之间可能会有轻微的不同。每一新批号染液都要进行固定和染色时间的测定。

使用浸渍技术的快速染色方法

改良的Wright染色已用于各种商业化的快速染色方法。血涂片制备用经典的方法，即通常使用楔形方法，然后染色。每个商业化的产品在某种程度上都有所不同，所以必须严格遵循制造商的说明。这些产品的优点是使用起来比传统的之前描述的Wright染色方法更快一些。涂片通常被浸入各种不同的染色试剂中，每步只需要几秒钟。对于严格的形态学研究，应使用传统的Wright染色，因为如果使用快速染色方法，会丢失一些形态上的细节。

传统的Wright染色技术还被改为使用容器进行染色的方法。将涂片（羽毛状边缘朝上）置于固定器上，分别在盛有无丙酮的甲醇、Wright-Giemsa染液以及含有磷酸盐缓冲液的Wright染液的容器中浸渍特定的次数，然后分别在3个含有去离子水的容器中蘸洗5次。

操作程序12-7

使用Wright-Giemsa染液进行血涂片染色

1. 将干燥的血涂片放在水平的染色架上，血膜面朝上，涂片较薄一侧勿指向操作者。在染色开始前，干燥的血涂片至少放置5min。

2. 用过滤后的染料浸没涂片以固定血膜。染液量是非常重要的，染液必要足量以避免过分蒸发，那样将会造成涂片上染料的沉淀。

3. 使染液在涂片上停留3~5min，为固定的时间。测定每批染液准确的固定时间很重要。

4. 保留Wright-Giemsa染液，加入约1~1.5倍于涂片上染液量的磷酸盐缓冲液，在染液上方形成一个单液层，但不溢出。逐滴加缓冲液，在表面上吹动以混合染液和缓冲液。当涂片缓冲充分时，表面应形成金属绿的光泽。

5. 使染液和缓冲液的混合物在涂片上保留至少10~15min，此期间，由于染料和缓冲液在正确的pH下结合而发生染色反应。

6. 用匀速水流的去离子水冲洗涂片，避免血膜上产生金属沉淀的沉渣，这就需要先用水冲洗涂片，然后进行清洗，同时倾斜倒去。否则，染料会在清洗前堆积在涂片上。不溶性的金属沉渣将会沉积在血涂片上。

7. 冲洗后，用一片湿纱布从涂片后方擦去染液。

8. 将涂片垂直放置在空气中干燥，羽毛状边缘朝上。不要弄脏已干燥的血涂片。血膜最厚的部分是底部，沉积的染料从边缘流走后可用于血涂片的检查。

9. 涂片干燥后才可用于显微镜检查。

染色合适的血涂片特征

如果血涂片恰当染色，肉眼观察显偏粉色。当用低倍（10×）物镜在显微镜下检查时，涂片应足够薄以使红细胞和白细胞可以清楚地分开。在涂片的边缘不应有白细胞和血小板过度的聚集，而且不应有染料沉渣存在。

红细胞在显微镜下应该呈橘红色，正确染色的白细胞在显微镜下也应呈下面的颜色。淋巴细胞和中性粒细胞核应为紫黑色，单核细胞核应呈亮紫色。嗜酸性粒细胞中颗粒应呈亮橙色，嗜碱性粒细胞中颗粒呈蓝黑色。细胞质的外观因白细胞类型的不同而不同。在单核细胞中胞浆为蓝灰色，或者淡蓝色。中性粒细胞胞浆应为亮粉色，含淡紫色颗粒。淋巴细胞胞浆应为淡蓝色，一般为清晰的蓝色或罗宾鸟蛋（Robin's egg）蓝色。血小板应为紫罗兰色或紫色。如果血涂片不符合这些标准，应该废弃，重新染色进行检查。

进行血涂片染色时的注意事项和误差来源

（1）对血涂片进行染色时，染色架水平放置非常重要，以使染液可均匀地通过整个涂片。

（2）正确制备染液和缓冲液也很重要。在实验室制备时，染液在使用前应放置 1 个月。Wright 和 Wright-Giemsa 染液可购买，这些试剂在用于日常染色前必须仔细检查。

（3）缓冲液 pH 值必须正确。每个新批号的染液和缓冲液都要预染一些涂片检查固定和染色时间。如果染色比较满意，固定和染色的时间都应记录下来，注明用于那个批号的试剂。如果 pH 偏酸或偏碱，染液将会使细胞呈现错误的颜色和外观。

（4）必须有足够的固定时间。血膜和 Wright-Giemsa 染液的初始反应时间推荐至少 3min。固定时间不足会导致核染色质的分解，所以更倾向于过度的固定。为产生最合适的染色反应，对于每一批染液和缓冲液的固定时间都要测定。

（5）将 Wright-Giemsa 染液恰当地应用于血细胞的酸性和碱性成分。磷酸盐缓冲液控制染色系统的 pH 值。如果 pH 偏酸，细胞占据酸性染料的部分将会染色过度，染色偏红，而细胞占据碱性染料的部分会显得很淡；如果染色系统的 pH 偏碱，细胞占据碱性染料的部分会染色过度，总体效果为蓝色，核染色质为蓝黑到黑色，红细胞为蓝色。

下列情况代表染色错误：

● 所有的细胞由于过度洗涤、染色不够或固定不够呈现褪色或洗掉的外观；涂片残留有水；使用制备不当的染液。

● 当涂片在检查时呈现偏蓝外观时，在显微镜下红细胞呈蓝红色，白细胞较黑且有较多颗粒。这可能是由于固定或染色过度，清洗不充分，使用偏碱染液或缓冲液以及使用血膜过厚的涂片所导致。可通过减少固定时间（缓冲液加入到染液之前的时间）或增加缓冲液和染液的混合液在涂片上停留的时间来纠正。亦可选择减少染液或增加缓冲液。最后，缓冲液的 pH 值应使用 pH 计进行检查，重新调节 pH 值至 6.4，或尝试使用新的 Wright-Giemsa 染液。

● 当涂片肉眼观察为偏红外观时，红细胞呈亮红色，白细胞呈不清楚的淡蓝色，而不是紫色的核，在显微镜下还会见到亮红色嗜酸性颗粒。这可能是由于染色不充分、洗涤过度或使用的染液、缓冲液或者洗涤的水偏酸而造成。为纠正这种情况，需要实行下面的措施：可增加固定或染色时间；改善洗涤技术，以使洗涤充分但不过度。缓冲液和水的 pH 值可使用 pH 计测定并调节，或者使用新的染液或者缓冲液。

● 由于洗涤不合适（洗涤不充分未能移除金属沉渣）或者使用了已经开始沉积的陈旧染料造成涂片上大量染料的沉积。这可以通过使用合适的洗涤技术来纠正-先用水冲洗涂片，边冲洗边倾斜-确保染液每天都经过了过滤。

血涂片的检查：概述

血涂片准确的检查主要依赖于恰当地使用显微镜（第 5 章）。涂片首先用低倍（10×）物镜检查，移动镜台上的涂片，定位至不同的视野区域进行观察。制备涂片技术的不同造成了不同区域外观的差异：涂片在开始的地方较厚，逐渐变薄，形成一个羽毛状边缘。低倍镜下见到的大部分细胞为红细胞，呈较小、圆形橘红色小体。

分布于红细胞之间少量的细胞为白细胞，在外观上比红细胞大且更复杂。白细胞由核和围绕在核周围的胞浆组成。核染紫色，胞浆因成分不同而染不同的颜色。细胞的大小，核形状、大小以及染色质的类型，核中核仁的出现、包涵体、染色反应以及胞浆的相对多少都可用于白细胞的鉴别。

使用低倍物镜，找到红细胞间刚好相接触但又不重叠或积聚的区域（图12-26），通常在涂片的羽毛状边缘附近。细胞颜色的检查应该在低倍镜下进行。发现此区域后，使用油镜（100×）进行观察。高倍镜（43×）不适合血涂片的检查，因为在这个放大倍数不能观察到重要的形态改变。为换成油镜镜头，需将低倍镜移走，滴一滴镜油在血涂片上选定的区域，将油镜镜头移到镜油处，观察者从一侧开始观察。镜油必须直接与镜头接触。必要时，可仔细调节进行聚焦。若涂片在显微镜镜台上放置颠倒，则不可能聚焦至血细胞。使用油镜时需要更多的光线，可通过重新放置聚光器（在油镜下需要一直保持最大的清晰度）、打开可变光圈以及增加光源的强度来获得更多的光线。

在油镜下，红细胞为圆形，无核、无颗粒或散在分布物质的无结构小体。细胞边缘的红色要比中心处更深一些。这种差异是由红细胞的双凹形状所导致，在较薄的中心处含有少量的色素（血红蛋白）。在油镜下，一张正常血涂片中大部分红细胞大小相差不多，平均直径为7.2μm。正常红细胞在干燥涂片上呈一致的圆形，尽管在制备血涂片中可能因为推片技术不好而产生形状上的差异。

血涂片必须首先评价外观和染色是否可接受。在低倍镜下观察羽毛状边缘来评价白细胞分布是否可接受。应估计白细胞和血小板的数量，描述红细胞和血小板的形态。

血涂片的显微镜检查

在涂片制备完成后，按照前面描述的显微镜操作和观察方法，用下面的步骤进行每张血涂片的检查。一般而言，血涂片在低倍镜和油镜下观察。在此列出一般的步骤，在各自对应的部分进行描述。

低倍镜检查（10×物镜）包括以下内容：

1. 评价血涂片总体质量。

2. 估计白细胞计数。

3. 浏览血涂片，检查异常细胞和血小板的聚集。

油镜检查（100×物镜）包括以下内容：

1. 检查红细胞在形态上的改变和变化。

2. 估计血小板计数和评价形态学改变。

3. 白细胞的分类计数。

4. 检查白细胞的形态学改变。

低倍镜（10×物镜）检查

（1）评价血涂片总体质量。涂片应足够薄，红细胞和白细胞可清楚地分开。细胞间的空间应清楚。不应有沉积的染料。红细胞和白细胞应恰当地染色，在血涂片羽毛状边缘处不应有白细胞较多的聚集。如果血涂片不满足这些标准，则不应进行下一步的检查；必须要制备一张新的涂片。

（2）估计红细胞和白细胞计数。可通过细胞间的空间大小粗略估计红细胞计数增加、降低或正常。正常情况下，随着观察者从血涂片较薄处移至较厚位置处，细胞间隙应越来越小。在理想的计数区域，不应有积聚（聚集）或者缗钱状形成（细胞堆积成钱币样）。理想计数区域一般为从羽毛状边缘处开始2~3个显微镜视野。

为找到理想的计数区域，先聚焦在羽毛状边缘，然后开始向血涂片的体部移动。在血涂片较薄的边缘、约为血涂片体部1~2个显微镜视野，红细胞被拉平，完全充满血红蛋白（不显示中心苍白区），一般被扭曲，显示卵圆形外观。在涂片较厚的一端，所有细胞类型的形态特征较难分辨，红细胞呈现明显的缗钱状形成（图12-26）。

在涂片的理想计数区域估计白细胞的数量。用低倍（10×）物镜和一般的10×目镜（总的放大倍数为 100 倍），一个低倍视野下 5 个白细胞大约与每 μL 血液中 1 000 个细胞相等，或者每个低倍视野下的细胞数乘以 200 等于每 μL 血液中的细胞数。换而言之，一个低倍视野下的 5 个白细胞大约与白细胞计数 $1×10^9$/L 相等，因此每个低倍视野的白细胞数除以 5 等于每 L 细胞数×10^9/L。

作为一般观察，每个视野中约 20~30 个白细胞与白细胞计数 $5×10^9$/L 相等。在同样的放大倍数下，每个视野 40~60 个白细胞大约与白细胞计数 $10×10^9$/L 相等。

（3）浏览血涂片，检查异常细胞和血小板的聚集。涂片应在低倍镜下检查看是否有不成熟细胞或者异常细胞。根据经验，细胞可能会在低倍镜下识别出来；然而，在油镜下肯定会被识别。如果出现的异常细胞很少，涂片若只在油镜下检查则这些细胞很可能被漏掉，因为油镜的检查区域太小。这些异常细胞应主要在羽毛状边缘、沿涂片边缘寻找。

应在理想计数区域、边缘以及羽毛状边缘检查血小板的聚集。正常情况下，不应见到血小板的聚集，然而，当血小板计数增加，沿着涂片和羽毛状边缘可能会发现血小板的聚集。

油镜（100×物镜）检查

（1）检查红细胞在形态上的改变和变化。正常红细胞为无核、含有血红蛋白的双凹圆盘状细胞。大部分红细胞在染色的血涂片上为 7.2~7.9μm。正常红细胞约 2μm 厚；正常平均厚度值报告主要为 2.14μm、2.05μm、1.84μm 和 1.64μm。由血细胞比容和红细胞计数计算得出的红细胞平均体积为 87fL。在估计白细胞直径或其他结构时，一般用红细胞作为 7μm 的测量尺度较好。

在干燥、已染色的血液涂片上研究正常的红细胞时，它们在大小、形状和颜色上几乎是一致的。这些外形正常的细胞称作正细胞（正常大小）和正色素性（正常颜色）。

正常红细胞边缘具有血红蛋白，为中心区清楚的圆盘状，称作中心苍白区。中心苍白区正常应小于红细胞直径的 1/3，尽管在涂片内有

一定的差异。细胞中颜色深浅（染色反应）和相应中心苍白区的大小反映了细胞中血红蛋白的数量。正常红细胞是粉红色的。染色反应称作染色性，红细胞颜色正常称作正色素性，或有时称作正染色性。正色素性、正常红细胞如彩图 12-27 所示。

低倍（10×）物镜下，仅在理想计数区域观察红细胞的形态是非常重要的。在形态学上检查红细胞时，必须对下面一些特征进行观察和记录：

a. 颜色的变化。

b. 大小的变化（红细胞大小不等）。

c. 形状的变化（红细胞异形）。

d. 结构和内含物变化。

e. 人工所致异常形态的出现和异常的分布形式。

f. 有核红细胞的出现。

用不同的术语描述红细胞的大小、形状和染色反应。观察到的红细胞改变程度以"轻微"、"中等"或"显著"来记录。前面的红细胞形态学改变按照下面内容进一步描述：

a. 染色反应或颜色的变化。正常数量的血红蛋白和正常的染色反应称作正色素性。血红蛋白含量降低导致的颜色变浅称作血红蛋白过少。染色颜色不同（粉蓝色）称作多染性。

b. 大小变化。细胞大小过度的变化称作红细胞大小不等。红细胞大小不等的程度通过 RDW 来反应。红细胞大小不等的例子包括：

- 大红细胞
- 小红细胞

c. 形状变化。形状的异常称作红细胞异形。红细胞异形的例子包括：

- 球形细胞
- 裂细胞
- 镰刀细胞，或镰形细胞
- 椭圆形细胞
- 靶形细胞

d. 红细胞内容物。在一定条件下在红细胞中也可见到一些包涵体，必须要加以识别，例子包括：

- 嗜碱性颗粒

- 高铁红细胞
- Howell-Jolly 小体

e.异常的红细胞分布。这包括：

- 缗钱状形成
- 聚集

f. 有核红细胞的出现。当有核的正常红细胞（也称正成红细胞，normoblast）见于血涂片中，要报告每 100 个白细胞中这种红细胞的数量。当出现有核红细胞时，要对总的白细胞计数进行校正（见之前的校正公式）

（2）估计血小板计数和评价形态学改变。血涂片用油镜来检查，估计血小板的数量，检查形态学改变。血小板计数主要是估计其正常、降低或升高。

血小板直径一般为 2~5μm，为中心含红至紫色颗粒，背景为无色至淡蓝色的卵圆形结构。血小板不是细胞，但胞浆部分是由巨核细胞—骨髓中的巨核细胞脱落而来。当血液活跃再生时，血小板会增大；其大小也与血小板的成熟度有关，较年轻的血小板一般较大。在脾切除术后、骨髓纤维化、出血性血小板增多症以及真性红细胞增多症中也会见到奇异形态的血小板。大血小板和异常血小板的特征与血小板减少症和巨幼细胞性贫血有关。

正常情况下，每个油镜视野下可见到 6~20 个血小板，代表正常的血小板计数（150~450）×10⁹/L。可以用油镜视野下所见的血小板数粗略地估计血小板计数，每个血小板大约等于计数 20×10⁹/L。每个油镜视野下 3~5 个血小板则代表一个正常的血小板计数。正常值的差异可能是使用不同来源标本的结果。毛细血管血的血小板计数值较低，可能由于一些血小板参与凝血机制，抗凝静脉血的血小板计数值较高。

按如下方法估计血小板计数合适、降低或升高：

a. 如果每个油镜视野下见到 6~20 个血小板则报告血小板正常。应该检查一些视野，进行白细胞计数时可同时估计血小板。

b. 如果血涂片不是使用毛细血管血制备，平均血小板数量低于 6 个则报告降低。如果是毛细血管血制备，每个油镜视野下 3~5 个血小

板为正常。在报告血小板计数降低之前，用低倍镜浏览涂片，观察有无血小板的聚集，特别是羽毛状边缘。如果血涂片制备良好且在羽毛状边缘无聚集，而发现血小板比较困难，则说明血小板计数低于 20×10⁹/L，血小板计数应报告为降低。而且应重新检查采血管中血液有无凝集，因为如果有凝集则会损耗血小板，血涂片上将会出现血小板数人为降低。

c. 如果每个油镜视野下血小板超过 20 个则报告为升高。如果在羽毛状边缘出现大量成堆的血小板，涂片体部的血小板也足够丰富，有理由估计血小板是增加的。

d. 在形态上观察血小板。报告体积大的、形态奇特的或非典型的血小板。该过程可在白细胞分类的同时进行（图 12-28）。

（3）进行白细胞的分类计数。识别并分类计数至少 100 个白细胞。检查红细胞和血小板后，在油镜下对血涂片的理想计数区域进行白细胞的分类及计数（操作程序 12-5）。

在某些情况下可能有必要计数多于或少于 100 个细胞。如果特定类型白细胞的相对数量与可接受正常值大不相同，建议在记录百分比之前计数 200 个或更多细胞。特别是如果嗜酸性粒细胞超过 5%、嗜碱性粒细胞超过 2%、单核细胞超过 10% 或者淋巴细胞超过 50%，这些情况下应计数 200 个细胞。对于一个白细胞数正常的成人来说，如果淋巴细胞数<15 或>40，应在另一张血涂片上再计数 100 个细胞，以排除分布误差。

在白细胞减少症中，如果白细胞计数<1×10⁹/L，则在白细胞分类计数中只需计数 50 个细胞。此时，必须计算不同类型细胞的百分比，

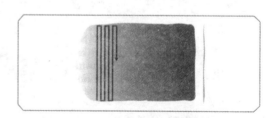

图 12-28 进行白细胞分类的方式

（From Rodak BF:Hematology:clinical principles and applications,ed 2,Philadelphia,2002,Saunders.）

在分类中实际计数的细胞数量必须在报告中标示，如"3%嗜碱性粒细胞，计数200个细胞"。尽管通常以百分比形式报告，每种类型细胞的绝对值有时也是比较重要的。为计算绝对值，需将总的白细胞计数乘以每种类型细胞的百分比，以小数形式表示。

（4）检查白细胞的形态学改变。进行白细胞分类和计数时，应记录出现的任何形态学改变或异常。当白细胞不能识别时也不能略过。对于白细胞形态学的研究来说，经验是必要的，特别是见到一个不成熟或异常的细胞时。血液学中未经过专门培训的人员是不应进行异常细胞识别的，而应由资质更深的人员来进行，如接受过专门血液学训练的病理学家或临床实验室专家来进行。训练有限的人员可以进行正常白细胞的识别和分类，但是应鼓励他们在遇到有问题的细胞时寻求帮助。

正常白细胞的形态

正常情况下，在外周血中可见到5种类型的白细胞：中性粒细胞（分叶和杆状），嗜酸性粒细胞，嗜碱性粒细胞，单核细胞和淋巴细胞（表12-6和彩图12-29）。

为识别白细胞的形态，应检查细胞的下列特征：

1. 核染色质的结构
2. 核形状
3. 当有核仁存在时，其大小和数量
4. 胞浆包涵体
5. 核/浆（N/C）比例

用Wright（一种Romanowsky方法）染液进行血涂片染色时，使用显微镜进行检查，见到的大部分细胞为红细胞，呈较小、圆形、粉红色或橘红色的小体。分散在红色细胞间的则为数量较少的白细胞。

白细胞比红细胞稍大，在外观上更复杂。它们由一个核及围绕在周围的细胞质组成。通常细胞核位于中央，一个染成明显紫色的小体，可以是圆形、椭圆形（淋巴细胞中）或者分叶状（中性和嗜酸性粒细胞中）。细胞质形成了细胞的形状，其染色不同主要和包涵体有关。细胞的大小，核的形状和大小，核和细胞质的染色反应有助于白细胞的识别。

白细胞分为粒系和非粒系的细胞（淋巴细胞）。粒系细胞来源于髓细胞系的发育。作为成熟细胞，中性粒细胞、嗜酸性粒细胞和嗜碱性粒细胞在胞浆中含特异颗粒。单核细胞也被分类为髓系细胞，含非特异性颗粒。淋巴细胞是由淋巴细胞系发育而来，为可能含有非特异性颗粒的非粒系细胞。

分叶核中性粒细胞

粒细胞中数量最多的是分叶核中性粒白细胞（PMNs），或者称作分叶的中性粒细胞。中性粒细胞在外周血白细胞中占59%，范围为35%~71%。婴儿和儿童中性粒细胞较少而淋巴细胞较多。

中性粒细胞一般为圆形细胞，直径为10~15μm。核在整个细胞中所占比例相对较小。核形状可以不同，但通常为分叶状。核通常较狭窄，形成一系列由狭窄丝或细丝染色质连接的

表 12-6 外周血中正常白细胞形态的比较

名称	核形	染色质	胞浆颜色	颗粒	平均百分比
分叶核中性粒细胞	分叶状	聚集明显	粉红色	较多，粉蓝色	56%
杆状核中性粒细胞	弯曲杆状	中等聚集	蓝色，粉色	较多，粉蓝色	3%
淋巴细胞	圆形	光滑	亮蓝色	少许红色（嗜天青）	34%
单核细胞	凹陷、折叠或扭曲状	花边样	灰色	细小，灰蓝色	4%
嗜酸性粒细胞	分叶状	聚集明显	颗粒状	较多，橙色	2%~3%
嗜碱性粒细胞	分叶状	聚集明显	颗粒状	较多，蓝黑色	0.6%

叶，可含 2~3 个叶。核染色质粗糙、聚集，染深紫色。这些不规则的染色质团块状较明显，易与亮紫色的副染色质相区别。核膜明显，核仁不可见。N/C 比值为 1:3。胞浆丰富，无色或淡粉色，含大量较小、通常不能分开、淡紫色的特异性中性颗粒，不规则地分布在胞浆中。可能出现大量非特异性嗜天青颗粒。

杆状核中性粒细胞

杆状核中性粒细胞是成熟粒细胞一种稍早期的形式。实验室对于杆状核粒细胞的报告方式有所不同。一些实验室对杆状和分叶核中性粒细胞的分类和报告分开进行；其他实验室则报告总的中性粒细胞。正常成人外周血中杆状核中性粒细胞占 3%。杆状核中性粒细胞显著增加应进行报告。

形态学上，杆状核中性粒细胞除核的形状外，均与分叶核中性粒细胞相似。杆状核在没有形成明显的叶或形成初始时为杆状或棒状，在后一种情况中，叶是由宽的带或者杆连接，而不是像分叶核由狭窄的丝或细丝连接。杆状和分叶核中性粒细胞的区分可能会比较困难，如有疑问，则应将细胞分类为"分叶核"（彩图 12-29）。

一般而言，白细胞计数的增加（白细胞增多症）是由血中中性粒细胞数量的绝对增加所造成的，这种情况称为中性粒细胞增多症。中性粒细胞增多见于急性感染（特别是细菌性感染）；代谢性、化学性、药物性中毒；急性出血；术后阶段；某些非炎性情况（如冠状动脉血栓）；恶性肿瘤；急性溶血后。中性粒细胞增多通常伴核左移或者不成熟细胞的增多以及胞浆的毒性改变。可能会伴随更多不成熟细胞出现的杆状核细胞增多非常显著。中性粒细胞胞浆的毒性改变主要表现为深染的嗜碱性（毒性）颗粒，出现淡蓝色的 Döhle 小体，空泡形成或者出现固缩现象。细胞可能会变大或变小。

中性粒细胞减少是指中性粒细胞绝对计数的减少。严重的中性粒细胞减少称为粒细胞缺乏症。当中性粒细胞计数降到 1×10^9/L 以下，则感染的危险性大大增加。出于这个原因，对于化疗或者骨髓抑制的患者进行中性粒细胞计数是非常重要的。

嗜酸性粒细胞

嗜酸性粒细胞为髓系粒细胞，一般占循环白细胞的 3%。它们比中性粒细胞稍大，通常直径为 12~16μm。核在细胞中所占比例相对较小。核通常分为二叶，偶尔也可见三叶。核结构与中性粒细胞核相似，叶较饱满，染色质染色比中性粒细胞的紫色更亮些。核膜清楚，核仁不可见。胞浆通常染色很浅，但可能是弱嗜碱性，通常充满嗜酸性的颗粒，用伊红染色呈橘红色，比中性粒细胞的颗粒更大更清楚。颗粒均匀分布于整个胞浆中，但很少能见到覆在其上的核。它们是不容易被破坏、坚硬、坚固的小体；当用力挤压核时，或者甚至整个细胞被破坏、核膜也破坏时，它们仍然保持完整无损。嗜酸性颗粒还具有高度折光性，也是一个有价值的识别特征。

嗜酸性粒细胞增多，超出正常值以上时与很多情况相关，特别是过敏反应、药物反应、某些皮肤疾病、寄生虫侵入和胶原血管性疾病。嗜酸性粒细胞减少见于肾上腺功能亢进。

嗜碱性粒细胞

嗜碱性粒细胞也是粒细胞，正常情况下平均占总循环白细胞的 0.6%。它们与中性粒细胞大小相近，直径为 10~14μm，但它们的核在细胞中通常占比例较大。核通常在形状上不规则，包括从小叶到未足够深至可以分类为明显叶的凹陷等多种形式。核型不明显，通常是染色质和副染色质的混合，染紫或蓝色，很少显示出结构。核膜相当清楚，核仁不可见。胞浆通常为无色，含有不定数量深染、粗糙、圆形或者有角的颗粒。颗粒（异染性）染深紫或黑色；偶尔可见一些较小、棕色的颗粒。它们可覆盖于核上，使核模糊不清。由于颗粒是水溶性的，偶尔一些、甚至大部分颗粒在染色过程中会被溶解。在这种情况下，细胞将会含有空泡，而不是颗粒，在空泡附近的胞浆可能会显灰色或棕色。成熟嗜碱性细胞的胞浆是无色的。不成熟嗜碱性细胞的胞浆为淡蓝色，可见于髓系白血病。

嗜碱性粒细胞增多，可见于慢性髓系白血病；也可见于过敏反应、骨髓组织转化和真性红细胞增多症。嗜碱性粒细胞的数量可能会在射线照射后暂时增加，嗜碱性粒细胞增多也可能会在慢性溶血性贫血和脾切除术后出现。

组织嗜碱细胞也称为肥大细胞，与嗜碱性粒细胞比较相似，但不完全相同。它们体积更大些，在化学组成和功能上略有不同。

单核细胞

单核细胞，也是髓系粒细胞，由髓系细胞演化而来。它们占正常循环白细胞的 4%~6%，根据不同的实验室和作者，报告范围为 2%~10%。单核细胞是正常白细胞中最大的，通常比中性粒细胞稍大些，直径为 12~22μm。

核较大，可能为圆形、椭圆形、凹陷状、分叶状、锯齿状甚至分叶状，但最常见的还是凹陷状或者马蹄形。核染色质呈亮紫色，细致或花边样。染色质和副染色质区分明显，染色质以细丝状呈线团样分布，使核呈现丝状外观（偶尔核型与淋巴细胞核相似，则其识别必须依赖于胞浆的差异）。核膜隐约可见，但不明显，核仁通常不可见。

胞浆丰富，染灰或灰蓝色。可能含有大量较小、较难定义的颗粒，形成一个"毛玻璃"的外观，通常有空泡。会出现较小且丰富的嗜天青颗粒，这种颗粒为天蓝色灰尘样，仅见于单核细胞。颗粒在颜色上从亮粉色到紫红色。此外，吞噬颗粒也可能在胞浆中见到。

淋巴细胞

淋巴细胞在正常成人中占白细胞的 34%，婴儿和儿童在正常情况下比成人淋巴细胞多，中性粒细胞少，正好相反。淋巴细胞一般分为两种：小淋巴细胞（约 7~10μm）和大淋巴细胞（至 20μm）。大部分正常淋巴细胞为小淋巴细胞。

在显微镜下观察，根据淋巴细胞大小和胞浆颗粒来对其进行描述。小淋巴细胞数量最多，主要由核组成，是正常成人血液中淋巴细胞的主要类型。它与正常红细胞的大小相似，在外周血涂片的检查中是一个有用的大小标志物，特别是在一些巨幼细胞性贫血中，除淋巴细胞外其他细胞直径都增加。核为圆形或轻微凹陷状，核染色质为粗糙、较厚、深染的块状。副染色质相对较少，不很清楚。几乎整个核都染成深紫色。核膜较厚且清楚，核仁通常不可见。胞浆呈淡蓝色窄带状形式，颗粒很少，如果有，则为红色（或天蓝色）颗粒。

大淋巴细胞的核有所增加，胞浆数量也相对增加。核含有更多的副染色质，比小淋巴细胞的核染色更亮。染色质仍然呈现聚集，由于染色质和副染色质混合，所以没有明显的轮廓。核膜明显，核仁通常不可见。这类细胞的胞浆可以比较丰富，经常能见到天青颗粒。胞浆颜色从无色到清楚的亮蓝色或中度蓝色不等。含有大颗粒的淋巴细胞胞浆深染的嗜碱性颜色。成熟的淋巴细胞包括不同分支的高特异性淋巴细胞。在形态学上讲，Wright 染色的血涂片中 B 和 T 淋巴细胞外观是一致的。

受到抗原刺激后，小淋巴细胞可以进行转化。这些转化的细胞在 Wright 染色的涂片中显得更大（15~25μm），有大量的深蓝色胞浆，称为"大颗粒淋巴细胞"。大的核有一个网状的外观，有一致的染色质和明显的核仁。这种细胞有不同的名称，包括反应性的、非典型性的、变异性的和网状淋巴细胞。

血液中正常淋巴细胞的核仁少见，但可在推片时压碎的细胞中见到。血中的淋巴细胞可能含有核仁，但在正常时被粗糙的核染色质覆盖。

有时识别有核红细胞和小淋巴细胞比较困难。两种细胞副染色质的染色反应是一个重要的诊断标准：淋巴细胞的副染色质是淡蓝或紫色的，有核红细胞的副染色质是粉蓝色。淋巴细胞的 N/C 比值比有核红细胞更高一些。

淋巴细胞增多与病毒感染有关，其增多是某些急性感染（例如，传染性单核细胞增多症、百日咳、腮腺炎、风疹、德国麻疹）和慢性感染（例如肺结核、布鲁菌病、传染性肝炎）的特征。这些疾病见到的变化称作反应性或非典型性变化，尤其是与传染性单核细胞增多症有关。细胞之所以称作反应性淋巴细胞，是因为其增加的数量和胞浆明显的反应提示可能是对于某些刺激的反应。CLSI推荐这些细胞形式称作变异形式[5]。

浆细胞

除了正常出现在外周血中的5种类型的成熟白细胞之外，浆细胞很少在血液标本中被发现。其胞体较大，有一个圆形或椭圆形的核，通常偏位。染色质深染、较厚块状、呈放射状排列，胞浆为较强的嗜碱性。在核一侧常伸出半月状淡染区。偶尔可见到不成熟的形式。浆细胞在免疫球蛋白的合成中发挥作用，还可能会在一些风疹、水痘或者猩红热以及在多发性骨髓瘤和浆细胞性白血病恶性情况患者的外周血中发现。

报告白细胞分类结果（相对和绝对计数）

百分数是计数白细胞数量和分类的传统报告方式，该方式对100个白细胞进行计数和检查以识别细胞。这些结果以相对数或者百分比来报告。另一种方法是根据绝对数报告分类。使用这个方法，计数的细胞数量和类型以细胞数$\times 10^9$/L报告。每个细胞系的增高或降低根据各自细胞总数分别报告。绝对计数提供了一种外周血中各类型细胞实际数量更精确的测定。各细胞类型的绝对计数是用每升中总的白细胞计数乘以各自类型白细胞的相对数（以小数表示）。

例如，若患者的白细胞计数为7.0×10^9/L，白细胞分类中中性粒细胞比例为70%，则中性粒细胞的相对计数为70%。中性粒细胞的绝对计数为：

$$0.70 \times (7.0 \times 10^9 / L) = 4.9 \times 10^9 \text{中性粒细胞/L (4 900/} \mu L)$$

参考值[2]

白细胞分类计数；年龄在21岁及以上的各类型细胞相对（%）和绝对（$\times 10^9$/L）计数：

细胞类型	平均值（%）	绝对计数（$\times 10^9$/L）和平均（范围）
中性粒细胞		
总计	59	4.4 (1.8~7.7)
杆状	3.0	0.22 (0~0.7)
分叶	56	4.2 (1.8~7.0)
嗜酸性粒细胞	2.7	0.20 (0~0.45)
嗜碱性粒细胞	0.5	0.06 (0~1.8)
淋巴细胞	34	2.5 (1.0~4.8)
单核细胞	4.0	0.3 (0~0.8)

血液分析仪提供的白细胞分类

很多多参数的血液分析仪可提供白细胞的分类，很多设备可提供五分类。白细胞自动化分类的主要优点是数以千计的细胞可迅速地被分析。在减少成本和实验人员较少的情况下，以及随着越来越精密仪器的使用，全血细胞计数（CBC）通常使用自动化方法，而不是用手工方法进行白细胞分类。每个实验室需要制定当自动化方法测定的结果发生报警时制备血涂片，检查和计数细胞的程序，以避免漏掉临床重要的结果。

由有经验的实验室人员解释自动化分类结果时，可提供大量有用、成本效益更高的信息，特别是用手工方法进行白细胞分类或者对结果异常标本进行血涂片检查时。多参数分析仪在白细胞分类的原理上不尽相同。一般而言，这些仪器使用：①电阻抗相关、导电性、光散射原理测定细胞体积；②使用细胞化学和光散射测定的自动连续流动系统；③由仪器制备血涂片的自动化电脑图像分析。

血细胞的变化

染色的血涂片中见到的红细胞和白细胞形态学改变对确定很多血液疾病的特征都有帮助。某些疾病除了具有其他的临床特征，还产生一些红细胞、白细胞和血小板的显著性改变。在外周血中所有的白细胞都应是成熟的。血液中出现不成熟的白细胞是不正常的。不成熟的细胞可通过大小、内部结构（例如颗粒的出现、核仁的改变、染色质或核）的外观和染色特征与成熟细胞区别。

随着细胞的成熟，细胞逐渐变小，核也变得越来越小，N/C 比值降低。在髓系粒细胞中，随着细胞成熟，出现颗粒。在不成熟的白细胞中，核为圆形；随着细胞成熟，核变分叶或凹陷。在幼稚细胞中染色质为细致、花边状，最后变得粗糙、聚集。核仁可能出现在幼稚细胞中，在成熟细胞中消失。胞浆在幼稚粒细胞中是嗜碱性的（染蓝色），随着细胞成熟变为粉红色。幼稚细胞的核染紫红色，随着细胞成熟变为强嗜碱性。胞浆颗粒的特异性染色标志着细胞成熟度的增加。

细胞功能的某些表现可作为白细胞特定发育阶段的特征而被观察到。例如，核仁和分裂象的出现代表细胞处于幼稚阶段；胞浆包涵体是成熟细胞的特征；吞噬作用见于成熟细胞；血红蛋白出现见于成熟红细胞中。

红细胞改变

◎ 红细胞的形态学改变

红细胞形态学的检查对于评价和确定贫血的原因是非常有帮助的。因此，临床实验人员识别和报告红细胞形态的改变是非常重要的，可有效地对患者进行评估和治疗。以下内容应进行观察和记录：

1）颜色或染色反应；

2）大小；

3）形状；

4）结构和包涵体；

5）人工所致异常形态和异常分布形式；

6）有核红细胞。

当红细胞颜色、大小和形状都正常时，描述为正色素性和正常红细胞。

◎ 红细胞颜色或血红蛋白的改变

1）正色素性细胞

当红细胞含有正常数量血红蛋白时，描述为正色素性。使用 Wright 染色，红细胞外周呈深橘红色，朝细胞中心方向逐渐变淡。正色素性红细胞的空白中心区域（中心苍白区）直径不到细胞直径的 1/3。

2）低色素性

外观较淡和中心苍白区增加（所占比例超过细胞的 1/3）的红细胞称为血红蛋白减少的红细胞（彩图 12-30）。血红蛋白减少是细胞中血红蛋白含量降低的结果，通常伴随细胞的变小，可见于 MCV 的降低或者小红细胞中，以低 MCH 和 MCHC 值的降低为表现。细胞在血涂片中容易变平，虽然大小可能正常。这种红细胞是缺铁性贫血的特征。

3）高色素性

真正的高色素性红细胞不存在，因为正常红细胞中充满的血红蛋白不能过饱和，否则细胞膜会破坏。然而，某些红细胞血红蛋白含量会增加。例如，比正常红细胞大的细胞（大红细胞）会厚些，因此血涂片上颜色也会深一些。另一种形状异常的红细胞，球形红细胞，是一种圆形的红细胞，中心没有淡染区，也呈现高色素性，因为它较厚，整个细胞染色相同。

4）多色性

多色性是指红细胞 Wright 染色呈淡蓝或蓝-橘色（彩图 12-31）。这是混合的染色反应，因为蓝色的 RNA 和红色的血红蛋白一起出现。多染性的细胞是刚刚脱核的幼稚细胞，染色广泛呈碱性是由于少数核糖体（或胞浆 RNA）的出现。当这些细胞进入血流中，它们的血红蛋白含量比成熟红细胞低 20%，仍然保留用于合成血红蛋白的核糖体。多染色性红细胞一般比成熟细胞稍大些。用活体染色（如新亚甲蓝）RNA 网状结构呈蓝色，这些细胞称为网织红细胞。多染性程度的增加（或网织红细胞计数的增加）提示骨髓红细胞形成的增加，可见于各种不同的溶血性贫血。

◎ 红细胞大小的改变

1）红细胞大小不等

红细胞大小不等一般是血涂片中红细胞大小变异的增加。通常伴随血红蛋白浓度的改变。

2）大红细胞

大红细胞是大的红细胞（彩图 12-32），平均细胞直径>9μm 或者 MCV>100fL。它们应与较大的多染性红细胞相鉴别。大红细胞是叶酸或维生素 B_{12} 缺乏引起的巨幼细胞性贫血的特征。

3）小红细胞

小红细胞是小的红细胞，直径要 <6.5μm 或者 MCV<78fL。它们通常与着色过浅相关，但细胞变小可能不会体现在血片上，因为在推片时细胞可能容易变平。小红细胞是缺铁性贫血、地中海贫血、铅中毒、铁粒幼细胞性贫血、特发性肺含铁血黄素沉着症以及慢性疾病性贫血的特征（彩图 12-33）。

◎ 红细胞形状的改变

1）圆盘状细胞

当红细胞没有遭受外部的破坏时，其正常形状为光滑的双凹圆盘状。正常形状的红细胞称作圆盘状细胞。

2）异形红细胞

异形红细胞是表示细胞形状明显变化的一般术语。很多不同的形状变异可见于血涂片中；红细胞可被描述为梨形、燕麦形、泪滴形、盔形、三角形或者碎片状，也可描述为有不同数量和类型的膜突起。细胞大小和血红蛋白含量在异形红细胞内差异较大。它们可见于很多贫血和溶血阶段，特殊形状可能代表或不代表一种特殊类型的疾病。

3）卵圆形红细胞和椭圆形红细胞

这些红细胞为椭圆形或卵圆形，显示了不同程度的椭圆形，从轻微圆形到接近圆柱形（彩图 12-34）。大卵圆形的细胞称为大-卵圆形细胞，是巨幼细胞性贫血的特征。由于大小和厚度的增加，这些细胞在血涂片上可能显示不出中心苍白区。更多拉长的形式可能发生在很多情况下，最显著和最少见的病理状态为遗传性椭圆形细胞增多症。

4）镰形红细胞（镰状红细胞）

典型的镰形红细胞较狭窄，形状像有两个尖端的镰刀（彩图 12-35）。它们从新月形到两端尖尖的形式，细胞呈细长、不规则的针状。这些细胞是红细胞中异常血红蛋白（Hb S）纯合子遗传的结果。红细胞的镰状因氧气的缺乏而加重。

5）靶形红细胞

这些细胞为靶状，显示出一个含有血红蛋白的外周环、一个苍白或清晰的区域和一个含有血红蛋白的中心区（彩图 12-36）。血液循环中的靶形红细胞为钟形的细胞，但在用于外周血形态学检查的涂片干燥后中呈靶形。

靶形细胞代表另一种膜异常；它们有着与血红蛋白数量相关的过度的细胞膜。靶形细胞可见于多种临床情况，特别是在各种血红蛋白异常和慢性肝脏疾病中。

6）球形红细胞

球形红细胞是不呈双凹圆盘状的红细胞；相反，由于一部分细胞膜发生缺损（彩图 12-37）而呈圆形或球形，结果导致它们变为小细胞，通常直径<6μm，通常称为小球形红细胞。

这些细胞呈高色素性，由于是球形，缺少中心苍白区，所以染深的橘红色。球形红细胞是某些溶血性贫血的特征，包括遗传性（遗传性球形红细胞增多症）和获得性（如药物源性）。它们也与多色性的增加和网织红细胞计数的增加有关。

7）口形红细胞

口形红细胞在血涂片上显示为裂口形或嘴形，而不是圆形的中心苍白区。它们不是双凹圆盘状，但在一边为碗形或者凹形。通常见于慢性肝脏疾病。

8）裂片红细胞(碎片红细胞,盔形红细胞)

裂片细胞有很多的名称和形式，取决于细胞物理性破坏之后的剩余物（彩图 12-38）。盔形红细胞为带有 1~2 个尖端的三角形细胞，象头盔一样。裂片红细胞的出现代表非常严重的病理状态，可能是细胞在通过循环系统时受到了机械性破坏，见于弥散性血管内凝血（DIC）或者放置人工心脏瓣膜产生的纤维蛋白丝。裂片细胞也可见于严重的烧伤。碎片形成也可能是由于中毒或代谢性损伤，见于某些恶性情况。裂细胞是微血管病性溶血性贫血的特征，其出现是一个危险的信号，需要医生立即进行处理。

9）泪滴形红细胞（梨形红细胞）

这些梨形或泪滴形红细胞的一端被拉长（彩图 12-39),可能是通过脾脏时遭受挤压而后破碎。

10）锯齿形红细胞，圆锯齿红细胞（钝锯齿红细胞）

锯齿红细胞或圆锯齿红细胞是细胞膜周围规则分布锯齿状、针状、棘状凸起的红细胞，通常可逆地转变为正常细胞。圆锯齿细胞有时为人为的针状细胞，例如当血涂片没有充分干燥产生的人工所致异常形态。

11）棘形红细胞

棘形红细胞与钝锯齿状红细胞相似，但它们的刺状突起不规则地分布在细胞膜周围。它们不是人工所致异常形态，也不能逆转为正常细胞。棘形红细胞与裂片红细胞相关，二者一起出现代表严重的病理状态。

12）角形红细胞（角状红细胞）

角形红细胞是半月形或纺锤形细胞。它们是相对正常体积的细胞，但已经变形，看上去有两个或更多的针状突起。

◎ 红细胞结构和包涵体的改变

1）嗜碱性点彩

红细胞中均匀分布的蓝黑色颗粒称为嗜碱性点彩（彩图 12-40）。点彩可能是较细致，点状，或者粗糙、更大些。点彩细胞可能与嗜多色性红细胞类似，但这些是实际的颗粒，不仅仅是整体的蓝色。点彩不存在于循环的红细胞中，而是由于染色过程中核糖体和 RNA 的沉淀造成的。然而，点彩细胞在临床意义上不是一种人工所致异常形态，因为它可能提示骨髓中异常红细胞的形成，如地中海贫血，巨幼细胞性贫血和铅中毒。

2）高铁红细胞和 Papperheimer 小体

这些细胞含有较小、浓染的蓝紫色铁颗粒，未与血红蛋白结合（彩图 12-41）。通常来讲，这些颗粒中只有 1~2 个出现在同一个细胞中，位于细胞的外周。高铁红细胞容易与 Howell-Jolly 小体混淆，用特殊的铁染色易于区分和更好地观察，如普鲁士蓝染色。

当高铁红细胞或铁蛋白用 Wright 染色，有时称为 papperheimer 小体。很少见于外周血，脾切除术后除外。

3）Howell-Jolly 小体

Howell-Jolly 小体为圆形，染色与浓染的核染色质相似，为染色较深的紫色颗粒（彩图 12-42）。通常情况下，红细胞中仅可见 1~2 个这种小体。它们定位于红细胞内偏心位，直径不到 1μm。Howell-Holly 小体是红细胞核的残余物，因此为脱氧核糖核酸（DNA）。在正常条件下，它们是由核碎裂演变而来，或为红细胞成熟后期核的不完全脱出，被认为是在某些异常条件下的异常染色体。这些核残余物在正常条件下通过脾脏时，通过去核作用从网织红细胞中脱出，因此，可见于脾切除后患者的外周血中，也可见于异常红细胞形成的情况，如巨幼细胞性贫血和一些溶血性贫血。

4）Cabot 环

这些线样的紫红色结构可以为环状、扭曲状或数字 8 形见于网织红细胞中。Cabot 环较少见，来源不是很清楚，但一般认为是在有丝分裂期异常红细胞形成造成的，可见于巨幼细胞性贫血和铅中毒。

5）含寄生虫的红细胞（疟疾）

在疟疾患者中，疟疾寄生虫的各种阶段都可见于红细胞中（彩图 12-43）。根据出现的疟疾体的种类，寄生虫可能会与 Cabot 环、嗜碱性点彩或红细胞上方的血小板发生混淆。

◎ 红细胞的人工所致异常形态和异常分布形式

1）细胞上方的血小板

当血小板在血涂片中位于红细胞的上方时，可能会与包涵体，特别是疟疾体的滋养体阶段发生混淆（彩图 12-44）。在这种情况下，上方的血小板应与周围区域的血小板加以比较。如果血小板在红细胞上方，血小板和红细胞不能聚焦于同一平面上，因为血小板不在红细胞内。

2）锯齿状红细胞

血涂片上的锯齿状红细胞与棘红细胞相似，细胞表面周围分布着规则的贝壳状、针状或者刺状的突起。这些锯齿细胞是制备血涂片中不正确的操作所造成的人工所致异常形态，通常是因为没有进行充分的干燥。

3）穿凿样红细胞

有着穿凿样外观、而不是正常中心苍白区的红细胞，也是干燥的人工所致异常形态（彩

图 12-45）。这种细胞不应与低色素性红细胞混淆。这种人工所致异常形态呈正常的染色反应。

4）缗钱状形成

缗钱状形成代表红细胞的异常分布，红细胞黏在一起或聚集成直线，看起来像一堆钱币。（彩图 12-46）。这种排列是在血涂片较厚区域一种典型的人工所致异常形态。当在正常的检查区域发现时有重要的临床意义，与血浆纤维蛋白原或球蛋白的升高有关，同时伴有血沉的增高（例如多发性骨髓瘤）。

5）凝集

凝集，即血涂片中红细胞不规则或无固定形状的聚集，是红细胞分布的另一种改变。临床上，这可能由患者血清冷凝集（抗体）的出现所引起，可能代表自身免疫性溶血阶段或者贫血。

6）外周血的有核红细胞

正常情况下，红细胞在成熟过程中的网织红细胞阶段之前不进入血液，仅在脱核后进入（彩图 12-47）。外周血中出现早期的有核红细胞是异常的，代表强烈的骨髓刺激，如急性失血、巨幼细胞性贫血或者与恶性肿瘤有关的病理情况。

成熟阶段后期的细胞是最常出现的，由于细胞含有血红蛋白，所以胞浆是橘红色的。然而，核也可以存在，尽管已发生固缩、呈蓝黑色。成熟后期的形态特征很难与小淋巴细胞或浆细胞相鉴别，红细胞胞浆中出现的粉红色有助于鉴别。外周血中出现有核红细胞是巨幼细胞性贫血的特征。该情况下，新生成的红细胞体积较大（大红细胞），与正色素性红细胞的相应阶段相比有更松散的染色质结构（是由于核浆成熟不同步造成的）。

需要记住的是：外周血涂片中发现有核红细胞时，应对白细胞计数进行校正，因为这些细胞可能会被当做白细胞进行计数。

◎ 红细胞改变的临床意义

临床上，红细胞形态学的改变与很多疾病有关，特别是贫血。贫血不是一种特异性疾病，而是血液携氧能力降低以及因此产生的到达组织和器官的氧减少的一种情况。贫血有很多不同的原因，在采取有效治疗措施前，必须要确定贫血的类型及其病因。贫血可以是或不是血液或造血组织的一种疾病。

◎ 贫血的类型

临床上，如果不考虑贫血的病因，所有的贫血患者都有相似的症状和主诉。严重程度一般依赖于血液中的血红蛋白浓度，因为大部分症状都是由携氧能力的降低所造成。病人的主诉主要为劳累和呼吸急促，其他的一般性主诉为苍白、眩晕、心慌以及头痛。

一旦表现出贫血，通常以血液中血红蛋白浓度为基础，一定要确定相应的病因。而且，病史和身体检查、各种实验室检查，包括外周血涂片红细胞的外观，在建立诊断中都是有益的。

贫血可根据红细胞的外观（形态学分类）或者贫血的生理病因（病因或病原分类）来分类（表 12-7）。

形态上，贫血一般分为：

• 正色素–正细胞性
• 大细胞性
• 低色素–小细胞性

1）正色素–正细胞性贫血

表 12-7　贫血的病因分类

类型	例子
血液丢失	
急性	外伤
慢性	结肠癌
生成障碍	
再生障碍性贫血	暴露于射线
缺铁性贫血	月经期过量失血
铁粒幼细胞贫血	铁利用障碍
慢性疾病的贫血	癌症
巨幼细胞性贫血	恶性贫血
溶血性贫血	
遗传缺陷	遗传性球形红细胞增多症
获得性疾病	新生儿溶血
溶血–血红蛋白病	镰形细胞贫血，地中海贫血

这些贫血是以外周血涂片中的正常红细胞外观及参考范围内的红细胞指数为特征的。骨髓产生的细胞是正常的，但循环血液中的细胞数量可由于一些原因而降低，包括急性失血。导致血浆体积增加的情况如水中毒，将会引起正色素–正细胞性贫血。如果骨髓发生抑制（发育不良），如再生障碍性贫血中所见，红细胞仍然正常，虽然数量会降低。骨髓受抑制导致髓系细胞的缺乏，白细胞和血小板计数会降低。如果骨髓被肿瘤或恶性肿瘤浸润，如白血病或多发性骨髓瘤，红细胞外观正常，只是数量降低。在某些溶血性疾病和慢性肝肾疾病中，红细胞也呈正常状态，只是数量降低。

2）大细胞性贫血

大细胞性贫血的主要代表是由于维生素 B_{12} 或叶酸缺乏或二者并存导致的巨幼细胞性贫血，这种缺乏可能是营养性的，或者可能由于恶性贫血导致的吸收不良综合征，患者不能吸收维生素 B_{12}。这两种情况中的缺乏都会导致核的成熟障碍以及巨幼细胞性贫血。骨髓的髓系细胞显示出一定的改变，包括红细胞、粒细胞和巨核细胞（血小板）。巨幼性改变的特征是出现更松散核染色质的较大细胞，外周血中出现较大、高度分叶的中性粒细胞。大红细胞（巨红细胞）的 MCV 值为 120~140fL。实际上不可能发生染色过深，而由于红细胞大小增加以及因此变厚使红细胞看起来含有更多的血红蛋白。尽管贫血可能很严重，但红细胞计数比血红蛋白浓度降低更多，因为出现的细胞较大，几乎完全充满了血红蛋白。血涂片中可见的其他改变包括红细胞大小不等（红细胞在大小上不同），红细胞异形（红细胞在形状上不同），以及出现 How-ell–Jolly 小体。

维生素 B_{12} 的营养性缺乏相对较少，但叶酸的营养性缺乏相当普遍。可能见于慢性酒精中毒或者其他饮食不平衡的情况。叶酸缺乏也可见于需要增加的情况，如孕期、婴儿期，某些溶血性贫血以及甲状腺功能亢进。腹腔疾病、热带口炎性腹泻、某些药物、避孕药的使用以及肝脏疾病可以导致吸收不良和巨幼细胞性贫血。

巨幼红细胞在发育顺序上是异常的。尽管与正常红细胞的成熟顺序相似，但巨幼红细胞较大。当它们发育时，巨红细胞的顺序中，核有着更松散或者不成熟的染色质形式，称为核浆的不同步成熟或者不同步发育。在巨幼细胞性贫血中，这些改变不局限于红细胞系列；所有正常在骨髓中产生的细胞类型都会类似地受到影响，出现较大、高度分叶的中性粒细胞。淋巴细胞不受影响，小淋巴细胞是有用的目测细胞大小的标志。

3）低色素–小细胞性贫血

这类贫血是最常遇到的类型，缺铁性贫血是最常见到的。铁缺乏不是最终的原因，因为造成铁缺乏的原因很多。简单来讲，缺铁性贫血可能由下列原因导致：

● 铁摄入量的降低（不足量的饮食或吸收减少）。

● 铁损失的增加（一般是各种原因导致的慢性出血）

● 铁代谢障碍（铁粒幼细胞性贫血）。

● 婴儿期、孕期以及哺乳期铁需要量的增加。

为了治疗贫血，必须要确定其病因。如果是由饮食中铁的缺乏引起，比较简单而有效的治疗是给予铁剂，通常是口服硫酸亚铁片剂。然而，如果是有其他原因引起，给予铁剂不会改善，可能对自身有害（如在地中海贫血中，可能铁负担过重）或者因为耽误了使用合适的治疗。

如果缺铁性贫血是由慢性出血所引起，必须确定出血的原因。出血最多是由于胃肠性原因所引起，妇女月经期过多通常也会引起缺铁性贫血。胃肠出血导致的缺铁性贫血可能由于溃疡、癌症或者其他肿瘤、痔疮、钩虫病甚至水杨酸盐的摄入（通常是阿司匹林）。这些病因治疗都是不同的。

所有的缺铁性贫血在红细胞形态上都产生相似的改变。红细胞比正常细胞小（小细胞），MCV 降低。不幸的是，在血涂片上细胞大小的降低不总是像 MCV 值降低那样明显。缺铁性贫血中红细胞内的血红蛋白数量显著降低；这种细胞是低色素性的（颜色较淡）。这个也会发生在红细胞容积上，也是血红蛋白的一个主要作用，但由于低色素性红细胞在血涂片上比较分散或变平，可能会与正常细胞一样大或更大些，所以在涂片上不明显。低色素性细胞显得比较苍白，中心苍白区大大增加，只在边缘有一些颜色，中心苍白区占整个细胞的比例超过 1/3。每个红细胞中血红蛋白的降低在实验室测定中表现为 MCH 和 MCHC 的降低。缺铁性贫血其他特征改变包括红细胞大小不等和红细胞异形，这些变化程度都因疾病的严重程度不同而不同，表现为 RDW 的增加。其他在缺铁性贫血调查中有用的实验包括便潜血实验、血清铁的测定、总铁结合力的测定、胃肠道射线研究以及偶尔会进行骨髓的检查。

另一组显示严重程度不同的小细胞和低色素性贫血为球蛋白（血红蛋白分子的组成部分）合成失调引起的贫血。这类贫血主要为地中海贫血，一种遗传性血红蛋白合成失调的疾病。一般可观察到小红细胞、低色素以及嗜碱性点彩。红细胞大小不等、红细胞异形以及靶形红细胞都可出现，以及出现渗透脆性的降低。α 和 β 形式地中海贫血的分类还需要其他实验室检查。

小细胞-低色素性贫血还包括那些卟啉和亚铁血红素合成失调所引起的贫血。这种贫血会产生血红蛋白分子的畸形。铁粒幼细胞性贫血是一种细胞内贮存铁增加的疾病，特别是在单核吞噬细胞系统中。这种情况下骨髓有铁粒幼红细胞，为含有可被普鲁士蓝染色的铁颗粒的有核红细胞。核周围完全或部分被铁颗粒包围。除小红细胞和低色素，这些患者的外周血还出现铁粒幼红细胞和含有铁颗粒的无核红细胞（见红细胞结构和包涵体的改变）。由于机体未恰当利用铁而导致铁负担过重，所以对这些患者给予铁剂的治疗是有害的。

很多化学物质通过抑制亚铁血红素而导致铁粒幼细胞性贫血。铅中毒导致的贫血也显示为轻微的小红细胞和低色素性，通常在红细胞中出现嗜碱性点彩。通常见于摄入铅屑的儿童和在工业上暴露于铅的成人。

4）溶血性贫血

溶血性贫血是一种形态学上分类比较困难的贫血，因为无法简单对其进行病因学分类，有时根据计算的指数分类为"正细胞-正色素性"。然而，不像在其他正细胞-正色素性贫血中，溶血性贫血由于细胞大小不等和红细胞异形性，RDW 大大增加。而且，由于新生红细胞（网织红细胞）数量的增加，MCV 增加，这是因为新生红细胞要比成熟红细胞大些，尽管没有巨幼细胞性贫血中的红细胞大。

溶血性贫血一般分为先天性的和获得性的，以各种原因导致的红细胞破坏增加或溶血为特征，伴随骨髓中红细胞生成的增加。在 Wright 染色的血涂片中可表现为细胞多色性，甚至出现有核红细胞，网织红细胞计数增加。RDW 增加的红细胞大小不等和红细胞多形性一般为溶血性贫血的特征。一种遗传性的球形红细胞贫血—遗传性球形红细胞增多症，是由遗传性的红细胞异常所引起，以外周血中出现球形红细胞为特征，在形态上不能与某些导致球形细胞贫血的获得性疾病相区分。这种情况下，有帮助的实验室检查为直接抗球蛋白实验（DAT；旧称 Coombs 实验）。

DAT 用于检查被抗体包被的红细胞，这是将可以引起溶血性贫血的免疫机制和非免疫机制区分开来的最有用的实验。当红细胞被抗体包被，DAT 通常为阳性，除非细胞膜上的抗体数量太少。自身免疫时红细胞可变得敏感。在这种类型的疾病中，抗体是由患者自身免疫系统所产生，针对于患者自身红细胞表面的特异性抗原。这种贫血可由温度或药物引起。

其他形状的改变（红细胞异形）也是某些溶血性贫血的特征。以椭圆形红细胞为特征的遗传性椭圆形红细胞增多症，为一种红细胞膜的失调。镰状细胞是镰状细胞性贫血的特征，为一种遗传性的血红蛋白异常。裂形细胞或碎片细胞，为微血管性溶血性贫血的特征，可能由于血管内病理状态或凝集产生的机械性破碎所引起。

白细胞改变

使用白细胞计数，即一定体积血液中的白

细胞实际数量，可测定白细胞的定量改变。同样，白细胞高于正常值称为白细胞增多；低于正常值称为白细胞减少。也可出现白细胞计数中任何 5 种类型白细胞数量的增加或减少，可使用白细胞分类进行测定。各种类型细胞的定量改变可用以下词语来描述：中性粒细胞增多（增高）；中性粒细胞减少（降低）；嗜酸性粒细胞增多，嗜酸性粒细胞减少；嗜碱性粒细胞增多，嗜碱性粒细胞减少；淋巴细胞增多，淋巴细胞减少；以及单核细胞增多，单核细胞减少。

而且，这些增高或降低可能是相对的也可能是绝对的。如果改变是绝对的，特定类型细胞与其在血液中的正常浓度相比，显示出数量的增高或降低。如果是相对的，特定类型细胞在白细胞分类中产生了百分比的改变（或增高或降低），而数值浓度在正常值范围内。当百分比和数值高于或低于正常值时，可能既会产生绝对变化也会产生相对变化。

如之前所述，循环白细胞数量或形态的改变可用左移来描述，主要是指比外周血正常出现的细胞更早或更不成熟的细胞出现，这种改变可在任何细胞系中发现，包括红细胞。

如下面描述和展示的，大部分白细胞形态改变可分为：①毒性或反应性改变；②畸形；③白血病性或其他恶性改变。

反应性改变是淋巴细胞的特殊特征。反应性淋巴细胞可见于病毒感染，通常与传染性单核细胞增多症有关，尽管很多其他条件也可产生反应性细胞形式。改变一般包括胞浆嗜碱性的增加（分布可能呈放射状或位于边缘），胞浆体积的增加或减少，粗糙嗜天青颗粒的增加，或者核染色质的改变，可变得疏松、细致、网状，或者变黑、变厚以及聚集。这些改变在本节中都会进一步阐述。

◎ 毒性改变与粒细胞改变

毒性改变可见于中性粒细胞，一般与细菌性感染或毒性反应有关。血涂片中可见到中毒颗粒、空泡形成或 Döhle 小体。

1）中毒颗粒形成

中毒颗粒一般比正常中性粒细胞、杆状核

粒细胞以及晚幼粒细胞胞浆中发现的颗粒要大，染深嗜碱性或蓝黑色（彩图 12-48），与中性粒细胞的早期形式–早幼粒细胞中见到的颗粒很像。中毒颗粒的出现与急性细菌性感染、服用毒性药物、烧伤有关。

2）Döhle 小体

这些小体是在中性粒细胞胞浆中发现的圆或椭圆，较小、清晰、染亮蓝色的区域。Döhle 小体为中性粒细胞发育早期阶段剩余的胞浆 RNA。通常与中毒颗粒一起见于感染、烧伤、毒性试剂中毒以及孕期。

3）毒性空泡

空泡也是一种毒性改变的标志，提示吞噬的发生。吞噬物质消化的位置即为中性粒细胞和杆状核粒细胞胞浆中出现的空泡，空泡通常与中毒颗粒一起见到。

4）核分叶过多

分叶过多的中性粒细胞核含有 6 个或更多的叶，是维生素 B_{12} 和叶酸缺乏所引起的巨幼细胞性贫血的特征，称为恶性贫血（PA）性中性粒细胞。巨中性粒细胞要比正常大小的中性粒细胞大。

5）Barr 小体

Barr 小体是黏附于中性粒细胞核叶或从其上突出的一个小球状物，由同样的核染色质或者物质组成。通常称作性染色质或性染色体，因为它可见于一些正常女性的中性粒细胞中，被认为是一种未活化的 X 染色体。

6）Auer 棒状小体

Auer 棒状小体是胞浆中纤细、棒形或者针形的小体，染紫红色，与嗜天青颗粒类似（彩图 12-49），由溶菌酶物质和融合的初级颗粒组成。Auer 棒状小体可见于原始粒细胞和原始单核细胞的胞浆中，可用于髓系白血病和淋巴系白血病的鉴别诊断。

◎ 畸形改变

畸形就是"规则的变异"或者一种不规则。血液学正常的变异可能是先天性或获得性的。

1）Pelger-Huët 畸形

这种畸形见于粒细胞核分叶或叶形成失败。

中性粒细胞核在 Pelger-Huët 畸形中为杆状或者最多有两个叶。而且，染色质非常粗糙地聚集在一起。这是一种良性的畸形，可以是先天性的或者获得性的。在获得性的形式中，称作假Pelger-Huët 畸形。

2）Chédiak-Higashi 畸形

在中性粒细胞胞浆中可见到无定形的颗粒；颗粒也可见于淋巴细胞和单核细胞胞浆。Chédiak-Higashi 综合征是先天性的，比较少见，患者曾通过骨髓移植来治疗。

3）May-Hegglin 畸形

这些蓝色的包涵体与中性粒细胞中出现的Döhle 小体类似，通常更大些，有更明显的边界。血小板数量可能会降低，但也可以出现一些巨大形式。May-Hegglin 畸形是先天性的，大部分患者没有临床症状。

4）Aler-Reilly 畸形

中性粒细胞、嗜酸性粒细胞和嗜碱性粒细胞见到厚、黑的嗜天青颗粒，也可见于淋巴细胞和单核细胞中。May-Hegglin 畸形是先天性的，通常与黏多糖症有关。

◎ 恶性或白血病性改变

血液恶性疾病包括一大组超出本书范围的不同疾病，本节仅进行一些一般性陈述和描述。血液恶性疾病分为以下类型：

1. 急性髓细胞（急性非淋巴细胞白血病，ANLL）白血病（AML）；

2. 慢性骨髓细胞增殖疾病，包括慢性髓细胞白血病（CML）；

3. 急性淋巴细胞白血病（ALL）；

4. 慢性淋巴细胞增殖疾病，包括慢性淋巴细胞白血病（CLL）和淋巴瘤。

白血病是造血组织异常、一种或多种造血细胞不受控制地增殖、逐渐取代正常细胞成分的一种疾病。通常受影响的细胞有量的改变，但不是绝对的。

1）分类

白血病在形态上分为淋巴细胞性（或淋巴系的）和髓细胞性的（或髓系的）。这些白血病细胞通常最幼稚的细胞或原始细胞分别为原始淋巴细胞和原始髓细胞。不可能在形态上区分出原始髓细胞和原始淋巴细胞，尤其是在疾病最严重或者急性期，在血中仅可见到原始细胞。胞浆中 Auer 棒状小体（溶酶体物质的棒或颗粒，一种嗜天青物质）的出现用于原始髓细胞的诊断。Auer 小体不会见于所有类型的髓细胞性白血病。其他用于鉴别原始髓细胞和原始淋巴细胞分类的为 N/C 比值，核仁的数量以及核染色质的形式，但这些区别通常不是决定性的，可能会发生误导。如果出现更成熟的细胞，则有助于形态的鉴别。

白血病根据临床过程（预后）和出现的原始细胞数量分为急性或慢性。急性白血病通常突然发作。患者通常有贫血，正细胞-正色素性，随着疾病进展贫血程度增加。血小板计数为低度至重度减少。白细胞计数各异，虽然可能正常甚至降低，但通常为中度到极度增加，可能会增至（50~100）×10⁹/L。外周血涂片中可出现原始细胞；通常情况下，高于 60% 的原始细胞则提示急性白血病。骨髓中细胞较多，主要以原始细胞为主。未经治疗的急性白血病可在 2~3 个月内死亡。死亡通常由于出血所导致，在血小板计数低于 20×10⁹/L 时严重程度可增加；或者由于感染所导致，在粒细胞计数低于 1.5×10⁹/L 时可出现。治疗方法包括化疗、输血治疗和骨髓移植。

2）流行病学

白血病可发生在任何年龄，但某些类型可能与年龄相关。AML 可发生在所有年龄，但主要以中年为主。CML 通常发生于 20~50 岁之间。CLL 通常发生于年龄较大的成年人，通常超过50 岁。治疗通常仅仅针对于疾病并发症。ALL 通常发生于 10 岁以下儿童（很少超过 20 岁），高峰在 3~7 岁。ALL 是儿童恶性疾病中最常见的疾病。

3）病因学

白血病准确的病因还不清楚，有证据表明有遗传因素和倾向。环境因素也有影响，特别是暴露于 γ 射线，可产生基因突变或染色体破坏，如 CML 中所见的 Ph 染色体。各种化学物质和药物也有影响，病毒与鼠和其他动物的白血病相关。慢性骨髓增生性疾病是一组骨髓肿瘤，主要是骨髓和血液中的骨髓细胞恶性克隆性增殖，增殖的细胞可以是粒细胞、红细胞或者巨核细胞系。这类疾病包括 CML（中性粒细胞），真红细胞增多症（红细胞），以及原发性血小板增多症（巨核细胞）。

4）体征和症状

慢性白血病（骨髓或淋巴系增殖失调）开始缓慢、隐匿，可能无症状状态存在很长时间。症状缓慢发展，包括疲劳、盗汗、体重减轻以及发烧。贫血通常在疾病晚期发生，但在疾病进程中可能会发生溶血性贫血。血小板计数通常正常，在 CML 中甚至增加；然而在晚期阶段，血小板减少和贫血通常都会发生。白细胞计数通常大大增加，通常高于 $100\times10^9/L$，但也可正常或甚至降低。在形态学上，慢粒外周血涂片中所见原始粒细胞少于 10%，血象与骨髓相似，因为它含有所有粒细胞发育的阶段，包括嗜碱性粒细胞，是一个重要的特点。在 CLL 中，外周血中很少见到或见不到原始淋巴细胞。血象特点显示大小和形态类似的单一淋巴细胞。而且，由于淋巴细胞容易破碎，易出现很多破坏的细胞或者篮细胞。

5）实验室检查

传统上，形态学标准已用于白血病的分类。细胞化学和组织化学染色技术以及免疫学标志物的使用为现在识别异常造血祖细胞提供了更多的帮助。使用染色和免疫学方法的特殊实验研究已经作为白血病患者病情检查的一部分内容。特殊染色包括髓过氧化物酶染色、苏丹黑染色、白细胞碱性磷酸酶活性染色、TdT 酶活性染色、非特异性和特异性酯酶活性染色以及过碘酸雪夫（PAS）反应染色。这些实验可用于急性白血病法–美–英（FAB）分型系统。

6）预后

CML 患者的平均存活期相对较短，为 3~4 年。CLL 平均存活期为 10 年，尽管有些可延长至 35 年，30% 患者死于疾病不相关的原因，感染是 CLL 死亡的最常见原因。CML 易于进展为急性或加速阶段，称为白血病急性发作，患者最终死于出血或者感染，像急性白血病一样。

◎ 其他恶性变化

除白血病外，其他血液恶性疾病包括浆细胞恶性增生（多发性骨髓瘤，原发性巨球蛋白血症，FC 片段或者重链病），霍奇金病（或恶性淋巴瘤，霍奇金类型），非霍奇金恶性淋巴瘤，以及一些不常见的血液恶性肿瘤。

实验室检查在这些血液病患者的诊断、控制和治疗方面起着重要作用。可申请很多实验室检查，如细胞和血小板计数，贫血的检测，凝血检查，白细胞分类计数，血涂片检查，细胞化学和组织化学染色，免疫学实验，输血治疗中合适血液制品的准备和选择。

再次强调，血涂片中这种改变和复杂的形态学检查需要由经过训练的血液学专家来进行。在常规血涂片镜检筛查中，应由经过特殊训练的病理学家和技术专家作为异常情况识别出来。

◎ 淋巴细胞改变

1）变异淋巴细胞（反应性或非典型性淋巴细胞）

反应性、非典型性或者变异淋巴细胞（也称为转化的淋巴细胞或者病毒细胞）主要与传染性单核细胞增多症有关；然而，很多其他病毒感染也会显示这种改变（彩图 12–50）。反应性淋巴细胞一般出现在外周血和免疫系统中 B 淋巴细胞和 T 淋巴细胞免疫反应的不同阶段。一般而言，胞浆数量增加，显示对刺激物有反应。尽管细胞已经在形态上较详细地分类，但总体上它们容易表现出下面描述的一个或一些特征。

胞浆容易变为深蓝色（胞浆嗜碱性）。嗜碱性特征容易被定位，或在外周，细胞外部边缘蓝色增加，或呈放射状，蓝色区域像车轮的辐条一样从中心核向细胞外部边缘放射。放射状和外周的嗜碱性可以结合，这种情况下细胞被描述为类似于煎蛋或喇叭裙样。反应的细胞也会呈现细胞质体积的增加或减少。胞浆体积增加的细胞在 Wright 染色涂片中观察时，易于显示出毗连的压痕，尤其是红细胞。胞浆呈圆形，几乎被这种结构所吞没。细胞胞浆中的非特异性嗜天青颗粒也会增加。

反应性或者非典型性淋巴细胞也会显示出核的改变。一般有一个染色质和副染色质更明显的分离。核可变得疏松细致，像更早的发育阶段，呈现"网状外观"，因此称为网状淋巴细胞。在其他情况中，核变为圆形或肾形，染色质重度聚集；由于象浆细胞，所以这些改变称为"类浆细胞改变"。

2）涂抹或篮状细胞

这些是破坏的白细胞（彩图12-51）。涂抹细胞是由没有胞浆物质的破损核组成的细胞碎片。篮细胞在白细胞分类中不被计数，在大部分外周血涂片中可遇到一些破坏的细胞，除非大量出现，否则没有意义。这些细胞可能与CLL有关，在某些CLL和急性白血病中，篮细胞的数量可能要大于普通的淋巴计数。

其他血液学检测项目

迄今为止讨论的操作和材料都是通常包含在全血细胞计数（CBC）中的。两个额外的检查，网织红细胞计数和血沉测定，在临床实验室中也是经常应用的，但不作为CBC的一部分。

网织红细胞计数

网织红细胞是已经成熟至脱核但还保留胞浆RNA的新生红细胞，它们不具有全部数量的血红蛋白。网织红细胞的数量是红细胞再生或制造的一个测定指标。使用网织红细胞计数和不成熟红细胞分数是成功建立骨髓或干细胞移植的一种方法。由于不成熟红细胞RNA的嗜碱性胞浆残留物，网织红细胞在Wright染色的血涂片上显示为多染红细胞。

正常红细胞生成和网织红细胞

外周血中通常有0.5%~1.5%的红细胞是网织红细胞。这是因为红细胞的平均寿命为120d，每天大约有1%的成熟循环红细胞被替代。网织红细胞计数在正常水平以上——网织红细胞增多，是机体造血需求增加的一个提示。当机体内发生红细胞溶血时网织红细胞增加。网织红细胞计数的增加和多染红细胞增多是溶血、失血、贫血治疗以及其他原因的特征。在一些需要补充较多红细胞的患者中，会出现骨髓中不成熟有核红细胞的释放。

标本要求

使用抗凝全血或手指、脚趾或足跟的毛细管血。静脉血应使用EDTA抗凝。不能使用肝素血，因为染色质量较差。如果使用抗凝全血，应在采集标本后1~2h内进行试验，因为细胞在试管中可以继续成熟，造成所见网织红细胞百分比的下降。

计数网织红细胞的手工方法

通过将活细胞进行活体染色可以检查到网织红细胞中的RNA含量。制备用于网织红细胞计数涂片的手工方法要求进行红细胞[8]活体染色（彩图12-52和操作程序12-8）。在活体染色中，活细胞与染液混合，而不是制备成涂片后染色。

使用新亚甲蓝（NMB）或煌焦油蓝进行网织红细胞的染色。最好使用NMB，因为它染色较一致，使RNA网状结构呈亮蓝色。除了染料外，染液还应该含有保护红细胞的成分（提供等渗的条件）。这里描述的方法要求染液应能防止血液凝固。煌焦油蓝含有枸橼酸钠可以抗凝，以及氯化钠提供等渗环境。NMB含有草酸钠以及氯化钠，前者可以抗凝。这些活体染料可沉淀于网织红细胞的RNA上，将其染成蓝色。

报告网织红细胞的结果

网织红细胞计数传统的报告单位是网织红细胞的百分比，以计数1 000个红细胞为基础，包括网织红细胞在内。

◎ 网织红细胞绝对计数

计算的网织红细胞百分比和总的红细胞计数之间有关联。有意义的网织红细胞计数应该能够提示总的红细胞生成，而不管血液中红细胞的浓度是多少。网织红细胞计数也可通过将网织红细胞计数百分比乘以总的红细胞计数而以绝对值形式报告。这种报告方法为贫血后的疾病进程或者治疗提供了一个可以比较的基础，

操作程序 12-8

网织红细胞计数：新亚甲蓝方法

原　理

活体染料，如新亚甲蓝 N 或煌焦油蓝可结合、中和以及交联核糖核酸（RNA）。这些染料可使核糖体和残余的 RNA 与存活的新生红细胞中少量残余线粒体以及铁蛋白发生共沉淀，形成形态上可见的、蓝黑色成簇和丝状（网状）的结构。含有 RNA 的红细胞称作网织红细胞。网织红细胞计数在评价骨髓中红细胞的产生情况（红细胞生成）中是非常重要的。

标　本

使用 EDTA 或肝素抗凝（译者注："标本要求"中提到不能使用肝素抗凝）的全血较合适。吸入肝素管中的毛细管血立即与染液混合也可以使用。染液和血液的混合应在采血后迅速进行。已染色的涂片可长时间保持颜色。

试剂、耗材、设备

试剂

- 新亚甲蓝溶液（按照厂家说明书制备）

每天或使用前立即过滤染液，以去除沉淀。

耗材和设备

- 毛细管
- 涂片
- Wright 或者 Wright-Gimsa 染液
- 显微镜，擦镜纸及镜油
- Miller 窥盘（可选）

操作程序

1. 将混合好的血液充满毛细管的 1/3。

2. 吸取等量的已过滤染液至试管中，用手将试管来回旋转。

3. 血液和染液混合的比例为 2 滴血和 2 滴染液。

4. 将混合物静置至少 10min。

5. 轻轻重新混匀，取出小滴染液与血液混合物至显微镜载玻片上制备涂片。

6. 在空气中干燥。

7. 涂片可使用 Wright 进行复染（操作程序 12-7）。

8. 使用 10× 显微镜物镜，聚焦至涂片。加一滴油在涂片上，移至油镜下（100×）。合适的计数区域为涂片中红细胞平均分布不重叠的部分。开始计数前，浏览整个涂片，检查涂片中的网织红细胞。

9. 为计数网织红细胞，至少计数 1 000 个(包括含有网状结构和非网状结构的) 红细胞。正常情况下，2 张涂片每张计数 500 个红细胞。如果这两张涂片中的网织红细胞数有 20% 不一致，必须在第 3 张涂片上再计数 500 个红细胞。确保计数所有含有蓝色丝状、碎片状或网状颗粒结构的红细胞。可通过使用纸洞填充料或者中间带有目镜大小洞的纸片来减少计数区域。这样可比观察整个区域计数要容易些。

注：可使用 Miller 窥盘来方便计数网织红细胞和总的红细胞。

计　算

如果检查 1 000 个红细胞发现了 57 个网织红细胞（57 个网织红细胞和 943 个成熟红细胞），网织红细胞计数按下式计算：

$$\frac{57}{1\,000} \times 100 = 5.7\% \text{网织红细胞（未校正）}$$

报告结果

参考值：0.5%~1.5%；婴儿，2.5%~6.5%（校正后）

Miller 窥盘

原 理

将 Miller 窥盘插入显微镜的目镜中可快速地检查红细胞。这个窥盘在视野中加入两个方格(大方格为小方格的 9 倍)。

程 序

在连续区域的大方格中计数网织红细胞,在小方格中计数红细胞,至少计数 300 个红细胞。这可以估计至少 2 700 个红细胞中的网织红细胞。网织红细胞计数绝对值可通过将红细胞计数乘以网织红细胞百分比来计算。

计 算

$$网织红细胞(以百分比表示) = \frac{大方格的网织红细胞数}{小方格的红细胞数} \times 100$$

例:假如在大方格中有 40 个网织红细胞,小方格中有 300 个红细胞:

$$网织红细胞(以百分比表示) = \frac{40}{300 \times 9} \times 100 = 1.48\%$$

注:网织红细胞也可使用自动化方法计数。

误差来源

1. 不应将有折射样外观的红细胞与网织红细胞相混淆。折射小体是由于空气中含有的湿气导致干燥不充分造成的。

2. 必须对染料进行过滤,因为染料沉淀与网织红细胞很相似。

3. 不应将红细胞包涵体误认为网织红细胞。Howell-Jolly 小体经常为 1~2 个深紫色较厚的结构。

Heinz 小体染亮的蓝绿色,通常出现在红细胞边缘。

Pappenheimer 小体更容易与网织红细胞混淆,是最难识别的。这些染紫色的铁沉淀物一般为一小堆颗粒。如果怀疑为 Pappenheimer 小体,用 Wright-Giemsa 染色来确证。

4. 新亚甲蓝染色不充分也可造成网织红细胞计数假性降低。

5. 葡萄糖含量过高也可导致网织红细胞染色不充分。

临床应用

一些疾病可以与网织红细胞增加和降低相关。网织红细胞增加可见于明显的失血、溶血性贫血危象及恶性贫血治疗中。网织红细胞降低与骨髓中红细胞产生减少有关。网织红细胞产生减少与再生障碍性贫血和其他疾病有关。

参考资料

Brecher JW,Schneiderman M:A time-saving device for the counting of reticulocytes,Am J Clin Pathol 20:1-79,1950.

Clinical and Laboratory Standards Institute:Method for reticulocyte counting (automated blood counters,flow cytometry,and supravital dyes) :approved guideline,ed 2,Wayne,Pa,2004,ClSI Document H44-A2.

NCCLS:Method for reticulocyte counting:proposed standard,Villanova,Pa,1985,NCCLS Document H16-P.

TurgeonM:Clinical hematology,ed 4,Philadelphia,2005,Lippincott,Williams&Wilkins.

手工计数的准确性为 2%~10% 时,成人参考值的变化范围为 0.9%~2.0%。

是网织红细胞计数结果优先选用的报告方式。

◎ 低血细胞比容(贫血)网织红细胞计数的校正

由于血细胞比容降低和升高的网织红细胞计数比值可放大红细胞生成反应,网织红细胞计数可以通过使用包含血细胞比容值的因子来进行贫血程度的校正。患者的血细胞比容与正常血细胞比容(女 42%,男 45%)相比,然后再与患者的网织红细胞计数值相关联:

校正后的网织红细胞计数(%)=患者的网织红细胞计数(%) $\times \dfrac{患者的血细胞比容}{正常人的血细胞比容}$

◎ 网织红细胞生成指数

校正过程补偿了外周血中网织红细胞和红细胞成熟需要花费的时间，特别是当贫血比较严重，随之造成的红细胞反应性生成以及骨髓中红细胞较早的释放。网织红细胞生成指数（RPI）可以用于校正由于红细胞从骨髓向外周血中过早地释放形成的网织红细胞计数。细胞从骨髓提前释放未必代表骨髓生成增加。细胞从骨髓向外周血过早地释放是以有核红细胞的出现或者多染巨红细胞的出现为特征，在Wright染色制备的血涂片中也称为漂移细胞，即大的网织红细胞。

正常情况下，网织红细胞释放入血之前在骨髓中成熟需要2~3d，大约每天有1%的循环红细胞被取代。当血细胞比容和骨髓释放率正常时，可将网织红细胞百分比看作生成或成熟指数，按下式设为1。

正常网织红细胞生成指数（RPI）=1

然而，如果网织红细胞在骨髓中成熟前直接释放入血，以血片中出现有核或者移动细胞的形式为证据，网织红细胞计数通过将表观网织红细胞计数除以2（通常为成熟的天数）来校正。

如果多染巨红细胞出现在Wright染色制备的血涂片中，必须要使用RPI因子。网织红细胞以天计算的成熟时间如下[8]：

成熟因子 (d)	血细胞比容 (%单位)
1	45
1.5	35
2	25
3	15

校正的网织红细胞计数称为网织红细胞生成指数。如果血中未见到有核细胞或移动细胞，网织红细胞计数除以1（例如保持不变）。

当血细胞比容异常降低和血涂片中移动细胞同时出现时，都要对表观网织红细胞计数进行校正。可以使用下面的一般公式：

$$RPI = \frac{1}{2}\left[\text{患者网织红细胞计数（%）} \times \frac{\text{患者的血细胞比容}}{\text{正常人的血细胞比容}} \right]$$

因子1/2代表除以成熟因子2。成熟因子可以不同，主要与贫血严重程度有关。骨髓可以对贫血产生2~5倍的反应性红细胞生成。

手工方法进行网织红细胞计数的注意事项和技术因素

进行网织红细胞计数时，仔细聚焦显微镜是基础。染色的血小板颗粒和白细胞颗粒不能误认为网织红细胞。染色沉淀也可能误认为红细胞内的网状结构。为了减少这个可能性，染料在使用前必须过滤。涂片后立即干燥可避免有时出现在红细胞中与RNA残余物类似的结晶物的形成。

如果患者贫血，必须改变染料和血液的比例。须使用更多的血液。如果仔细按照程序操作，血涂片中网织红细胞的分布会比较好。根据经验，影响一致性的难题主要是网织红细胞的分布而不是网织红细胞的错误识别。网织红细胞与成熟红细胞相比比重较低，会上升至血液/染液混合物的顶部。标本必须在温育前和制备3张涂片前充分混匀。涂片必须以一致的方式制备，以确保可以随机取样。

不同临床实验室使用的网织红细胞计数程序不同，尽管原理都相同。差异包括：①染液和细胞混合的方式；②红细胞计数的总数和观察涂片的数量；③用于帮助明确计数区域的显微镜目镜中Miller窥盘的使用；④使用Wright染液对网织红细胞涂片进行复染；⑤患者血细胞比容和移动细胞出现时校正的使用。

自动化方法进行网织红细胞计数

自动化分析程序的使用（第9章），大大加强了网织红细胞计数的过程。应用流式细胞原理，细胞用可优先染色RNA的荧光染料进行染色，通过荧光技术对细胞进行计数。含有RNA的网织红细胞在暴露于紫外光下可发荧光。仪器可在几秒内计数上千的网织红细胞，能准确计数浓度水平在0.1%的网织红细胞。

网织红细胞计数的临床应用

网织红细胞计数用于因缺乏制造红细胞基本物质引起的贫血治疗后的跟踪测定。当已诊断为缺乏时，则开始进行治疗，包括补充机体缺乏的物质，等待机体红细胞生成的反应性增加。新的红细胞将会释放至循环血中，很多是在完全成熟之前。网织红细胞计数的相应增加提示对治疗有较好的反应。对于缺铁性贫血治疗（铁剂治疗）和恶性贫血的治疗（维生素 B_{12} 治疗）的反应可用网织红细胞计数来监测。随着总的红细胞计数和血红蛋白浓度达到正常水平，红细胞重新产生的速度降至正常，使红细胞在骨髓中有更多的时间成熟，由循环血中出现的网织红细胞较少来体现。

参 考 值[9]

网织红细胞：

成年男性	1.1%~2.1%
成年女性	0.9%~1.9%

绝对网织红细胞计数：$50×10^9/L$

红细胞沉降率

如果避免血液凝集（使用枸橼酸抗凝剂对血液抗凝），然后静置，红细胞就会发生沉降。红细胞沉降的速率称作红细胞沉降率（ESR）。这个速率主要与以下 3 个因素有关：

1. 红细胞的数量和大小；
2. 血浆因素；
3. 某些技术和机械因素。

决定红细胞沉降率的最重要因素是颗粒越大，沉降越快。沉降颗粒的大小主要依赖于红细胞缗钱状的形成，而这又依赖于血浆中某些因素的出现。在正常血液中红细胞保持彼此分开的状态，因为它们带有负电荷（zeta 电位），互相之间排斥。在很多病理条件下，缗钱状现象的形成是由于血浆蛋白所引起的红细胞表面电荷改变。

这些蛋白最常见的是纤维蛋白原，尽管 γ 蛋白或异常蛋白也能产生这种效应。随着血浆中大分子浓度的增加，红细胞聚集成缗钱状的倾向增大。

测 定

优先选用 Westergren 方法作为测定 ESR 的方法[10]（操作程序 12-9）。参考值为女性 0~20mm/h，男性 0~15mm/h。ESR 的参考范围因年龄、性别、使用的方法学而异。CLSI 推荐的方法为使用枸橼酸钠抗凝的静脉血进行测定[11]。其他抗凝剂效果不好。

注意事项和技术因素

下面的注意事项和技术因素在 ESR 的测定中是非常重要的：

- 必须使用不仅可以抗凝而且还可以保护红细胞形状和体积的抗凝剂。阻止红细胞沉降的抗凝剂不适用于本实验。
- 因为红细胞数量会影响 ESR 的沉降速率，所以标本不可溶血。
- 不能出现纤维蛋白原凝固。
- 用于本实验的管子必须垂直放置于架子上；其他的角度可以显著地改变下降的速率。随着血液标本采集后放置时间的延长，红细胞悬浮的稳定性增加。
- 必须在采集血液后的 2h 内使用 Westergren 管测定，以确保得到可靠的 ESR。实验最好在 1h 内开始。标本可最多冷藏 6 个 h，但在 ESR 测定前必须恢复至室温。
- 温度和振动可以影响 ESR，应考虑在内。

测定结果的报告

ESR 管中的红细胞沉降 1h。测定结果是以毫米表示的红细胞柱顶部 1h 下降的距离。以这种方式报告 ESR 结果表示这个实验测定的是一定时间间隔之后沉降的距离。

临床意义

ESR 是炎症活动的非特异性筛选实验，在病理过程中出现和并反映其严重程度。在大部分感染中，ESR 至少有一定增加；舞蹈症和波状热是两个例外。ESR 在大部分急性心肌梗死

操作程序 12-9

红细胞沉降率的测定：Westergren 方法

Westergren 方法已被临床和实验室标准协会(CLSI) 作为可选检测方法。

原　理

红细胞沉降率（ESR），也称为"沉降率"，是测定人稀释血浆中红细胞的沉降速率。沉降的速率依赖于各种变量，如血浆蛋白的组成，红细胞的浓度，以及红细胞的形状。ESR 值是根据测量垂直放置于血沉架 1h 的特殊血沉管中顶部红细胞下沉的距离来测定的。这个方法的测定值用于诊断和监测炎症或者感染阶段。

标　本

选择采集于枸橼酸钠中的新鲜抗凝血。标本采集量应足够，以达到血液和抗凝剂的正确比例。比例为 4 体积血液，1 体积枸橼酸钠。血液应该在室温条件下测定，且不超过 2h。如果抗凝血进行冷藏，实验必须在 6h 内进行。不能使用溶血标本。

试剂、耗材和设备

- Westergren 管
- 垂直血沉架

这种特殊的架子装有一个水平的气泡装置以使管子可在 1°误差范围内垂直放置。架子应干净且不能有裂缝以避免稀释血液的泄漏。

操作程序

1. 充分混合血液标本。

2. 戴上手套，将一份没有气泡的标本吸取进入干净且干燥的 Westergren 管中。吸至 0 刻度处。不要用嘴吸。

3. 将 Westergren 管垂直放在血沉架上，在20℃~25℃条件下置于没有振动、气流和太阳直射的区域。

4. 在 60min 后，读取从血浆凹面至沉降的红细胞顶部之间的毫米数。

5. 记录 1h 的毫米值。

报告结果

这个实验的参考值因年龄而异。在小于 50 岁的人群中，平均参考值的上限为男性 10mm/h，女性 13mm/h。对于大于 50 岁的人群，平均参考值的上限为男性 13mm/h，女性 20mm/h。

注意事项

误差来源

很多误差的来源已经在 ESR 程序中标明。标本的时间是非常重要的，实验应在 20℃~25℃条件下进行，血样应放在室温条件下。误差的其他来源包括血液和抗凝剂的比例错误，Westergren 管中产生气泡，ESR 管倾斜。管子的倾斜会加速红细胞的沉降，甚至偏离垂直方向 3°也可加速30%的沉降。

临床应用

ESR 值增加的临床情况包括贫血、感染、炎症、组织坏死（如心肌梗死）、孕期以及一些类型的溶血性贫血。

参考资料

Clinical and Laboratory Standards Institute:Method for the erythrocyte sedimentation rate (ESR) test:approved standard,ed 4,Wayne,Pa,2000,H2-A4.

TurgeonM:Clinical hematology,ed 4,Philadelphia,2005,Lippincott,Williams&Wilkins.

和其他炎症条件下也会增加。随着患者的恢复，ESR 慢慢降至正常。ESR 在其他临床表现消失之后很长时间仍然可以增加，表示机体的防御机制与正常状态相比继续较为活跃。

红细胞数量和形状的改变也可以影响 ESR。在贫血中 ESR 增加，在巨幼细胞性贫血中增加的程度要比缺铁性贫血更大。沉降的速率被红细胞形状的改变所抑制，包括球形红细胞、棘形红细胞和镰形细胞的形成。

红细胞数量增加，见于红细胞增多症患者和右心衰竭的患者，容易产生显著的沉降减慢（ESR 降低）。当血细胞比容大于48%~50%，沉降大大减慢，不管出现其他任何可能加速沉降的因素。

当血浆纤维蛋白原水平降低时，如在严重肝脏疾病患者中，ESR 降低。ESR 在病毒性疾病中不会增加，比如传染性单核细胞增多症和急性肝炎，很可能因为虽然在这些疾病中有炎症反应，但纤维蛋白原的产生没有增加。ESR 在慢性关节退行性变疾病中通常也不会增加，但是在关节炎症疾病中会增加。

参 考 值 [12]

红细胞沉降率：

	<50 岁	>50 岁	>85 岁
男性	0~15mm/h	0~20 mm/h	0~30 mm/h
女性	0~20mm/h	0~30 mm/h	0~42 mm/h

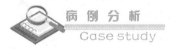
病例分析 Case study

病例分析 12-1

女性，25 岁。呼吸困难 2 个月，极度疲劳。节制饮食 6 个月。

身体检查显示无肝脾肿大。

实验室数据

血红蛋白：6.0g/dL

血细胞比容：18%

白细胞计数：3.3×10⁹/L

白细胞分类：

中性粒细胞：10%

淋巴细胞：80%

单核细胞：10%

嗜酸性、嗜碱性粒细胞：0

红细胞计数：2.00×10¹²/L

红细胞分布宽度：12

血小板计数：13.0×10⁹/L

网织红细胞计数：0.6%

1. 患者 MCV 为 _____fL。

a. 90

b. 85

c. 80

d. 75

2. 患者 MCH 为 _____pg。

a. 30

b. 28

c. 26

d. 24

3. 在形态上如何分类这种贫血？

a. 低色素性，小细胞

b. 低色素性，大细胞

c. 正色素性，正细胞

d. 正色素性，小细胞

4. 患者呼吸困难和极度疲劳最可能是由什么原因直接导致的：

a. 低血红蛋白

b. 低血小板计数

c. 低网织红细胞计数

d. 低白细胞计数

5. 这个患者最可能的贫血类型是：

a. 由于骨髓衰竭导致的再生障碍性贫血

b. 叶酸缺乏性贫血

c. 溶血性贫血

d. 缺铁性贫血

病例分析 12-2

男性，80 岁，进行每年一次的身体检查。主诉气短，易疲劳，黑便。

实验室数据

血红蛋白：8.2g/dL

血细胞比容：30%

白细胞计数：4.2×10⁹/L

白细胞分类：

中性粒细胞：60%

淋巴细胞：31%

单核细胞：7%

嗜酸性粒细胞：2%

嗜碱性粒细胞：0

红细胞计数：4.0×10¹²/L

红细胞分布宽度：20%

血小板计数：400×10⁹/L

网织红细胞计数：1.2%

大便隐血实验：阳性

1. 患者 MCV 为 _____fL。

a. 90

b. 85

c. 80

d. 75

2. 患者 MCV：

    a. 在正常范围内

    b. 低于参考范围

    c. 高于参考范围

    d. 不能决定参考范围

3. 在形态上如何分类这种贫血？

    a. 低色素性，小细胞

    b. 低色素性，大细胞

    c. 正色素性，正细胞

    d. 正色素性，小细胞

4. 这个患者最可能的贫血类型是：

    a. 由于骨髓衰竭导致的再生障碍性贫血

    b. 叶酸缺乏性贫血

    c. 溶血性贫血

    d. 缺铁性贫血

5. 这个患者所见贫血最有可能是由下列哪种原因导致的：

    a. 骨髓细胞衰竭

    b. 胃肠出血导致的失血

    c. 饮食中缺乏足够的叶酸

    d. 饮食中缺乏足够的铁

病例分析 12-3

    女性，65 岁。主诉极度疲劳，呼吸困难，舌痛剧烈。

实验室数据

    血红蛋白：8.7g/dL

    血细胞比容：25.5%

    白细胞计数：4.0×10^9/L

    白细胞分类：

        中性粒细胞：65%

        淋巴细胞：31%

        单核细胞：4%

    红细胞计数：1.97×10^{12}/L

    红细胞分布宽度：19%

    血小板计数：134×10^9/L

    网织红细胞计数：0.3%

1. 患者 MCV 为 _____ fL。

a. 132

b. 128

c. 108

d. 100

2. 在形态上如何分类这种贫血？

    a. 小细胞

    b. 大细胞

    c. 正细胞

    d. 无法描述

3. 这个患者最可能的贫血类型是：

    a. 由于骨髓衰竭导致的再生障碍性贫血

    b. 叶酸或 B_{12} 缺乏导致的巨幼细胞性贫血

    c. 溶血性贫血

    d. 缺铁性贫血

4. 从提供的血液学结果来看，你认为下列哪种红细胞改变会出现在患者 Wright 染色的血涂片中？

    a. 红细胞大小不等

    b. 大红细胞

    c. 异形红细胞

    d. 多染红细胞

5. 这个患者总的白细胞计数：

    a. 在正常范围内

    b. 轻度降低

    c. 降低

    d. 轻度升高

病例分析 12-4

    女大学生，20 岁，接诊于学生保健室。体虚，极度咽痛，颈部淋巴结肿大。

    抽血进行 CBC 测定，咽拭子进行快速链球菌试验和培养。

实验室数据

    血红蛋白：13.5g/dL

    红细胞指数：均在正常范围内

    白细胞计数：14.5×10^9/L

    白细胞分类：

        中性粒细胞：7%

        淋巴细胞：89%

        单核细胞：3%

        嗜酸性粒细胞：1%

嗜碱性粒细胞：0

注释：可见很多反应性（异形）淋巴细胞和篮状细胞。

血小板：正常范围，形态正常

快速咽拭子培养：阴性；培养结果待定

1. 你认为下列哪一项符合实验室结果？
   a. 淋巴细胞绝对增多
   b. 中性粒细胞绝对减少
   c. 白细胞增多
   d. a 和 b

2. 你认为下列哪种白细胞改变会出现在患者 Wright 染色的血涂片中？
   a. 中性粒细胞毒性颗粒
   b. 中性粒细胞分叶过多
   c. 异形淋巴细胞
   d. 低色素性红细胞

3. 患者血小板计数估计为：
   a. （50~100）×10^{12}/L
   b. （100~150）×10^{12}/L
   c. （150~350）×10^{12}/L
   d. >450×10^{12}/L

4. 患者的血细胞比容估计为：
   a. 20~24
   b. 25~29
   c. 26~35
   d. 36~39

5. 这个患者最可能的疾病为：
   a. 传染性单核细胞增多症
   b. 白血病
   c. 肺炎
   d. 由 A 群 β 溶血性链球菌导致的咽痛

病例分析 12-5

老年男性，65 岁。寒战，高热，咳嗽，左下肺叶有实变征兆。抽血进行 CBC 测定，收集痰进行革兰染色和培养，拍摄胸部 X 线片。

实验室数据

血红蛋白：14.5g/dL

红细胞指数：均在正常范围内

白细胞计数：24×10^9/L

白细胞分类：
   分叶中性粒细胞：33%
   杆状中性粒细胞：61%
   淋巴细胞：6%
   单核细胞：3%

血小板估计：正常范围，形态正常

痰革兰染色：很多成双排列的革兰阳性球菌；培养结果待定

1. 你认为下列哪一项符合实验室检查结果和计算结果？
   a. 淋巴细胞绝对增多
   b. 中性粒细胞绝对增多
   c. 中性粒细胞减少
   d. 反应性淋巴细胞增多

2. 你认为下列哪种白细胞改变会出现在患者 Wright 染色的血涂片中？
   a. 中性粒细胞分叶过多
   b. 异形淋巴细胞
   c. 中性粒细胞毒性颗粒
   d. 血红蛋白过低

3. 这个患者外周血涂片的红细胞形态将会出现：
   a. 小细胞，低色素性
   b. 大细胞，低色素性
   c. 正细胞，正色素性
   d. 正细胞，低色素性

4. 患者可能为_____感染。
   a. 细菌性
   b. 病毒性
   c. 真菌性
   d. 寄生虫性

5. 患者红细胞计数估计为：
   a. （2.4~3.0）×10^{12}/L
   b. （3.1~4.0）×10^{12}/L
   c. （4.1~4.6）×10^{12}/L
   d. （4.7~5.2）×10^{12}/L

6. 这个患者最有可能的疾病为：
   a. 传染性单核细胞增多症
   b. 白血病
   c. 肺炎
   d. 由 A 群 β 溶血性链球菌导致的咽痛

参考文献

1. Handin RI, Lux SE, Stossel TP: Blood, ed 2, Philadelphia, 2003, Lippincott, Williams& Wilkins.

2. Beutler E, Lichtman MA, Coller BS, Kipps TH: Williams hematology, ed 5, New York,1995,McGraw-Hill.

3. Clinical and Laboratory Standards Institute: Laboratory Documents: Development and Control; approved guideline, ed 5, Wayne, Pa,2006,GP2-A5.

4. Laboratory procedures using the Unopette brand system package inserts, Rutherford, NJ, 2004, Becton Dickinson Vacutaniner Systems.

5. Clinical and Laboratory Standards Institute: Procedures and devices for the collection of diagnostic capillary blood specimens:approved standard, ed 5, Wayne, Pa, 2004, H4-A5.

6. Clinical and Laboratory Standards Institute:Reference leukocyte differential count (proportional) and evaluation of instrumental methods:approved standard, Wayne, Pa, 1992, H20-A.

7. Conn HJ, Darrow MS: Staining procedures used by the Biological Stain Commission, ed 2, Baltimore, 1960, Williams&Wilkins.

8. Clinical and Laboratory Standards Institute:Method for reticulocyte counting (automated blood counters, flow cytometry, and supravital dyes) :approved guideline, ed 2, Wayne, Pa, 2004, H44-A2.

9. Williams WJ, Beutler E, Erslev A, et al: Hematology, ed 4, New York, 1990, McGraw-Hill.

10. Westergren A: The techniques of the red cell sedimentation reaction, Am Rev Tuberc Pulmonary Dis 14: 94,1926

11. Clinical and Laboratory Standards Institute: Methods for the erythrocyte sedimentation rate (ESR) test:approved standard, ed 4, Wayne, Pa, 2000, CLSI Document H2-A4.

12. Henry JB, editor: Clinical diagnosis and management by laboratory methods, ed 19, Philadelphia, 1996, Saunders.

参考资料

Clinical and Laboratory Standards Institute: Procedure for determining packed cell volume by the microhematocrit method:approved standard, ed 3, Wayne, Pa, 2000, CLSI Document H7-A3.

Clinical and Laboratory Standards Institute: Reference procedures for the quatitative determination of hemoglobin in blood:approved standard, ed 3, Wayne, Pa, 2000, H15-A3.

Jacobs DS et al,editors: Laboratory test handbook:concise with disease index, Hudson ,Ohio, 1996, Lexi-Comp.

QBC Star Centrifugal Hematology System, QBC Diagnostics, 2005, www.qbcdiagnostics.com (retrieved May 8,2006)

Turgeon M: Clinical hematology, ed 4, Philadelphia, 2005, Lippincott, Williams& Wilkins.

复习题
Review Questions

1. 全血细胞计数（CBC）选择的抗凝剂为：
   a. EDTA
   b. 肝素
   c. 枸橼酸钠
   d. 草酸盐

问题2~4：将下面的细胞类型与其在外周血的生命周期（a~e）相搭配。一个答案可以使用不止一次。

2. _____成熟、未活化的 B 淋巴细胞

3. _____中性粒细胞（PMN）

4. _____红细胞
   a. 数月至数年
   b. 120d
   c. 1~3d
   d. 大约 10h
   e. 少于 8h

5. 在 Wright 染色的外周血涂片中见到刚刚脱核的新生红细胞，主要见于：
   a. 晚幼红细胞
   b. 正色素性细胞
   c. 多染红细胞
   d. 网织红细胞

6. 下列哪种染色为 Romanowsky 染色？
   a. 煌焦油蓝
   b. 新亚甲蓝
   c. Wright
   d. 普鲁士蓝

问题7~11：分类下列细胞为髓系（a）或淋巴系（b）。

7. _____ B细胞

8. _____ 嗜酸性粒细胞

9. _____ 嗜碱性粒细胞

10. _____ 中性粒细胞

11. _____ T细胞

12. 下列哪项是血红蛋白携氧能力的基础？

　　a. 血红蛋白

　　b. 亚铁血红素

　　c. 铁原子

　　d. 以上都不是

问题13~16：将下列描述与正确的血红蛋白变异体（a~d）相搭配。

13. _____ 与血涂片中靶形红细胞出现有关的血红蛋白变异体。

14. _____ 可造成纯合子镰状细胞贫血的血红蛋白变异体。

15. _____ 正常成人外周血中血红蛋白的主要形式。

16. _____ 婴儿和新生儿的主要血红蛋白形式。

　　a. 血红蛋白A

　　b. 血红蛋白C

　　c. 血红蛋白F

　　d. 血红蛋白S

问题17~22：将下列描述与正确的血红蛋白衍生物相搭配（a~f）。

17. _____ 一种与氰化物结合的稳定的血红蛋白衍生物；用于血红蛋白测定的标准方法中。

18. _____ 与硫不可逆结合的血红蛋白；不能运输氧或者恢复为正常功能的血红蛋白。

19. _____ 以与氧结合力100倍的结合力与一氧化碳结合的血红蛋白。

20. _____ 含有三价铁的血红蛋白，而不是二价铁。

21. _____ 可以正常将二氧化碳从组织运输到肺的血红蛋白形式。

22. _____ 可以正常将氧从肺运输到组织的血红蛋白形式。

　　a. 碳氧血红蛋白

　　b. 氰化高铁血红蛋白（氰化正铁血红蛋白）

　　c. 高铁血红蛋白

　　d. 氧合血红蛋白

　　e. 还原血红蛋白

　　f. 硫化血红蛋白

23. 日常使用的血红蛋白质控物溶液将会检测下列哪一项？（可以不止一个答案）

　　a. 使用设备测定的准确性

　　b. 血红蛋白试剂的变质

　　c. 技术人员的技能

　　d. 以上都是

问题24~29：将下列实验与各自的测定单位相搭配（a~e）。

24. _____ 血细胞比容

25. _____ 血红蛋白

26. _____ 血细胞压积

27. _____ 血小板计数

28. _____ 红细胞计数

29. _____ 白细胞计数

　　a. 细胞数×10^9/L

　　b. 细胞数×10^{12}/L

　　c. g/dL

　　d. L/L

　　e. %

30. 假设红细胞为正色素正细胞性，血红蛋白为15g/dl的血液样本血细胞比容为_____%。

　　a. 25

　　b. 35

　　c. 45

　　d. 55

问题31~32：将下列每种方法描述与相应测定血细胞压积（a和b）的方法相搭配。

31. _____ 一种很少使用的离心方法；需要抗凝静脉血和相对长的离心时间。

32. _____ 一种可能使用毛细血管血或者静脉血直接测定血细胞比容的方法。

　　a. 自动血细胞比容多参数仪

　　b. 旋转式微量比容法

问题 33~39：将下列旋转式微量比容测定的情况与相应结果（a，b 或 c）相搭配。

33. _____ 将毛细血管血吸入至一个含有抗凝剂的微量比容管中。

34. _____ 微量比容管密封不充分。

35. _____ 测定血细胞压积时含有淡黄层。

36. _____ 血涂片中红细胞显示明显的大小不等和异形性。

37. _____ 使用凝血样本。

38. _____ 使用溶血样本。

39. _____ 将抗凝静脉血吸入至抗凝的微量比容管中。

　　a. 假性增高

　　b. 假性降低

　　c. 不受影响

问题 40~43：将下列红细胞（RBC）指数的定义与各自的常用缩写（a~d）相搭配。

40. _____ 平均红细胞的血红蛋白浓度或颜色。

41. _____ 红细胞变化程度的测定。

42. _____ 平均红细胞的体积或大小。

43. _____ 平均红细胞血红蛋白的含量。

　　a. MCH

　　b. MCHC

　　c. MCV

　　d. RDW

问题 44~46：将下列血细胞指数与各自的测定单位（a，b 或 c）相搭配。

44. _____ MCV

45. _____ MCH

46. _____ MCHC

　　a. 飞升（fL）

　　b. 皮克（pg）

　　c. 百分比（%）

问题 47~48：将下列对于稀释液的要求与合适的手工细胞计数（a 或 b）相搭配。

47. _____ 溶解红细胞。

48. _____ 提供等渗环境及避免溶血。

　　a. 醋酸

　　b. 生理盐水

49. 给出下列信息，计算白细胞计数。

　　计数，4mm^2 结果如下：20, 18, 19, 21。

　　血液稀释倍数=1:10

　　计数池深度=0.1mm

　　a. 0.5×10^9/L

　　b. 1.95×10^9/L

　　c. 3.9×10^9/L

　　d. 1 950×10^9/L

　　e. 3 900×10^9/L

问题 50~55：将下列制备外周血涂片的情况与外周血所见结果（a~g）相搭配。

50. _____ 血膜占涂片长度的 1/2~3/4。

51. _____ 在血涂片末端有分明的界限（无羽毛状边缘）。

52. _____ 不干净或破碎的涂片。

53. _____ 不干净的涂片或脂质标本中脂肪过多，或者白细胞计数过高。

54. _____ 血滴大，大角度，慢推。

55. _____ 血滴小，小角度，快推。

　　a. 好的血涂片。

　　b. 血涂片体部不正确的白细胞类型分布。

　　c. 羽毛状边缘中性粒细胞聚集。

　　d. 血涂片体部血小板降低。

　　e. 异常厚的血涂片。

　　f. 异常薄的血涂片。

　　g. 血涂片中有空泡或气泡。

问题 56~61：对于用多色 Romanovsky 类型染料染色的血涂片，将细胞成分与染料成分（a，b 或 c）相搭配。

56. _____ 嗜天青颗粒

57. _____ 胞浆 RNA

58. _____ 嗜酸性颗粒

59. _____ 血红蛋白

60. _____ 中性颗粒

61. _____ 核 DNA

　　a. 嗜酸性（伊红）

　　b. 嗜碱性（亚甲蓝）

　　c. 嗜酸性（伊红）和嗜碱性（亚甲蓝）

　　d. 亚甲天蓝（多色亚甲蓝）

问题 62~65：将下列染色改变与最可能的原因(a~d) 相搭配。一个改变只能使用一种原因。

62. _____细胞变淡或褪色外观。

63. _____涂片过蓝的外观，蓝红色红细胞，较黑颗粒样白细胞。

64. _____涂片过红的外观，亮红色红细胞，浅蓝色白细胞，亮红色嗜酸性颗粒。

65. _____大量的染料沉淀。

    a. 不恰当的冲洗或使用陈旧性染料。

    b. 过分固定、染色或冲洗不充分；偏碱的染液或缓冲液，或者血涂片过厚

    c. 过分冲洗，染色、固定不充分

    d. 染色不充分、过分冲洗；偏酸染液、缓冲液或者水

66. 进行白细胞计数和分类。白细胞计数：$7.0\times10^9/L$；100 个白细胞分类：70 个中性粒细胞，20 个淋巴细胞，7 个单核细胞，2 个嗜酸性粒细胞，1 个嗜碱性粒细胞。中性粒细胞绝对计数为_____$\times10^9/L$。

    a. 21.0

    b. 35.5

    c. 39.9

    d. 51.0

（译者注：原文选项中的计数结果疑有误）

问题 67~72：将下列贫血的原因或描述与形态类型（a，b 或 c）相搭配。

67. _____急性失血（外伤）

68. _____与血浆容量增加有关的贫血（怀孕或水中毒）

69. _____骨髓受抑制的再生障碍性贫血

70. _____由于饮食或血液丢失导致的缺铁

71. _____地中海贫血和其他血红蛋白病

72. _____维生素 B_{12} 或叶酸缺乏

    a. 低色素–小细胞性

    b. 大细胞性

    c. 正色素–正细胞性

73. 哪个是表示红细胞颜色正常或染色反应正常的名词？

    a. 正色素性

    b. 正细胞性

    c. 正色性

    d. 多染性

（译者注：原文选项 a、c 意思相同，疑有误）

74. 哪个表示血涂片中红细胞大小变异程度的增加？

    a. 红细胞大小不等症

    b. 小红细胞症

    c. 大红细胞症

    d. 异形红细胞症

75. 哪个表示血涂片中红细胞形状变异程度的增加？

    a. 红细胞大小不等症

    b. 小红细胞症

    c. 大红细胞症

    d. 异形红细胞症

76. 红细胞大小不等和红细胞异形性的出现是由下列哪个红细胞指数来体现的？

    a. MCV

    b. MCH

    c. MCHC

    d. RDW

77. 一个正在治疗的转移癌患者白细胞计数为 $5\times10^9/L$，每 100 个白细胞中有 5 个晚幼红细胞（有核红细胞）。这个患者正确的白细胞计数为？

    a. $2.1\times10^9/L$

    b. $2.4\times10^9/L$

    c. $4.8\times10^9/L$

    d. $5.2\times10^9/L$

78. 一个 Wright 染色的外周血涂片中多染红细胞的出现与下列哪种未治疗的贫血有关？

    a. 再生障碍性贫血

    b. 溶血性贫血

    c. 缺铁性贫血

    d. 巨幼细胞性贫血

79. 下列哪种贫血与费城染色体的出现有关？

    a. 急性淋巴细胞性

    b. 急性髓细胞性

    c. 慢性淋巴性

    d. 慢性髓细胞性

80. 外周血中 Auer 小体的出现与下列哪种细胞

有关?

　　a. 原始淋巴细胞

　　b. 原始髓细胞

　　c. 反应性淋巴细胞

　　d. 移动细胞

81. 下列哪种类型贫血与 2~10 岁儿童最相关?

　　a. 急性淋巴细胞性

　　b. 急性髓细胞性

　　c. 慢性淋巴细胞性

　　d. 慢性髓细胞性

82. 下列哪种血液学试验不属于一般全血细胞计数?

　　a. 血细胞比容

　　b. 血红蛋白

　　c. 血小板估计

　　d. 网织红细胞计数

83. 下列哪个是炎症的非特异性筛查试验?

　　a. 红细胞形态

　　b. 红细胞沉降率

　　c. 白细胞形态和分类

　　d. 血小板计数

84. 下列哪个试验用于估计缺铁性贫血对治疗的反应?

　　a. 红细胞沉降率

　　b. 白细胞形态和分类

　　c. 血小板计数

　　d. 网织红细胞计数

（施丽飞　赵声明　谷小林　彭明婷）

第**13**章　**止　血**

止血机制
　　血管外止血作用
　　血管止血作用
　　血管内止血作用
　　血小板的功能
凝　　血
　　凝血因子
　　凝血机制
凝血级联反应途径
　　内源及外源性凝血途径
　　共同途径(从因子 X 到纤维蛋白凝块的形成)
纤维蛋白溶解
防止血栓形成的正常保护机制

　　正常的血流
　　物质的清除
　　正常抗凝系统
止血与凝血检验
　　止血系统失调的筛查试验
　　血管凝血因子检查
　　血小板功能检查
　　血浆凝血因子检查
　　凝血检验的操作
　　凝血检验的 POCT
病例分析
复习题

学 习 目 标

本章结束时，应能掌握如下内容：
- 止血系统的 3 个组成部分
- 血小板在止血过程中的作用机制
- 凝血过程的 3 个主要阶段
- 外源性凝血途径

- 内源性凝血途径
- 各种凝血因子的功能
- 出凝血的常规实验室检查
- 凝血 POCT 的应用

　　止血是指受损血管停止出血。止血是独立的凝血因素之间相互作用以达到平衡，最终使出血停止的过程，包括血管、血小板以及血浆凝血因子间复杂的相互作用。止血作用能够将血液保留在人体血管中。

　　止血系统活化的结果就是在血管受损局部形成止血凝块或血栓，并通过下调血栓形成因素来预防产生病理性或有害的血栓。

　　一期止血作用是形成血小板血栓。血管收缩是机体对出血的第一反应；受损的血管发生收缩以减少损伤部位的血流。血小板的黏附是血小板血栓形成的关键因素，此过程需要有足

够数量且功能正常的血小板。

　　二期止血作用是形成血细胞血栓，血液中凝血因子相互作用形成纤维蛋白网，血栓形成，出血停止。而后，血栓开始缓慢溶解并最终修复损伤部位。

止血机制

　　止血机制是受损血管出血得到控制并最终停止出血的自然过程。血管和组织的损伤通常会引发一系列生理和生化改变，最终使得流动的血液转变为血凝块，从而有效地封闭损伤的

血管。整个止血机制可分为以下 3 个部分：

- 血管外止血作用
- 血管止血作用
- 血管内止血作用

系统或反应机制的失衡可引发出血或血栓。血管修复阶段的任何缺陷都可能导致这些情况的发生，如：

- 血管系统自身容易受损。
- 血小板可能由于数量不足或功能缺陷而不能形成短暂性的血小板血栓。
- 纤维蛋白形成机制可能不够完善。
- 成纤维细胞的修复能力可能存在缺陷。

常见的发生异常出血的原因是上述原因的综合。

血管外止血作用

血管周围组织构成了血管外成分。血管外止血作用包括：①周围组织（如肌肉、皮肤和结缔组织）的物理作用，挤压并封闭受损的血管；②由受损组织释放特定的组织因子，其与血浆因子、血小板因子反应产生生化效应。这些凝血因子可见于外源性凝血系统。

血管止血作用

血管本身是一个独立的结构。血管内的单层细胞即血管内皮对于止血非常重要。这层细胞可提供一个惰性表面，防止循环系统中的凝血因子前体与内皮下的胶原接触而发生活化。创伤或损害使内皮破损，暴露出含有胶原物质的血管基底膜。当循环系统中的血小板与这些胶原物质接触后，引发血小板生化和结构的改变，从而产生血小板血栓及纤维蛋白凝块。血小板血栓可填塞内皮的内层缺口，防止来自胶原层的过多刺激。

血管止血作用涉及血管本身，几乎是在损伤发生的瞬间，血管开始收缩。这种现象持续相对短暂，局部释放的血管收缩物质——5-羟色胺可延长并加强这一现象。当血小板黏附在血管壁的受损边缘时会释放 5-羟色胺。它在局部直接产生生化效应，促进受损血管及其周围完好血管的收缩。

血管内止血作用

参与止血机制的血管内分成包括在血管内循环的血小板和血浆凝血因子。血管内凝血因子参与一系列错综复杂的理化反应，使流动的血液转变为牢固的纤维蛋白凝块。这一过程首先启动血小板血栓，然后激活的内源性凝血过程产生的纤维蛋白加强止血作用。血液中含有内源性凝血系统的所有凝血因子，多种生理性的抑制因子及促进因子都在此过程中起作用。

血小板的功能

血小板有以下 3 个重要功能：

- 血管损伤后发生应激反应，形成血小板血栓，通过物理方式减缓或阻止血液丢失。
- 辅助激活并参与血液凝固，有效阻止血液过多丢失。
- 维持血管内皮的完整性。

正常的一期止血要求有数量充足且功能正常的血小板。过去出血时间试验（bleeding time, BT）被用作常规的血小板功能筛查试验，但目前很大程度上已被特异性更高的血小板功能检查所替代。

血小板血栓的形成

当内皮细胞受损、脱落或变性时，血流中的血小板暴露于内皮下的胶原。与胶原接触后血小板激活且功能发生改变，引发血小板黏附于血管受损区域。内皮细胞和血小板分泌的纤维连接蛋白辅助血小板与胶原结合。另一种蛋白因子——血管性血友病因子（von Willebrand's factor, vWF）作为黏合剂，使血小板有效地与胶原结合。血小板活化起始于血小板与胶原的黏附。血小板活化后，形态改变为球形，带有长的不规则伪足。从而显著增加了血小板的表面积，可促进血小板在凝血级联过程中与其他血小板及蛋白的相互作用。由于外膜发生变化，血小板相互聚集，这一现象称为血小板聚集。在体内血小板聚集块逐渐增大，形成一期止血血栓。这种血栓需通过血浆蛋白凝固过程中产生的纤维蛋白丝状物进行加固，从而产生持久的止血作用。

凝血过程中的血小板

凝血过程中血小板的作用是多样的。血小板分泌的物质可以促进血管收缩、血小板聚集以及血管修复。血小板激活后，结构发生变化，表面形成多种受体，这些受体能结合多种血浆蛋白，其中最重要的是纤维蛋白原。

血小板第 3 因子（platelet factor 3，PF3）是一种磷脂蛋白，存在于血小板细胞膜上或细胞膜内。血小板第 3 因子对于某些凝血因子的活化是必不可少的，其重要的功能之一就是促进凝血酶的形成。

血小板分泌产物如血小板生长因子（platelet-derived growth factor，PDGF），有助于修复血管内皮并维持其完整性。

凝 血

凝血机制是指当血管损伤时，血浆蛋白、凝血因子、组织因子和钙离子在血小板表面相互作用，形成纤维蛋白凝块的过程。临床上多数情况下，需进行与内源性凝血系统相关的凝血检查。这一节主要讨论凝血因子及其术语。

凝血过程包括多种凝血因子，了解何种凝血因子功能异常是非常重要的。只有全部凝血因子功能正常，擦伤或割伤后才能形成适度的血凝块。对于单个或多个凝血因子功能减低或缺陷的个体，重度创伤或手术治疗可能导致凝血系统出现严重障碍，严重出血是最明显的临床表现。这些患者的凝血机制对于维持日常生活可能是足够的，但是在某些常规手术中，如拔牙或扁桃体摘除，则会出现严重出血。

普遍认为凝块形成所需的必要成分通常存在于血液循环系统中，血液的流动状态取决于凝血和抗凝血系统间的平衡。

凝血机制包括以下 3 个主要步骤，主要目的是形成纤维蛋白血栓：

- 凝血活酶的形成；
- 凝血酶的形成；
- 纤维蛋白的形成。

凝血因子

除钙离子和血小板磷脂外，凝血因子基本上都是蛋白质。

凝血因子被分成 3 类：底物、辅因子和酶。纤维蛋白原（因子Ⅰ）被认为是底物，纤维蛋白原形成纤维蛋白凝块被视为是凝血过程的主要目标。辅因子是加速凝血过程中酶反应的蛋白。辅因子包括凝血因子Ⅲ（tissue factor，组织因子）、Ⅴ（labile factor，易变因子）、Ⅷ（antihemophilic factor，AHF，抗血友病因子）和高分子量激肽原（high-molecular-weight kininogen，HMWK，Fitzgerald 因子）。其他凝血因子多数都是以酶前体形式或酶原形式存在，经蛋白水解结构改变后转变为有活性的酶。在凝血过程中，除了凝血因子ⅩⅢ（纤维蛋白稳定因子、纤维交联酶）是转酰胺基酶，其余的酶类因子均为丝氨酸蛋白酶，其正常合成需依赖维生素 K，在华法林的抗凝作用时该因素显得非常重要。除凝血因子Ⅷ外，其他大多数凝血因子通常由肝脏产生。某些因子由内皮细胞及巨核细胞产生。

凝血过程是一系列的生化反应，无活性的酶原转变为活化的酶，然后再激活其他的酶原。凝血过程是一个因子活化、因子间相互作用的凝血级联反应。这是一个被精细调控的过程，对受损作出反应的同时继续维持血液循环。

术 语

为了规范凝血研究领域中涉及的复杂术语，国际血栓与止血联合会（International Society on Thrombosis and Haemostasis，ISTH）的科学和标准化委员会已经建立了一个不断更新的程序[1]。采用罗马数字命名 12 个凝血因子，其他凝血因子仅用名称来识别(表 13-1)。

依据发现的顺序用罗马数字来表示不同的凝血因子，并不代表反应的顺序。罗马数字Ⅵ不表示任何的凝血因子。在这些数字中，除了凝血因子Ⅲ，即组织凝血活酶不存在于血浆中，而是在组织中被发现的以外，其他都是血浆中存在的因子。因子Ⅲ不是单一的物质，它包含多种物质，故此 ISTH 委员会已采用组织凝血活

表 13-1 凝血因子

因子 *	名称	别名
I	纤维蛋白原	
II	凝血酶原	
III	组织凝血活酶	组织因子
IV	钙离子	
V	易变因子	前加速素，加速球蛋白 (accelerator globulin, AcG)
VI	(没有指定)	
VII	稳定因子	前转变素，血清凝血酶原转变加速素 (serum pro-thrombin conversion accelerator, SPCA)
VIII:C	抗血友病因子 (AHF)	抗血友病球蛋白 (antihemophilic globulin, AHG)、抗血友病因子 A，VIII:C 亚基
VIII:vWF	von Willebrand 因子 (vWF)	VIII:vWF 亚基
IX	血浆凝血活酶组分 (plasma thromboplastin component, PTC)	抗血友病因子 B (antihemophilic factor B, AHB)，Christmas 因子
X	Stuart-Prower 因子	Stuart 因子
XI	血浆凝血活酶前质 (plasma thromboplastin antecedent, PTA)	抗血友病因子 C
XII	Hageman 因子	玻璃因子，接触因子
XIII	纤维蛋白稳定因子 (fibrin-stabilizing factor, FSF)	纤维形成酶
其他	激肽释放酶原 (prekallikrein, PK)	Fletcher 因子
	高分子量激肽原 (HMWK)	HMW 激肽原，Fitzgerald 因子
	纤维连接蛋白	
	抗凝血酶 III	
	蛋白 C	
	蛋白 S	

*激活后的凝血因子可在罗马数字后加 a 来表示。

酶作为其标准名称，撤销因子 III 而仅作为历史参考。

小写字母 a 表示凝血因子的活化形式及辅因子。除了组织凝血活酶 (因子 III)，所有的凝血因子均以非活化或前体形式存在于循环系统中。

除了罗马数字表示的凝血因子外，其他重要的凝血反应物还包括磷脂 (磷脂蛋白) 即血小板磷脂蛋白 (PF3)、激肽释放酶原 (通常称为前激肽释放酶)、活化的激肽释放酶、激肽原及蛋白 C。蛋白 C 亦属于维生素 K 依赖因子，是活化的凝血因子 V 和 VIII 的灭活剂。

前激肽释放酶是血浆激肽释放酶的酶原形式，可激活因子 XI。激肽释放酶原是组织激肽释放酶的酶原形式，活化途径目前还不是很清楚。

纤维蛋白原 (因子 I)

纤维蛋白原是凝块形成蛋白即纤维蛋白的可溶性前体，参与外源性和内源性凝血途径的共同途径。纤维蛋白原是分子量为 340 000D 的球蛋白。在健康人血浆中的浓度为 200~400mg/dL。维持正常凝血功能需要的最低含量为 50~100mg/dL。

纤维蛋白原由肝脏合成，其合成不需要维生素 K 参与。严重肝病时，尽管很少出现血浆纤维蛋白原水平低至发生出血的情况，但仍会有中等程度的降低。

通过凝血酶的作用，纤维蛋白原分子被切割出两条肽，进而转变成纤维蛋白单体。纤维蛋白单体发生交联，最终聚合成纤维蛋白凝块。

纤维蛋白原相对不受温度及存储环境的影响，因此是稳定的，但是在56℃会产生不可逆的沉淀。其半衰期为120h。

凝血酶原（因子Ⅱ）

凝血酶由前体物质——凝血酶原转变而来，参与外源性和内源性凝血途径中的共同途径。凝血酶原由肝脏在维生素K的参与下合成。分子量为70 000D，血浆中的正常浓度大约为8~15mg/dL。凝血酶原在血液凝固过程中被消耗后残留于血清中的浓度很低。相对于使纤维蛋白原凝固所需的凝血酶量，正常血浆中含有过量的凝血酶原，确保这一重要物质具有一个很宽的安全浓度范围。凝血酶原的含量在正常浓度的20%~40%以上才能保证有效止血。凝血酶原对热稳定，半衰期为70~110h。

组织凝血活酶（因子Ⅲ）

凝血活酶或组织因子（tissue factor，TF）是所有能够将凝血酶原转化成凝血酶的物质的总称。凝血过程中，内源性或血液系统内的凝血活酶及外源性或组织凝血活酶，分别参与内、外源性凝血过程。所有受损组织均会产生这种复杂混合物，这类尚未被定义的物质具有潜在促凝血活性。在全血凝固过程中，血小板是凝血活酶的来源。

组织凝血活酶是一种高分子量脂蛋白，几乎存在于身体所有的组织中。特定的凝血活酶的分子量取决于其所来源的组织；组织凝血活酶的分子量范围为45 000D到大于1 000 000D。组织凝血活酶可来源于脑、肺、血管内皮、肝脏、胎盘或肾脏。

钙离子（因子Ⅳ）

离子状态的钙是凝血必不可少的物质。当钙参与这一过程时采用钙离子这一术语进行描述（被正式地称为"因子Ⅳ"）。钙离子对于凝血活酶的激活以及凝血酶原向凝血酶的转化都是必需的；钙离子的确切作用机制尚不完全清楚。血液凝固仅需要少量的钙离子，由于钙离子对于血液凝固是必需的，从而使钙拮抗剂作为抗凝剂成为可能；钙拮抗剂通过结合钙离子，阻止了纤维蛋白的形成，凝固也就不会发生了。

钙离子主要是在血小板的磷脂表面发挥多种凝血因子之间的桥梁作用。通过这些因子的钙结合位点形成因子-钙-磷脂复合物。

因子Ⅴ（前加速因子或易变因子）

在血液凝固过程中，因子Ⅴ促进凝血酶原向凝血酶的迅速转化，参与外源性与内源性凝血途径中的共同途径。因子Ⅴ在肝脏中合成，肝脏疾病时会出现获得性缺陷。当因子Ⅴ低至正常水平的5%~25%时会发生出血。因子Ⅴ是一种分子量为330 000D的球蛋白，不稳定，在血液凝固过程中失活，甚至当血浆冷冻时，因子Ⅴ的活性也会衰减，因此是凝血因子中最不稳定的，故被称为易变因子。当人类血液或血浆置于室温或高于室温条件下，因子Ⅴ活性会在数小时内降低，其血浆半衰期为25h。

因子Ⅶ（前转变因子、稳定因子、血清凝血酶原转变加速因子）

因子Ⅶ在血液凝固过程中不会被消耗或破坏，故称为稳定因子，其存在于血浆和血清中，是外源性凝血途径中必需的凝血因子。因子Ⅶ是一种分子量为60 000D的β球蛋白，在肝脏中合成，且合成需维生素K参与。实现正常凝血过程所需的最低因子Ⅶ水平为正常含量的5%~10%。任何导致肝脏合成减少的疾病都会造成因子Ⅶ的获得性缺乏。其生物半衰期非常短，为4~6h。当因子Ⅶ合成停止时，血液中的因子Ⅶ会很快消失，这种情况可出现于香豆素治疗或先天性缺乏的患者中。储存的血液以及血清中因子Ⅶ会保持较高水平。因子Ⅶ的主要作用是激活组织凝血活酶，并加速凝血酶原向凝血酶的转化。可应用凝血酶原时间（prothrombin test，PT）测定Ⅶ因子水平。

因子Ⅷ [抗血友病因子（AHF），Ⅷ:C，Ⅷ:vWF，因子Ⅷ活性]

循环系统中的因子Ⅷ实际上是2种亚功能单位（Ⅷ:C和Ⅷ:vWF因子）结合而成的复合

物。进入循环系统后被称为Ⅷ/vWF。

◎ 因子Ⅷ:C

指因子Ⅷ分子纠正典型血友病A所致凝血异常的能力。遗传性的因子Ⅷ:C缺乏即典型的血友病A，此种缺陷也可以是获得性的。凝血因子Ⅷ:C亚单位作为因子Ⅸa的辅因子，在内源性凝血途径X向Xa的转化中起作用。这一亚单位可通过因子Ⅷ测定及活化部分凝血活酶时间（activated partial thromboplastin time，APTT）检测进行测定。

◎ 因子Ⅷ:vWF

因子Ⅷ的另外一个亚单位是因子Ⅷ:vWF因子，协助血小板黏附于血管内皮下表面。因子Ⅷ:vWF对于血小板的正常黏附起重要作用。辅助血小板与内皮的结合，发挥血小板正常的黏附功能。这一亚单位存在于血浆、血小板、巨核细胞以及内皮细胞中，不参与凝血途径。

因子Ⅷ复合物中大部分由Ⅷ:vWF亚单位构成。具有很强的抗原性，且参与瑞斯托霉素诱导的血小板聚集。免疫分析方法可测定其抗原活性，而其他试验的原理则是该分子在瑞斯托霉素存在的情况下使血小板发生凝集。

因子Ⅷ的合成部位尚不确定，内皮细胞以及巨核细胞可能是Ⅷ:vWF的合成部位。因子Ⅷ为分子量超过1 000 000D的高分子量β球蛋白，在血流中的清除速度很快，Ⅷ:C亚单位的半衰期为6~10h。快速地清除可见于健康人及先天性因子缺乏患者（典型血友病A）。

◎ 血友病A

血友病是一类伴性隐性遗传的凝血系统疾病。健康人血浆中存在抗血友病因子（AHF）及抗血友病球蛋白（AHG），而血友病患者血浆中缺乏这些凝血因子前体。已证明凝血缺陷可通过正常混合血浆实验进行纠正。将正常血浆与来自血友病A患者的血浆加以混合可纠正患者血浆中出现的AHF缺乏。此外，鉴别因子缺陷与被抗体灭活或某种病理性抑制物所致的获得性缺陷的简便方法就是将正常血浆与患者血浆混合。

血友病A，是指由因子Ⅷ:C亚单位缺乏引起的遗传性出血性疾病。严重血友病A患者有关节腔及肌肉内出血史。这些患者的Ⅷ:vWF亚单位水平及出血时间通常是正常的。

von Willebrand病（von Willebrand's disease，vWD）是一种遗传性疾病并且具有很多不同的亚型，随着疾病的严重程度不同其临床表现也存在差异。症状包括儿童时期的异常出血、易擦伤、牙龈出血、胃肠出血以及牙科处理后的异常出血。vWD患者存在von Willebrand因子（凝血因子Ⅷ的Ⅷ:vWF亚单位）缺陷，这一因子对于止血过程中血小板与内皮细胞的正常黏附是必不可少的。

因子Ⅸ（血浆凝血活酶）

因子Ⅸ是一种稳定的蛋白因子，α或β球蛋白，分子量为55 000D~62 000D。半衰期为20h，在血液凝固过程中不消耗，衰老过程中也不被破坏。存在于血清及血浆中，血液或血浆中的因子Ⅸ在4℃保存2周不会出现显著降低。因子Ⅸ是内源性凝血活酶生成系统的重要组分。在肝脏合成，其合成需维生素K的参与。

◎ 血友病B

由因子Ⅸ缺乏导致的疾病称为血友病B，是另一种伴性隐性遗传性疾病，其临床症状与血友病A的症状相似。血友病B可被分为轻度、中度及重度，与凝血因子Ⅸ的水平相关。

因子X（Stuart-Prower因子）

这个相对稳定的因子在血液凝固过程中不被消耗，故可存在于血清和血浆中。是分子量为59 000D的α球蛋白，肝脏合成过程中需维生素K的参与。因子X是凝血共同途径中必不可少的，在内源性和外源性凝血因子作用下通过共同途径促使凝血酶原转化为凝血酶。因子X在4℃保存时可稳定数周至2个月，半衰期为24~65h。

因子XI（血浆凝血活酶前体）

因子XI是分子量160 000~200 000D的β球

蛋白，在肝脏合成，其合成不需要维生素K的参与。与另一种蛋白——高分子量激肽原（HMWK）以复合物的形式存在于血液循环系统中。血液凝固过程只消耗部分因子XI，故在血清和血浆中均可存在。对于内源性凝血活酶生成，因子XI是必不可少的。

因子XII (Hageman因子)

因子XII是一种稳定的分子量为80 000D的γ球蛋白。在血液凝固中不消耗，在血清和血浆中均存在。在肝脏合成，其合成不依赖维生素K。当因子XII与玻璃接触时会被活化，因此也被称为接触因子或玻璃因子。与玻璃相对应且有激活作用的正常人体组分目前尚不清楚，但是血小板和受损的内皮可能参与了初期的活化过程。因子XII在内源性凝血途径的初期起作用，但该因子缺乏不会导致患者有异常出血的风险。

因子XIII(纤维蛋白稳定因子、纤维形成酶)

因子XIII为高分子量α球蛋白。合成部位尚不完全清楚，但相信血浆因子XIII是在肝脏中合成的。血小板因子XIII由巨核细胞合成。有证据表明因子XIII是催化纤维蛋白聚合的酶，能使微小的纤维蛋白凝块聚合成稳定的纤维蛋白凝块。此因子可被乙二胺四乙酸(EDTA)抑制。

因子XIII在纤维蛋白聚合的过程中被消耗掉，其作用就是稳定纤维蛋白凝块，并进一步辅助内皮细胞蛋白——纤维连接蛋白及胶原和纤维蛋白残端的连接；这对于组织生长和修复极其重要。常规的检测方法并不能检测出因子XIII缺乏。

激肽释放酶原 [前激肽释放酶(prekallikrein, PK)、Fletcher因子]

激肽释放酶原是丝氨酸蛋白酶——激肽释放酶的前体，参与内源性凝血途径，同时也能激活纤溶酶原。激肽释放酶是一种趋化性的凝血因子，对吞噬细胞有趋化作用，同时可激活旁路级联反应。前激肽释放酶（PK）与HMWK同时存在于血浆中，在肝脏合成，合成不依赖维生素K。PK是血浆酶原的前体，可转化为活性的激肽释放酶。

高分子量激肽原 (HMWK，Fitzgerald因子)

HMWK在激肽生成中起作用，是凝血因子XII所参与反应的辅因子，并活化凝血因子VII。HMWK参与内源性凝血途径，是缓激肽的前体分子，是参与血管通透和扩张、炎性部位痛感产生以及前列腺素合成的重要炎性介质。HMWK在肝脏合成，合成不依赖维生素K。

凝血因子的特性

依据凝血因子的特性可将其分成3组。

◎ 纤维蛋白原因子组

纤维蛋白原因子组（凝血酶敏感）包括凝血因子I、V、VIII及XIII。凝血酶对这些因子均可起作用。凝血酶通过将因子V、VIII转化为活化的辅因子来加强因子V、VIII的作用，凝血酶也可活化因子XIII并将纤维蛋白原（因子I）转化成纤维蛋白。所有这些凝血因子都会在凝血过程中被消耗掉。凝血因子V和VIII相对不稳定，不存于储存的血浆中。这些因子除了存在于血浆中，纤维蛋白原还存在于血小板中。

◎ 凝血酶原因子组

凝血酶原因子组（依赖维生素K）包括凝血因子II、VII、IX和X。这类因子的合成需要维生素K。维生素K拮抗剂——香豆素类药物，均会造成这些因子的降低。因子VII、IX和X在凝血过程中不被消耗，故可存在于血清及血浆中。这些因子稳定，在储存的血浆中可保存较好。

◎ 接触因子组

接触因子组包括凝血因子XI和XII、激肽释放酶原（Fletcher因子）以及高分子量激肽原（Fitzgerald因子）。这些因子在凝血过程中不被消耗，合成不依赖维生素K，并相对稳定。

凝血机制

凝血的复杂机制包括3个主要阶段。

第1阶段凝血活酶的生成

凝血酶原向凝血酶转化需要有活性的凝血

活酶，在第 1 阶段中通过血小板与凝血因子Ⅻ、Ⅺ、Ⅸ和Ⅷ的相互作用（内源性凝血途径）或损伤组织释放的组织凝血活酶（外源性凝血途径）而生成。血浆凝血因子Ⅶ被受损组织释放的组织凝血活酶物质活化，并启动外源性凝血途径。不同的检测项目可以检测第 1 阶段中的缺陷，APTT 检测可作为筛查与鉴别试验。

第2阶段凝血酶的生成

血浆或组织凝血活酶，再加上第 1 阶段中被活化的因子Ⅶ，在因子Ⅴ和Ⅹ存在的情况下，将凝血酶原转化成具有酶活性的凝血酶。已有实验室检查可用于检测第 2 阶段中的缺陷。一期法 PT 测定用以检测第 2 和第 3 阶段中的缺陷是最好的。任何凝血因子的缺陷或抑制剂、抗凝剂的存在都可导致凝块的形成异常。如 ED-TA、草酸盐和枸橼酸等抗凝剂均可在体外与钙离子结合从而阻止血液凝固。肝素和华法林（香豆素）药物能阻止凝血酶原向凝血酶的转化，也可在体外阻止凝血机制起作用。

第3阶段纤维蛋白原向纤维蛋白的转化

凝血酶将纤维蛋白原转化为纤维蛋白，通过因子ⅩⅢ的稳定作用形成纤维蛋白凝块。凝血酶时间（thrombin time, TT）反映第 3 阶段中纤维蛋白原的浓度及活性。

在凝血过程的 3 个阶段中，都必须有钙离子的参与。

凝血级联反应途径

血液凝固过程的最终结果是形成稳定的纤维蛋白凝块。凝块形成之前发生了一系列与反应和反馈机制相关的事件。通过内源性和（或）外源性凝血途径，通向共同途径，各种前体物质、因子和其他反应物在一个有序的可控的过程中发生反应——即凝血级联反应。

内源及外源性凝血途径

血液中包含内源性凝血途径需要的所有因子。外源性凝血途径由血液循环系统以外的受损细胞和组织释放的组织凝血活酶（因子Ⅲ）激活。

内源性凝血途径（因子Ⅹ的活化）

血液循环系统中包含内源性凝血途径激活因子Ⅹ需要的所有组分。组织受损，暴露于外来物质后（如胶原），内源性凝血途径被激活。内皮细胞的损伤可启动这一过程，在这一途径中，因子Ⅷ和Ⅸ组成的复合物在血小板磷脂和钙离子的参与下，最终激活因子Ⅹ。为了完成这一步骤，首先因子Ⅸ在因子Ⅺa 的作用下被激活（在钙离子存在的情况下），后者先由因子Ⅻ活化（图 13-1）。由于因子Ⅺ和Ⅻ的激活最初是由与组织或血管损伤时暴露的内皮下基底膜接触所引发，故被称为"接触"因子。

尽管在内源性凝血途径中所发生的复杂反应相对较慢，但是机体凝血活动的主要部分。通过内源性凝血途径形成纤维蛋白凝块的实验检查为 APTT。APTT 检测因子Ⅻ、Ⅺ、Ⅹ、Ⅸ、Ⅷ、Ⅴ、Ⅱ及纤维蛋白原的活性。

外源性凝血途径（因子Ⅹ的活化）

外源性这一术语用以描述组织凝血活酶（不存在于血液中）进入血液系统，在钙离子及因子Ⅶ的存在下激活因子Ⅹ的凝血途径。在组织凝血活酶（因子Ⅲ）与钙离子（因子Ⅴ）存在的情况下，因子Ⅶ被激活为Ⅶa 的形式。因子Ⅶa 活化凝血因子Ⅸ变成Ⅸa，Ⅸa 又依次活化因子Ⅹ变成Ⅹa。凝血活酶由受损的血管壁释放。外源性凝血途径仅需要激活因子Ⅶ，绕过内源性凝血途径中的凝血因子Ⅻ、Ⅺ、Ⅸ和Ⅷ（图 13-2）。除了快速提供少量凝血酶用于纤维蛋白的形成，外源性凝血途径产生的凝血酶可强化内源性凝血途径中因子Ⅴ和Ⅷ的活性。实验室采用 PT 检测反映外源性凝血途径的功能，汲及检测因子Ⅶ、Ⅹ、Ⅴ、Ⅱ和Ⅰ。

共同途径（从因子Ⅹ到纤维蛋白凝块的形成）

不论是外源性或内源性凝血途径，最终均会到达因子Ⅹ活化的共同途径。因子Ⅹ的活化是内外源性途径至共同途径的转折点。Ⅹa 一旦形成，在辅因子Ⅴ、钙离子与 PF3 存在的情况下，凝血酶原（因子Ⅱ）将被转化为有活性的

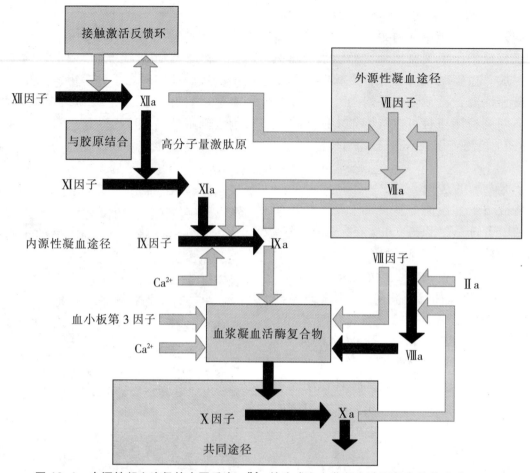

图 13-1 内源性凝血途径的主要反应。Ⅸa 的生成和血浆凝血酶原复合物的生成

(据 Powers LW: Dignostic hematology, St Louis,1989,Mosby 重绘)

凝血酶。凝血酶的活化比较慢，但是一旦发生，会使得凝血效应被进一步放大。凝血酶将纤维蛋白原转化成纤维蛋白（图 13-3）。此过程中活化的因子Ⅻ使纤维蛋白凝块更坚固持久。

纤维蛋白凝块及凝块的收缩

纤维蛋白原转化成纤维蛋白的结果就是形成肉眼可见的纤维蛋白凝块。在受损部位形成较松散的纤维蛋白凝块，加固血小板血栓，封闭伤口。一段时间后凝块开始收缩变小。凝块收缩主要是凝块中的血小板及其他细胞的作用。血小板的胞质发生变化使纤维蛋白的纤维拉得更紧。在试管中（体外）也能观察到凝块的收缩。凝块收缩后剩余的液体就是血清。37℃在体外正常的凝块收缩需 4h 完成。

纤维蛋白溶解

除了纤维蛋白凝块形成的机制，机体还存在纤维蛋白凝块清除及血流重建的机制。凝块清除的机制尚不清楚。

凝血过程开始的同时，纤维蛋白溶解作用也会被激活以溶解纤维蛋白凝块。正常情况下，纤维蛋白溶解系统的功能就是防止纤维蛋白凝块的形成及纤维蛋白的蓄积。有证据表明在健康人体中纤维蛋白溶解系统与凝血系统处于平衡状态。通常的规律是，当凝血作用增强时纤维蛋白溶解作用也会增强。纤溶酶是溶解纤维蛋白或纤维蛋白原的活性酶。而是正常情况下，纤溶酶不存在于血液循环系统中，而是以非活性的纤溶酶原形式存在。在特定的蛋白水解酶的作用下纤溶酶原转化成纤溶酶。大部分组织中均含有少量的纤溶酶原激活物，而在多数体液及尿液中的含量极低。

纤维蛋白及纤维蛋白原的降解产物被称为纤维蛋白降解产物（fibrin degradation products, FDPs）或纤维蛋白分解产物（fibrin split products,

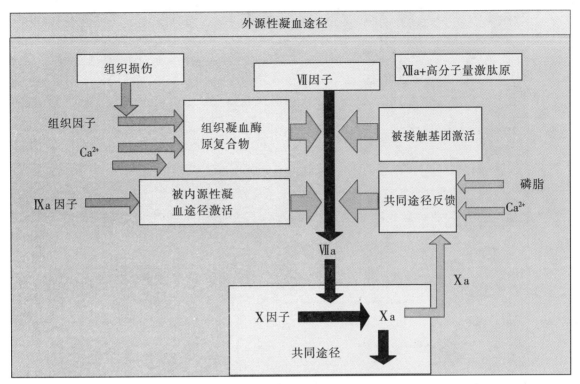

图 13-2　外源性凝血途径的主要反应。组织因子激活后 Ⅶa 因子的生成

(据 Powers LW: Dignostic hematology, St Louis,1989,Mosby 重绘)

FSPs)，在纤维蛋白溶解时形成，通过单核吞噬细胞系统从血液中清除。D-二聚体是在因子 XⅢ 作用下形成的交联纤维蛋白降解后产生的纤维蛋白裂解产物。

防止血栓形成的正常保护机制

为了保持平衡状态，机体内含有一定数量的蛋白用以抑制凝血及防止异常血栓的形成。血液循环系统中的血栓形成倾向取决于促凝与抗凝因子之间的平衡。正常情况下有许多重要的生理活动可以保护机体防止血栓的形成，如：
- 正常的血流；
- 活化凝血因子和特定物质的清除；
- 体内正常的抗凝血系统：抗凝血酶Ⅲ (antithrombin Ⅲ，AT-Ⅲ)、肝素辅因子Ⅱ (heparin factor，HC-Ⅱ) 和蛋白 C 及其辅因子蛋白 S；
- 细胞调节因子。

正常的血流

正常的血流可防止促凝物质的蓄积，降低局部纤维蛋白形成的可能性。

物质的清除

活化的凝血因子通过肝细胞被清除。这一过程及正常存在的抑制物通过对因子 XIa、IXa、Xa 和 IIa 的灭活阻止血管内的血液凝固及纤维蛋白的溶解。某些特殊物质的清除对于防止凝血的启动十分重要。

正常抗凝系统

机体内正常存在的抗凝系统对于防止血栓形成十分重要。这些重要的抗凝物质包括 AT-Ⅲ、HC-Ⅱ 以及蛋白 C 和蛋白 S。

AT-Ⅲ、蛋白 C 或蛋白 S 缺乏，及其抑制剂 (抗体) 的存在，会导致高凝状态。酶联免疫吸附分析 (enzyme-linked immunosorbent assay，ELISA) 检测可揭示这些蛋白的缺陷。

抗凝血酶Ⅲ

抗凝血酶Ⅲ是凝血酶的主要抑制剂。通过与凝血酶形成一种稳定的 1:1 的复合物来抑制凝血酶的活性。

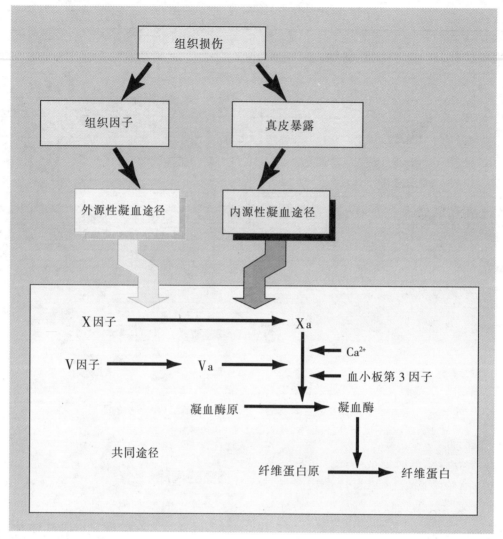

图 13-3　凝血途径概览。共同途径、外源性和内源性凝血途径之间的关系。特别强调共同途径中的主要反应

AT-Ⅲ的检测原理为：在肝素存在的情况下，凝血酶被中和掉的速率与抗凝血酶Ⅲ（AT-Ⅲ）的浓度成比例。去纤维蛋白后，采用标准量的肝素、纤维蛋白原及凝血酶通过两个阶段的反应对血浆凝固时间进行检测，通过标准曲线对结果进行分析。

肝素辅因子

AT-Ⅲ肝素辅因子和HC-Ⅱ是存在于人血浆中的两种肝素依赖的凝血酶抑制剂。肥大细胞产生内源性肝素，内皮组织中存在肝素样分子。

蛋白C和蛋白S

蛋白C由肝脏合成并以非活性的酶原形式存在于循环系统中。在血栓调节蛋白存在的情况下，蛋白C通过凝血酶转化成其活性形式——活化蛋白C（activated protein C，APC），血栓调节蛋白存在于内皮细胞中。在辅因子蛋白S存在的情况下，APC可将因子Ⅴa和Ⅷa剪切成无活性Ⅴi和Ⅷi形式（i代表无活性）。凝血酶与蛋白C和蛋白S的相互作用表明凝血酶不仅是促凝物质，还是一种抗凝物质。

APC抵抗也被称为因子Ⅴ Leiden突变，是一种因子Ⅴ的基因突变，使因子Ⅴ与APC的结合部位发生改变，阻止APC对因子Ⅴa的灭活。这种基因突变的杂合子形式在检测人群中可达到20%，占遗传性易栓症患者的20%~50%。

细胞调节物

细胞调节物包括一些酶——阻断纤溶酶活化及发挥作用的细胞蛋白酶。此外，调节凝血机制的细胞不仅包括肝细胞，还有单核细胞、巨噬细胞及血小板。内皮细胞产生的蛋白 S 辅因子在止血和血栓形成的起始、持续及抑制过程中起到了重要的调节作用。

止血与凝血检验

止血系统失调的筛查试验

止血系统疾病的诊断应从了解患者及其家庭成员的临床病史和体格检查开始。完整的用药史也很重要，能为患者的疾病诊断提供信息。止血性疾病可继发于很多原发性疾病，如肝脏疾病、肾衰竭及某些癌症。依据防止出血的主要屏障（见止血机制）进行划分，止血和凝血的筛查试验包括血管状态（血管凝血因素）的检测、血小板的检测以及凝血和纤溶系统的检测。获得全面详细的临床病史是最有价值的筛查手段。

血管因素的检测包括毛细血管脆性试验（也被称为套囊试验、束臂试验或者毛细血管抵抗试验）及出血时间测定。目前对于血小板的检测包括血小板计数、血小板聚集试验以及血小板黏附试验。对于凝血中涉及的血浆凝血因子以及全血凝血因子有不同的检测项目，包括静脉凝血时间、PT 以及 APTT（表 13-2）。

血管凝血因子检查

出血时间检测

出血时间（BT）检测是在毛细血管上做一个标准化的切口后，测定出血至停止出血所需的时间。BT 时间与毛细血管的完整性、血小板的数目以及血小板的功能有关。获得正常 BT 的前提是血液循环系统中必须有足够数量的血小板。如果血小板计数小于 50×10^9/L，BT 通常都会延长。可通过更特异的检测对血小板功能紊乱进行更

好的分析，如血小板聚集试验。采用 BT 检测血小板功能已不再像过去认为的那样有用了。

BT 检测阳性（BT 延长）见于 von Willebrand 疾病、血小板减少性紫癜以及毛细血管结构异常。血友病及其他凝血机制的缺陷，BT 一般正常。BT 测定主要是针对血小板的数量及形成血栓的能力。除血小板数量低之外，血小板功能紊乱以及患者近期摄入含阿司匹林的药物时都会使 BT 延长，因此不推荐对这些患者进行 BT 测定。BT 测定之前应首先进行血小板计数，

表 13-2　止血和凝血的实验室检测

检测项目	目标/因素评估
出血时间（BT）	血小板因素：功能和数量 血管因素：毛细血管完整性
毛细血管脆性（套囊试验、束臂试验）	血管因素（血管的状态）
血小板计数	血小板因素：血小板数量
血小板聚集	血小板因素：血小板功能
血小板黏附（血小板滞留）	血小板因素：血小板功能
血块收缩	血小板因素：血小板功能
活化部分凝血活酶时间（APTT）	血浆因素：内源性和共同途径的缺陷；第 I 阶段缺陷的鉴别（因子 XII、XI、IX、VIII、V、II、I）；肝素治疗的监测
凝血酶原时间（PT）	血浆因素：外源性和共同途径的缺陷；第 II 和 III 阶段缺陷的鉴别（因子 VII、X、V、II、I）；香豆素治疗的监测
凝血酶时间（TT）	血浆因素：测定第 III 阶段中纤维蛋白原的浓度和活性；香豆素治疗的监测
纤维蛋白原	血浆因素：纤维蛋白原的缺陷，纤维蛋白原转化成纤维蛋白过程中的变化
特殊因子分析：	**血浆因素：**
因子 VIII:C	缺陷：血友病 A
因子 VIII:vWF	缺陷：von Willebrands 疾病
因子 IX	缺陷：血友病 B

否则不应该对任何患者进行 BT 的测定。

◎ 模板出血时间检测（Mielke 改良）

BT 检测有不同的方法。目前应用的检测方法是经由 Mielke 及同事对原来的 Ivy 出血时间检测进行修正后的方法；可做出两个标准深度的切口，报告两个出血时间的平均值[2,3]。采用血压套囊使检测过程中的血压保持在 40mmHg。一般情况下，BT 检测操作中的主要困难是能否制作出标准化的合适的皮肤切口；准确的检测结果很大程度上依赖于制造皮肤切口的方式。检测毛细血管出血时，超过 3mm 深的切口所涉及的血管可能会比毛细血管大，而浅的切口可能不足以对所涉及的止凝血因子和毛细血管进行充分的检测。最好有一种标准化的、一次性的 BT 检测系统（如 Simplate），而且能够防止伤口感染。临床和实验室标准协会（Clinical and Laboratory Standards Institute，CLSI，以前称为 NCCLS）的指南文件为 BT 检测的操作提供了指导[4]。

血小板功能检查

血小板功能缺陷可以是获得性的、遗传性的或者由血小板抑制剂诱导产生。作为出血体质的潜在原因，尤其是对于那些可能形成致死性出血的危重患者，评估血小板功能具有重要的临床意义。导致血小板功能紊乱的最常见原因有：尿毒症、肝脏疾病、vWD 以及服用阿司匹林（acetylsalicylic acid，ASA）之类的药物等。目前评估血小板功能的方法包括血小板聚集试验以及全血的体外检测系统如闭合时间（closure time，CT）。

血小板闭合时间

闭合时间（CT）是一个评估与血小板相关的一期止血功能的试验，比 BT 更准确可靠。闭合时间检测对于评估由尿毒症、vWD、先天性血小板疾病以及阿司匹林之类药物引起的出血风险以及血小板功能紊乱等都有很大帮助。当有易擦伤、鼻出血、月经过多、手术（尤其是拔牙或扁桃体切除术）后出血过多等个体或家族史，并因此怀疑血小板功能障碍时，应该进行 CT 检测。不推荐将 CT 检测作为潜在出血风险的筛查手段。即使血小板功能正常，当血小板计数<100 000/mm³ 时，CT 也可能会延长。此外，由于红细胞对血小板功能的影响，当血细胞压积<35% 时 CT 会延长。进行 CT 检测之前应考虑到这些限制因素。

CT 检测可用于疑似 vWD、遗传性的血小板疾病以及获得性的血小板功能障碍（肝脏疾病、肾脏疾病和药物作用等）的筛查。还可用于治疗反应的监测，如醋酸去氨加压素（DDAVP）输注、肾脏透析以及血小板或抗血小板药物治疗等的监测。CT 异常表明可能存在血小板功能缺陷，应进一步采用标准的血小板聚集试验进行检查。

CT 采用 PFA-100 分析仪进行检测，该弹筒式检测系统在体外模拟血管受损后的血小板黏附和聚集过程，可以快速地评估抗凝全血样本中血小板的功能。在含有胶原/肾上腺素（collagen/epinephrine，CEPI）和胶原/腺苷 5'-二磷酸（CADP）的活性膜上，标准流速下产生的高切变率使得血小板黏附、活化并聚集，从而在活性膜孔洞处产生稳定的血小板血栓。完全闭合孔洞所需的时间即为 CT 检测的结果，以秒为单位进行报告[5]。

血小板聚集试验

止血过程中血小板的反应变化包括形态的改变、表面黏附性的增加以及与其他血小板聚集形成血栓的倾向。血小板聚集功能检测是怀疑为血小板功能紊乱的患者需要进行的基本检查。向富血小板血浆（platelet-rich plasma，PRP）中加入诱导剂，检测其浊度和光传导的变化。市场上已有多种针对这一试验设计的商品化仪器，被称为血小板聚集仪或血小板功能分析仪。在不同诱导剂存在的情况下，这类仪器可自动检测血小板聚集功能。

向 PRP 的反应杯中加入诱导剂[如凝血酶、腺苷二磷酸（diphosphate，ADP）、肾上腺素、蛇毒和胶原]，在恒温状态下进行搅拌，血小板开始聚集，光传导增加。试验开始时 PRP 较浑浊，当加入诱导剂后，较大的血小板聚集物开始形成，因此 PRP 开始变得清亮，光传导相应地增加。由一个移动的条式记录器记录光密度或光传导增强信号与时间的关系。血小板反应曲线由不同的时相组成，随所使用的诱导剂类型及浓度不同而不同。反应曲线可提示观察到的临床表现是否是由血小板功能紊乱或 vWD 造成。

血小板功能的自动化分析

传统的血小板聚集和黏附性检测过于耗时耗力，不适于床旁或快速检测。目前已出现了多种自动化的血小板功能分析仪。

阻抗法血小板计数采用两个抗凝样本，其中一个含有 ADP 及胶原。采用阻抗法血液分析仪检测血小板数量并计算聚集率[6]。

血液流动状态下的血小板聚集试验可对血小板功能进行定量、定性检测，并可检测 vWF 缺陷。在恒定负压作用下吸取枸橼酸盐抗凝全血流过一个包被有血小板激活剂的小孔。激活剂包括肾上腺素/胶原以及胶原/ADP 等。血小板经黏附、激活及聚集后，最终填塞小孔。检测封闭小孔所需的时间并评估结果，用以鉴别遗传性的功能缺陷如 Glanzmann 血小板功能不全以及 Berard-Soulier 综合征，可检测 vWD 并可对去氨加压素治疗（刺激释放 vWF）的患者进行 DDAVP 的监测。该检测系统对于凝血因子或纤维蛋白原的缺陷或缺乏并不敏感。与上述原理相似，让未抗凝的全血从一个有很多小洞的血液导管通过，小洞中有胶原纤维，激活血小板，可以进行 CT 测定。这一系统模拟体内的凝固过程及生理状态下的血小板功能[7]。

为了减少 BT 检测中固有的技术和生理上的变异，另一种自动化检测系统的测定方式是在恒定的压力下使抗凝血液通过一个狭缝，形成血小板血栓封闭狭缝所需的时间即为出血时间[8]。

血浆凝血因子检查

为了评估凝血级联反应中的潜在缺陷，首先应进行筛查试验。常用的血浆凝血系统筛查试验有一期法凝血酶原时间（PT）或凝血酶原分析、活化部分凝血活酶时间（APTT）以及凝血酶时间（TT）。相关的其他检查还有出血时间、血小板计数以及更古老的血块收缩试验（表 13-2）。一旦筛查试验检测出患者有凝血紊乱，应进行准确的凝血因子缺乏或缺陷的鉴定。

抗凝治疗的监测中，当患者接受香豆素药物治疗时，凝血酶原时间检测是最常做的检查。肝素治疗时，尽管偶尔会用到全血凝固时间检测，但是经常用到的还是 APTT 和 TT。

凝血试验的手工方法已被自动或半自动的仪器所替代。自动化的方法以手工方法为基础。目前已有多种仪器可进行 PT 以及 APTT 等凝血试验检测。本节讨论了两种非自动化的血浆——凝血因子实验：PT 与 APTT 试验。

凝血试验的样本

采集凝血试验的样本时，采血造成的创伤应尽可能小，为了保证结果的有效性必须避免血液凝固过程的过早激活。采集血液时应小心操作，避免：①组织凝血活酶对样本的污染；②样本与不合适的容器表面接触；③采用不合适的抗凝剂；④不合适的温度条件以及；⑤任何可能使样本溶血的操作。CLSI 指南中包含了凝血检测血液样本正确采集、运输及处理的要素[9]。

◎ 抗凝剂

凝血筛查试验中的血浆由 3.2% 枸橼酸钠抗凝血中分离得到。枸橼酸与钙离子可逆性的结合，阻断了从因子 IX 和 VII 活化开始的凝血过程中的各个步骤。与钙离子结合并不能抑制凝血过程中的接触相，所以血液在采集和处理过程中不被激活是很重要的。如果血液与玻璃接触，因子 XI 和 XII 就会被过早激活，这就是接触相效应的一个实例。故进行凝血检测时，采集管或检测过程中均需选用惰性材料。

血液与抗凝剂的比例对于血液凝固检测是很关键的，最好是采用真空管系统，要注意效期，不能使用过期的试管。凝血检测是采集 9 体积的血液与 1 体积的枸橼酸抗凝剂混合（1:10 的比例）。对于血细胞压积在 20%~60% 的人，抗凝剂与样本的标准体积比为 1:10。对于那些红细胞极度增多的人，必须改变比例。对于血细胞压积很高的患者样本，血浆量会降低，需要减少抗凝剂的量。CLSI 推荐"对于血细胞压积大于 0.55L/L（55%）的患者，其血液中的终浓度需调整"[10]。不能接收有凝块的样本，因为凝块改变了凝血因子的活性。

◎ 采集技术

凝血的筛查试验选用血浆进行测定。静脉穿刺需简洁快速以防止组织凝血活酶对血液样本的污染。当血管被切开或损伤时组织凝血活酶（在组织液中）就会进入血液样本中，很少的量即可改变正常及异常样本的凝血检测结果。溶血的红细胞与组织凝血活酶的作用相似，可激活血浆凝血因子，所以必须避免样本溶血。玻璃表面影响止血，某些凝血因子通过与玻璃接触可过早地被激活。应选用惰性材料以及干燥表面的样本采集管，避免激活凝血机制引发凝血反应，凝血检测推荐采用硅树脂覆盖玻璃或塑料容器。温度也会影响止血，例如在室温中放置过长的时间，因子 V 和Ⅷ均很不稳定；低温会使因子Ⅶ和Ⅺ过早地激活。对于多数凝血检测项目，推荐将样本放置于室温条件下[9]。

样本的采集可采用注射器法或真空管系统。必须熟练刺入静脉，血液应该快速平缓地流入采集器内。

1）真空管系统 通常采用真空采集管的采集系统，含有 3.2% 的缓冲枸橼酸抗凝剂。当使用真空枸橼酸抗凝管时，与血液样本的直接接触较少，能够确保安全。凝血检测的血液样本采集应早于其他检测样本的采集。CLSI 推荐了以下采集顺序[9]：

① 血培养管；
② 枸橼酸钠抗凝管（如蓝色盖）；
③ 带或不带凝血激活剂、带或不带分离胶的血清管（如红色、金色或有斑点的盖）；
④ 带或不带胶的肝素管（如绿色盖）；
⑤ EDTA 管（如淡紫色盖）；
⑥ 糖酵解抑制剂管（如灰色盖）。

在血培养管之后，以及带或不带凝血激活剂的血清管之前采集。

保持正确的血液与抗凝剂的体积比是很重要的。因此必须完全充满枸橼酸抗凝管，且只有在有效期内的试管才能使用。

◎ 样本处理

样本采集后，在体外会快速地发生一些变化。应尽可能快速小心地将样本运送至实验室并进行检测。CLSI 允许 PT 样本在试管加盖的情况下可不离心放置 24h。如患者接受肝素治疗，用于 APTT 检测的样本应进行离心，并在采集后 60min 内将血浆与细胞进行分离或对其进行检测。另外，CLSI 申明用于 APTT 检测的样本 4h 内可不进行离心。试管在离心过程中应保持加盖的状态，血浆被移出试管用于检测。如不能立即进行检测，应该将乏血小板（<10×10⁹/L）的抗凝血浆与细胞成分分离；如立即进行检测，血浆可保留在压缩的细胞上。

检测样本中微小凝块的形成对结果有重大影响。如果有微小凝块出现，表明凝血已经开始，该样本不能用于检测。由于凝血因子活化后干扰终点法血凝仪的检测结果，因此，样本有肉眼可见的溶血时，不能用于检测。大多数仪器采用光学检测器，对于严重的黄疸或脂血样本，仪器的终点判断也会存在问题。用于检测的血浆应置于一个盖紧的干净的试管中保持冷冻状态直到检测。

凝血检验的操作

通用性指南适用于多数的凝血检测。CLSI 指南列出了针对促凝因子活性检测，特别是 PT 和 APTT 测定的推荐性意见[10,11]。操作者应严格遵循仪器生产商的说明书进行操作。对于凝血检测，应制订一个可持续发展的质量控制程序，并认真遵守 1988 年临床实验室改进法案修正案（Clinical Laboratory Improvement Amendments of 1988 regulations，CLIA'88）。必须保留相应的记录并形成文件。

质量控制

每天开始进行检测时及新一轮工作开始时或每个分析检测批次开始时均应进行正常或异常水平质控品的检测。质控品为每天复溶的冻干样本或采用冰冻的质控品。质控品应在它们的活性期（一般为 8~16h）内进行检测。质控品一旦解冻或复溶，不应再次冰冻或使用。质控样本应在与患者样本相似或相同的检测环境下进行处理和检测。质控品的检测结果应在建立的允许范围内，否则不能报告患者结果。CLSI 指南中有针对凝血检测质量控制相关问题的阐述[11]。

针对特定的仪器，实验室必须制订自己的正常人群参考范围。当实验室采用了新批号的试剂、样本采集技术有大的变动或引入了新的仪器时，应重新建立参考范围。

凝血酶原时间检测

PT 检测源于一个假设，即在脱钙的血浆中加入最适量的钙离子以及过量的凝血活酶，凝血的速率取决于血浆中凝血酶原的浓度[12]。

凝血酶原时间指在加入过量凝血活酶及适量钙离子后血浆凝固所需的时间，借此检测外源性（以及共同）凝血途径的功能活性。PT 检测凝血酶的生成（第 2 阶段）以及纤维蛋白原向纤维蛋白的转化（第 3 阶段），并筛查因子 Ⅰ、Ⅱ、Ⅴ、Ⅶ 及 Ⅹ 是否有缺陷。正常的 PT 结果表明凝血机制第 2 和 3 阶段中的凝血因子功能正常。

PT 测定可以监测维生素 K 拮抗剂（华法林类口服抗凝药物，如香豆素）的抗凝疗效，预防术后血栓形成及肺栓塞，抗凝不足可引发血栓形成或栓塞，抗凝过度会导致致死性出血。PT 检测也是出血性疾病中凝血因子缺陷的筛查试验。

凝血酶原检测所需的试剂主要有氯化钙及凝血活酶。应采用具有 ISI（国际敏感度指数）的凝血活酶试剂。应用之前须按照生产商的指导准备每种凝血酶原质控品。所用质控品的品牌不同，质控品的值和限值范围也不同。实验室应建立自己的质控品允许范围。正确使用质控品可发现：①凝血活酶的衰变；②使用了不适当的孵育温度。

◎ 注意事项及技术因素

如标本加盖，凝血酶原检测应在血液采集后 24h 内进行。24h 之后进行检测，血浆必须冰冻保存。–20℃ 条件下冰冻可保存 2 周，–70℃ 条件下冰冻可保存 6 个月。

当使用凝血活酶–钙离子试剂时，充分混合混悬液是很重要的。用于检测的血液必须没有凝块；如血液中有任何凝块，都必须重新采集样本。抗凝剂与血样本的体积比应为 1:10。

◎ 凝血酶原时间的自动化检测

自动化或半自动化的分析仪已被用于凝血检测。纤维蛋白凝块形成作为反应终点。旧型的 FibroSystem（BBL Microbiology Systems，BD）在许多实验室作为备用仪器使用，属于半自动的机电凝血分析仪，由 Fibrometer 凝血计时器、加热准备模块或孵育器及自动的加样系统组成。Fibrometer 的组件包括计时器、数个加温孔及凝块检测器（带有电极的探针臂）。

自动或半自动血凝仪的出现是医学实验室自动化诸多发展之一。通过光电元件读取凝块形成时光密度的变化，对凝块形成时间进行自动检测。含有加热模块的单元使得检测过程中试剂与血浆样本保持在 37℃。分析仪自动吸取所需的试剂与样本，或者分析前进行手工取样。所有的常规凝血检测都可使用这些仪器进行测定，包括 PT、APTT、特殊凝血因子检测、TT 以及纤维蛋白原检测。试剂储存于室温或冰箱（如 Electra 1600）。冷藏有助于保持试剂性质的稳定。

◎ 凝血酶原结果报告

多年来，凝血酶原测定的结果以 "s" 为单位进行报告称为凝血酶原时间或 PTs。凝血酶原时间实际上并不是凝血酶原的定量分析。当该检测被应用于监测口服抗凝药物治疗的患者时，第一次使用了国际标准化比值（international normalized ratio，INR）代替 "s" 进行凝血酶原检测结果的报告。采用 "s" 进行结果报告时，PT 的参考范围是 10~13s。治疗范围被认为应超过 25s。经验表明不管是何种用途，与使用 "s" 作为 PT 结果相比，医生更经常使用 INR，且不仅仅只限于接受口服抗凝药治疗的患者。因此，大多数情况下，PT 结果已不再只报告 "s"。

世界卫生组织（World Health Organization, WHO）率先建议对长期接受抗凝药治疗的患者采用 INR 报告结果，以保证在不同实验室测得的结果具有可比性。尽管不同的实验室采用不同的凝血活酶以及不同的仪器，但 INR 使得口服抗凝药治疗的标准化成为可能。INR 的应用使特定的 PT 试剂或仪器的检测结果获得了国际参考品的校准[13]。

凝血活酶试剂的生产商为每批试剂提供国际敏感度指数（international sensitivity index, ISI）。ISI 是 PT 检测系统对维生素 K 依赖凝血因子缺乏反应性的数学指标。WHO 的凝血活酶参考品反应性很高，其 ISI 被定为 1.0。通过将制造商的凝血活酶试剂与 WHO 国际凝血活酶参考品相比较得到 ISI 值。将 PT 比率用特定检测系统的 ISI 值转化为与其相当的 INR 值[2]。INR 是样本 PT 结果与平均正常人 PT 结果（mean normal PT, MNPT）之比的 ISI 次幂：INR=（患者 PT/MNPT）^{ISI}。

1 岁以上人群的 INR 参考范围为 0.9~1.13，INR 的增加与抗凝增强相关。由于该值较为稳定，对于大多数接受华法林口服抗凝药治疗的患者，其 INR 值应保持在 2~3，或 2.5~3.5 之间。当外源性凝血途径中的凝血因子缺乏时，INR 值将增加。这种缺乏大多数是由于口服抗凝药治疗使维生素 K 依赖凝血因子（Ⅱ、Ⅶ、Ⅸ、Ⅹ）减少或肝脏疾病造成的。

活化部分凝血活酶时间

与 PT 检测类似，APTT 采用与 PT 相同的仪器进行自动化检测。但是在 APTT 检测中，激活剂——氯化钙在加入至待测血浆之前，先与凝血活酶的磷脂组分（血小板替代物）混合。由于仅使用了凝血活酶的部分组分，因此得名。使用的激活剂取决于制造商；高岭土混悬液（从硅酸盐黏土中被精细地分离而来）是一种常用的激活剂。APTT 是内源性和共同途径中因子缺陷检测的最常规筛查方法。APTT 试剂中的高岭土——因子Ⅻ的激活剂，使血浆中的因子Ⅻ得到更充分的活化，缩短凝固时间，改善了以前使用的"部分凝血活酶时间"（partial

thromboplastin time, PTT）检测的重复性。

APTT 主要检测因子Ⅷ、Ⅸ、Ⅺ及Ⅻ的缺乏，但也可检测除因子Ⅶ和Ⅷ之外其他因子的缺陷。该检测是基于如下现象设计的，与凝血酶原检测相似，使用完整的凝血活酶进行检测时，血友病患者血浆的凝固时间与正常人血浆的凝固时间相似；而使用部分凝血活酶或血小板替代物进行检测时，血友病患者血浆的凝固时间比正常人血浆的凝固时间明显延长。

APTT 主要用于肝素治疗患者的药物监测。用于肝素监测之前应先评估凝血活酶试剂的敏感性。大多数凝血活酶试剂对于低分子量肝素（low-molecular-weight heparin, LMWH）不敏感。LMWH 的监测应采用抗Ⅹa 检测。LMWH 通常不需要监测，除非患者体重严重超重、怀孕、患有肾脏疾病或患者是儿童。

作为部分凝血活酶的磷脂替代了血小板，对内源性凝血途径的凝血因子缺乏非常敏感，比 PT 试验中所使用的完整的组织凝血活酶更敏感。

通过单独加入高岭土混悬液使反应过程活化[14]，可保证凝血因子最大程度的活化。加入高岭土后可加速凝血级联反应中缓慢的接触相激活。激活剂因生产商不同而不同。通过接触因子的迅速活化，可获得一致性更好、重复性更高的 APTT 检测结果。

当接触因子及内源性凝血因子缺乏时，APTT 检测结果延长。患者血浆中存在抑制剂如狼疮抗凝物时，也可能是 APTT 延长的原因。在静脉输注给药时，APTT 可用于监测肝素浓度。APTT 对于共同途径中凝血因子异常的监测不敏感，但是在筛查因子Ⅷ和Ⅸ以及接触因子轻中度缺乏时颇为实用。这些凝血因子缺乏代表了大部分常见以及潜在的严重疾病。APTT 检测异常时，应针对特定凝血因子缺乏进行鉴别分析。

APTT 检测的原理：在抗凝过程中，血液中的钙离子与抗凝剂结合。离心后，血浆包含除了钙离子（在抗凝过程中被清除）以及血小板（在离心过程中被清除）之外所有的内源性凝血因子。在严格控制的情况下，向血浆中加入适量的试剂，包括钙离子、磷脂血小板替代物（部分凝血活酶）以及激活剂（高岭土），然后进行检测。检测血浆凝固所需的时间即APTT。正常检测结果应参考试剂生产商推荐的正常范围。

正常质控品的检测结果必须始终在可接受的范围内；否则，所使用的试剂、仪器或操作可能存在问题。当质控超出范围时，所有的检测均应重新测定。大多数的实验室在1d内至少进行1次"高"和"低"2个水平的质控。实验室应在每个新批号的质控品使用之前设定质控范围。

◎ 注意事项及技术因素

高岭土使凝血因子获得最大程度的激活，从而获得一致性和重复性更高的检测结果。高岭土混悬液沉降速度很快；当用高岭土时，加试剂之前需将溶液充分混匀。许多自动化的仪器可自行持续混匀。枸橼酸抗凝血液样本应在采集后1h内离心。当血浆放置时间超过推荐时间时可导致异常结果。

◎ 结果报告

APTT检测以"s"为单位进行报告，报告至小数点后1位，并附有实验室建立的质控品允许范围。结果必须明确标明"患者标本"和"质控品"。正常APTT的检测结果通常<35s，范围为25~40s。质控血浆应每8h检测1次，并仔细监测其检测结果。质控品放置时间过长、温度变化、不同的试剂批号、操作错误或仪器故障（如果使用自动或半自动化仪器）等均可造成质控结果偏倚。患者结果的报告通常附有质控结果。如质控品的检测结果不在允许范围内，所有的检测都必须重新测定。由于检测结果很大程度上取决于所使用的试剂，故每个实验室必须建立自己的正常和异常质控品的允许范围。

D-二聚体的检测

D-二聚体的检测实际上包含两种不同方法，在临床上各有各的用处，当混淆使用时会造成错误。D-二聚体是交联的纤维蛋白的降解产物。D-二聚体的检测有两种方法：ELISA和微粒凝集反应。微粒凝集反应主要用于检测弥散性血管内凝血（disseminated intravascular coagulation，DIC）时产生的D-二聚体，由于是机体大量生成，故不需要很高的灵敏度。微粒凝集反应通常可检测出500ng/mL水平的D-二聚体。ELISA测定具有更高的灵敏度，可检测<10ng/mL水平的D-二聚体。排除静脉血栓栓塞（venous thromboembolism，VTE）需要这种水平的灵敏度。采用微粒凝集反应排除VTE会产生很多假阴性结果，而采用ELISA方法检测D-二聚体诊断DIC时会产生很多假阳性结果[15]。

凝血的其他检测

针对特定凝血因子的其他检测包括：

* 凝血酶原消耗试验
* 凝血活酶生成试验
* 血浆复钙时间（血浆凝固时间）
* 凝血酶时间（TT）
* 纤维蛋白原浓度测定
* 纤维蛋白原定量检测
* 蝰蛇毒时间
* 爬虫酶时间
* Von Willebrand因子以及其他凝血因子检测
* 高凝状态、抗凝血酶Ⅲ、蛋白C及活化蛋白C、蛋白S以及循环系统狼疮抗凝物的检测

凝血检验的POCT

在特定的临床情况下，周转时间是非常重要的，故一些凝血检验需采用POCT。对于在手术过程中接受肝素抗凝剂治疗的患者，可采用床旁检测仪进行活化凝血时间（activated clotting time，ACT）、凝血酶原、APTT、纤维蛋白原、TT、光学方法血小板的聚集试验[16]以及肝素中和TT试验。许多研究表明，频繁地进行家庭监测INR值的口服抗凝药治疗的患者，出现严重出血和血栓事件的频率较低。由于需即时获得正在进行心血管手术或肝移植以及其他病情严重患者的相关信息，故POCT仪器被制造出来以满足这类患者的治疗需要。

凝血分析仪

一些POCT分析仪仅可使用毛细血管血液，

而其他仪器可使用毛细血管血液、全血、血浆或 3 种均可。凝血分析仪可用于手术室、重症监护室、透析室或其他患者监护室。将新鲜血液加至测试条上的样本槽内，提示信号出现后将测试条插入仪器。血液样本通过毛细作用吸至测试槽内与试剂混合。采用一个光电系统检测血流停止以及血块形成的时间，即检测终点。结果显示在荧屏上。POCT 全血的检测结果高于使用血浆检测的经典凝血仪的检测结果，仪器会将其检查结果自动转化为与其相当的血浆检测结果，并给出凝血酶原检测的 INR 值。凝血 POCT 结果应与传统凝血检测结果一样记录在患者的病历中。

质量控制

对于任何一台 POCT 凝血分析仪都必须进行质量控制。CLIA'88 细则要求，无论是自动化凝血系统、传统方法还是 POCT 方法，每工作 8h 均应进行正常和异常 2 个水平的质控检测。目前 POCT 凝血分析仪的制造商正致力于改进他们的电子质控，而传统的液体凝血质控品仍是 CLIA'88 所认可的。由于质控品只在特定时间内（通常为 8~16h）有活性，所以液体质控品对于 POCT 凝血分析仪来说成本较高。此外，传统实验室的凝血分析仪在 8h 工作段内可进行许多检测，而 POCT 的测试数很少。如果每个时间段都要进行质控品或样品检测，则增加了 POCT 试剂条的测试成本。

问题及缺点

POCT 的凝血试剂比传统的凝血检测试剂贵。POCT 凝血分析仪的另一个潜在缺点在于：尽管 POCT 凝血分析仪使用方便，即时报告结果，但如果这些结果遗失或未传至患者永久性的档案中，它们的优点将荡然无存。POCT 凝血分析仪检测结果的确认也比较复杂。不同实验室检测方法校正，需要将不同反应动力学的 POCT 干试剂条与实验室血浆分析仪的液体试剂进行比对。POCT 仪器的 INR 结果的变异系数（coefficient of variation，CV）范围为 9%~13%，而血浆分析仪通常不会超过 5%。因此，医生要

求应持续在同一台仪器上进行 POCT 检测，如果 INR 必须由另外的检测系统报告结果，则必须另外提供允许范围[17]。

使用人员的培训

使用 POCT 凝血分析仪的操作人员必须参加专业的使用培训并进行文字记录，这一点非常重要。理想状态下，使用者应由实验室进行培训，实验室工作人员监测质控的测定。一些 POCT 凝血分析仪的制造商将为使用人员包括医务人员、患者（在他们家里）以及其他卫生保健工作者提供一系列质量管理体系，包括分析仪使用中的高级培训及售后技术支持。培训也包括样本采集技术以及质量控制的相关信息。

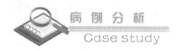

病 例 分 析
Case study

病例分析 13-1

23 岁男性，有长时间关节内异常出血史。

实验室数据

凝血酶原分析：正常

APTT：显著延长

因子Ⅷ：严重减少

因子Ⅸ：正常

血小板计数：正常

模板出血时间：正常

该患者最可能是以下哪种疾病？

a. 典型血友病 A

b. 典型血友病 B

c. Von Willebrand 疾病

d. 严重的肝脏疾病

病例分析 13-2

45 岁女性，有严重的肝脏疾病合并黄疸、紫癜（组织内出血），血小板计数为（100~120）× 10^9/L。

该患者的凝血酶原时间（PT）及出血时间（BT）检测结果最可能是以下哪种？

a. PT 延长、BT 延长

b. PT 正常、BT 延长

c. PT 正常、BT 正常

d. PT 延长、BT 正常

病例分析 13-3

25 岁男性，在医院做了腹疝的修复手术。身体状态很好，但其家族史中有轻微出血问题的亲属。

实验室数据

凝血酶原时间：正常

APTT：延长

因子Ⅷ：减少

因子Ⅷ:C：减少 10%

因子Ⅷ:vWF：减少

因子Ⅸ：正常

血小板计数：正常

血小板聚集试验：降低

模板出血时间：延长

根据病史及实验室检查，判断该患者最有可能是以下哪种疾病？

a. 典型血友病 A

b. 典型血友病 B

c. Von Willebrand 疾病

d. 严重的肝脏疾病

参考文献

1. International Society on Thrombosis and Haemostasis (ISTH), Scientific and Standardization Committee; International Union of Pure and Applied Chemistry–International Federation of Clinical Chemistry (IUPAC–IFCC), Commission/Committee on Quantities and Units (in Clinical Chemistry): Nomenclature of quantities and units in thrombosis and haemostasis, Thromb Haemost 71: 375, 1994.

2. lvy AC, Shapiro PF, Melnick P: The bleeding tendency in jaundice, Surg Gynecol Obstet 60:781, 1935.

3. Mielke CH, Kaneshiro IA, Maher JM, et al: The standardized normal Ivy bleeding time and its prolongation by aspirin, Blood 34:204, 1969.

4. Clinical and Laboratory Standards Institute: Performance of the bleeding time test: approved guideline, ed 2, Wayne, Pa, 2005, H45–A2.

5. Hassett AC, Bontempo FA: Closure time platelet function screening, transfusion me dicine update, Institute for Transfusion Medicine, www. itxm.org (retrieved November 2005).

6. Lennon MJ, Gibbs NM, Weightman WM, et al: A comparison of Plateletworks and platelet aggregometry for the assessment of aspirin–related platelet dysfunction in cardiac surgical patients, J Cardiothorac Vasc Anesth 18: 136, 2004.

7. Mammen El:, Comp PC, Gosselin R, et al: PFA–100 system: a new method for assessment of platelet dysfunction, Semin Thromb Hemost 24:195, 1998.

8. Brubaker DB: An in vitro bleeding time test, Am J Clin Pathol 91:422, 1989.

9. Clinical and Laboratory Standards Institute: Collection, transport, and processing of blood specimens for coagulation testing and performance of coagulation assays: approved guideline, ed 4, Wayne, Pa, 2003, H21–A4.

10. NCCLS: Determination of coagulation factors coagulant activities: approved guideline, Wayne, Pa, 1997, NCCLS Document H48–A.

11. Clinical and Laboratory Standards Institute: One–stage prothrombin time (PT) test and activated partial thromboplastin time test (APTT): approved guideline, Wayne, Pa, 1996, H47–A.

12. Quick AJ et al: Study ofcoagulation defects in hemophilia and jaundice, AmJ Med Sci 190:501, 1935.

13. International Committee for Standardization in Haematology, International Committee on Thrombosis and Haemostasis: ICSH/ICTH recommendations for reporting prothrombin time in oral anticoagulant control, Thromb Haemost 53:155, 1985.

14. Proctor RR, Rapaport SL: The partial thromboplastin time with kaolin, AmJ Clin Pathol 36:212, 1961.

15. Houdiijk WP: Efficacy of D–dimer, Adv Admin Lab 13: 72, 2004.

16. Wheeler GL, Braden GA, Steinhubl SR, et al: The Ultegra vapid platelet–function assay: comparison to standard platelet function assays in patients undergoing percutaneous coronary intervention with abciximab therapy, Am Heart J 143:602, 2002.

17. Fritsma GA, Marques MB: Top ten problems in coagulation (2004), Advance 16:22, 2004.

参考资料

Accumetrics: Verify Now Aspirin, San Diego, 2005.

Cheng X et al: Prevalence, profile, predictors, and natural history of aspirin resistance measured by the Ultegra rapid platelet function assay-ASA in patients with coronary heart disease: clinical studies/outcomes, presentation number C-25, International Federation of Clinical Chemistry (1FCC) /American Association for Clinical Chemistry (AACC) meeting, Orlando, Fla, July 2005.

Clinical and Laboratory Standards Institute: Assays of yon Willebrand factor antigen and ristocetin cofactor activity: approved guideline, Wayne, Pa, 2002, H51-A.

Clinical and Laboratory Standards Institute: Point -of care monitoring of anticoagulation therapy: approved guideline, Wayne, Pa, 2004, H49-A.

Clinical and Laboratory Standards Institute: Procedures for validation of INR and local calibration of PT/INR systems: approved guideline, Wayne, Pa, 2004, H54-A.

Ford A: Immunoassay market overflowing with change, CAP Today 19 (6) :18, 2005.

Helena Laboratories Point of Care: Platelet works Point of Care, Beaumont, Texas, 2004.

Katz B, Marques MB: Point-of-care testing in oral anti-coagulation: what is the point? MLO, March 2004, pp 30-35, www. mlo-online.com (retrieved August 2005) .

Margolius HS: Kallikreins and kinins: some unanswered questions about system characteristics and roles in human disease, Hypertension 26:221, 1995.

Schmaier AH: The kallikrein -kinin and the renin -angiotensin systems have a multilayered interaction, Am J Physiol Regal Integr Comp Physiol 285:R1, 2003.

Turgeon ML: Clinical hematology: theory and procedures, ed 4, Philadelphia, 2005, Lippincott, Williams & Wilkins.

复习题

Review Questions

1. 常规凝血分析选用以下哪种抗凝剂？

    a. 肝素

    b. 草酸钠

    c. 枸橼酸钠

    d. 氟化钠

2. 凝血酶原试验中要求患者的枸橼酸盐抗凝血浆与以下哪种试剂进行混合？

    a. 凝血活酶

    b. 钙和凝血活酶

    c. 钙

    d. 高岭土

3. APTT检测系统中硅酸盐(高岭土)的作用是？

    a. 与钙结合从而不发生凝集反应

    b. 激活组织凝血活酶

    c. 辅助血小板与内皮表面的黏附

    d. 辅助凝血因子XII更充分的活化，缩短血液凝固时间

4. 止血过程中所涉及的血细胞为 _____。

    a. 血小板

    b. 淋巴细胞

    c. 红细胞

    d. 粒细胞

问题5~8：在空白处填入因子编号，下面的陈述正确吗？

A=正确，B=错误。

因子 _____ 只参与外源性凝血途径。

5. _____ II

6. _____ V

7. _____ VII

8. _____ VIII

问题9~12：在空白处填入因子编号，下面的陈述正确吗？

A=正确，B=错误。

因子 _____ 是共同途径的一部分。

9. _____ VII

10. _____ X

11. _____ XI

12. _____ XII

13. 当血小板计数低于多少时不推荐进行出血时间检测？

    a. $<10 \times 10^9/L$

    b. $<50 \times 10^9/L$

    c. $<100 \times 10^9/L$

    d. $>100 \times 10^9/L$

问题14~17：在空白处填入因子编号，下面的陈述正确吗？

A=正确，B=错误。

因子 _____ 可被香豆素类药物抑制。

14. _____ II

15. ＿＿＿＿Ⅶ

16. ＿＿＿＿Ⅷ

17. ＿＿＿＿Ⅹ

18. 纤维蛋白原在＿＿＿＿中合成。

　　a. 肝脏　　b. 内皮　　c. 血小板　　d. 血浆

19. 充分的一期止血的要素是：

　　a. 血栓的形成

　　b. 凝块的收缩

　　c. 血小板的黏附

　　d. 维生素 K 的存在

　　问题 20~23：以下关于血小板的陈述哪些是正确的，哪些是错误的？

　　A=正确，B=错误。

　　对于控制绝大多数的出血：

20. ＿＿＿＿血小板数量必须充足

21. ＿＿＿＿血小板功能正常

22. ＿＿＿＿上述 2 种陈述均正确

23. ＿＿＿＿上述 2 种陈述均不正确

24. 凝块的清除由以下哪种系统完成？

　　a. 纤溶　　b. 止血　　c. 凝血　　d. 抗凝

　　问题 25~28：A=正确，B=错误。

　　这项检查测定止血系统的完整性。

25. ＿＿＿＿血小板计数

26. ＿＿＿＿出血时间

27. ＿＿＿＿凝血酶原时间测定

28. ＿＿＿＿活化部分凝血活酶时间

29. 止血被定义为：

　　a. 局限于受伤部位

　　b. 解剖学正常修复

　　c. 防止损伤后的过多出血

　　d. 辅助凝块的清除

30. 血友病 A 是哪种因子缺陷导致的疾病？

　　a. 因子Ⅷ

　　b. 因子Ⅸ

　　c. 循环系统中的血小板

　　d. 维生素 K 依赖的凝血因子

　　问题 31~34：在空白处填入因子编号，下面的陈述正确吗？

　　A=正确，B=错误。

　　因子＿＿＿＿仅在凝血酶原时间测定中被检测。

31. ＿＿＿＿Ⅵ

32. ＿＿＿＿Ⅶ

33. ＿＿＿＿Ⅷ

34. ＿＿＿＿Ⅸ

35. 以下哪种 POCT 凝血检查最适用于肝素的监测？

　　a. 凝血酶原时间

　　b. 活化部分凝血活酶时间

　　c. 出血时间

　　d. 血小板计数

（王　力　门剑龙　苏　薇　彭明婷）

学习目标

本章结束时，应能掌握如下内容：

● 解释常规尿液分析，描述3种主要成分

● 解释尿液分析的临床意义并对影响肾脏或尿道的疾病检查和代谢性疾病检查进行分类

● 描述泌尿系统的基本解剖结构，了解各部分的功能

● 讨论正常尿液的化学组成

● 描述常规尿液分析标本应符合的要求，

包括保存要求

● 鉴别并描述尿标本中可能遇到的正常和异常物理性质（尤其是颜色和透明度），并将其与化学和显微镜检查结果相关联

● 讨论尿量和尿比重的关系

● 解释尿比重

● 用一条多联试带检测尿标本的化学组成，并能使用正确的方法

- 对于本章讨论的每一种分析物，描述下列内容：临床意义、检测原理、特异性和敏感性、干扰物质和其他因素
- 讨论由肾小球损害、肾小管损害、肾前性功能紊乱、下泌尿道疾病、无症状蛋白尿和持续性微量白蛋白尿引起的蛋白尿的病理生理和意义
- 比较血尿、血红蛋白尿和肌红蛋白尿的病理生理。当试带显示血阳性时，解释如何鉴别相关的分析物质
- 讨论检测亚硝酸盐和白细胞酯酶的病理生理和临床意义以及它们如何彼此相关
- 讨论胆红素和尿胆原的病理生理和临床意义，并识别各种黄疸的实验室检测结果
- 描述尿液应该进行显微镜检查的各种情况
- 进行尿沉渣显微镜检查

- 鉴别讨论各种尿沉渣的组成，包括病理生理和临床意义
- 描述管型形成的过程和临床意义，以及如何分类和报告
- 列出在酸性和碱性尿液中遇到的正常结晶，描述各种结晶最常见的形状
- 列出代谢和治疗过程中出现的异常结晶，描述各种结晶最常见的形状
- 讨论尿沉渣、尿液的化学检查结果和物理检查结果之间的关系
- 讨论组成尿液分析质量评估系统的构件
- 在报告检验结果前，对尿液分析结果（通过物理、化学和尿沉渣检查得到的）进行复查时，能识别出不一致的结果
- 分析病例，探讨实验室检查结果和临床症状间的相关性

尿液分析概述

尿液分析[1]是对尿液进行的物理、化学和显微镜检查。在实验室进行的所有诊断程序中，尿液分析可能是最早开展的一项检查。尿液分析所提供的信息不仅能反映患者的一般健康状况，也能反映患者的临床状况和潜在疾病（框表 14-1）。

框表 14-1

尿液分析的目的

- 有助于疾病的诊断。
- 监测健康状况（筛查无症状、先天性或遗传性疾病）。
- 监测治疗效果（有效性或并发症）。

尿标本容易采集，许多常规检查采用相对简单的浸湿试带化学反应法。当手工操作时，将试带浸到尿标本中，在恰当时间通过与标准色板比较，观察颜色反应。实验室进行大量检测时一般使用半自动或全自动检测系统。

质量评价与质量控制

和临床实验室的所有部门一样，尿液分析实验室需要制定一个质量评价计划来确保检测结果有意义。一个要付诸实施的质量保证计划的具体内容必须满足 1988 年的临床实验室改进法案修正案（CLIA'88）的要求（第 8 章）。质量评价要素包括记录保存、程序手册、材料与设备、能力验证试验和继续教育与培训。

多联试带的应用一般能保证快速可靠地筛查所有标本，现在这种试带的常规应用能使更多的异常成分得以检测。必须按照正确的操作程序进行检测，试带和药片必须正确贮存，以达到预期的反应结果，这可以通过使用质控标本来保证。

员工每天换班时都必须使用质控品。在市场上可以买到几种质控产品，并且都适合实验室使用。绝大多数是冻干形式的（冻干人尿）质控品，使用前需要复溶。阴性和阳性质控品在常规检测程序中都应该使用。这些质控品通过常规试带和方法的检测可得到预期结果。质控品已有的测定值是实验室选择的根据。尿液

分析质控品可用于检查试剂和操作程序，也可用于评估检查人员的操作及正确解释结果的能力。新买的试带和药片在第一次开封时，所有先前开封的试带和药片在换班时，以及新试剂启用时都应该使用质控品进行检测。在核对假阴性和假阳性结果、不同浓度的相对敏感性和试剂的稳定性时，应检测质控液。

检测结果应该详细记录以确保实验室的检测在控以及问题发现后可以得到改正。各实验室所用的标记系统可以不同，质控结果可以标记在每天和每周的质控图上，类似于临床化学分析所用的质控图。质控品应该按照如下要求进行检测：

- 每天上午检测所有开瓶的试带或药片。
- 新瓶刚开封时要进行检测。
- 每天在记录表上记录数据。

每瓶试剂在不用时应该盖紧。应该仔细遵从制造商的贮存说明。如果试带或药片出现褪色，要立即弃掉。在第一次开启试剂瓶时，应记录开封日期。注意失效日期，不能使用任何过期的试剂。

尽管折射计不常用，但是在用于测准确度时，应该检查折射计，并且采用正确的方式记录数据。检查折射计的方法将在后面介绍（见"尿比重"）。

如果尿标本在送至实验室前后没有按照正确的方式采集和处理，或贴错了标签，那么最好的质量控制系统也无能为力。分析前的差错仍然是导致常规尿液分析出错的最常见原因。

或许尿液分析质控中最古老但依然是最有用的方法就是对尿液分析的所有项目结果在根据患者的实验室记录制成报告之前进行终审。预期结果的相关性会在本章进行讨论。要正确检查检测结果中的相关部分，检验人员必须了解检测方法的局限性和使用这些方法的理由。尿液的物理性质、化学检测结果和尿沉渣中的可见成分应该是相关的。如果发现不一致，在报告结果前，应该予以纠正或解释。

肾脏解剖学与生理学[2]

肾脏解剖学

一般来说，尿液可被视作血液中的废物组成的一种液体。它在肾脏中形成，通过尿路系统排出体外。

肾脏解剖学

泌尿系统由位于脊柱（T11~T12和L3之间）两侧腹膜后的2个肾脏、2条输尿管、膀胱和尿道构成（图14-1）。血液通过肾动脉进入肾脏，肾动脉分支成越来越小的单位，最后变成进入肾小球丛的入球小动脉，血液通过出球小动脉流出肾小球。这些小动脉与相应肾单位的肾小管紧密伴行，以便血液与肾小球滤液间进行重吸收和分泌。肾脏是一个血供丰富的器官。正常情况下，肾脏在一个特定时间可容纳心脏输出血量的1/4。

肾脏的肉眼观察显示2个豆状红棕色器官。每个肾脏重约150g。肾脏内侧边缘大部分凹陷，即肾门，肾脏血管、神经、淋巴管和肾盂通过肾门进入或离开肾窦，即被肾实质包围的空间。通过肾门将肾脏切成2等份，切面显示肾实质的构成：外层的皮质（形成了连续的囊下组织带）和内层的髓质（不连续，被伸向肾窦的皮质突起，即肾柱，也称为Bertin柱所隔断）。髓质由几个三角形结构——肾锥体——构成，锥体的底部朝向皮质，锥体的尖端（称为肾乳头）伸进肾小盏。

肾脏生理学

肾脏的功能单位是肾单位，尿液在此形成。尿液形成后从肾脏流入输尿管，再流入膀胱临时贮存，最终经尿道排到体外。

肾脏有如下主要功能：

①排泄废物，主要是来自蛋白质代谢的含氮废物以及酸性物质。

②保留营养物质，如电解质、蛋白质、水和葡萄糖。

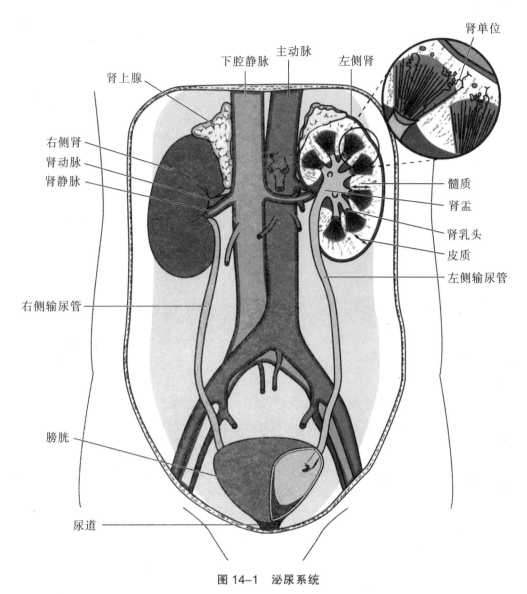

图 14-1　泌尿系统

（引自 Brunzel NA: Fudamentals of urine and body fluid analysis, ed2,Philadelphia,2004, Saunders. ）

③维持酸碱平衡。

④维持水和电解质平衡。

⑤合成激素，如红细胞生成素、肾素和维生素 D。

肾脏的这些功能通过过滤、重吸收和分泌的方式来实现。

肾 小 球

每个肾单位是由一个相互吻合的毛细血管丛组成，该毛细血管丛称为肾小球。血液通过入球小动脉从肾循环进入肾小球，通过出球小动脉从肾循环流出肾小球。尿液形成始于肾小球，即输送血液至肾单位的组织结构，是肾脏的"工作部分"。

肾小囊(Bowman囊)

当血液通过肾小球循环时被过滤进入肾小囊。肾小球毛细血管被肾小囊的内层覆盖，形成半透性膜，所有分子量<70 000D 的物质均能通过。通过该膜的液体基本上是不含蛋白质和脂肪的血浆。这是血液的超滤液，被称为肾小球滤液。因为肾小球滤液中含有绝大多数血液溶质，所以和血浆是等渗透压的，即它和血浆有大致相同的 232~300mOsm/L 的渗量浓度和大约 1.008 的比重。肾小球滤液的生成是尿液形成的第一步。每天大约有 180L 的肾小球滤液产生，但是仅有 1L 或 2L 的尿液从体内排出。

因此，绝大多数肾小球滤液被重新吸收进入血液。

近曲小管

从肾小管重吸收进血液的过程始于近曲小管，约 80%从肾小球滤过的液体和电解质在此处被重吸收。

重吸收可以是主动重吸收，需要消耗能量用于物质的重吸收，通常是逆浓度梯度转运，即从较低浓度区域向较高浓度区域进行。重吸收也可以是被动重吸收，此种情形下物质被动地顺浓度梯度被重吸收，即从较高浓度区域向较低浓度区域移动。另外，一种物质主动转运的同时伴随着另一种物质的被动转运。

肾小球滤液中的大部分水和被钠泵机制主动重吸收的钠离子会一起被被动重吸收。氯离子、碳酸氢根、钾离子和滤液中所含尿素的40%~50%会在近端小管和水一起被被动重吸收。在近曲小管被主动重吸收的其他物质包括葡萄糖、蛋白质（如白蛋白，少量的白蛋白被滤进肾小囊，随后被重吸收）、氨基酸、尿酸、钙离子、钾离子、镁离子和磷酸盐。

近曲小管从肾小球滤液完全重吸收一种物质的量有一定的限度，这被称为肾血浆阈值。不同物质的阈值不同。当一种物质的血浆浓度超出其肾血浆阈值，它将留在肾小球滤液中，随尿液排出。例如，葡萄糖的肾血浆阈值是180mg/dL，当一位糖尿病患者的血糖浓度超过180mg/dL，超出的葡萄糖将随尿液排出。

近曲小管也是机体废物主动分泌的地方。分泌物包括氢离子、磷酸盐、有机酸和某些药物（如青霉素）。氢离子的分泌是通过氢-钠交换来实现的，氢离子与碳酸氢根一起重吸收入血浆。这种交换方式依赖于碳酸酐酶，该酶存在于近曲小管细胞、远曲小管细胞和红细胞中。

溶质和水在近曲小管是等比例重吸收的。因此，肾小管中液体离开近曲小管时的渗透压仍然与血浆相同。

髓袢

髓袢的降段和升段的功能是在重吸收钠离子和氯离子时减少尿量。髓袢的降段起浓缩作用，随着肾小管中的钠离子、氯离子和尿素浓度的增加，肾髓质小管外的组织液变得高渗。这是由于水在降段可以自由通过，而溶质则不能。随着袢伸展至髓质，水从髓袢进入组织间隙，这进一步浓缩了肾小管中的尿液。进入组织间隙的水随后被重吸收入与肾小管伴行的血管中。换言之，随着液体（将成为尿液）沿着髓袢降段流下，水以一种逆流机制进出血液。

髓袢升段因具有主动分泌钠离子和氯离子的功能，充当了起稀释作用的部位，防止了水的损失。因此，肾小管中的液体丢失钠离子和氯离子，最终到达远曲小管时，液体与血浆相比是高渗或等渗液体。

远曲小管

在远曲小管，肾单位有两个主要功能：对钠离子进行最后的重吸收（维持水电解质平衡）和将多余的酸性物质排出体外（维持酸碱平衡）。在该部位，钠离子和一些碳酸氢根被主动重吸收。钠离子重吸收的主要机制是在醛固酮激素的调控下，通过钠-钾泵进行重吸收。醛固酮是肾上腺髓质受血管紧张素 II 的刺激而释放的物质，而血管紧张素是肾素在低压或血浆低钠情况下的产物。醛固酮刺激对钠离子的主动重吸收，以交换肾小管细胞分泌的钾离子（即钠-钾泵机制）。总的来说，体内血浆的钠和水增加，钾离子水平降低。

当有必要保留更多的钠离子时，谷氨酸盐生成氨，与氢离子结合生成铵离子，从而有更多氢离子能够交换钠离子。尿液最终的 pH 值受远曲小管特别是受氢离子和铵离子分泌（用于交换钠离子）的影响。总体上，血液的 pH 值维持在非常窄的范围内，约 7.4 左右，而尿液的pH 值一般是 5 或 6。水的重吸收也受抗利尿激素（ADH）的影响。

集合管

集合管是尿液进行最后浓缩的部位。最终成为尿液的液体在离开远曲小管，进入集合管时仍然是等渗的。尽管集合管是可以被水渗透的，但是重吸收受控于 ADH。ADH 或称作血管加压素，是由脑垂体分泌的一种激素。ADH 受增加的血浆渗透压刺激而产生，具有防止水过量排出（即抑制尿分泌）的作用。ADH 缺乏会导致生成大量稀释尿（即利尿）。

输尿管、膀胱和尿道

离开集合管，进入输尿管的液体是尿液。人体有两条输尿管，即输送尿液从肾脏到膀胱的狭窄管道。输尿管壁的肌肉不断收缩和放松，迫使尿液向下流动，离开肾脏。如果尿液反流或潴留，会引起肾脏感染。大约每隔 10~15s，少量的尿液会从输尿管排空至膀胱。

膀胱是位于下腹部的三角形中空的器官。膀胱被连接在其他器官和髋骨上的韧带所固定。膀胱壁松弛并扩张来贮存尿液，收缩并变平来通过尿道排空尿液。两块环形括约肌像橡皮圈一样紧紧围绕在膀胱口，防止尿液漏出。膀胱的神经分布会适时提醒人排尿。

尿道是让尿液从膀胱通向体外的中空管道。脑将信号传达至膀胱的肌肉组织，引起肌肉收缩，挤压尿液从膀胱中排出。同时，脑将信号传达至括约肌，引起肌肉放松，使尿液通过尿道离开膀胱。当所有信号以正确顺序传导时，才能产生正常的排尿过程。

组 织 学

组成泌尿系统的所有结构，从肾小囊到终端尿道，内膜均覆盖上皮细胞。泌尿系统的每一部分都有特定类型的上皮细胞。这些细胞一般分为肾上皮细胞（命名源自肾脏或肾单位本身）、移行上皮细胞和鳞状上皮细胞（见尿沉渣显微镜检查）。这些细胞时常会脱落进入尿液，但是任何一种细胞数目增多或细胞学改变可能具有临床意义，并可能在确定肾脏功能失调的病因中有重要作用。

尿液成分

尿液成分变化较大，取决于如下因素：日常饮食、营养状态、代谢率、健康状况和肾脏的状况或其正常工作的能力。

尿液是一种复杂的含水混合物，由 96% 的水和 4% 的溶解物质组成，绝大多数源自食物或代谢产生的废物。溶解物质主要由盐（氯化钠和一些氯化钾）和尿素（蛋白质代谢的最终产物）组成。

除尿素之外，尿液中发现的主要有机物质是尿酸和肌酐。尿素、尿酸和肌酐是蛋白质代谢过程中生成的含氮废物，其浓度增加对机体有害，必须排出体外。在尿液中，尿素占可溶性物质的一半，它是氨基酸和蛋白质降解的最终产物。肌酐的排泄量与机体骨骼肌量有关，与日常饮食无关。每个人每天排泄恒定量的肌酐。因此，尿肌酐检测可用于评价定时尿标本采集的完整性。血中肌酐水平可用于反映肾脏的功能状态，因为正常情况下肌酐可以从肾小球滤过，不再重吸收入血。血浆中肌酐水平升高提示肾小球的滤过功能受损，从而反映肾功能受损。利用尿和血浆中肌酐的水平，结合 24h 尿量和患者的身高与体重，可以计算肾小球滤过率。

除钠和氯之外，尿中存在的主要无机物质包括钾、钙、镁和氨，以及磷酸盐和硫酸盐。

正常尿液

正常尿液含有少量来自血液和泌尿道的细胞，但是几乎没有蛋白质和管型（可能存在少量透明管型）。表 14-1 中的参考值具有代表性，"正常情况下"在尿液的物理和化学检查中都可能遇到。尿液常规分析检测到的任何物质可能存在于各种疾病状态（框表 14-2）。

正常但经浓缩的尿液在室温或冷藏条件下，通常会析出某些化合物的结晶。常规尿液分析在酸性条件下常会出现尿酸或尿酸盐结晶，而浓缩的碱性尿液中通常出现磷酸盐结晶。这些结晶的大量出现使尿液变得浑浊，结晶的鉴定是通过显微镜检查进行的。尽管尿素和氯化钠是尿液的主要成分，但是它们不会从尿标本中结晶析出。

尿标本的鉴定

有时，必须确定标本是尿液还是羊水。这

表14-1 尿液的参考值（物理和化学检查）

性质	参考值
颜色	黄色
透明度	清晰透明
pH	5~7
比重	1.001~1.035（成人随机尿）
蛋白质（清蛋白）	阴性 微量（在浓缩的标本中）
血（血红蛋白）	阴性
亚硝酸盐	阴性
白细胞酯酶	阴性
葡萄糖	阴性
酮体	阴性
结合胆红素	阴性
尿胆素原	≤1mg/dL

框表 14-2

尿液常规分析的临床意义

肾脏或泌尿道状态的指标
外观（颜色、透明度、气味和泡沫）
比重
化学检查（蛋白、血、亚硝酸盐）
白细胞酯酶
尿沉渣（细胞、管型、某些结晶）
代谢和其他机体状况或疾病的指标
pH（结晶鉴定、偶尔用于反映酸碱平衡状态）
外观（色素、浓缩/稀释）
葡萄糖和酮体（糖尿病）
胆红素（黄疸、肝脏疾病）
尿胆素原（溶血性贫血、某些肝脏疾病）
其他系统（非泌尿系统）状况或疾病的指标
血红蛋白（血管内溶血）
肌红蛋白（横纹肌溶解症）
轻链蛋白（多发性骨髓瘤、丙种球蛋白病）
胆色素原（某些血卟啉症）

需要测定尿素、肌酐、钠和氯的水平，这些物质在尿液中的浓度明显高于其他体液。

尿标本的采集与贮存

正确采集和处理用于常规检查的尿液时需要考虑的重要因素包括使用的容器、采集的程序以及标本从采集到检测期间的贮存与保存（第3章）。对于常规尿液分析，采集尿标本必须用合适清洁而干燥的容器。大部分情况下，推荐使用早晨排出的第一次尿，然而用于检测葡萄糖的标本则最好是饭后2~3h的。标本检测时必须新鲜（理想的是30min内）或经适当保存（如在冰箱中保存最多6~8h）。尿液室温下放置超过2h会发生变化，见表14-2所示。

表14-2 在室温下放置尿液的变化

项目	观察到的变化	变化机制
pH	数值上升（碱性）	尿素降解成氨
细胞	数目下降	裂解
管型	数目下降	裂解或溶解
葡萄糖	浓度下降	糖酵解（细菌引起的）
酮体	浓度下降	乙酰乙酸转化为丙酮，丙酮易从标本中挥发
胆红素	浓度下降（颜色从黄色变为绿色）	氧化生成胆绿素
尿胆素原	浓度下降（颜色从无色变为橙红色）	氧化生成尿胆素

（改编自 Ringsrud KM，linneJJ: Urinalysis and body fluids: a color text and atlas, St Louis,1995,Mosby.）

常规尿液分析所需尿量

常规尿液分析所需最少尿量通常是12mL，但是推荐采集50mL。通常处理过程必需的最小量是12mL。尿液盛放于一次性的离心管中，进行离心，浓缩至12:1，以便保留1mL沉淀物用于显微镜检查。该尿量也是一种方便而标准化的尿液体积，可用于评价尿液的物理性质，如颜色和透明度，这两个指标经常在离心管中观察。

对少尿患者和婴幼儿的尿液作化学分析时，较少的尿量是可以接受的。如果仅仅采集3mL的尿液，12:1浓缩的尿沉渣仍然可以制备。在某些情况下，可能只有选择用一滴未浓缩的尿液滴在试带的目标部位或进行显微镜检查。

尿液的物理性质

常规尿液分析的第一步通常是评价尿液的

物理性质，包括尿量、颜色、透明度和气味。另一个物理性质是比重，将在后面进行讨论。无论是对患者的最终诊断，还是对检验人员完成尿液分析来说，简单的观察是非常有用的。这些观察经常给出线索提示随后进行的尿液分析的结果。例如，如果一个尿标本是红色浑浊的，对尿沉渣进行的显微镜分析就很可能会检查出红细胞。如果没有发现红细胞，尿液分析的所有部分必须进行仔细的核查，以保证结果的准确。当尿液中含有维生素 C 时，化学检查血红蛋白可能出现假阴性，但是，红细胞的存在可以由尿液异常的红色得到提示并由尿沉渣检查发现红细胞得到确认。如果只有血红蛋白，没有红细胞，唯一能提示存在维生素 C 干扰的可能就是尿液异常的颜色。

当观察到异常的物理性质时，需要进行某些项目的检查。例如，当怀疑尿液颜色异常时，有必要进行胆红素的化学检查。在一些情况下，在报告医师结果前，实验室应该评价整个尿液分析的可靠性，或因为注意到尿液异常的物理性质，在随后的检查中发现了异常成分。在接下来对常规尿液分析的所有项目讨论后，对尿液分析结果的最终评价会进行更全面的描述。物理性质汇总于表 14-3。

尿　量

正常尿量

尽管尿量是一种物理性质，但是在常规尿液分析中不测量尿量。在某些情况下，24h 尿量对临床诊断是有价值的。一个正常成年人，在正常液体摄入量下，24h 尿量的平均值为 1 200~

表 14-3　尿液的物理性质

物理性质	描述	可能原因
正常颜色	黄色（稻草黄-琥珀黄）	尿色素、尿赤素（uroerythrin）、尿胆素
异常颜色	苍白色	稀释尿
	琥珀色（暗黄色或橙红色）	浓缩尿或胆红素
	橙色（橙红色或橙棕色）	尿胆素（刚排泄出时为无色的尿胆素原）
	鲜橘红色	含氮的染料或化合物
	红色	血或血红素衍生物、尿酸盐或尿酸、药物、食物
	透明红	血红蛋白
	不透明红	红细胞
	暗棕红色	肌红蛋白
	暗红色或紫红色	卟啉类化合物
	黑色（咖啡色或黑色）	黑色素、尿黑酸、酚中毒
	绿、蓝或橙色	药物、食物
透明度正常	清澈	正常或稀释尿
透明度异常	薄雾状、朦胧、浑浊	黏液、磷酸盐、尿酸盐、结晶、细菌、脓液、脂肪、管型
正常气味	芳香气味	正常
异常气味	氨性的、腐败或发臭的气味	在陈旧尿标本中细菌分解尿素、泌尿道感染
	甜味或水果味	酮体
	汗脚味、枫糖味、卷心菜或啤酒花味、鼠臭味、臭鱼味、腐臭味	特定的氨基酸代谢失调
正常泡沫	白色，少量	正常
异常泡沫	白色，大量	蛋白质
	黄色，大量	胆红素

1 500mL。但是，尿量的正常范围可以在 600 ~ 1 600mL。当进行定量检查时，必须测量 24h 排出的总尿量，因为要用它来计算这些检查的结果。

在正常情况下，尿量和饮水量存在着直接关系。即如果饮水量增加，肾脏排出较平常多的尿量，以保护机体避免潴留过多水分。相反，如果饮水量减少，肾脏排出较少尿量，保护机体避免脱水。

异常尿量

可以导致尿量异常的患者状况包括：

● 多尿症：持续排出异常大的尿量，超过 2 000mL/24h。

● 多尿：任何尿量的增加，即使这种增加仅是暂时的。

● 少尿：排出的尿量<500mL/24h。

● 无尿：完全没有尿生成。

● 遗尿症：在夜里排出尿量>400mL。

尿 色

正常尿液的颜色是由于存在 3 种色素而形成的：尿色素、尿赤素和尿胆素。尿色素是一种黄色的色素，在尿液中比其他两种色素浓度高。尿赤素是一种红色的色素。尿胆素是一种橙黄色的色素。正常尿液变化相当大，甚至同一个人一天内的尿液也是这样。大量的词汇被用来描述正常尿液的颜色范围。总的说来，正常尿液呈现出某种黄色。经常使用的词汇有黄色、稻草黄和琥珀色。稻草黄一般用于描述一种淡黄色的尿液。琥珀色是一种较深的颜色，除了黄色外还有红色或橙色的色素。多种原因可能引起尿液颜色的异常（表 14-3）。

颜色淡的尿表示尿的浓度低。颜色深的尿含有更高浓度的正常代谢废物，是因为尿量减少了。

尿透明度

正常尿液初排时是清晰透明的。绝大多数尿液放置一段时间后会变得浑浊。尿标本初排时即浑浊，通常是有临床意义的，不能忽略掉。

大量的词汇被用来试图描述尿标本的透明程度。根据美国临床和实验室标准协会（CLSI），应使用标准化词汇如清晰透明、轻微浑浊（薄雾状）、浑浊（云雾状）和明显浑浊，以减少模糊性和主观性。Schweitzer 及其同事们[3]支持使用以下有限的几个描述词：

● 清晰透明：无肉眼可见的颗粒物质存在。

● 轻微浑浊（薄雾状）：有一些肉眼可见的物质存在，报纸上的文字透过尿液看不是变形或模糊的。

● 浑浊（云雾状）：报纸上的文字透过尿液可以看到，但却是扭曲模糊的。

● 明显浑浊：报纸上的文字透过尿液看不到。

通常引起尿液浑浊的原因汇总于表 14-4 中，或是正常因素，或是病理因素。

尿 气 味

正常尿液由于含有挥发性酸而带有一种特有的微弱的芳香气味（表 14-3）。如果尿液长时间放置，会产生一种很浓的氨气味，这是由于尿素被细菌分解成为氨气。这种气味是一种重要的指征，说明尿液放置太久，进行尿液分析没有临床意义了。细菌污染严重的尿液会产生一种特别难闻的气味，可描述为发臭的或腐败的气味。仅当标本已知是新鲜的时候，发臭的

表 14-4　引起尿液浑浊的常见原因

一般正常因素	可能的病理因素
无定形磷酸盐或尿酸盐	无定形尿酸盐
正常结晶	异常结晶、红细胞、白细胞、管型、脂肪（脂类）
上皮细胞（鳞状的、移行的）	上皮细胞（肾的、移行的、恶性的）
细菌（陈旧尿）	细菌（新鲜尿）
	其他微生物（酵母菌、真菌、寄生虫）
黏液	
精子、前列腺液	乳糜尿（淋巴液、少见的）
粉末物质、防腐剂	粪便（来自瘘管）

尿液表明泌尿道有感染。

另一种具有临床意义的特征性气味是所谓的水果味或香甜味，这是由于尿液中含有丙酮和乙酰乙酸，是可能陷入糖尿病昏迷的糖尿病患者的尿液所具有的重要特征。

尿比重

尿液是水中溶解物和悬浮物的混合体。正常尿液中的可溶性物质主要是尿素和氯化钠。尿比重是检测尿液中可溶性物质的量。尿比重用于评价肾脏通过浓缩和稀释尿液来调整细胞外液体的成分和渗透压的能力。

比重被定义为溶液与同体积水重量之比。更具体地说，比重是在恒定温度下溶液的密度与水密度的比值。从定义看出，水的比重显然一直是 1.000。比重是一个比值，因此没有单位。比重的报告值一般保留 3 位小数。

临床方面

在临床上，尿比重可以用于获取两个主要功能的信息：肾脏的状况和患者的水合状态。如果肾脏的功能正常，它有能力生成比重在 1.003~1.035 的尿液。如果肾脏上皮细胞功能不足，肾脏将逐渐丧失浓缩和稀释尿液的能力。当肾脏受损时，肾脏丧失的首要功能之一是肾脏的尿液浓缩功能。肾脏对 ADH 反应的不足或丧失也将导致尿液无法浓缩。无蛋白质肾小球滤液的比重约 1.008。无需肾脏进行任何主动调整，滤液经过肾小管简单地扩散即可使其比重增加至 1.010。那么，假设肾脏完全丧失浓缩和稀释尿液的功能，尿液比重将维持在 1.010。如果已知肾脏功能正常，可以通过尿比重来反映机体的水合状态。例如，如果尿液持续很浓，显示机体脱水。

尽管尿比重的正常范围是 1.001~1.035，在正常饮食和饮水条件下，24h 尿的比重通常在 1.016~1.022。因为比重反映的是溶液中可溶性物质的量，所以它和尿量是反向变化的（这是因为每天机体产生废物的量是相当恒定的）。如果因为饮水量增加引起尿量增加，机体产生的废物量恒定，那么尿液的比重会降低。换言之，

如果尿量大，肾功能正常，尿比重会降低，反之亦然。如果一个人限制液体饮食达 12h，正常功能的肾脏有能力浓缩尿液，使其比重达到约 1.022 或更高。一个 24h 滴水未进的人产生的尿液比重可以达 1.026 或以上。如果这个人日常进食的是高流质食物，正常肾脏就能够将尿液稀释至比重约 1.003。如果肾脏功能正常，早晨的第 1 次尿标本应该被浓缩至比重>1.020。

尿液比重不随尿量反向变化的两种常见病例是糖尿病和某些类型的肾病。糖尿病患者可以观察到异常大的尿量，伴随着异常高的尿比重。这是由于尿液中存在大量溶解的葡萄糖，从而提升了尿比重。某些类型的肾病，例如肾小球性肾炎、肾盂肾炎和各种肾异常情况，会导致同时出现尿比重低和尿量少。这是由于肾小管上皮细胞没有能力排出正常量的水或浓缩废物。在这些病例中，尿比重最终保持在 1.010。浓缩能力的丧失见于糖尿病尿崩症，即 ADH 功能损坏。这种病例很少见，患者会出现大量的尿液，尿比重非常低，大约在 1.001~1.003。

在某些诊断性 X 线检查（如给患者静脉内注射造影剂以便获得肾盂造影图）后，患者会出现异常高比重尿液，通常可以超过 1.035，甚至高达 1.050 以上。如此高的比重读数会伴随磺基水杨酸法测定蛋白质出现迟发的假阳性反应。造影剂会从尿中析出，生成一种异常的类似胆固醇片状的无色结晶。

尿液溶质浓度的衡量（比重和渗透压）

尽管比重是衡量尿液溶质浓度的方便指标，但并不是唯一可用指标。其他的衡量指标包括渗透压、折射率和离子浓度。所有衡量溶质浓度的方法除了受到分子大小和离子电荷的影响外，还受到分子数量的影响。

◎ 用渗透压计检测渗透压

这是确定溶质浓度的另一种方法。渗透压是指每单位体积溶剂中所含溶质颗粒的数量。那么，渗透压仅取决于溶液中颗粒的数量。它是使用渗透压计测量溶液的冰点来确定的，因

为冰点的下降与溶质的量成比例。对于正常饮食和饮水量的健康人来说，其尿液的渗透压大约是 500~850mOsm/(kg·H₂O)。渗透压作为测量尿液浓度的方法，较比重优越。尿渗透压与血浆渗透压的比值可用于评价肾小管的浓缩功能，比值取决于患者的水合状态。

◎ 折射法检测比重

以前常用的衡量溶质浓度的指标是折射率，尿液分析报告中表示为比重。溶液的折射率是光线在空气中的速度与在溶液中速度的比值。该比值随着溶液中可溶性颗粒数量的变化而变化。尽管折射率不等同于比重，但是折射率随比重的改变而变化。折射率是用折射计测定的，折射计校准后以比重的形式显示结果（图 14-2）。折射计上的比重刻度仅对尿液有效。折射计不能用于检测盐溶液或葡萄糖溶液的比重。

折射计的优点是检测时只需要一滴尿液。现已有使用折射计批量检测模式的自动化仪器。这些仪器需要较大量的尿液（约 2mL）。折射计的结果上至 1.035 时都是有效的，比重超过 1.035 的标本，需要稀释和重新检测。

尽管折射计实际检测的是折射率，但是仪器的刻度依据血浆或血清的总固体量（g/100mL）或者尿液的比重进行了校准。在比重不超过 1.035 时，尿液的折射率和比重是一致的。正常尿液的比重很少超过 1.035。较高的比重值意味着标本中存在异常的溶质，如葡萄糖、蛋白质或不透光射线的化合物。当超过 1.035 时，折射率与比重的相关性就变得很差。

折射率随着温度的变化而改变，但是 Goldberg 折射计可以弥补这一缺点，不必对尿液温度的变化进行校正。

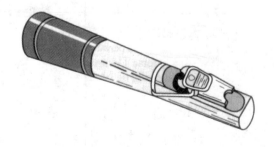

图 14-2　折射计

◎ 质量控制

折射计应该每天检查或使用时用去离子水或蒸馏水和已知比重的溶液进行验证。蒸馏水的读数应该在 1.000±0.001 范围内。仪器有一个调零旋钮用于调整检测水的读数。具体操作参照制造商的说明。已知比重的溶液可以是商品化的质控溶液或下列溶液（SG-比重）：

NaCl	0.513mol/L	3%w/v	SG=1.015
NaCl	0.856mol/L	5%w/v	SG=1.022
蔗糖	0.263mol/L	9%w/v	SG=1.034

◎ 异常可溶性物质的校正

因为折射率检测的是溶液中可溶性的颗粒，当溶液中存在葡萄糖、蛋白质或不透 X 线染料等物质时，用折射计法比试带法测得的比重结果偏高。有时，需要校正折射计对可溶性物质的读数，以评价肾脏的浓缩功能。

1）葡萄糖的校正：对于每分升尿液存在的每克葡萄糖，折射计的读数要减去 0.004。糖尿病患者尿糖的浓度通常是 3~4g/dL，这会造成折射计法测得的比重值比试带法高 0.012~0.016。

2）蛋白质的校正：对于每分升尿液存在的每克蛋白质，折射计的读数要减去 0.003。尿标本中蛋白质的含量很少超过 1g/dl，所以蛋白质的校正很少遇到。

3）造影剂：比重超过 1.035，当其他检查结果（如高葡萄糖浓度）不能解释时，应该怀疑一些不常见的物质，例如造影剂或某些抗生素。尿沉渣显微镜检查发现的这些物质的不常见结晶常与折射计的高比重读数有关。此外，蛋白质检测时出现的迟发假阳性磺基水杨酸试验也会提示上述物质的存在。试带法检测不到这些物质。

用试带法检测尿比重

在一些实验室，试带已经代替了折射计。这些试带实际检测的是与比重相关的离子浓度。报告值是比重。然而，尿液中可溶性物质必须电离才能用本方法检测到。组成尿液成分并指示肾脏浓缩和稀释功能的废物可以电离。某些存在于尿液的物质（如葡萄糖、某些造影剂）

不能电离。因此，如果尿液含有大量非离子化的可溶性物质，折射计测得的比重值将明显高于试带法。

◎ 原　理

检测比重的试带实际测量的是离子浓度。试带法是基于某些预处理的聚合电解质的 pKa（pKa 是酸的电离常数的负对数）变化与尿液离子浓度的相关性来检测尿比重。试带中的聚合电解质含有酸性基团，与溶液中离子的数量成比例电离。这就产生了氢离子，降低 pH 值。pH 值的改变通过一种酸碱指示剂的颜色变化来反映。这是一个缓冲系统，以便颜色的任何变化与 pKa 变化相关，而与尿液本身 pH 的变化无关。因此，试带检测的仅仅是离子化的物质。

试带法读数是通过与比色表比对，在 1.000~1.030 之间读数，读数间隔为 0.005。因此，精密度明显低于折射率法（读数间隔为 0.001）。一般地，试带法的相关性在折射计法的 0.005 内。当尿液比重超过 1.025 时，用离子浓度法检测不可靠，应该使用折射计法检测。试带法检测尿比重的步骤与所有试带法的操作步骤相同（框表 14-1）。

框表 14-1

尿试带使用的一般步骤

1. 检测室温放置的新鲜、混匀、未离心的尿液。
2. 短暂地完全浸没试带的所有膜块，不超过 1s。
3. 去掉试带上多余的尿液。将试带沿着盛尿容器的边缘抽出，然后将试带的边缘与吸水纸或纱布接触，吸收多余的尿液。
4. 尽可能避免附近的膜块上的化学物质混入，在等待读数期间，试带应该保持水平。
5. 在制造商推荐的时间点读取每个化学反应的数值。
6. 在光线充足的地方，将试带靠近制造商提供的标准色板，仔细比对每一个化学反应。确保试带与标准色板的方向一致。Multistix 试带与试剂盒的方向垂直，而 Chemstrips 试带与试剂盒的方向平行。
7. 按照实验室确立的单位读取结果。

◎ 校正与局限性

可溶性物质必须电离才能被比重试带检测到。因此，不能离子化的物质（如葡萄糖和不透 X 线染料）对试带读数没有影响，这造成其结果与尿比重计或折射计的测得结果存在差异。尽管比重是描述肾脏浓缩能力的一个较好的指标，但是医师必须了解实验室检测比重所用的方法学以及报告的结果是否被校正，从而能够正确解释比重的结果。

高缓冲性的碱性尿可产生较低读数，pH6.5 以上的尿液比重读数应加上 0.005。自动化仪器需要进行此校正。与折射计的读数不同，尿液含有中量蛋白质（100~750mg/dL）时，比重的读数会升高。尿标本含有尿素的浓度高于 1g/dL 时，相对于更传统的方法，仪器法会产生较低的读数。

常规尿液分析中的化学检查

试 带 法

这些检查一般采用多联试带。蛋白质和葡萄糖检查是尿液分析的基本项目。其他化学检查被添加在现成的多联试带上也成为常规项目。可根据临床的不同需要选择不同膜块组合的试带。例如，在产科诊所，特别需要检测葡萄糖、蛋白质、血和白细胞酯酶。在某些情况下，化学筛查的阳性结果可能需要其他化学检查来确认，或者提示尿沉渣显微镜检查可能有某些发现。

大多数化学检查使用干试带作为常规尿液分析的一部分。试带既可以是专为检测某一特定物质的单一反应试带，又可以是多个单一检查组合的试带，即多联试带。

试带为表面黏有一块或多块浸有化学物质吸收垫的塑料条，每块吸收垫是一个测试点。当测试点上的化学物质接触到尿液或质控液时，会发生化学反应。该反应通过颜色改变来指示，颜色变化与试带自带的标准色板进行比较，标准色板通常印刷在试剂盒上。检测结果可以通过肉眼或专用的仪器（能自动读取专用试带的仪器，第9章）读取。

当在特定时间观察时，生成颜色的深度与标本或质控液中物质的量呈比例关系。试带的一些区域用作筛查试验，其他区域用于估计物质的含量（半定量），以加号系统或数字（如mg/dL或g/dL）方式报告。在不同实验室，结果的报告方式不同。

干试带法较传统的化学检查的优点在于：

①方便：在最短时间和最少人员情况下，快速地获取结果；

②成本效益高；

③稳定性好；

④学习使用相对容易；

⑤一次性使用；

⑥需要较少量标本；

⑦节省空间：贮存、使用和清洗。

因为试带显得容易使用，所以试带检查容易被滥用。可靠的、可重现的结果依赖于正确的操作技术，必须严格遵从制造商的说明。使用试带的任何人应该懂得每一个化学膜块的反应原理和特异性，应该知道事前注意事项，或者局限性和干扰因素，并且知道阴阳性结果的敏感度和临床意义。

在某些情况下，试带法出现阳性结果时，可能需要另外的确认实验，通常以药片实验的形式。

制造商的说明

本部分包括适用于所有试带检查的一般性说明（图14-3）。所有的试带检查必须遵从制造商的特别说明。在这个竞争激烈的市场中，试带检查的规则不断被改变和重新制订。每个试带盒都配备产品说明书，包含成功进行所需检查的最新信息。说明书的内容包括使用说明、警告、操作程序的局限性、标本处理信息、贮存和预期值。有关干扰物质（可能产生假阴性或假阳性反应）的信息也包括在内。对于每一个新批号的试带，检验人员应该认真阅读说明书，与先前的进行比较，注意改变的地方，并将其归档入实验室操作手册。

在本章讨论中，检查项目是按照临床应用或生理意义的顺序排列，不是按照它们在试带上所处的位置顺序。指示肾脏或泌尿道疾病的化学检查包括pH、比重、蛋白质、血、亚硝酸盐和白细胞酯酶等，将首先进行描述。指示代谢和其他疾病的化学检查（包括葡萄糖、酮体、胆红素和尿胆素原）随后介绍。许多试带包括

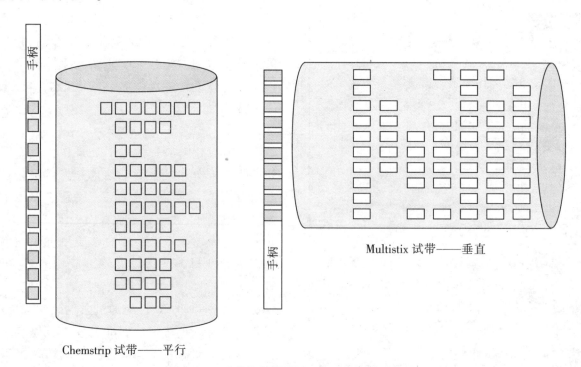

Chemstrip 试带——平行

Multistix 试带——垂直

图14-3 试带结果的读取（与试带瓶的方向）

先前介绍的比重检查。每一项参数的描述是按照其临床意义、检测原理、特异性（被检测的物质）、敏感性（最小检出量）和干扰物质（假阴性和假阳性反应）顺序进行的。

取样或浸湿

要检测的标本必须新鲜或经适当保存，已混匀（未离心处理），且平衡至室温。使用试带的第一步是吸取足够量的标本或浸湿试带。尽管这一步骤听起来容易，但这是常见的误差来源。试带必须完全浸湿，以便试带上的所有检测膜块与标本相接触。注意别让试带与标本接触时间过长，否则化学物质会从试带中浸出，不再发生化学反应。因此，试带只能短暂浸入标本，大约 1s 或更短。另一个问题是邻近膜块上化学物质的交叉污染。避免交叉污染的方法是：沿着装尿容器的边缘抽出试带，将试带边缘与吸水纸接触一下，并且在等待读取数值期间水平放置试带。

贮存与注意事项

试带必须保存在能盖紧的容器内。受潮、受光线直射、受热或遇挥发性物质时，试带会迅速变坏。每个容器装有干燥剂，保护试带避免受潮。干燥剂不能取出丢掉。贮存容器应该放置在推荐的温度（30℃以下），一般放在室温，不能冷藏或冷冻保存。试带应该保存在原装容器内。不要将不同容器内的试带混装。每次仅取出所需要的数量，然后盖紧容器。不要接触测试反应区域。确保实验区域远离洗涤剂、漂白剂或其他污染物。

稳定性

每个装试带的容器上都标有批号和有效期。不要使用过期的试带。容器上应该标注开盖的日期。容器一旦开盖后，试带应该在 6 个月内用完。通过比较干试带的颜色与标准色板上阴性测试块的颜色，观察测试区域是否被破坏。如果怀疑测试区域被破坏，用已知值的质控液检测试带。如果出现任何试剂块褪色或质控液检测结果一直失控，应该丢弃整瓶试带。

计时

在制造商规定的时间读取检测结果。如果结果是半定量检测，必须按照规定的时间读取结果。同一标本在不同时间读取的结果不同。使用自动或半自动仪器读取试带结果的优点是仪器可以控制所有化学反应的准确读数时间。

读取结果

当检测结果判读依赖于颜色比较时，个人的解释可能是一种误差来源。肉眼判读检测结果时，必须光线充足。手持试带尽可能靠近每个化学反应匹配的彩色方块（图 14-3）。在读取结果时，一定遵从制造商的说明，按照标准色板正确调整试带的方向。使用自动或半自动仪器可以消除个人对颜色判读的差异，改善检测结果的重现性。结果的报告方式与实验室制订的报告方式相一致。

尽管开发的多联试带可通过肉眼读数，但是已开发出多种仪器，用于电子化检测试带上颜色反应的强度（第 9 章）。这些反射式光度计可检测分析物与试带中浸渍的化学物质反应所产生的光强度。产生的光强度与标本中待测物含量成比例关系。仪器的差异表现在以下方面：试带的进样方式、自动化程度和患者标本的识别与结果的显示或打印方式。自动或半自动系统的优点包括检测结果的重复性更好，打印的结果可以减少誊写产生的误差。结果也可与实验室的计算机系统衔接，更进一步减少誊写的误差，节省报告的时间。

质控液

几种商品化的质控液可以购买到，有的是冻干品，有的是液体。应该遵循制造商有关复溶和使用的说明。一般在用试带检测每项参数时，应该使用一个阳性质控液和一个阴性质控液。试带应该每天或每次检测，换班时至少检测一次，新试带启用时也要进行检测。按照制造商的规定，合格的结果通常在指定靶值两侧的一个色块内。阴性质控液可接受的结果只能是阴性。根据 CLSI 的要求，质量控制应该遵循地方、州和联邦的规定，以及制造商的说明书[1]。

pH

肾脏的功能之一是调节细胞外液的酸度。此功能的一些信息和其他的信息可通过检测尿液的 pH 值来获取。

pH 是描述溶液酸碱度的单位。通俗地讲，酸度指的是溶液的酸性，而碱性指的是溶液的苦味。柠檬汁是一个酸性溶液的例子；小苏打（碳酸氢钠）是一种苦味的或碱性的物质。用化学术语讲，酸度指的是水合氢离子（H_3O^+）的浓度，碱度是氢氧离子的浓度。这些浓度通常以 pH 值来表达。

所有的溶液都可以从 0~14 中给出一个 pH 值。但是，一些溶液既不是酸性的也不是碱性的，这些溶液为中性的，pH 值为 7。水是中性的，因为水合氢离子的浓度与氢氧离子的浓度相等。

一种溶液中含有的水合氢离子多于氢氧离子，它就是酸性溶液。酸性溶液的 pH 值范围在 0~7。pH 值离 7 越远，酸性越强。例如，pH 2 和 pH 5 的溶液均为酸性溶液，但是 pH 2 的溶液的酸性强于 pH 5 的溶液。更简单地说，pH 2 的溶液比 pH 值更高的溶液的酸性更强。例如，柠檬汁的 pH 值大约为 2.3，而橙汁的 pH 值大约为 3.5。

碱性溶液的 pH 值>7，其值在 7~14 间变化。pH 值离 7 越远，碱性越强或溶液苦味越强。

临床意义

细胞外液 pH 值的调节是肾脏的一项极其重要的功能。正常情况下，血液的 pH 值约 7.4，pH 值变化不超过 0.05。如果血的 pH 值在 6.8~7.3，临床上可出现明显的酸中毒症状。如果血的 pH 值在 7.5~7.8，临床上可观察到明显的碱中毒症状。如果血的 pH 值<6.8 或>7.8，会导致机体死亡。正常代谢产生的二氧化碳会产生大量的酸，必须从血和细胞外液中及时清除，否则会导致机体死亡。这些酸性物质正常情况下通过肺和肾脏从机体中清除。

因为肾脏通常工作是清除过多的酸性物质，尿液的 pH 值正常情况下在 5~7，平均值为 6。肾脏能够生成 pH 值在 4.6~8.0 的尿液。尿液在远曲小管通过氢离子与钠离子交换而被酸化。在肾小管酸中毒时，离子交换和生成氨的能力受损，导致尿液相对偏碱性。检测尿液 pH 值也可反映某些代谢性酸碱紊乱，因为肾脏试图弥补血液 pH 的改变。这些酸碱紊乱分为代谢性或呼吸性酸中毒和碱中毒，可通过检测可滴定酸度、铵离子和碳酸氢盐浓度来区分各种酸碱紊乱。

尽管肾脏在调节血液和细胞外液 pH 中的作用是无可替代的，但是检测尿液 pH 值用于获取肾脏的上述功能信息是不必要的。常规尿液分析包括尿液 pH 值检测是由于如下原因：

①刚排出的新鲜尿液的 pH 值通常是 5 或 6。但是，长时间室温放置，由于细菌的作用将尿素转变成氨。氨的生成可以增加氢氧离子的浓度，导致尿标本的 pH 值偏碱性。因此，除非已知尿标本是新鲜的，尿液的碱性 pH 值可能提示标本是陈旧的。

②刚排出的新鲜尿液显示碱性，特别是一天中这样的结果持续存在，可能提示尿道感染。提示感染的其他尿液分析结果包括试带检测亚硝酸盐和白细胞酯酶阳性，以及在尿沉渣中发现大量细菌，可能存在白细胞（中性粒细胞）。

③尿液的 pH 值有助于鉴定尿沉渣中常见的某些化合物的结晶。某些结晶和酸性尿液相关，其他的与碱性尿液相关。了解尿液的 pH 值在鉴定结晶过程中是很重要的，这是检测尿标本 pH 值的主要原因。

④如果尿标本是稀释的，并呈碱性，各种有形成分（如管型和红细胞）将会快速溶解。

⑤持续的酸性尿可见于各种代谢紊乱，特别是由于血液里酮体累积造成的糖尿病酸中毒。

⑥持续的碱性尿可见于一些感染、代谢性紊乱和服用某些药物。

⑦在治疗肾脏感染、肾脏结石以及服用某些药物治疗期间，有必要调控尿液的 pH 值。这可以通过调节饮食来完成。肉类饮食通常产生酸性尿，蔬菜饮食产生碱性尿。

试带法检测pH值

◎ 原　理

试带采用了甲基红和溴酚蓝双指示剂系统，能检测的尿液 pH 值范围在 5~9。该检测可以在多联试带上进行。甲基红被用于提示 pH 值从 4.4~6.2 间的变化，颜色从红色变为黄色。溴酚蓝可指示 pH 值从 6.0~7.6 间的变化，颜色从黄色变为蓝色。

◎ 干　扰

尚未发现已知的干扰因素。pH 值不受尿液缓冲物浓度的影响。

◎ 附加注释

标本必须新鲜才能检测，因为细菌生长会导致尿液的 pH 值明显偏碱性，报告假碱性值。注意不要过分地浸湿试带，以免来自蛋白质检测区域的酸性缓冲物质流到 pH 检测区域，引起橙色褪色。

蛋　白　质

临床意义

在肾脏疾病的检查和诊断中，最重要的发现可能是尿液中含有蛋白质。当蛋白质的存在与某些化学检查（特别是检查血、亚硝酸盐和白细胞酯酶，以及尿沉渣显微镜检查）存在相关性时，尿蛋白阳性是最后诊断的一部分。

含有蛋白质的尿液被称作蛋白尿。蛋白尿反映出机体的一种异常状况，可能是常规尿液分析中最重要的病理发现。一般地，蛋白尿可能是下列原因造成的：

①肾小球受损；

②肾小管受损；

③肾前性功能紊乱或低分子量蛋白（如血红蛋白、肌红蛋白或免疫球蛋白）过度溢出；

④下泌尿道功能失调；

⑤无临床症状的功能失调。

蛋白尿按照每天排出蛋白质的量可进行如下分类：

蛋白尿量	每天排出蛋白质量
轻度（极少量）	<1g/d
中度	1~3g/d 或 4g/d
重度（大量）	>3g/d 或 4g/d

应该注意 100mL 随机尿中蛋白质含量和 24h 尿量存在相关性。那么，重度蛋白尿每天排出蛋白质 3g，伴有 24h 尿量 1 500mL，随机尿标本中相应的蛋白浓度是 200mg/dL。如果 24h 尿量是 500mL，随机尿中蛋白质的浓度可能是 600mg/dL。

通常在尿液生成的初始阶段，肾小球滤液是一种血浆的超滤液，不含有细胞、较大分子蛋白质和某些脂肪物质。正常尿液含有少于 10mg/dL 的蛋白质（主要是清蛋白）。这在正常的尿蛋白检测中是检测不到的。正常的肾小球膜允许分子量<50 000~60 000D 的蛋白质分子通过。清蛋白的分子量大约 67 000D。它是一种相当小的分子，一些清蛋白正常情况下能够从肾小球滤出。然而，这些清蛋白通常在肾曲小管能够被重吸收。因此，蛋白尿是肾小球通透性增加或肾小管重吸收降低造成的结果。

Tamm-Horsfall 蛋白是一种高分子量糖蛋白，通常是肾小管上皮细胞所分泌。该种蛋白是肾脏产生的，不存在于血浆中。Tamm-Horsfall 蛋白是形成尿管型的基质。管型是一种重要的病理性尿液发现，与蛋白尿存在相关性。蛋白尿中出现管型可用于区分上尿道功能失调和下尿道功能失调。

尿液出现与肾脏疾病有关的蛋白质提示病情严重，尽早诊断和治疗是非常重要的。另外，蛋白质从血浆的丢失将导致严重的水平衡问题，因为血浆渗透压极大地依赖于血浆蛋白的浓度。临床上常见到与肾功能失调相关的水肿病例。

尽管蛋白尿可以指示肾脏疾病，最终的诊断尚需其他检查，其中包括尿沉渣检查（特别是存在管型的种类）、定量检测每天排出的蛋白质量、电泳检查蛋白的种类和患者的病史。

肾小球受损

蛋白尿（通常称为白蛋白尿）是肾脏疾病常见的临床表现。如果肾小球膜受损，较大的蛋白分子会过滤到肾小球滤液中，从而出现在尿液中。肾小球通透性增加，通常最先通过的是分子较小的白蛋白，分子较大的球蛋白保留在血浆中。

多种原因（包括中毒、感染、血管病症和免疫反应）可导致肾小球受损，滤过增加，产生蛋白尿。链球菌感染后急性肾小球肾炎（AGN）是肾小球性蛋白尿的一个例子。这是一种细菌感染的免疫性后遗症，通常由于 A 族 β 溶血性链球菌感染咽喉部引起。尿液分析发现蛋白尿、血尿和管型（红细胞、血或颗粒）。

肾小球受损病例的早期，只有小分子蛋白（如白蛋白）被过滤到肾小囊。随着肾小球受损的加重，所有血浆中的蛋白会出现在尿液中。白蛋白与渗透压关系密切，白蛋白量的降低会导致全身水肿。肾病综合征患者会出现重度蛋白尿（3~4g/d）。机体从尿中损失过多的蛋白质，造成肝脏合成维持血中清蛋白正常水平的能力丧失，产生低清蛋白血症。除了大量蛋白尿外，肾病综合征还与游离的脂肪、含有脂肪的肾小管上皮细胞和尿沉渣中的脂肪管型有关。

肾小管受损

极少量的蛋白质（主要是白蛋白）可进入肾小球滤液。在正常情况下，所有蛋白质通过肾曲小管重吸收回血液。尽管正常情况下肾小球滤液中蛋白质的浓度很低，并且仅有 1/180 的滤液变成尿排出体外（其他的被重吸收），但是如果不能重吸收如此大量滤液中的所有蛋白质，就会造成尿液中出现较多的蛋白质。换言之，蛋白尿的另一个原因是肾小管细胞重吸收蛋白质的能力下降。在肾小管受损时，通常会出现轻度至中度的蛋白尿。肾小管性蛋白尿的例子包括肾盂肾炎、急性肾小管坏死、多囊性肾病、重金属和维生素 D 中毒、非那西汀损害、低血钾、Wilson 病、半乳糖血症、Fanconi 综合征和移植后综合征。

急性肾盂肾炎是病原体侵犯肾盂和肾实质而引起的急性炎症。通常是由于感染从下尿道上升至肾脏的结果。除了中度蛋白尿外，尿液分析发现亚硝酸盐、白细胞酯酶、白细胞（主要是中性粒细胞）和管型（白细胞、细胞、颗粒或细菌）。尿液中发现管型可定位肾脏感染。

药物诱导的急性间质性肾炎（一种变态反应）也与中度蛋白尿有关。嗜酸性粒细胞的存在是诊断该病的特征表现，同时伴有中性粒细胞、红细胞和细胞或颗粒管型。

急性肾衰竭或急性肾小管坏死仅出现轻度蛋白尿。然而，尿沉渣中可能含有肾小管上皮细胞和管型（上皮细胞的、颗粒的或蜡样的）。

肾前性功能失调

肾前性或溢出性功能失调可能由机体某部位的功能失调而不是肾功能失调引起。低分子量蛋白如血红蛋白、肌红蛋白或免疫球蛋白的过多生成而致的溢出可能导致此种蛋白尿。与多发性骨髓瘤有关的免疫球蛋白轻链（本周蛋白，Bence Jones protein）的存在就是一个例子。

肾前性蛋白尿也可能是肾小球流体静压改变的结果。血压的增加可迫使比正常情况下更多的蛋白通过肾小球，产生轻度蛋白尿，伴随高血压、充血性心力衰竭和脱水。

下尿道功能失调

下尿道感染可产生轻度蛋白尿。蛋白尿源自输尿管或膀胱感染，产生黏膜渗出物。其他尿液分析结果包括亚硝酸盐（依赖于进行感染的微生物）和白细胞酯酶化学检查阳性，以及尿沉渣出现白细胞和细菌。管型不会在下尿道感染中出现，它们源自肾脏。

无症状蛋白尿

在某些情况下，健康人尿液中可短暂出现少量蛋白质。特别是，尿蛋白可以出现在从事剧烈运动或受冷后的年轻人的尿液中或者出现在直立性蛋白尿中，这种情形发生在从事正常活动的人身上，但当他们躺下时尿蛋白即会消失。

一般来说，蛋白尿与肾脏疾病是息息相关的，但健康人可以出现一过性的蛋白尿。无症状蛋白尿远期的临床意义尚不清楚。为了确定蛋白尿产生的原因，通常有必要定量检测 24h 尿中蛋白含量。检测直立性蛋白尿时，既要采集患者休息时的尿液（第一次晨尿，起床后立即采集），又要采集患者一直走路和站立约 2h 后的尿液。

持续的微量白蛋白尿

尽管蛋白尿筛查实验不需要敏感到可以检出尿液中正常存在的极少量的蛋白质，但是有时需要检测持续滤过的极少量的蛋白（即微量蛋白尿），糖尿病患者尤其如此。对于他们来说，肾脏并发症的早期发展可以由持续微量白蛋白尿的早期发现得到预测。这种早期发现后较好地控制血糖水平就可延缓肾脏疾病的发展。检测微量白蛋白尿的方法包括浊度测定法、放射性免疫扩散和放射性免疫测定。使用罗氏公司生产的 Chemstrip Micral Urine Test Strips 试带检测微量白蛋白，存在于患者尿液中的白蛋白会特定地与试带某一区域存在的可溶抗体金结合物相结合。对于糖尿病患者，一旦被诊断患病，这种试带对于监测肾病变的进程是有用的，但不适合作为一种诊断性检测。

试带法检测蛋白质

◎ 原　理

检测尿蛋白的试带涉及 pH 指示剂的使用，这些物质在特定的 pH 值呈现特有的颜色。pH 值固定时，某些 pH 指示剂在有蛋白质时会显示一种颜色，在没有蛋白质时，则显示另一种颜色。这种现象被称为指示剂的蛋白质误差。尿液的 pH 值通过加入缓冲液而保持恒定，因此指示剂颜色的任何变化都指示蛋白质的存在。

◎ 特异性

尿蛋白检测试带对白蛋白比对其他蛋白（如球蛋白、血红蛋白、本周蛋白和黏蛋白）更敏感。如果除白蛋白外的其他蛋白存在于尿液中，可能获得假阴性结果。换而言之，试带显示阴性结果，不能排除蛋白的存在。因此，根据患者的数量，实验室有必要使用试带法和沉淀法检测所有尿标本中的蛋白，以便不会漏检某些异常蛋白，像在新发未确诊的多发性骨髓瘤病例中见到的蛋白。

◎ 敏感性（最小检出量）：制造商提供值

Multistix/Albustix	15~30mg/dL 白蛋白
Micro-Bumintest	4~8mg/dL 白蛋白
Chemstrip	6mg/dL 白蛋白（在 90% 的检测标本中）

◎ 常见干扰因素

如果尿的颜色很深，可能对颜色反应产生干扰。胆红素或鲜橙色的药物（如苯重氮吡啶和其他含氮化合物）可产生这种干扰。

1）假阳性结果

如果试带浸湿在尿液中时间过长，试带中的缓冲物质可能被洗脱掉，造成无论蛋白存在与否均显示蓝色。

如果尿标本呈碱性或缓冲能力过强，在尿液无蛋白的情况下，试带可能产生阳性结果。盛尿容器受残留的含季铵化合物或氯己定的消毒剂的污染，由于碱性增加也可能显示阳性结果。

当患者输注聚乙烯吡咯烷酮（血液替代品）和在使用苯重氮吡啶治疗期间，Chemstrip 试带可能产生假阳性结果。

2）假阴性结果

当尿液中有蛋白质存在，但不是白蛋白，试带会产生假阴性结果。

◎ 附加注释

蛋白质试带检测法不受浊度、放射造影剂、大部分药物和其代谢产物或尿液防腐剂（偶尔会影响其他的蛋白质检测法）的影响。

当结果读数时，颜色必须与标准色板密切匹配。试带的蛋白质部分结果很难解释，特别是当蛋白质仅微量存在时。当结果存疑时，使用更敏感的磺基水杨酸法或微量白蛋白尿检测法，如 Micro-Bumintest（拜耳）可能会有帮助。

血（血红蛋白和肌红蛋白）

临床意义

尿液中血的检测与蛋白检测和尿沉渣显微

镜分析一起用于指示肾脏和泌尿道的状况。尿中血的化学检查是与红细胞、血红蛋白和肌红蛋白进行的反应。尽管化学检查对血红蛋白和肌红蛋白的存在比对完整的红细胞更敏感，但是大部分阳性反应实际上是存在的红细胞引起的。血阳性提示从肾小球到尿道的某一部位出血，实际部位对于患者的诊断和治疗是非常重要的。尽管化学法检测到血尿是一项提示病情严重的指标，但是尿液中少数红细胞的存在是正常的，血尿可能与良性疾病有关。

区分尿中的红细胞和血红蛋白是有临床意义的。因为游离的血红蛋白和红细胞的存在均可使血红蛋白检查出现阳性，它们的区分主要是通过尿沉渣显微镜检查发现红细胞。尿液中存在血红蛋白，但没有红细胞，并不完全意味着血红蛋白原本就是尿液中游离的血红蛋白。红细胞在尿液中会快速破裂，特别是当比重较低（<1.010）或 pH 值呈碱性时。为此，当检测是否存在红细胞时，尿液应该绝对新鲜。

血　尿

血尿是存在红细胞的尿液。血尿可产生于许多情况，包括肾脏损伤和泌尿道的任何部位出血。血尿是肾脏或膀胱肿瘤（良性或恶性）的早期症状，或者来自肾脏或膀胱结石。血尿是肾小球损伤或间质性肾炎（肾脏感染）的症状，也可见于下泌尿道感染，如膀胱炎（膀胱感染）。全身性出血失调或抗凝药治疗也可能产生血尿。

血尿是一个敏感的肾脏疾病的早期表征，不应该被漏检。尽管血尿不会存在于肾脏疾病患者的每一份标本中，但是隐血（血不是肉眼可见，但通过实验室检查发现的）可存在于几乎每一位肾脏功能失调患者的尿液中。出血量与肾脏功能障碍的严重性几乎没有相关性，但是血尿的存在可能是唯一能提示肾脏疾病的指标。血尿与肾小球的损伤有关，典型的见于肾小球性肾炎。除血尿外，其他实验室检查结果也可提示肾脏疾病的存在。蛋白质通常与血同时出现，在尿沉渣中管型（尤其是红细胞管型）和异形红细胞的存在是特别有用的提示。

血红蛋白尿

血红蛋白尿在各种身体状况和疾病状态下均可产生。它可能是血管内溶血、肾脏或下尿道溶血或者尿标本中的溶血造成的。血管内溶血的检测尤为重要，因为游离血红蛋白通过肾小球，随后被肾脏近曲小管上皮细胞吸收，会损害肾单位。血红蛋白结合珠蛋白在血流中运输，这种复合物是一种较大的分子，不能从肾小球滤过。然而，血液中的珠蛋白是有限的，一旦达到饱和，过量的血红蛋白滤出肾小球，进入肾小管。排出的血红蛋白一部分被肾小管上皮细胞重吸收，转化成铁蛋白和含铁血黄素，随后在急性溶血后几天即排出体外。这些含铁血黄素细胞和颗粒在尿沉渣中可以观察到，特别是用普鲁士蓝染色后。

导致血红蛋白尿的血液疾病包括溶血性贫血、溶血性输血反应、阵发性夜间血红蛋白尿症、阵发性冷血红蛋白尿症和蚕豆病。严重感染性疾病如黄热病、巴尔通体感染和疟疾，也可导致血红蛋白尿，同样还有强酸或蘑菇中毒、严重烧伤和肾性梗死。最后，每当各种肾功能障碍、感染性或肿瘤性疾病或尿道的损伤导致出现大量红细胞时，尿中就会出现大量游离的血红蛋白。

肌红蛋白尿

肌红蛋白尿是含有肌红蛋白的尿液，此种尿液很少见。检测隐血的化学反应对血红蛋白和肌红蛋白是同样敏感的。横纹肌溶解后会释放肌红蛋白。肌肉创伤（如交通事故）、过度的训练和击打或其他挤压损伤可导致肌红蛋白尿。某些感染、暴露于有毒物质和药物后，以及罕见的遗传性功能障碍也可产生肌红蛋白尿。

肌红蛋白尿的检测是很重要的，因为肌红蛋白会从血中快速被清除，作为一种红棕色的色素排到尿中。大量的肌红蛋白会损害肾脏，导致无尿。肌红蛋白对肾脏的损害似乎强于血红蛋白。

血尿、血红蛋白尿和肌红蛋白尿的区分

区分这 3 种尿液可能比较困难。需要结合

肉眼观察尿液和血清（或血浆）以及某些化学检查（表 14-5）。尿中出现血会导致颜色变化，从正常至烟色，粉红色、琥珀色、红至红棕色、棕色，或完全呈血色。通常，含有血红蛋白和肌红蛋白的尿标本是棕色或红棕色。尽管红细胞的存在会导致尿液浑浊，但是只含有血红蛋白和肌红蛋白的尿液是清晰透明的，通常同时伴随这 3 种物质时标本是浑浊的。肉眼观察这些标本的血浆和血清是有用的。如果尿液只含有红细胞，血清颜色正常。如果发生血管内溶血，血清会显示红色。如果发生横纹肌溶解，释放入血的肌红蛋白会被迅速清除，进入尿液，血清显示正常颜色。

在所有的 3 种病例中，测血的试带均会显示阳性。如果存在血，通过尿沉渣显微镜检查应可以观察到红细胞。而血红蛋白和肌红蛋白存在时，红细胞往往不存在，或很少见。在横纹肌溶解导致肌球素尿和肌红蛋白尿出现时，典型特征是因为肌肉的破坏，血清肌酸激酶（CK）显著升高。溶血对 CK 水平影响不大。不幸的是，肌红蛋白诱导的肾衰竭要到临床诊断一周后或更长时间后才能看到，而那时尿液中已不存在肌红蛋白。

试带法检测尿中血

◎ 原理和特异性

试带检测尿液中血（血红蛋白和肌红蛋白）是利用了血红蛋白分子的亚铁血红素具有过氧化物酶的活性。试带浸有一种有机过氧化物和

还原态的色素原。当血红蛋白或肌红蛋白分子的亚铁血红素催化试带上的过氧化物释放氧时，会观察到阳性反应。释放的氧与还原态的色素原反应，形成氧化态的色素原，此过程会有颜色的变化。此反应可以简化为：

$$\begin{array}{ccc} \text{过氧化物} & \xrightarrow[\text{（过氧化物酶活性）}]{\text{亚铁血红素}} & \text{水} \\ + & & + \\ \text{还原态色素原} & & \text{氧化态色素原} \end{array}$$

试带对血红蛋白和肌红蛋白同样敏感。当完整的红细胞接触到试带时，会发生溶血，释放出的血红蛋白发生如上反应。检测血之前，有必要将尿液混匀。这在尿标本中仅有少量完整的红细胞时特别重要。如果完整的红细胞沉到容器底部，仅检测上层尿液，会得到假阴性结果。

◎ 敏感性（最小检出量）：制造商的标示值

Multistix/hemastix	0.015~0.062mg/dL 血红蛋白（等同于 5~20 个完整红细胞/μL）
Chemstrip	5 个红细胞/μL，或在 90% 的待测尿标本中相当于 10 个红细胞/μL 的血红蛋白

◎ 常见干扰因素

1）引起假阳性结果的因素

● 强氧化型清洁剂，例如次氯酸漂白剂，在没有过氧化物酶情况下氧化色素原。

● 与泌尿道感染有关的微生物具有过氧化物酶活性。

表14-5 尿液中红细胞、血红蛋白和肌红蛋白的区分

检查项目	红细胞	血红蛋白	肌红蛋白
测血试带	阳性	阳性	阳性
尿沉渣检查红细胞	存在	无（或很少）	无（或很少）
尿液外观	模糊、红色	清晰、红色	清晰、红棕色
血浆外观	正常	淡红色-红色（溶血）	正常
血清总肌酸（CK）	正常	略有升高（10 倍于正常上限值）	明显升高（40 倍于正常上限值）
血清总乳酸脱氢酶（LDH）	正常	升高	升高
LDH1 和 LDH2	正常	升高	正常
LDH4 和 LDH5	正常	正常	升高

（改编自 Ringsrud KM,Linné JJ: Urinalysis and body fluids: a color text and atlas, St Louis, 1995, Mosby.）

- 月经期导致的血污染（无临床意义）。

2）引起假阴性结果或反应过程延迟的因素

- 尿标本中抗坏血酸浓度超过 25mg/dL。见于摄入大剂量的维生素 C 或在抗坏血酸作为一种还原剂存在于某些注射用抗生素如四环素时。Multistix 和 Chemstrip 两种试带都声明正常水平的抗坏血酸不会干扰检测结果。Chemstrip 试带含有一种血–碘酸盐清除剂，可以减少假阴性结果的出现。含有过氧化氢二异丙基苯作为有机过氧化物的 Multistix 试带也较少受抗坏血酸的干扰。

- 当尿液中仅有少量完整红细胞存在时，检测离心或沉淀后的上层尿液。检测前，尿液必须充分混匀。

- 尿比重升高（高盐浓度）或蛋白含量升高可能减少溶血或减弱红细胞与试带发生反应。

- 当使用甲醛作为尿液防腐剂时。

- 当使用卡托普利（一种抗高血压药）治疗时。

- 亚硝酸盐浓度极高（>10mg/dL）时,见于严重的泌尿道感染。

◎ 附加注释

尿液中含有抗坏血酸是试带法检测血尿的一个潜在问题，任何依靠释放氧，随后氧化色素原原理的试带法检测都面临同样的问题。当抗坏血酸含量充足时，它会与释放的过氧化氢反应，使后者不再与色素原反应，从而产生阴性结果或迟发的颜色反应。

当试带法检测血尿结果呈阴性时，但尿沉渣中发现有红细胞，应该怀疑有抗坏血酸存在。这可以通过试带检测抗坏血酸或患者的病史来验证。

◎ 验证实验

- 尿沉渣显微镜检查。

- 如果血尿检测结果阴性，尿沉渣中可见红细胞，或者尿液外观显示血尿，用试带法检测抗坏血酸。

亚硝酸盐

临床意义

尿液中亚硝酸盐的检测已经列入常规尿液

分析，用于快速检测泌尿道感染（UTI）。当结合白细胞酯酶(UTI 的另一个指标）检测时，筛查亚硝酸盐是最有用的指标。尿液中亚硝酸盐的存在提示机体存在 UTI，这对检测无症状感染特别有用。当泌尿道有某些细菌感染时，它们会将尿液中正常组分硝酸盐转化为异常组分亚硝酸盐。能转化硝酸盐的细菌通常为革兰阴性细菌，例如常见的大肠杆菌。革兰阳性菌如肠球菌和酵母菌一般不能将硝酸盐转化为亚硝酸盐。然而，尿液中必须有足够的硝酸盐（主要来自于饮食中的蔬菜），用于转化为亚硝酸盐。

尿液必须在膀胱中存留足够的时间（通常为 4h），以便转化反应得以发生。因此，检测亚硝酸盐的标本最好选择第一次晨尿。距上次排尿至少 4h 后采集的标本也是可以接受的。不幸的是，UTI 通常会有尿频表现，致使采集合适的标本困难。

早期检测 UTI 对防止肾脏损害是非常重要的。普遍认为，大部分 UTI 始于下尿道，是粪便污染的结果，大部分感染是由粪便中正常存在的微生物（如大肠杆菌）引起的。感染物通过尿道，上行至膀胱、输尿管，最终到肾脏，这些部位正常情况下是无菌的。UTI 的早期检测和治疗对于防止肾脏感染和随后的肾衰竭是非常重要的。显然由于解剖结构的差异，UTI 更常见于女性。事实上，除了刚分娩或患有失禁症（通常和上了年纪和残疾有关）外，UTI 也是一种典型的女性疾病。

传统上，UTI 是通过定量尿培养来诊断的，培养出引起感染的病原菌，并加以鉴定（第 16 章）。亚硝酸盐检测是一种筛查实验，有助于定量尿培养。常规尿液分析的其他结果也可提示 UTI 的存在。在下泌尿道感染时，显微镜检查可发现白细胞和细菌，此外再出现管型，特别是白细胞或脓细胞管型，则提示上泌尿道感染（肾盂肾炎）。化学检查结果中白细胞酯酶和蛋白阳性以及偏碱的 pH 值提示 UTI。

试带法检测亚硝酸盐

◎ 原　理

试带法检测亚硝酸盐是基于格里斯试验

(Griess test)。这包括一种重氮反应。亚硝酸盐与芳香胺（对氨基苯砷酸或对氨基苯磺酸）在酸性介质中反应生成重氮盐。然后，重氮盐偶合另一个芳香环（喹啉）生成一种偶氮染剂，该染剂呈粉红色或红色。

◎ 特异性

格里斯试验专门用于亚硝酸盐检测。

◎ 结　果

结果报告为阴性或阳性。试带总体上显示粉红色即判为阳性反应，出现粉红色斑点或粉红色边缘是阴性反应。生成颜色的深浅与细菌感染的程度无关。任何粉红着色都显示严重的感染。

◎ 敏感性（最小检出量）

Multistix　　0.006~0.1mg/dL 亚硝酸根离子

Chemstrip　　0.005mg/dL 亚硝酸盐

◎ 常见干扰因素

1）引起假阳性结果的因素

※ 药物例如苯重氮吡啶或其他含有偶氮的化合物或染剂可将尿液染成红色或在酸性条件下变成红色。

※ 细菌污染标本造成体外硝酸盐转化成亚硝酸盐。这可以通过检测新鲜尿标本来防止。

2）引起假阴性结果或反应过程延迟的因素

※ 尽管存在严重的细菌感染，但是在膀胱中由硝酸盐转化为亚硝酸盐的时间不足。

※ 饮食中存在的硝酸盐不足，例如饥饿、禁食、静脉进食，而导致细菌无法将硝酸盐转化成亚硝酸盐。

※ 存在的细菌将亚硝酸盐进一步还原成氮气。

※ 在 pH 值低（<6）的浓缩尿液中敏感性可能降低。这在细菌感染中不典型。

※ 标本中抗坏血酸浓度在 25mg/dL 或以上，并含有少量亚硝酸盐（由抗坏血酸减少重氮盐所导致）。

◎ 附加注释

亚硝酸盐检测如果呈阳性最有意义。如果亚硝酸盐检测呈阴性，也不能排除 UTI。微生物必须含有还原酶，才能将硝酸盐还原为亚硝酸盐。大多数引起 UTI 的革兰阴性肠道病原体含有该酶。尿液必须在膀胱中存留 4h 或以上，才能有足够时间将硝酸盐转化为可检测的亚硝酸盐。由于 UTI 的患者通常出现尿频尿急，采集合适的标本比较困难。所以，缺乏足够的孵育时间是阻碍严重感染时试带法检测出现阳性结果的主要因素。

◎ 确认试验

亚硝酸盐检查的确认试验包括尿沉渣显微镜检查、革兰染色和定量尿培养。

白细胞酯酶

临床意义

化学法检测白细胞酯酶是包括在尿试带检测中的另一项检测 UTI 的指标。这些检测是基于白细胞酯酶的检测，此酶存在于粒细胞的嗜天青颗粒或主要颗粒中。这些粒细胞包括中性粒细胞、单核细胞、嗜酸性粒细胞和嗜碱性粒细胞。实践中，阳性反应常见于中性粒细胞的增多。其他粒细胞量增多产生阳性反应的情况很少见。淋巴细胞和组成肾脏和泌尿道的各种上皮细胞不含白细胞酯酶，试带法检测不到这些细胞。

检测白细胞酯酶作为感染指标是非常有用的，因为中性粒细胞通常会针对细菌感染而增加。当泌尿道（尿道至肾脏的任何部位）感染细菌时，典型的表现是白细胞增多，尤其是中性粒细胞。然而，常见的问题是尿液中白细胞吞噬活性致使其快速破裂。一旦破裂，沉渣检查中将检测不到白细胞。然而，白细胞酯酶的检测依赖于白细胞的嗜天青颗粒或主要颗粒的释放。因此，无论尿液中白细胞破裂或完整，白细胞酯酶检测都显示阳性。

正常情况下，在尿沉渣显微镜检查中每个高倍镜视野（hpf）尿液仅含有极少量白细胞（最多 5 个），这些白细胞不足以引起白细胞酯酶检测反应阳性。阳性反应需要 5~15 个白细胞/hpf。因此，白细胞酯酶缺乏并不能排除 UTI。然而，白细胞酯酶存在对于诊断是有帮助的，特别是伴有尿液 pH 值升高、尿液亚硝酸盐检测阳性、尿沉渣检查存在细菌和白细胞。

白细胞酯酶升高可能见于尿沉渣或尿培养没发现细菌的情况，这些情况包括无细菌感染的炎症、抗生素治疗后的细菌感染和不能在常规培养基生长的微生物（如毛滴虫和衣原体）感染。

白细胞酯酶检测结果阴性或低值可能见于免疫抑制患者的尿液，这些患者因为不能产生足够的粒细胞而患有严重的细菌感染。

试带法检测白细胞酯酶

◎ 原　理

试带法检测白细胞酯酶应用的是重氮反应，类似于试带法检测亚硝酸盐。试带测试区含有一种酯类物质，可被白细胞酯酶水解形成酯醇（含一个芳族环）和酯酸。然后，芳族环与存在于测试区的重氮盐偶合生成一种偶氮染剂，显示紫色。Chemstrip 试带使用的是一种吲哚酯，Multistix 试带使用的是一种吡咯氨基酸酯。

◎ 特异性

本反应对检测粒细胞（主要是尿液中的中性粒细胞）中的酯酶是特异的。

◎ 敏感性（最小检出量）：制造商的标示值

Multistix 试带　　　　　每个高倍镜视野 5~15
　　　　　　　　　　　　个细胞（5~15/hpf）

Chemstrip 试带　　　　　每微升 10~25 个细胞
　　　　　　　　　　　　（10~25/μL）

◎ 常见干扰因素

存在某些使尿液着色的物质，如含氮化合物、呋喃妥因、核黄素和胆色素，致使颜色解释困难。

1）引起假阳性结果的因素

强氧化试剂如含氯漂白剂和尿液防腐剂如甲醛。不能使用防腐剂。

2）引起假阴性结果或结果减弱的因素

- 抗生素药物如头孢氨苄、头孢噻吩、四环素和庆大霉素。
- 高葡萄糖浓度（>3g/dL）

- 高尿比重
- 草酸（抗坏血酸的代谢产物）
- 高浓度白蛋白（>500mg/dL）

◎ 附加注释

重复出现痕量值和阳性结果是有临床意义的，表明需要进一步检测以确定尿液中中性粒细胞存在的原因。检测包括尿沉渣显微镜检查、革兰染色和定量尿培养。检测不受血、细菌和上皮细胞存在的影响。白细胞酯酶检测结果结合亚硝酸盐的检测结果更有临床意义。

葡　萄　糖

临床意义

化学法筛查葡萄糖通常包括在每个常规尿液分析中。不像先前介绍的其他参数，该检测用于诊断和监测机体的代谢状况，而不是肾脏或泌尿道的状况。尽管其他几种情况也可产生尿糖，但尿中发现葡萄糖说明应该怀疑存在代谢失调性糖尿病。

尿中发现葡萄糖的任何状况均称为糖尿。糖尿的检测是实验室最早进行的检查之一，巴比伦人和埃及人使用"品尝实验"来检测糖尿病，即在正常情况下是咸的尿液中尝到糖（甜味），而印度的医师则注意到"蜜糖尿"可吸引蚂蚁。

正常情况下，尿液中检测不到葡萄糖。血中葡萄糖的正常浓度范围是 60~110mg/dL，取决于检测方法。饭后，血中葡萄糖可以升至 120~160mg/dL。正常情况下，血中所有葡萄糖会被肾小球滤过，然后重吸收入血。然而，如果血中葡萄糖的浓度过高（通常 >180~200mg/dL），过多的葡萄糖不能重吸收入血，将随尿液排出体外。产生糖尿的其他因素包括肾小球血流量降低、肾小管重吸收能力降低和尿流量减少。

产生糖尿的最低血糖浓度称为肾糖阈，其值的大小因人而异。最常见的超过肾糖阈的情况是糖尿病。简而言之，糖尿病是胰岛素生成不足或功能受抑制所致。胰岛素的作用是降低血糖浓度。由于胰岛素不足，血糖浓度超过肾糖阈，葡萄糖会溢出至尿液中。

糖尿病患者已经使用尿糖检测来自我监测胰岛素的用量。尽管对于不稳定的糖尿病患者来说，尿检测已被家用血糖检测所代替，但是尿糖检测价格便宜，无损伤性，对于不必经常调节胰岛素用量的患者仍然是有用的。糖尿病的检测包括血糖和尿糖检测。另外的一些检测如糖化血红蛋白检测也可用于监测糖尿病。

尽管患者出现糖尿可怀疑是糖尿病，但是出现糖尿不能确诊为糖尿病，因为许多其他原因亦可出现糖尿。例如，大量食用糖或含糖的食品后、在急性精神紧张时肝脏释放葡萄糖供给能量和锻炼后均可观察到糖尿。糖尿也可与怀孕、某些类型的脑膜炎、甲状腺功能低下、某些肾上腺髓质肿瘤和一些脑损伤有关。

此外，某些异常情况是以尿液中出现糖而不是葡萄糖为特征的。它们通常是还原糖，其检测方法不同于专门用于葡萄糖的试带法。半乳糖尿是尿中含有半乳糖。这是因缺乏半乳糖-1-磷酸尿苷酸转移酶造成的代谢缺陷，以至于半乳糖不能被代谢掉，导致血和尿中半乳糖增多。这种情况会导致长期的身体和精神损害，可通过早期检查和饮食中限制半乳糖来控制。因此，儿科患者的尿液应该通过非特定的铜还原实验来筛查还原性物质，以便不仅检测到葡萄糖，还能检测到半乳糖和其他还原糖。国家规定的新生儿代谢性遗传疾病筛查经常包括半乳糖血症的检查。

其他还原性糖例如乳糖在怀孕的晚期或哺乳早期会出现在尿液中。因为肠道缺乏乳糖酶可能导致婴儿期乳糖不耐症和无法增重，乳糖尿可能会出现。

试带法检测葡萄糖氧化酶

◎ 原理和特异性

试带法检测尿糖由于应用了葡萄糖氧化酶，故只能特异性检测葡萄糖。酶被称为生物催化剂，即某一反应发生前必须存在的物质。像大多数酶一样，葡萄糖氧化酶是绝对特异的，仅在葡萄糖存在时发生反应，不跟其他物质反应。

试带法检测尿糖是两个相继的酶学反应。葡萄糖氧化酶氧化葡萄糖生成葡萄糖酸，同时还原空气中的氧生成过氧化氢。在过氧化物酶存在条件下，生成的过氧化氢氧化一种染料，使染料由还原态变为氧化态，伴有氧化还原反应指示剂颜色的变化。该反应的图解如下：

第一步：

$$\text{葡萄糖(尿液)}+O_2\text{(空气)} \xrightarrow{\text{葡萄糖氧化酶}} \text{葡萄糖酸}+H_2O_2$$

第二步：

$$H_2O_2+\text{还原态染料} \xrightarrow{\text{过氧化物酶}} \text{氧化态染料}+H_2O$$

葡萄糖氧化酶、过氧化物酶和还原态的氧化还原指示剂均浸渍在干试带上。不同试带所含的用作氧化还原指示剂的色素原不同。所有的试带均含有葡萄糖氧化酶和过氧化物酶。

检验人员必须明确用于葡萄糖检测的试带法检测不到非葡萄糖的还原性物质（NGRSs）。因此，婴儿和年幼的儿科患者的标本以及怀疑其中有 NGRS 的标本不仅应该做特异性检查葡萄糖，而且应该进行非特异性检测（通常是铜还原反应）还原性物质。

◎ 敏感性（最小检出量）：制造商标定值

Multistix/Diastix	75~125mg/dL 葡萄糖（在含有少于 5mg/dL 的维生素 C 的稀释尿中低至 40mg/dL）
Chemstrip	40mg/dL 在检测的 90% 的尿标本中

◎ 常见干扰因素

因为试带法对葡萄糖检测是特异的，大多数干扰物质会导致反应减弱或假阴性结果。

1）引起假阳性结果的因素

• 被漂白剂或其他强氧化剂污染，使试带上还原态的染料被氧化，引起无葡萄糖情况下的颜色改变。这显示出使用无污染的盛尿容器和工作台面的重要性。

• 在稀释的尿标本中检测到微量葡萄糖，因为试带在低尿比重时的敏感性升高。

• 试带保存不适当，暴露于空气中，产生假阳性结果。

2）引起假阴性结果或反应过程延迟的因素

• 尿中高浓度的抗坏血酸，来自于治疗剂

量的维生素 C 或某些药物如四环素（其中维生素 C 作为一种还原剂）。维生素 C 作为一种还原剂与释放的过氧化氢（而非试带上的色原）反应而阻止或延迟检测反应。含有少量葡萄糖（75~125mg/dL）的标本中抗坏血酸浓度在 50mg/dL 或更高时可以抑制 Multistix 试带的反应。抗坏血酸浓度低于 100mg/dL 时 Chemstrip 试带不受影响。若对抗坏血酸干扰存在怀疑，可以在最后一次服用维生素 C 至少 10h 后取尿重新检测，或者对抗坏血酸进行专门检测。

●含有少量葡萄糖（75~125mg/dL）的标本中酮体在中量水平（≥40mg/dL）。糖尿病患者不可能出现这种高浓度酮体和低浓度葡萄糖的结合。

●氟化钠是一种酶抑制剂，不要作为防腐剂使用。

●冷藏的标本，因为降低酶活性，检测时尿液必须在室温水平。

当怀疑尿液中含有非葡萄糖的还原糖（如半乳糖）时，应该进行非特异检测（Clinitest 检测）。Clinitest 法是一种检测还原性碳水化合物的较古老的方法。该方法可以检测到存在的任何还原性物质，这些物质在加热和碱性条件下可将二价铜离子还原为一价铜离子。阳性反应可以通过颜色的变化（从蓝色到绿色、黄色和橙色）进行半定量检测，颜色的变化取决于尿中糖的含量。这种药片型试剂可检测到最低 250mg/dL 的糖。

酮 体

临床意义

酮体由相关的 3 种物质组成：乙酰乙酸、β-羟基丁酸及丙酮。三者结构上的相似性见图 14-4。它们都是脂肪代谢的正常产物，通常在尿或血中检测不到。

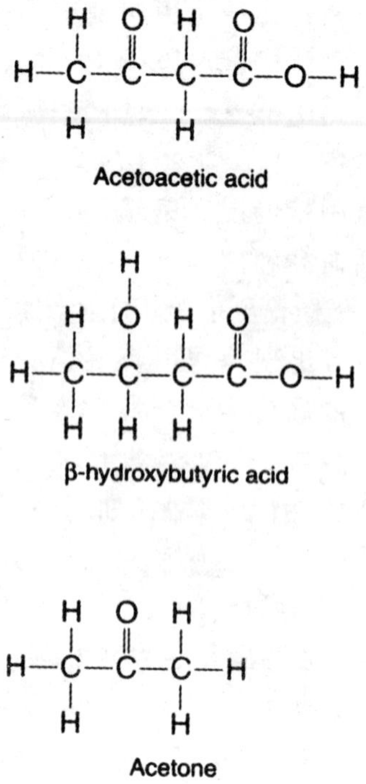

在脂肪分解代谢过程中，乙酰乙酸首先生成，它或是可逆地生成 β-羟基丁酸，或是不可逆地生成丙酮。酮体的所有这 3 种形式都作为能量来源供机体使用，最终都转化为二氧化碳和水。当机体动用正常量的脂肪时，组织就能

图14-4 酮体

够使用所有酮体产物作为能量来源。然而，如果过多的脂肪被代谢掉，机体就不能利用全部的酮体。临床检测结果显示血和尿中酮体均升高，出现酮血症和酮尿症。酮症是指血和尿中酮体水平同时都升高。

每当脂肪（而非碳水化合物）成为主要的能量来源时，就会产生酮症和酮尿症。酮体积累的两个突出原因是糖尿病和饥饿。糖尿病患者不能将碳水化合物作为能量来源，机体试图通过分解代谢脂肪来弥补，从而导致酮体积累。机体在饥饿状态下耗尽了储存的碳水化合物，必须动用脂肪作为能量来源。类似地，酮症也见于脱水以及有发热、呕吐和腹泻症状的患者。相同的情况也见于严重肝损伤的患者。大部分碳水化合物是以肝糖原的形式储存。肝损伤的患者体内没有糖原储存，因此机体也必须动用脂肪作为能量来源。此外，生酮饮食（译者注：容易代谢产生酮体的食物）也可导致酮体累积。生酮饮食是高脂肪、低碳水化合物的饮食，具体说来，是指饮食中每克碳水化合物含有 1.5g 脂肪。为了减肥而进食的低碳水化合物的饮食也是生酮饮食。

因为尿中酮体的存在是胰岛素剂量不足的

早期指征，糖尿病患者经常使用结合了葡萄糖检测和酮体检测的试带在家中监测其病情。血和尿中酮体的累积对生理的影响是非常严重的。乙酰乙酸和 β-羟基丁酸会使血中氢离子浓度过多，导致酸中毒。酸中毒是极其严重的，若持续下去会导致死亡。因此，机体试图通过尿液排出酸性物质来调节血液中过多的酸。肾脏能够产生 pH 值低至 4.5 的尿液。因此尿液中酮体的出现与尿液低 pH 值是相关的。在胰岛素用于治疗糖尿病之前，2/3 糖尿病患者的死因是酸中毒。在糖尿病治疗过程中，胰岛素剂量的控制是非常重要的，以免发生酮症和酸中毒。未控制好病情的糖尿病患者的典型尿标本是浅淡略带绿色的，含有大量的糖分，折射计显示高的尿比重，pH 值低，并含有酮体。

当酮体在血液和尿液中累积时，3 种组分不可能达到相同浓度。在酮体中，78% 是 β-羟基丁酸，20% 是乙酰乙酸，仅 2% 是丙酮。然而，试带对乙酰乙酸最灵敏。没有单一针对 β-羟基丁酸的检测。

试带法检测酮体

◎ 原　理

试带法检测酮体的依据是 Legal 或 Rothera 试验，一种与硝普钠进行的颜色反应。乙酰乙酸与硝普钠在碱性条件下生成一种紫色的物质。如果加入甘氨酸，该方法就对丙酮稍微敏感。Multistix 和 Ketostix 试带则被设计成只与乙酰乙酸进行反应，和丙酮并不发生反应。Chemstrip 试带含有甘氨酸，既可检测乙酰乙酸，又可检测到较大量的丙酮。试带不能检测到 β-羟基丁酸。

◎ Acetest 药片检测

Acetest 是（Bayer 诊断公司的）一种用于检测丙酮和乙酰乙酸的药片型试剂，通过与硝普钠进行颜色反应来进行。基本原理与试带法相同。除尿液外，Acetest 药片还可用于检测全血、血浆或血清。这种方法对于检测含有干扰色素的尿液可能有用。

◎ 常见干扰因素

各种色素和药物的存在以及引起尿液异常深颜色的物质会影响酮体检测结果的读数。尿液的颜色可能使结果出现假阳性，也可能使真阳性的反应被掩盖。

1）引起假阳性结果的因素

● 标本中含有酞类染料（如磺溴酚钠、酚红）、苯酮和 8-羟喹啉。

● 高浓度尿标本（高尿比重）或标本中含有大量左旋多巴代谢产物可致弱阳性反应。

● 2-巯基乙烷磺酸或其他含有巯基的化合物。初期可以观察到阳性反应，等到规定的读取颜色反应时间时颜色会褪至正常。当使用自动化仪器读取试带时，应特别注意这种干扰，因为仪器按照程序读取结果的速度比目测法更快。如果怀疑存在此类干扰时，应该用目测法核对试带结果，报告目测的结果。如果颜色持续存在，仍然怀疑存在干扰，需要加一滴冰醋酸到试带的测试区或 Acetest 药片上。如果颜色是由巯基引起的，试带会褪色，而若是乙酰乙酸引起的则颜色保留。

2）引起假阴性结果或结果减弱的因素

标本储存不当，乙酰乙酸转化成的丙酮从标本中挥发。检测的尿标本必须新鲜，若不能及时检测，需要立即冷藏。

◎ 附加注释

当通过对患者血浆或尿液重复检测丙酮和乙酰乙酸以监测病情时，这些化合物的浓度可能开始很高，随后下降，但是检测结果与色板比较仍然是大量。重复报告"大量"不能反映浓度的变化。在某些情况下，需要对标本进行稀释，以观察酮体排出量的下降。尿标本依次按照 1:2，1:4 等进行稀释，直至不再显示大量。此时，结果的报告应该描述为按多少比例稀释后结果不再显示大量，例如"大量，按照 1:4 稀释后显示中量"。

胆红素和尿胆原

如先前所述，常规尿液分析提供有关肾脏和泌尿道功能状况的信息，也提供其他代谢或系统功能障碍的信息。尿液中检测胆红素和尿胆原用于指示肝脏的功能。

正常肝功能

肝脏是一个大而复杂的器官，许多机体功能必须有肝脏参与。肝脏负责一些新陈代谢、贮存、分泌和解毒的过程。更具体一些，就中间代谢和许多必要化合物的合成而言，肝脏是碳水化合物、脂类和蛋白质代谢的主要场所。三大物质代谢所需的许多酶和辅酶只存在于肝细胞内。糖原的生成、贮存及转化为葡萄糖均在肝脏中进行。食物中的能量可供机体细胞利用是通过糖酵解腺苷三磷酸盐（ATP）中的高能键，而 ATP 是由肝细胞中的氧化磷酸化作用形成的。

肝脏是各种物质解毒的部位。这些毒性物质可以是正常机体代谢形成的，在肝脏中转化或解毒。例如蛋白质代谢产生的氨，在肝脏中生成尿素。从肠道吸收入血的毒性物质（例如染料、重金属和药物）通过肝脏排出。消化所必需的胆汁、胆色素和胆汁盐的形成和分泌必须在肝脏中进行。这些物质源自红细胞降解后的主要副产品胆红素。另外，肝脏也是许多凝血因子合成的部位。

当肝脏患病或受损时，肝脏的这些重要的功能会受到影响。许多实验室检测项目用于确定肝脏疾病的有无、程度、部位以及损伤的类型，以便采取适当的治疗措施。没有一项检测可以反映出肝脏功能的全部临床状况。因此，依据疾病的情况，仔细选择检测项目的组合是必要的。其中包括检测血液和尿液中胆红素的存在和浓度。

胆红素和尿胆原的正常形成与分泌

胆红素是红细胞降解的正常产物。红细胞在机体内不能无期限存在，大约 120d 后被降解。作为红细胞降解的一部分，血红蛋白分子中的亚铁血红素被单核吞噬细胞系统（MPS）（主要是被存在于肝脏、脾脏和骨髓中的 MPS 细胞）转化为胆红素。随着红细胞从机体中排出，每天释放的血红蛋白总量约 6g。MPS 细胞首先吞噬红细胞，然后通过一系列复杂的反应转化

释放的血红蛋白，分子中的亚铁血红素部分最终转化为胆红素。

胆红素是一种鲜黄的色素。血中胆红素浓度增加表现为黄疸。尽管胆红素在胆汁中是有用的，但它是一种最终必须从机体中清除的废物。MPS 细胞生成的胆红素是不溶于水的，胆红素需要结合白蛋白生成胆红素白蛋白复合物，通过单核吞噬细胞系统经血转运至肝脏。不溶于水的胆红素被称为游离胆红素或未结合胆红素。

正常情况下，胆红素是由肝脏通过肠道排出体外。因为胆红素白蛋白复合物不能通过肾小球囊，所以胆红素通过肝脏而不是肾脏排出。当游离胆红素进入肝脏时，结合葡萄糖醛酸和其他亲水物质生成葡萄糖酸胆红素，从而可溶于水。

水溶性的葡萄糖醛酸胆红素也称为结合胆红素，可通过肾脏或肠道排出体外。正常情况下，结合胆红素通过肝脏分泌进入胆汁中，随后转运至胆总管，然后进入胆囊，经浓缩后排出至小肠。

在小肠中，胆红素被小肠菌群中的某些细菌作用生成尿胆原。尿胆原实际上是一组无色的色素原。小肠中形成的部分尿胆原被吸收进入门脉循环并返回肝脏，在此重新排入胆汁并返回肠道。仅有少量的尿胆原未被肝脏清除，通过尿液排出体外，这部分仅仅占每天生成尿胆原的 1%。

小肠中的部分尿胆原被转化成无色的粪胆素原，随后被氧化为有色的粪胆素，使粪便呈现颜色。正常情况下，胆红素生成的 99% 的尿胆原通过粪便排出体外。

因此，正常尿液中仅含有非常少量的尿胆原，不含胆红素。未结合的胆红素（应结合白蛋白的）不能通过肾脏排出，因而不存在于尿液。然而，结合胆红素能够通过肾小球，并且如果它在血中的浓度异常高，就会通过肾脏排出。

临床意义

当患者的尿液颜色异常或被怀疑有肝脏疾病或溶血情况时，应该进行胆红素和尿胆原检

查。因为这些检测是大多数多联试带的一部分，它们也被纳入常规尿液分析中。尿液中胆红素的存在是肝细胞疾病（肝细胞病）和胆道梗阻的早期征兆。它对于早期发现和监测肝炎（对实验室工作者具有特别重要性的高传染性疾病）特别有用。引起葡萄糖醛酸胆红素生成增加的任何情况，以及阻止肝脏将尿胆原随胆汁排入肠道的任何疾病均可增加尿液中尿胆原的水平。除血清胆红素以外，尿液中胆红素和尿胆原的信息对于确定黄疸的原因是非常有用的（第 11 章）。

胆 红 素

◎ 临床意义

检测尿中胆红素和尿胆原对于检查肝脏疾病和确定黄疸的原因非常重要。正常情况下，即使使用最灵敏的方法尿液中也检测不到胆红素。然而，发现尿液中非常少量的胆红素都是非常有意义的，因为这可能是肝脏疾病最早期的表现。

当血清中胆红素浓度超过正常水平，机体组织有胆红素异常沉积时就会发生黄疸。胆红素是一种鲜黄色素，沉积于组织后会导致皮肤、眼睛巩膜和黏膜黄染。黄疸的原因很多，必须及早发现病因，以便及时进行治疗。黄疸有几种分类，常见的分类是将黄疸分成溶血性（肝前性）、肝性（肝细胞性）和梗阻性（肝后性）黄疸。各种类型的黄疸实验室检查结果归纳于表 14-6。

1）溶血性（肝前性）黄疸

当红细胞降解增多如溶血性贫血或新生儿溶血性疾病，会出现溶血性黄疸，也称为肝前性黄疸。肝脏功能基本正常，因此结合胆红素和随后的尿胆原生成增多。胆红素生成尿胆原的增多导致血液中尿胆原增多。肝脏被增多的胆红素和尿胆原所抑制，不能将尿胆原排泄到肠道。因此，大多数尿胆原通过尿液排出。然而，所有的结合胆红素进入肠道，转化为尿胆原，尿液中不含有胆红素。

2）肝性（肝细胞性）黄疸

肝性黄疸也称作肝细胞性黄疸，是由于肝细胞直接参与，阻止了胆红素的正常排出。该型可能是变化最大、最难理解的黄疸。依据病情和疾病的阶段，不同类型黄疸的检测结果不同，包括以下方面：

1. 不能形成结合胆红素，血中游离胆红素升高。

2. 不能运输结合胆红素进入胆小管，结合胆红素返回到血和尿中，浓度升高。

3. 肝脏不能再排泄循环中的尿胆原，致使血和尿中尿胆原浓度升高。

新生儿生理性黄疸是由于未成熟的肝脏中一种酶的缺陷，不能生成结合胆红素，导致血中游离胆红素增加，尿中检测不到胆红素。

肝细胞性黄疸的特征性表现是结合胆红素进入胆小管的运输机制受到干扰。常见的病因有病毒性肝炎、中毒性肝炎（由重金属或药物中毒引起）和肝硬化，存在肝细胞的弥漫性损害。在这些病例中，肝脏生成的结合胆红素不能被排入胆汁，相反，结合胆红素反流回血液，然后由肾脏排出。进入肠道的结合胆红素会生

表14-6 各类黄疸的实验检查结果

黄疸分类	临床病例	血胆红素（未结合的）	尿胆红素（结合的）	尿液中尿胆原	粪便颜色
正常		0~1.3mg/dL	阴性	≤1mg/dL	正常，褐色
溶血性（肝前性）	溶血性贫血、新生儿溶血性疾病	增多	阴性	增多	变深，深棕色
肝性（肝细胞性）	新生儿生理性肝炎（病毒性、中毒性）	增多	增多	增多或缺少	正常或浅淡
梗阻性（肝后性）	胆结石、肿瘤	正常	增多	无（或减少）	灰白色（无胆汁的）

（改编自 Ringsrud KM, Linné JJ: Urinalysis and body fluids: a color text and atlas, St Louis, 1995, Mosby.）

成尿胆原，部分尿胆原被吸收进入门脉循环，返回肝脏排出。然而，患病的肝细胞不能从血中排出尿胆原，导致尿胆原从尿中排出体外。当疾病发展到后期时，肝脏没有能力形成并转运结合胆红素进入胆汁，因此结合胆红素返流入血，通过尿液排出体外。这样患者的尿液中仅有少量甚至没有尿胆原。

3）梗阻性（肝后性）黄疸

肝后性黄疸也称为梗阻性黄疸，是由于胆总管被结石、肿瘤、痉挛或狭窄阻塞所致。结果，结合胆红素返流入肝血窦和血液。如果梗阻面积足够大，肝细胞功能可能受到损伤，游离和结合胆红素在血中均可发现。结合胆红素可通过肾脏排出，因此可在尿液中检测到。结合胆红素不能进入肠道，没有尿胆原生成，尿液和血液中不存在尿胆原。因为不能生成尿胆原，尿胆素缺乏，粪便呈现特征性的粉白色至淡棕色，也称为无胆汁便。

◎ 试带法检测胆红素

1）原理

试带法检测胆红素是基于一种重氮化反应，胆红素在酸性条件下偶合一种重氮盐，生成偶氮胆红素。阳性反应可以观察到生成一种带色的化合物。因所用的重氮盐不同，检测反应不同，生成的颜色也不同。

2）特异性

检测反应对于胆红素是特异的。然而，尿液中存在其他深色素会影响结果的解释。这常见于某些药物（如苯重氮吡啶）的代谢产物。这些代谢产物会使尿标本呈现出特征性的鲜橙红色，可能与胆红素颜色混淆，掩盖或显示不典型的颜色反应。

3）灵敏度（最小检出量）：制造商标示值

Multistix	0.4~0.8mg/dL
Chemstrip	0.5mg/dL（在90%所检测的尿标本中）

4）常见干扰因素

试带法检测胆红素结果读取比较困难，反应后生成的颜色必须仔细与制造商提供的标准色板进行比对。读取结果的能力与经验有关，

这种能力对于获得可靠的结果是必需的。

不典型的颜色与任何标准色块的颜色都不同，这就表明来自于胆红素的其他胆色素存在于尿液中并可能掩盖了真实的胆红素反应。因此可能需要使用更灵敏的方法检测尿液，例如尿胆红素片剂实验。大量的尿胆原影响颜色反应，但是不足以产生阳性结果。

引起假阳性或不典型结果的因素

• 将尿液染成红色或在酸性条件下呈红色的物质，例如吩噻嗪、氯丙嗪和苯重氮吡啶或依托沙秦的代谢产物。

• 乙哚乙酸的代谢产物

• 含有硫酸吲哚酚呈现橙黄色至红色。吲哚可能来源于肠道，或经外科手术使用肠道构建的膀胱内过度生长的细菌。

引起假阴性结果或结果减弱的因素

• 胆红素氧化为胆绿素，特别是当尿液暴露于紫外线下。

• 双葡萄糖醛酸胆红素在体外水解成游离胆红素，而检测对结合胆红素反应最灵敏。

• 抗坏血酸的浓度在 25mg/dL 以上。

• 在 UTI 中亚硝酸盐浓度升高可降低方法的灵敏度。

5）附加注释

尿液中存在大量深色素化合物造成与胆红素颜色混淆，掩盖少量胆红素的反应。

尿标本检测时必须新鲜，否则胆红素被氧化为胆绿素。检测反应对胆红素是特异的，与胆绿素不发生反应。

尿胆原和胆色素原

◎ 尿胆原的临床意义

尿胆原是红细胞降解的正常产物，是由肠道细菌作用胆红素生成的，以粪胆素的形式在粪便中排出。红细胞降解增多通常伴随着尿中尿胆原浓度升高。在各种溶血性贫血、恶性贫血和疟疾的溶血阶段均可检测到尿胆原。在没有红细胞降解增多的情况下，该项检测可作为肝功检查。肝损伤的首要影响是干扰了尿胆原从血液中清除和从肠道再次排出的机制，致使

尿胆原从肾脏中排出，存在于尿液中。因此检测尿中尿胆原对于早期检测肝损害是有用的。尿液中发现尿胆原见于以下情况：传染性肝炎、中毒性肝炎、门脉性肝硬化、充血性心力衰竭和传染性单核细胞增多症。

正常情况下，生成的尿胆原仅 1% 通过尿液排出，99% 则通过粪便排出。然而，在某些情况下，尿液和粪便中完全缺乏尿胆原。当正常肠道菌群遭到破坏时（如抗生素治疗），不能生成尿胆原。尿胆原缺乏也见于肝脏不能生成结合胆红素，或存在胆道梗阻（如胆结石引起的），导致结合胆红素不能进入肠道。

◎ 胆色素原的临床意义

另一种与尿胆原有关的物质是胆色素原。胆色素原是一种正常无色的卟啉前体。卟啉是一组用于合成血红蛋白的化合物。血红蛋白中的亚铁血红素是一种卟啉，称为亚铁原卟啉-9。健康人体内的卟啉是通过尿液和粪便排出体外，主要是粪卟啉Ⅰ，伴有少量粪卟啉Ⅲ。然而，某些卟啉代谢障碍会导致其他卟啉从尿液中排出增加，这些情况统称为血卟啉症，在某些血卟啉症中，胆色素原存在于尿中。胆色素原尿见于突发的急性间歇性卟啉病、混合型卟啉病和遗传性粪卟啉病。影响肝功的药物（例如巴比妥酸盐、磺胺类药物、重金属、乙内酰胺和激素）、感染和节食也可引起胆色素原尿急性发作。尿液中发现胆色素原是一项关键指标，它可以消除或减少药物或麻醉药引起的不利作用。

Ehrlich 醛反应除检测其他 Ehrlich 反应性化合物外，还检测尿胆原和胆色素原。

◎ 试带法检测尿胆原

1）原理

检测尿胆原的试带不像其他试带，其基本原理和特异性各不相同。

Multistix 试带是基于改进的 Ehrlich 醛反应。在此反应中，尿胆原（也包括胆色素原和其他 Ehrlich 反应性化合物）与对二甲基氨基苯甲醛在浓盐酸中进行反应，生成樱桃红色的醛类。这是 Watson-Schwartz 实验的基础。Ehrlich 醛反应的逆反应是 Hoesch 实验的基础，后者用于检测尿中胆色素原。

Chemstrip 试带应用的是一种重氮化反应，反应中重氮盐与尿胆原在酸性介质中反应生成一种红色偶氮染剂。

2）特异性

Multistix 试带与已知跟 Ehrlich 试剂反应的物质起反应。这些物质包括胆色素原和各种 Ehrlich 反应中间物质，如磺胺类药物、对氨基水杨酸（PAS）、普鲁卡因和 5-羟基吲哚乙酸（HIAA）。因此，出现阳性结果的尿标本应该使用另一种方法进行验证，例如 Chemstrip 试带，特异性检测尿胆原；Hoesch 实验特异性检测胆色素原；或 Watson-schwartz 实验检测尿胆原、胆色素原和 Ehrlich 反应的中间化合物。

Chemstrip 试带与尿胆原和粪胆原反应。然而，区别这两种物质在诊断上并不重要，因为粪胆原存在于粪便中，而不是尿液中。胆色素原和其他 Ehrlich 反应物质用某些试带是检测不到的。这一点很有帮助，因为许多干扰性的 Ehrlich 反应物质在常规尿液分析中常遇到，在这样的检测中，存在却未受怀疑或未诊断出的卟啉就会被完全漏检。

3）灵敏度（最小检出量）：制造商标示值

| Multistix | 0.2mg/dL |
| Chemstrip | 大约 0.4mg/dL |

试剂检测无法确定尿胆原不存在。因此检测结果 1mg/dL 或更低应该报告为正常，而不是阴性。正常情况下，尿液中尿胆原可达到 1mg/dL。

4）常见干扰因素

Ehrlich 反应性中间物质而不是尿胆原的存在对任何基于 Ehrlich 醛反应的检测（例如 Multistix 试带）来说都是一个问题。所有的试带会受到尿标本中深色色素或其代谢产物的影响。基于重氮化反应的试带（如 Chemstrip 试带）所受的干扰类似于检测胆红素的试带所受的干扰。

引起假阳性结果的因素

• Ehrlich 反应的中间物质，例如磺胺类药物、PAS 代谢产物、普鲁卡因和 HIAA，会与基于 Ehrlich 醛反应的试带（Multistix 试带）发生反应。

• 甲基多巴会与 Ehrlich 试剂产生强的颜色

反应。

● 深色色素和其代谢产物，包括依托沙秦、含氮染料的药物（如苯重氮吡啶）、呋喃妥因、核黄素和对氨基苯甲酸可引起不典型或阳性反应。

● Multistix 试带的反应性随温度的增加而增加，如果尿液在体温下检测会出现假阳性反应，这是由于"热醛反应"。尿液检测应该在室温（22℃~26℃）下进行。

引起假阴性结果或结果减弱的因素

● 无色的尿胆原被氧化为橙红色的尿胆素。尿标本应该在采集后尽早检测。

● 甲醛作为尿液的防腐剂。

● 用 Chemstrip 试带检测的尿标本中亚硝酸盐浓度高于 5mg/dL。

● 尽管胆色素原可通过基于 Ehrlich 醛反应的实验检测到，但是 Multistix 试带用于检测胆色素原是不可靠的。

● 基于重氮反应的检测（如 Chemstrip 试带）不能检测到尿中的胆色素原。

5）附加注释

任何试带检测均无法确定尿胆原的存在与否。

对新鲜尿标本进行检测是非常重要的，因为尿胆原暴露于室温或日照下是非常不稳定的。无色的尿胆原会快速地被氧化为橙红色的尿胆素，后者使用试带是检测不到的。氧化反应的发生是如此容易，以至于大多数尿标本中的尿胆原被部分氧化而带有异常颜色。尿胆原和尿胆素的存在具有同等临床意义。

检测尿胆原的标本必须新鲜，并经适当保存。无色的胆色素原可被氧化为有色的胆色素。胆色素具有特征性的暗红色或紫红色，也描述为葡萄酒红色。含有胆色素原的尿液通常是无色的，但是一些病人的尿呈深红色，或者由于胆色素原聚合颜色更深。为了提高反应性，应使用碳酸氢钠将 pH 值调至 7。

小　结

表 14-7 是本节常规尿液分析化学检查的总结，并附加了检测数据。

尿沉渣显微镜检查

尿沉渣指的是尿标本中悬浮的所有固体物质。尿沉渣显微镜检查对于评估肾脏和泌尿道疾病特别有帮助。显微镜检查的某些发现有利于解释物理和化学检查的异常结果。

卫生保健中控制成本的要求已经促使某些实验室省略了尿沉渣显微镜检查作为常规尿液分析的一部分。目前，各种规范要求仅当尿液物理和化学检查发现异常结果或实验室有此类管理规范（包括患者的病况或诊疗史）时，或医师请求时，才进行显微镜检查。CLSI 声明[1]，"是否进行显微镜检查应该由每个实验室根据自己特定的患者人群来决定。"

标本的要求

标本的类型

尽管任何随意排出的尿液都是可接受的，但尿沉渣显微镜检查理想的尿标本是新鲜、刚排出的第一次晨尿，因为第一次晨尿是 8 h 的浓缩液，浓度最高，会有更大机会检出异常成分。另外，有形成分（细胞和管形）在浓缩尿液中降解速度缓慢。

保　存

新鲜尿标本对于获取可靠的结果是特别重要的。如果尿液不能在 2h 内检测，应该在采集后尽快放入冰箱保存。室温放置超过 2h 的标本是不合格的。然而，不合格标本应该在与临床医师沟通同意后，方可弃掉。

尽管冰箱保存可以阻止尿沉渣有形成分的降解，但是随着尿液的变凉，无定形的尿酸盐和磷酸盐沉淀会从尿液中析出。这些析出物可使尿液中存在的病理成分变得模糊不清。

如果标本必须在冰箱中保存超过几个小时，可以考虑添加化学防腐剂。甲醛作为防腐剂可用于固定各种细胞成分和管型，但会干扰许多化学检查。其他防腐剂如甲苯和麝香草酚可用于阻止细菌滋生。没有一种防腐剂是完全令人

表14-7 尿液分析的确认试验

物质	检测方法	注释
蛋白质	磺基水杨酸（SSA）法	基于蛋白质遇到强酸（SSA）会出现沉淀 试带法对白蛋白最灵敏 除了白蛋白外，SSA 与任何蛋白均发生反应，如球蛋白、糖蛋白和免疫球蛋白
微量白蛋白尿	Bayer 公司 Miro–Bumintest	药片实验检测微量白蛋白；用于检测早期、无症状糖尿病肾病；检测原理与试带法相同，但是最低检出量为 4~8mg/dL
血	显微镜检查	如显微镜检查发现每个高倍镜视野中红细胞超过 2 个，试带法检测结果阴性，进行抗坏血酸检测或其他可解释这种差异的原因
血红蛋白，肌红蛋白	离心，然后用测血试带检测上层溶液	通过尿液或血浆的外观、血清总肌酸激酶（CK），血清总乳酸脱氢酶（LDH）和 LDH 同工酶
含铁血黄素	Rous 实验	基于含铁血黄素与亚铁氰化钾进行的阳性普鲁士蓝反应
葡萄糖和其他还原性物质	Bayer 公司 Clinitest	在碱性和加热的条件下，除葡萄糖外的还原性物质将二价铜离子还原为一价铜离子 可检测除蔗糖外的葡萄糖、半乳糖、乳糖、果糖和戊糖 当存在大量的抗坏血酸、水杨酸类和大量的青霉素类药物时会出现假阳性结果 对于儿童（<1 岁）标本常规检测非葡萄糖的还原性糖类物质
碳水化合物	薄层色谱法	通常检测果糖、蔗糖、葡萄糖、乳糖、木糖、半乳糖和阿拉伯糖，因为这些糖最常在尿中出现
水杨酸盐	氯化铁实验	快速检测水杨酸中毒；也可检测非常大量的乙酰乙酸
胆红素	Bayer 公司 Ictotest	当怀疑尿液中含有非常少量的胆红素时使用；因为此法比试带法检测灵敏度更高；此法依据重氮反应
尿胆原，胆色素原	Watson–Schwartz 实验	这是一个 Ehrlich 醛反应。如果 Bayer 试带显示超过一个 Ehrlich 单位时，本实验可以区分尿胆原、胆色素原和 Ehrlich 反应中间物质
胆色素原	Hoesch 实验	对胆色素原具有特异性；基于 Ehrlich 反应的逆反应
抗坏血酸	Merckoquant 公司 EM Qant	当怀疑干扰来自于依赖于过氧化氢的试带反应时使用本方法；测血的试带特别易受影响

满意的，最好检测新鲜标本。如果要添加防腐剂（会干扰各种化学检查），最好将混匀的标本分成两份，以便于沉淀物成分可以保存，同时化学成分检查不受影响。

防止污染的措施

　　尿标本除了是新鲜的第一次晨尿外，也应该是清洁的，未受外来污染的。这有时是个难以解决的问题，特别是对女性患者来说，因为阴道的污染会导致尿液中存在上皮细胞、红细胞和白细胞。在这种情况下，有必要采集清洁中段尿，定量尿培养也需要中段尿。也可能有必要用无菌干棉球塞住阴道后留取标本，以避免阴道和月经期污染。

正常沉淀物

　　正常尿液含有少量或无沉淀物，外观清晰透明。然而，任何尿液均可观察到有少量有形成分，通常包括非常少量的红细胞、白细胞、透明管型、上皮细胞和结晶。每个实验室必须按照本室的方法学和患者人群制订自己的正常尿液参考值。表 14-8 是比较典型的正常尿液的参考值。

表14-8　尿沉渣参考值

成分	参考值
红细胞	0~2/hpf
白细胞	0~5/hpf（女性多于男性）
管型	0~2 透明管型/hpf
鳞状上皮细胞	少见/hpf
移行上皮细胞	少见/hpf
肾小管上皮细胞	少见/hpf
细菌	阴性
酵母菌	阴性
异常结晶	阴性

注：这些值是通过在 10× 目镜与低倍（10×）和高倍（40×）物镜下观察浓缩至 12:1 的尿液得出的。hpf，高倍视野；lpf，低倍视野。

尿沉渣检查技术

尿沉渣是由种类繁多的物质组成。其中一些成分是正常存在的，而其他成分是异常的，表明存在严重的疾病。学会识别正常和异常组分是非常重要的。一般地，正常组分在显微镜下更容易观察到，必须能够正确识别，以便它们不会掩盖一些少见但更具临床意义的异常组分。识别异常组分对诊断和治疗各种肾脏疾病是非常重要的。它们常提供一些有关肾脏和泌尿道现状的信息。另外，尿沉渣显微镜检查有利于验证和解释尿液化学检查的结果。例如，尿液中的蛋白常与沉渣中存在的管型和细胞成分有关。

传统的尿沉渣检查是在载玻片上滴一滴尿液，加一张盖片，在明场显微镜的低倍和高倍物镜下观察涂片。因为制备物是一张湿片，不能用油镜观察。明视野中观察未染色的沉淀物是比较困难的，各种显微镜技术例如相差显微镜术和偏光显微镜术已经被开发，用于帮助识别尿沉渣中的各种存在物。尿沉渣检查的其他有用技术包括使用染色法和细胞离心法。

显微镜检查技术

◎ 明场显微镜术

使用明场显微镜术是尿沉渣观察的传统方法而且是最难的方法。当沉渣在明视野中观察时，正确的光线调节是必要的。光线必须通过正确地调整聚光镜的位置和使用可变光圈来调节至足够暗，使未染色的结构和背景形成反差。像第 5 章所描述的，聚光镜应该调至最高的位置，至多低于标本 1~2mm，所需的反差应该通过调节可变光圈来达到。聚光镜不能放到显微镜底部。光线的正确调节需要耐心和经验。正确的光线调节是必需的，在明视野中，尿沉渣可能含有的各种半透明成分容易被忽视。尤其不易观察到的是透明管型、黏液丝和各种丢失血红蛋白成分的细胞（如红细胞）。

如果只有明场显微镜可用，那么最好对标本进行适当的染色。相差显微镜观察对检查是有帮助的，推荐相差显微镜术与明场显微镜术结合使用。存在于血液管型和红细胞管型的血红蛋白色素在明视野中更清楚，某些细胞的具体形态和高折射性脂肪颗粒（游离的和存在于细胞或管型中的）在明视野中也比较清楚。大多数结晶在明视野或明视野加偏光显微镜观察更直观。

◎ 相差显微镜术

相差显微镜对于检查未染色的尿沉渣是非常有用的，特别是对于描述半透明成分如透明管型、黏液丝，其折射率类似于所在尿液的折射率。一些实验室使用相差显微镜进行常规尿沉渣检查。然而，一些成分在明视野中更容易观察，显微镜检查人员必须能够熟练地进行相差和明视野的转换。

◎ 平面偏振光显微镜术

偏振光显微镜术可提供颜色吸收和折光率差异的信息，与明场显微镜术相同，此外，还可提供有关物质（如结晶）光学属性的信息。结晶识别是尿沉渣和体液（包括关节液）检查的项目之一。

实验室的检查程序

操作程序 14-2 使用 KOVA 系统制备 12：1 的浓缩尿液。混匀尿液在一根专用的刻度离心管（KOVA 管）中进行定量和离心。离心后倾倒尿液，使用前端带有塑料膨起部分的专用一次性吸管（KOVA Petter）保留正好 1mL 的尿沉渣用于显微镜检查。结果的报告参照表 14-9。使用标准化玻片和传统带盖片的玻片对染色和未染色的沉淀物进行检查均有使用说明。如果使用相差显微镜，一般不需染色。然而，如仅使用明场显微镜时，推荐对标本进行染色。

标本的制备（浓缩）

当进行尿沉渣检查时，要使用浓缩的尿液。检查前，沉淀物进行浓缩以确保检测到含量较少的组分。为了浓缩尿液，需要对混匀的待测尿液部分进行离心。清澈的上层尿液倒掉，离心后沉在管底的固体成分进行显微镜检查（上层液可以进行化学成分检查，如尿蛋白）。对沉淀物的各成分进行识别和计数，作出半定量报告。为了保证结果有意义，必须对定量尿液离心，并倒出定量的上层尿液。

操作程序 14-2

尿沉渣显微镜检查

一般程序

1. 准确地将 12mL 的混匀尿液倒入一个带标签刻度的离心管（KOVA 管）。
   a. 如采集的尿液<12mL，可使用 3mL。
   b. 如采集的尿液<3mL，不用浓缩直接检查沉淀物。报告中要作说明。
2. 在 450g 离心 5min。不要使用制动器，让离心机自动停止。使用制动器会使沉淀物重新悬浮，造成结果假性降低。
3. 将上清 11mL 尿液倒至试管中，留 1mL 沉渣在 KOVA 管中。
   a. 将 KOVA Petter 插入离心管中。推至管底，直至牢固固定。手持 Petter 在原位置，倒掉上层尿液。管底将留下确切的 1mL 沉淀物。
   b. 如使用 3mL 尿标本，不能使用 KOVA Petter。迅速倒掉所有液体，保留一小滴悬浮沉淀物。这大约等同于 12:1 浓缩。
   c. 如没有 KOVA Petter，一次性倒掉 11mL 上清，以避免悬浮起沉淀物。使用一次性吸管将沉淀物用上清准确地调整至 1mL。若倒掉超过 11mL，重新调节剩余量至 1mL，最好倒掉液体量少于 11mL。
4. 如使用明场显微镜，要进行活体染色。加 1 或 2 滴染料至沉淀物中，充分混匀。如果初始标本的量有限，或者尿液偏碱性，将浓缩的沉淀物分成两管，仅染色一部分。
5. 轻轻挤压 KOVA Petter 完全悬浮起沉淀物。
6. 按照制造商的说明，将悬浮的沉淀物加至标准化的显微镜玻片上。
   - 如使用传统的玻片和盖片，滴 20μL 悬浮的沉淀物于载玻片上，盖一张 22mm×22mm 盖片。沉淀物滴的尺寸与盖片的尺寸是很重要的。沉淀物必须完全充满盖片的区域，但不溢出该区域或使盖片漂浮。注意在将盖片放在沉淀物上时避免产生气泡。如果产生气泡，必须在一张洁净的载片上重新制备。因为气泡会阻止待计数物质的随机分布，影响准确计数。
7. 将制备的玻片放在显微镜的载物台上，调节焦距。使用低倍物镜，仔细地通过调节聚光镜和可变光圈来调节光线强度。光线不能太暗。确保调整焦距以看清沉淀物，而不是盖片。染色的标本比较容易调好焦距。最后，不断变化调节保持焦距。
8. 显微镜检查应该是系统化的。使用标准化玻片时，观察整个玻片。使用传统的显微镜载片和盖片时，先看一遍盖片的四周，然后观察中间部分。首先，寻找要在低倍镜下识别和分级的物质。转换到高倍镜，重新调节焦距和光线，寻找要在高倍镜下识别和分级的物质。所有的分级均是基于最少 10 个显微镜视野中观察到的结构的平均数。分开描述在低倍镜和高倍镜下发现的结构。管型和细胞是最重要的，寻找这些结构要非常仔细，常常在复查时才会观察到不太重要的结晶和其他结构。

低倍镜检查

使用低倍物镜（10×）寻找下列结构：

a. 管型。使用标准化载玻片时，观察存在管型的整个区域。使用传统载玻片时，应沿着制备物的四条边寻找管型，然后才观察中间，因为管型会滚向盖片的边缘。

- 当发现管型时，换至高倍镜进行鉴别。
- 依据每个低倍镜视野观察到的管型的平均数分级并报告管型，如表14-9所示。如在单一标本中发现超过一种管型，各种管型需要分别鉴定和分级。

b. 结晶和无定形物质。寻找这些结构的方法与管型相同。

- 如存在正常结晶，按照每个高倍镜视野少量、中量或大量进行报告。然而，结晶在低倍镜下更清楚。
- 当存在异常结晶时，需要按照每个低倍镜视野中观察到的平均值进行分级（表14-9）。异常结晶在报告前，必须通过化学检查或临床病史进行验证。
- 结晶通常是通过形状而非大小来鉴别。因此，在检查和鉴别中，有必要低倍镜检查和高倍镜检查相结合。

c. 鳞状上皮细胞。当存在时，按照每低倍镜视野少量、中量或大量进行报告。

d. 黏液（黏液丝）。当低倍镜下容易见到或明显时，才进行报告。使用相差显微镜观察黏液会更清楚。

高倍镜检查

使用高倍物镜（40×），寻找下列结构：

a. 红细胞。根据每高倍镜视野中观察到的红细胞平均值进行分级报告（表14-9）。如遇到异形红细胞，应该进行报告。

b. 白细胞。根据每高倍镜视野中观察到的白细胞平均值进行分级报告（表14-9）。这些通常是中性粒细胞。如果异常的细胞类型如淋巴细胞或嗜酸性粒细胞在形态上可以鉴别，应该报告。

c. 正常结晶。对于发现的每一个类型的结晶进行鉴别并按照每个高倍镜视野中少量、中量或大量进行报告。

d. 管型。用高倍镜鉴别管型，但用低倍镜进行分级。

e. 上皮细胞。肾小管上皮细胞、卵形脂肪小体（含脂肪的肾小管细胞）和移行上皮细胞。当上述细胞存在时，估计并报告每个高倍镜视野中少量、中量或大量。

f. 其他。这类中包括尿沉渣中能发现的各类细胞和其他结构，如酵母菌、细菌、滴虫类和脂肪球。当发现这些结构时，鉴别细胞或结构，报告每个高倍镜视野中少量、中量或大量。当精子出现在男性标本中时才需要报告，在女性常规尿液分析标本中出现则被认为是一种污染物，不必报告。

表14-9　尿沉渣报告方式

每低倍镜视野中的平均数（100×）							
管型（用高倍镜鉴别）	阴性	0~2	2~5	5~10	10~25	25~50	>50
异常结晶	阴性	0~2	2~5	5~10	10~25	25~50	>50
鳞状上皮细胞	少量		中量			大量	
黏液（如果明显增多时）	存在						
每高倍镜视野中的平均数（400×）							
红细胞	0~2	2~5	5~10	10~25	25~50	50~100	>100
白细胞	0~2	2~5	5~10	10~25	25~50	50~100	>100
正常结晶	少量		中量			大量	
上皮细胞（肾、卵圆形脂肪小体、移行）	少量		中量			大量	
其他（细菌、酵母菌、滴虫、游离脂肪）	少量		中量			大量	
精子（男性）	存在						

注：少量，可见少数细胞；中量，易见一些细胞；大量，存在较多细胞。

标准化

现在已有了多种方法来帮助实现尿沉渣准备和检查的标准化。实验室可以使用全套的系统或系统的一部分。全套系统包括专门设计的带有移液管的刻度离心管，可以方便地倒掉上层尿液和保留准确体积的浓缩尿沉渣。尽管起初通常是从离心 12mL 混匀的尿液开始的，但是各个系统最终得到的尿沉渣量存在差异。

尿沉渣的传统检测方法是放一滴浓缩的沉淀物于载玻片上，加一张盖片。然而，尿滴的大小不同（通常是不测量大小的），检测结果随所用的盖片的尺寸而变化。标准化系统使用专门设计的带凹槽的丙烯酸塑料片或专用的盖片。标准化系统在每个载玻片的检测次数、凹槽的容积、分级载玻片的有无以及盖片材质的类型（塑料或玻璃）等方面存在差异。

CLSI 推荐使用商品的标准化系统，以确保实验室间的比对和实验室内部的一致性。根据 CLSI 指南的要求，无论是否使用标准化系统，下列因素必须进行标准化：

1. 尿量。标准化系统使用 12mL 尿液。10mL 和 15mL 尿液也在应用。沉渣的最终浓度应该随结果报告。

2. 离心时间。推荐 5min。

3. 离心速度。CLSI 推荐使用相对离心力（RCF）为 400g。其他推荐为 450g 或 400~450g。可通过下面公式进行转速（rpm）与 RCF 的转换：RCF（g）$=11.18\times10^{-6}\times$R（cm）$\times$rpm^2。R 为离心机的半径，从离心机中心轴到甩平的离心管底部的距离。

4. 沉淀物的浓度因素。这是基于离心的尿液体积和倒掉上层尿液后沉淀物的最终保留体积。标准化系统便于保留特定体积的尿沉渣。

5. 待检尿沉渣的体积。标准化载片含有凹槽，可以容纳特定体积的沉淀物。使用传统的载玻片和盖片时，加在载玻片上的浓缩沉淀物的体积应该定量，一般是 20μL。待测的体积可依据加在载玻片上沉淀物的体积、盖片的尺寸、物镜的直径和所用尿沉渣的浓度计算。

6. 报告格式。同一机构的每一位进行显微镜尿沉渣检查的检验人员应该使用相同的术语、报告格式和参考范围。

尿沉渣的组成

通常，尿沉渣中既有生物学成分又有化学成分。生物学成分也称为有机沉淀物，包括红细胞、白细胞、上皮细胞、生物源性脂肪、管型（管型是长圆柱状结构，源自肾小管内腔中物质的凝固）、细菌、酵母菌、真菌、寄生虫和精子。生物学成分是沉淀物中比较重要的成分。细胞和管型是最重要的，但也是最难检测到的。

化学成分也称为无机沉淀物，是由化学物质结晶和无定形物质组成。通常，没有生物学成分重要。然而，一些异常结晶有病理学意义。此外，结晶物质或化学成分有时数量太多，以至于掩盖了较重要的成分，必须仔细检查。

细胞成分

红细胞

◎ 临床意义

正常尿液中有少量红细胞。红细胞数目可能会发生变化，但是在浓缩尿沉渣中每高倍镜视野中不超过 5 个（≤5/hpf）通常认为是正常的[2]。如先前讨论的，尿液中发现红细胞称为血尿。血尿的颜色变化程度较大，从肉眼可见的血色标本到无色的标本。血尿可由泌尿生殖道的多个部位出血而产生。也见于泌尿道的几乎所有的疾病，包括肾脏疾病或功能障碍、感染、肿瘤或损伤、结石和全身性出血紊乱或服用抗凝药。血尿是肾脏疾病早期检查的敏感指标。

为了明确血尿的原因，有必要确定出血的部位。这个过程需要考虑各种信息，既包括实验室的又包括临床的。一部分信息依赖于显微镜检查的其他发现和常规尿液分析的其他项目。例如，肾小球性出血经常伴有红细胞管型，见于急性肾小球肾炎或肾小球疾病。该发现说明病情非常严重，当发现红细胞时，必须仔细寻找红细胞管型。红细胞的数量与疾病的严重程度没有相关性，但是血尿可能是肾脏疾病的唯一指标。发生血尿但不伴有蛋白和管型通常表明下泌尿生殖道的出血。

◎ 显微镜下的形态特征

在显微镜下，红细胞不容易被发现，红细胞检查需要仔细地观察。应使用高倍物镜，并且必须通过适当调节聚光器和可变光圈来降低光线的亮度，否则会漏检红细胞。检查过程中需要不断地调节焦距。相差显微镜非常适用于检查红细胞，甚至发生溶血后，红细胞膜在相差显微镜下仍然清晰可见。

在非常新鲜的尿液中，红细胞是完整的，没有形状改变，如同稀释的全血中红细胞的形状。红细胞呈淡橙黄色完整的双凹圆盘状，在展开时尤其明显。与白细胞的颗粒状外观相比，红细胞通常外观平滑，直径约 $7\mu m$（彩图 14-5A）。然而，红细胞在尿液中形态变化迅速，很少观察到以上所描述的形态。原因是对红细胞而言尿液很少呈等渗溶液，即红细胞内溶质的浓度很少与尿液中溶质的浓度相同。尿液往往比血液浓缩或稀释，这就导致了以下所描述的变化。

当尿液是低渗的或稀释的，表现为比重降低，由于液体扩散入红细胞，红细胞膨胀变圆。如果尿液是高渗或浓缩的（即高比重），由于红细胞内液体丢失，进入尿液，红细胞皱缩变小（彩图 14-5B）。当红细胞皱缩后，红细胞会出现小的针状突起，易与白细胞相混淆。然而，皱缩的红细胞明显小于白细胞，通常外观平滑，而不是颗粒状。此外，当尿液是稀释和碱性的时候，红细胞通常呈现为影细胞。此时，红细胞破裂并释放出血红蛋白，仅剩下暗淡无色的细胞膜，称之为红细胞的影子。在相差显微镜下，这些红细胞膜清晰可见。影细胞在陈旧的尿标本中经常见到。最终，随着细胞的完全破裂，影细胞也会消失（彩图 14-6）。

异形红细胞也可以观察到。这些扭曲变形的红细胞提示存在肾小球疾病。这种变形在相差显微镜下可以看得最清楚。在尿液中也可能观察到有核红细胞或镰形红细胞（存在于镰形红细胞疾病中），但非常少见。

◎ 与红细胞混淆的结构

红细胞不仅在尿标本中难以观察到，而且经常与尿沉渣中的其他结构相混淆。

红细胞经常与白细胞相混淆。然而，白细胞通常较大，有核与明显的颗粒。如果在形态上不能区分，在盖片下的新鲜制备物中加一滴2%的醋酸，溶解红细胞，同时对白细胞的核进行染色。使用 Sternheimer-Malbin 染色剂，酸性尿液中的红细胞可以染成淡紫色或根本不着色。如果尿液是碱性的，生成的碱性血红素就会染成深紫色。试带法检测血和白细胞酯酶对于区分两种细胞也是有用的。

酵母菌也会与尿液中的红细胞相混淆。然而，酵母菌通常比红细胞小，与其说是扁平的不如说是球形的，并且在同一份标本中大小变化也很大。此外酵母菌通过出芽生长繁殖，长出的芽状物有助于识别酵母菌。

一种非常少见的卵圆形的草酸钙结晶也会与红细胞相混淆，特别是在明视野观察时。然而，草酸钙结晶与红细胞不同，有较强的折光性和偏振光。那么，在偏振光显微镜下，它们更容易被区分。

气泡与油滴也会与红细胞相混淆，特别是对于一些经验不足的检验人员。这些物质的大小有很大不同，有非常强的折光性和反射性，在显微镜下观察时很明显。

◎ 其他考虑因素

尿液离心后离心管底部微小的红色斑块可以提示存在红细胞。

沉淀物中的红细胞应该与试带检测血的阳性结果有相关性。因为化学法检测血红蛋白比完整的红细胞更灵敏，然而，当仅有少量完整的红细胞且未发生溶血时，试带法检测结果可能为阴性，这种情况是很少见的。当试带检测高比重尿液时，其灵敏度会降低。为了使红细胞与试带发生反应，红细胞必须破裂。在这种情况下，通过在沉淀物中加水使红细胞裂解，再重新使用试带检测血液来证明红细胞的存在。

当尿液中存在大量维生素 C 时，尽管沉淀物中已发现红细胞，但是试带检测结果仍呈现阴性或迟发型结果。这种病例可通过试带法检测抗坏血酸得到证实。另外的线索是肉眼观察离心管底部的沉淀物或红色细胞斑块。

如果试带法检测血结果阳性，沉渣中未发现有红细胞存在，还应该考虑尿液中存在血红蛋白或肌红蛋白。

白 细 胞

◎ 临床意义

浓缩的尿沉渣中存在少量白细胞是正常的。尿沉渣中白细胞的参考值是变化的，但是高倍镜视野下超过 5 个细胞可认为尿液是异常的。除非有特别说明，尿液中的白细胞通常指的是中性粒细胞（分叶核中性粒细胞，PMN）。然而，尿沉渣中可发现血液中存在的各种白细胞。淋巴细胞和嗜酸性粒细胞的存在特别有诊断意义，这将在后面详细描述。

尿沉渣中存在大量白细胞说明泌尿生殖道的某个部位存在炎症。炎症可能是细菌感染，也可能是其他原因。白细胞的存在通常与细菌有关，但是细菌和白细胞可能会单独出现于尿液中。细菌感染时，白细胞内可能观察到吞噬的细菌。这些细胞极不稳定，会迅速从标本中消失。如果白细胞来自于肾脏，而不是下泌尿道（如膀胱），这些细胞会形成管型。因此，存在管型（通常为细胞管型或颗粒管型）并伴随白细胞和细菌，有助于区分上泌尿道（肾脏）和下泌尿道（膀胱）感染。蛋白通常与管型同时存在，在下泌尿道感染中蛋白可存在，也可不存在。白细胞数目增多的尿液称为脓尿。脓尿外观混浊，当严重到一定程度时，尿液会呈现出特征性的乳白色。在显微镜下，白细胞会单个或成堆出现。成堆出现与急性感染有关。

◎ 显微镜下的形态

白细胞必须用高倍物镜在光线适宜和不断调节焦距的条件下进行观察。典型白细胞的直径约 10~14μm，大约是红细胞大小的两倍。然而，大小差异不明显，白细胞大小经常与红细胞相同。白细胞有少量带颗粒的胞浆和细胞核。尽管细胞核不清晰，但是细胞的中心呈颗粒状

（彩图 14-7）。白细胞是脆弱的，在陈旧的碱性尿液中会破裂。在一份尿液中可以观察到白细胞破裂的各个阶段。中性粒细胞在稀释的碱性尿液中特别脆弱，如果尿液在室温放置 2~3h，大约 50% 的白细胞会破裂。另外，分叶状核倾向于聚合凝固，当细胞开始降解时，中性粒细胞呈现出单个核细胞状。如果尿液是稀释的，在中性粒细胞破裂前，胞浆会像花瓣状膨胀，观察不到颗粒。

相差显微镜特别有利于尿沉渣中发现和识别白细胞（彩图 14-8），使用染色方法如 Stern-heimer-Malbin 染色也利于白细胞的检出（彩图 14-9）。然而，在高碱性尿液中应该注意与白细胞和细菌有关的染料沉渣。在染色过程中，尽管同一份尿标本中会有各种染色反应，但是中性粒细胞染成紫红色的核，紫色或蓝色的胞浆，活细胞可能难以着色。

◎ 与白细胞相混淆的结构

一些其他的结构会与白细胞相混淆。最常见的是红细胞和上皮细胞。白细胞通常比红细胞大，有明显的颗粒和细胞核。2% 的醋酸溶液有助于识别白细胞（彩图 14-10，彩图 14-11）。尿液中会出现几种不同形态类型的表皮细胞，但是通常上皮细胞比白细胞大，细胞核较小。肾上皮细胞与白细胞最为相似。然而，细胞核通常是圆的，差别更大的是细胞核周围有较多的胞浆（彩图 14-12）。

◎ 沉渣中的其他白细胞

尿沉渣中可以见到的其他类型白细胞有以下几种。

1）闪光细胞

闪光细胞是较大的膨胀的中性粒细胞，出现在低渗性尿液中，尿比重不超过 1.010。胞浆中的颗粒呈恒定的随机运动（布朗运动），外观闪闪发光。这些细胞在相差显微镜下观察特别明显。当染色后，闪光细胞胞浆染成淡蓝色或无色，颗粒的布朗运动或隐或现。闪光细胞曾用于指示慢性肾盂肾炎，也见于下泌尿道感染患者的稀释尿标本中。

2）嗜酸性粒细胞

嗜酸性粒细胞可出现于尿沉渣中。它们在形态上类似于中性粒细胞，二者难于区分，特别是在相差显微镜的明视野中观察湿片时。典型的嗜酸性粒细胞比中性粒细胞大，卵圆形或拉长为椭圆形。胞浆中的颗粒不明显，但新鲜标本中存在的 2 或 3 个明显分叶的细胞核有助于识别。细胞离心法有助于验证嗜酸性粒细胞的存在。然而，它们不像血涂片中细胞那样可以进行瑞氏染色，需要进行特殊的嗜酸性染色，例如 Hansel 染色。嗜酸性粒细胞增多与药物诱导的间质性肾炎有关，见于使用青霉素治疗的患者。检出嗜酸性粒细胞是重要的，因为这样治疗才能快速和有效（即停用药物）。

3）淋巴细胞和其他单个核细胞

通常尿液中存在少量淋巴细胞，尽管它们很少被识别出。它们很难与红细胞相区分，特别是在相差显微镜明视野下观察尿沉渣湿片时。这些淋巴细胞仅比红细胞稍大一些，有一个圆形核和少量的胞浆。在肾移植排斥反应发生后的最初几周，尿液中可存在一些小淋巴细胞，这是排斥反应进程的一个有用的早期指标。如果怀疑是淋巴细胞，鉴别淋巴细胞最容易的方法是通过细胞离心和瑞氏染色来验证。与粒细胞不同，淋巴细胞不会与检测白细胞酯酶的试带反应。

单核细胞、组织细胞和巨噬细胞也可出现于尿液中。这些细胞在标准湿片制备物中难以识别，但是通常比衰老的中性粒细胞大，形态上有些类似。通常，胞浆量丰富，有空泡和颗粒。这些细胞属于粒细胞，能够与检测白细胞酯酶试带反应。然而，试带的灵敏度可能不足以检测出这些存在数量较少的细胞。单核细胞及组织细胞和慢性炎症及放疗有关。巨噬细胞胞浆内可能含有各种物质，包括吞噬的脂肪、含铁血黄素、红细胞和结晶。和淋巴细胞一样，其他单个核细胞的鉴别最容易通过细胞离心法和瑞氏染色得到确认。

上皮细胞

除了排列于肾小管的单层肾上皮细胞外，组成泌尿系统的结构还有几层上皮细胞。除男性和女性生殖道的细胞污染物外，最接近于器官内腔（例如尿道和膀胱）的上皮细胞会持续脱落进入尿液，并由较深层的细胞所代替。因此，在大部分尿标本中也常见一些鳞状上皮细胞。单层的肾上皮细胞也会脱落进入尿液中。各类上皮细胞的鉴别比较困难，但是很有临床意义。它们通常包括鳞状、移行和肾上皮细胞。

鳞状上皮细胞

鳞状上皮细胞排列于女性的尿道和膀胱三角区域以及男性尿道的末端。也排列于阴道，尿液中发现的一些鳞状上皮细胞是由于女性会阴部或阴道污染或者男性包皮污染。鳞状上皮细胞是尿标本中最常见和最不重要的一类上皮细胞。鳞状上皮细胞可以分为中层和表层鳞状细胞。它们构成了排列于黏膜的最外层细胞，不断脱落，并被新的较深的细胞所替代。

鳞状上皮细胞是大而扁的细胞，是由薄层胞浆和一个明显的细胞核组成（彩图 14-13~彩图 14-15）。细胞核与红细胞和淋巴细胞的大小相当，细胞大约是红细胞的 5~7 倍，约 30~50μm。鳞状上皮细胞可以是矩形或圆形。上皮细胞较大，足以在低倍镜下观察到，有时卷成雪茄烟的形状，易被误认为管型。当染色后，这些细胞显示一个紫色的核和丰富的淡红色或紫色的胞浆。它们在降解之前容易辨别，降解后呈现为无定形物质。

鳞状上皮细胞存在的临床意义不大，除非大量存在。当尿液被阴道分泌物污染时，可以见到大片的鳞状上皮细胞，伴有很多杆菌或酵母菌，或二者同时存在。

◎ 线索细胞

尿液中遇到的另一类鳞状上皮细胞来自于阴道，被称为线索细胞。线索细胞是表面覆盖有阴道炎加特纳菌的阴道鳞状上皮细胞。通常，在阴道拭子的湿涂片中可发现线索细胞，它们的存在提示加特纳菌引起的细菌性阴道炎。该菌为革兰氏阴性球杆菌，可使线索细胞胞浆边缘粗糙或呈胡须状，呈现出特有的折射性、斑点状或颗粒状。大多数细胞表面覆盖有细菌，细菌应侵入到胞浆，这样的细胞才称为线索细胞。鳞状上皮细胞胞浆中偶尔存在的透明胶质颗粒不应该与线索细胞相混淆。

移行上皮细胞 (泌尿道上皮细胞)

移行上皮细胞是多层细胞，排列于泌尿道，从肾脏的肾盂到女性膀胱的底部或男性的尿道近端。随着细胞层变深，细胞变得又厚又圆，越来越像肾上皮细胞或白细胞。细胞的大小因移行上皮细胞的部位和深度的不同而不同。然而，移行上皮细胞大小通常是红细胞的 4~6 倍，大约 20~30μm，外观比鳞状上皮细胞小，但更丰满，像圆球形。因为泌尿道上皮细胞随时会吸收水分，它们经常膨胀成球形，类似于水泡。它们通常比肾小管上皮细胞大，有一个圆形核（有时两个），外观和大小上类似于鳞状上皮细胞核。较浅表的膀胱上皮细胞是具有鳞状上皮特征的大而扁的细胞。染色后的移行上皮细胞有深蓝色的核和多少不等的淡蓝色的胞浆，胞浆中偶尔会有包涵体。一些移行上皮细胞有尾巴，与肾盂中有尾的细胞难以区分。

健康人尿液中存在少量移行上皮细胞。感染时细胞数目会增多。在尿道导管插入术和尿道损伤后，尿液中会发现成簇或成片的细胞。尿道上皮细胞可出现恶性变化，需要进行细胞学检查。放疗会导致大量的多核或空泡的细胞出现（彩图 14-16）。

肾上皮细胞

肾上皮细胞是单层细胞，排列于肾单位的近曲小管至远曲小管，以及集合管至肾盂。尿液中出现肾上皮细胞是非常重要的，因为它提示存在严重的病情和肾小管损伤，如同上皮细胞管型所提示的病情。在明场或相差显微镜下识别湿涂片上的肾上皮细胞是非常困难的。根据在肾单位中所处的位置，细胞的形态变化较大（图 14-17）。完整的肾上皮细胞是红细胞大小的 3~5 倍，是中性粒细胞大小的 2 倍。来自近曲小管的细胞相对较大较长或呈椭圆形，胞浆中含有颗粒。颗粒使近曲小管细胞在外观上特别像小的颗粒管型或颗粒管型碎片。在肾上皮细胞的湿涂片上很难观察到核。使用细胞离

心法和瑞氏染色有助于识别细胞核，分辨出该结构是细胞而不是管型。然而，推荐使用巴氏染色法进行传统的细胞学检查。

肾上皮细胞类似于白细胞和较小的移行上皮细胞。在形态学上，肾上皮细胞更接近于白细胞，特别是降解的白细胞，但肾上皮细胞更大，有一个明显的圆形核（彩图 14-18）。集合管的肾上皮细胞外观呈多面体形，一边是扁的，不像圆形细胞或更典型的移行上皮细胞。（不像移行上皮细胞，肾上皮细胞不吸收水，不会膨胀，因此，它们会保留多面体的形状。）当上皮细胞染色后，细胞核被染成深蓝紫色，胞浆被染成淡蓝紫色。细胞离心法和巴氏染色法有助于识别上皮细胞。

像所有的上皮细胞一样，肾上皮细胞不与白细胞酯酶试带反应，这有助于与中性粒细胞相区分。肾上皮细胞与尿中存在的蛋白有关联，经常发现相关的管型。上皮细胞管型或颗粒管型的存在有助于验证检查结果。当怀疑是肾上皮细胞时，应该仔细查找管型。此时，使用相差显微镜特别有助于检查。

◎ 肾上皮细胞碎片

3 个以上的肾上皮细胞构成的碎片源自集合管。它们比单个肾上皮细胞反映的病情更严重，因为碎片提示肾小管和基底膜受损。

◎ 卵圆形脂肪小体

一种特定类型的肾上皮细胞内含有脂肪滴。卵圆形脂肪小体（OFBs）有时称为肾小管脂肪（RTF）或肾小管脂肪小体。它们在尿液中出现提示存在严重的病理过程，绝不能漏检。脂肪滴通常存在于退化或坏死的肾上皮细胞内，尽管一些 OFBs 可能是充满脂肪的巨噬细胞。包含在这些细胞中的脂肪滴是高折光性的粗糙液滴，大小变化较大（彩图 14-19）。OFBs 在明视野中比相差显微镜下更容易观察。尽管它们是充满脂肪的细胞，但通常观察不到细胞核。

某些措施有助于 OFBs 的识别。当使用Sternheimer-Malbin 染色时，脂肪球不着色，但是在蓝紫色背景下呈现出强的折光性。当使用脂肪染色例如 Sudan III 或油红 O，甘油三酯或

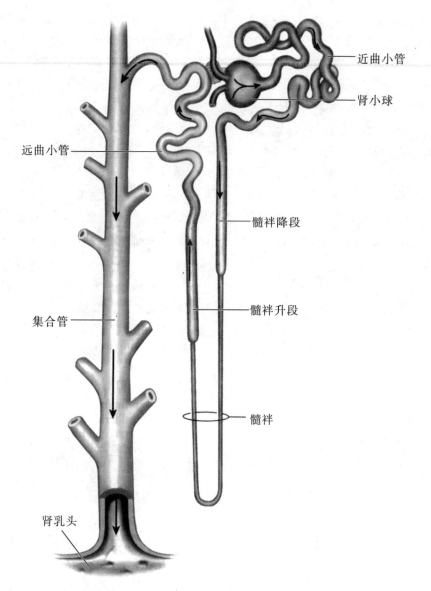

近曲小管

肾小球

远曲小管

髓袢降段

髓袢升段

集合管

髓袢

肾乳头

图 14-17　肾单位图解

(引自 Brunzel NA: Fundamentals of urine and body fluid analysis, ed2,Philadelphia,2004,Saunders)

中性脂肪球会显橙色或红色。偏振光对于提示脂肪中存在胆固醇酯是有帮助的。当用偏振光滤片观察时，胆固醇酯会显示典型的马耳他十字形态。甘油三酯或中性脂肪在偏振光下不显示这种形态。马耳他十字形态也常见于淀粉（一种尿液中常见的污染物）。脂肪应该通过仔细的显微镜观察或特殊的染色来验证。OFBs 在尿沉渣中常与脂肪滴和脂肪管型共存，当一种物质存在时，必须仔细检查其他两种物质。

如同在肾病综合征中那样，肾小管上皮细胞退化产生的 OFBs 导致尿液中存在大量蛋白质。肾小管细胞中的脂肪物质可能是脂蛋白，

在肾病综合征中脂蛋白可以通过受损的肾小球。肾小管细胞可以摄取脂蛋白，并将其分解代谢为胆固醇。中性脂肪的存在和胆固醇的存在具有相同的临床意义。

◎ 脂肪球

尽管脂肪球不是一种细胞组分，但是由于它们与 OFBs 有关联，在此进行讨论。尿沉渣中发现的脂肪球是具有高折光性的液滴，大小不同。当来源是生物源性（非污染性的）时，提示存在严重的肾功能障碍。这样的脂肪尿也与肾病综合征及其各种病因如糖尿病和乙二醇或汞中毒引起的肾小管上皮细胞严重损伤有关。

脂肪球与 OFBs 和脂肪管型有关。使用 Sudan III 或油红 O 染色脂肪会呈现出橙色或红色。使用偏振光显微镜有助于鉴别。胆固醇会显示马耳他十字形态。尿中的脂肪也可来自于外源性，例如不清洁的采集器具或带油的导尿管。使用一次性的尿液采集器具后，这种情况很少发生。

◎ 含铁血黄素

尿沉渣中偶尔可以观察到肾上皮细胞胞浆中含有颗粒状的含铁血黄素。这通常在溶血后几天发生，这时游离的血红蛋白已经通过肾小球进入肾单位。含铁血黄素颗粒外观黄色或无色，形态上类似于无定形尿酸盐。与尿酸盐不同，在普鲁士蓝铁染色（Rous 实验）时会染成蓝色。除了存在于脱落的肾上皮细胞中外，含铁血黄素游离颗粒也见于沉淀物、巨噬细胞和管型中。

◎ 病毒包涵体

肾小管上皮细胞中也可见到病毒包涵体。这是巨细胞病毒感染的典型特征。病毒包涵体在湿涂片上很难识别。细胞离心法和巴氏染色法有助于检查。

管 型

形成与临床意义

管型是尿沉渣中最难发现的也是最重要的组分。它们的重要性和命名来自于其生成的方式。管型是肾小管腔中物质凝固而成的。它们之所以重要是因为肾小管中包含的一切物质会被纳入管型中。管型检查代表了单个肾小管的活组织检查，也是肾单位内容物检查的一种方式。管型可以生成于肾单位的任意部位，其形成或通过蛋白质沉淀或通过肾小管腔内物质粘连。管型的基本结构是蛋白质基质。所有管型均含有 Tamm-Horsfall 黏蛋白基质。此外，管型也含有血浆蛋白。

管型在肾小管中形成前，必须满足特定的条件。因为管型由蛋白质组成，肾小管液中必须存在足够浓度的蛋白质。此外，pH 值必须降低到足以使蛋白质沉淀；必须有足够浓度的溶质。因此，管型不可能形成于稀释的碱性尿液中，因为这样的条件不满足管型形成的条件。这也表明尿液必须在新鲜的时候检查，因为随着放置时间的延长，尿液会呈碱性，管型会随之分解。

因为管型检查代表了肾脏的活检，在临床上意义重大。管型中经常含有红细胞、白细胞、上皮细胞、脂肪球和细菌。这些内容物一般不会在肾小管中出现，它们的出现代表了一种机体的异常状况。管型的形成过程意味着肾小管至少有过短暂的阻塞。尽管在"正常"尿液中也可看到少量仅由沉淀的 Tamm-Horsfall 黏蛋白组成的透明管型，但是管型数目的增多提示了肾脏疾病的存在，排除下泌尿道疾病。当脱水或身体锻炼对肾脏产生轻微刺激时，透明管型也会增加。其他管型的存在表示肾脏有严重的病理变化。

鉴别与形态学

管型很难观察到，必须在低倍物镜暗视野下仔细寻找。管型是在低倍镜下发现并计数的，但是必须在高倍镜下分型。管型的折射率几乎与玻璃相同，这意味着管型在显微镜下难以观察到。针对这个原因，相差显微镜和干涉对比显微镜有助于尿沉渣的检查。相差显微镜可产生足够的对比度，以便结构不被漏检。干涉对比显微镜可以鉴别结构的形状和内容物。染色（例如 Sternheimer-Malbin 染色）对发现尿沉渣中的管型也特别有用。管型在明视野检查中很容易被忽视，特别是对经验不足的检验人员，但在染色后管型变得非常清楚，尽管沉淀中的黏液丝可能与管型相混淆，特别是在寻找透明管型时。

从肾小管腔的形状可以想象出，管型是圆柱形小体，有圆形的末端。管型的辨别标准是该结构具有平滑明确的轮廓，两条平行的边和两个圆形末端。尽管管型在大小上有些变化，但是管型应该具有统一的直径（大约是红细胞直径的 7~8 倍），长度大约是宽度的多倍。

尽管管型应有两条平行的边和两个圆形末端，但也有特殊情况。管型呈现的是形成处肾小管的形状。管型可以是盘曲的，经常是折叠的。一端会逐渐变细，成为一条尾巴。这样的结构被称为类管型，但是它们应该被当做透明管型并一起计数。类管型经常与黏液丝相混淆，必须注意区分，避免犯此类错误。此外，管型可能会断裂，蜡样管型的末端是钝形的，而不是圆形的。在对此类结构的管型计数时需要加以判断。必须考虑整幅尿沉渣的图像，以便报告重要的病理性发现。相反地，如果仅发现一个可疑的管型，没有其他病理性发现，就不必报告此管型了。

管型分类

管型的分类比较复杂。在实验室中，主要依据形态学将管型分为以下几类：透明管型、细胞管型、颗粒管型、蜡样管型、脂肪管型、色素管型或包涵物。一份尿标本中可含有多种形态管型，一个特定管型可以有混合的形态，例如管型一端是透明管型，另一端是细胞管型。

管型被认为或通过肾小管中蛋白的沉淀或通过管腔中物质的粘连而形成。形成的两类管型可含有包涵物。蛋白沉淀形成的管型可网罗其他存在的任何物质，包括白细胞、脂肪、细菌、红细胞、脱落的肾小管上皮细胞和结晶。在管型被冲出肾脏前存留在肾小管时，随着细胞的分解，生成的两类管型可能呈现粗颗粒或细颗粒状或蜡样。如果尿标本放置时间长了，管型结构会分解。

管型中含有蛋白基质，所以尿液中出现管型时几乎总是伴有蛋白尿。Tamm-Horsefall 蛋白是肾小管细胞分泌的特种黏蛋白，已通过免疫学鉴定并被发现存在于各种管型中。在某些管型中，也发现了其他免疫蛋白，尽管它们并非只存在于某种特定管型中或疾病状态下。

下述的形态学分类是依据外观、物理学性质和存在的细胞学成分来进行的。尿液中所观察到的管型与肾小管中初始形成时的形状不一样。如果管型存留在肾脏中（见于少尿的患者），其细胞的外形会发生改变。随着管型中细胞的降解，胞浆逐渐变成颗粒状。随后，细胞膜丢失，生成大而粗糙的颗粒。随着这些颗粒的进一步降解，管型呈现出小而均匀的颗粒。降解过程的最后阶段，细胞完全丧失结构，蛋白凝固成一种黏稠、折光性强、不透明的蜡样物质，称之为蜡样管型。这是最严重的病理性管型，因为蜡样物质的形成暗示出较长的转运时间或参与的部分肾脏结构阻塞。这样的管型有时也称为肾衰管型。

管型的宽度或直径在临床上是很有意义的。大多数管型有相对恒定的直径，如管型形成时所在的肾小管一样，尽管有些来自儿童的管型比成人的窄。窄管型可能因为肾小管上皮细胞肿胀，见于炎症过程中肾小管内腔变窄。这些管型不是特别重要，多数是透明管型。宽管型是病情严重时的发现物，其直径比正常管型大几倍，被认为是在扩张的肾小管或集合管（几个肾单位同时排入同一条集合管中，集合管直径比肾小管大）中形成。严重的慢性肾脏疾病或阻塞常导致肾小管扩张和损坏。集合管中形成管型必须存在由数个肾单位流入一条集合管中时出现了尿液停滞。如果尿液不出现停滞，液体的压力太大不利于管型的形成。这种管型的形成代表了严重的尿液滞留。尿沉渣中存在的大量宽管型被认为是预后较差的征象。宽管型可以是任意一种管型，但是由于尿液滞留是宽管型形成的必需条件，绝大多数管型是蜡样管型。

尿沉渣显微镜检查所遇到的管型将在随后的形态学分类（框表 14-3）中阐述。

透明管型

透明管型是无色、均匀、无折光性、半透明的结构（彩图 14-20）。它们是显微镜下最难发现的管型，是临床上最不重要的管型。使用明场显微镜时，需要仔细地调节光源。通过稍稍降低聚光器和关闭可变光圈来调整光线，以产生较大反差。相差和干涉显微镜对于检查透明管型是特别有用的工具。染色也是有用的，透明管型可被染成均匀的淡红色或淡蓝色。然而，它们可能吸附极少量的染料，仍然难以观察清楚。透明管型与尿液中的黏液丝也会难以区分，不论是染色还是用相差显微镜观察。

（红细胞、白细胞或上皮细胞）管型、透明颗粒管型和透明脂肪管型。

单一的透明管型是临床上最不重要的管型，健康人尿液中可见少量（<2 个/低倍镜视野）。在剧烈的锻炼后，透明管型会增多。然而，在24~48h 后沉淀物就会恢复正常。在中度或重度肾脏疾病中，单一的透明管型会大量出现（20或 30 个/低倍镜视野）。

细胞管型

细胞管型含有完整的白细胞、红细胞或上皮细胞，可以分别称为白细胞管型、红细胞管型和上皮细胞管型。细菌管型也有报道。一个真正的细胞管型看起来是细胞结块或粘连而成，而不是简单地由蛋白沉积和细胞聚集而成，尽管它们仍然结合了蛋白基质。或者，较少数目的同一类型细胞可能嵌入透明管型。

细胞管型显示肾小管中存在细胞。一旦出现，尽管原因众多和严重程度各不相同，但是表明机体有严重的疾病。

鉴别管型中的细胞不是不可能，但会很困难，特别当细胞开始分解时。在这种情况下，最好的鉴别指标是尿沉淀中的其他组分。沉淀中的白细胞和细菌与白细胞管型有关，而伴随上皮细胞管型出现的细胞最可能是肾上皮细胞。存在吞噬性中性粒细胞时，经常观察到闪光细胞。当细胞形态特征不可能辨别时，管型应该报告为"细胞管型"，而不是进行错误的划分。医师将使用尿沉渣的其他检查结果，包括化学检查和显微镜检查结果，来推断细胞的类型或来源。

在显微镜下，细胞管型比透明管型更容易检查到，因为与透明管型中均匀凝固的蛋白相比细胞会使管型呈现出更明确的结构。然而细胞管型仍然需要仔细地寻找，在明场显微镜下正确调节光线是非常必要的。相差显微镜、干涉显微镜、染色和细胞离心法均为尿沉渣中细胞管型检查的有用工具。

◎ 白细胞管型

白细胞管型也称为脓细胞管型。当白细胞存在于管型中时，说明白细胞来自肾脏。在肾

框表 14-3

管型的形态学分类

透明管型

细胞管型

　白细胞（白细胞、中性粒细胞、脓）管型

　红细胞（血、血红蛋白、血红蛋白色素）管型

　上皮细胞管型

　细菌管型

颗粒管型

蜡样管型

脂肪管型

　卵圆形脂肪小体管型

色素管型

　血红蛋白（血）管型

　肌红蛋白管型

　胆红素管型

　药物色素管型

包涵物管型

　颗粒管型

　脂肪管型

　含铁血黄素管型

　结晶管型

透明管型是 Tamm-Horsfall 蛋白凝固而成，该蛋白是由肾小管细胞所分泌的，不伴有明显的蛋白尿。透明管型中包含了形成时存在于肾小管腔的所有物质，例如细胞或细胞碎片。

尽管透明管型通常是具有经典识别形状（即平行的侧边、统一的直径、确定的边界和圆形的末端）的管型，但是可以观察到有趣的形状改变，代表着管型形成时肾小管腔的形状。一些透明管型是宽阔的，而另一些是细而长的。盘曲和折叠的形状也常见。类管型是一端尚未变圆的透明管型，但具有相同的临床意义，应该被计数并作为透明管型报告。

透明管型可溶于水，更易溶于偏碱性的溶液。因此，它们很可能在浓缩的酸性尿液中被发现，而在严重的慢性肾功能情况下就不太可能形成，因为此时肾脏没有能力浓缩尿液或维持正常的酸性 pH 值。此外，如果尿液放置过久变为碱性时，透明管型可以溶解。透明管型根据其包涵物的不同可进一步分类，如透明细胞

小球病变中，白细胞可以穿过肾小球进入肾小囊，借此从血液中进入肾单位。更常见的是，作为对肾小管间隙细菌感染的反应，白细胞从组成肾小管的细胞间挤出，因而从血液进入肾单位。这种吞噬性的中性粒细胞典型地存在于肾盂肾炎（一种肾小管间隙感染）患者的尿中。在这样的病例中，白细胞和细菌也出现在尿沉渣中。管型（尤其是白细胞管型）的存在，与白细胞和细菌的出现一起被用来区分上、下泌尿道感染。

使用明场显微镜可以容易地从尿沉渣中观察到白细胞管型（彩图14-21）。该类细胞相当明显，通常可以观察到特征性的多分叶核。在粉红色的基质中，小的白细胞染成紫红色或紫罗兰色，而大的白细胞染成淡蓝色。随着细胞在管型中降解，胞浆会变成颗粒状，细胞边界融合，细胞核不再清楚，当细胞难以辨别时，就成为颗粒管型。管型中细胞的数量多少不一，一些管型中有成堆的细胞，而其他的管型仅在透明基质中存在少量细胞。塞满细胞的白细胞管型中仍然存在蛋白基质，有平行的侧边和圆形的末端。有时，难以将一个白细胞管型和一团白细胞（假白细胞管型）区别开来，后者多来自下泌尿道。黏附白细胞的黏液丝的存在是另一种复杂情况。然而，始终重要的是不要将此类假管型报告为管型，后者与肾脏疾病有关。

◎ 上皮细胞管型

上皮细胞管型中的上皮细胞必须来源于肾小管。上皮细胞管型提示最严重的病情，尽管它们在尿液中很少见到。上皮细胞管型可见于暴露于肾毒性物质如汞或乙二醇（抗冷冻）的病例或病毒感染（如巨细胞病毒或肝炎病毒）。上皮细胞管型源自排列于肾小管的细胞破坏或脱落。肾脏通过这些细胞来维持功能。肾脏的损伤可能是不可逆地，这取决于疾病的严重程度。如果基底膜完整无损，肾脏上皮细胞恢复所需的时间尚不清楚。然而，在肾小管上皮细胞严重损伤后，细胞几个月内不能发挥最大的浓缩能力。

上皮细胞管型经常显示由两排肾上皮细胞组成，提示肾小管细胞脱落（彩图14-22）。然而，细胞可能在大小、外形和分布上各不相同，伴有不等量的蛋白基质。不同降解阶段的细胞在管型中的随意排列提示肾小管不同部位细胞的损伤和脱落。上皮细胞管型一旦形成并非一成不变，而是进行着一系列的变化。这些变化是由于管型因尿流量降低（淤滞）而存留在肾脏中引起了细胞降解所致。因此，可以观察到一系列的上皮细胞管型（从细胞到粗颗粒、细颗粒和最终的蜡样）。蜡样管型提示了最严重的病理情况，因为它们的形成需要尿流较长时间的停滞。以上这些管型经常见于同一标本。这样的标本被称为"套叠式"尿沉渣。如前所述，上皮细胞管型可能与白细胞管型难以区分。当染色后，细胞在粉红色基质中具有了蓝紫色的核和较浅的蓝紫色胞浆。相差显微镜、干涉显微镜和细胞离心法有助于该管型的检查。

◎ 红细胞管型（血液管型或血红蛋白管型）

尿沉渣中观察到红细胞管型是一个重要的诊断性结果，提示有严重的肾脏疾病，一定不能漏检。红细胞由肾小球囊漏出进入肾单位。也可能是红细胞在肾小球囊外的某一点流入肾小管。然而，这条途径是很少见的，因为红细胞管型几乎总是与影响肾小球的疾病（如急性肾小球肾炎和狼疮肾炎）有关。一旦红细胞出现于肾单位的管腔中，它们会聚集在一起形成红细胞管型。红细胞管型可能是尿沉渣中最容易碎的管型，这可以解释为何它们很少观察到和为何更常见的是碎片。当体征提示可能存在红细胞管型时，必须保证尿标本是新鲜的，并且是小心处理的。管型非常易碎，以至于在显微镜下观察过程中会不断破碎。

血液管型因含有血红蛋白而带有特征性的橙黄色，这使它们与尿沉渣中的其他物质不同（彩图14-23）。染色对于血液管型的鉴别是可有可无的。然而，管型中可有完整的红细胞，在粉红色基质中红细胞不着色或被染成淡紫色。相差显微镜和干涉显微镜在观察红细胞管型时是有用的。在明视野中观察未染色的尿沉渣时，特征性的颜色最容易被辨认。

血液管型中存在的细胞数目是不同的。在透明基质中经常可观察到几个完整的红细胞，这被称为透明红细胞管型。如果许多红细胞堆积形成管型，基质经常是看不清的。这样的管型更容易碎，却更具有临床价值。

源自红细胞的管型经常被分为红细胞管型、血液管型和血红蛋白管型。也可能观察到 3 种类型都存在的混合细胞管型。红细胞管型至少含有一些可识别出的红细胞。它们存在于基本透明的基质中，或显示为一堆固体状的粘连红细胞，堆积的红细胞间有少量或没有基质。当红细胞降解时，细胞边界不再清晰，但是仍然可辨认出来自血液，它们被称为血液管型。（这类似于细胞或粗颗粒管型来自白细胞或上皮细胞。）血红蛋白管型显示一种均一的基质，没有细胞边界或可识别出的红细胞。血液管型和血红蛋白管型均呈特征性的橙黄色。血红蛋白管型类似于蜡样管型，表明尿路阻塞，并且倾向于慢性阻塞而非急性阻塞。

红细胞存在于管型中，不论细胞数目多少，都提示病情严重。尿沉渣中发现红细胞以及任何类型的红细胞管型，两者结合提示了肾脏（通常是肾小球）存在病变。

◎ 细菌管型

对蛋白基质中细菌组成的管型已经作了描述。细菌管型是一种重要的发现，对急性肾盂肾炎或肾性感染有诊断价值。细菌管型与颗粒管型相似，二者可能混淆。使用相差显微镜或相差干涉显微镜和体外活体染色有助于检查。然而，如果用革兰试剂对干涂片或细胞离心涂片染色，细菌管型最容易被识别。管型中的细菌可能紧密聚集成堆在管型基质中零散分布或集中在管型基质的某一区域。除细菌外，管型中可能存在白细胞。

颗粒管型

颗粒管型中的颗粒可源自管型或肾小管中细胞的降解，或者血浆蛋白的聚合物，包括纤维蛋白原、免疫复合物和 Tamm-Horsfall 基质中的球蛋白。一旦所有细胞变成颗粒，就不可能确定原先存在于肾小管中的细胞类型。而进行

这种类型区分是很有用的，因为红细胞管型提示肾小球损伤，上皮细胞管型提示肾小管损伤，而白细胞管型提示间质性炎症或感染。经常可以看到管型已基本上呈颗粒状但还有些细胞正向颗粒转变中。当细胞存在时，如果可能应该对其做出鉴别。相差显微镜、干涉显微镜和细胞离心法对于鉴别是有帮助的。这种细胞降解的最终产物是蜡样管型。

颗粒管型中颗粒的大小各不相同，随着细胞的不断降解，颗粒会变得越来越小。管型中颗粒的数量也是不同的，有的管型充满颗粒，有的基本是透明的，仅含有少量颗粒。这样的颗粒可能一直存在于肾小管中，在管型形成时陷入蛋白基质中。尽管颗粒管型有时被报告为粗颗粒或细颗粒，但是报告颗粒一词就足够了（彩图 14-24）。粗颗粒和细颗粒的区分带有主观性，但是相对容易做出判断。如果管型具有确定的含少量颗粒的透明基质，就应该报告为透明管型。当大量颗粒存在时，就应该描述为颗粒管型。当观察到许多短的颗粒管型时，应该考虑它们实际上是近曲小管上皮细胞的可能性（见先前的讨论）。在明视野及染色的情况下，更容易清楚观察。细胞离心法和瑞氏或巴氏染色法对于检查特别有帮助。

◎ 粗颗粒管型

粗颗粒管型含有源自细胞降解的大颗粒（彩图 14-25），与细颗粒管型相比，它们颜色更深、长度更短和轮廓更不规则。粗颗粒管型呈现的较深的颜色和大颗粒使其较透明管型或细颗粒管型更容易被发现。粗颗粒管型染色后，显示出在紫色基质中有深紫色的颗粒。

◎ 细颗粒管型

细颗粒管型外观更像透明管型，然而，细颗粒的存在使其外观更明晰，更容易被发现。当使用相差显微镜或干涉显微镜观察时，透明管型通常显示出细颗粒状。在未染色的沉淀中，通常显示浅灰色或淡黄色。染色后，可观察到在浅红色或浅紫色的基质中有深紫色的颗粒。

蜡样管型

蜡样管型类似于透明管型，二者容易混淆，但是蜡样管型具有更重要的临床意义。蜡样管型和透明管型一样，都是均质的，但是前者是淡黄色，有更强的折光性，及更清晰的轮廓。蜡样管型外形粗壮，而透明管型外形纤细。蜡样管型比透明管型宽（因此被称为"宽管型"或"宽蜡样管型"），并且通常有不规则的折断状的末端，边缘上伴有裂纹（彩图14-26）。较长的蜡样管型也可见到。相差显微镜、干涉显微镜和染色有助于蜡样管型的检查。蜡样管型通常比透明管型染色深，使其更容易被观察到（彩图14-27）。

蜡样管型被认为是细胞管型降解的最终产物，提示病情特别严重，因为蜡样管型提示肾功能停滞。蜡样管型与严重的慢性肾疾病和肾脏淀粉样变性有关。在急性肾脏疾病中，很少观察到蜡样管型，即使观察到，数量较少。

脂肪管型

脂肪管型的重要性和可能的形成机制已经与卵圆形脂肪小体和脂肪球一起进行了讨论（见上一节）。这3种结构经常一起存在于同一份尿标本中，伴随着与肾病综合征相关的极大量的蛋白质（>2 000mg/dL）和苍白色带泡沫的尿标本。脂肪管型也见于伴有肾功能退化的糖尿病患者和中毒性肾病（例如乙二醇或汞中毒）。

脂肪管型中含有脂肪滴，它们在显微镜下有强折光性（彩图14-28）。尽管相差显微镜和干涉显微镜对检查有用，但是在明场显微镜下脂肪滴特有的折射性外观对鉴别更有帮助。如果脂肪滴是中性脂肪或甘油三酯，它们在用苏丹Ⅲ或油红O染色后，会染成橙黄色或红色。如果存在胆固醇，脂肪滴在偏振光下会呈现出马耳他十字形态。使用Sternheimer-Malbin染色时，管型基质着色，但是折光性脂肪球不着色。

脂肪管型可被视为几乎充满脂肪球的蛋白基质，或是包含在基本透明的细胞管型或颗粒管型中的脂肪球。除了游离的脂肪球外，完整的卵圆形脂肪小体也可见于管型基质中，这样的管型有时也称为卵圆形脂肪小体管型。

其他管型

尿沉渣中发现的各种其他结构很少结合进管型的蛋白基质中。可能见到的有色素管型，包括血红蛋白（已经描述过）、肌红蛋白、胆红素和药物（如非那吡啶）。含铁血黄素管型含有含铁血黄素颗粒。含有尿酸盐、草酸钙或磺胺药物的结晶管型也见到过。但是，这些管型不应该与黏附在黏液丝上的结晶相混淆，此外，在真结晶管型中，蛋白质基质必须清晰可见。

与管型混淆的结构

◎ 黏液丝

黏液丝的折射率与透明管型类似。然而，黏液丝是长带状的丝条，边缘不明确，末端尖锐或裂开。外观也显示出纵向的条纹状。在相差显微镜或干涉显微镜下，黏液丝最清晰可见，也最容易引起混淆。它们经常与透明管型在一起。尽管难以区分，但是透明管型通常更加成形或更有结构感。

◎ 卷曲的鳞状上皮细胞

当鳞状上皮细胞卷曲成雪茄型，可能被误认为管型。然而，鳞状上皮细胞是尖的末端（而非圆形末端），而且比管型短。仔细地调节焦距后，会发现有一个圆形的细胞核。

◎ 一次性纸尿裤纤维

纸尿裤纤维易与蜡样管型混淆，两者均显示为高折光性，带钝尾。这种纤维可能见于婴儿、儿科患者或其他必须使用尿裤的成人的尿标本。与蜡样管型不同的是，尿裤纤维很少伴随其他的病理学发现，特别是蛋白尿。识别时使用偏振光显微镜是很有帮助的，蜡样管型不能产生偏振光，而棉织物纤维则可以（彩图14-29）。

◎ 其他结构

小段头发或线状纤维材料也会被初学者误认为管型。然而，这些物质在显微镜下具有极强的折光性，与蛋白质外观截然不同。类似地，载玻片或盖片上的刮痕最初可能被误认为管型。这些刮痕太常见而明确，以至无关紧要了。最后，菌丝融合有时易与透明管型混淆，这类似于将酵母菌误认为红细胞。菌丝的折光性比透明管型强得多，菌丝有节和分枝。

结晶与无定形物质

临床意义

某些化学物质的结晶和无定形沉淀物组成了尿沉渣中的无机物。这些物质通常在显微镜下清晰可见。因为它们是如此的引人注目，自然会被检验人员多关注一些，但这些物质是尿沉渣中最不重要的部分，不需要过多关注。过去，大量的注意力放在了这些物质的鉴别上。然而，一般推荐仔细地搜寻更具病理性的成分，只短暂地观察一下存在的结晶。

存在结晶的尿标本称为结晶尿。随着尿标本的放置，特别是冰箱保存，一些标本会变得浑浊，因为尿液中析出了无定形物质和结晶。然而，仅当结晶存在于刚排出的尿液时（尚在体温时），结晶尿才有诊断价值。有必要对存在的结晶和无定形物质进行鉴别，不论是正常形状还是异常形状。

如果结晶量足够多，它们会使一些重要结构（如红细胞、白细胞和管型）变得模糊不清。当管型和无定形物质同时存在时，检验人员必须有足够的耐心来寻找更重要的结构。在此种情况下，染色（如 Sternheimer–Malbin 染色）是特别有用的。

某些结晶的沉淀会伴随肾结石的形成，导致结石病。当结石病患者尿液中存在结晶时，可提示结石的化学组成。然而，尿液中无结晶存在时也可以形成结石，无结石存在时，结晶也经常存在尿液中。

氨基酸（如胱氨酸、亮氨酸和酪氨酸）会在尿液中形成结晶，提示存在严重的代谢障碍或遗传性疾病。服用磺胺药物会引起磺胺药物结晶，特别是在酸性尿液中。在肾脏中形成磺胺药物结晶会导致尿闭或严重的肾损伤。当第一次服用磺胺药物时，这个问题比较严重。目前使用的药物更易溶于水，很少出现沉淀。然

而，当高剂量用药时，偶尔会出现结晶。最近研究发现，蛋白酶抑制剂硫酸茚地那韦结晶与 HIV 阳性个体的尿闭和结石有关。

当溶液中的盐浓度高于该盐的可溶性阈值时，结晶会从溶液中析出。因此，结晶在高比重的浓缩尿液中更容易观察到。在脱水或发热人的尿液中常可观察到结晶。

尿液结晶的分类

尿标本中存在的各种结晶通常分为正常结晶和异常结晶。可进一步分为正常酸性结晶（酸性 pH 值的正常尿中出现的结晶）、正常碱性结晶（碱性 pH 值的正常尿中出现的结晶）、异常代谢源性结晶和异常治疗性结晶。治疗性结晶是由于医师的治疗疏忽而产生的结晶。尿沉渣中发现的各类结晶归纳于框表 14–4 中。每种类型结晶是按照结晶的重要性或出现频率来排列的。

框表 14–4

尿沉渣中发现的结晶

正常酸性结晶
无定形尿酸盐
尿酸
酸性尿酸盐
尿酸单钠或尿酸钠
草酸钙（也见于中性和碱性尿）

正常碱性结晶
无定形磷酸盐
草酸钙
三磷酸盐
碳酸钙

代谢源性的异常结晶
胱氨酸
酪氨酸
亮氨酸
胆固醇
胆红素
含铁血黄素

治疗性异常结晶（药物）
磺胺药物
氨苄西林
造影剂
阿昔洛韦
硫酸茚地那韦

尿液结晶的鉴别与报告

结晶通常按照形状进行鉴别。尿液 pH 值有助于鉴别。在酸性 pH 值（一般≤6.5）尿液中会观察到某些形状的结晶，而其他形状的结晶与碱性（≥7.0）尿液有关。尽管 pH7 为中性，但是 pH7 的尿液中存在的结晶通常也见于更碱性的尿液中。

通常仅依据结晶的形状来报告正常的结晶。根据结晶的大小选择低倍镜或高倍镜观察，按照每个高倍镜视野中少量、中量或大量的方式进行报告。与先前描述的尿沉渣组成不同，结晶依据特征性的形状而不是大小来分类。尽管一些结晶呈现典型的大小，但是化学物质（如尿酸）的结晶变化很大，有的小到仅在高倍镜下才能观察到，有的很大在低倍镜下就能很容易观察到。不管是通过肉眼观察尿液外观，还是通过显微镜观察结晶的颜色对于鉴别都是有帮助的。在某些情况下，加热、酸性或碱性条件下结晶的溶解度对于最终的鉴别是有帮助的。

异常结晶在报告给医师前，通常需要验证。根据结晶的大小使用低倍镜和高倍镜观察，报告每个低倍镜视野中观察到的结晶数目，如表 14-9 中所示。验证实验是由化学实验组成，例如检测磺胺药物使用的重氮反应或检测胱氨酸使用的硝基普鲁士氰反应。当不具备化学验证的实验条件时，可以通过患者的用药史或各种影像检查史（如静脉肾盂造影术或 CT 检查）进行验证。

大部分结晶在偏振光下观察是双折射性的。双折射的强度既依赖于结晶的化学组成，又依赖于结晶的厚度。在滑膜腔液结晶中，磷酸盐或含磷酸盐的结晶通常比尿酸盐或尿酸结晶的双折射性弱。厚结晶的双折射性比薄的强。产生偏振光的能力对于鉴别结晶与生物源性结构（如细胞、微生物和管型）是很有帮助的，后者不能产生偏振光。

正常结晶

◎ 正常酸性结晶

这类结晶在酸性 pH 值（≤6.5）的正常尿液可被观察到。大多数情况下，该 pH 值下观察

到的结晶是多种形状的尿酸结晶或草酸钙结晶。尿酸结晶形状各异，当一种少见的结晶第一次遇到时，经常发现结晶是由尿酸或尿酸盐组成。然而，尿中见到的大多数结晶也与酸性 pH 值有关。因此，在假定异常形状结晶是一种尿酸盐之前，必须仔细排除病理性结晶的存在。

1）无定形尿酸盐

尿酸盐是酸性尿液中存在的无定形物质的代表。在化学成分上，无定形尿酸盐是尿酸钠、尿酸钾、尿酸镁和尿酸钙的混合物。无定形是没有固定的形状。尿酸盐呈特征性的黄红色，无定形的颗粒状（彩图 14-30）。在偏振光下观察时，具有很强的双折射性。当尿酸盐存在足够的数量时，会形成特征性的粉红色或橙色蓬松的沉淀物，也称为砖粉。

由于脱水和发热致使尿液高度浓缩，无定形尿酸盐会从尿液中析出。这种尿液呈典型的深红色（或琥珀色），含有大量的砖粉状物质。尽管尿液呈现出令患者惊恐的外观，但是这样的标本无诊断价值。

当用冰醋酸酸化尿液时，无定形尿酸盐会转变为尿酸。当加热至 60℃和用 10%氢氧化钠处理时尿酸盐会溶解。加热溶解对于区别无定形尿酸盐和无定形磷酸盐是有帮助的，后者在加热时不能溶解。然而，这种差异仅在特定 pH 值时才会出现，在酸性尿液中可见到尿酸盐，在碱性尿液中可见到磷酸盐。当尿液用氢氧化铵处理时，尿酸盐会转变成尿酸铵。

2）尿酸

尿酸结晶有多种形状和颜色。典型的是黄色或红棕色，类似于化学性质相关的无定形尿酸盐。典型的形状是磨刀石状。其他形状包括棱柱形、柠檬状和水桶状。楔形、玫瑰花样、不规则的圆盘状和叠片状也可见。尿酸结晶通常是通过颜色来辨认的，但有些结晶如菱形盘状结晶则无颜色。在酸性 pH 值下不常见的结晶通常是尿酸结晶。六边形的尿酸结晶易与胱氨酸结晶相混淆，后者是一种异常结晶，检出具有临床意义。几种磺胺药物结晶与尿酸类似，

如果怀疑存在磺胺药物结晶，应该询问患者的用药史，并进行磺胺药物的验证实验。

尿酸结晶经常在尿标本中观察到，特别是在标本长时间放置后。然而，仅当在刚排出的尿液中发现时，尿酸结晶才是病理性的发现。无定形尿酸盐和尿酸以及血清中尿酸浓度的升高可能与痛风或结石形成有关。尿液中尿酸浓度依赖于饮食中的嘌呤含量和核苷酸的降解量。因此，在白血病或淋巴瘤患者化疗后，尿液中经常见到大量的尿酸盐或尿酸。

尿酸具有很强的双折光性，在偏振光下观察时，能显示出美丽的颜色（彩图 14-31）。与无定形尿酸盐一样，当加热到 60℃ 和使用 10% 氢氧化钠处理时，尿酸是可溶解的。然而，当用冰醋酸处理时，尿酸结晶是不溶解的。

3）酸性尿酸盐

这些罕见形状的尿酸见于酸性或中性尿液中。酸性尿酸盐可能是尿酸钠、尿酸钾或尿酸铵，呈棕色球形或串状，类似于重尿酸铵。经常与无定形尿酸盐一起出现在尿液中。它们与无定形尿酸盐或尿酸有相同的临床意义。酸性尿酸盐类似于尿酸的碱性对应物，即重尿酸铵。酸性尿酸盐结晶类似于磺胺甲恶唑结晶，后者是一种有病理意义的异常结晶，有必要加以区分（彩图 14-32）。

与无定形尿酸盐和尿酸一样，酸性尿酸盐在加热至 60℃ 和 10% 氢氧化钠溶液中均可溶解。当加入冰醋酸处理时，酸性尿酸盐会转变为尿酸。

4）尿酸钠或单钠尿酸盐

尿酸钠是尿液中另一种尿酸形式。单钠尿酸盐是痛风患者滑液中一种尿酸形式。如果出现于尿液中，呈现为极小的、细长的、无色的针状物（彩图 14-33）。

5）草酸钙结晶

草酸钙结晶呈一种特征性的信封状外形。其大小略有不同，但典型的均为小的无色发光的八面体。偶尔，也呈现为带锥形末端的矩形。极少数情况下，也可呈现为哑铃形或卵圆形，类似于红细胞的形状。然而，与红细胞不同的是，草酸钙会产生偏振光（彩图 14-34）。

尽管最常见于酸性尿液中，草酸钙结晶也见于中性或碱性尿液中。尽管草酸钙结晶与结石形成有关，是肾结石中最常见的成分，但是尿液中检出几乎没有临床意义。钙结石与尿液中存在过多的草酸盐和尿酸（尿酸可能是结石形成的病灶）间有相关性。过多的草酸盐来自进食含草酸的食物，如菠菜和大黄，或者是服用维生素 C（因为草酸是抗坏血酸的降解产物）。草酸钙结晶也见于乙二醇或甲氧氟烷中毒。

◎ 正常碱性结晶

在碱性（通常 pH≥7.0）尿液中观察到的正常结晶是正常碱性结晶。它们通常是磷酸盐或含钙结晶。然而，尿酸的碱性对应物重尿酸铵也可以见到。尽管磷酸盐与碱性 pH 值和感染有关，但是磷酸盐的临床意义不大。

1）无定形磷酸盐

碱性尿液中发现的无定形物质是无定形磷酸盐。通常，磷酸盐产生的沉淀物与无定形尿酸盐的沉淀物相比有更美更多的"花边"，而且磷酸盐是无色的（彩图 14-35）。磷酸盐是引起碱性尿液浑浊的最常见原因，显微镜下可观察到均匀的白色沉淀。磷酸盐加热不溶解，但是溶于醋酸和稀释的盐酸中。磷酸盐类似于细菌，经常与细菌同时存在。磷酸盐存在时，一定注意不能漏检细菌。使用相差显微镜有助于鉴别诊断。

2）三联磷酸盐

三联磷酸盐（磷酸铵镁）也称为鸟粪石，是无色的结晶，大小差异明显，有的极小，有的相对巨大。它们呈特征性的棺材盖形状，不容易漏检（彩图 14-36）。有的结晶呈大而长的棱柱形，与磷酸钙难以区分。三联磷酸盐和磷酸钙有类似的临床意义，其任何一种都可报告为磷酸盐。有时三联磷酸盐溶解时会呈现出蕨叶状。它们溶于稀醋酸。

3）重尿酸铵

这种铵盐是尿液中尿酸和无定形尿酸盐的碱性对应物。该结晶是球形的，带有放射状或辐射状长刺，类似于曼陀罗（彩图 14-37）。它们是黄色的，会被误认为是从尿液中析出的某些形状的磺胺药物。然而，磺胺药物的结晶通常出现于酸性尿液中。重尿酸铵经常见于陈旧的碱性尿标本中，特别是那些含少见的沉淀物成分并被保留下来用于教学的尿液。在新鲜尿标本中很少见到。加入醋酸并加热至60℃时重尿酸铵可溶解，在强碱性条件下也可溶解。重尿酸铵在加入浓盐酸或醋酸后可转化为尿酸。

4）磷酸钙

磷酸钙是无色结晶，偶尔见于正常碱性尿液中。典型地呈细长棱晶状，带有楔形的末端，单独存在或呈玫瑰花样排列（彩图14-38）。在外形上，磷酸钙可能与三联磷酸盐结晶相似，像长棱晶形的磷酸一氢钙（也称为磷酸氢钙）。磷酸钙也可呈扁平碟状，会被误认为是开始降解的大鳞状上皮细胞（彩图14-39）。

磷酸钙在加热至60℃时也不会溶解，在稀醋酸中少量溶解，在稀盐酸中全部溶解。

5）碳酸钙

碳酸钙结晶是细小的无色颗粒，典型地以成对（"哑铃"）方式出现，但是也可单独出现（彩图14-40）。因为碳酸钙结晶非常小，它们是正常碱性尿标本中部分无定形物质的代表。碳酸钙溶于醋酸，并产生气泡。

异常结晶

除极少数情况外，异常尿结晶一般出现在酸性（pH≤6.5）尿标本中。尿液中的正常结晶可依据显微镜检查和pH值来报告。然而，异常结晶需要进一步验证。如果可能，应该进行化学验证，尽管通常只能对用药史或治疗过程进行验证。正常结晶报告为少量、中量或大量，异常结晶与之不同，需要报告每个低倍镜视野下平均结晶数目。

异常结晶可进一步分为代谢性（生理性）或治疗性（表14-9）。代谢源性的异常结晶是某些疾病状态或遗传性疾病的结果。这包括胱氨酸、酪氨酸、亮氨酸、胆固醇、胆红素和含铁血黄素。治疗性结晶是用药或治疗的结果，是医师疏忽引起的。治疗性结晶的例子包括各类磺胺药物、氨苄西林、造影剂、阿昔洛韦和硫酸茚地那韦。

◎ 代谢源性的异常结晶

1）胱氨酸

胱氨酸结晶是无色的，有折光性，六边形盘状，经常见到是薄片状（彩图14-41）。可见于遗传性胱氨酸尿症患者的尿中。这是由于氨基酸转运障碍影响胱氨酸、鸟氨酸、赖氨酸和精氨酸（COLA）的代谢。在上述氨基酸中，仅有胱氨酸从尿液中结晶析出。尿中检出胱氨酸结晶是有临床意义的，因为这些患者容易形成胱氨酸结石，后者可导致肾功能损伤。胱氨酸尿症患者必须多喝水，防止形成结石。该结晶易与尿酸的一种六边形结晶相混淆。

胱氨酸的存在应该通过硝酸普鲁士氰反应来验证。氰化钠可将胱氨酸还原为半胱氨酸。游离的巯基会与硝普盐反应产生紫红色。胱氨酸结晶难溶于酸性尿液中。然而，在pH值高达7.4时，结晶仍然不会溶解。结晶溶于碱性（特别是氨水）溶液中，也溶于稀盐酸中。尿液中有细菌时，结晶会被破坏，形成氨。胱氨酸结晶不溶于沸水、醋酸、乙醇和乙醚中。

2）酪氨酸

酪氨酸结晶很少出现于尿液中，但是当发生遗传性氨基酸代谢障碍（酪氨酸代谢病、蛋氨酸吸收不良病）时，酪氨酸结晶会出现于尿液中。当患者出现大面积肝功能衰竭时，还会伴有亮氨酸结晶。

酪氨酸结晶是无色、均匀、成堆排列的光滑针状物。在显微镜下，呈黑色（彩图14-42）。它们出现在酸性尿液中。酪氨酸溶于碱和稀无机酸中。酪氨酸结晶在加热条件下是可溶的，但是不溶于乙醇和乙醚。酪氨酸的存在可通过亚硝基萘酚实验或用高效液相色谱（HPLC）进行氨基酸分析来验证。

3）亮氨酸

亮氨酸结晶黄色，油状外观，呈同轴放射状条纹的球形物。它们是代谢障碍引起的，极少见。亮氨酸和酪氨酸通常一起出现，与严重地肝脏疾病有关。亮氨酸结晶出现于酸性尿液中。

4）胆固醇

胆固醇小滴可被极化出马耳他十字形态，

当在尿沉渣中检查游离脂肪、卵圆形脂肪小体和脂肪管型时可以观察到。然而，胆固醇结晶在新鲜尿液中极少见到。在冰箱中保存后也很少见到。更常见到的是水珠或水滴状，但与结晶有相同的临床意义。

与大多数异常结晶一样，胆固醇结晶与酸性或中性尿液有关。胆固醇结晶较大，扁平，六边形，有一个或多个锯齿状的角（彩图 14-43）。

当观察到大量胆固醇结晶存在时，应该怀疑存在另一种药物或其结晶。在静脉内放射造影后，立即采集的尿液中会发现造影剂（如泛影葡胺）结晶。它们在形态上与胆固醇相似，但是与高尿比重（折射计测得>1.035）和水杨酸法检测蛋白出现假阳性或迟发性有关。造影剂结晶不应该与胆固醇结晶相混淆。

如果存在胆固醇结晶，它们应该与其他发现物如游离脂肪、卵圆形脂肪小体或脂肪管型有关。标本长时间冰箱保存很可能观察到胆固醇结晶。

化学验证胆固醇的存在是比较困难的。然而，胆固醇结晶易溶于氯仿、乙醚和加热的乙醇中。

5）胆红素

胆红素尿症患者的标本中偶尔可观察到沉淀的胆红素结晶。结晶与尿液化学检测的胆红素具有相同的临床意义。尿液中不含胆红素时，不应该报告胆红素结晶。胆红素结晶是红棕色针状物，成堆或球状出现（彩图 14-44）。

6）含铁血黄素

含铁血黄素的病理生理学在肾脏上皮细胞部分已经讨论过。然而，这种异常的结晶易与尿沉渣中常见的无定形尿酸盐相混淆。

严重地血管内溶血几天后，在酸性或中性尿液中即可观察到含铁血黄素。在未染色的尿沉渣中，含铁血黄素外观粗糙，呈黄褐色的颗粒。含铁血黄素可以是游离的颗粒，也可存在于肾上皮细胞、巨噬细胞或管型中。含铁血黄素可以通过 Rous 实验（一种普鲁士蓝铁染色方法）来证实（彩图 14-45）。用普鲁士蓝对尿沉渣细胞离心法制备的涂片染色，与血液铁染色相同。

◎ 治疗产生的异常结晶

1）磺胺药物

尿沉渣中存在治疗产生的结晶是一项重要的病理学发现。磺胺药物可能引起肾脏损伤，因为结晶沉淀在肾单位里，造成肾小管机械性阻塞而引起出血和少尿，这可能导致肾衰竭或停滞。患者足量饮水以及通过饮食或服药碱化尿液可防止磺胺药物的沉淀或结晶析出。

如前所述，过去检查时非常注意尿液中可能存在的各种形式的磺胺药物，然而，当前的药理学使用了可溶性更强的药物形式，现在磺胺药物结晶很少发现。

磺胺药物最可能沉淀在弱酸性尿液中。结晶一般呈黄色至棕色，但也可能是无色的。结晶的形状与服用的药物有关，各种磺胺药物结晶类似于各种形式的尿酸、尿酸盐和重尿酸盐结晶。磺胺药物结晶可描述为无色的针束或玫瑰花、箭头簇或磨刀石群；中间捆在一起的褐色麦堆；无色或绿褐色的扇形针丛以及深褐色或不规则切分的球体。

所有的磺胺药物可通过加热、加酸性物质和使用重氮反应来证实。还可以通过询问患者的用药史来进一步证实。下面将介绍尿液中最常见到的磺胺药物的形式。

磺胺甲噁唑

磺胺甲噁唑是尿沉渣中最常见到的磺胺类药物结晶。该类药物通常是醋磺胺甲噁唑和甲氧苄啶合剂，商品名为 Bactrimhe 和 Septra。尽管这是一种很常见的药物，在异常高剂量服用后，尿液中有时会出现结晶。结晶外形为深棕色、不规则切分的球状物（彩图 14-46）。

乙酰磺胺嘧啶

乙酰磺胺嘧啶是磺胺药物中比较危险的形式，因为它相对不易溶解。现在已很少使用。其结晶像不对称的黄褐色麦秸束状。

磺胺嘧啶

磺胺嘧啶是磺胺类药物的另一种形式，已经很少应用。其结晶像深棕色的球状物。这些结晶在形状上类似于重尿酸铵和尿酸结晶。

2）氨苄西林

氨苄西林在酸性尿液中显示为细长无色的针状物。这种结晶很少见，是大量服用药物的结果，这可能是细菌性脑膜炎治疗所必需的。

3）造影剂

用于诊断性放射造影检查的化合物（如泛影葡胺），其结晶会在注射后短暂出现于尿中。这些结晶的识别是非常重要的，因为它们可能被误认为胆固醇结晶。有时这些结晶的出现是有临床诊断价值的，例如脱水的老年患者，可能会遭受结晶沉淀引起的肾脏阻塞。

泛影葡胺结晶在尿沉渣中可能呈现为扁平四边形薄片状，常有缺角。很像胆固醇薄片状结构，不应与之混淆。有时，也呈细长的棱柱状或矩形。

当出现许多类似于胆固醇片状结构的结晶和折射计法测得比重极高（>1.035）时，应该怀疑存在造影剂。然而，因为造影剂不会离子化，试带法检测尿比重不受它们存在的影响。当存在造影剂时，磺基水杨酸法检测尿中蛋白时会出现迟发的假阳性反应。这不应该被误认为真的蛋白沉淀物。

造影剂的存在可通过最近的影像检查史来证实。

4）阿昔洛韦

阿昔洛韦是另一种出现于尿沉渣中的药物，仅见于少量大剂量药物治疗的病例。不像大多数存在于酸性尿液中的异常结晶，阿昔洛韦结晶可存在于 pH 值为 7.5 的尿液中。它们呈无色细长的针状，在偏振光下有强的双折射性。这种结晶可以通过药物史得到证实。

5）硫酸茚地那韦

在使用蛋白酶抑制剂治疗 HIV 感染时，患者尿中会观察到硫酸茚地那韦结晶。根据产品的相关文献报道[5]，使用硫酸茚地那韦治疗的 4% 患者会发生肾结石[5]。与其他可能在尿液中结晶的药物一样，为避免药物形成结晶，患者必须多饮水。尿液中存在结晶可能是结石形成的早期征象，特别是当患者已经出现结石的临床症状，如疼痛和血尿。

硫酸茚地那韦结晶是无色细长的针状物或细长的矩形片状结构，一般排列为扇形或星爆式，成捆状。类似于一些磺胺药物的结晶。与大多数异常结晶不同，硫酸茚地那韦最难溶于碱性溶液中。在偏振光下，结晶具有很强的双折射性。主要通过患者的用药史来证实。该结晶可通过质谱或 HPLC 来加以证实，但是这超出了常规实验室的检测能力。

其他细胞成分

精　子

男性和女性尿液均可有精子存在。就哪些情况下精子的存在应该报告，实验室应该建立操作程序并执行之。在生殖研究和可能存在性侵犯的案例中，精子的存在可能是一个重要的发现。

通过卵圆形的体（头）和纤长的尾巴较容易识别出精子。精子的头部约 4~6μm 长，小于红细胞，尾巴大约 40~60μm 长。在湿片中，精子是运动的。相差显微镜特别有助于精子的识别（彩图 14–47）。

细　菌

正常情况下，泌尿道是不存在细菌的。然而，大多数尿标本中含有少量的细菌，是由于排尿时受到污染造成的。当尿液室温放置时，细菌会迅速繁殖。用适当的方式采集尿标本，并保存在无菌的条件下，若尿培养出现细菌，提示存在泌尿道感染。在这种情况下，细菌可能与存在的白细胞有关，尽管也有特殊情况除外。细菌感染应该通过定量尿培养来证实。

在高倍镜下，湿片中细菌可通过形态来识别。细菌特别小，仅有几微米长，或呈杆状，或呈球状。可以单个、成对、链状或四联出现。杆菌比球菌更容易识别，因为前者较大，尽管也有一些杆菌极短小，难以与球菌相辨别。细菌经常是能动的，这有助于识别。偶尔可见到长杆状细菌，中间肿胀。这些原生质体是由于治疗用的抗生素（特别是青霉素）破坏了细胞壁而造成的。

细菌最常见于碱性尿液中，起初易与无定

形物质相混淆，但是这对于有经验的检验人员已不是难题。相差显微镜对于识别细菌非常有用，细菌在明视野下很难观察清楚。尽管革兰染色不是尿液分析的组成部分，但对浓缩的尿沉渣进行革兰染色有助于疑难标本中细菌的识别。细胞离心法制备的涂片瑞氏染色后，所有的细菌被染成深蓝紫色（嗜碱性）。

在下泌尿道（如膀胱）感染中，细菌通常与白细胞一起存在，少数情况除外。此外，还存在轻度的蛋白尿、试带法检测亚硝酸盐或白细胞酯酶阳性。在上泌尿道感染中，细菌与白细胞和管型（白细胞管型、细胞管型和颗粒管型）共同存在。患者可出现中度蛋白尿，试带法检测亚硝酸盐和白细胞酯酶阳性。

酵 母 菌

酵母菌有时出现于尿液中，尤其是女性和糖尿病患者的尿液。它们是由于阴道感染的酵母菌污染了尿液。尿液中酵母菌与尿糖常联系在一起。糖是酵母菌的能量来源，当糖存在时，酵母菌生长和繁殖的速度很快。因此，酵母菌经常出现于糖尿病患者的尿液中，伴有高糖含量、低 pH 值和酮体。酵母菌也常源自皮肤和头发的污染物。酵母菌感染见于体弱、免疫抑制或免疫受损的患者。

酵母菌细胞常与红细胞相混淆，但通常比红细胞小，大小变化较大（甚至是同一份标本中）。典型的酵母菌细胞呈卵圆形、无色，外观光滑而有折光性。最典型的特征是有小的芽或突起，这是酵母菌的生殖方式。常见的 Candida 型酵母菌有假菌丝。这是一种变长的细胞，可长达 50μm，类似于真菌菌丝。这些假菌丝呈分枝状，末端有一个芽体（彩图 14-48）。尿液中发现假菌丝对体弱并伴有严重 Candida 感染的患者或免疫抑制的患者有临床意义。酵母菌有其他菌丝结构，这些结构不能与管型相混淆。

寄 生 虫

◎ 阴道毛滴虫

阴道毛滴虫是尿标本中最常见的寄生虫。这种原虫主要感染阴道，也可以感染尿道、尿

道周围腺体、膀胱和前列腺。它通常寄生于女性阴道和男性前列腺中，以黏膜组织为食，吞食细菌和白细胞。该生物体是能动的，这有助于识别。当怀疑存在感染时，尽管可见到尿沉渣受到该生物体的污染，也应该直接检查阴道或尿道拭子。

阴道毛滴虫是一种单细胞有鞭毛的生物体，属于原生动物。它有一种特征性的梨形外观，一个细胞核，四条前鞭毛，一层波状膜，及一条尖锐的向后伸出的轴杆（彩图 14-49）。这种滴虫的最典型的特征是其运动性———一种快速的、忽动忽停、旋转式无方向的运动，在湿涂片上很容易被识别。该生物体比典型的白细胞大，长达 30μm，类似于移行上皮细胞，特别是在静止不动时。相差显微镜特别有帮助于该生物体的观察，尤其是鞭毛的观察。染色后，随着细胞收缩直至死亡，它们会失去特有的能动性，外形类似于破裂的移行上皮细胞（第 16 章）。

◎ 其他寄生虫

其他的多种寄生虫也可出现于尿液中，大多数是由于粪便或阴道的污染。一些寄生虫在特定地理区域和特定人群中常见。这些寄生虫需要专业知识来加以识别，但是它们最初可能会在尿液分析中被注意到，然后提交给微生物检验人员进行识别。

蛲虫是很常见的寄生于小肠的蠕虫，偶尔，可以幼虫或虫卵的形式出现于尿液中（第 16 章）。其他偶尔可出现于尿液中的寄生虫包括鞭虫、埃及血吸虫、圆线虫、贾第鞭毛虫以及各种阿米巴。埃及血吸虫卵可以通过膀胱壁黏膜直接进入尿液中。

尿标本中可能见到的各种昆虫包括虱子、跳蚤、臭虫、螨虫和蜱。

肿瘤细胞

尿沉渣中可以发现与恶性疾病（如移行细胞癌）相关的肿瘤细胞及细胞学性质发生改变的细胞。这些细胞不能通过常见的沉渣涂片进行诊断，而是由胜任细胞学检查的人员通过专

门采集、细胞离心和染色进行识别。如果尿沉渣检查怀疑是肿瘤细胞，标本应该相应地转交给细胞学检查人员。尿液化学检查发现有红细胞，这是一项早期诊断的线索。

污染物和人为混入物质

尿沉渣中的一些结构是污染物或人为混入物质，这些结构会使检验人员的注意力从重要的尿液成分中转移。这些结构是初始进行尿沉渣显微镜检查者最常观察到的。如果一个结构容易被观察到，那么它通常是不重要的成分，这似乎是一个普遍规律。

淀粉

淀粉颗粒是尿沉渣中常见的污染物。它们是实验室和医疗保健的所有区域使用防护手套的结果。淀粉是指玉米淀粉，经常用在外科或防护手套上的一种碳水化合物。淀粉不同于滑石粉，后者是含水的硅酸镁，一种短粗不规则的结晶。

淀粉是一种普遍存在的结构，很容易识别，但是不能与胆固醇液滴相混淆。在偏振光下观察时，淀粉和胆固醇液滴都呈双折射性，并产生马耳他十字形态。淀粉在明场显微镜下最容易识别（彩图14-50）。淀粉外观不规则，通常是中间带窝的圆形颗粒。甚至在偏振光下观察时，淀粉产生的马耳他十字形态比胆固醇液滴产生的非常圆而规则的形态更加不规则。

纤维（包括一次性纸尿裤的纤维）

一次性纸尿裤的纤维类似于蜡样管型，鉴别比较麻烦。这种纤维见于婴儿和大小便失禁成人的尿液中。当尿液中不存在其他与蜡样管型相关的物质（如蛋白）时，应该怀疑该结构是纤维。如先前所述，纸尿裤纤维有偏振光，而蜡样管型没有。

其他污染物可在尿标本采集或检验人员在标本的处理或检查过程中进入尿液。这些污染物包括棉线、木质纤维、合成纤维和头发。它们具有较高的折光性，不能与管型相混淆。

气泡

气泡有高的折光性，没有结构，容易辨认。当向尿沉渣上加盖片或将沉渣加到标准化玻片上时，容易产生气泡。

油滴

油滴的存在可能是尿液污染了含润滑油的阴道霜、插管润滑剂和矿物油。它们会与红细胞或生理来源的脂肪球相混淆。油滴有强折光性，没有结构。

污染的油滴应该与生理来源的脂肪相区别。真正的脂肪尿通常与其他的一些发现有关，如脂肪管型和卵圆形脂肪小体(先前已经介绍过)。

玻璃碎片

无色、强折光性和多晶形的玻璃碎片外观类似于结晶，它们可能来自于盖片的小碎片。

染料

用于尿沉渣检查的各种活体染色会有染料渣子沉淀，特别是尿液呈碱性时。这些染料渣子看起来像无定形紫色颗粒或成堆出现的棕至紫色针状结晶。苏丹Ⅲ脂肪染色也能见到亮红色或橙红色的针状结晶。当这些染料沉渣存在时，可能使病理结构的识别变得比较困难。

花粉颗粒

花粉颗粒可作为污染物出现在尿液中，特别有季节性。花粉颗粒比较大，有规则的形状和厚的细胞壁。花粉与某些蠕虫虫卵相似。

粪便污染

尿液中粪便成分通常是由于采集时污染粪便造成的。如果结肠和泌尿道间存在瘘管（一种异常的连接），粪便成分会出现于尿液中。这是一种严重的病理情况，会导致泌尿道感染反复发生。

污染粪便的尿液外观通常呈浑浊、棕黄色。显微镜检查可发现植物纤维、骨骼肌纤维和微生物。很少观察到来自肠黏膜的柱状上皮细胞或来自肛门黏膜的鳞状上皮细胞。

当临床医师检查瘘管时，会要求患者服用药用炭，然后在尿液中仔细地寻找药用炭。尿液中发现药用炭，证明肠道与泌尿道间存在异常的连接。

长期放置标本的变化

尿液长期放置会发生如下变化（表 14-2）。由于处于非等渗溶液中，红细胞会发生变形，变得肿胀或皱缩，难以识别，最终会破裂。在低渗溶液中，白细胞会很快破裂。管型也容易破裂，特别是尿液呈碱性时，因为它们必须在足够的酸度和溶质浓度条件下才能存在。在尿液变碱性时，仅存在于酸性尿液中的其他成分会消失。尿液变成碱性的原因是细菌生长，产生了氨。最终，细菌会快速繁殖，使各种成分变得模糊不清。

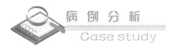

病 例 分 析
Case study

病例分析 14-1

一位 20 岁的女大学生因咽喉疼痛，来校医室就诊。咽拭子培养结果显示 A 群 β 溶血性链球菌阳性。肌注青霉素治疗。两周后，她早上起床发现尿量较少，尿液深红色，并伴有发热和足部水肿。她重新来校医室就诊，采集尿标本进行尿液分析，尿液分析的结果如下(SSA,磺基水杨酸;hpf,高倍镜视野;lpf,低倍镜视野)：

物理检查

颜色：红色

透明度:浑浊

化学筛查

pH：6

比重：1.025

蛋白（试带法）：100mg/dL

蛋白（SSA）：++

血：大量

亚硝酸盐：阴性

白细胞酯酶：阴性

葡萄糖：阴性

酮体：微量

胆红素：阴性

尿胆原：正常

显微镜检查

红细胞：10~25/hpf；存在异常形状

白细胞：0~2/hpf

管型：2~5 红细胞管型/lpf

结晶：中量无定形尿酸盐

1. 列出异常检查结果。

2. 患者的蛋白尿是由下列哪种原因引起？

   a. 肾小球损伤

   b. 下尿道功能障碍

   c. 肾前性功能障碍

   d. 肾小管（或间质）受损

3. 异形红细胞和红细胞管型的存在提示下列哪种病情？

   a. 肾结石引起的出血

   b. 肾小球部位的疾病

   c. 肾脏感染

   d. 可能是行经期感染

4. 患者尿试带法检查酮体微量，尿沉渣中存在无定形尿酸盐可能是由于下列哪种原因引起？

   a. 检测方法过于灵敏导致酮体的假阳性反应

   b. 发热引起了脱水，导致尿液浓缩

   c. 存在变形的红细胞和红细胞管型

   d. 存在蛋白

5. 该患者患有哪种疾病？

   a. 急性膀胱炎

   b. 急性药物诱导的间质性肾炎

   c. 急性肾小球肾炎

   d. 急性肾盂肾炎

   e. 肾病综合征

病例分析 14-2

一位 8 岁的女孩说老是想撒尿。当尿液刚排出时尿液发烫、浑浊。她就诊于儿科门诊，采集尿液做常规尿检查和培养。尿液分析的结果如下：

物理检查

颜色：苍白

透明度：浑浊

化学筛查

pH：7.5

比重：1.010

蛋白（试带法）：微量

蛋白（SSA）：微量

亚硝酸盐：阳性

白细胞酯酶：阳性

葡萄糖：阴性

酮体：阴性

胆红素：阴性

尿胆原：正常

显微镜检查

红细胞：0~2/hpf

白细胞：50~100/hpf；可见到成堆的白细胞

管型：未见

结晶：中量无定形磷酸盐

细菌：一些杆菌

1. 列出异常的结果。

2. 该患者试带法检测亚硝酸盐阳性，可能是哪种原因引起？

　　a. 革兰阴性细菌感染

　　b. 革兰阳性细菌感染

　　c. 酵母菌感染

　　d. 陈旧的尿标本，不适于尿液检查

3. 该患者试带法检测白细胞酯酶阳性，可能是哪种原因引起的？

　　a. 无定形磷酸盐

　　b. 细菌

　　c. 亚硝酸盐

　　d. 蛋白质

　　e. 红细胞

　　f. 白细胞

4. 患者的碱性尿液是由哪种原因引起的？

　　a. 细菌

　　b. 白细胞酯酶

　　c. 亚硝酸盐

　　d. 蛋白质

　　e. 白细胞

5. 该患者的蛋白尿是那种原因引起的？

　　a. 肾小球受损

　　b. 下泌尿道感染

　　c. 肾前性功能障碍

　　d. 上泌尿道感染

6. 该患者患有下列哪种疾病？

　　a. 急性膀胱炎

　　b. 急性药物诱导的间质性肾炎

　　c. 急性肾小球肾炎

　　d. 急性肾盂肾炎

　　e. 肾病综合征

病例分析 14-3

　　一位 45 岁男子由于 20 年前的一次交通事故变成了一位截瘫患者。由于内置导尿管产生感染，致使反复的泌尿道感染（UTIs）。他现在患有严重的背部疼痛，伴有发热、寒战和呕吐。他曾暴露于流行性感冒，寻求医学治疗。中段尿被采集，并进行培养。常规尿液分析结果如下：

物理检查

颜色：黄色

透明度：浑浊

化学筛查

pH：6.5

比重：1.010

蛋白（试带法）：100mg/dL

蛋白（SSA）：++

血：中量

亚硝酸盐：阴性

白细胞酯酶：阳性

葡萄糖：阴性

酮体：阴性

胆红素：阴性

尿胆原：正常

显微镜检查

红细胞：2~5/hpf

白细胞：10~25/hpf

管型：5~10 细胞管型/lpf

细菌：中量杆菌

1. 列出异常结果。

2. 患者的蛋白尿可能是哪种原因引起？

　　a. 肾小球受损

　　b. 下泌尿道功能障碍

c. 肾前性功能障碍

d. 肾小管（或间质性）损伤

3. 关于白细胞酯酶阳性和亚硝酸盐阴性，下列哪项描述是正确的？

a. 白细胞酯酶可能是一种假阳性反应。

b. 亚硝酸盐反应阴性可能是由于检测方法不够敏感或者尿液在膀胱中孵育时间不足。

c. 白细胞酯酶反应阳性提示有上 UTI 存在。

d. 因为亚硝酸盐反应阴性，可以排除细菌感染。

4. 关于试带法血检查阳性和尿沉渣中观察到红细胞相对较低，下列哪项解释是正确的？

a. 血尿的存在与患者的病情不一致。

b. 蛋白质的存在可能会干扰化学法检测血液。

c. 试带法是极其灵敏的，并与显微镜检查结果是一致的。

d. 试带法检测结果可能是假阳性，因为存在抗坏血酸。

5. 尿沉渣中存在白细胞、细菌和细胞管型，提示下列哪种情况？

a. 位于肾脏的 UTI

b. 位于膀胱的 UTI

c. 泌尿道的炎症

d. 存在肾结石

6. 该患者管型中的细胞可能来源于？

a. 上皮细胞

b. 淋巴细胞

c. 中性粒细胞

d. 红细胞

7. 该患者的疾病是下列哪种？

a. 急性膀胱炎

b. 急性药物诱导的间质性肾炎

c. 急性肾小球肾炎

d. 急性肾盂肾炎

e. 肾病综合征

病例分析 14-4

一个 12 岁的男孩在过去的几个月内，有严重的感染史。他现在感觉昏沉沉的，伴有全身水肿。他告诉妈妈他的尿液有很多泡沫，他感觉很难受。于是，就诊于儿科门诊，并做尿液分析，结果如下：

物理检查

颜色：苍白

透明度：浑浊

泡沫：大量白色泡沫

化学筛查

pH：6.0

比重：1.010

蛋白（试带法）：>2 000mg/dL

蛋白（SSA）：++++

血：微量

亚硝酸盐：阴性

白细胞酯酶：阴性

葡萄糖：阴性

酮体：阴性

胆红素：阴性

尿胆原：阴性

显微镜检查

红细胞：0~2/hpf

白细胞：0~2/hpf

管型：5~10 脂肪管型/lpf；2~5 透明管型/lpf

上皮细胞：少量肾上皮细胞；一些卵圆形脂肪小体存在

其他：中量游离的脂肪球

1. 列出异常的结果。

2. 尿液中大量的白色泡沫是由哪种物质引起的？

a. 血液

b. 管型

c. 脂肪

d. 蛋白质

3. 该患者的水肿是有哪种原因引起的？

a. 血液

b. 管型

c. 卵圆形脂肪小体

d. 蛋白质

4. 本病例中脂肪管型、卵圆形脂肪小体、肾上皮细胞和游离的脂肪存在提示哪种病情？

a. 下 UTI

b. 变态反应

c. 上 UTI

d. 严重肾功能失调，可能病变部位在肾小球

5. 该患者的疾病是下列哪种？

    a. 急性膀胱炎

    b. 急性药物诱导的间质性肾炎

    c. 急性肾小球肾炎

    d. 急性肾盂肾炎

    e. 肾病综合征

病例分析 14-5

    一个 9 岁的男孩最近有病毒感染的病史。他现在感觉无力，发热，全身感觉不舒服。他不得不经常排尿，感到很渴。他的呼气有水果味。他被送入急诊治疗，抽血并采集尿液作常规尿液分析。尿液分析经结果如下：

物理检查

颜色：苍白

透明度：清晰透明

化学筛查

pH：5.0

比重（折射计法）：1.029

比重（试带法）：1.005

蛋白（试带法）：阴性

血液：阴性

亚硝酸盐：阴性

白细胞酯酶：阴性

葡萄糖：>2000mg/dL

酮体：大量

胆红素：阴性

尿胆原：阴性

显微镜检查

红细胞：0~2/hpf

白细胞：0~2/hpf

1. 列出异常的检查结果。

2. 比重测定值间的差异是由以下哪种原因引起的？

    a. 折射计只能测量非离子化得物质

    b. 方法的原理不同

    c. 没有进行正确的质量控制

    d. 仪器存在误差

    e. 进行尿液分析人员的技术太差

3. 根据比重的差异计算尿标本中葡萄糖的浓度。

4. 患者呼气出现不常见的水果味，是由下列哪种原因引起的？

    a. 丙酮

    b. β-羟基丁酸

    c. 乙酰乙酸

    d. 葡萄糖

5. 是什么原因造成患者有失去意识的危险？

    a. 糖尿病性昏迷

    b. 糖尿病性休克

    c. 感染

    d. 肾衰竭

6. 患者的疾病是下列哪种？

    a. 神经性厌食

    b. 尿崩症

    c. 糖尿病

    d. 半乳糖血症

    e. 肾病综合征

病例分析 14-6

    一位 60 岁有酒精中毒史的男子来急诊就医。他说上腹部疼痛剧烈。在过去 10d 里，他经受了间断性的疼痛。现在出现黄疸，并感觉非常不舒服。他提到粪便已经失去了正常的颜色，像黏土。抽血进行检查，并采集尿液作尿液分析。尿液分析结果如下：

物理检查

颜色：棕色（黄棕色）

透明度：清晰透明

泡沫：大量黄色泡沫

化学筛查

pH：6.5

比重：1.020

蛋白（试带法）：阴性

血液：阴性

亚硝酸盐：阴性

白细胞酯酶：阴性

葡萄糖：阴性

酮体：阴性

胆红素：大量

尿胆原：正常

显微镜检查

红细胞：0~2/hpf

白细胞：0~2/hpf

1. 列出异常的检查结果。

2. 异常的尿液颜色是由下列哪种物质引起的？

    a. 葡萄糖醛酸胆红素

    b. 游离胆红素

    c. 未结合胆红素

    d. 尿胆原

    e. 上面各项都不是

3. 粪便失去颜色是由缺乏下列哪种物质引起的？

    a. 葡萄糖醛酸胆红素

    b. 游离胆红素

    c. 未结合胆红素

    d. 尿胆原

4. 患者的黄疸是由于下列哪种物质造成的？

    a. 葡萄糖醛酸胆红素

    b. 游离胆红素

    c. 未结合胆红素

    d. 尿胆原

    e. 上面各项都不是

5. 根据患者的病史和尿液分析结果，患者的黄疸是由于下列哪种原因造成的？

    a. 急性酒精中毒导致肝硬化

    b. 溶血性黄疸

    c. 传染性肝炎

    d. 胆结石相关的梗阻性黄疸

参考文献

1. Clinical and Laboratory Standards Institute: Urinalysis and collection, transportation, and preservation of urine specimens: approved guideline, ed 2, Wayne, Pa, 2001, CLS1 Document GP16–A2, pp 4, 7, 10–12.

2. Ringsrud KM, Linné JJ: Urinalysis and body fluids: a color text and atlas, St Louis, 1995, Mosby, pp 25–27. This section is reprinted with permission.

3. Schweitzer SS, Schumann JL, Schumann GB: Quality assurance guideline of the urinalysis laboratory, J Med Technol 3 (11) :569, 1986.

4. Cohen HT, Spiegel DM: Air–exposed urine dipsticks give false –positive tesuks for glucose and false –negative results for blood, Am J Clin Pathol 96:398, 1991.

5. Drug package insert, West Point, Pa, 1996, Merck & Co.

参考资料

Bayer Health Care Diagnostics Division: Modem urine chemistry, Tarrytown, NY, 2004, Bayer HealthCare.

Brunzel NA: Fundamentals of urine and body fluid analysis, Philadelphia, 2004, Saunders.

Busby DE, Atkins RC: The detection and measurement of microalbuminuria: a challenge for clinical chemistry, Med Lab Observer 37 (2) :8, 2005.

College of American Pathologists: Clinical microscopy (glossary of terms) . In 1996 Proficiency Testing Program, Northfield, 111, 1996, The College, p 12.

Haber MH: A primer of microscopic urinalysis, ed 2, Garden Grove, Calif, 1991, Hycor Biomedical.

Haber MH: Urine casts: their microscopy and clinical significance, ed 2, Chicago, 1976, American Society of Clinical Pathologists.

Haber MH: Urinary sediment: a textbook atlas, Chicago, 1981, American Society of Clinical Pathologists.

Henry JB, Lauzon RL, Schumann GB: Basic examination of urine. In Henry JB, editor: Clinical diagnosis and management by lab. oratory methods, ed 19, Philadelphia, 1996, Saunders.

Kaplan LA, Pesce AJ, Kazmierczak SC: Clinical chemistry: theory, analysis, and correlation, ed 4, St Louis, 2003, Mosby/Elsevier.

Mahon CR, Smith LA: Standardization of the urine microscopic examination, Clin Lab Sci 3:328, 1990.

Nikon Microscopy: http://www. microscopyu.com/articles/polarized/polarizedintro.html (retrieved August 2005) .

Pietrach CA et al: Comparison of the Hoesch and Watson–Schwartz tests for urinary porphobilinogen, Clin Chem 23: 166, 1977.

Schneider's Children's Hospital at NorthShore, Department of Urology: http://www. schneiderchildrenshospital.org/peds_html_fixed/peds/urology] urinatyant.htm (retrieved August 2005) .

Schumann GB: Urine sediment examination, Baltimore, 1980, Williams & Wilkins.

Schumann GB, Schumann JL, Marcussen N: Cytodiagnostic urinalysis of renal and lower urinary tract disorders, New York, 1995, Igaku–Shoin Medical Publishers.

复 习 题
Review Questions

1. 常规尿液分析的组成部分是：
    a. 物理学的　　　　b. 化学的
    c. 显微镜的　　　　d. 全是

2. 尿液形成开始于：
    a. 肾单位　　　　　b. 肾小球
    c. 输尿管　　　　　d. 膀胱

3. 尿液中存在的蛋白质代谢的主要终产物是：
    a. 尿酸　　　　　　b. 肌酐
    c. 葡萄糖　　　　　d. 尿素

问题 4~8：与定义相匹配的尿量的描述：

4. _____ 无尿
5. _____ 多尿
6. _____ 夜尿症
7. _____ 少尿症
8. _____ 多尿症

    a. 尿量的任何增多，甚至是暂时性的
    b. 完全没有尿液生成
    c. 每 24h 持续性排除尿量 2 000mL
    d. 每 24h 排出 500mL 尿液
    e. 夜间排出 400mL 尿液

问题 9~18：与下列尿液颜色相匹配的原因 (a~j)。

9. _____ 琥珀色
10. _____ 放置时间过长变成黑（或棕色）
11. _____ 鲜橙色
12. _____ 棕色（棕黄色或绿褐色）
13. _____ 亮透明红
14. _____ 不透明红色
15. _____ 深红色或红紫色
16. _____ 深红棕色
17. _____ 橙色（橙红色或橙棕色）
18. _____ 苍白色

    a. 胆红素　　　　　　b. 浓缩尿
    c. 稀释尿　　　　　　d. 血红蛋白
    e. 黑色素或尿黑酸　　f. 肌红蛋白
    g. 苯重氮吡啶　　　　h. 卟啉类化合物
    i. 红细胞（血尿）　　j. 尿胆原

19. 尿标本有浓的氨气味，最常见的原因是：
    a. 糖尿病
    b. 不适当的处理和贮存
    c. 食用了某些食物
    d. 泌尿道感染

问题 20~23：下列关于比重的描述正确与否：A=正确；B=错误。

20. _____ 如果肾脏不能浓缩或稀释尿液，尿比重将固定在约 1.010。
21. _____ 试带法测定尿比重与折射计法测量的是不同的物质。
22. _____ 试带法可测定任何溶于尿液中的物质。
23. _____ 比重测定的是可溶于溶液中的物质总量。

问题 24~28：有关尿液 pH 值的表述正确与否：A=正确，B=错误。
尿液 pH 值：

24. _____ 是蛋白尿的一项指标。
25. _____ 对尿液中结晶的识别是有帮助的。
26. _____ 不受饮食的影响。
27. _____ 对于评估标本的可接受性是有用的。
28. _____ 可作为泌尿道感染的一项指标。

29. 检测下列哪项尿液组成对于检测和诊断肾脏疾病最有帮助？
    a. 血液　　　　　　b. 白细胞酯酶
    c. 亚硝酸盐　　　　d. 蛋白质
    e. 比重

问题 30~33：下列哪种描述与下面的蛋白类型相符 (a~e)。

30. _____ 白蛋白
31. _____ 球蛋白
32. _____ 血红蛋白
33. _____ 轻链免疫球蛋白（本周蛋白）

    a. 与丙种球蛋白病相关，例如多发性骨髓瘤
    b. 由于血管内溶血产生的，可在尿液中出现
    c. 分子通常太大不能通过肾小球。
    d. 肾单位的远曲小管所分泌的
    e. 最常见到的与肾小球损伤相关的蛋白

34. 试带法检测蛋白最可能与下列哪种物质反应

产生阳性？

a. 白蛋白

b. 血红蛋白

c. 轻链免疫球蛋白

d. a 和 b

35. 血液检查试带不能检测到哪种物质？

a. 血红蛋白

b. 含铁血黄素

c. 肌红蛋白

d. 红细胞

36. 依赖于释放氧，将色素底物氧化，产生颜色变化的试带法受下列哪种物质的影响而产生假阴性？

a. 抗坏血酸

b. 含氮药物或化合物

c. 含氯漂白剂

d. 低比重

e. 维生素 D

问题37~41:下列关于检测尿液中亚硝酸盐的描述正确与否：A=正确，B=错误。

37. _____当大量的革兰阳性细菌存在时，亚硝酸盐检测多呈阳性。

38. _____当大量的革兰阴性细菌存在时，亚硝酸盐检测多呈阳性。

39. _____亚硝酸盐检测阴性可以排除泌尿道感染。

40. _____如果阳性，作为泌尿道感染的最有用的指标。

41. _____在饥饿、禁食或静脉内营养的住院患者，存在严重地革兰阴性菌泌尿道感染时，检测结果可以是阴性。

42. 试带法检测尿液白细胞酯酶对于检测下列哪种疾病最有用：

a. 免疫抑制

b. 恶性肿瘤

c. 肾脏移植排斥反应

d. 泌尿道感染

43. 试带法检测白细胞酯酶与试带法检测下列哪种物质相结合最有意义？

a. 血液

b. 亚硝酸盐

c. 蛋白质

d. 比重

44. 试带法检测葡萄糖阳性与下列哪种疾病的检查最相关？

a. 厌食症

b. 尿崩症

c. 糖尿病

d. 饥饿

e. 泌尿道感染

问题45~47：下列关于胆红素和尿胆原的描述正确与否：A=正确，B=错误。

45. _____在梗阻性黄疸时，尿胆红素和尿胆原均升高。

46. _____尿胆原增加与溶血性黄疸和肝脏疾病相关。

47. _____黄疸时，血液中任何形式的胆红素都升高。

问题48~57：将下列尿液组成与检测原理相匹配（a~i），一种检测原理可以检测多种组分。

48. _____胆红素

49. _____血液

50. _____葡萄糖

51. _____酮体

52. _____白细胞酯酶

53. _____亚硝酸盐

54. _____pH

55. _____蛋白

56. _____还原性糖类

57. _____比重

a. 铜还原检测

b. 重氮化反应

c. 双 pH 指示系统

d. 基于葡萄糖氧化反应的双序列酶学反应

e. Ehrlich 乙醛反应

f. 亚铁血红素过氧化物酶活性

g. 多种电解质的 pKa 改变（离子浓度）

h. pH 指示剂的蛋白误差

i. 与硝普钠反应

问题 58~60：将下列显微镜发现与有关红细胞描述相匹配（a~c）。

58. _____异形红细胞

59. _____血尿

60. _____影红细胞或肿胀红细胞
    a. 肾脏疾病灵敏的早期指标
    b. 变形的红细胞可以提示肾小球受损
    c. 其存在与稀释或低渗性尿液有关

问题61~68：将白细胞或上皮细胞与下列描述相匹配（a~i）。

61. _____嗜酸性粒细胞
62. _____闪光细胞
63. _____淋巴细胞
64. _____中性粒细胞
65. _____卵圆形脂肪小体
66. _____肾上皮细胞
67. _____鳞状上皮细胞
68. _____移行上皮细胞
    a. 当在10个高倍镜视野中观察到15（1.5/hpf）或更多的细胞时，提示活动性肾疾病或肾小管受损。
    b. 在感染或尿道导管插入术后可见
    c. 肾移植排斥反应早期的指标。
    d. 与药物诱导的间质性肾炎有关。
    e. 与肾病综合征有关。
    f. 通常提示阴道感染有关。
    g. 鳞状上皮细胞与阴道炎或阴道加德纳氏菌感染有关。
    h. 肿胀的中性粒细胞表现出布朗运动；与低渗性尿液有关；比重1.010。
    i. 最常见于尿液中的白细胞类型。提示泌尿生殖的炎症。

69. 下列哪种管型的临床价值最低？
    a. 脂肪   b. 颗粒
    c. 透明   d. 红细胞或白细胞
    e. 蜡样

问题70~75：将下列管型与疾病相匹配(a~h)。

70. _____上皮细胞管型
71. _____脂肪管型
72. _____透明或颗粒管型
73. _____红细胞管型
74. _____蜡样管型
75. _____白细胞管型
    a. 急性肾小球肾炎

b. 急性肾盂肾炎
c. 慢性肾病或肾衰竭
d. 重金属或肾毒性药物中毒
e. 肾病综合征或糖尿病性肾病变
f. 严重挤压伤
g. 严重血管内溶血
h. 剧烈的锻炼

问题76~90：下列有关尿沉渣中结晶的描述正确与否：A=正确，B=错误。

76. _____在新鲜的刚排出的碱性尿液中常见到重尿酸铵结晶。
77. _____胱氨酸是与结石形成相关的异常结晶。
78. _____在急性溶血后几天，含铁血黄素可呈游离的颗粒、在细胞或管型中。
79. _____在碱性尿液中，可以观察到大多数异常结晶。
80. _____尿液中大多数结晶会有双折光性。
81. _____大多数肾脏或膀胱结石是由草酸钙或含钙的化合物构成。
82. _____在碱性尿液中观察到的无定形物质是无定形尿酸盐。
83. _____胆固醇结晶（大的、扁的和六边形片状）通常见于多数肾病综合征病例。
84. _____正常结晶的识别注意依据尿液的pH值和结晶的形态。
85. _____异常结晶在报告前，需要进行验证实验。
86. _____当结晶出现在绝对新鲜的尿液中时最有意义。
87. _____磺胺药物结晶常见于尿液中，没有临床意义。
88. _____在鉴别尿结晶时，使用相差显微镜特别有帮助。
89. _____偏振光显微镜对于识别尿液结晶帮助不大。
90. _____尿沉渣中出现尿酸结晶提示患者可能患有痛风症。

（李臣宾　谷小林　董音婉　彭明婷）

第 15 章

体液和其他类型标本的检查

脑脊液

   脑脊液的采集

   脑脊液的常规检查

浆液（胸膜腔、心包膜腔和腹膜腔液）

   漏出液和渗出液

   不同种类浆液的介绍

   浆液的采集

   浆液的常规检查

滑膜液

   正常滑膜液

   抽取与分析

   关节疾病中滑膜液的分类

   滑膜液的采集

   滑膜液的常规检查

粪便隐血

   临床意义

   原理和特异性

   干扰物质和饮食因素

   愈创木脂玻片法检查隐血

粪便中的白细胞

精液分析

   肉眼检查

   湿封片分析

   其他检查

病例分析

复习题

学习目标

本章结束时，应能掌握如下内容：

● 明确脑脊液的定义及常规检查的内容，包括肉眼检查，细胞计数，形态学检查和一般化学检查

● 通过肉眼观察脑脊液区分出血与损伤性穿刺

● 鉴定浆液类型并描述其常规检查的组成部分

● 解释积液一词，并区分漏出液和渗出液

● 解释滑膜液并描述其常规检查的组成部分

● 描述并操作痛风和假性痛风的滑膜液显微镜检查，使用补偿偏振光显微镜鉴定晶体类型

● 讨论粪便隐血检查的临床意义

● 描述粪便隐血检查中常见的干扰物质和标本采集时需考虑的饮食因素

● 解释粪便隐血常用的玻片检测方法的化学原理

● 讨论检测粪便白细胞的重要性，并描述玻片的制备程序

● 描述精液分析的组成部分

   实验室可检查体液中的各种成分，包括红细胞、白细胞、蛋白质和葡萄糖。许多不同类型的标本如脑脊液，被送往临床实验室的特定部门进行检验：血液室、化学室、微生物室、免疫室或细胞学室。

   实验室也进行其他类型标本的检测，包括精液分析、粪便隐血及白细胞的检查。根据 1988 年的临床实验室改进法案修正案（CLIA'88），这其中的部分检查属于豁免检验项目。

脑 脊 液

脑脊液（cerebrospinal fluid，CSF）是循环于脑室、蛛网膜下腔和脊髓的清亮、无色、无菌的血管外液体。正常成人脑脊液总量为90~150mL，新生儿为10~60mL。脑脊液有4个主要功能：

1. 作为一个机械缓冲装置防止外力损伤；

2. 调节颅内容物的体积；

3. 是中枢神经系统（central nervous system，CNS）提供营养的介质；

4. 作为CNS代谢产物的排泄通道。

只有在涉及危急病情诊断时，内科医生才可进行脊椎抽液或腰椎穿刺（lumbar puncyure，LP）的操作，因为腰椎穿刺对患者有潜在的危害性。腰椎穿刺的适应证包括：

● 脑膜炎的诊断（细菌性、真菌性、分歧杆菌性、阿米巴性）

● 出血的诊断（蛛网膜下、脑内、脑梗死）

● 神经性疾病的诊断（如多发性硬化症、脱髓鞘障碍、吉兰-巴雷综合征）

● 疑似肿瘤的诊断和评估（如白血病、淋巴瘤、转移癌）

● 药物、放射摄影造影剂及麻醉剂的引入

颅内压升高的患者，腰椎穿刺最大的风险就是小脑扁桃体疝所致的瘫痪或死亡。腰椎穿刺同样也有感染的风险。

由于膜结构及包含CSF的相邻组织具有选择性渗透作用，CSF（或脊髓液）与浆液和滑膜液不同，该机制被称为血-脑屏障。故CSF并非血浆的超滤液，相反，由于被测物在血液、CSF及大脑三者之间双向的主动运输，致使其在三者中的浓度均不相同。

血液中的许多药物并不进入CSF。电解质如钠、镁和氯化物在脊髓液中的浓度大于其在血浆或血浆超滤液中的浓度，而碳酸氢盐、葡萄糖和尿素在CSF中的浓度则较低。极少量的蛋白质进入CSF，正常的脊髓液中几乎没有细胞存在。

脑脊液的采集

采集脑脊液的过程对患者具有一定的风险性。处理标本时必须非常小心。一般操作是，脊椎抽液分别收集于3~4支无菌试管中，每管5mL。将试管按采集顺序进行编号并立即送往实验室。在有些情况下，如遇到新生儿或婴儿或抽液困难，可能难以采集4支试管。

做穿刺时可进行开放压的测定。采集后尽快进行细胞计数及葡萄糖的测定以防止细胞分解和葡萄糖浓度可能的降低是非常重要的。和其他体液一样，CSF具有潜在感染性，因此必须总是使用标准预防措施进行采集与处理。CSF标本可具有高度传染性，在处理时需要特别小心。

依次采集并按采集次序贴好标签的试管通常被分发至不同部门进行以下分析（在肉眼检查所有试管后）：

试管1：化学检查

试管2：微生物学检查

试管3：总的细胞计数和细胞分类计数

试管4：免疫学和（或）血清学检查

每个实验室都有处理脊髓液的操作规程。学生和新进人员需熟悉实验室所制订的操作规程。

脑脊液的常规检查

外 观

腰椎穿刺采集的所有试管均应进行外观检查。正常的脑脊液是清晰透明的，看起来类似蒸馏水。可将标本和一个盛水的试管并举在一张干净的白纸或打印纸前来观察颜色和清晰度。

◎ 混浊度

标本轻微的朦胧或混浊可能暗示白细胞计数增加。

脑脊液的混浊可能由大量白细胞的存在所致，或由细菌，蛋白质增加或脂质所致。如果注射了放射摄影造影剂，CSF可呈油性，混匀后显得混浊。这种人为的混浊不必进行报告。

◎ 凝 块

除了肉眼观察混浊度及颜色外，还应检查

脑脊液的凝固性。"创伤性穿刺"引起的纤维蛋白原增加可导致脑脊液凝固。极少情况下，脑脊液凝固还可见于蛛网膜下梗阻或者脑膜炎。

◎ 颜 色

血性脑脊液可见于创伤性穿刺或蛛网膜下出血。如果 CSF 标本中的血液来自于创伤性穿刺（包括腰椎穿刺本身），后续采集的标本管会呈现较少的血性液体，甚至可变得清亮。如果标本中的血液来自于蛛网膜下出血，所有的标本采集管中液体的颜色看起来应该是一样的。此外，脑脊液黄变也提示可能有蛛网膜下出血。

◎ 黄 变

脑脊液上清液呈淡粉色至浅橙色或黄色称为黄变。黄变是出血后 1~4h 红细胞开始溶解释放血红蛋白的结果。淡粉红色或浅橙色黄变是 24~36h 后氧合血红蛋白达到高峰所引起，在 4~8d 后逐渐消失。由于红细胞与在体内一样，在体外也会发生溶解，黄变检查必须在标本采集后 1h 内进行，否则会出现假阳性结果。

陈旧性蛛网膜下出血时，脑脊液上清液将呈现为黄色（黄变）。黄色是由红细胞溶解产生的血红蛋白形成胆红素造成的。出血后 12h 开始出现，2~4d 后达到高峰，2~4 周后逐渐消失。由于血脑屏障损伤，当脑脊液中的蛋白质浓度水平超过 150mg/dL 时，脑脊液可呈黄色，与正常血清或血浆颜色相似。

蛛网膜下出血时，在显微镜下也可观察到吞噬红细胞，即 CSF 中的巨噬细胞吞噬了红细胞。

红细胞和白细胞计数

与全血细胞计数不同，除了采用自动方法外，脑脊液细胞计数可在各种情况下（见操作程序 12-3、12-4 和 12-5）通过手工方法完成。凭借自动检测系统，可使用 iQ200 自动尿液镜检分析仪体液模块（Iris Diagnostics）对体液中的红细胞及有核细胞进行计数。红细胞和白细胞的最低报告浓度分别为 10 000 和 50×10⁶/L。

一些体液（尤其是关节液）的黏稠性、细胞大小的变异（尤其是当出现肿瘤细胞时）以及通常高于细胞计数的背景碎片，可能在自动

化仪器使用时造成麻烦。体液会被病原微生物污染，应使用特殊的消毒程序或者一次性的器材以防止污染。可使用半自动的微量吸管或 Unopette 系统进行稀释，并可使用一次性计数池。传统的血细胞计数仪在使用后必须彻底消毒。

标本采集后应尽快进行细胞计数，因为细胞随着放置时间的延长会发生溶解，计数结果将变成无效。如果不能立即进行细胞计数，应将标本管冷藏保存。在室温下，40% 的白细胞将在 2h 后溶解。冷藏条件不能防止白细胞溶解但可使其降低至 15%。红细胞在冷藏条件下则相对稳定[1]。

正常情况下，脑脊液中无红细胞，正常白细胞计数为 0~8 个细胞/μL，超过 10 个细胞/μL 则视为异常。白细胞计数增多可见于感染性疾病（如脑膜炎）和非感染性疾病（如外伤、多发性硬化症）[1]。

形态检查

不同实验室脑脊液细胞分类计数的操作规程不同。一些实验室对所有标本进行分类计数，另一些实验室则在进行细胞分类前确定细胞总数的最低限值。可用脑脊液离心沉淀物制成的涂片进行计数，涂片时使用经过滤或沉淀方法重新悬浮的细胞，或者更可取的是直接使用细胞离心涂片机制备的涂片。

◎ 细胞离心涂片法

这种技术需使用特殊的细胞离心涂片机，如 Cytospin（Shandon, Pittsburgh）。这是一种低速离心方法，能够比普通离心方法获得更多的细胞数并更好地保持细胞形态。细胞离心涂片法相对易学且易于操作，少量样本便可获得数量多且形态完好的细胞。标本以 200~1 000rpm 低速离心 5~10min。离心过程中，标本中的液体成分被滤纸吸收，细胞成分被集中于载玻片上直径为 6mm 的圆圈内。细胞离心涂片经 Wright 染色或其他染色后用于血液学或细胞学研究。

◎ 脑脊液离心沉淀物涂片

如没有细胞离心涂片机，可将脑脊液以 3 000rpm 离心 5min。倒掉上清液，沉淀物则用

来在玻片上制备涂片。快速干燥涂片并进行 Wrights 染色。使用这种技术获得的悬浮细胞不如使用其他技术效果好，且细胞易变形或损坏。

◎ 其他浓缩技术

特殊的沉淀方法或膜过滤技术也有使用。这些方法比细胞离心涂片法更费时费钱，且要求具有更多的技术知识。小型医院实验室通常无法采用。

◎ 细胞分类计数

分类时准确计数 100 个白细胞，报告每种细胞的百分比。由于样本制备方法不同，有些细胞形态的识别可能会很困难。有些情况下，细胞仅能被鉴别为"多个核"和"单个核"。使用其他制备技术，细胞识别可更加具体。血液中的任何细胞都可能在脑脊液中见到，包括中性粒细胞、淋巴细胞、单核细胞、嗜酸性粒细胞和嗜碱性粒细胞。多个核细胞为主时通常提示细菌感染，而出现许多单个核细胞时则提示病毒感染。

此外，可能会看到起源于中枢神经系统的细胞。这些细胞包括室管膜细胞、脉络膜细胞及软-蛛网膜间皮细胞。如果发现有肿瘤细胞或其他异常细胞，应将脑脊液标本进一步进行细胞学检查。

化学检查

脑脊液标本可进行多项化学检查。脑脊液和血浆中的化学成分基本一致，但是由于血脑屏障以及选择性滤过作用，正常脑脊液与血浆的检测值不同。血脑屏障渗透性的改变或各种病理条件下神经细胞的产物或代谢作用均可引起脑脊液检测值的异常。具有重要意义的脑脊液化学检查结果较少。以下介绍一些更常规的分析项目。

◎ 蛋白质

蛋白质测定和蛋白电泳是通常的分析项目，对于多种疾病状况及疾病的发展阶段具有重要的诊断意义。脑脊液中蛋白质的成分通常与血浆中的一致，但所含浓度比率不同。由于方法学及采集部位的不同，脑脊液蛋白质的正常值

也不同，参考范围为 12~60mg/dL。脑脊液蛋白质水平增高是最常见的病理发现，见于脑膜炎、出血及多发性硬化症。蛋白质水平低则和血脑屏障受损引起中枢神经系统液体漏出有关。当需要评估脑脊液蛋白质组分时可以做蛋白质电泳。

◎ 葡萄糖

脑脊液中葡萄糖水平约为血液中葡萄糖水平的 60%~80%，但含量可能有变化。应同时检测脑脊液和血液中葡萄糖的水平，因为这些数值之间的差异具有重要的临床意义。细菌和细胞均可利用葡萄糖。细菌性脑膜炎会导致脑脊液中葡萄糖水平显著降低，而病毒性脑膜炎、早期脑肿瘤或脑血管意外则不会。转移性肿瘤及胰岛素休克情况下葡萄糖水平会降低，糖尿病昏迷则会导致其升高。

◎ 乳酸盐

脑脊液中乳酸盐水平的测定可用于脑膜炎的诊断和治疗，尽管结果的应用价值存在争议且取决于测定方法。乳酸盐水平>25mg/dL 可见于细菌性、真菌性和结核性脑膜炎，且比葡萄糖浓度的降低更常见。浆液中的乳酸盐水平在治疗初期会保持较高，但水平降低则提示治疗有效。乳酸盐水平的升高在缺氧情况下会发生，可见于任何大脑氧流量减少的情况。

微生物学检查

应同时对脑脊液标本进行革兰染色及细菌培养。正常的脑脊液标本是无菌的。革兰染色在诊断急性细菌性脑膜炎时是最有用的，因为这时在经革兰染色的标本中能够观察到病原微生物。结核（抗酸染色）和隐球菌感染（墨汁染色）也可通过脑脊液镜检而发现。脑脊液的细菌和病毒培养也可作为常规检验方案的一部分。

血清学检查

性病研究实验室（Veneral Disease Research Laboratories，VDRL）检测是一种广为人知的脑脊液梅毒血清学检验。荧光螺旋体抗体吸附实

验（fluorescent treponemal antibody absorption, FTA-ABS）具有更高的灵敏度，但特异性较差。

浆液（胸膜腔、心包膜腔和腹膜腔液）

浆液的成分与血清相似，为存在于人体闭合腔内的液体。这些腔衬覆着双层间皮细胞膜，称为浆膜，这些腔即胸膜腔、心包腔和腹膜腔。有少量的浆液充满双层膜之间的空腔，在这些膜互相移动时起到润滑膜表面的作用。浆液为血浆的超滤液，并不断地产生与被重吸收，仅在腔内留有很少量的液体。上述任何一种液体的增加均称为积液。

漏出液和渗出液

正常的浆液是血浆经毛细血管内皮过滤形成的超滤液，被称为漏出液。正常情况下，血清蛋白质产生胶体渗透压，有助于减少液体向浆膜腔的流量。如果血浆蛋白质水平降低，胶体渗透压下降，漏出液向浆膜腔的流量增加从而导致积液。浆液的形成也受毛细血管压力和通透性的影响。

许多情况均可导致浆液量增加（积液）。确定积液是漏出液还是渗出液对查找积液的原因有帮助。一般来说，系统性疾病引起的积液为漏出液（血浆超滤液）。漏出液的一个例子是腹水，是一种腹腔积液，可由肝硬化或充血性心力衰竭引起。漏出液可能是机制紊乱影响液体透过膜的流量所导致。

渗出液通常是直接影响浆膜腔且发生炎性反应时产生的积液。这些炎性状况包括感染和恶性肿瘤。

尽管可能很难确定积液是漏出液还是渗出液，但从实际角度来讲区分两者是重要的。如果积液为漏出液，一般来讲不需要进一步的检查。但是如果积液为渗出液，就要做进一步检查以便诊断与治疗。如果怀疑有感染，就应进行革兰染色和培养；如果怀疑是恶性肿瘤，则可能需要进行细胞学和活检。

浆膜腔积液依据蛋白质含量分为漏出液或渗出液。一般而言，积液总蛋白含量<3g/dL 的被认为是漏出液；积液总蛋白含量>3g/dL 的被认为是渗出液。然而，不同种类积液的特点具有较大的相似性。区分漏出液和渗出液更可靠的方法是同时检测积液和血清中的蛋白质和乳酸脱氢酶。积液的外观、细胞计数和自行凝固性也对积液的鉴别有帮助。这些指标总结为表15-1。

不同种类浆液的介绍

胸膜液

正常情况下，约有 1~10mL 的胸膜液润滑胸膜表面，胸膜包裹肺脏，贴在胸腔内壁。如有炎症发生、血浆蛋白质水平降低、出现充血性

表 15-1　浆膜腔积液的鉴别：漏出液和渗出液*

观察或检查	漏出液	渗出液
外观	水样、清亮、淡黄色、无凝块	云雾状、浑浊、脓性或血性，可能有凝块（纤维蛋白原）
白细胞计数	少，<1 000/μL，50%以上为单个核细胞（淋巴细胞、单核细胞）	500~1 000/μL 或更多，伴有多型核中性粒细胞（polymorphonuclear neutrophil leukocytes, PMNs）增多 结核病或类风湿关节炎淋巴细胞增多
红细胞计数	少，除非来自创伤性穿刺	>100 000/μL，特别是患有恶性肿瘤
总蛋白	<3g/dL	>3g/dL（或超过血清浓度的一半）
乳酸脱氢酶	低	增加（由于细胞碎片，>60%血清浓度）
葡萄糖	随着血清水平不同而不同	某些感染和细胞计数高时低于血清浓度

（改自 Ringsrud KM，Linne JJ: Urinalysis and body fluids: a color text and atlas, St Louis,1995,Mosby.）

*注意一些指标的值在两种积液中的不同。必须结合实验室结果进行临床考虑。

心力衰竭或者淋巴引流减少，胸膜液就会异常聚积。

心 包 液

围住心脏外面的心包腔里通常含有约25mL~50mL的清澈淡黄色血浆超滤液，称为心包液。心包液不断产生并被周围的淋巴管重吸收，留下虽少却恒量的液体。当心包液异常聚积时，会充满心包腔并机械性地抑制心脏的正常搏动（心包填塞）。这样的患者需立即穿刺吸出多余的液体。

腹 膜 液

正常情况下，腹腔中含有少于100mL的清亮淡黄色液体被称为腹膜液。严重的腹痛可提示有腹水的异常聚积。腹部器官破裂、外伤引起的出血、术后并发症或未知状况均可能引起腹水的异常聚积。多余的腹水需要抽出。此种腹水聚积必须参照其他检验结果进行考虑。

浆液的采集

浆液应在严格的无菌条件下进行采集。出于诊断目的或防止机械性损伤，可能需要进行穿刺抽吸积液以防过度聚积的液体抑制肺和心脏功能。胸腔积液可挤压肺，心包腔积液可导致心包填塞，腹水（腹腔积液）可能致使膈肌升高压迫肺。通常至少采集3个抗凝管的积液，并按下列要求使用：

1. 乙二胺四乙酸（EDTA）管用于外观检查、细胞计数、形态学检查及细胞分类。

2. 合适的抗凝管（如肝素）用于化学分析。

3. 无菌肝素管用于革兰染色及培养。

除以上3管外，其他采集管采集的或含有适当防腐剂的全部采集物可用于肿瘤细胞的细胞学检查。对连续采集的样本管进行观察以发现可能的损伤性穿刺。

在一些极端情况下，液体可被采集至1个含有抗凝剂或适当防腐剂的无菌袋内，并运送至实验室进行检查。

浆液的常规检查

浆液的常规检查通常包括外观检查，细胞计数、形态学检查和分类，以及革兰染色和培养。当有指征时需进行一些肿瘤细胞及肿瘤标志物的化学分析和细胞学检查。

外 观

正常的浆膜腔液为淡黄色，这是漏出液的颜色。随着细胞及碎片数量的增加浑浊度增加。肉眼观察时，异常颜色的浆液可呈现牛奶状（乳糜或假乳糜）、云雾状或血性外观。云雾状浆液经常和细菌性或病毒性炎性反应有关。略带浅淡血色的浆液可由创伤性穿刺引起，血色较深的浆液可见于器官（如脾、肝）或血管破裂。血性浆液也可见于心肌梗死之后、恶性疾病期、结核病、类风湿性关节炎和系统性红斑狼疮等。

凝 固 性

为了观察浆液的凝固能力，标本应采集至不含抗凝剂的普通试管中。浆液能够凝固提示有炎性反应。

红细胞和白细胞计数

将抗凝浆液经过充分混匀在血细胞计数仪上进行细胞计数。依据细胞计数的提示，标本可不稀释或稀释。操作程序与前述脑脊液中红细胞和白细胞的计数程序基本一致。如果蛋白质含量明显较高，由于醋酸对蛋白质的沉淀作用，则不能使用醋酸作为白细胞计数的稀释液。这种情况下，可使用盐水作为稀释液，同时计数红细胞和白细胞。相差显微镜的使用有助于这些计数的操作。

白细胞计数$>500/\mu L$时通常具有重要的临床意义。如果以中性粒细胞（多个核细胞）为主，应怀疑有细菌感染。如果以淋巴细胞为主，则提示病毒感染、结核病、淋巴瘤或恶性肿瘤。白细胞计数$>1\,000/\mu L$可见于渗出液。

腹水中红细胞计数$>10\,000/\mu L$可见于由恶性肿瘤、梗死和创伤引起的积液。

形态学检查和白细胞分类

浆液的形态学检查和白细胞分类与所介绍的脑脊液标本的相应检查基本类似。再次强调，用细胞离心涂片机制备的离心涂片优于一般离心后制备的涂片。涂片通常进行 Wright 染色，并进行细胞分类计数。浆液中的白细胞与外周血中所见的白细胞基本相似，只是多了来自于浆膜腔的间皮细胞。一般而言，计数 300 个白细胞并进行分类得出每种细胞的百分比。如果可以看到或怀疑存在任何恶性肿瘤细胞，必须将涂片提交病理学家或有资质的细胞学专家。

微生物学检查

微生物学检查包括对所有未知病因的人体积液进行革兰染色和培养（第 16 章）。

化学分析

◎ 蛋白质

对浆液和血浆中的总蛋白质含量进行测定。其浓度水平和比率有助于渗出液和漏出液的鉴别。有些情况下需进行蛋白质电泳。

◎ 乳酸脱氢酶

也对浆液和血浆中的乳酸脱氢酶进行测定。其浓度水平和比率与总蛋白的浓度水平和比率一起用于漏出液和渗出液的鉴别。源于感染和恶性肿瘤的细胞碎片可引起乳酸脱氢酶浓度水平的增高。

◎ 葡萄糖

细菌感染时，浆液中的葡萄糖浓度低于血液。葡萄糖水平降低是由于细菌用葡萄糖作为代谢底物。检测浆液中的葡萄糖应同时采集血糖标本。

◎ 其他检查

淀粉酶、脂肪酶、其他酶、氨、脂质及其他指标的检查也会在各种情况下进行。

滑　膜　液

滑膜液是存在于关节内的液体（彩图 15-1）。滑膜衬在关节、囊性结构和腱鞘里。正常的滑膜液是血浆超滤液，含有高分子量黏多糖，称为透明质酸盐或透明质酸。含有透明质酸盐是滑膜液与其他浆液和脑脊液的区别。透明质酸使得滑膜液具有正常的黏度，可润滑关节使其活动自如。透明质酸盐是贴在关节腔壁的滑膜液细胞（滑膜细胞）的分泌物。滑膜液的正常黏度对检查带来一定困难，尤其是细胞计数的操作。

正常滑膜液

正常的滑膜液呈淡黄色黏稠状，与鸡蛋清相似。Synovial 这个单词来自于 syn（同）以及 ovi（蛋）。每个大关节如膝关节、踝关节、髋关节、肘关节、腕关节和肩关节内含有大约 1mL 的滑膜液。正常的滑膜液白细胞计数较低，<200/μL，以单核细胞为主，中性粒细胞少于 25%。正常情况下无红细胞和结晶，且滑膜液是无菌的。由于滑膜液是一种血浆超滤液，所以正常的滑膜液除了不含较大的蛋白质分子外，其化学成分基本与血浆一致。滑膜细胞分泌少量蛋白质，总蛋白质浓度<3g/dL。

抽取与分析

穿刺抽取并分析滑膜液可用来确定关节疾病的病因，尤其是当伴有关节液异常聚积（积液）时。关节疾病可为结晶诱导的、退行性病变、炎症或感染。细胞和结晶的形态学分析结合革兰染色和培养有助于疾病的鉴别。不明病因的积液、关节疼痛或关节活动度下降时也可进行抽吸。滑膜液聚积通常在穿刺前已有临床表现，所以抽吸 10~20mL 积液进行实验室检查经常是可能的。然而，液体的量也有可能极少（正常含量约为 1mL），以致实验室仅能从穿刺针内获得一滴液体。

在诊治关节疾病时，必须进行鉴别诊断以便提出正确的治疗方案。滑膜液分析在诊断中非常重要，可为一些疾病提供即时诊断，并可为其他关节疾病提供很有价值的信息。如果滑膜液的量或检测标本有限，那么分析的最重要方面应放在微生物学检查和使用补偿偏振光显微镜进行结晶检查。

关节疾病中滑膜液的分类

异常滑膜液的鉴别诊断通常将积液分为非炎性的、炎性的、感染性的、结晶诱导的和出血性的。尽管这种疾病状态的分组有重叠，但是很有用。

非炎性积液

非炎性滑膜积液可见于关节退行性病变，如骨关节炎、外伤性关节炎和神经性关节疾病。积液通常清亮而黏稠，白细胞计数<2 000/μL，中性粒细胞<25%。葡萄糖和蛋白质含量与其在正常滑膜液中的含量基本一样。可见胶原纤维和软骨碎片，尤其是使用相差显微镜时。

炎性积液

炎性积液可见于免疫性疾病，如类风湿性和狼疮性关节炎。积液混浊呈黄色，黏度较低，白细胞计数相当高，为 2 000~20 000/μL，中性粒细胞占 50%以上。葡萄糖含量正常，蛋白质含量较高。积液可自发形成纤维蛋白凝块。

感染性积液

感染性积液提示细菌感染。积液一般混浊、黏度较低，可为黄色、绿色或乳白色。白细胞计数很高，为 500~200 000/μL，90%以上为中性粒细胞。葡萄糖含量极低。蛋白质含量很高，常见有纤维蛋白凝块形成。大多数为细菌性感染。金黄色葡萄球菌和奈瑟双球菌是最常见的感染性病原菌，也可见到链球菌、嗜血杆菌、结核杆菌、真菌和厌氧菌。不同年龄段的患者中最常见的病原菌类型不同。

结晶诱导性积液

结晶诱导性积液见于痛风和假性痛风。积液呈黄色或混浊，白细胞计数可相当高但变化较大（500~200 000/μL），并伴有中性粒细胞百分比的增高（可达 90%）。尿酸盐结晶（monosodium urate，MSU）见于痛风，二羟焦磷酸钙结晶（calcium pyrophosphate dihydrate，CP-PD）见于假性痛风。使用带有全波补偿器的偏振光显微镜时，可通过形态和外观对结晶进行辨认。

出血性积液

出血性积液以关节内出血导致滑膜液内出现红细胞为特征。可由外伤（如骨折）或肿瘤引起。凝血功能缺陷（如血友病）和抗凝药物治疗也可引发血性积液。

滑膜液的采集

滑膜液通过针吸的方式进行采集，称为关节腔穿刺术。需由经验丰富的人员在严格无菌的条件下进行。使用一次性针头和塑料注射器进行积液的采集，以避免易混淆的双折射物质的污染。

应同时采集抗凝与不抗凝的积液。理想的情况应将采集到得积液分装成以下 3 管：

1. 无菌管用于微生物学检查。

2. 液体 EDTA 管（更可取）或肝素管用于显微镜检查。

3. 空白管（无抗凝剂）用于凝块形成、外观、化学和免疫学检查，空白管应不含血清分离胶。

不应使用草酸盐、EDTA 粉末和肝素锂作为抗凝剂，因为分析结晶时上述抗凝剂可呈现为易混淆的结晶。这种情况尤其会发生在抽取的积液量很少时，将导致抗凝剂过多而结晶。

正常的滑膜液不发生凝固，所以不需使用抗凝剂，但是感染性和结晶诱导性积液易形成纤维蛋白凝块，有必要使用抗凝剂，以保证有足够的细胞进行计数，同时在形态学检查时细胞和结晶能均匀分布。对于应该使用抗凝管还是使用空白管分析结晶存在一些不同意见，如何选择要据具体情况而定。理想状态下，采集时用两种试管，以便如果怀疑为假性抗凝结晶，可对空白管的采集标本进行检查。

尽管抗凝剂可阻止纤维蛋白凝块的形成，但是不会影响标本的黏稠度。因此，如果标本黏稠度很高，可加入含 0.5%透明质酸酶的磷酸缓冲液孵育数小时以降解透明质酸盐。这可降低标本的黏度，使得积液更容易吸取和计数。

滑膜液的常规检查

滑膜液的常规检查包括以下几个方面：①外观检查（颜色、透明度和黏稠度）；②微生物学检查；③白细胞及分类计数；④结晶偏振显微镜检查；⑤其他必需的检查。最重要的是微生物学检查特别是革兰染色和结晶分析，如果抽吸液有限应首先进行这些检查。

外 观

滑膜液检查的第一步是观察标本的颜色和透明度。非炎症性液体一般是清亮的。进行透明度检查时可透过装有标本的试管识别报纸上的字。当细胞和蛋白质含量增加、或出现结晶沉淀，混浊度增加，报纸上的字将变得难以识别。在关节穿刺有创伤性的情况下，可见血液在采集管中呈不均匀分布，随着抽吸过程的继续血液会逐渐减少，也可能会在抽吸注射器中看到分布不均匀的血液条痕。真正的血性积液颜色一致且不凝固。滑膜液的上清液出现黄变提示关节内出血，但是由于正常的滑膜液也呈黄色故评估有困难。滑膜液的上清液呈暗红色或暗棕色是关节内出血而非创伤性穿刺的佐证。

黏 稠 度

在关节腔穿刺时使滑膜液从针头滴出是评估黏稠度最简便的方法。正常情况下，滑膜液可形成4~6cm长的拉丝。如果拉丝长度<3cm，黏稠度低于正常值。炎性积液含有分解透明质酸的酶。任何能减少滑膜液中透明质酸含量的物质均可降低滑膜液的黏稠度。

实验室可通过黏蛋白凝固试验的方式进行黏稠度的评估。但是，该试验并不可靠，因为其结果很少能改变疾病的诊断且与黏稠度拉丝试验基本一致。

红细胞和白细胞计数

一滴滑膜液在普通光学显微镜下呈现的形态有助于初步估计细胞计数和证实结晶的存在。每高倍镜（×40）视野下仅有少量白细胞表明非炎症性疾病，大量的白细胞则提示炎症性或感染性的滑膜液。白细胞总数和分类计数对于疾病的诊断非常重要。在其他液体如血液中进行细胞计数时，常用的稀释液为醋酸稀释液，由于其可能引起黏蛋白凝固，故不能用于滑膜液，可使用含有亚甲蓝的盐溶液进行替代。如需溶解红细胞，可使用低渗盐溶液或表面活性剂作为稀释液。将未稀释的滑膜液，或如有必要的话，将经过适当稀释后的滑膜液放入血细胞计数仪，与前面介绍过的CSF计数一样进行计数。红细胞计数和白细胞计数应该同时进行，故醋酸不能用作稀释液。使用相差显微镜而非明场显微镜能够最容易地完成这项工作。

滑膜液中通常白细胞计数<200/μL，多形核细胞（中性粒细胞）比例<25%，无红细胞。还可见单核细胞，淋巴细胞及巨噬细胞。白细胞计数降低（200~2 000/μL）并以单个核细胞为主提示非炎性关节腔积液，而白细胞计数较高则提示存在炎症，白细胞计数极高且伴有高比例的多形核细胞则为提示感染的有力证据。

形态学检查

和脑脊液一样，最好使用细胞离心涂片机制备滑膜液样本进行形态学检查和白细胞分类。制备的样本也可进行结晶的鉴别。操作程序与前述CSF标本制备方法基本一致。标本采集后应尽快制备涂片以防止细胞变形和退化。高黏稠度的滑膜液标本可能有必要使用透明质酸酶进行消化。中性粒细胞增多时，它们特别容易因破裂而难以辨认。

如果没有细胞离心涂片机，操作程序与前述CSF标本制备方法相同，可使用普通离心沉淀物制备涂片。透明质酸会使细胞变形，所以涂片应较薄。有时在抽吸标本后，立即进行涂片，涂片风干后进行Wright染色。

红斑狼疮（lupus erythematosus，LE）细胞可见于系统性红斑狼疮患者的染色涂片中，也可偶见于类风湿性关节炎患者的滑膜液中。在体内形成的滑膜液中的LE细胞可能是白细胞受损的结果。

嗜酸性粒细胞增多可见于滑膜转移癌、急

性风湿热和类风湿关节炎，也可见于寄生虫感染和莱姆病（Lyme disease），在关节造影术和放疗后也可出现。

结晶的显微检查

与前述尿沉渣检查方法（第14章）相同，加一滴滑膜液于载玻片上，加盖玻片。为了避免具有偏振性质的外来物质干扰，推荐进行检查之前将载玻片和盖玻片预先用乙醇清洗干净后用纱布或拭镜纸仔细擦干。并推荐用透明的指甲油即时密封盖玻片以减少蒸发引起的干燥作用。如使用指甲油，进行显微镜检查之前应干燥15min，以防止损伤镜。根据意愿在此期间可对没有密封的制备物进行检查。对于指甲油和滑膜液连接处的结晶应忽略不计。

首先使用普通明场显微镜对未凝固的滑膜液进行检查，或使用相差显微镜则更好。结晶以查见或未查见进行报告。如查见，则要报告细胞内、细胞外或两者均有。初检后再使用补偿偏振光显微镜进行检查。湿片检查后，也可再对细胞离心涂片机制备的标本进行检查用于结晶的发现与鉴别。

◎ 明场或相差显微镜检查

滑膜液的简单湿片中查见针状的细胞内MSU结晶是痛风性关节炎的特征。菱形CPPD结晶的出现提示为假性痛风，区别于痛风的结晶沉积性疾病。

胆固醇结晶罕见于风湿性关节炎患者的滑膜液中，不存在于正常滑膜液中。已报道脂类结晶可引起急性关节炎，其在偏振光下可形成马耳他十字。这些结晶不应与淀粉（常见的污染物）或MSU的其他罕见形状如球粒（Spherulite）或"海滩球（beachball）"混淆。

已报道羟磷灰石（hydroxyapatite，HA）结晶可引起磷灰石性痛风。这种结晶很小以至于在普通显微镜下难以查见。但可观察到这些结晶集结形成的球形微聚集体。

草酸钙结晶可见于草酸性痛风、接受长期肾脏透析的患者或罕见的原发性草酸盐沉积病。

关节置换病人的滑膜液中可查见聚酯纤维，

提示置换关节退化。这些具有双折射性的纤维在滑膜液中，尤其是在细胞离心涂片机制备的样本中，因含有滤纸带来的纤维而难以评估。

滑膜液中可出现医源性或外来的结晶。淀粉可来自于手套。这些结晶呈马耳他十字形，可与胆固醇脂质小滴或尿酸球形结晶相混淆。手套内壁带出的物质呈微小矩形可能会被误认为是CPPD结晶。

如使用皮质类固醇治疗关节时，观察到的结晶可能与MSU和CPPD均相似。这些结晶一般位于细胞外且数量显著高于MSU和CPPD的常见数量，但是如果没有临床病史，对这种结晶的鉴别很困难。其他可能出现并易混淆的物质有胶原纤维、纤维线和软骨碎片。滑膜液中可见的结晶总结见表15-2和表15-3。

◎ 偏振光显微镜

使用偏振光可以对滑膜液中的结晶进行更确定的显微镜鉴别（第5章）。湿片检查和细胞离心涂片机制备样本检查均可用于结晶的发现和鉴别。应使用带有一级红色补偿器（石英补偿器）的偏振光显微镜。组装显微镜时，在光源（灯）和标本之间放置一个偏振滤光片（叫做起偏镜）。第二个偏振滤光片（叫做检偏器）放置于标本之上，在物镜和目镜之间。其中一个偏振滤光片（一般为起偏镜）是旋转的，直到两个滤光片之间形成一个合适的角度。这样通过显微镜的光消失了（由于两个滤片呈适当的角度时所有的光波都不能通过，看到的就是一个黑视野）。详见图5-11。

某些物质或结晶具有旋转或偏振光线的能力，这样透过交叉的偏振滤光片观察时它们是可见的。这种性质称为双折射性。依据被观察物偏振光线的完全程度，可称之为"弱双折射性"和"强双折射性"。强双折射性结晶在暗背景下很亮（白色），而弱双折射性结晶亮度较弱。

1）尿酸钠结晶

滑膜液中，MSU结晶呈强双折射性、针状或者棒状，长度为1~30μm不等（彩图15-2）。可出现在细胞内或细胞外，对这种区别应进行

表15-2 滑膜液中具有临床意义的结晶

结晶种类	形状	双折射性的强度	平行于慢轴时结晶的颜色	结晶大小(μm)	备注
MSU	长细针型	强	黄色	1~30	见于痛风
CPPD	短粗的长方形或菱形	弱	蓝色	1~20（或更长）	见于假性痛风
羟磷灰石结晶	闪亮簇状	难以检测到	不适用	0.5~1.0	需要电子显微镜观察
胆固醇片状结晶	大的扁平锯齿盘状	可变	可变	10~100	极其罕见，慢性积液
脂肪滴(胆固醇)结晶	圆球	强	蓝-黄色的马耳他十字	2~15	马耳他十字外观与淀粉相似
软骨碎片	不规则	强	可变	10~50	没有确定的结晶形态
聚乙烯"磨损"碎片	长线型	强	可变	可变	外观与细胞离心滤纸纤维相似
草酸钙	双锥体(正八面体)	强或可变	不适用	2~10	见于草酸性痛风，尤其是进行肾脏透析
血色素	鲜黄棕色钻石形状	弱	可与CPPD混淆，需使用明视野以防止混淆		见于出血2~4周后

MSU，尿酸钠；CPPD，二羟焦磷酸钙

表15-3 滑膜液中的人为混入物质和污染物

混入物	形状	双折射性的强度	平行于慢轴时结晶的颜色	结晶大小(μm)	备注
皮质类固醇	可变 与带有钝锯齿状边缘的MSU相似	强	黄色	2~15或更大，不一致	常见的来自注射的人工制品，溶解于乙醇，偏振性与MSU相似，外形类似于MSU或CPPD
淀粉	可变 边缘不规则中间凹陷的球形	强	蓝-黄色马耳他十字	2~15	普通污染物 马耳他十字与胆固醇相似，使用明视野鉴别
	与微小的CPPD相似		黄色		类似于羟磷灰石或CPPD
滤纸纤维		强	可变	10~50或更大	类似于聚乙烯碎片
源于细胞的脂质		强	蓝色至黄色的马耳他十字	约为1~2	提示细胞退化
指甲油					引起混浊；避开盖玻片的边缘

MSU，尿酸钠；CPPD，二羟焦磷酸钙

记录。存在细胞内结晶是急性痛风的特征；而细胞外结晶则提示一个较为慢性的疾病状况。来自于痛风石的结晶会相当大。几乎100%的急性痛风性关节炎及75%的慢性痛风患者体内发现了MSU结晶。

2）二羟焦磷酸钙

滑膜液中也可见CPPD结晶。这种结晶具有弱的双折射性，呈棒状、矩形或菱形，偶尔也可为针形。可非常短而粗，长度在1~20μm不等，宽度可约达4μm。这些结晶是假性痛风（也称为焦磷酸盐痛风或二羟焦磷酸钙结晶沉积病）的特征。假性痛风见于退化性关节炎以及伴有甲状腺功能减退、甲状旁腺功能亢进、血色素沉着症或其他情况的关节炎患者。假性痛风的症状与痛风、风湿性关节炎和骨关节炎的症状相似。

◎ 补偿偏振光

增加一个全波补偿器来更好的识别出MSU和CPPD结晶。全波补偿器称为一级红光片（滤光片）或全波延迟片。形态及双折射性强度虽然有助于但并不足以区分这些结晶。

当使用带有补偿器的偏振光观察时，双折射结晶将具有不同的表现。当有补偿器时，背景将呈现红紫色而非黑色。补偿器可在检偏器或起偏镜上方插入。插入方式应使得补偿器的慢振动轴（又称为慢轴）与交叉的起偏镜成45°。在确定所观察的结晶类型时，必须知道慢轴的方向。通过观察结晶长轴相对于慢轴的关系或方位中呈现的颜色来鉴别结晶。

MSU和CPPD结晶在使用补偿偏振光观察时具有相反的特征。当MSU结晶的长轴与红色补偿器的慢轴平行时，MSU结晶呈黄色。当MSU结晶的长轴与慢轴垂直时呈蓝色。证实这种现象可通过寻找滑膜液里的相关范例，或通过观察长轴平行于慢轴的结晶然后将慢轴与原位成直角重新定位再观察该结晶。或者，如果显微镜有旋转台，可转动旋转台使得结晶可进行90度旋转。MSU结晶在这个过程中可由黄色变为蓝色。与慢轴平行时呈黄色，垂直时呈蓝色的结晶显示负双折射性，即双折射性符号为负。"负"这个用语应避免用在滑膜液的结果

报告中，这样就不会被当成意味着所检测的结晶不存在。结晶应报告为"有"或"无"，并对其类型进行鉴别。

对于CPPD结晶来说，结晶长轴与慢轴方向平行时，结晶呈蓝色，与慢轴垂直时，结晶呈黄色，这种现象可用前面已描述过的方式得到证实。这种情况下的双折射性符号为正（正双折射性），其定义即为当长轴与慢轴平行时呈蓝色。确定CPPD结晶的双折射类型可能是麻烦的，因为确定CPPD结晶的长轴（与慢轴的关系）非常困难，该结晶可能很短并且几乎是方的。

微生物学检查

病原微生物可通过革兰染色和滑膜液培养进行鉴定。怀疑细菌、分枝杆菌或真菌感染时，培养是滑膜液分析的重要内容。淋球菌关节炎有时很难诊断，除非使用一些特殊的技术和措施。

化学检查

◎ 葡萄糖

怀疑感染性疾病时，检测滑膜液中的葡萄糖很有用。例如：滑膜液中葡萄糖水平显著低于血清或血浆中葡萄糖含量提示关节感染。为了保证两种标本检测结果比较的有效性，必须同时采集患者的血液和滑膜液标本。

◎ 蛋白质

滑膜液中总蛋白水平在几种情况下会增高。患有炎性关节疾病，如类风湿性关节炎时，滑膜液中的总蛋白水平可接近于血浆中的总蛋白水平。正常情况下，滑膜液中的总蛋白水平约为血浆中的1/3。患有痛风和感染性关节炎时总蛋白的水平也会增高。

◎ 其他检查

其他检查包括乳酸脱氢酶、尿酸和乳酸的测定。

免疫学检查

与血浆相比，滑膜液通常具有较低的免疫

球蛋白浓度。患有类风湿性关节炎时就并非如此了，这种情况下滑膜液中的免疫球蛋白浓度与血浆中的相同，提示受感染的关节产生了免疫球蛋白。

已报道类风湿关节炎患者的滑膜液与血清一样都含有类风湿因子。滑膜液含有而血清不含类风湿因子的特点有助于该疾病的诊断。其他免疫学检查包括检测与系统性红斑狼疮（systemic lupus erythematosus，SLE）相关的抗核抗体以及证实补体水平的降低。

粪便隐血

临床意义

粪便标本中血红蛋白的检测经常被称为隐血检查，这是因为粪便中的血红蛋白可以通过检测血的阳性化学反应证实存在，但是通过肉眼可能观察不到。换言之，隐血是隐藏的血液，需要化学检查才能发现。偶尔粪便中的血足够多时，会使得标本呈沥青色甚或血色。然而，即使是血色标本也应该用化学方法检测隐血，在这种情况下，避免从标本的外层取样，要从成形粪便的中心部分取样。检测粪便隐血对于确定慢性失血导致的低色素性贫血的成因和发现消化道系统的溃疡或肿瘤是非常重要的。粪便中的血液可能源自消化道（从口到肛门）任何部位的出血。

隐血检查对于结直肠癌的早期发现和治疗尤其有用，因为超过半数的癌症（皮肤癌除外）源自胃肠道，早期发现可提高生存率。超过 50 岁的人一般每年进行一次隐血筛查，他们从自己连续的 3 次粪便中采样，用薄膜盖住检测涂片，将它们邮寄或携带至实验室进行检查。考虑饮食因素很重要，以避免出现假阳性结果，同时检测玻片的使用一般配有专门的说明书。实验室接收前述粪便标本进行隐血检测的做法现已不太常见。

消化道系统任何部位每天少至 2mL 的出血都可以通过隐血检测发现。然而，由于未知的原因会出现假阴性结果，可能是因为粪便中存在抑制因子。

假阴性和假阳性检测结果在临床上都有重要意义。假阴性结果可能会使严重疾病患者错失早期诊断和治疗的机会，从而导致预后不良，乃至死亡。阳性结果是严重的，需要进行广泛的进一步检查以确定出血原因或排除假阳性反应结果。进一步检查对于患者来说既难以接受且费用昂贵。

原理和特异性

前面章节已介绍过若干种检测尿液和粪便中血红蛋白（或血液）的方法。这些检测方法中的大多数基于相同的一般原理和反应，它们都是利用血红蛋白分子中亚铁血红素具有的过氧化物酶活性。

愈创木脂（一种酚的化合物）是大多数检测粪便隐血方法中使用的显色底物，其被氧化后显示蓝色。这个反应需要过氧化氢或者一种适当的过氧化物前体。血红蛋白分子的过氧化物酶活性引起过氧化氢释放氧气，释放的氧气将愈创木脂氧化成一种蓝色物质。该反应总结如下：

血红蛋白（过氧化物酶活性）$+H_2O_2\rightarrow$氧气

氧气+还原态愈创木脂（无色）$\rightarrow$氧化态愈创木脂（蓝色）+水

干扰物质和饮食因素

几种干扰物质会引起隐血检测结果出现假阳性，包括具有过氧化物酶活性的食物，尤其是红肉中的肌红蛋白和血红蛋白。蔬菜中的过氧化物酶（如辣根中发现的）也能引起阳性结果。几种食物已被认定会引起错误的检测结果，包括萝卜、花椰菜、香蕉、黑葡萄、梨、李子和甜瓜。一般烹饪会破坏这些过氧化物酶的活性，因此患者通常被指导只吃熟食。白细胞和细菌也有过氧化物酶活性，可能引起假阳性反应。已知各种药物包括阿司匹林、含阿司匹林的药物和铁化合物会引起消化道出血，从而导致阳性结果。维生素 C 和其他氧化剂（译者注：可能原文有误）会造成假阴性结果。

一般告知患者在第一次采集标本前 3d 不吃

牛肉或羊肉（包括加工过的肉和肝脏），并在连续的 3 次标本采集期间保持如此饮食。可以吃深度烹饪过的猪肉、禽肉和鱼肉。还要告知患者避免吃生的水果和蔬菜，特别是甜瓜、小萝卜、白萝卜和辣根。可以吃烹饪过的水果和蔬菜，推荐吃一些含高纤维的食物，如全麦面包、粗粮麦片和爆米花。每天摄入的维生素 C 量不要超过 0.25g，因为过量的维生素 C 会引起假阴性结果。其干扰机制与对尿液分析试带的干扰机制相同。在检查的前 7d 和检查期间应避免使用阿司匹林和其他非甾体类化合物消炎药（NSAIDs）。

愈创木脂玻片法检查隐血

已经开发出多种商品化的方法用于检查粪便中存在的血红蛋白。市场上现有至少 8 种基于愈创木脂反应原理的检测产品。在此（操作程序 15-1）介绍出现假阳性率最低的 Hemoccult II （SmithKline Diagnostics）检测产品。其他检测产品与此类似，检测都应无一例外地按照制造商的说明进行。

Hemoccult II 是现有的一种涂片检测法，包括均匀浸渍愈创木脂的滤纸。将标本在涂片正面的两个框内分别涂成薄层。这项工作可由患者或实验室检验人员完成。标本操作使用检测用具盒提供的涂抹棒。用具盒内还附带患者饮食注意事项和标本采集说明。

美国癌症协会（American Cancer Society, ACS）推荐采集标本时要连续采集 3 次，每次两个样本用于结肠直肠疾病筛查。所以，检测用具盒通常以 3 个载片一组提供给患者。患者按照说明将待测涂片过夜晾干，然后送回给医生或实验室。涂片应该正确地贴上标签。如果需要邮寄，则必须装进美国邮政局批准的邮袋中，不能用标准纸信封邮寄。

当实验室收到送来的涂片后，需要在检测涂片的背面进行标本检测。当涂片背面的镂空窗打开后，会露出两个标本框以及阴性和阳性"结果监测区"（质控物）。如果在实验室处理标本，必须等到涂片风干后再使用显色剂进行检测，以增加检测的灵敏度。

显色剂是由过氧化氢和变性乙醇组成的稳定混合物，包括在检测用具盒里。只有和载片一起提供的显色剂才能用于颜色反应。当有隐血的粪便标本涂在浸有愈创木脂的试纸上时，标本中的过氧化物酶会与愈创木脂发生接触。随后在显色剂滴入试纸时，愈创木脂与过氧化物酶反应形成蓝色化合物。

上述反应需要血细胞溶解后释放出过氧化物酶，该现象通常发生在胃肠道内。如果将未稀释的全血滴在试纸上，红细胞可能不会溶解，反应就会微弱或不典型。如果标本能在载片上晾干后再使用显色剂，检测隐血反应的灵敏度会得到提高。美国癌症协会推荐在涂片制备后的 6d 内检测，期间涂片不能受潮。而且，甚至在患者未限制饮食的情况下，同一张检查卡中有一次涂片阳性就应该视为检测结果阳性。

粪便中的白细胞

粪便里查见中性粒细胞偶尔可用于提示存在某种肠道病原体。在大约 70% 的由志贺杆菌引起的痢疾中，粪便可查见中性粒细胞。但是由沙门菌或弧形菌引起的痢疾中仅有 30%~50% 的病例可查见中性粒细胞。非侵袭性病原微生物如轮状病毒和产毒大肠埃希菌引起的痢疾中，只有 5% 的病例可查见中性粒细胞。

检测粪便里的中性粒细胞需要用棉签挑取粪便中的黏液部分，然后将黏液涂抹在载玻片上，待风干后进行 Wright 染色，然后在显微镜下观察中性粒细胞。

尽管中性粒细胞通常容易辨认，但是人为混入物质、细胞扭曲或发生退行性变化也经常出现在粪便涂片中。细胞核分叶可能出现偏离，细胞质也可能出现中毒性改变，以及由自溶引起的形态学改变（如核固缩和核碎裂）都可能使细胞辨认困难。

精液分析

以下几种情况需要进行精液分析，包括评价生育能力和不育症、法医鉴定、确定输精管切除

粪便隐血检查：Hemoccult II Sensaelite 方法

原　理

　　该方法的依据是：如果粪便标本中存在亚铁血红素，过氧化氢可将愈创木脂（一种愈创木中提取出来的天然树脂）氧化成一种蓝色化合物。血红蛋白的亚铁血红素部分具有过氧化物酶活性，可催化过氧化氢（显色剂的活性成分）氧化 α-愈创木脂酸（愈创木脂纸的活性成分），形成一种高度共轭的蓝色奎宁化合物。

标　本

　患者的准备与指导

　　●一般情况下：患者可进食猪肉、鸡肉、火鸡和鱼，水果和蔬菜以及高纤维食物；可服用对乙酰氨基酚。

　　●标本采集的前 7d 和标本采集期间避免事项：每天服用阿司匹林不超过成人剂量（0.325g）；不能服用其他非甾体类消炎药（如布洛芬）。

　　●标本采集前 3d 避免事项：不吃红肉（如牛肉、羊肉、动物肝脏）；每天从维生素 C 补充物、柑橘类水果或果汁中摄入的维生素 C 量不要超过 0.25g；平均一个橘子大约含 0.07~0.075g 维生素 C。推荐维生素 C 日允许摄入总量不超过 0.06g。

　标本采集

　　●患者应在检查卡的正面写上自己和医生的姓名，填上第 1d 采集标本的日期。揭开标注"第 1d"的标本采集盒的盖板。

　　●应告知患者将塑料薄膜铺在马桶座圈上，将粪便排泄到塑料薄膜上。用提供的涂抹棒挑取一小块粪便标本，在检查卡的 A 框中涂上薄薄一层，然后再用涂药棒从粪便标本的另一处挑取一小块薄薄涂在检查卡的 B 框中。丢弃标本其余部分和采集用具。合上盖板。将检查卡存放在患者用具盒中的信封中，让其自然干燥。注意不要将涂过的检查卡存放在任何防潮材料（如塑料袋）中。

　　●重复以上步骤进行第 2d 和第 3d 的标本采集。

　　●将准备好的并经过夜风干的检查卡放入美国邮政局批准的邮袋中，揭去封边上的黏胶带，折叠封边并压紧，封好邮袋。

　　●将封好的邮袋在第 1d 采集标本后的 10d 内带给或寄给医生或实验室。

材料与试剂

　　●Hemoccult II Senaelite 片（检查卡）

　　●Hemoccult II Senaelite 显色剂：低于 4.2% 的过氧化氢、80% 的变性乙醇和水溶性增强剂的稳定混合物；了解额外信息可查阅材料安全数据表（MSDS）。小心不要溅入眼睛，避免接触到皮肤。

　　●涂抹棒

　　●患者筛查用具盒，附带分发的信封和患者操作说明。

　　●可由抽水马桶冲走的标本采集棉纸或塑料薄膜。

　　●邮袋（用以寄回检查卡）

　　●Hemoccult II Senaelite 产品说明书

贮存和稳定性

　　●将检查卡和显色剂以原包装形式在受控的室温（15℃~30℃）下存放。不得冷藏或冷冻。避热避光。勿与易挥发化学品，例如氨水、漂白剂、溴、碘以及家用清洁剂等一起存放。

　　●当按照推荐的方法保存时，检查卡和显示剂的性能在有效期内都会保持稳定（有效期标在检查卡的两面和显示剂瓶底部）。

质量控制

　　作为内部质控的阴性和阳性"结果监测区"位于标本检测区的下方。阳性结果会显示蓝色，阴性结果则不显色。

检验程序

　颜色反应（在实验室内操作）

　　① 打开涂片背面的镂空窗。

② 在直接覆盖每张涂片的愈创木脂纸上滴两滴过氧化物溶液（显色剂）。

③ 在 60s 内读取结果，粪便涂片上或边缘呈现的任何蓝色痕迹都表明结果阳性。

④ 涂片结果监测区（质控）的显色：在阳性和阴性结果监测区之间仅滴一滴过氧化物溶液。必须总是在质控物显色之前检测标本，读取结果并进行解释。因为阳性质控物导致的蓝色可能扩散入标本检测区，引起混淆或假阳性反应，所以要在 10s 内读取结果。如果涂片与显色剂按照产品规范进行反应，结果监测区在结果阳性时就呈蓝色，结果阴性时就无色。

报告结果

无论颜色反应是强还是弱，任何蓝色痕迹显现即表明结果为阳性。试纸在使用前已变成蓝色或蓝绿色的应丢弃。如果患者用过已变色的试纸，那么结果解释如有任何问题就应该重新检测。

假阳性结果

可引起假阳性结果的物质：

- 红肉（牛肉、羊肉、肝脏）
- 阿司匹林（>0.325g/d）和其他非甾体类消炎药（例如布洛芬、萘普生）。
- 皮质激素类、苯乙丁氮酮、利舍平、抗凝剂、代谢拮抗物和癌症化疗药物
- 过量的酒精
- 使用含碘消毒剂（如聚维酮碘酒的混合物）。

假阴性结果

能引起假阴性结果的物质：

- 维生素 C 超过 0.25g/d。
- 过量富含维生素 C 的食物，柑橘类水果和果汁。
- 补铁制剂，维生素 C 的含量超过 0.25g/d。

局限性

肠损伤可能不会出血或者间歇性出血。即使存在出血，血液不可能均匀地分布在标本中。因此，即使疾病存在，检测结果也可呈阴性。

临床应用

Hemoccult Ⅱ Senaelite 是一种快速定性检测粪便隐血的方法，能提示胃肠系统疾病。它是常规体检中推荐的一种诊断手段，能够用来监测医院患者（例如缺铁性贫血，术后恢复）的胃肠道出血情况，跟踪检查有胃溃疡、溃疡性结肠炎及其他疾病的患者以及筛查没有症状的结肠癌患者。

术的效果以及检测用于人工授精精子的适合性。

精液是由男性生殖器官的不同部分（睾丸、附睾、精囊、前列腺、尿道球腺和尿道腺）分泌物形成的混合物。在射精过程中多种物质混合形成正常的黏稠精液。这种射出的精液是黄灰色的黏稠液体，在射出后立即变成胶冻状凝块。在室温下，这种凝块会在 5~60min 内自动完全液化。如果凝块液化过程超过 1h，精液标本即视为异常。所有的精液分析都必须在精液液化以后进行。

肉眼检查

精液的肉眼检查包括精液完全液化的时间，外观，体积，黏稠度（均匀程度）和 pH 值。

湿封片分析

湿封片分析用于确定大致的精子数量和精子活动性。将充分混匀完全液化的精液滴一滴于干净的载玻片上，加上盖玻片。滴加的标本量和盖玻片的尺寸必须标准化。10μL 的标准化精液量加一块 22mm×22mm 的盖玻片就能形成约 20μm 的固定标本厚度，用于评价精子数量，形态，活动性和速度。新鲜制备的标本需要稳定 1~3min 后再进行显微镜分析，分析应使用 40 倍或 60 倍的物镜观察 10~20 个视野。

正常情况下，观察到的细胞大多是成熟精子，其他常见的细胞有男性生殖道里的上皮细胞、未成熟的生精细胞和白细胞。要检查并报

告各种类型细胞的百分比，报告精子大致数量的方式是少量、中量、许多或大量。尽管这种报告方式比较主观，但是这样的估计应与使用计数板的实际精子数存在相关性。估计精子数时应确定活动精子的相对百分比。由于精子的活动性和速度与温度有关，故应使用带有保温镜台的显微镜。至少在 5 个不同的视野里计数至少 200 个活动精子和非活动精子，活动精子百分比的计算公式如下：

$$活动率（\%）=\frac{精子总数-非活动精子数}{精子总数}\times100\%$$

正常情况下，50%或更多的精子是活动的。

其他检查

精液定性分析比较主观，通常需要进一步的检查，包括检测或观察凝聚力、生存力、计数板精子计数和精子抗体测定。另外，评估精子的形态可用苏木精–曙红染色，然后进行正常精子和异常精子的分类计数。

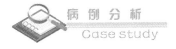

病例分析 15-1

在急诊室一个 15 岁的高中生有发热，寒战和严重的头痛。在到急诊室之前他就感觉恶心，呕吐。在急诊室，体温 40℃，脖子僵硬并后背疼痛。在他的胸部、背部和嘴部发现有一些小的淤斑。采血检测全血细胞计数、血糖检查。进行腰椎穿刺，用无菌管收集了 3 管脑脊液，并进行检查。

血液检查结果

白细胞计数：25×10^9/L

分类计数:中性粒细胞80%，淋巴细胞10%，单核细胞10%

葡萄糖 0.95g/L

脑脊液（CSF）结果

CSF 压力：增加

肉眼外观：所有试管浑浊程度相同，但不含血液

葡萄糖：0.15g/L

CSF 白细胞计数：12 000×10⁶/L，中性粒细胞90%

革兰染色：许多革兰阴性双球菌，一些在细胞内

1. 静脉血液的白细胞计数和分类计数提示患者属于哪一类感染？

  a. 细菌   b. 病毒

  c. 寄生虫   d. 不能区分

2. 这个患者的脊髓液外观有什么重要意义？

  a. 提示可能出血

  b. 提示可能感染

  c. 没有临床意义

  d. a 或 b

3. 患者血液和脑脊液中的葡萄糖含量有什么意义？

  a. 可能是病毒感染

  b. 可能是细菌感染

  c. 可能出血

  d. 以上情况均有可能

4. 根据革兰染色，患者的诊断可能为哪种疾病？

  a.细菌性脑膜炎

  b.病毒性脑膜炎

  c.真菌性脑膜炎

  d.脑卒中

病例分析 15-2

一位 75 岁的老人有很长时间的大关节痛病史。她现在肩膀疼且膝关节肿胀发红，轻微发热并且下肢双侧肌肉无力，做了血液检查、膝盖的 X 线检查，并在膝盖进行了关节穿刺术。

血液检查结果

血红蛋白：11.9g/dL

白细胞计数：12×10^9/L

X 线检查结果

半月板和软骨钙化（软骨钙质沉着病）

滑膜液检查结果

外观：浑浊稀薄

显微镜检查：许多中性粒细胞。细胞内和细胞外有短粗矩形结晶出现，且呈弱双折射，当平行于补偿偏振光震动的慢轴时呈蓝色，垂直于补偿偏振光震动的慢轴时呈黄色。

1. 患者的双折射特征与哪种晶体的特征一致：
   a. 二羟焦磷酸钙结晶（CPPD）
   b. 胆固醇
   c. 羟磷灰石（HA）
   d. 尿酸钠结晶（MSU）
2. 患者双折射的特征是：
   a. 阴性　　　　b. 阳性
3. 患者表现出的疾病为：
   a. 痛风
   b. 骨关节炎
   c. 假痛风
   d. 类风湿关节炎

参考文献

Beckman Coulter: Hemoccult II SENSA^elite product instructions, www. hemoccultfobt.com（retrieved May 2005）.

参考资料

Brunzel NA: Body fluid: clinical importance and utility of cell counts, American Association for Clinical Chemistry Annual Meeting, Orlando, Fla, July 2005.

Butch AW: Performance of the Iris iQ200 for body fluid cell counting, American Association for Clinical Chemistry Annual Meeting, Orlando, Fla, July 2005.

College of American Pathologists: Hematology; Clinical microscopy; Body fluids（glossaries）. In 1996 Proficiency Testing Program, Northfield, Ill, 1996.

Huicho L, Sanchez D, Contreras M, et al: Occult blood and fecal leukocytes as screening tests in childhood infection diarrhea, Pediatr Infect Dis J 12:474, 1993.

Kjeldsberg CR, Knight JA: Body fluids: laboratory examination of amniotic, cerebrospinal, seminal, serous and synovial fluids, ed 3, Chicago, 1993, American Society of Clinical Pathologists Press.

Mcearty DJ, editor: Arthritis and allied conditions: a textbook of rheumatology, ed 12, Baltimore, 1992, Williams & Wilkins.

Ringsrud KM, Linné JJ: Urinalysis and body fluids: a color text and atlas, St Louis, 1995, Mosby.

Schumacher RH Jr, Reginato AJ: Atlas of synovial fluid analysis and crystal identification, Philadelphia, 1991, Lea & Febiger.

Smith GP, Kjeldsberg CR: Cerebrospinal, synovial, and serous body fluids. In Henry JB, editor: Clinical diagnosis and management by/aboratory methods, ed 19, Philadelphia, 1996, Saunders, pp 457–506.

Turgeon ML: Immunology and serology in laboratory medicine, ed 3, St Louis, 2003, Mosby.

Turgeon ML: Clinical hematology, ed 4, Philadelphia, 2005, Lippincott, Williams & Wilkins.

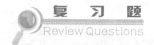 复习题 Review Questions

1. 下面液体不是血浆超滤液的是？
   a. 脑脊液（CSF）　　b. 腹水
   c. 胸水　　　　　　d. 滑膜液
2. 正常脊髓液的外观是？
   a. 清晰透明　　　　b. 浅黄色
   c. 轻微混浊　　　　d. 黄色

问题3~8：请将下列原因与脑脊液的外观情况（a~f）相匹配。
3. _____陈旧性出血的胆红素
4. _____感染
5. _____正常的外观
6. _____最近出血
7. _____蛛网膜下腔出血
8. _____腰椎穿刺创伤
   a. 所有试管里的液体是混浊的
   b. 所有试管里的液体是清晰透明的
   c. 上清液是浅桃红色或浅橙黄色
   d. 连续采集的3管液体均带血色
   e. 连续收集的3个试管血色越来越浅；第3管是透明或基本透明。
   f. 上清液是黄色的液体
9. 下列哪种情况脑脊液里的白细胞增多且以中性粒细胞为主？
   a. 细菌性脑膜炎
   b. 结核病
   c. 病毒性脑膜炎
   d. 酵母感染
10. 下面哪种疾病的最突出特征是脑脊液里面的葡萄糖比血液里葡萄糖低？

a. 细菌脑膜炎

b. 脑肿瘤

c. 糖尿病昏迷

d. 病毒性脑膜炎

问题 11~19：将下列液体与相应定义相匹配。

11. _____ 脑脊液

12. _____ 积液

13. _____ 渗出液

14. _____ 心包液

15. _____ 腹水

16. _____ 胸水

17. _____ 浆膜腔积液

18. _____ 滑膜液

19. _____ 漏出液

    a. 系统性疾病产生的积液

    b. 发炎产生的积液

    c. 液体体积的增加

    d. 在腹部和骨盆器官的周围

    e. 在脑和脊髓周围

    f. 在心脏周围

    g. 在关节周围

    h. 在肺周围

    i. 在身体封闭腔室里的液体

20. 滑膜液区别于其他血管外的液体是那种物质？

    a. 葡萄糖　　　　b. 透明质酸

    c. 乳酸脱氢酶　　d. 蛋白质

问题 21~30：将下面的关节疾病与液体类型相匹配。

21. _____ 退行性关节疾病

22. _____ 骨折

23. _____ 淋病

24. _____ 痛风

25. _____ 血友病

26. _____ 免疫性疾病

27. _____ 狼疮关节炎

28. _____ 骨关节炎

29. _____ 假性痛风

30. _____ 葡萄球菌感染

    a. 结晶诱导性液体

    b. 出血性液体

c. 感染性液体

d. 炎症性液体

e. 非炎症性液体

31. 下面哪种抗凝剂适合滑膜液的显微镜检查？

    a. 液态 EDTA

    b. 肝素锂

    c. 草酸盐

    d. 普通的血清分离管

32. 滑膜液的黏稠度通过下面哪种检验来评估？

    a. 黏液凝块检查

    b. 拉丝试验

    c. 比重

    d. 以上一项或几项检查

33. 滑膜液中存在尿酸钠是下列哪种疾病的特征？

    a. 痛风

    b. 骨关节炎

    c. 假性痛风

    d. 风湿性关节炎

34. 滑膜液中存在二羟焦磷酸钙结晶是哪种疾病的特征？

    a. 痛风　　　　　　b. 骨关节炎

    c. 假性痛风　　　　d. 类风湿关节炎

35. 在结晶诱导性关节炎中最好使用下列技术来最终确定结晶的类型？

    a. 明视野显微镜

    b. 补偿偏振光显微镜

    c. 相差显微镜

    d. 偏振光显微镜

问题 36：将结晶诱导性关节炎中观察到的结晶（1 和 2）与描述（a~h）相匹配。

1. 二羟焦磷酸钙结晶（CPPD）

2. 尿酸钠结晶（MSU）

    a. _____ 当平行于补偿偏振光慢轴时呈蓝色，垂直时呈黄色

    b. _____ 当平行于补偿偏振光慢轴时呈黄色，垂直时呈蓝色

    c. _____ 呈弱双折射性

    d. _____ 呈强双折射性

    e. _____ 双折射性 "符号" 为负

    f. _____ 双折射性 "符号" 为正

g. _____出现典型的短粗矩形

h. _____出现典型的细长针形

37. 粪便隐血一般用于筛查下列哪种疾病?

a. 乳腺癌　　　　b. 结直肠癌

c. 结肠感染　　　d. 营养不良征

　　问题 38~44:判断下列有关粪便隐血检查描述的对错（A=正确，B=错误）。

38. _____应该避免服用阿斯匹林和非甾类消炎药，以防止消化系统出血

39. _____假阳性一般由过氧化物酶活性引起

40. _____多数检查是载玻片检查，基于愈创木脂从无色化合物到有色化合物的还原

41. _____该检查是通过亚铁血红素的过氧化物酶活性来实现的

42. _____大量的维生素 C 会引起假阳性结果

43. _____为减少假阳性反应，患者应该只吃未加工的水果和蔬菜

44. _____为减少假阳性反应，患者应该在检查前 3d 和检查期间限制饮食

　　问题 45~47:判断关于精液描述的对错（A=正确，B=错误）。

45. _____正常的精液里面精子少见

46. _____精液的定性分析是主观的，需要进一步检查

47. _____精液定性分析必须在精液液化前进行。

（王　力　李臣宾　董音婉　彭明婷）

微生物简介
 正常菌群
 病原微生物
 原核与真核细胞区别
微生物分类:分类学
 分类及命名
 形态学及生化特征分类
个人及实验室的防护、净化、消毒和灭菌
 病原微生物对个人危害程度分级
 微生物实验室一般安全规程
 消毒及灭菌技术
微生物标本
 培养标本的采集要求
 微生物标本采集的种类
微生物基本设备及技术
 接种针及接种环
 酒精灯
 固体及液体培养基
 培养技术
 孵　箱
细菌的鉴定
 微生物学涂片及染色
 细菌培养
 生化或酶学检测
尿培养
 标本的采集
 检测尿路感染的方法
咽拭子培养
 标本的采集
 A 群 β–溶血链球菌的检测方法

泌尿生殖道标本培养
 标本的采集
 常见泌尿生殖道感染的检测方法
血培养
 血培养分离的常见微生物
 标本的采集
 血培养检测方法
抗菌药物敏感性试验
 敏感性和耐药性
 最低抑菌浓度和最低杀菌浓度
 抗菌药物敏感性试验方法
微生物实验室的质量控制
 设备的质量控制
 培养基的质量控制
 试剂及抗血清的质量控制
 药敏试验的质量控制
 标本、标本采集以及标本拒收的质量控制
真菌检测（真菌学）
 真菌的特性
 真菌性感染
 真菌标本的采集
 真菌的检测方法
寄生虫检测（寄生虫学）
 寄生虫感染
 寄生虫鉴定标本的采集
 寄生虫检测的方法
 常见寄生虫的鉴定
病例分析
复习题

学习目标

本章结束时，应能掌握如下内容：

- 认识对各种类型标本采集要求的重要性
- 描述常见细菌的革兰染色
- 常见细菌革兰染色涂片
- 常见标本接种合适的培养基，包括:尿、咽拭子、泌尿生殖道分泌物及血液
- 尿培养标本的采集、定量接种（细菌计数）及结果解释
- 咽拭子的采集、接种血平板及结果解释
- 血培养的采集，培养步骤及其结果的解释
- 了解主要性传播疾病及实验室相关检测
- 泌尿生殖道标本的采集
- 了解抗生素药敏试验的目的及步骤
- 了解选择抗生素的因素
- 了解真菌的特性及常见检测真菌的实验室方法
- 了解常见肠道寄生虫标本的采集及鉴定过程

微生物简介

医学或临床微生物的研究领域就是对那些小得我们肉眼根本看不见的生物体的分离及鉴别。它们只能借助显微镜观察因此被称为微生物或微小生物。一些微生物正常寄居于人体并不引起疾病称为正常菌群或正常菌丛。而另一些则能引起疾病称为病原菌。

微生物实验室的研究领域包括细菌、病毒、立克次体、真菌、原生动物以及寄生虫及藻类等。以上每个种类均能引起疾病。医学微生物学的任务就是鉴别这些病原菌，通过发展有效途径来消除或控制它们。

医学微生物学根据微生物的种类分为几个专业领域。比如研究细菌称为细菌学，研究病毒称为病毒学，研究真菌称为真菌学，研究立克次体称为立克次体学，研究寄生虫病称为寄生虫学。本章主要介绍微生物学中的细菌学内容，当然其中有一些通用技术不仅仅专门应用在细菌学领域。如果你很好地理解和掌握了这些基本技能，那么在临床实验室的其他部门，你会很容易地操作其他特殊的检测。

常规操作对于最终鉴定结果有着举足轻重的影响，例如标本的采集、最初培养基的接种、培养基的操作、涂片染色及显微镜检查。本章将会介绍这些常规操作技术，包括各种常见病原微生物的生长（培养）以及鉴定。单克隆抗体（单抗体分子类型）技术已经广泛应用于抗原-抗体反应的检测，我们将会在本章以及其他章节应用处给予介绍。

直接对样本检验的分子诊断技术大大开阔了微生物学的眼界，基因探针技术已广泛应用，带标记的脱氧核糖核苷酸（DNA）或核糖核苷酸（RNA）序列已应用于标本中直接互补序列的检测。现今实验室中 DNA 探针的应用领域已涵盖细菌、真菌、分枝杆菌及寄生虫病原体的检测。

正常菌群

该类微生物存在于健康人身体的特定部位。正常菌群是人类肠道的组成部分,特别是大肠和结肠。微生物通过从宿主获得重要的营养原料而受益。而宿主通过微生物合成或辅助维生素的消化吸收而获益。正常菌群也可以寄居于嘴及口腔、鼻腔、皮肤表面。口腔中的正常菌群可以防止病原菌侵袭和预防链球菌咽炎的发生。而身体其他一些部位是无菌的，如血液、脑脊液以及膀胱等。

病原微生物

尽管微生物对于我们来说一般是有益和必需的，但有一些对它们的宿主是有害的。它们被称为致病的微生物或病原微生物。在特定部位培养物标本中，将病原菌从正常菌群中分离出来是至关重要的。本章主要介绍病原微生物内容。

条件致病菌指的是当人体免疫系统正常时不会致病,但当宿主的免疫系统因疾病缺乏抵抗

力或其他原因使免疫状态受到破坏、改变时则会致病的一类微生物。此类微生物在医院或卫生保健机构引起的患者感染正成为一个主要难题。医院感染指的是在医院或卫生保健机构获得；在患者入院前既没有表现出也未培养出此类微生物。患者入院 48h 后出现症状才考虑医院获得性感染[1]。感染控制对于预防医院感染的发生尤其重要，因此所有类型的卫生保健机构均设有感染控制部门。医院获得性感染中常见的微生物为金黄色葡萄球菌。与之相对应的，社区获得性感染指的是在医院外获得的感染。

在医学微生物领域中，病原微生物包括细菌、真菌、寄生虫、病毒及少量的藻类。其中细菌性病原菌占多数，细菌有很多种，本章只介绍其中较为常见的种属。真菌由霉菌和酵母菌构成，和细菌一样，也对人体同样有益。然而，致病的和条件致病的真菌也会引起许多严重的感染。寄生虫分为原生生物类（如蓝氏贾第鞭毛虫），线虫或蛔虫类（如蠕形住肠线虫），吸虫类（如布氏姜片虫）以及绦虫类（如猪肉绦虫）。病毒感染动植物的方式与细菌不同。与以上所述种类相比，它们具有不同的结构和繁殖周期。

在微生物中研究的无脊椎动物称为节肢动物。就节肢动物本身而言很少致病，但其在特定感染中作为媒介。疟疾就是经按蚊传播寄生虫病的例子。经蜱传播的典型是莱姆病，其病原是伯氏疏螺旋体。螺旋体是一类螺旋状且能动的细菌。卵形硬蜱叮咬是其传播途径，并且其诊断依靠在血清或脑脊液中发现相应的抗体。

原核与真核细胞区别

细胞依据其结构（图 16-1）分为原核细胞和真核细胞。细菌为原核细胞其结构不如真核复杂。原核（希腊语意为"细胞核前"）没有细胞核及膜分界的细胞器如线粒体，其核糖体（蛋白质合成场所）与真核的相比小得多。其 DNA 位于细菌细胞内拟核区，为单链环状染色体。具有由肽聚糖构成的细胞壁结构，帮助细菌维持其形状及防止由于渗透压增高引起的溶

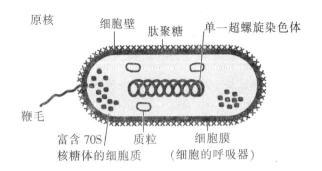

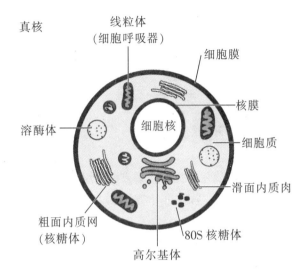

图 16-1 原核和真核细胞主要特征（引自 Murray PR, Rosenthal KS, Pfaller MA: Medical Microbiology, ed 5, Philadelphia, 2005, Mosby）

菌。细胞壁的特性有助于细菌染色。革兰染色是微生物中应用最广的染色技术，其结果为革兰阳性或阴性与细菌胞壁结构密切相关。在细胞壁内为细胞膜（包绕细胞质的液体层），许多细菌被包绕于多糖或蛋白质的荚膜中，称为黏液层。

与革兰染色阳性有关的一个重要结构称为芽胞或内芽胞。当外界环境不利时（如营养枯竭），细菌形成芽胞，此过程称为芽胞形成。芽胞对热、冷、干燥以及化学制剂具抵抗能力，并能在极端不利环境下存活。当环境变为有利时，芽胞形成细菌能转变为营养或活性状态。此过程称为芽生。

细菌具有外结构，如菌毛或纤毛、鞭毛。鞭毛固定于细胞膜内，为丝状结构。鞭毛的旋转运动（趋向和翻滚）使细菌移动。鞭毛因种属不同其数量和位置不同，这点有助于鉴别它们。菌毛位于细胞外部，为毛状结构，能促进

黏附。对于许多细菌而言，黏附是感染过程的开始，因此菌毛归为毒力因子（对疾病进展促进的因子）。

真核细胞（希腊语意为"真实的核"）为动植物及真菌细胞。其具有膜分界的细胞核，细胞器（如线粒体、溶酶体），细胞支架，细胞膜和大核糖体。因为真核细胞具有线粒体，在细胞器中核糖体就显得较小。其DNA包绕细胞核，与组蛋白形成复合体。真核细胞比原核复杂得多，其胞壁类型的超结构需借助电子显微镜观察。在医学微生物中，寄生虫和真菌为真核细胞。

微生物分类：分类学

在学习微生物前，有必要介绍其分类和命名方法。使用生物学的分类法，有助于微生物工作者系统地鉴别微生物。对分类进行科学研究的过程称为分类学。分类学一方面是传统分类法，即提供了古老方法将微生物归类，其依赖形态学和生化反应；而先进的基因检测技术的广泛使用已改变了一系列命名。另一方面是术语，即应用于微生物的命名方法。第三，分类学包含微生物的鉴别，即决定一种微生物是否属于特定一类。

分类及命名

所有生物有着相同的分类层次。处于最高层次拥有最广泛和进化为亲缘关系最近的成员。下面的分类学图表自上而下是：界、门、纲、目、科、属、种（图16-2A）。

在层次表的最顶端分为五界：动物界、植物界、原生生物界、真菌界和无核原生动物界（也称为原核生物界）。细菌属于原核生物界，寄生虫属于原生生物界，酵母和真菌属于真菌界。

分类表这样的系统命名适用于所有生物（图16-2B）。为方便起见，医学微生物对细菌的命名采用双命名法，属名和种名。种是生物分类的基本单位，代表微生物具有相似的生物学性状和亲缘关系。接下来介绍的属是比种更大的分类。属相同，具有共同的特征，但又有足

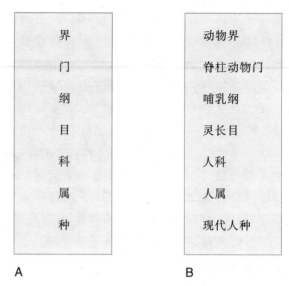

图16-2 分类体系
A. 生物学分类；B. 人类的生物学分类

够的差异，使它们能够成为独立的类别而存在。因此属包含几个种，并且种与种间具有差异。命名法采用斜体拉丁或希腊语，属名大写，种名小写。如链球菌属（Streptococcus）包含几个种，不同种引起不同疾病。化脓性链球菌菌（Streptococcus pyogenes）引起咽炎，猩红热及其他感染。肺炎链球菌（Streptococcus pneumoniae）引起肺炎和脑膜炎，而链球菌属中其他种为正常菌群。通常，属名缩写，种名在后，特别是在第一次使用后，例如S. pyogenes。另一种常用简便做法是有时泛指某一属不特指其中某个种时，可在属名后加 sp.（单数）或 spp.（复数），例如 Staphylococcus spp.。另外，非特指或非正式提及种群时，不用大写或斜体，如 Staphylococci 和 β-hemolytic Streptococci。

有时微生物种群太庞大，使用科来分类。而科在属之上，相似属归入同一科。如肠杆菌科根据生化反应和其他一些特性分为30多个属，其中就包括常见泌尿道感染病原菌大肠埃希菌。

形态学及生化特征分类

医学微生物中传统分类将表型或可见特性相似的归为一类。这些特性包括培养、革兰染色形态及代谢生化反应。

个人及实验室的防护、净化、消毒和灭菌

所有临床实验室均有一般的安全及防护规程（第 2 章）。由于微生物实验室标本可能含有感染性致病菌，因此必须对接触任何有潜在性感染标本的微生物工作者进行防护。

而在微生物实验室因有血液和体液标本使得更具危险性（包括"标准防护"）。由于操作具有潜在危害感染的致病性培养物，因此需采取额外防护措施如在生物安全柜内工作。如在鉴定 CDC 列出任何可疑的生物恐怖菌株[2]时（表 2-2 及框表 2-2），采取安全及防护措施尤其重要，美国疾病预防控制中心（CDC）制订了生物恐怖菌株名单。在微生物室的工作人员应格外关注所有实验室内所有的防护及安全措施。对微生物室工作人员需要专门特殊的安全培训，预防因接触病原微生物而发生感染。

病原微生物对个人危害程度分级

CDC 根据相关危险因素程度评价发布了对生物及病原学实验室的分级[3]。以下举例列出实验室中常见的病原菌。当操作患者标本时各个实验室应对照"标准防护"，因标本中的病原体常常是未知的。

生物安全一级

生物安全一级病原微生物指通常不引起健康成人疾病，对实验室人员及社区危害极低。对这类病原应注意规范化操作。该级别病原菌如枯草芽胞杆菌。

生物安全二级

生物安全二级病原微生物指在患者标本中最常见的,包括所有感染性疾病常见病原。操作这些病原时，须遵循一般安全及控制感染规程，包括：①操作病原菌专门的培训；②进入实验室许可限制；③污染利器防护；④必须使用生物安全柜防止操作中病原体可能产生气溶胶。生物安全二级病原微生物包括如：人类免疫缺陷病毒（HIV）、沙门菌属及志贺菌属。

生物安全三级

此类病原在常规微生物实验室不常见，包括特殊的虫媒病毒、沙粒病毒、结核分枝杆菌培养物（其标本可在生物安全二级实验室操作）及引起系统性真菌感染的某些真菌。当操作此类潜在致命病原时，实验室须对个人进行专门培训。所有感染性材料的操作过程须在生物安全柜中完成，房间应带有控制专门气流的设备。工作时个人须穿防护服及其他专门隔离装备。

生物安全四级

生物安全四级病原微生物在常规微生物实验室不容易发现。进入此类实验室须严格控制。所有操作过程须在生物安全柜中完成，房间应带有控制专门气流的设备。生物安全四级实验室须具有防止此类病原传播至外部环境的特性。生物安全四级病原微生物包括丝状病毒，其成员包括埃博拉（出血热）及其他不在生物安全三级病原微生物的虫媒病毒、沙粒病毒。例如美国 CDC 拥有生物安全四级实验室。

微生物实验室一般安全规程

微生物实验室应设准入制度，只有了解此区域潜在危险的人员才能进入。从事专门高致病微生物工作的可在实验室外独立设区，进行严格的准入制度。

气流控制系统须使气流由低危区流向高危区，严禁倒流。理想状态下，空气流经高危区后不应再循环。操作产生感染性气溶胶时需使用生物安全柜。以下几种疾病可通过吸入感染性气溶胶致病：兔热病、结核、布鲁病、组织胞浆菌病和军团菌病。这些感染颗粒是气溶胶传播的，有些微生物操作如切碎、涡旋、准备直接涂片时也会产生气溶胶。当进行以上操作时须在生物安全柜中进行（气溶胶的防护，第 2 章）。

坚持严格遵守标准防护程序是至关重要的。其中重要的一方面就是自觉使用防护装备，最为常见的装备就是在操作患者标本时手套的使用，还有防护服，在实验室一直穿着白大衣，

应在离开实验室时脱去（个人防护装备，第2章）。

另一项重要措施是实验室标本的转运和操作。标本运输箱应为塑料，具备防漏、密封等特性，箱外表面严禁被标本污染。

应根据实验室规程，离开微生物实验室前彻底洗手，当手被弄脏后也应洗手。实验室人员禁止在带有开放伤口或破损皮肤条件下工作，应在戴手套前进行包扎或覆盖合适材料。

每一个卫生保健机构应制订自己的安全规程，特别是针对微生物实验室，并遵照执行。

废弃物处理及消毒

任何污染的材料在丢弃前须经净化处理。须盛放于有明显生物危害标识的容器中。这些材料包括接种后的培养基及患者残留标本。生物安全容器的废弃应根据卫生保健机构建立的规程执行。任何利器（针头、刀片等）须放置于专门的防割利器容器内。实际灭菌一般采用蒸气灭菌（如高压锅）、烧灼灭菌或焚烧。

每天在工作区域使用前后须进行消毒。典型的消毒剂包括苯酚或稀释后漂白粉。稀释后漂白粉是一种针对病毒的有效消毒剂，其在表面保持湿润的时间越长效果越好。消毒在微生物实验室是一项持续的过程。

电子灭菌器和火焰灯

现在许多微生物实验室使用电子灭菌器对接种环或接种针进行消毒。电子灭菌器是用电的而火焰灯使用的是气，虽然使用电子灭菌器可以避免用气危险，但同样需承担用电危险。当使用明火消毒接种环或接种针时，须格外小心。当不用时应将明火熄灭使危险减至最低。另外，其应放置在远离易燃材料的地方。同时在消毒接种环或接种针时应防止样本飞溅。

消毒及灭菌技术

在对细菌做纯培养时，避免任何环境中广泛存在微生物（空气中、手上以及实验室设备及材料上）的污染，使用无菌培养基至关重要。一般所有材料、玻璃制品以及培养基须经灭菌

处理以保证微生物的纯培养。污染培养基在废弃前须放置于专门的生物危害容器中以防止在运输中可能带来的感染。

灭菌指杀灭或破坏所有微生物，包括细菌芽胞。有多种方法，一般包括物理法如热力灭菌法或滤过灭菌法和化学法如氧化灭菌法。

消毒指杀死病原微生物，但不是所有微生物（细菌芽胞）。可使用物理法（湿热或干热）或化学法（如漂白粉、苯酚、酒精、甲醛等）。

防腐指抑制微生物生长的过程。典型防腐剂包括碘酒、酒精、氯己定。酒精常用于静脉穿刺前皮肤的消毒。

化学消毒剂的使用

消毒应常规每日或在发生溢洒时进行。如1∶10稀释的漂白粉或2%~5%苯酚溶液是经常用来清洁针头和其他表面的化学消毒剂。

热力灭菌法及焚烧

热力灭菌法效果众所周知，是应用最广泛最有效的物理灭菌方法。分为干热灭菌法和湿热灭菌法。干热灭菌法通过氧化作用破坏细菌，而湿热灭菌法使蛋白质变性。选择何种灭菌方法须根据材料的性质决定。

◎ 干热灭菌法

干热灭菌法在热风干燥室内进行，与烤箱相似。温度控制在171℃至少1h。若温度降低相应地时间应延长。一般玻璃制品使用此法灭菌。

◎ 湿热灭菌法

湿热灭菌法的一种是水煮法。其足以杀灭细菌繁殖体，但对芽胞效果欠佳。一些菌属的细菌如杆菌属能在不适环境下形成芽胞，在条件适合时恢复为繁殖体。芽胞具有高度抵抗性，为灭菌提出了新挑战。

最有效果的湿热灭菌法为高压蒸气灭菌法。使用的专门设备称为高压灭菌蒸气锅。适用于在潮湿、高温、高压下不被破坏的任何材料。大多数在微生物使用的培养基用此法灭菌，一些设备及要丢弃的感染性材料也使用此法。高压灭菌蒸气锅有一金属外壳，配有可抵抗内部

高压的门或盖的密闭容器，并配备压力表、安全阀、温度显示计。灭菌条件为121℃下15min。须加压达到此温度，一般达到121℃须大气压升高至103.4kPa。在此温度及压力下能杀死所有细菌包括芽胞。高压灭菌蒸气锅须记录其工作温度，质量控制计划要求定期维护检查并记录，可使用生物或化学指示条等多种方法来监测灭菌效果。

滤过灭菌法

当制作特殊培养基时，以上各种灭菌方法均不适用，因为会破坏培养基成分。这时会考虑使用如过滤法灭菌，即通过多层塑料或纤维素脂薄膜滤过。一些对热敏感溶液如疫苗、抗生素溶液能够使用此法灭菌。

生物安全柜中使用的高效微粒空气滤过器（HEPA），也用于隔离或手术房间中，其可滤过99.97%大于0.3μm的微生物[4]。

微生物标本

当患者出现特定症状或怀疑微生物感染时，通常需确定病原菌。若为阳性结果对选择最佳治疗方案至关重要。因此，尤其需要合适的标本才送到实验室。伴随标本的信息（除患者信息外）应包括：标本来源（如伤口、痰）、采集日期及时间、采集人、主管医生及使用过何种抗生素。

肾或尿路感染的患者须采集尿标本做细菌分析。若患者喉咙痛，须采集咽拭子。胃肠炎患者须采集粪便标本。感染伤口须采集拭子、抽吸物及感染部位的合适材料。用于培养或鉴定的其他来源的材料或拭子包括血液及体液（如胸膜积液、腹膜积液、脑脊髓液）、生殖道、耳、眼、呼吸道（上、下）及各种组织（第3章）。

培养标本的采集要求

微生物工作者必须意识到感染性标本的种类对疾病及检测会产生影响。同样的，对各种来源的标本，个人采集须遵守相应的规程以确保标本质量最佳。

疾病或感染的治疗常常使用抗生素来消除各种病原菌。通常在病原菌鉴定结果之前已使用抗生素，鉴定会耗时1d或更长时间，而患者急需立即治疗。如果在标本采集之前使用抗生素通常不会培养出病原菌。因此须在抗生素使用前采集合适的标本。

采集标本的部位应是最可能怀疑感染的器官，这点很重要。如来源于引流伤口的标本含有金黄色葡萄球菌。这种类型的标本在采集时不可避免外部污染。如果感染部位与周围区域一同培养，可能会出现皮肤正常菌群。又如在采集痰标本辅助诊断下呼吸道感染时，采集的应是痰，而不是来源于口腔的唾液，否则只会出现口腔中的正常菌群。

伴随标本的患者信息（例如来源）会帮助确定接种正确培养基，进而鉴定出正确病原菌。同时，一份高质量的标本会帮助医生给予患者最好的治疗。

标本容器

正确的鉴定结果要求细菌正确的分离和纯培养。为此原始标本应放置于无菌容器中并在随后转运及接种的任何一步不应污染。同样重要的是，为保护实验室人员及其他操作人员，标本应全部盛放于合适的容器中，不应造成外环境污染。应遵守转运规程，降低医院相关工作人员感染风险。

采集微生物标本有多种一次性容器。最常用的是拭子，由一个塑料柄和一个藻酸钙制、涤纶或棉质的聚酯头组成。当选择拭子时，应考虑标本来源和培养何种微生物。当考虑性传播疾病，来源于生殖器标本的培养须采集双份。当培养沙眼衣原体时禁止使用木质棉签。另外藻酸钙制或棉质拭子会抑制或破坏淋球菌。而运输生殖器标本时加入碳粉能去除污染。现有商业用拭子，由合适的材质制成并密封于容器中，可用于采集咽部、鼻腔、眼部或耳部、创伤及外科伤口、泌尿生殖器及直肠标本。

对不同类型的无菌一次性培养基进行了改进。为延长采集微生物的存活时间，使用了转运培养基。当采集和培养间隔较长时转运培养基特别适用。拭子可通过浸入转运或贮存培养基的方法防止感染性材料干燥，直至培养完成。转运培养基能维持但不支持细菌的生长。整个转运培养基应贴上标签并迅速送至实验室。

当怀疑为厌氧菌时，不应使用常规转运管。培养厌氧菌（对氧气敏感）最终成功的关键是对活检组织和注射器吸出物的转运。现在已设计了一些针对液体标本并支持厌氧菌生存的转运系统（图16-3）。其通过针刺橡胶塞注入标本，避免与空气接触。厌氧菌须与空气中的氧气隔离才能培养成功。而当仅能采集一个拭子时，应使用专门的双塞采集管，内含一个无氧套管（图16-4）。

转运至实验室

一旦采集的标本放进合适容器内，应及时运送至实验室，不应在医院或临床停留。尽管许多微生物采集后仍能存活很长时间，但一些苛养菌需要专门的环境供生长，应快速接种于合适培养基上进行检测。事实上，一些微生物很脆弱，只能在床旁直接将标本接种至专门培养基。淋球菌快速接种于培养基后就能获得较好生长。最近美国药品食品监督管理局批准了DNA/RNA法检测淋球菌及沙眼衣原体，该方法

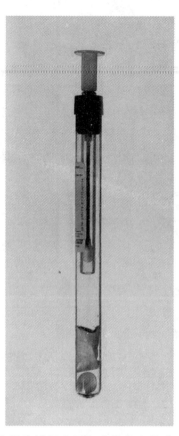

图16-4　为保持拭子中厌氧菌的生存能力而设计的厌氧转运系统（引自 Forbes BA,Sahm DF, Weissfeld AS: Bailey and Scott's diagnostic microbiology, ed 11, St Louis, 2002, Mosby.）

使得采集标本时间要求变得宽松些。（淋球菌感染及衣原体感染）。

实验室中处理及贮存标本

当然，最好是立即接种新鲜的标本，但是并不实际。如果接种时间必须推迟，大多数病原菌和标本可贮存于4℃~6℃冰箱。除外那些必须立即接种（标本可能含有淋球菌）或某些引起脑膜炎的特定细菌如脑膜炎球菌（脑膜炎奈瑟球菌），脑脊液对低温敏感，应立即接种。较小的温度变化对大多数病原菌的影响不大，但病原菌对干燥十分敏感。微生物操作人员应清楚哪些微生物须立即接种，哪些可安全地暂时贮存。

冰箱能抑制其他微生物（正常菌群）的过度生长。这就使分离重要的病原微生物变得容易些。冰箱对以下标本贮存特别有效：尿标本、粪便标本、痰标本及其他来源的拭子。而

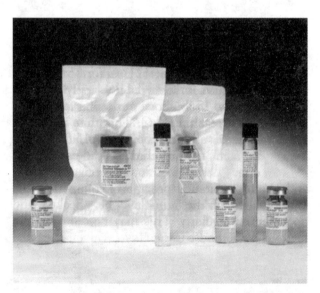

图16-3　为保持液体标本中厌氧菌的生存能力而设计的厌氧转运系统（Courtesy BD 诊断系统,Sparks,Md.Port-A-Cul 为 Becton Dickinson and Company 的商标）

对于厌氧菌、脑脊髓液或淋球菌培养物无效，这些标本须室温贮存。当检测特殊微生物或使用罕见的生物样品时，须核对后方可采集及操作标本。仅当采集及操作标本符合规程时最终结果才有效。血清学检测的标本可在冰柜中贮存 1 周。

微生物标本采集的种类

血　液

血液标本因其在感染中的危急特性在微生物学中十分重要。通常使用专门的血液采集设备。如无菌采血瓶/管含有适量营养培养基，采血设备包括针和使血液流入采血瓶中的管，以及皮肤消毒物，以确保采血的质量。

在刺入前应小心对穿刺点进行消毒，以避免皮肤上的细菌污染血标本。通常使用 70% 酒精进行初次消毒清理污物和油脂，以穿刺点为中心旋转依次向外消毒。接着使用 1%~10% 的聚维酮碘进行消毒，随后用酒精脱碘[5]（第 3 章静脉血采集及本章血培养的相关章节）。其规程由各医院制订。

脑 脊 液

医生通过穿刺术采集脑脊液 (CSF)。因脑膜炎的严重性以及其中微生物对温度变化敏感，所以快速处理 CSF 标本尤为重要，禁止使用冰箱贮存。CSF 应放置于无菌管中（第 3 章），及时送至实验室进行包括培养染色等检测。若管中标本体积大于 1mL 应离心，建议供检测用量为 5~10mL（第 15 章）。

粪　便

粪便标本含有大量细菌（正常菌群），而通常只分离特定种类的肠道致病菌。通常在 2h 内应接种。如不能达到此要求，应使用专门的转运培养基。婴幼儿可使用直肠拭子，而其他年龄人群不推荐使用。粪便标本也可用来鉴定寄生虫（后面讨论）。

痰

当采集痰标本时，患者需全力配合以保证获得合适的标本。通常在早晨采集，应快速送检并培养。深咳能获得较好的痰标本，并应避免采集唾液，推荐使用广口无菌采集器收集痰。

一份可以接受的或一份合格的痰标本应该是未经唾液污染的，应做革兰染色和鳞状上皮细胞镜检来核实。平均每低倍镜视野多于 10 个鳞状上皮细胞表明混有唾液，用来培养是不合格的标本[1]。

医生采集其他呼吸道标本如气管冲洗液、灌洗液、刷洗液等过程统称为支气管镜检查。此项技术获得的标本有助于检出引起肺炎的多种病原，并应及时处理（涂片及培养）。呼吸道这种治疗技术可以通过刺激患者获得痰标本。患者不能自主咳痰时可借助支气管镜。患者行气管造口术时可进行吸痰。

各种体液拭子

使用用来采集各种开放孔道的标本，如鼻腔、咽部、口腔、阴道、肛门及伤口。拭子应小心采集并放置于合适转运培养基中。若操作不当会使微生物干燥或数量大减影响培养。

尿 标 本

采集尿标本同样需要患者的配合。应是清晨第一次中段清洁尿。在取标本前应对尿道周围区域进行清洁（第 3 章）。膀胱中的尿应为无菌的，应使用无菌容器盛放尿标本。若患者因病或虚弱不能排尿时应使用导尿术采集。采集后应尽快送至实验室或放入冰箱，或可使用防腐剂保持细菌数量。

微生物基本设备及技术

微生物工作者应使用专门的设备和技术对细菌进行培养及分纯。常规工作包括细菌培养、反应特征及鉴定。以上工作能提供以下 3 个重要方面信息：①对患者标本中的细菌进行培养；②对分离出的细菌进行分类及鉴定；③对使用合适的抗生素的结果解释。因此就需要使用专门的技术及设备进行标本的培养和染色涂片的镜检（微生物学中的涂片准备和染色）。

接种针及接种环

接种针及接种环是微生物工作者常使用的工具，分为一次性和反复多次使用两种。一次性接种环塑料做成，一次使用后即丢弃。常见的多次反复使用的一头是直的金属丝或是金属环，另一头是手柄。金属一般为铂或合金材料，如镍铬合金，进行加热灭菌时只是变红，并能迅速恢复至室温。环或针变红灭菌可在瞬间完成。其用来接种标本、在培养基间转种或镜检涂片用。正因为可快速灭菌，接种环可反复使用。接种环在酒精灯或火焰灯上灭菌后转种，转种完成再次灭菌。

酒精灯

酒精灯是微生物实验室常用设备。许多实验室用此方法对接种环进行灭菌，因为其避免了煤气的危险。此法操作简便，将接种环伸进火焰中心高温区即可。煤气喷灯是一种开放式火焰方法，需将接种环伸进火焰进行灭菌。

固体及液体培养基

固体培养基是在特定培养基营养物质中加入琼脂制成。将融化的琼脂（加热至100℃）注入 Petri 碟或琼脂盘中，放置直至凝固，翻过来防止在表面凝缩。琼脂盘为一浅盘，形状深浅与碟子相似但直径稍大，由塑料或玻璃制成，上面配有一盖子。当接种完碟子一般翻过来放置；在其底部贴标签（彩图16-5A）。斜面培养基为固体培养基的一种，盛放于管中，方便储存、运输及生化检测。其制备过程为：将培养基倒入管中，高压，然后倾斜一定角度凝固后即可。

液体培养基或肉汤培养基制备时将肉汤培养基放入管中（彩图16-5B）。伤口和厌氧菌使用固体或液体培养基。增菌培养基还用于数量不足未在琼脂平板上显现的微生物生长，因此增菌培养基可作为固体培养基的辅助和补充。当细菌在增菌培养基上生长时，培养基由澄清变为浑浊。血培养也使用液体培养基。血标本采集后放置于增菌培养基（血瓶中）中，接种后如阳性结果则进行革兰染色及传代鉴定。

培养技术

划平板技术是一项在微生物学中为获得单个菌落或半定量菌落的方法。单个菌落是指由单个细菌生长开始，分裂成为多代，生长为可见菌落的过程。当接种固体培养基时，目的是将少量原始标本成功接种于平板的4个区域（四分法）以便在4个区域内均可见生长菌落。一些实验室也使用三分法接种。

一般将少量标本划或用移液器滴在平板边上（彩图16-6）。划平板时用无菌接种环来回反复在培养基表面涂抹。第1次划大约占平板的1/4（第一象限）。接种环灭菌后可反复使用直至接种完。转一下平板，在刚才接种区域重复划几次，接着从周围开始接种第二象限。接种环灭菌，然后再转一下平板，在第2次接种区域重复划几次，接着从周围开始接种第三象限。最后，接种环灭菌，在第3次接种区域重复划几次，从周围开始接种第四象限。如果培养出多种细菌，一般在第四象限可见单个菌落。

孵箱

温度是影响细菌生长的重要因素，大多数人类致病菌的最适温度为35℃。孵箱是一种用来控制环境温度的装置，常规设置为35℃±2℃，CO_2 浓度为3%~5%及有一定的湿度。大多数细菌在 CO_2 环境下生长良好，一些特殊细菌缺乏 CO_2 则不能生长。一些实验室使用烛罐制造 CO_2 环境，而大多实验室则拥有两台其他的孵箱，一台30℃孵箱用来培养真菌，另一台42℃用来培养肠道致病菌中的弯曲菌属。

细菌的鉴定

为鉴定感染的病因或病原，微生物工作者须知晓微生物学的常识及操作规程。本节将介绍诊断微生物学的基本知识，包括常规的标本采集和常见细菌、真菌、寄生虫的鉴定过程。

微生物实验室的基本任务就是分离、鉴定及提出对细菌所致感染性疾病的结果解释。大多数细菌的鉴定包括镜检（涂片及染色），细菌培养及生化试验。

微生物学涂片及染色

鉴定特定种类细菌包括形态学的镜检——形状及染色。未经染色的细菌放置于玻片镜检为透明、无色结构及均质、颗粒状。为区别细菌和背景应使用染色技术。

相差显微镜有助于未经染色涂片的观察。根据需要获得的信息不同可使用各种染色方法（染色技术）。

涂片准备

染色前，镜检材料应在载玻片上薄薄涂一层并干燥。涂片应足够薄至可观察单个细胞。若为液体，如肉汤培养基，可使用无菌拭子或接种环转移，直接涂抹于干燥载玻片上。若为琼脂平板分离的，应先在载玻片上滴一滴无菌蒸馏水以悬浮细菌。

微生物标本拭子多数为双份：一份供培养，一份供染色。若为单份拭子，应先接种培养基然后再涂抹于干燥、清洁的载玻片表面供染色用。载玻片并非无菌，因此应接种完所有培养基后再涂片。

涂片应薄但也应均匀覆盖载玻片。涂片可能来源于患者标本、液体培养基细菌菌悬液或固体培养基上的单个菌落。所有涂片均须注明患者身份信息。有时可用铅笔在载玻片背面标本涂抹区域画一个圆圈，有助于镜检的观察。

当涂片在空气中完全干燥后，应固定涂片。此过程防止细胞在接下来的染色操作过程中从载玻片上洗脱。固定的方法有加热或在95%甲醇溶液中放置1min。

在几种染色方法中，常规使用的而且能提供有效的信息还是革兰染色。革兰染色用来决定培养物的纯度及细菌的初步鉴定。染色前适当的准备能为接种何种培养基和后续的检测提供线索。如CSF、痰及伤口培养物的革兰染色结果能为患者的早期治疗提供大量有价值的信息。

染色的种类

为观察形态学特征，常使用简单染色如亚甲蓝。但在微生物学中使用最广泛的是复染色。革兰染色就是复染色的一种，根据反应不同将微生物分为两类，革兰阳性和革兰阴性。除此之外形态学观察必不可少。另一种复染色是用来诊断结核病的抗酸染色。其他染色方法包括荚膜染色、鞭毛染色、异染颗粒染色以及芽胞染色及真菌染色（染色技术）。

细菌形态学

每种类型的细菌具有特征性的形态（图16-7）。球状或圆形为球菌（单球菌），杆状为杆菌（单杆菌），螺旋状的为螺旋体或螺旋菌（单螺旋体或螺旋菌）。在杆菌中弯状的称为弧菌，小圆棒状的称为球杆菌以及长、瘦、肥杆菌。对特定种类可以根据菌体排列为单个、双球、成链或成簇进行更细的分类。前缀diplo-表示为成对或双球，strepto-表示为链状，staphylo-表示丛状或簇壮。有时细菌会表现出多形性，或形态上的变异。此时细菌在同一张涂片上会表现

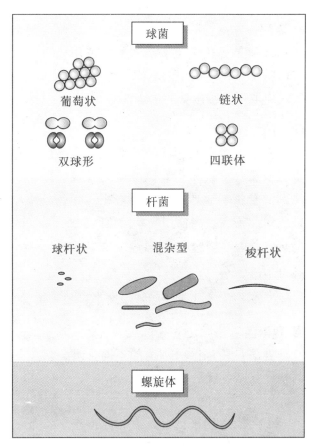

图16-7　细菌形态，显示其特征性形状和排列

（引自 Forbes BA, Sahm DF, Weissfeld AS: Bailey and Scott's diagnostic microbiology, ed 11, St Louis, 2002, Mosby.）

出不同的形态，如长杆菌和球杆菌。

尽管在普通光学显微镜下能观察细菌，但它们具有更小的结构。通常在油镜下 100 倍物镜观察，使用 10 倍目镜能放大 1 000 倍。测量细菌使用单位为微米（$1\mu m=1/1\,000mm$），大小可变。葡萄球菌直径为 $0.5\sim1.5\mu m$，接近普通光学显微镜的分辨率极限 $0.2\mu m$。杆菌稍大。流感嗜血杆菌是一类极小的杆菌，长 $0.5\mu m$，宽 $0.2\mu m$，炭疽杆菌是相对较大的杆菌，宽 $1\sim3\mu m$，长 $8\mu m$。而红细胞直径大约为 $7\mu m$。

形态学及染色特性能引导微生物工作者对细菌进行初步鉴定。至于最终鉴定还需要培养特性以及进行生化检测，详见后面讨论。

染色技术

鉴定过程的开始往往是从染色开始的。染色剂是含有染料的化学物质。特定结构附着特定染料。大多数实验室从公司购买可直接使用的染料。一些特殊染色方法有助于展示细菌形态学及特殊结构，如荚膜、鞭毛、芽胞及异染颗粒。简单染色及更复杂的复染色用来展示细胞内特殊结构。细菌对不同染色（如革兰染色）的反应取决于细胞壁的化学结构。

◎ 简单染色

简单染色过程包括结晶紫、碱性品红、亚甲蓝及蕃红，在微生物领域应用有限。因为只使用一种染料，所有结构均着相同颜色，简单染色由此得名。当使用简单染色时，观察大小、形状以及染色均匀性等项目。

◎ 亚甲蓝染色

操作程序 16-1 列出了亚甲蓝染色技术步骤。

◎ 复染色

复染色用来区分细菌的不同种类。最常用的差异复染色就是革兰染色。

1）革兰染色

革兰染色用来区分具有相同形态学特征的不同种类细菌（操作程序 16-2）。革兰染色结果同细菌细胞壁结构有关。革兰染色使用 4 种试剂：①结晶紫初染；②加入媒染剂碘液；③用

操作程序 16-1

亚甲蓝染色

1. 将标本在清洁载玻片上涂成一层薄膜，风干，固定。放置于染色架。
2. 加入亚甲蓝染色剂，染色 2min。
3. 用水冲洗涂片，去除多余的染色剂，风干。
4. 使用油镜镜检，注意观察微生物大小、形状、染色均一性。

丙酮或乙醇脱色；④蕃红复染（媒染剂是结合特定染料形成不溶复合物的物质，起固定染料作用）。

革兰染色将细菌分为两类（彩图 16-8）。细菌被染成紫或蓝色，即保留结晶紫-碘酒复合物颜色的称为革兰染色阳性。细菌被蕃红复染成红或粉色的称为革兰染色阴性。导致在阳性菌中保留结晶紫-碘酒复合物而在阴性菌中不保留的原因是两种细菌的细胞壁结构不同。革兰阳性菌具有较厚的肽聚糖层，富含磷壁酸交联。而革兰阴性菌的肽聚糖层较薄，具有与细胞膜相似的外膜结构。

在染色的第一步中，所有菌均被结晶紫初染染成紫色。加入碘酒后形成结晶紫-碘酒复合物，这种复合物被保留在阳性菌中，而在阴性菌中不再保留。

使用丙酮和 95% 乙醇混合物脱色，使阴性菌脱去染色，而阳性菌不受影响保留紫色或蓝色。若脱色时间较长可单独使用乙醇。阴性菌在脱色之后变为无色，经蕃红复染后形成红色。

操作程序 16-2

传统革兰染色步骤

1. 经固定后的涂片结晶紫染色 10s。
2. 用水冲洗。
3. 碘酒染色 10s。
4. 用水冲洗。
5. 用乙醇-丙酮溶液快速脱色，若乙醇-丙酮溶液脱色太快，则使用 95% 乙醇，直至无色。通常 10~20s。注意不要过度脱色。
6. 用水冲洗。
7. 番红复染 10s。
8. 用水冲洗，风干，用油镜镜检。

染色的不同对决定后续的检测以及对最终鉴定培养的意义均有帮助。同时也有助于引导患者治疗，因为某些种类抗生素针对革兰阳性菌，而对阴性菌不敏感，反之亦然。

2）抗酸染色

抗酸染色主要用来检测结核杆菌。因此种微生物易形成气溶胶，操作时需小心并使用生物安全柜。结核杆菌为串珠状，部分为革兰染色阳性。针对此类菌的复染色就是抗酸染色，用来区别分枝杆菌与其他细菌。分枝杆菌一经染色，会保留初染颜色，即便使用酸性乙醇也很难脱色，因此称为抗酸染色（AFB）。酸性乙醇能使不具备富含分枝菌酸的细胞壁细菌脱色，均呈现复染颜色。而抗酸杆菌（含分枝菌酸）不易脱色，呈现初染颜色。

齐尼抗酸染色使用碳酸复红初染，加热使染色剂更易渗入，3%盐酸乙醇和95%乙醇脱色，亚甲蓝复染。Kinyoun 抗酸染色只是在碳酸复红初染时略有改动,加入苯酚使染色剂更易渗入，使用孔雀绿或亚甲蓝复染 (操作程序 16-3)。由于 Kinyoun 方法不用加热而是使用苯酚，所以称为"冷"方法。经过抗酸染色过程的第一步，所有细菌被染成红色。经过盐酸乙醇脱色，抗酸菌为红色，而其他细菌为无色。经亚甲蓝复染，抗酸菌依然为红色，而其他菌染成蓝色（若使用孔雀绿复染，则被染成绿色）。

第 3 种抗酸染色方法是用荧光染色。荧光染料能吸收紫外光激发出更长波长的光。荧光显微镜能筛选荧光物并检测其发光（第 5 章）。此法比齐尼抗酸染色和 Kinyoun 抗酸染色更敏感，因为细菌发出荧光，在黑暗背景中凸显明

操作程序16-3

抗酸染色 Kinyoun 碳酸复红法步骤

1. 加热固定涂片，65℃~70℃ 2h 或 80℃ 15min。
2. 室温下 Kinyoun 碳酸复红冲洗涂片 5min。
3. 用水冲洗。
4. 加入盐酸乙醇脱色。一般厚度的涂片大约需要 2min。
5. 用水冲洗。
6. 亚甲蓝或孔雀绿复染 1~3min。
7. 用水冲洗，风干，油镜镜检。

亮的橙黄色。并且涂片可快速在低倍镜下观察，减少了读片时间。荧光法最初使用金胺和罗丹明作染料（操作程序 16-4）。脱色剂使用酸性乙醇，复染剂使用高锰酸钾。

操作程序16-4

金胺-罗丹明法抗酸染色步骤

1. 加热固定涂片，65℃~70℃ 2h 或 80℃ 15min。
2. 室温下用金胺-罗丹明冲洗涂片 15min。
3. 用水冲洗。
4. 用盐酸乙醇脱色 2~3min。
5. 用水冲洗。
6. 高锰酸钾冲洗 2~4min。
7. 用水冲洗，荧光显微镜镜检涂片。

镜检技术

尽管亮场显微镜应用于大多数常规镜检中，但其他一些显微镜技术在微生物检验的某些领域同样重要。

◎ 明场显微镜

明场显微镜能满足大多数常规镜检需要。微生物在明亮背景下为黑色。革兰染色一般在亮场显微镜下用油镜（100×）镜检。

◎ 荧光显微镜

在荧光显微镜中，标本自身发光，表现为在黑暗背景中发光。常使用暗场荧光显微镜（第 5 章）。使用荧光物（金胺和罗丹明）的抗酸染色是快速筛查分枝杆菌属的方法，包括引起肺结核的结核分枝杆菌。

免疫荧光技术用于特定种类微生物的鉴定。此法中先使用抗体预先处理荧光染料，然后与微生物进行反应。若微生物对于抗原是特异的，它们会形成复合物。抗原抗体复合物被荧光标记，可在荧光显微镜下观察。常用于鉴定病原菌嗜肺军团菌（军团病）和一些病毒感染。

细菌培养

鉴定细菌起始于培养，生化检测也必须以纯培养为基础。只有纯培养的细菌用于抗生素的敏感性和耐药性检测，结果才是准确的。

原始培养、次代培养及纯培养

当培养患者标本时，采用分区划平板技术接种原始培养平板，以获得分离的菌落。培养物一般是多于一种细菌的混合物；因此需使用次代培养分离不同种类的细菌。为分纯细菌，挑选单个菌落培养于另一个培养基以获得来源于同一菌株的多个菌落。生长的多个菌落均从单个菌落起源，因此该单细胞株称为纯培养（彩图 16-9）。一个菌落起源于一株父代菌，复制多代后形成可见的聚集体或菌落形状。

培养基种类

许多微生物（但不是所有）可脱离通常的生长环境而在实验室生长。微生物的人工培养需提供合适的营养及生长环境。微生物在人工环境下生长称为培养，微生物生长的营养成分的混合物称为培养基。

细菌需在专门的培养基生长。在培养基上分离和鉴定可见的病原菌依然是诊断感染性疾病的标准。根据怀疑的病原菌不同，标本需接种于几种不同的培养基。选择合适的培养基对于病原菌的接种、生长和最终鉴定具有重要意义。通过研究一种细菌的生长特性，如特定的生长模式，可以推测出种属。

培养基的制备通常从已知原料的称量开始，并且这种原料能重复出高度一致的培养结果。此种培养基由能保证细菌生长所需的专门氨基酸、糖类、盐类、维生素以及矿物质组成。通常都有供诊断用的商品化的培养基。商品化的培养基一般使用一次性平皿或管制备，代替了现用现配。临床和实验室标准协会（Clinical and Laboratory Standards Institute，CLSI）已公布了推荐的商品化培养基制造商 [6]（培养基质控）。

琼脂广泛应用于固体培养基的制备；它是海藻类提取物，加热时变为液体，冷却时为固体。对细菌生长没有任何影响只是作为营养物质的支持基质。琼脂融化后倒入管或平皿中，冷却后凝固。使用的琼脂越多，最终培养基的固体越多。平板和琼脂斜面培养基都是以琼脂为基础制备的。

另外，对于为观察细菌生长特性的琼脂平板或 Petri 碟来说，培养研究还应包括为保持生长琼脂斜面培养基、专门做生化反应的培养基以及观察细菌动力的半固体培养基来使用。增菌或液体培养基有时也用于培养。增菌液是蛋白质的提取物，蛋白胨，一种蛋白消化的中间产物或消化蛋白。增菌液用于所有伤口及厌氧菌的培养。可作为琼脂培养基的补充，若微生物数量不足，增菌液能支持其生长。对于鉴定，增菌液可作为琼脂培养基的次代培养。

细菌培养基的菌落特征（外观）

当在合适温度和湿度下，在半固体或固体培养基上接种时，细菌可快速增长并形成可见菌落。在理想条件下，微生物的增长以几何级数递增。例如一个大肠埃希菌，生长一代的时间为 20min，10h 内会产生 1 073 741 824（1×2^{30}）个细胞。特殊限制因素会阻止其生长。如在一个封闭系统培养，当出现以下情况时便会停止生长：重要营养物质耗竭、毒素的累积或不适的 pH 值。

培养基的种类（液体或固体）会影响菌落外观。液体培养基中，细菌生长没有特征性外观，而且也不能从"混合培养"中分离。与之不同的是，在固体培养基上培养物外观对于最初区别菌落类型很重要，而且还能分离纯培养。

细菌以二分裂方式增殖。一个细胞分裂为两个子代细胞。可见细菌菌落在 24~48h 内形成。一个菌落起源于单个细胞，是大量细胞的聚集体，但功能又相互独立。不同种类细菌形成的菌落形态各异；因此菌落外观有助于鉴定细菌种类。为了鉴定需从以下几个方面观察菌落特征：

1. 没有黏液荚膜的菌落外观干燥粗糙。

2. 具有黏液荚膜的菌落外观有光泽和湿润（黏液样）。

3. 细菌可含有色素，菌落表现出特征性颜色（如白、红、黄、橙）。

4. 细菌可铺满或充满整个培养基，表明其具动力。

菌落观察需注意其相对大小、形状或形成、突起、质地、边缘以及颜色等。以上信息和显微镜下形态学外观、多种染色反应（如革兰染色）、生化检测结果等有助于最终鉴定细菌的种属。

细菌培养的要求

细菌同其他生物一样，维持生命和繁殖须具备专门的要求。培养要求包括营养的来源、合适温度、充足的氧气（或某些条件下缺氧）以及合适的 pH 值。

◎ 氧气要求：厌氧菌和需氧菌

在微生物培养时需要考虑需氧或厌氧。致病菌如果是专性需氧菌，生长需要氧；如果是专性厌氧菌，不能耐受氧；如果是微需氧菌，在低氧气的情况下生长良好。需氧菌在室内环境下培养即可。大多数临床重要的需氧菌为兼性需氧菌，在需氧或厌氧环境下均能生长。大多数致病菌在需氧环境下生长良好。

一些致病菌在有氧环境下不能生长称为专性厌氧菌。所有厌氧菌标本采集后须尽快培养以防细菌失去活性。分离及研究厌氧菌有专门的方法。厌氧菌能从食物来源获得能量，并在有氧环境下生长受抑制；为培养此类微生物须避免有氧环境。

当怀疑为厌氧菌时，标本应同时接种在需氧和厌氧培养基上，还须接种于增菌培养基及鉴别和选择培养基（培养基分类）。

增菌培养基和选择培养基是必需的，因为厌氧菌比较难生长，而且大多数厌氧感染是由多种微生物引起的（如需氧菌和其他厌氧菌的混合）。培养基须立即放置于厌氧环境接种。有厌氧罐、盒、或商业用厌氧袋和包供使用（图16-10）。35℃培养 48h。通常培养不能暴露于任何有氧环境下，直至培养 48h 后。若使用厌氧盒或厌氧包，可在 24h 后观察。通过 H_2 或 CO_2 培养箱制造厌氧环境。在厌氧袋中，使用混合气体来保持无氧环境。放置标本或培养基于袋中，密封气袋以保持厌氧环境。

厌氧或需氧细菌都能在巯基乙酸盐肉汤中生长。它含有巯基乙酸盐和 0.075% 的琼脂，这两个成分都被用来制造在管底的厌氧环境（培养基的常见类型）。严格的需氧菌在管子顶部生长，那里有氧气。分离厌氧菌有商品化的预还原培养基供使用，并推荐使用营养丰富和选择培养基首次接种厌氧菌。

◎ 营　养

细菌生长需要适宜的营养成分。一些细菌在含有简单无机盐的培养基上即能生长，因为它们能自我合成所需的有机物。而另一些，特别是众多病原菌，需要复杂的营养，包括多种 B 族维生素和氨基酸。培养基通常能以碳水化合物的形式提供碳源及能量。蛋白胨因含有能被大多数微生物利用的氮（氨基酸和简单氮化物）用于制备各种培养基。有些细菌生长还需要在培养基中添加血清、血液或腹水。

◎ 温　度

所有细菌都有最低生长温度，低于此温度新陈代谢停止；最适温度，在此温度下细菌最适宜生长；最高生长温度，超过此温度就会死亡。细菌在一个广泛的温度范围内都能生长。一些细菌在低温下生长（10℃），而另一些在高温下生长（50℃），但病原菌的生长温度范围很狭窄，最适温度为 35℃；因此大多数细菌培养温度在 35℃。此外，培养箱加热时会导致干燥，所以在培养箱内应配备盛水的容器或其他合适的加湿器。

◎ 氢离子浓度（pH）

另一项影响细菌生长或培养的因素是 pH 值。培养基不仅需含有合适浓度的营养物质，还需具备适宜的酸碱度。大多数临床病原菌偏爱接近中性的酸碱度：pH 的范围为 6.5~7.5。

可通过使用缓冲液或耐受氢离子浓度的底物来调节培养基的 pH。缓冲液对于细菌在生长代谢过程中产生的酸具有很好的调节作用。若没有适宜的缓冲液，这种细菌会通过自我产酸而死亡。相反的，另一些细菌也可产生碱性物质，如氨基酸，也需要缓冲液，否则也会自我破坏。

◎ 无菌环境

为获得细菌的纯培养，培养基必须是无菌

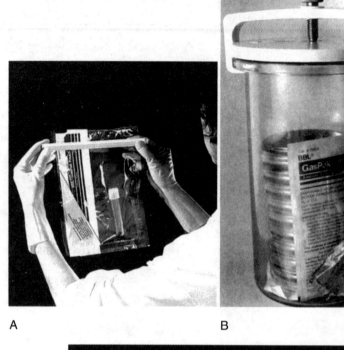

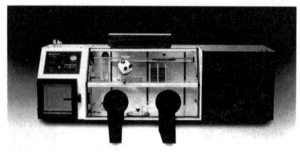

图16-10　使用厌氧袋、厌氧罐或厌氧仪制造厌氧环境。A. 厌氧袋；B. 厌氧罐；C. 厌氧仪

（A. courtesy BD Diagnostic system，Sparks,Md；B. 来源 Forbes BA,Sahm DF, Weissfeld AS: Bailey and Scott' sdiagnostic microbiology，ed 11，St Louis,2002,Mosby。C，courtesy Anaerobe Systen，Morgan Hill,Calif.）

的。无菌不仅对于分离接种的细菌是必要的，而且在细菌培养过程中，可避免由于其他细菌的污染影响或阻止预期获得的细菌生长。实验室多采用商业用培养基，都是无菌及密封的。若实验室自制培养基，需使用高压灭菌锅进行灭菌。

◎ 湿　度

对于在细菌细胞内发生的代谢反应水是必需的，因此培养基中的水对于细菌生长也是必需的。同时，若培养基中的水耗尽，其中的溶质浓度升高，也会影响细菌生长。培养箱中的潮湿环境就是为了防止培养基的干燥。

常规培养时间和温度

对于任何细菌的鉴定，需要一定的培养时间。大多数需2d，而厌氧培养需要更长的时间，通常需要进行细菌鉴定的情况下需 3~5d。生殖道培养在出报告前应培养 3d。尽管对于细菌鉴定一般需要 2d，但大多数细菌在 24h 内可见生长。常规培养温度在 35℃±2℃，气体环境为 3%~5% 的 CO_2 以及适宜的湿度（培养箱）。

培养基的储存

培养基通常储存在冰箱中，以防止变质及脱水。特殊培养基需特殊储存。此类信息在培养基上会注明。通常培养基在接种前应恢复至室温，否则会破坏细菌。

培养基的分类

不同类型的培养基用于培养鉴别不同的细

菌。不同种类的培养基不仅有助于不同的细菌生长，而且能帮助鉴定菌种。因此，培养基应按种类放置。培养基的种类包括营养、基础、选择以及鉴别。

◎ **营养培养基**

营养培养基允许一种病原菌利用特定的营养物质进行生长。例如药用-酵母浸膏琼脂，用来培养嗜肺军团菌，它是引起军团病的病原菌（彩图16-11）。

◎ **基础培养基**

基础培养基含有的营养物质允许大多数非苛养菌正常情况下的生长。此种培养基不会使得一种菌的生长优势超过另一种。细菌的自我代谢会影响生长进程。

◎ **选择培养基**

选择培养基加入了染料、抗生素以或者其他化学物质，抑制某些细菌生长的同时允许其他细菌生长。麦康凯就是选择培养基，其含有的结晶紫和胆盐能抑制革兰阳性菌的生长（彩图16-12）。在首次培养革兰阴性菌时，麦康凯是最常使用的选择培养基。

◎ **鉴别培养基**

鉴别培养基能将特定的细菌菌落与其他的菌落区别开来，易于辨认。麦康凯就是鉴别培养基的一种，其含有乳糖和中性红作为鉴别成分（彩图16-12）。某些细菌发酵乳糖产酸，会改变培养基的pH值，从而使菌落呈现粉/紫色。非发酵乳糖的细菌则表现为无色或淡粉色。因此，微生物工作者可通过菌落在麦康凯培养基上的外观区别细菌发酵或不发酵乳糖。这点区别非常重要，肠道病原菌如沙门菌属、志贺菌属为非发酵乳糖的革兰阴性细菌。如上所述，麦康凯培养基既是选择培养基也是鉴别培养基。

常见培养基类型

最终鉴定结果是通过将细菌在不同种类的培养基上培养获得的（选择、滋养或鉴别）。没有一种系统能够鉴定所有病原菌（生化及酶学检测）。为培养不同细菌使用不同种类的培养基。一些培养基用来首次接种常规培养物，另一些较少使用。培养基描述及用途参见 Difco Manual [7] 或 REMEL Technical Manual [8]。

◎ **巧克力琼脂（CHOC）**

巧克力平板用于苛养菌的培养。在基础培养基中加入血制成巧克力平板。加热引起红细胞溶解，培养基变为棕色，因此得名"巧克力"。比起普通血平板其营养更丰富，含有血红素（X因子）和烟酰胺腺嘌呤二核苷酸(NAD或V因子)。一些苛养菌需要X和V因子，如嗜血杆菌属。巧克力平板也被用来培养奈瑟菌属，奈瑟菌属是淋病及脑膜炎的病原菌并且在临床上难于分离。另外还需 3%~7% 的 CO_2 环境。

◎ **多黏菌素-酮酸琼脂（CNA）**

CNA 是一种选择性和鉴别培养基，用来培养革兰阳性菌。多黏菌素和酮酸能抑制大多数革兰阴性菌的生长。5%的绵羊血能帮助区分溶血性细菌（绵羊血琼脂）。

◎ **伊红-亚甲蓝琼脂（EMB）**

EMB 是一种选择性和鉴别培养基，用于常规培养物的初次接种。它能抑制革兰阳性菌的生长，因此可选择革兰阴性菌。另外，许多革兰阴性菌在 EMB 上具有特征性外观。实验室使用 EMB 结合绵羊血琼脂用于尿培养。许多尿道感染是由革兰阴性杆菌引起的，在加入了乳糖的 EMB 上外观不同。这点能帮助鉴定。不同的革兰阴性杆菌发酵乳糖产酸，伊红和亚甲蓝染料使得菌落变为紫色或蓝黑色。大肠埃希菌在 EMB 上具有特征性的金属光泽。麦康凯在尿培养中可替代 EMB。

◎ **Hektoen肠道琼脂（HE）**

HE 是一种选择性和鉴别培养基，用于肠道病原菌如沙门菌属和志贺菌属的分离。HE 含有胆盐和两种指示剂，溴酚蓝和酸性品红，能抑制革兰阳性菌。此培养基能减缓大多数非致病的肠道阴性杆菌的生长，同时，含有的乳糖能帮助区分病原菌（彩图16-13）。大多数非病原菌发酵乳糖使 pH 值变为酸性，由于溴酚蓝的作用变为黄色。沙门和志贺菌属不发酵乳糖，所以无颜色变化。另外有添加的硫代硫酸钠和枸橼酸铁铵用来检测硫化氢（H_2S）的产生。细菌产 H_2S 会产生黑色沉淀物。因此，沙门菌菌落产 H_2S，会在绿色或透明菌落中间出现黑心，而志贺菌属不产 H_2S，为绿色或透明状菌落。

◎ 罗氏琼脂（LJ）

LJ 用于培养分枝杆菌属。含有鸡蛋、马铃薯粉以及甘油支持分枝杆菌的生长。对于结核分枝杆菌（引起结核病的病原菌）它是最好的培养基。加入的孔雀绿能抑制标本中其他杂菌的生长。标本接种于 LJ 后放置于 35℃，5%~10% CO_2，高湿环境下培养，每周观察连续 8 周。另一种用于分枝杆菌属培养的替代培养基为 Middlebrook 7H[10] 和 7H[11]。对于异烟肼（抗结核药物）耐药的菌株在此培养基上生长好于 LJ。

◎ 赖氨酸铁琼脂（LIA）

LIA（彩图 16-16）含有赖氨酸、蛋白胨（营养来源）、葡萄糖（少量）、枸橼酸铁铵（指示剂）和硫代硫酸钠（硫的来源）。通过细菌自身携带的酶进行鉴定。培养基用来区分细菌是否能在赖氨酸脱羧酶或赖氨酸脱氨基酶的作用下使赖氨酸脱羧或脱氨基。若细菌携带赖氨酸脱羧酶，培养基底部呈现紫色（培养基原始颜色）。若不携带，底部呈现黄色（生化或酶学检测）。

若携带赖氨酸脱氨基酶，斜面呈现酒红色，若不携带斜面仍为紫色。细菌不可能同时携带以上两种酶。枸橼酸铁铵和硫代硫酸钠为 H_2S 的指示剂，有 H_2S 时颜色变黑。

LIA 接种时拭子从中心开始涂抹表面。LIA 帮助区分肠道病原菌与非病原菌。一些易与沙门氏菌属相混淆的非致病菌携带赖氨酸脱氨基酶（酒红色），如变形杆菌属。而沙门菌属和志贺氏菌属都不携带赖氨酸脱氨基酶（紫色），但沙门氏菌属携带赖氨酸脱羧酶（紫色底）以此帮助鉴别。

◎ MACCONKRY 琼脂（MAC）

麦康凯平板为选择性和鉴别培养基，用来鉴定革兰阴性菌，同时用于首次常规接种（彩图 16-12）。它可以用来区分发酵乳糖与不发酵乳糖的革兰阴性菌。结晶紫和胆盐用来抑制革兰阳性菌的生长。该培养基也可用于肠胃炎致病菌的检出，引起此病的病原菌不发酵乳糖。发酵乳糖的细菌产酸使培养基变为紫红，这是因为加入了 pH 指示剂中性红的缘故，而不发酵的呈现无色或淡粉色。

麦康凯是革兰阴性菌的选择和鉴别最常用的培养基，它比 EMB 更好，因为可抑制变形杆菌属的生长。

◎ 苯基乙醇琼脂（PEA）

PEA 培养基在绵羊血琼脂基础上加入了苯基乙醇，能抑制革兰阴性菌生长，并允许革兰阳性球菌生长但铜绿假单胞菌除外。PEA 也用于厌氧菌的分离，特别是混合有几种细菌时。因此 PEA 为增菌和选择性培养基。但在 PEA 上观察不到溶血现象。

◎ 加入抗生素的沙保罗右旋糖琼脂（SAB）

这种选择性培养基促进真菌的生长而抑制细菌。为此，SAB 具有很低的 pH 值。使用时应在 30℃培养。所含氯霉素能抑制细菌的生长而环己酰亚胺可能抑制非病原菌或腐生真菌的生长。

◎ 亚硒酸盐增菌液

这是一种用于粪便标本增菌的培养基（L-半胱氨酸用作沙门菌的培养）。亚硒酸盐能选择性抑制革兰阳性菌和大肠埃希菌的生长，而沙门和志贺菌属这两种引起胃肠炎的病原菌在此培养基上能生长。除了沙门志贺菌属，其他微生物在培养基上的抑制时间为 12~18h。过后，大肠埃希菌和肠球菌就会过度生长。因此培养 18h 后，培养物须转种至合适的鉴别培养基（如 HE，XLD）。

◎ 绵羊血琼脂（SBA或BA）

这种通用培养基支持大多数细菌的生长。因此 SBA 用作初次接种或次代培养。它是一种良好的病原菌生长的通用培养基，因为血液提供了病原菌要求的很多营养物质。SBA 也用来区分不同种类的微生物，如链球菌，能在培养基上溶解红细胞（红细胞）；因此它也是一种鉴别培养基。3 种溶血的命名分别是：α-溶血-草绿色（或部分）溶血；β-溶血-透明（或完全）溶血；γ-溶血-无溶血。

◎ Thayer-martin琼脂（改良Thayer-martin琼脂）

这是一种选择性和营养培养基，用来培养淋球菌和脑膜炎奈瑟菌。Thayer-martin 由巧克力平板改良而来，含有血红蛋白和补充的 NAD、维生素。

其中加入了几种抗生素以抑制正常菌群以及真菌的生长（如白色念珠菌）。

◎ 巯基乙酸盐肉汤（THIO增菌液）

巯基乙酸盐肉汤是一种增菌液（彩图 16-5B），用来分离多种细菌，但加入了补充成分，特别是如维生素 K 以及血红素之后，可用于培养厌氧菌。巯基乙酸盐和琼脂帮助在管子底部降低氧气成分以使得厌氧菌能够生长。培养基为还原状态，并含有刃天青指示剂，当被氧化后即变为粉色。所有怀疑为厌氧菌的标本都应接种到此肉汤培养基。

◎ 三糖铁琼脂（TSI）斜面

TSI 斜面（彩图 16-17）含有葡萄糖、蔗糖、乳糖（发酵类糖）、pH 指示剂苯酚红、蛋白胨（营养来源）、硫代硫酸钠（硫的来源）以及枸橼酸铁铵（指示剂）。使用此培养基需先纯培养细菌。因此接种时需用分离良好的单个菌落。使用拭子（或长的接种针）从中心扎入到底部进行接种，并涂抹斜面。

TSI 斜面对于鉴定革兰阴性菌的第一步很有用，用来检测革兰阴性杆菌是否发酵葡萄糖、蔗糖、乳糖和产 H_2S。发酵糖类的同时伴随产酸，苯酚红指示剂就会从红色变为黄色（黄色为酸性 pH 红色为碱性 pH）。枸橼酸铁铵和硫代硫酸钠为检测 H_2S 的指示剂，产生 H_2S 后颜色变黑。底部的气泡为产气的标志（生化或酶学检测）。

其他与 TSI 相似的培养基包括 Kliger's iron 琼脂（KIA）。此种培养基只能检测是否发酵葡萄糖和乳糖，不包括蔗糖。

◎ 尿素琼脂

尿素琼脂用来检测细菌通过尿素酶利用尿素的能力。尿素分解后产氨，使得培养基 pH 值上升，指示剂苯酚红变为亮粉-红色或紫红色。接种时只是将细菌涂抹于斜面，底部不穿刺。一些细菌仅仅是斜面变粉红色，而另一些则底部和斜面全变粉红色。

◎ 木糖-赖氨酸-脱氧胆酸盐琼脂（XLD）

XLD 为选择性和鉴别培养基，用于沙门菌和志贺菌属的培养。培养基含有苯酚红指示剂、脱氧胆酸盐、枸橼酸铁铵、硫代硫酸钠、赖氨酸、木糖、乳糖以及蔗糖。脱氧胆酸盐抑制革兰阳性菌和许多非肠道革兰阴性杆菌的生长。志贺菌属区别于其他革兰阴性肠道杆菌的是不发酵木糖、乳糖以及蔗糖，因此菌落呈现透明或红色（培养基的颜色）。沙门菌属携带脱羧酶，可作用于赖氨酸，此反应称为脱羧作用，在此作用下菌落为透明或红色，借此可帮助区分。沙门菌产 H_2S 使得指示剂枸橼酸铁铵、硫代硫酸钠变色。这个变化使得透明或红色菌落中间有黑心。发酵乳糖和蔗糖使得非致病菌菌落呈现黄色。

培养基的质控

临床和实验室标准协会（Clinical and Laboratory Standards Institute，CLSI）已经公布了使用商业培养基简化质控（QC）检测的推荐标准 [6]。若生产商遵循 CLSI 的推荐标准，其产品是稳定和可靠的，而且不需当地实验室再次进行质控检测。

一些商业用培养基需要在诊断实验室进行 QC 检测，CLSI 已经列出了这些培养基。基于此项检测，可以购买 QC 菌株检测是否达到预期结果；可查阅相关 CLSI 出版物 [6]。所有培养基须在常规培养前进行检测。对于临床实验室改进法案修正案（Clinical Laboratory Improvement Amendments of 1988 regulations，CLIA'88）指定参加的质量控制项目，实验室须保存 QC 检测资料。

生化或酶学检测

许多微生物不能仅凭镜检或培养特性进行鉴定。生化特性及反应形成了一系列鉴定过程的基础。生化鉴定是微生物实验室的一项重要工作。生化检测依赖细菌的生理及细胞反应的终产物。重要生化反应包括氧化、发酵、硫化氢产物、尿素水解和色氨酸的分解产物吲哚的检测。

在每个生化过程中，未知细菌引起了含有专门底物的培养基的某些类型的变化。这些变化包括形成可辨的气体或颜色。例如，在一些培养基中使用pH指示剂，反映在发酵过程中产酸。酶解反应，如色氨酸的分解产物吲哚，可通过颜色的变化进行检测。生化检测可单独或在培养基上进行。

进行生化检测可使用初次培养或次代培养菌落。其中一些快速检测一般只需数分钟；另一些需要培养数小时才能观察结果。结合生长特性和显微镜下的形态学，生化检测为鉴定微生物提供了线索。

对于传统生化检测的改进已经使得培养基接种变得容易，缩短了培养时间，使得程序自动化，在有些方面依靠反应模式使得鉴定种属变得容易。

在多项检测系统中，需进行一系列常规生化检测。近年出产了一种生物编码数据库（彩图16-14）。近年来，自动系统经常使用，并多应用于微孔形式或多孔系统中。

底物经菌悬液接种后再水解。在诊断微生物实验室，自动系统使得其适合大批量工作。此种系统也可进行抗生素药敏检测并与实验室电脑系统进行连接。

此部分描述了辅助鉴定微生物的初步、假定或最终的传统生化实验。这些实验结果可靠，价格便宜，这也是为何迄今仍旧使用这些传统实验进行微生物鉴定的两条原因。

胆汁溶菌实验

一些微生物含有活性自融性的酶，会融解微生物。加入胆盐—脱氧胆酸盐后溶解过程加速。当在血培养基上加入一滴胆盐，30min内可见肺炎链球菌自溶。肺炎链球菌为阳性反应，可见菌落消失。其他链球菌属加入胆盐后不受影响。

触酶实验

在此项检测中，过氧化氢酶将过氧化氢分解为氧和水。通常在玻片上进行。将少量微生物放置于玻片上，加入3%的过氧化氢，若迅速产生氧气气泡，则该微生物为过氧化氢酶阳性。产生的气泡为酶反应中氧气的释放。此项检测常用于区分葡萄球菌与链球菌。所有葡萄球菌为过氧化氢酶阳性会产生气泡。而链球菌属不能产生过氧化氢酶，为过氧化氢酶阴性，不会产生气泡。

凝固酶实验

有两种凝固酶。第一种为结合凝固酶，或者凝集因子，可快速通过玻片试验检测。凝集因子黏附于细胞壁，可以与纤维蛋白原反应，引起可见的细胞凝集现象。阳性为一种可见的凝集块，阴性为均匀悬浮液。可用商用试剂盒检测凝集因子，通常只需数分钟即可。若结果凝集现象微弱或出现推迟，应使用试管检测非结合凝固酶（彩图16-15）。

第二种为自由或非结合凝固酶。在检测管中使用兔血清进行。非结合凝固酶的功能是引起纤维蛋白凝块的形成，阳性结果可在35℃培养4h后观察到。测试结果应在4h进行观察，因为阳性结果可在24h后恢复为阴性。

凝固酶检测用来区分金黄色葡萄球菌与其他葡萄球菌属成员。金黄色葡萄球菌能引起许多严重感染，快速鉴定可以帮助患者进行治疗。其他大多数葡萄球菌属为凝固酶阴性，因为这些通常为正常菌群，它们共同称为凝固酶阴性葡萄球菌。若在无菌环境中分离出以上成员中的一个，如需要应鉴定到种。

赖氨酸铁琼脂（LIA）

LIA检查结合TSI，用于筛选肠道病原菌。LIA用来检测赖氨酸脱氨酶和脱羧酶（彩图16-16）。虽然也可以检测H_2S，但TSI的检测结果更为可信。挑取少量纯培养菌落，用接种针穿刺到培养基底部，从中心到周边划斜面进行接种（常见培养基的类型）。

在35℃室内环境培养18~24h后，观察结果。斜面和底部反应记录格式为酸（A），碱（K），红（R）以及出现H_2S（琼脂变黑）。酸性反应显示为黄色，碱性反应为紫色。K/K 反应（紫色/紫色）为赖氨酸脱氨酶（斜面）阴性和赖氨酸脱羧酶（底部）阳性。R/A 反应（红色/黄色）为赖氨酸脱氨酶（斜面）阳性和赖氨酸脱羧酶（底部）阴性。K/A（紫色/黄色）仅为葡萄糖发酵而其他两种酶阴性。若有黑色沉淀物则为 H_2S 阳性。表 16-1 列出了各种反应结果及解释。

表 16-1 赖氨酸铁琼脂（LIA）结果

表示	颜色变化	代谢变化
K/K	紫斜面，紫底	赖氨酸脱羧酶
K/A	紫斜面，黄底	仅为发酵葡萄糖，无酶反应
R/A	红斜面，黄底	赖氨酸脱氨酶
H_2S	黑色底部	产 H_2S

K，碱；A，酸；R，红色；H_2S，硫化氢

PYR实验

PYR 又称 L-吡咯烷酮基-β-萘酰胺，为吡咯烷酮基芳香酰胺酶的底物。用来快速鉴定肠球菌属和 β-溶血性链球菌。有商品化的浸有 PYR 的滤纸可供使用。将细菌接种在滤纸上一起培养，并加入变色剂 N,N-4-二甲基氨基肉桂醛。阳性反应为在 5min 内出现明亮的红色。阴性为无颜色变化或为橙黄色。此项为检测 A 群 β-溶血性链球菌（引起链球菌咽炎的病原菌）快速方法，因为只有 A 群 β-溶血性链球菌为 PYR 反应阳性。

快速尿素酶实验

产尿素酶微生物能分解尿素释放氨。氨使反应环境偏碱，引起 pH 指示剂苯酚红由黄色变为紫红色。此项检测用于筛查在不同培养基上接种粪便标本培养出的乳糖阴性菌落，因此可将尿素酶阴性的沙门菌和志贺菌与其他尿素酶阳性的非致病菌如变形杆菌属相区别。微生物许多诊断实验室用此方法检测痰标本中的新型隐球菌（引起肺炎和脑膜炎的病原菌），是一种快速筛查的方法，新型隐球菌为阳性，其他酵母菌通常阴性。

吲哚实验

产色氨酸酶的微生物能将色氨酸分解为吲哚。吲哚结合某些醛类形成能被检测的有颜色复合物。在滤纸中加入吲哚试剂（须是饱和），然后在滤纸上涂抹分离出的菌落。再加入醛类指示剂 1% 的对二甲氨基亚苄罗丹宁，阳性结果为滤纸快速变为蓝色。此实验用于变形杆菌种间区分，以及作为大肠埃希菌的初筛方法。阳性结果为在滤纸上呈现蓝绿色，而阴性为无色。

氧化酶实验

产细胞色素酶的细菌能氧化检测试剂-四甲基对苯二胺（Kovac 的氧化酶试剂），形成有色终产物。在加入试剂的滤纸上产酶微生物会形成深紫色终产物。此试验最初用来初筛奈瑟菌属和铜绿假单胞菌，二者都为氧化酶阳性。氧化酶阳性微生物会在 10min 内使滤纸变为深紫色，而阴性则保持无色或为菌落原始颜色。

三糖铁琼脂（TSI）和Kligler铁琼脂（KIA）

TSI 或 KIA 可作为革兰阴性杆菌的初步鉴定，特别是常见肠道病原菌肠杆菌家族的筛查。使用此种培养基可鉴别细菌的最主要特征：发酵葡萄糖、乳糖、蔗糖（KIA 只是葡萄糖和乳糖）；产生 H_2S（可见黑色，含铁配方）；产气（可见气泡或培养基裂解）。用接种针将少量纯培养菌落接种培养基，从中心到周围涂抹培养基底部，然后划斜面（彩图 16-17）（常见培养基类型）。

35℃室内环境培养 18~24h 后可从发酵反应、产生 H_2S、产气几方面进行微生物的鉴定。因为以上几种反应在 TSI 斜面中也存在，需使用表格观察和记录此反应。酸性（A）、碱性（K）、产生 H_2S 以及产气（G）。酸性反应为黄色，碱性为红色。表 16-2 列出了不同结果及解释。

微生物不发酵 3 种糖结果为 K/K（或无反应）的表现为红色斜面和红底。K/A 的（红斜面和黄底）为仅发酵葡萄糖。微生物仅发酵葡萄糖的最初表现为 A/A 或黄斜面黄底；含量不多的葡萄糖会随着培养逐渐耗竭。在需氧环境中 18~24h 培养后表层会转变为碱性（红色），而在底部为厌氧环境，pH 值不会改变，仍旧保留酸性（黄色）。

表 16-2 三糖铁琼脂 (TSI) 观察结果

表示	颜色变化	代谢变化
A/A	黄斜面，黄底	发酵葡萄糖，乳糖或蔗糖或二者均发酵
K/A	红斜面，黄底	发酵葡萄糖，不发酵乳糖和蔗糖
K/K	红斜面，红底	不发酵三种糖
H_2S	黑底	产 H_2S
G	底部产气泡或裂开	产气

A，酸性；K，碱性；H_2S，硫化氢；G，气

A/A（黄斜面和黄底）为发酵葡萄糖和乳糖和/或蔗糖。培养基含有乳糖和蔗糖的量为葡萄糖的 10 倍。所以除了延长培养，微生物发酵乳糖和（或）蔗糖表现不会耗竭培养基中糖源。发酵蔗糖和（或）乳糖为酸性（黄色）斜面。延长培养（48~72h），乳糖和蔗糖可能会被耗尽，形成的酸性可转变为碱性。因此反应时间至关重要，出现典型反应的推荐时间为 18~24h。

尿培养

尿培养旨在诊断尿道（膀胱、输尿管、肾及尿道）感染。尿道感染（UTIs）分为两种主要类型：①下尿道感染：膀胱或尿道的感染，如膀胱炎就是膀胱感染；②上尿路感染：输尿管及肾脏的感染。如肾盂肾炎，为肾实质（肾脏）感染。常规尿培养接种一个选择培养基和一个非选择培养基或血培养基。

标本的采集

尿标本须在临床以可靠方式采集；清洁采集部位非常重要，特别是对女性患者。应采集清洁中段尿，并使用最少侵入性和最常用技术（微生物检查标本）。若患者不能排尿，可插尿管采集。使用直尿管（进–出型）有侵入性但避免了污染。若尿管为内 Foley 导尿管，应送检管中（不是包）尿标本（而不是实际尿管）。尿标本也可通过膀胱镜采集送检（第 3 章）。

标本须盛放于无菌容器中，若不立即培养须放置冰箱中以避免细菌繁殖。正常情况下尿在膀胱中为无菌的，但若不注意清洁采集部位，在采集过程中非常容易污染。

尿培养定量方法有助于鉴别真正感染与污染。在清洁尿中有细菌出现不一定表明是 UTIs，除非达到一定细菌数量。尿培养报告单位为每毫升菌落形成单位（CFUs/mL）。尿标本中出现的白细胞（多形核中性粒细胞，PMNs）越多，结合尿培养结果，越有诊断价值。表 16-3 列出了尿培养结果解释性指南，被用于评价被污染的清洁尿标本的有效性。

检测尿路感染的方法

快速筛查检测条

快速筛查检测条已发展为检测 UTI 的方法。能够检测亚硝酸盐的试剂条在许多实验室已作为常规尿液分析使用。常见引起 UTIs 的微生物，如埃希菌属、变形杆菌属、克雷伯菌属以及假单胞菌属，含有酶可以将尿液中的硝酸盐变为亚硝酸盐（第 14 章）。微生物须含有硝酸盐还原酶以实现上述过程。

UTIs 快速筛查检测条在亚硝酸盐检测结合白细胞酯酶检测时最为有用。亚硝酸盐检测结合白细胞酯酶检测可使用化学检测试剂条。多重试剂检测条包含以上项目的检测模块。白细胞酯酶存在于中性粒细胞中，中性粒细胞在 UTIs 中常增长，所以出现白细胞酯酶提示存在感染（第 14 章）。而缺乏白细胞酯酶并不能排除 UTIs。使用化学快速筛查试剂条检测硝酸盐阳性和白细胞酯酶阳性有助于检测 UTIs，特别是结合尿沉淀中出现细菌和白细胞。为鉴定引起感染的细菌，需做定量尿培养。

定量尿培养

为鉴定真正的 UTIs，使用定量方法确定尿标本中细菌的 CFUs/mL，以及培养鉴定引起感染的细菌。

◎ 划平板方法

划平板方法以确定尿中细菌生长的数量是经典方法，应用于许多实验室（操作程序 16-5）。使用经校准的标准化接种环，挑取 0.001 或 0.01mL 混好的尿液标本，在培养基上划线（图

表 16-3 尿培养结果解释性指南

结　果	标本类型/已知相关临床情况	报　告
单一病原菌或 2 种病原菌的每种 ≥10^{4}CFU/mL	CCMS 尿/肾炎、急性膀胱炎、无症状性菌尿或导管尿	完整报告*
单一病原菌 ≥10^{3}CFU/mL	CCMS 尿/有症状男性或导管尿或急性尿道症状尿	完整报告
3 种或 3 种以上细菌但无优势菌	CCMS 尿或导管尿	不报告。因为可能为污染，另送标本
2 种或 3 种，一种优势菌，另一种 ≤10^{4}CFU/mL	CCMS 尿	完整报告优势菌$^\Phi$；同时报告另一种细菌名称
≥10^{2}CFU/mL 任何种类细菌（通过接种 0.001 和 0.01mL 尿）	耻骨上导尿管，其他通过导尿管获得尿（包括理想状况，膀胱穿刺标本）	完整报告

（引自 Forbes BA, Sahm DF, Weissfeld AS: Bailey and Scott's diagnostic microbiology, ed 11, St Louis, 2002, Mosby.）

CFU/mL，每毫升菌落形成单位；CCMS，清洁中段尿。

* 一个完整报告包括细菌的鉴定和相应的药敏试验。

Φ 优势生长=10^4 到 ≥10^{5}CFU/mL。

16-18）。较大的接种量（0.01mL）有助于更准确的定量，特别是标本中菌量很低时。

在常规操作中，营养或通用培养基（如绵羊血琼脂，SBA）和选择培养基（如 MacConkey，EMB）也用来接种尿标本。应将尿液均匀一致地铺在平板上（图 16-19）。接种后，菌落数量乘以 1000 倍（0.001mL/环）或 100 倍（0.01mL/环）得出 CFUs/mL 数值。SBA 给出总菌落计数，因为大多数常见细菌都在其上生长。而选择培养基用来检测是否有革兰阴性菌生长。麦康凯和 EMB 培养基同时也检测细菌是乳糖阳性或阴性。最常见引起 UTIs 的是大肠埃希菌，在门诊和住院患者 UTIs 占很大比例。大肠埃希菌、克雷伯菌属以及肠杆菌属的细菌能发酵乳糖，在 MacConkey 培养基上为粉色菌落（乳糖阳性），而变形杆菌属和铜绿假单胞菌为乳糖阴性（不发酵乳糖），在培养基上显示为无色或淡淡的粉红色。可通过在 SBA 培养基上爬行生长来辨认变形杆菌，革兰阳性菌如葡萄球菌和肠球菌在 SBA 上生长良好但在 EMB 或 MacConkey 上则被抑制。

◎ 尿培养定量结果的解释

正常尿液为无菌。在培养基上无菌落生长

操作程序16-5

定量接种尿标本

1. 充分混匀标本。

2. 接种环灭菌冷却，或使用一次性接种环，插入至标本的无气泡部分。

3. 从绵羊血平板中心开始沿直径，呈 Z 字形接种。中间无需灭菌。以同样方式接种麦康凯或 EMB 平板（图 16-19）。

4. 35℃培养 18~24h。

5. 观察结果。

则报告为培养 48h 后无生长。当实验室报告每毫升 100 000（10^5）或更多个菌落时，则考虑临床诊断 UTIs。在一段时间培养后，计数培养基上菌落，乘以 1 000 倍（接种 0.001mL 标本）后得到每毫升细菌数量。当结果为 100 000 CFUs/mL，在无症状患者中表明是 UTI。当结果为 1 000 CFUs/mL，对于有症状的男性患者诊断 UTI 有意义。因此将菌落计数与临床信息结合考虑非常重要（表 16-3 尿培养解释性指南）。

还需观察菌落生长特性。以上介绍了，EMB 或 MacConkey 培养基用来鉴定可能的革兰阴性菌，还须注意其在血平板上的生长情况。观察到的任何培养结果需要与革兰染色结果相

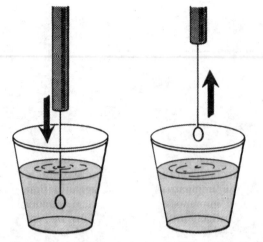

图 16-18 接种环取尿标本方法示意图，保证有合适的接种量（引自 Forbes BA, Sahm DF, Weissfeld AS: Bailey and Scott's diagnostic microbiology, ed 11, St Louis, 2002, Mosby.）

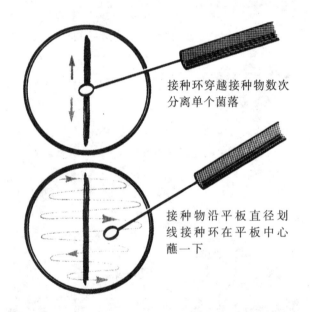

接种环穿越接种物数次分离单个菌落

接种物沿平板直径划线接种环在平板中心蘸一下

图 16-19 尿标本划平板方法，分离出细菌形成可计数的菌落形成单位（引自 Forbes BA, Sahm DF, Weissfeld AS: Bailey and Scott's diagnostic microbiology, ed 11, St Louis, 2002, Mosby.）

符。进一步的生化检测有助于鉴定可能的细菌。

尿标本的革兰染色

革兰染色不作为常规检测，但如需要可直接将混合好的标本进行涂片。用无菌管滴 1 滴未离心尿液在玻片上风干。固定，进行革兰染色，用油镜 100× 物镜观察。每个视野至少 1 个（检查至少 20 个视野）则为菌尿（尿液中有菌），尿中细菌多于 100 000 CFUs/mL[9]。

UTI 患者可进展为菌血症（血液中有菌）。此时，革兰染色有助于快速诊断并指导抗生素的使用。若检测到二种或以上不同形态的细菌表明可能为肛周、阴道或尿道污染。

咽拭子培养

咽拭子培养最重要的是区分 Lancefield A 群 β-溶血性链球菌（化脓性链球菌）引起的咽喉痛 (咽炎) 与病毒性感染。由 A 群链球菌引起的咽喉痛须进行治疗，如果不治疗，有些患者会遗留后遗症，可导致猩红热或由慢性风湿性心脏病引起的急性风湿热。未治疗的 A 群链球菌也可引起急性肾小球肾炎。

标本的采集

正确地采集标本非常重要。常用两个无菌拭子进行。通常采集喉头背壁和扁桃体的区域（第 3 章）。在培养前，一个拭子用来快速检测 A 群 β-溶血性链球菌。若结果为阳性，无须使用第二个拭子。若为阴性，用第二个拭子进行确证培养以确定快速培养结果，以排除假阴性。若只采集了一个拭子，应先进行绵羊血琼脂培养，然后进行快速检测。标本应在 2h 内将转运培养基送至实验室，室温下标本可保存 24h。

A群β-溶血性链球菌的检测方法

快速检测作为常规方法在许多实验室开展。快速诊断 A 群 β-溶血性链球菌引起的咽炎能防止病情复杂化（如猩红热）。所有阴性快速检测结果须进行培养确认。有些实验室只进行 A 群 β-溶血性链球菌的培养，只需一个拭子即可。

快速检测方法：非培养技术

许多商业化产品可用来快速检测 A 群 β-溶血性链球菌。与过夜培养相比，可在 15~30min 内获得结果，大大缩短了时间，而且还可以立即进行抗生素治疗。快速链球菌抗原检测系统包括酶免疫测定、乳胶凝集以及光学免疫测定。光学免疫测定通过在惰性表面反应物的厚度变化导致的光反射的变化检测抗原抗体反应。此项技术应用在 Strep A OIA (Abbott) 光学免疫测定检测 A 群链球菌。其利用反射性表面加强抗原抗体反应的检测。利用此项技术，含有抗原（或抗原抗体复合物）的样品能与黏附有特异性抗体的反光性表面进行反应从而进行检测。含有抗体的表面光反射为一种颜色，A 群链球菌抗原结合后增加了厚度，使得表面出现两种颜色。

　　大多数 A 群 β-溶血性链球菌快速检测第一次需要从咽拭子标本中抽提一种 A 群特异性抗原。A 群特异性碳水化合物抗原位于链球菌细胞壁中，可使用酶消化或酸性溶液抽提。根据产物不同须按照不同程序执行，还需认真遵守制造商的说明。所有方法均须设置对照。

　　大多数实验室把传统培养方法与快速检测方法进行比较后发现具有很好的特异性。若此法结果为阳性，就有充足的理由支持进行抗生素治疗，因为快速检测法对 A 群 β-溶血性链球菌抗原非常特异。

　　许多实验室使用快速抗原法检测其他病原菌，如呼吸道合胞病毒（RSV，婴幼儿支气管炎）和流感病毒（流感，呼吸道疾病）。

绵羊血平板培养

　　在 SBA 上培养常用于分离喉头区域的病原菌（操作程序 16-6）。为培养其他病原菌，如白喉棒状杆菌和淋病奈瑟菌，须另加专门的培养基。

◎ 咽拭子培养平板的结果解释

　　培养后，结合菌落形态和溶血现象来鉴定链球菌。

◎ 溶血现象

　　接种后可在 SBA 上观察到溶血现象。最佳方法是将培养基放在光源前直接观察。此现象即在培养基上溶解红细胞（RBCs）有助于区分不同种类的链球菌。根据链球菌的种类，溶血分为 3 种：

　　1. α 溶血　为 RBCs 非完全或部分溶血。草绿链球菌（咽喉部正常菌群）和肺炎链球菌（也可引起脑膜炎和肺炎）为此种溶血，形态为

操作程序 16-6

咽拭子的接种

1. 用患者咽拭子在绵羊血平板边缘涂抹，保证尽量多的标本转移至平板上。
2. 接种环灭菌后从接种区开始划平板，目的是获得尽量多的菌落。使用三区或四区划线观察溶血现象。
3. 35℃培养，接种 18~24h 后，检查病原菌。若有病原菌生长，进行检测。若数量不足，应再进行传代培养

在菌落周围呈现草绿色溶血环。

　　2. β 溶血　为 RBCs 完全溶血。化脓性链球菌（常见咽喉部病原菌）为此种溶血。形态为在菌落周围一圈透明环，表示 RBCs 的完全溶血。

　　3. γ 溶血　为 RBCs 不溶血。形态为培养基颜色没有变化。肠球菌为此种溶血。

　　咽拭子培养的首要任务是检测 Lancefield A 群 β-溶血性链球菌，所以观察平板时应以此类细菌为主。β 溶血型链球菌典型外观为灰/白色，圆形，小菌落。周围是 β 型大溶血环。其他病原菌有时有临床意义。咽喉部正常菌群以 α 溶血型链球菌（草绿色链球菌）和共生的奈瑟菌占多数。其他微生物也参与构成正常菌群。

◎ A 群 β-溶血性链球的鉴定

　　区分 A 群 β-溶血性链球与其他 β-溶血性链球菌的方法之一是 PYR 检测（生化或酶学检测）。A 群 β-溶血性链球菌是唯一在此项检测中阳性的 β-溶血性链球菌。需使用纯培养进行检测，以避免因为其他正常菌群而引起的假阳性结果。其他 β-溶血性链球菌，如 C 群和 G 群也能引起咽炎（没有严重后遗症），但在 PYR 中为阴性。另一个易与 A 群 β-溶血性链球菌混淆的是化脓隐秘杆菌；革兰染色能快速将二者区分，化脓隐秘杆菌为革兰阳性杆菌。

　　另一项鉴定 A 群 β-溶血性链球菌的检测是杆菌肽敏感性实验。通过在 SBA 上进行 β 链球菌的次代培养后，加入杆菌肽纸片。纸片（含有 0.04 单位）放置于细菌接种涂匀区域的中央，35℃培养。纸片周围出现任何抑制环均表明该菌对杆菌肽敏感，而 A 群 β-溶血性链球菌为阳性。

◎ 血清学检测

许多试剂盒用于 β-溶血性链球菌的快速检测。通过乳胶凝集来检测 A、B、C、F、G 群。直接检测 A 群（或 B、C、F、G）链球菌抗原是通过抽提抗原的方法。而乳胶凝集实验，抽提的 A 群特异性抗原与玻片上乳胶特异性抗体混合，形成可见的凝集颗粒，凝集过程仅需数分钟。这一方法为鉴定 Lancefield 群提供了确证方法，但并不能进行分型。

◎ 胆汁溶菌或OPTOCHIN 敏感性实验

咽拭子培养最初是用来诊断由 A 群 β-溶血性链球菌引起的脑膜炎，但是经常出现的问题是，是否存在大量的肺炎链球菌。常见的情况是，此种细菌经常出现在痰标本中而不是咽拭子培养，因为它是引起肺炎的常见原因。若怀疑，则可进行胆汁溶菌（生化和酶学检测）和 Optochin 实验。肺炎链球菌是 α 溶血性链球菌，通过加入脱氧胆酸盐与草绿色链球菌（正常菌群）相区分（肺炎链球菌被胆盐溶解，其他 α 溶血性链球菌不溶解）。Optochin 纸片放置于菌种次代纯培养的 SBA 培养基上，于 35℃ 在 3%~5% CO_2 中过夜。肺炎链球菌被 Optochin 浸液抑制（抑菌环>14mm）。

若使用胆盐，加一滴试剂在 SBA 平板上的可疑菌落上，若为肺炎链球菌可见 30min 内菌落溶解。Optochin 纸片应贴在可疑菌落的次代培养血平板上，过夜培养。若在 Optochin 纸片周围见到抑菌环可初步鉴定为肺炎链球菌。

泌尿生殖道标本培养

泌尿生殖道的微生物检测用来确定引起尿道炎、阴道炎以及子宫颈炎的病原。来源于此种途径的微生物多数为性传播。淋病奈瑟菌和沙眼衣原体就是其中两个例子。这些感染可引起盆腔炎性疾病（PID），导致不孕。衣原体感染在美国已经超过淋球菌感染成为最流行的性传播细菌性疾病。

其他引起女性阴道炎的病原体包括阴道加德勒菌和阴道毛滴虫。阴道毛滴虫，一种通常认为是性传播的寄生虫。可在潮湿的阴道分泌物中分离出（寄生虫检测）。阴道加德勒菌是细菌性阴道炎（Baceerial Vaginosis，BV）的一个病因，细菌性阴道炎是由于阴道中正常菌群的破坏导致的多种微生物的感染（见后）。阴道加德勒菌为短小的革兰阴性杆菌或球杆菌。当短小的革兰染色不是的杆菌或球杆菌覆盖在脱落的阴道上皮细胞时，称为"线索细胞"（第 14 章）。涂片可见杂乱的菌群是因为 BV 为多细菌性感染，可能还有厌氧菌（小革兰阴性杆菌），动弯杆菌属（弯曲的革兰染色不定的杆菌）以及阴道加德勒菌。涂片而不是培养，是诊断 BV 的方法。

泌尿生殖道真菌性感染很常见，也是引起阴道炎的常见原因，尤其是那些接受抗生素治疗的患者，其阴道的正常菌群受到了抑制。白色念珠菌引起常见的真菌感染（真菌检测）。单纯疱疹性病毒是另一种引起泌尿生殖道感染常见的原因。

标本的采集

对于泌尿生殖道标本来说合适的采集方法非常重要。对女性标本取自阴道子宫颈或发炎会阴区域，男性取自尿道。标本需小心处理避免任何其他感染性材料的污染。

培 养

为检测来源于子宫内膜的衣原体，第一个阴道拭子用来拭去脓性分泌物，第二个阴道拭子用来采集上皮细胞。通常拭子应有一个塑料长柄，头部应是涤纶或人造纤维的。衣原体为专性细胞内微生物，在培养基上不生长。用细胞培养技术来培养衣原体，最合适是应用 McCoy。一旦采集完，应立即放置于转运培养基，如 0.2M 的蔗糖磷酸盐培养基（2SP）或其他合适的培养基，送至实验室。

标本还应进行淋球菌的检测（淋病感染）。最好应立即接种于合适的培养基和进行革兰染色涂片。JEMBC 系统用来直接培养淋病奈瑟菌（图 16-20）。此系统包括一个有弹簧盖头的盒子、一个培养基（改良 Thayer Martin）和一个产生 CO_2 碳酸氢钠的小球，接种培养基使用 W 或 Z 模式，然后放置于提供的袋子中，封好口，送至实验室。若不能马上接种，泌尿生殖道标本可在室温下保存 24h。使用商品化的转运和储存泌尿生殖道标本系统提高了微生物的存活。试剂盒包括采集拭子（首选涤纶或人造纤维）和含有特殊培养基的转运管。

核酸检测

用杂交和扩增技术检测沙眼衣原体和淋病奈瑟菌已经取得了许可。PAGE-2（Gen-Probe）是一项杂交技术，可以检测来源于同一个标本的两种不同病原。非苛养菌不需此种技术，允许标本长距离转运。此项技术的缺点是不能进行抗生素药敏检测，无法获得耐药数据。

PAGE-2 采集盒为商业化产品，包括两个拭子，第一个用来拭去多余的黏液，第二个用来采集。推荐拭子在子宫颈口涂抹 10~30s，获得足够的标本，然后放置于转运管中。男性在采集前 1h 禁止排尿。拭子伸进尿道 2~4cm，然后放置于转运培养基。转运或储存条件为 $2^{\circ}C$~$25^{\circ}C$，检测须在 7d 内完成。

APTIMA Combo2（Gen-Probe）技术为核酸扩增技术。扩增技术具有比培养更敏感的优点，也可应用于尿标本。缺点是不能进行抗生素药敏检测以及使用不合法。

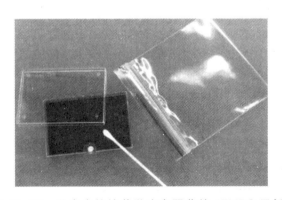

图 16-20 用来直接培养淋病奈瑟菌的 JEMBC 平板。此系统包括带有弹簧盖塑料盒的改良 Thayer Martin 培养基和一个产 CO_2 碳酸氢钠的小球。接种后封存于塑料封口袋中（引自 Forbes BA, Sahm DF, Weissfeld AS: Bailey and Scott's diagnostic microbiology, ed 11, St Louis, 2002, Mosby.）

子宫颈拭子采集应遵守 PACE-2 规则。采集尿标本时，患者应在采集前 1h 禁止排尿。应采集前段尿（20~30mL），接种 2mL 于转运管。转运或储存条件为 $2^{\circ}C$~$30^{\circ}C$，宫颈拭子检测须在 90d 内完成，而尿液检测应在 60d 内完成。

常见泌尿生殖道感染的检测方法

医生需通知实验室可能的引起泌尿生殖道感染的微生物，这样实验室才能使用合适的培养基以及程序来鉴定。

革兰染色

尿道分泌物的革兰染色涂片用来检测 PMNs 和细胞内革兰阴性双球菌（在 PMNs 内），在男性只有淋球菌。女性的阴道菌群会污染涂片，若为阳性则仅提示可能有淋球菌。

淋球菌感染

若怀疑淋球菌感染时，需使用特殊培养基以及 CO_2 环境培养。各种补充培养基也可用来接种。改良 Thayer Martin 琼脂是淋球菌选择性培养基，含有多种抗菌成分抑制其他种类的细菌和真菌生长。巧克力平板也是淋球菌培养基，但因为不含抗菌成分并不抑制正常菌群。

改良 Thayer Martin 琼脂和巧克力平板培养 24~48h 后，淋球菌呈现半透明、灰白色、有光泽的小菌落。革兰染色应挑选单个菌落。淋球菌呈现特征性的革兰阴性双球菌（咖啡豆外观）。另外，鉴定应作氧化酶试验（淋球菌为阳性）。进一步的检测需依赖标本的特性、生化实验、血清学或非扩增 DNA 方法。已经生产了几种试剂盒。

核酸方法已经广泛应用于淋球菌的感染检测（见前）。

衣原体感染

沙眼衣原体感染在美国非常流行。采集合适部位的标本非常重要，应采集上皮细胞，这里是衣原体寄生的地方，不要仅仅采集分泌物。采集后应立即转运至实验室。沙眼衣原体为苛养菌，需要复杂或额外的营养条件，并需在受保护的环境中生长。

细胞培养是检测沙眼衣原体的敏感方法。非培养方法包括使用单克隆抗体的直接免疫荧光法和酶联免疫吸附法（ELISA）。这些直接检测提供了相对快速结果但不如细胞培养敏感。

同淋球菌感染一样，核酸方法也广泛应用于沙眼衣原体感染（核酸检测）。

阴道毛滴虫和酵母感染

阴道毛滴虫可通过阴道分泌物的直接压片观察。这是最简单最快速的检测方法（寄生虫的检测）。可在同时观察真菌。加入10%的氢氧化钾（KOH）使得宿主细胞溶解，真菌更容易观察（真菌的检测）。KOH使得分泌物呈碱性，发出可疑的胺类气味，是BV的特征。此项检测可在床旁进行。

细菌性阴道炎

BV是由厌氧和苛养微生物混合感染引起的。此种微生物在宿主细胞上或内寄生，但可单独存活。BV的阴道分泌物有恶臭味，革兰染色显示混合几种菌以及乳酸杆菌的减少（正常菌群）。可通过镜检观察阴道分泌物来诊断BV；直接压片显示脱落的上皮细胞周围包绕着细小的革兰染色不定的杆菌或球杆菌（线索细胞）。

血 培 养

血是无菌的，没有微生物。血液中的细菌性感染是严重的，反映在微生物实验室中就是血培养的重要性。

菌血症（细菌入血）能引起严重后果。对于菌血症的患者，血培养能提供临床诊断。当在拔牙后或毛细血管内皮细胞的完整性丧失时可在血中检测到细菌，这称为暂时性菌血症。败血症或败血病为细菌在血中或细菌产生毒素引起的宿主（患者）的伤害。真菌血症为在血中出现真菌，常见于免疫抑制患者。

当败血症时，细菌释放外毒素（释放入周围环境的毒素）或内毒素（革兰阴性菌胞壁的一部分）。特别是内毒素，能引起败血症性休克。败血症性休克的症状为发热、寒战、血压降低（低血压）、呼吸窘迫以及弥散性血管内凝血（DIC）。内毒素能激活补体及凝血因子导致DIC。这使得败血症性休克更为复杂，因为大量凝血因子被耗竭。一旦耗尽，就会发生严重出血。

血培养分离的常见微生物

引起败血症的细菌来源为泌尿生殖道（25%），呼吸道（20%），脓肿（10%），外科创伤感染（5%），胆管（5%），其他部位（10%）以及不确定部位（25%）[10]。血培养常见细菌为革兰阳性球菌如金黄色葡萄球菌、凝固酶阴性葡萄球菌、绿色链球菌、肺炎链球菌以及肠球菌属。常见的阴性菌为大肠埃希菌、克雷伯菌属、假单胞菌属、肠杆菌属以及变形杆菌属。两种厌氧菌为拟杆菌属和梭菌属[10]。这些细菌常见于卫生保健机构环境并且是正常菌群，它们定植于患者的皮肤、口腔咽喉以及胃肠道。

菌血症或败血症的发生率已经上升，很可能与以下因素有关：①患者人群的免疫能力的下降（在适当的治疗下患者寿命更长）；②侵入性治疗使用增加，如静脉导管和人造心脏瓣膜；③衰弱和严重疾病患者存活期的延长；④普遍老龄人口的增加；⑤治疗性药物使用的增加。如广谱抗菌药抑制了正常菌群而使得耐药细菌出现。以上因素使得解释血中细菌的生长变得困难了。

白色念珠菌是最常见引起真菌血症的病原。在免疫损害的患者中真菌血症的发生率正在上升。标准血培养系统能够分离大多数真菌。

标本的采集

血培养的采集要求相对于其他血液学检测来说需要更加确切的程序。需格外小心对静脉穿刺部位皮肤的消毒以防止任何来自正常皮肤微生物的污染，这点至关重要。CLSI已经出版了血培养标本的采集以及常规实验室检测静脉穿刺的推荐标准[10]。采集时间同样至关重要。暂时性菌血症可偶见于牙病、结肠镜或膀胱镜后。这种情况，细菌在血中只出现一个很短的时期。间歇性菌血症可见于伤口或其他感染，细菌在血中出现一段时间，接着是无菌期。持续性菌血症，细菌来源于血管内，且持续存在于血中时，采血时间不是至关重要的。理想状况下，应在抗生素使用前进行采集因为抗生素治疗会延迟细菌的生长。1 份血培养对于诊断菌血症是不够的。

一般，需 24h 内抽取 2 或 3 份血培养。依据患者的症状，可在单独部位或一定间隔抽取血标本，不鼓励在同一天采集 3 份以上；更多次的培养并不能增加培养阳性率。典型的是若怀疑是亚急性心内膜炎，应在 24h 内抽取 3 份标本，若不生长，应在接下来的 24h 再抽取 2~3 份标本[1]。

在检测细菌的血培养中，检测用血量也是重要因素，成人每份血标本应采集 10~20mL，儿童略减。卫生保健机构应建立专门的血培养标本采集程序。

采集部位的消毒

为避免任何正常皮肤菌群的污染，格外小心地对静脉穿刺部位进行消毒是至关重要的。适当的皮肤消毒是必要的（第 3 章）。使用 70% 乙醇和聚维酮碘从静脉穿刺中心到周围画圈进行消毒。另一种消毒方法是对于聚维酮碘过敏的患者可使用氯己定进行。采集的血可直接放进含有肉汤的血培养瓶中。这样细菌在营养肉汤中能快速生长。

血培养基

血培养用的培养基属增菌类型，能够对所有细菌增菌，甚至是皮肤正常菌群。

基础培养基是含有营养肉汤和抗凝成分的液体。多数商品化的血培养基含有胰酪胨大豆肉汤、脑心浸液、蛋白胨或硫基乙酸盐肉汤。另外抗凝成分为 0.002 5%~0.05% 的 SPS，因为此成分不损害细菌[10]。大多数实验室采用血/培养基为 1:5 或 1:10 的比例。血培养在培养装置中进行，每个装置由需氧和厌氧两种瓶构成。

若血标本未直接进入培养基，需使用含有抗凝成分的采集管；最佳的抗凝成分是 SPS。最好直接接种于血培养瓶，避免添加额外 SPS 到

转运管。这些转运管送至实验室进行培养基的接种。

血培养检测方法

血培养：传统方法

经过 35℃ 培养 6~18h 后，多数细菌已经增菌至能够检测出。检测包括在需氧瓶上进行盲法传代培养以及在厌氧和需氧瓶中直接涂片。盲法传代培养在第一次培养 6~18h 后进行，再培养 5~7d。"盲法"传代培养的意思是培养瓶传代至合适的培养基上（如巧克力、血平板、绵羊血平板和麦康凯平板），看有没有可见生长菌落。另外进行常规直接涂片、革兰染色、检查所有培养瓶。因为有些微生物不产生混浊、溶血或产气——"生长"的标志。当有形态学生长的证据，革兰染色是快速鉴定的方法（生化和酶学检测）。可使用增菌血培养进行很多快速检测。

7d 中至少每天一次检查血培养瓶。微生物生长的标志为在 RBC 层的表面或瓶壁出现 RBCs 溶血，培养基上产生气泡、混浊或出现小菌落。7d 后若没有证据表明生长，出报告为"培养 7d 无需氧和（或）厌氧菌生长。"若怀疑为特殊感染（如细菌性心内膜炎、真菌血症、布氏杆菌病、厌氧菌菌血症），应延长培养。

阳性血培养传代至各种培养基，以使得大多数细菌都能生长，包括厌氧菌。所有血培养的分离株均应在琼脂斜面上保存以便需做进一步检测。

任何推测的阳性结果应尽快报告给医生。推测结果需使用纯培养进行传统方法的确证。医生会根据报告决定分离的细菌对患者的重要意义。

自动血培养系统

许多实验室现在使用自动化系统进行血培养。自动化系统的优点是：①对许多病原菌来说具有更加快速地检测时间；②不需进行肉眼检查或培养瓶的次代培养来监测细菌的生长；③能够连接实验室信息系统，具备直接出报告

的能力。

一种自动化系统，Bactec（BD 诊断系统），能够进行更快速的病原菌检测，不需肉眼观察或次代培养而进行连续监测，并且能够自动处理大量血培养瓶。血培养瓶在孵箱中通过持续摇动而有助于细菌培养。孵箱中有检测细菌在新陈代谢中产生 CO_2 的测量装置。气体-渗透传感器通过荧光检测 CO_2，但不需进入培养瓶内测量荧光。当出现阳性标本时系统报警来提醒操作者。此系统缩短了检测时间并降低了假阳性的发生率。

一旦出现阳性，血培养瓶应进行次代培养和革兰染色。对血培养系统中的细菌鉴定（前面讨论）。传统方法费时且麻烦；因此大多数实验室使用自动化系统检测血培养的生长结果。

抗菌药物敏感性试验

医学微生物实验室的其中一项重要任务就是检测分离到的细菌对抗生素的敏感性。实验室对特定抗生素报告敏感或耐药决定了患者使用或禁用此药。在选择合适的抗生素时，对病原菌最有效、对患者毒性最低、对正常菌群影响最小、适宜的药理学以及加上最低的花费都应考虑，以期达到治疗患者感染的良好效果。

在检测药敏过程中，实验室结果需保持高度准确性，同时具有高度的可重复性，而且药敏结果与患者的临床治疗效果必须具有良好的一致性。

敏感性和耐药性

当临床分离出的细菌具有临床意义时应进行药敏试验。敏感说明患者对该抗生素治疗很可能有效。而耐药说明对该抗生素治疗很可能失败。每种病原菌对抗生素都有抗性。中介说明用高剂量进行治疗可能会有效果。

敏感和耐药模式经常会发生变化。许多微生物，包括细菌和真菌，对于最新的抗生素都已经产生耐药性。

最低抑菌浓度和最低杀菌浓度

能观察到的抗生素抑制病原菌生长的最低浓度称为最低抑菌浓度（minimal inhibitory concentration，MIC）。检测方法就是观察浊度逐渐减少，与阴性对照比较。在选择抗生素时应考虑许多因素，MIC 也是重点考虑之一。MIC 是通过稀释法抗生素药敏试验检测的。

抗生素抑制细菌的增值能力通过 MIC 值衡量。因为 MIC 时细菌处于抑菌状态，所以当去除抗生素时微生物会重新生长。此时抗生素就成为抑菌剂。所以，对于特定感染，有必要衡量抗生素杀死细菌的能力或是否为杀菌剂。为衡量这种能力，可以通过改良的稀释肉汤法药敏试验来检测杀菌能力；最低杀菌浓度（minimal bactericidal concentration，MBC）就是抗菌药物杀死细菌所需的最低浓度，细菌总数减少 99.9%。

抗菌药物敏感性试验方法

敏感和耐药与感染部位、细菌本身以及所考虑使用的抗生素有关。换句话说，若想取得抗生素治疗的成功，需在感染部位达到合适的药物浓度，并且细菌需对抗生素敏感。通过使用标准化方法，微生物实验室能报告始终一致的结果从而帮助医生选择合适的抗生素进行治疗。

检测抗生素的敏感性有两种重要方法：琼脂纸片扩散法或 Kirby-Bauer 法——使用含有不同浓度抗生素的纸片和稀释法。大多数实验室使用自动化方法，而当自动化系统出现问题时就进行纸片扩散法。纸片扩散法还用于苛养菌，因为需使用改良的培养基以适应细菌的苛养环境。肺炎链球菌就是一个例子，现在已经出现耐药性的上升。它必须使用加入 5% 绵羊血的 Mueller-Hinton 平板进行纸片法，另需要一定浓度的 CO_2 培养。

每家医院的实验室和药房需决定，从众多抗生素中选择哪种用于特定细菌的检测。对于一种细菌来说，抗生素的种类是限定的。纸片扩散平板（150mm 琼脂）可容纳 12 个纸片，而商品化的平板在同一个平板上能检测更多的药物。

重要的是要记住，对于抗生素药敏试验的体外检测是人为测量，给出的仅仅是对体内抗生素有效性的估计。真正的结果是患者在该剂量治疗后的临床反应。

药敏试验的经典方法是肉汤稀释法，给出的是抑制特定细菌生长所需抗生素用量的定量结果，或称为 MIC。临床和实验室标准协会（Clinical and Laboratory Standards Institute, CLSI）已经公布了此法的完整方案[11,12]。实验室将此法改为自动或手工的微量肉汤法，因为这样更能节约时间，节约成本，并且在现有系统上更能提高效率。

无论是扩散法或宏量稀释法或微量稀释法，分离得到的细菌都应首先在肉汤培养基上培养。

接种物的准备

接种物细菌的数量可通过几种不同的方法确定。经常使用的方法是通过比较液体培养基与已知数量的菌悬液的浊度。标准浊度的化学溶液使用的是硫酸钡。McFarland 开发了各浓度的化学溶液，化学溶液的浊度能大致反映菌量，其菌量是由在计数板上进行的菌落计数确定的（纸片扩散法）。

◎ McFARLAND 标准

最经常使用的是 McFarland 0.5 标准，含有99.5mL 的 1%v/v 硫酸和 0.5mL 的 1.175%氯化钡，混合成硫酸钡溶液，它有稳定可见的浊度。此浊度下菌悬液含有的大致菌量为 1.5×10^8 CFU/mL。

微量稀释法

微量稀释法利用塑料微量稀释盘或板进行，其作为实验室常规检测的一部分，已用于报告MIC 结果并广泛应用于许多实验室。此法报告为定量结果（MIC），表明抑制测试的细菌所需的最低药物量。大多数实验室购买商品化的微量稀释盘；每种盘含有各种浓度的抗生素，并备有供生长和无菌使用的必要质控。此盘在严格的质控标准下制备，在厂商说明书的指导下保证实验室报告始终如一的结果。通常不同种类的盘含有不同

药物浓度的组合用来检测不同种类的细菌。

一种全自动系统是 Vitek 系统（bioMerieux Vitek），含有检测抗生素药敏试验的卡。系统由填充/密封模块、读取培养箱、计算机模块、数据终端以及打印机构成。Vitek 卡培养后由微孔监测浊度，可在 6~8h 内获得药敏结果。同时Vitek 系统可进行鉴定检测，大大简化了繁忙实验室的工作。另一个自动系统是 MicroScan AutoScan Walkaway (Dade Behring)。此系统使用肉汤微量稀释法，手工培养后，多分配设备将稀释后的菌液加入微量稀释管中。3.5~5.5h 后获得药敏结果。与 Vitek 系统相同，MicroScan 系统也可进行细菌鉴定。

纸片扩散法 (Kirby–Bauer法)

此法将含有不同抗生素的纸片放置在涂有被检测细菌的琼脂培养平板上，在微量稀释法出现以前此法广泛使用。

检测中，如上所述的准备好的接种物涂抹于琼脂平板的表面。将含有已知浓度的一种抗生素的纸片放置于接种物的表面，培养 16~18h，抗生素浓度以纸片为中心呈梯度扩散形成圆圈，抑制细菌的生长。抑菌环大表明抗生素活性强（彩图 16–21）。若没有抑菌环出现则说明完全耐药。此法又称为 Kirby–Bauer 法。

使用纸片扩散法，可同时检测一种细菌对于几种药物的敏感性。Bondi 和 colleagues[13]在 1947 年首先描述了此法。1966 年，Bondi 等[14]将此法标准化并与 MIC 做了相关。他们介绍了标准化生产的纸片，并认为此法能产生与 MIC具有良好相关性的定量结果。结果能直接与MIC 值进行相关，但临床意义取决于已建立方案的操作。

可购买商品化的纸片，使用专门的纸片分配器来分配药敏纸片。使用卡尺测量抑菌环大小，并与已公布的敏感、耐药、中介折点进行比较。纸片法已经做了大量标准化的工作，许多实验室采用 Bauer 改进法[14]。

与商品化的微量稀释板相比，纸片扩散法更加灵活，允许实验室选择任何数量的抗生素种类用来检测（通常 12 种在一块平板上）。正

因为灵活所以也更节约成本。

临床和实验室标准协会（CLSI）的纸片法要求包括纸片浓度、培养基的标准化、配方、pH、琼脂厚度、接种密度、温度、抑菌环尺寸、解释表格以及用于质控的标准菌株。

◎ 接种培养基的选择

对于药敏试验，使用 Mueller-Hinton（MH）培养基。培养基需储存在冰箱中，并需定期检查。

◎ 药敏纸片的操作和储藏

药敏用纸片单独储存于容器中，放置适宜的干燥剂以防潮解。大多数药敏纸片在使用前需在冰箱中储存，但有一些要求冷冻以保证其活性。需遵守制造商的贮存和操作说明。

◎ 接种物的准备

将 4~5 个外观相似的纯培养菌落接种于胰酪胨大豆增菌液（5mL），35℃培养 4h 或至增菌液出现浑浊。微生物工作者还可以用第二种方法，挑取过夜生长的非选择培养基上的菌落，混悬于增菌液或盐水中，与 0.5 麦氏单位比浊。

被检测细菌与麦氏硫酸钡标准比浊管进行比较，使用前需用力混匀。通过用未使用的增菌液稀释来调整菌悬液的浊度。若 4h 增菌液未生长足够菌量，可进行重新接种直至有足够菌量。

调整好的菌悬液需在 15min 内接种 MH 平板。

◎ Mueller-Hinton琼脂平板的接种

将无菌拭子在经标准化以及充分混匀的菌悬液中蘸一下，将多余的液体在管边擦净。分 3 个方向将拭子涂抹于平板上，保证平板表面均匀覆盖接种物。应在 15min 内完成接种。

◎ 纸片的使用

应使用适当的纸片和分装器。特定的纸片分装器配合特定的药敏纸片。每个纸片需牢牢压在培养基的表面，使得纸片和琼脂完全接触。每个纸片中心距离不得小于 24mm。一旦放置好纸片就不要移动，因为有一些抗生素会立即扩散。35℃培养 16~18h 后观察结果。

◎ 读取结果

培养后使用卡尺或圈读数器测量抑菌环直径，精确到毫米（彩图 16-21）。读取时要求黑色背景并反光观察。有时细菌生长使得抑菌环变模糊，这时在透射光下能更清楚地观察。这项检测的局限是抑菌环的大小反应的是对某种抗生素的相对敏感性。通过比较抑菌环直径与折点值判断细菌对某种抗生素为耐药、敏感还是中介。结果应报告给医生。敏感意味着某种抗生素对引起感染的微生物具有良好的效果。耐药说明使用常规治疗剂量的抗生素不能抑制细菌。

微生物实验室的质量控制

同实验室的其他领域一样微生物的质控也是必要的。需执行制订的质控规范并记录结果。

设备的质量控制

在微生物实验室使用的设备可做较为简单的质控。如培养箱、冰箱、水浴锅。冰柜的温度可每日监测。监测结果需记录，并作为实验室持续质量保证计划的一部分。每个操作生物材料的实验室需配备生物安全柜用来处理危险的标本和细菌。

培养基的质量控制

大多数培养基是由公司制备好的。这些培养基具有高质量和良好的批间一致性结果。商品化的培养基的储存和使用需遵循制造商的说明，并在保质期内使用。制造商制备培养基使用的 QC 测量需符合 CLSI 的推荐标准[6]（培养基的质控）。若实验室自制培养基，应采用严格的质量控制。控制培养基质量最好的方法是操作测试：使用已知的质控菌株测试培养基。质控菌株可通过购买获得。

试剂及抗血清的质量控制

试剂需每日检测（一些检测不需经常做，只在测试时做质控）并作阴性阳性质控。新一批试剂需做检测。配制试剂时需记录日期。新试剂需用已知质控培养物测试。革兰染色试剂质控最好的检测方法是用已知的革兰阳性和阴性菌悬液制备涂片镜检。同样，抗酸染色质控用抗酸阳性和阴性细菌进行测试。

药敏试验的质量控制

实验室需定期监测所使用的药敏试验方法，并遵循 CLSI 的推荐标准 [12]。质控细菌是为此目的而专门制备的，需每周传代贮存。特别是纸片扩散法和自动化系统的质控需每周进行，并给出抑菌环范围或 MICs。

标本、标本采集以及标本拒收的质量控制

若没有针对患者标本采集和处理适当的规范和程序，那么鉴定病原菌没有什么意义，而且质量无法保证。标本采集的规程需严格坚持，需要时时反复强调。

若采集的标本不符要求（根据卫生机构的规程）就应当作为不合格标本拒绝。若未采集新标本，患者可能询问原来标本的处理结果。这时，报告应说明标本不合格的原因。标本拒绝的情况有以下几种：标签不当、转运或转运培养基或转运温度不当以及缺乏运送容器等。痰标本通过革兰染色和低倍镜镜检鳞状上皮细胞进行评价。低倍镜下每视野多余 10 个鳞状上皮细胞则为唾液污染[1]。

真菌检测（真菌学）

对真菌（酵母菌和真菌）的研究称为真菌学，已在微生物实验室开展检测。若实验室仅有真菌标本并不进行真菌的鉴定，培养物应送至参考实验室检测。

许多使用免疫抑制剂的患者通过适当的治疗能够延长生命，如 HIV/AIDS 或癌症。同样，移植患者（器官或骨髓）也使用免疫抑制剂，效果良好。在糖尿病以及一些慢性衰弱性疾病患者身上常会发生机会性感染，因为使用皮质类激素导致免疫功能不健全。因此会增加发生机会性感染的概率。

近年来，越来越多的真菌感染发生在使用免疫抑制剂患者身上。当从免疫缺陷患者分离出微生物时，应该考虑真菌感染。许多真菌为条件致病菌，在免疫抑制状态下发生感染。这种感染很难治疗，因为真菌为真核细胞，拥有和哺乳动物一样的细胞结构。

真菌的特性

真菌包括酵母菌和真菌，与细菌有明显不同。真菌为真核生物，拥有真正被核膜包绕的细胞核和线粒体，而细菌为原核生物。真菌根据菌落外观分为酵母菌和真菌。

酵母菌是单细胞微生物，通过出芽方式繁殖。酵母菌的菌落在沙保罗培养基上为潮湿、不透明、蜡样或白色，而真菌为绒毛状、棉花状、羊毛状或粉状菌落。所有真菌外观相似，因此需要生化检测加以区分。

真菌有一种基本结构，由管状组织组成，称为菌丝。菌丝生长，形成相互缠绕的称为网状菌丝体（单个的为网状菌丝）。营养菌丝组成真菌的菌体，并成为活性生长部分。气生菌丝由菌体延伸出来，并有繁殖结构附着（无性孢子）。此种孢子与细菌的芽胞不同，细菌的芽胞并不是繁殖结构。

有些酵母菌有假菌丝，是出芽繁殖的子细胞结成的长链，与网状菌丝相似（彩图 16-22）。假菌丝与真正菌丝不同是假菌丝两个细胞间较为狭窄，而真菌丝细胞间是平行的横隔且无狭窄结构。不同类型的网状菌丝体有助于真菌的早期鉴别。真菌之所以有它们特征性的毛刺状或羊毛状外观与网状菌丝体有很大关系。

真菌性感染

真菌以非致病状态存在于自然界，易被含氮材料富集。人类通过偶然吸入孢子或外伤后感染组织而获得感染。宿主任何免疫状态的改变都可能导致真菌感染，在一般情况下真菌是不致病的；大多数酵母菌感染为机会感染。最常分离到的是白色念珠菌，它是胃肠道的正常菌群。

真菌性感染（或真菌病）可为表面、皮肤、皮下或全身的。表面性真菌病为皮肤或头皮最外层的真菌感染，症状为脱色、收缩或非正常色素沉着。皮肤性真菌感染影响到皮肤、头皮或指甲的角质层。症状有瘙痒、收缩或环癣；

头发变脆或损坏；指甲变薄脱色。皮下真菌性感染影响到皮肤的更深层，包括肌肉和结缔组织，这种感染通常不是由血液播散的。真菌性感染症状包括进展性或久治不愈的溃疡并出现排脓窦道。全身性真菌感染侵袭肺，并可播散到内脏器官或深部组织。全身真菌感染的原始感染器官为肺，真菌可通过血流（血源性传播）播散至身体的其他部位。可在 X 线检查时看到肺部阴影。症状不典型，为发热和疲劳；其他症状包括慢性咳嗽和胸痛。

真菌标本的采集

任何组织或体液都可用来培养真菌，拭子是标本中质量最差的。其他标本包括头发、皮肤、指甲或指甲刮擦物、尿、血或骨髓、组织、其他无菌体液以及脑脊液。真菌血症，或血播散性真菌病，通常由白色念珠菌引起。许多采集的标本都被细菌和快生长真菌污染。所以培养基需含有抑制这些细菌生长的抗生素并能让病原菌生长。检测标本类型的选择和采集技术直接关系到真菌感染的诊断。在正确的部位采集标本才能培养出真菌。

同样，采集好的标本应尽快送至实验室。因为许多致病性真菌生长缓慢，在转运中延误或延迟都会影响标本的质量，最终影响分离结果。

真菌的检测方法

真菌感染数量不断上升，主要发生于免疫缺陷患者，检测真菌的技术需要也与日俱增。

真菌的鉴定从标本的直接镜检和快速培养复活标本中的真菌开始。

真菌的直接镜检

标本的直接镜检在微生物实验室鉴定真菌中是一个非常重要的部分。直接镜检是一种快速方法，并可进行尝试性地诊断，有助于早期治疗。直接镜检能为怀疑是真菌感染的患者提供第一个真菌病原学证据；有几种染色方法供选择。直接镜检还能展现真菌特殊的形态学特征并为选择培养基提供依据。最常使用的还是革兰染色，但其他直接染色法或步骤也能为鉴定真菌提供更多的特殊信息。

◎ **革兰染色**

这是一种用作大多数微生物样本的染色方法。能检出大多数真菌（微生物学中的涂片准备和染色）。当使用油镜时，酵母菌染色为革兰阳性（紫色、蓝/黑）并伴有出芽（彩图 16-23）。

◎ **氢氧化钾准备**

这是一种传统推荐的用来检测皮肤、指甲以及组织中真菌的方法。加入 10%KOH 清洗标本，使得真菌更易观察。在载玻片上，标本与 10%KOH 各一滴混合，盖上盖玻片，使用低倍镜观察真菌。真菌很容易找到，因为 KOH 溶解了标本中的角质素和细胞组织。若标本非常黏，可使用过夜培养的湿片。若出现水雾，可加热处理后观察真菌。

◎ **氢氧化钾和荧光增白剂**

荧光增白剂是一种荧光染料，能够与 KOH 混合，滴一滴在标本上，盖上盖玻片，用荧光显微镜观察。使用此法能快速检测真菌，荧光增白剂能结合真菌的细胞壁，通过显微镜滤镜可见到明亮–苹果绿色或蓝色荧光。此法需要使用荧光显微镜，使着色后的真菌更易于辨认。

◎ **印度墨汁染色**

在离心后的脑脊液沉淀物中加入一滴印度墨汁，在高倍镜下观察。通过此法可观察被包裹的酵母菌新型隐球菌。这是一种负染色法，出芽酵母在黑色背景下被一个透明亮区域包围，是新型隐球菌感染的证据（彩图 16-24）。印度墨汁法是快速诊断新型隐球菌的方法，隐球菌抗原检测具有更高的敏感性。

◎ **抗酸染色**

此法用来检测分枝杆菌，也用来检测诺卡菌属（微生物学中的涂片准备和染色）。在真菌中，抗酸染色首先用来区分诺卡菌属与放线菌。诺卡菌属为革兰阳性杆菌，呈现分支丝状形态。它们都能引起足分枝菌病（皮下组织感染）和肺部感染。皮下感染与真菌感染相似，属同一个类型。

真菌的培养

用来培养真菌的培养基为通用培养基但不含环己酰胺（下节）。真菌的培养须在Ⅱ级生物安全柜中操作，以防止真菌的扩散。酵母菌的培养可在常规操作台进行。已经鉴定出多种念珠菌和其他酵母菌。实验室应有相应的规范来选择不同的培养基。通常使用加或不加环己酰胺的培养基，同时补充血增菌培养基。

◎ 培养基

加入抗生素的沙保罗右旋糖琼脂是培养真菌的首选培养基，被推荐用作初次分离。加入的环己酰亚胺和氯霉素可抑制污染的真菌和细菌生长；Mycosel 和真菌琼脂是含有这两种抗生素的培养基。混合 SAB 与脑心浸液（BHI）的培养基称为 SABHI，经证实对分离有临床意义的真菌非常有用。大多数真菌标本会被细菌以及快生长真菌污染，所以必须加入抗生素和抗真菌药。有些真菌需在培养基中加入血（绵羊血）。

使用培养平皿或螺帽培养管对于复活真菌效果是满意的。

培养的检查

真菌须在30℃培养 4~6 周，在报告阴性前应每周或每周两次检查生长情况。首要解决的问题是区分酵母菌和真菌。应通过培养生长的总体特征性和镜检特征来确定。总体特征包括菌落颜色、质地、生长率，这些都需要首先观察。

◎ 镜 检

一旦分离出真菌，就应进行镜检。鉴定真菌需要一些镜检特征，结合生化检测进行确认鉴定。鉴定真菌同样需要一些镜检特征（真菌的特性）。

酵母菌通常为单细胞微生物，通过无性出芽繁殖；菌落为特殊而又独立的微生物的集合，这点与培养基上细菌的外观有些相似。在培养基上，白色念珠菌菌落为丛生并颜色发暗。一些酵母的假菌丝从菌落边缘伸出呈细丝状。而

真菌的菌丝呈管状或丝状。菌丝生长形成缠绕体（网状菌丝体）。不同类型的菌丝，作为繁殖结构，加上菌落特征都可作为鉴定不同种类真菌的依据。鉴定也许很困难，因此实验室需要有经验的人员完成鉴定工作。

◎ 芽管检测

另一项特异性检测白色念珠菌的方法是芽管检测。此项检测的依据是白色念珠菌能够在 0.5mL 的绵羊或兔血清中 35℃培养 3h 内从酵母细胞产生芽管。培养限定在 3h 内非常重要。若延长培养时间，其他种类真菌也开始产生类似芽管的结构。应使用低倍镜进行镜检。此项检测能对大多数常见重要的病原酵母菌进行早期鉴定。芽管大小为酵母细胞的一半宽、3~4 倍长，为附属物[10]；芽管继续生长形成真菌丝（彩图 16-25）。

生化检测方法

对于酵母的鉴定生化检测是必须的，与镜检同样重要。对于快速检测，典型的代表是芽管检测（阳性为白色念珠菌）和尿素培养基检测（阳性为新型隐球菌）（培养基的常见类型）。许多实验室使用酵母菌鉴定系统结合在加入吐温 80 的老玉米培养基上的菌落形态进行鉴定。此法可在 72h 内获得结果。此系统基于成千上万的酵母菌信息库并在报告时考虑了变异及反应模式。其中，一个模块使用一系列的生化检测，并根据特定底物加入试剂后监测反应。在 4h 内能报告鉴定结果，一些系统可能会延长一些。通常，这些商品化的鉴定系统都很容易判读。

寄生虫检测（寄生虫学）

人类寄生虫的感染遍布全世界，尽管这个问题在热带地区更为突出。寄生虫存活于宿主体内或表面，借此得以存活。一些寄生虫离开它的专性宿主之后就不能存活。而另一些可自由存活。一些寄生虫以共生形式与宿主相处，对宿主无害，它们相互获利。寄生虫病学（研究寄生虫的学科）中许多寄生虫疾病为严重感染，而对宿主有害。

寄生虫感染

因为许多人旅游或生活在热带地区，或者难民的流入，在美国可以见到许多寄生虫的感染患者。另一项重要因素是与日俱增的免疫缺陷的患者，他们是寄生虫感染的危险人群。

人类寄生虫分属不同的种类。分属原生生物门（阿米巴虫、鞭毛虫、纤毛虫、孢子虫、球虫、微孢子虫）、线虫动物门（蛔虫）以及扁形动物门（扁形虫），而扁形动物门又分为吸虫类（flukes）、绦虫类（tapeworms）。寄生虫也可属节肢动物门，其还包含昆虫、蜘蛛、螨虫以及虱类。

寄生虫感染通常通过检测或辨认虫卵（寄生虫卵）、幼虫（寄生虫的发育未全的形式）、成虫和蠕虫、包囊（非活跃阶段）、裂殖体（活跃和繁殖形式）以及原生生物而得以诊断。大多数原生生物具有两种发育阶段，囊虫通常在成形便中，而裂殖体在水样便中。发现囊虫表明感染处于非活跃期或仅仅为携带者，而发现裂殖体意味着活跃性感染状态。

不同种类寄生虫的鉴定依赖形态学标准和免疫学检测。特异性地准确鉴定寄生虫感染非常重要，因为要根据寄生虫类型和感染部位进行治疗。任何鉴定都是从标本的采集和充分固定开始。寄生虫标本包括便、尿、血、痰以及组织切片。

患者的症状以及病史（包括旅游史）是采集信息的重点，并应及时告知实验室。医生与实验室人员之间良好的沟通能保证正确地采集并处理标本。医学寄生虫学的领域非常广泛并且其从业者知识背景各异，所以医学寄生虫学教科书应尽量详尽。关于鉴定常见寄生虫的形态学标准可参考经典的教科书和其他文献。

寄生虫鉴定标本的采集

鉴定寄生虫的标本主要来源于肠道排泄物、泌尿生殖道的阴道或尿道排泄物或前列腺液、痰以及脑脊液或组织切片。血液可用来检测疟原虫。对于在各个部位定植的每种寄生虫都有相应的形态学标准。采集标本不当或不足量都会导致误诊或鉴定失败。

粪便标本

鉴定肠道寄生虫，特别是原虫，需遵守特殊的采集规范；标本的质量直接影响检测和鉴定寄生虫的能力。可查阅具体的鉴定标本要求。分离肠道寄生虫使用一份粪便标本通常不够，因为许多肠道寄生虫不定期排虫卵或包囊。推荐标准为隔 1~2d 采集 1 份标本共 3 次，但须在一个周期 10d 内完成。

应在放射学治疗前采集粪便标本；钡餐的使用会至少对标本产生一周的影响。特殊的药物治疗同样也会影响标本的检测。

应使用清洁、干燥、防水并带有密封盖的容器采集粪便标本。应避免水或尿液的污染。标本应尽快送至实验室，当不能及时送检时可使用商品化的转运系统保存标本。应小心处理标本因为任何一份都可能具有潜在感染性。

血 标 本

厚血涂片和薄血涂片均可用于检测血中寄生虫，如疟原虫（疟疾）。厚血涂片用来筛查，而薄血涂片用来鉴定，因为寄生虫在薄涂片中不会扭曲变形。吉姆萨染色用来检测血液中的寄生虫（血液和组织微生物）。

寄生虫检测的方法

根据标本及来源的不同，检测方法各异。因为许多寄生虫的感染诊断是通过在粪便标本中鉴定虫卵或幼虫来完成，所以以下会详尽介绍粪便标本的检测方法。粪便标本的直接湿压片用来检测能动的原虫裂殖体和鞭毛虫。粪便浓聚法，无论是沉淀或悬浮法，用来加强对于更微小寄生虫的检测。可用商品化的产品来采集或检测某些寄生虫标本。固定不变的染色涂片用来进行鉴定的确认。检测的质量好坏和鉴定结果准确与否建立在标本正确采集的基础上（常见寄生虫的鉴定）。

直接湿压片法

使用直接湿压片方法镜检新鲜标本中能动

的裂殖体和幼虫。方法是将少量标本和一滴生理盐水混合于载玻片上，并盖上盖玻片。也可再滴加碘酒制备一张，观察在两种压片中裂殖体、虫卵、幼虫以及原生囊虫。也可进行动力观察。

常见寄生虫的鉴定

阴道毛滴虫

阴道毛滴虫寄生于男性或女性的泌尿生殖道。为病原性寄生虫，是阴道炎、尿道炎以及前列腺炎的病原菌。这些疾病通常认为是性传播性疾病。能在新鲜尿液或前列腺液以及阴道湿压片中发现其裂殖体（图 16-26）。通过观察在尿和泌尿生殖道标本中发现其裂殖体——细长的梨形——而进行诊断。镜下其呈急剧波浪形运动，大小与嗜中性粒细胞差不多。

阴道毛滴虫的裂殖体只能在非常新鲜的尿和生殖道标本中鉴定。而不能在陈旧的尿标本和干燥的阴道或前列腺液中鉴定，因为其失去了能动性或活力，而且其形态也发生了改变，变为与白细胞或过渡的上皮细胞相似的"圆形"。为此，正确的标本采集和及时送至实验室对于鉴定非常重要（第 14 章）。使用盐水湿压片法在低倍和高倍镜下镜检观察动力（呈现急剧运动）。

对于鉴定阴道毛滴虫最敏感的方法是培养，并可使用商品化的产品进行鉴定[10]。InPouch TV 系统（BioMed Diagnostics）就是其中之一，用来培养或直接镜检。并配备开放塑料视野窗，能准确定位并在显微镜下观察。

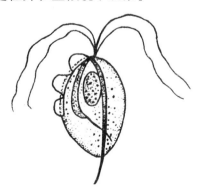

图 16-26 阴道毛滴虫裂殖体

（引自 Forbes BA, Sahm DF, Weissfeld AS: Bailey and Scott's diagnostic microbiology, ed 11, St Louis,, 2002, Mosby.）

肠道寄生虫及虫卵

许多寄生虫感染的诊断依赖于通过粪便标本鉴定它们的虫卵或幼虫；寄生虫寄居于肠道。采集的便标本应立即保存或固定。大多数商品化采集试剂盒含有一定的保存液和 pH 指示剂。检测虫卵和寄生虫的保存-固定液为甲醛或聚乙烯乙醇（PVA）。应注意采集过程中可能遇到的问题，如钡餐（放射性治疗）、煤油、铋剂、一些止泻药、抗疟药以及抗生素的影响。还应避免尿液的污染。

◎ 形态学检查

形态学检查包括标本黏稠度的检查。正常黏稠度时，更易检出囊虫，因为寄生虫需形成包囊而得以生存。而在软和稀的标本中，更易检出裂殖体。偶尔，可在粪便标本表面见到成虫。血便应引起注意；黑便可能是上消化道出血，而鲜红色便可能是下消化道出血。

◎ 镜 检

直接湿压片用来寻找寄生虫的虫卵和能动的裂殖体。而仅用湿压片法鉴定寄生虫是不够的。长期保存的染色涂片用来确认鉴定结果。

镜检鉴定肠道寄生虫依赖于个人对于寄生虫特定形态特征的辨认经验。良好的显微镜和光源必不可少。显微镜还需配备光学测微计以测量虫卵和虫体的大小。

镜检时，将少量标本和一滴生理盐水混合于载玻片上，并盖上盖玻片。调整光源，方法和尿沉渣一样，观察能动的裂殖体，因为它们非常苍白和透明。

湿压片镜检完成后，在盖玻片边缘滴一滴碘酒。这种染色可协助囊虫的鉴定，因为囊虫可被碘酒染色。囊虫呈现黄-金色细胞质，棕色糖原，反射性苍白色核。其他染色方法用来显示裂殖体核内部的细节。长期保存的涂片染色用来确认肠道寄生虫的鉴定结果。

◎ 浓聚程序

完整的虫卵和寄生虫的检查（O&P 检查）需包括浓集粪便标本的检查。此方法可检出更少量的寄生虫，它们可能在仅观察了湿压片之后被漏检。可使用多种浓聚法，最常用的是沉淀或悬浮法。

沉淀过程利用重力或离心力收集所有原虫、虫卵以及幼虫的方法。

而悬浮使用一种高重力物质如硫酸锌把囊虫和虫卵分离开。寄生虫成分在混合物的表面，而碎片在底部。一些寄生虫或原虫使用此法浓聚效果不佳。

◎ 长期保存的染色涂片

确证寄生虫的鉴定需要长期保存的染色涂片。同时也提供了检查的永久记录。首先需要固定和防腐处理。可使用新鲜的 Schaudinn 固定液或 PVA 保存液进行染色。PVA 保存标本是将聚乙烯乙醇试剂与一或两滴粪便标本直接在载玻片上混合，于 35℃干燥数小时或室温过夜。有商品化的 PVA 产品可供选择，可直接加入粪便标本即可；长期保存的涂片就制作好了。涂片的染色方法又分为铁苏木素染色和三色法。而三色法最常用。

蠕形住肠线虫（蛲虫）

蠕形住肠线虫又称蛲虫，是在儿童常见的寄生虫。其雌性成虫在夜间活动，产卵于肛门周围；因此粪便并不是最佳标本，因为并不包含虫卵。许多实验室使用透明胶带在肛周采集标本。

◎ 透明胶带采集法

透明胶带采集法常用来采集蛲虫标本。透明胶带（不是磨砂胶带）的胶面朝向患者，轻轻或用点力压在肛门周围的皮肤采集虫卵。将胶面粘在载玻片上并盖上盖玻片。需在上面注明患者姓名以及其他信息。有商品化的试剂盒供使用，简化了采集过程。须在清晨患者醒来时，及在洗澡、排便或排尿前采集。若为阴性结果，需在接下来几天进行多次检查确认。使用低倍和高倍镜检查涂片中具有特征性的虫卵。蠕形住肠线虫虫卵为椭圆形（足球形状）伴有一面轻微扁平（彩图 16-27）。

血液及组织内的微生物

疟疾是世界范围内最常见的感染性疾病。因此其实验室快速诊断非常重要。诊断依靠临床症状（头痛、发热、寒战、出汗、恶心）和在 RBC 中找到疟原虫。疟原虫通过按蚊叮咬进入人体。

经蜱传播的病原菌可同样引起疾病，包括巴尔通体病、莱姆病和立克次体病。巴尔通体病与疟疾的临床症状相似，为经蜱传播的寄生虫病。诊断方法为在 RBC 中查找巴尔通体。莱姆病病原菌为伯氏疏螺旋体。其传播通过硬蜱叮咬。通过在血清或脊髓液中发现抗体进行诊断。立克次体是另一种经蜱传播的病原菌。Chaffeensis 立克次体为革兰阴性，专性细胞内寄生菌，在单核细胞（人类单核立克次体病）内繁殖。通过吉姆萨染色在白细胞内直接观察培养物（桑葚胚），或通过聚合酶链反应（PCR）结合间接免疫荧光检测抗体进行诊断。人类粒细胞立克次体病现称为人类粒细胞无形体病，由嗜噬胞埃里希体引起。

肺组织或分泌物可被耶氏肺孢子虫感染（以前称为卡氏肺孢子虫），通常仅在免疫抑制患者身上出现。在 AIDS 患者身上会出现耶氏肺孢子虫感染，并会导致其死亡。最近 DNA 技术已经证明耶氏肺孢子虫为真菌。但传统上仍将其归属为寄生虫。

◎ 疟原虫

疟原虫进入血中，侵入红细胞。为增加检出的可能性，应在第一次采集标本后 6h、12h 和 24h 抽血检测，因为疟原虫的数量可能很少[15]。应制作厚涂片和薄涂片。用瑞氏或吉姆萨染色法。虽然厚涂片很难分清疟原虫但增加了敏感性。而薄涂片更易鉴定疟原虫的种类。正确的治疗依赖于对血中疟原虫特定种类的准确鉴定。

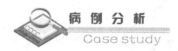

病 例 分 析
Case study

病例分析 16-1

一位母亲带她的 10 岁女儿来医院看病，主诉嗓子痛并且低烧（37.5℃）。母亲说孩子流鼻涕并咳嗽至少有几天了。查体时，医生注意到咽喉部发红，并且扁桃体轻微肿大，无分泌物。抽血做全血细胞计数（CBC），并作快速链球菌检测。

实验室数据

血红蛋白：正常

白细胞（WBC）：正常高限

快速链球菌检测：阴性

确认培养：A 群 β-溶血性链球菌阴性

1. 根据患者情况，最可能的诊断是什么？

    a. 病毒感染，引起咽炎最常见的原因

    b. 链球菌感染，使用抗生素治疗 10d

2. 诊断的病史依据和其他指征是什么（列出指征）？

病例分析 16-2

50 岁男性患者急诊室（ER）就医，主诉每次呼吸及咳嗽时右侧胸痛，并咳出铁锈色痰。前天突然出现寒战。之前健康状况良好。查体发热 102℉，右前胸呼吸音粗糙。胸片显示右上区浸润。抽血做 CBC，采集痰标本，染色，培养。

实验室数据

血红蛋白血色素：14.5g/dL（正常）

白细胞（WBC）：升高

分类：90% 嗜中性粒细胞

痰：

    革兰染色：革兰阳性矛头状双球菌（成对排列球菌）

培养报告：肺炎链球菌

诊断为肺炎链球菌引起的肺炎

1. 哪些指征（病史、查体以及实验室结果）支持诊断？（列出指征）

2. 革兰染色涂片中下列哪种情况为合格痰标本？

    a. 每低倍镜视野（10×）多于 10 个鳞状上皮细胞

    b. 每低倍镜视野（10×）少于 10 个鳞状上皮细胞

病例分析 16-3

20 岁女性患者体检时做常规妇科检查。几年前查出非淋球菌性传播疾病（STD）。现在仅与其男友有性生活，但过去曾有几个性伴侣。现想怀孕。查体无显著异常，但仍采集宫颈分泌物查找淋球菌并进行 DNA 扩增检测查找衣原体。同时采集血液做 HIV 检测。所有实验室数据均正常，但衣原体为阳性。

注意：衣原体感染症状包括排尿困难，阴道或尿道有分泌物，与淋球菌感染症状相似。25% 衣原体感染患者无症状。实验室诊断依靠正确地采集标本；标本需包含感染部位的柱状上皮细胞，尤其是直接镜检或培养。采集应在前尿道或子宫内膜处，并使用第一个长拭子拭去分泌物，使用第二个拭子采集标本。

1. 有哪些指征（病史、查体以及实验室结果）导致诊断 STD（列出指征)？

2. 哪项为实验室诊断衣原体感染最敏感的方法？

    a. 培养

    b. 免疫荧光抗体检测

    c. 酶联免疫测定（EIA）

    d. DNA 探针

病例分析 16-4

一位 58 岁男性患者，有糖尿病史且控制较差，并有慢阻肺疾病，去急诊室（ER）就医。患者有多年吸烟史，并使用激素类药物治疗肺部疾病。查体显示轻微发热和嗜睡，并伴有呼吸衰竭。考虑诊断脑膜炎。做腰椎穿刺术采集脑脊液（CSF），做涂片和培养。

实验室数据

离心后的 CSF 进行革兰染色，使用荧光增白剂染色酵母细胞壁。隐球菌抗原检测阳性。培养 CSF 鉴定结果为新型隐球菌。

1. 哪些指征（病史、查体、实验室证据）支持脑膜炎诊断（列出指征）？

2. 真菌在环境中广泛存在，但极少数引起中枢神经系统（CNS）感染。新型隐球菌是最常见真菌性脑膜炎的病原菌。特别常见于免疫抑制患者。此种感染属于：

    a. 医院感染

    b. 机会性感染

    c. 社区获得性感染

    d. 医院获得性感染

病例分析 16-5

18 岁女性大学生主诉发热、寒战、头痛以及呕吐，来校医院急诊就诊。查体显示嗜睡，体温 38.8℃。抽血进行 CBC 和培养，采集尿液检查，进行血清生化检查，做腰椎穿刺术采集 CSF 化验。

实验室数据

全血计数：

　　WBC：20.0×10^9/L（升高）

　　分类：显著的中性粒细胞增多并伴有未成熟形态（核左移）

CSF 结果：

　　WBC：1 200 个/μL，中性粒细胞 95%（参考值：0~5 个淋巴细胞）

　　葡萄糖：25mg/dL（降低，与血糖值比较）

　　蛋白：150 mg/dL（升高）

　　革兰染色：多个中性粒细胞，阴性双球菌

　　尿分析：蛋白升高，少量 RBC，少量颗粒管型

　　血清生化分析：实验结果在参考值范围内

注意：流感嗜血杆菌（革兰阴性球杆菌）B 型是引起 1~6 岁儿童脑膜炎最常见的病原菌。肺炎链球菌（革兰阳性双球菌）可引起成人脑膜炎。脑膜炎奈瑟菌（革兰阴性双球菌）是引起未成年和年轻人脑膜炎感染最常见的病原菌，并在美国流行。

依据病史及实验室结果，以下哪项血液和 CSF 中的检查证实为细菌性而非病毒性脑膜炎？

a. CSF 葡萄糖降低

b. CSF 中 WBC 升高，中性粒细胞占优势

c. 革兰染色为阴性双球菌

d. 尿中蛋白升高，少量 RBCs，少量颗粒管型

参考文献

1. Murray PR, Baron, EJ, Jorgensen JH, et al: Manual of clinical microbiology, ed 8, Washington, DC, 2003, ASM Press, pp 129, 290, 304.

2. Centers for Disease Control and Prevention: Bioterrorism agents/diseases, Washington, DC, May 2005, US Department of Health and Human Services, Emergency Preparedness and Response.

3. Centers for Disease Control and Prevention: Biosafety in microbiological and biomedical laboratories, ed 4, HHS Pub No (NIH) 93-8395, Washington, DC, May 1999, US Department of Health and Human Services, Public Health Service.

4. Department of Energy: Specification for HEPA filters used by DOE contractors, DOE -TD 3020 -97, Washington, DC, 1997, US Department of Energy.

5. Clinical and Laboratory Standards Institute: Procedures for the collection of diagnostic blood specimens by venipuncture; approved standard, ed 5, Wayne, Pa, 2003, CLSI Document H3-A5.

6. Clinical and Laboratory Standards Institute: Quality control for commercially prepared microbiological culture media: approved standard, ed 3, Wayne, Pa, 2004, CLSI Document M22-A3.

7. Difco manual, ed 10, Detroit, 1993, Difco Laboratories.

8. Baldwin MS, Warner MB, Murray CA: REMEL technical manual, ed 1.

9. Pezzlo MT: Laboratory diagnosis of urinary tract infections: current concepts and controversies, Infect Dis Clin Pract 2:469, 1993.

10. Forbes BA, Sahm DF, Weissfeld AS: Bailey and Scott´s diagnostic microbiology, ed 11, St Louis, 2002, Mosby.

11. Clinical and Laboratory Standards Institute: Methods for dilution antimicrobial susceptibility tests for bacteria that grow aerobically: approved standard, ed 7, Wayne, Pa, 2006, CLSI Document M7-A7.

12. Clinical and Laboratory Standards Institute: Performance standards for antimicrobial disk susceptibility test: approved standard, ed 9, Wayne, Pa, 2006, CLSI Document M2-A9.

13. Bondi A, Spaulding EH, Smith ED, et al: A routine method for the rapid determination of susceptibility to penicillin and other antibiotics, AmJ Med Sci 214:221, 1947.

14. Bauer AW, Kirby WWM, Sherris JC, et al: Antibiotic susceptibility testing by a standardized single disc method, AmJ Clin Patho 145:493, 1966.

15. Murray PR, Rosenthal KS, Pfaller MA: Medical microbiology, ed 5, St Louis, 2005, Mosby, Elsevier.

参考资料

Clinical and Laboratory Standards Institute: Development of

in vitro susceptibility testing criteria and quality control parameter; approved guideline, ed 2, Wayne, Pa, 2001, CLSI Document M23–A2.

Forbes BA, Sahm DF, Weissfeld AS: Bailey and Scott′s Diagnostic Microbiology, ed 11, St. Louis, 2002, Mosby.

Murray PR, Baron EJ, Jorgensen JH, et al: Manual of Clinical Microbiology, ed 8, Washington, DC, 2003, ASM Press.

Murray PR, Rosenthal KS, Pfaller MA: Medical Microbiology, ed 5, St Louis, 2005, Elsevier Mosby.

Gen –robe: Package insert, APTIMA Combo 2 assay, San Diego, 2004, Gen-Probe.

Gen-robe: Package insert, PACE 2 assay, San Diego, 2001, Gen-robe.

Larone DH: Medically important fungi, ed 4, Washington, DC, 2002, ASM Press.

Mahon CR, Manuselis G: Textbook of diagnostic microbiology, ed 2, Philadelphia, 2000, Saunders.

复习题
Review Questions

1. 微生物实验室获得性感染来源于气溶胶:
   A.主要发生于新进实验室人员
   B.可发生于针刺伤口
   C.可引起感染率很低的疾病
   D.与实验室设备不恰当通风有关

2.预防气溶胶最有效的是:
   A. 使用漂白粉对工作区域进行消毒
   B. 使用尖锐器垃圾桶
   C. 当接种标本或操作易形成气溶胶时使用生物安全柜
   D. 丢弃生物危害品袋中的所有被标本污染的材料

3. 含有染料、抗生素或其他化学成分,并能抑制特定细菌并允许其他菌生长的培养基是:
   A.增菌培养基
   B. 鉴别培养基
   C. 支持培养基
   D.选择培养基

4. 含有特殊因子(如碳水化合物)使得菌落表现出特定的、与众不同的特点的培养基是:
   A.增菌培养基
   B. 鉴别培养基
   C. 支持培养基
   D.选择培养基

5. 能支持大多数非苛养菌正常速度生长的培养基是:
   A.增菌培养基
   B. 鉴别培养基
   C. 支持培养基
   D.选择培养基

6. 以下哪个不是选择培养基:
   A. CNA
   B. Thayer-martin 琼脂
   C. 绵羊血琼脂
   D. EMB

7. 以下哪个培养基用来培养革兰阴性菌生长,抑制阳性菌生长:
   A. 麦康凯琼脂
   B. 绵羊血琼脂
   C. Thayer-martin 琼脂
   D. 巧克力琼脂

8. 以下哪个培养基用来培养淋病奈瑟菌和脑膜炎奈瑟菌:
   A. 麦康凯琼脂
   B. 绵羊血琼脂
   C. Thayer-martin 琼脂
   D. 苯基乙醇琼脂

9. 自动化微生物系统用来取代:
   A. 手工药敏试验
   B. 针对大量标本,重复并每天操作的工作
   C. 不经常的手工工作,但需要很多人员
   D. 实验室所有的手工工作

10. 检测抗生素最低抑制细菌生长的浓度称为:
    A. 最低抑菌浓度(MIC)
    B. 最低杀菌浓度(MBC)
    C. 纸片扩散法
    D. 稀释法

11. 使用三糖铁或 Kligler 铁琼脂用来鉴定肠杆菌家族成员(常见肠道病原菌)的以下特性,除外:
    A. 发酵糖产气的能力
    B. 产硫化氢的能力
    C.产氨的能力

D. 发酵乳糖的能力

12. 志贺菌属的特点是：
    A. 尿素阴性
    B. 尿素阳性
    C. 凝固酶阳性
    D. 产吲哚

13. 尿标本定量接种麦康凯培养后，结果为革兰阴性发酵乳糖细菌，定量 100 000 CFU/mL，以下哪种为最常见引起尿道感染的细菌？
    A. 大肠埃希菌
    B. 变形杆菌属
    C. 金黄色葡萄球菌
    D. 克雷伯菌属

14. 对一名无症状患者，以下定量结果对于尿路感染有临床意义？
    A. 10^2 CFU/mL
    B. 10^3 CFU/mL
    C. 10^4 CFU/mL
    D. 10^5 CFU/mL

15. 以下哪种细菌在绵羊血琼脂上迁徙生长？
    A. 大肠埃希菌
    B. 变形杆菌属
    C. 金黄色葡萄球菌
    D. 克雷伯菌属

16. 用来培养淋球菌的生殖道拭子需：
    A. 立即接种；最好床旁
    B. 采集后 2h 内
    C. 采集后 4h 内
    D. 采集后 24h 内

17. 用来培养 A 群 β-溶血性链球菌使用以下哪种培养基：
    A. 绵羊血琼脂
    B. HE 琼脂
    C. 麦康凯琼脂
    D. 巧克力琼脂

18. 接种咽拭子时，在绵羊血琼脂穿刺的目的是：
    A. 接种后菌落计数
    B. 观察溶血现象
    C. 观察是否发酵乳糖
    D. 观察菌落生长的形态学特征

19. 有些人 A 群 β-溶血性链球菌引起的咽炎未治疗，最终导致：
    A. 肾病综合征
    B. 急性肾盂肾炎
    C. 慢性肾小球性肾炎
    D. 急性肾小球性肾炎

20. 咽拭子接种绵羊血琼脂后出现 α-或草绿色溶血，以下哪项检测能区分是草绿色链球菌、一种正常菌群或是肺炎链球菌？
    A. 胆盐溶菌检测，大多数肺炎链球菌被胆盐溶解并被 optochin 纸片抑制
    B. 胆盐溶菌检测，大多数草绿色链球菌被胆盐溶解并被 optochin 纸片抑制
    C. 杆菌肽敏感性检测，大多数肺炎链球菌被杆菌肽抑制
    D. 杆菌肽敏感性检测，大多数草绿色链球菌被杆菌肽抑制

21. 为鉴定 A 群 β-溶血性链球菌与非 A 群，需做以下哪项检测？
    A. 胆盐溶菌检测，大多数 A 群 β-溶血性链球菌被 optochin 纸片抑制
    B. 胆盐溶菌检测，大多数非 A 群 β-溶血性链球菌被 optochin 纸片抑制
    C. PYR 检测，在滤纸上加入 PYR 试剂后大多数 A 群 β-溶血性链球菌出现亮红色
    D. PYR 检测，在滤纸上加入 PYR 试剂后大多数非 A 群 β-溶血性链球菌出现亮红色

22. 供致病性真菌生长的培养基用以下哪种抗生素抑制非致病性真菌（如 Mycosel 培养基）？
    A. 青霉素
    B. 链霉素
    C. 氯霉素
    D. 环己酰亚胺

23. 革兰染色痰涂片，每低倍镜视野 40~50 鳞状上皮细胞（10×），伴有革兰阳性球菌，大量革兰阴性杆菌和成对的阳性球菌，实验室应如何报告？
    A. 直接向医生报告危及生命的情况
    B. 报告革兰阳性球菌，大量革兰阴性杆菌和大量成对的阳性球菌，同时大量鳞状上皮细胞

C. 需次代培养证实，推迟报告

D. 不报告；需另送标本，此标本被口腔污染（可能为唾液，而非痰）因含有大量鳞状上皮细胞

24. "线索细胞"最常见于以下哪种标本?

　　A.阴道分泌物湿压片

　　B.阴道分泌物革兰染色

　　C. KOH-阴道分泌物湿压片

　　D. KOH-阴道分泌物革兰染色

25. 当需进行抗生素治疗时，采集标本须在:

　　A. 任何时候，抗生素不会影响检测

　　B. 当进行抗生素治疗时

　　C. 抗生素治疗前

　　D. 抗生素治疗后

26. 抗生素不抑制细菌的生长，细菌为:

　　A. 敏感

　　B. 易感的

　　C. 耐药

　　D. 中介

27. 发现儿童蛲虫最好的方法是:

　　A. 虫卵和成虫

　　B. 肛门拭子

C. 透明胶带

D. 血

28. 检测衣原体采集标本的要求是:

　　A. 当标本新鲜，病原体能动时检测

　　B. 用第一个长拭子拭去分泌物，用第二个拭子采集标本

　　C. 用透明胶带在肛门周围皮肤采集

　　D. 最好床旁采集，用巧克力和绵羊血琼脂

29. 检测阴道毛滴虫时采集标本的要求是:

　　A. 当标本新鲜并能动时检测

　　B. 用第一个长拭子拭去分泌物，用第二个拭子采集标本

　　C. 采集前清洁采集部位

　　D. 最好床旁采集，用巧克力和绵羊血琼脂

30. 采集便标本鉴定肠道寄生虫时应:

　　A. 使用钡餐进行放射性检查后

　　B. 使用钡餐进行放射性检查前

　　C. 清晨，患者洗浴、排便、排尿前

　　D. 急性肠道疾病起病前

（张　楠　胡云建）

第17章 免疫学与血清学

学习目标

本章结束时，应能掌握如下内容：

- 定义"免疫学"
- 描述机体抗感染的第一道防线
- 描述天然免疫的成分和一般功能
- 说明获得性免疫的功能
- 比较获得性免疫的细胞和体液成分
- 命名具有免疫功能的 3 种白细胞
- 描述吞噬作用的 5 个步骤和一般活性
- 命名不同类型的淋巴细胞并说明各自的功能
- 定义"抗原和抗体"
- 描述抗原的一般特性
- 说明抗体的一般特性
- 识别并比较 5 种类型的抗体
- 绘制并说明 IgG 抗体分子的一般构型

- 列举并讨论 5 种主要类型免疫球蛋白的特性
- 阐述并说明免疫应答 4 个阶段的特点
- 定义"免疫复合物"
- 比较单克隆和多克隆抗体
- 描述单克隆抗体的产生
- 描述凝集反应的特征
- 说明颗粒凝集反应的机制
- 比较不同阶段的凝集反应
- 命名并比较胶乳凝集试验、协同凝集试验、脂质体介导的凝集试验、直接细菌凝集试验和血凝试验的原理
- 比较沉淀试验和絮状沉淀试验的特征
- 说明血清学反应中溶解的作用及应用
- 命名并比较免疫荧光分析

- 识别并比较不同的酶免疫分析
- 简要描述聚合酶链反应（polymerase chain reaction，PCR）、Southern blot、Northern blot、Western blot 和 DNA 芯片技术
- 比较抗体水平检测的 2 个时相
- 定义"抗体效价"，并说明血清倍比稀释的过程
- 说明妊娠试验的原理
- 描述传染性单核细胞增多症的病理生理

及免疫学检测

- 描述系统性红斑狼疮（systemic lupus erythematosus，SLE）的病理生理及其抗核抗体 (antinuclear antibody，ANA) 的筛查试验
- 描述类风湿性关节炎（rheumatiod arthritis，RA）患者中类风湿因子（rheumatoid factor，RF）的病理生理学作用及其实验室检测
- 阐述梅毒检测的基本原理及结果

免疫学与血清学概述

免疫学是研究识别和处理非己物质的分子、细胞、器官和系统，机体成分间的应答和相互影响以及相关的交互作用，以及免疫系统在调控下应对或抵御疾病机制方式的一门学科。血清学是免疫学的分支学科，专门研究当抗原抗体反应时，因免疫应答产生特异性抗体的实验室检测。免疫血液学或血库学，是利用血清学方法检测供血者或受血者血型及意外抗体（第 18 章）的学科。

免疫系统的功能是从"非己"中识别"自己"以及保护机体免受"非己"物质的侵袭。非己物质可以是危害生命的感染性微生物，也可以是移植的器官。免疫反应的预期结果包括对感染性疾病的自然抵抗、恢复和获得性抵抗。免疫系统缺陷或功能障碍可导致多种疾病，例如获得性免疫缺陷综合征（acquired immunodeficiency syndrome，AIDS）。免疫反应的不良结果包括过敏、移植组织或器官的排斥和自身免疫性疾病，即机体将自身成分视为外来物质进行攻击的一种情况（例如，胰岛素依赖型糖尿病、恶性贫血）。

包括个体健康状况和年龄在内的多种因素对机体的疾病防御具有重要影响。对疾病的免疫应答能力与年龄是相关的。尽管非特异性和特异性的机体防御在胎儿期和新生儿期就已存在，但是新生儿出生时多种机体的防御功能发育并不完善，从而增加了感染性疾病的风险。

其他可影响机体防御的因素有基因易感性、营养状况以及个体处理应激的方法。

微生物感染性疾病的机体防御

病原体侵入人体之前，必须克服人体免疫系统的一般性抵抗，包括非特异和特异性防御机制。

第 1 道防线

抗感染的第 1 道防线或第 1 道屏障是未破损的皮肤和黏膜表面。这些表面形成了对多种微生物的物理性屏障，因此非常重要。正常生物群，以前称为正常菌群，通常由发现于机体某些部位如咽喉和肠的细菌所组成。这些微生物阻止外源性微生物的侵入或利于后者被机体清除。抵御微生物入侵的第 1 道防线还包括机体的各种分泌物，例如，黏液、耳垢（盯聍）、汗液中的乳酸、胃酸、唾液和泪液。另外，纤毛上皮细胞的持续摆动也为呼吸道提供了额外的保护。

天然免疫

天然（先天或固有的）防御是机体在微生物穿过第 1 道防线后抵抗感染的两种方式之一。天然免疫的特点在于其是一种非特异性免疫。第 2 道防线由特定的细胞（嗜中性粒细胞、组织嗜碱细胞、巨噬细胞）和血液中的可溶性物质（补体、溶菌酶、干扰素）组成。吞噬性中性粒细胞和巨噬细胞吞噬入侵的外源性物质。补体蛋白是天然免疫的主要体液成分。溶菌酶

和干扰素有时被称为天然抗生素。干扰素是多种细胞对病毒感染反应而快速产生的一组蛋白质，它可阻断病毒在细胞内的复制。

获得性免疫

获得性免疫形成了机体的第三道防线，使机体识别、记忆和反应特异性的抗原刺激。获得性免疫分为两种类型，即主动免疫和被动免疫（表17-1）。对于感染的天然暴露或使用含抗原微生物的人工接种均可产生主动免疫。在疾病状态下机体的主动免疫能刺激抗体的产生。

获得性免疫包括细胞成分（T、B淋巴细胞和浆细胞）和体液成分（抗体和细胞因子）（表17-2）。淋巴细胞对非己物质或者抗原选择性应答，从而在具有免疫能力的个体形成免疫记忆、应答或适应的永久性改变方式。具有免疫能力的个体能够识别外源性抗原，并产生抗原介导的特异性抗体，维持持久的抗原性记忆。

细胞记忆和获得性抵抗使机体在相同的微生物再感染时更有效地应答。获得性免疫（细胞介导的免疫和体液介导的免疫）作用的发生是由于抗体和补体、天然免疫产生的吞噬细胞之间的相互作用，以及T淋巴细胞和巨噬细胞间的相互作用。

体液介导的免疫反应

体液介导的免疫反应目的是作为应对细菌感染的初级防御。如果是天然和主动免疫，人体会针对微生物感染产生抗体。如果是天然和人工免疫，人体在接种疫苗后也会产生抗体。疫苗可以是减毒或稀释的细胞或病毒悬液，死细胞或病毒，或是提取的细菌产物，例如用于白喉和破伤风免疫的已改变毒性的类毒素。为增加记忆细胞的数量可能需要定期注射疫苗。

如果是天然和被动免疫，新生儿会在母体内或通过母乳获得抗体。如果是人工和被动免疫，人体可通过输入他人的血清或血浆而获得抗体。

速发型超敏反应是机体抗体介导机制的一个分支。速发型超敏反应涉及免疫球蛋白E（IgE）与组织嗜碱细胞（肥大细胞）之间的反应。抗原与细胞表面的抗原特异性IgE相互作用，使具有活性的化学介质从细胞中释放，并作用于不同的器官。速发型超敏反应最显著也最具有破坏性的系统性表现是过敏反应，一种Ⅰ型超敏反应。这种类型的反应可由过敏性体质个体静脉注射青霉素、蜜蜂叮咬以及接触食物过敏原（如花生）引起。

细胞介导的免疫反应

细胞介导的免疫反应（迟发型超敏反应、T-淋巴细胞依赖的Ⅳ型超敏反应）负责下列免疫活动中机体的防御：

- 接触性过敏（如毒漆藤皮炎）
- 病毒或真菌抗原免疫反应
- 细胞内有机成分的免疫反应
- 外源性组织移植的排斥
- 含有新抗原肿瘤细胞的清除
- 含有不可降解物质的慢性肉芽肿的形成，

这些物质隐蔽在同时含有部分淋巴细胞和嗜酸性粒细胞的巨噬细胞中心。

在一些情况下，细胞介导的免疫反应可能对机体不利。免疫抑制，即通过使用化疗药物（如类固醇）或其他方式（如放射）抑制正常的获得性免疫应答，但对一些自身性免疫病或者骨髓移植可能是必要的。

细胞介导的免疫反应受T淋巴细胞和吞噬细胞（如单核-巨噬细胞）共同的调节。T淋巴细胞不能直接识别微生物抗原。当抗原结合到

表 17-1　获得性免疫的两种类型

类型	获得模式	宿主产生的抗体
主动	天然感染	是
	人工接种	是
被动	体内或乳汁的自然输入	否
	血清或血浆的人工输注	否

表17-2　获得性免疫

	体液介导的免疫	细胞介导的免疫
机制	抗体介导	细胞介导
细胞类型	B淋巴细胞	T淋巴细胞
反应模式	血浆可溶产物中的抗体	直接细胞-细胞间作用或由细胞分泌

抗原提呈细胞表面，如巨噬细胞表面时，抗原识别才会发生。淋巴细胞通过发生不同类型的细胞-细胞相互接触并且产生可溶性因子（例如细胞因子）表达其免疫活性。

免疫系统的细胞与细胞活性

整个白细胞（血液白细胞）系统的作用是帮助机体抵御疾病。每种细胞都有其独特的功能，在许多情况下，它们又彼此协调。白细胞按照功能可分为如下几种类型：

- 粒细胞
- 单核-巨噬细胞
- 淋巴细胞和浆细胞

粒细胞与单核细胞

多形核中性白细胞（Polymorphonuclear neutrophil leukocytes，PMNs）和单核巨噬细胞系统细胞属于初级的吞噬细胞。巨噬细胞也参与了抗原提呈和介导免疫应答，同时分泌生物活性分子。

吞噬作用

吞噬的过程可分为如下几个步骤：

1. 趋化
2. 黏附
3. 吞饮
4. 吞噬体形成并溶解
5. 消化和清除

组织由于外伤或者微生物入侵而受到物理性损伤时，释放出引发吞噬作用的物质（例如被激活的补体成分）。中性粒细胞在血液中持续循环，在损伤部位 1h 内即可发现该细胞。单核细胞的移动较为缓慢；而巨噬细胞进入到组织中或者继续游走。细胞被趋化剂趋化至损伤部位。吞噬细胞附着于病原微生物产生相互作用。吞噬细胞到达感染部位后吞噬并破坏外源性物质。消化则在含有溶菌酶的吞噬细胞形成的颗粒中完成。过氧化物酶颗粒负责产生过氧化物酶，而该酶是在吞噬泡中杀死微生物的主要成分。然而，具有消化作用的酶类释放同样可以导致吞噬细胞的死亡。

如果侵入的病原菌没有被吞噬和破坏，它们可能在机体的二级组织，如淋巴结或者其他身体器官再次聚集。这些未被消化的病原菌引发继发性炎症。如果病原菌从二级组织中逸出，可能引发菌血症。如果此时对患者用抗生素治疗无效，则很有可能导致患者的死亡。

淋巴细胞与浆细胞

淋巴细胞分化自骨髓中普通的干细胞。T、B 淋巴细胞和浆细胞均是免疫系统的基础。淋巴细胞主要通过识别外源性抗原并产生抗体参与机体的免疫防御。血液循环中的淋巴细胞大约80%都是 T 淋巴细胞，只有20%是 B 淋巴细胞。成熟的 T 淋巴细胞可以存活数年或数月，然而 B 淋巴细胞只能存活几天。在一般情况下血液中没有浆细胞，浆细胞是 B 淋巴细胞分化后期形成的巨大的被激活细胞。浆细胞的功能是合成并分泌免疫球蛋白（抗体）。自然杀伤细胞（NK 细胞）和 K 型淋巴细胞是循环淋巴细胞的两种亚群。

淋巴细胞的成熟及其功能

T 淋巴细胞

T 细胞在胸腺中发育，来源于胎肝或骨髓前体，在胚胎发育过程中定植到胸腺。CD34[+]前体细胞形成于胸腺皮质。T 淋巴细胞的功能是介导细胞免疫应答，如迟发型超敏反应，移植物抗宿主反应和异体移植排斥反应。T 淋巴细胞是外周血液循环中的主要淋巴细胞。在胸腺外周，T 细胞进一步分化为有多种不同功能的 T 细胞亚群，包括细胞毒性作用和分泌可溶性因子，即细胞因子。迄今为止已经鉴定出多种细胞因子，包括25种干扰素分子和40余种趋化因子，它们的功能包括生长刺激、分化、趋化和细胞刺激。

B 淋巴细胞

B 淋巴细胞由造血干细胞经一系列复杂的分化过程形成，B 细胞的生成最早发生在胎儿肝脏，成人后转移至骨髓中。B 细胞可能在骨髓中成熟，基本功能是产生抗体或形成免疫球蛋白。

B淋巴细胞占血液淋巴细胞的10%~30%。B淋巴细胞的分化比较复杂，并以形成成熟、末期、无运动的细胞即浆细胞为分化的终点。一些有活性的B淋巴细胞分化为记忆B细胞，可长期在血液中循环。记忆B淋巴细胞可存活多年，但未被激活的成熟B淋巴细胞却只能保持数天的活性。

抗原和抗体

抗原是能刺激机体产生抗体并与抗体相结合的物质。免疫学中重要的细胞内抗原有主要组织相容性复合物（major histocompatibility complex, MHC）抗原（又称人类白细胞抗原，human leukocyte antigens, HLA），自身抗原和血型抗原。在多数情况下，正常的免疫系统通过产生抗体对外源性抗原产生应答。抗体是对外源性抗原免疫应答的产物，存在于血浆或其他体液中，并以某种可被观察到的方式与抗原相互作用。抗体通常对刺激它形成的抗原具有特异性。

抗原和抗体的重要性在于它们是免疫和免疫学学习的基础。多种微生物都具有抗原性，侵入具有免疫能力的宿主时都会刺激其产生免疫应答。对外源性抗原（这里指微生物）应答会产生相应抗体，保护机体免受感染。

外源性抗原物质被淋巴细胞和浆细胞识别。每种特异的抗原刺激机体组织而产生同样特异的抗体。如果针对某种抗原物质已产生了一种抗体，那么识别微生物感染的一种合理的方法是识别因其而产生的这种抗体。这是免疫学和血清学检测的基础。研究已经证明如果一种已知抗原，如某种细菌，被加入到含有抗该抗原抗体的患者血浆试管中，即可观察到免疫或血清反应。如果患者的血浆中不存在此种特异的抗体，则不会观察到相应反应。

血清中可检出对特定抗原刺激发生应答而产生的抗体。这种血清学反应通过一种或几种方式使抗原抗体混合物发生可被检测的变化，如沉淀或凝集反应。这些反应因所采用技术的不同和被检测抗原的差异而表现为不同的形式。

抗原的性质

抗原是指能够刺激动物机体产生免疫活性

细胞并发生免疫反应或应答的外源性物质。如上文所述，免疫应答的结果是产生相应抗体，保护机体抵御外源性抗原的入侵。当然，免疫应答产生的并不总是保护性抗体（如花粉热和过敏性休克）。具有抗原性的物质也不仅限于蛋白。一些自身无抗原性的非蛋白物质如半抗原，与蛋白质结合后形成半抗原-蛋白复合物，从而具有抗原性。

抗原性受分子大小、异源性、分子构型和化学组成影响。此外，外源性物质的抗原性还与其进入途径有关。静脉注射和腹腔注射要比皮下注射和肌肉注射更有效。

抗体的性质及产生

抗体是机体对抗原刺激发生应答而产生的蛋白质。细胞介导的应答或者抗体应答是否发生取决于抗原提呈给淋巴细胞的方式，在许多免疫反应中这两种类型的应答会同时存在。

抗体（免疫球蛋白）是血清或血浆的γ-球蛋白组成成分之一。人类的整个生命过程中，会通过呼吸或摄食接触一些细菌或植物，由此会自然产生一部分抗体。对天然感染（如伤寒微生物）发生应答，或者以疫苗形式人工注射抗原也可以产生抗体。新生儿一般不会形成抗体，但是可能会通过胎盘被动地从母体得到抗体。新生儿出生3个月后体内开始形成抗体，至6个月才能达到通常的γ-球蛋白水平。这对于检测新生儿血清中的抗体，如检测ABO血型十分重要。

机体暴露于异种外源性抗原而产生的抗体被称作异种抗体。机体受同种系的抗原刺激而产生的抗体被称作同种抗体或同族抗体。

免疫球蛋白（抗体）分类

根据分子量和生物活性，血液和体液中的抗体被分为5类免疫球蛋白（Ig）：IgM，IgG，IgA，IgD和IgE（表17-3）。

抗体结构

所有的免疫球蛋白均具有相似的化学结构，如图17-1所示。每个单体都由两条完全相同的

表17-3　血清或血浆中的免疫球蛋白

免疫球蛋白类型	分子量 (D)	占总免疫球蛋白比例
IgA	160 000~500 000	13%
IgD	180 000	1%
IgE	196 000	微量
IgG	150 000	80%
IgM	900 000	6%

轻链和重链组成，轻链和重链之间由铰链区的二硫键或桥相连接。不同种类抗体重链的化学结构不同。轻链只有两种类型（κ 和 λ），是所有免疫球蛋白所共有的。

环境刺激与免疫抗体

因外界环境刺激产生的抗体（有时也称为天然抗体）不经特异性抗原刺激即存在于体内。相反，免疫抗体的产生则是特异的外源性抗原刺激的结果。血液中由环境刺激产生的同种抗体的例子有 ABO 血型系统中的抗-A 和抗-B 抗体（第 18 章）。免疫抗体也被称作"意外抗体"，通常是特异性抗原刺激的结果。这些抗体可以通过妊娠、输血、或者注射含有外源性抗原的红细胞产生免疫反应获得。

抗体应答

机体对抗原或"异源"物质的应答被称为免疫应答。抗体免疫应答分为 4 个时相：

1. 迟滞期：检测不到抗体；

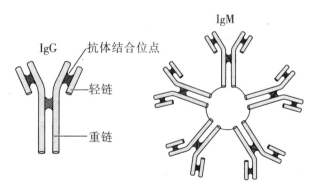

图17-1　抗体分子结构举例。左图：免疫球蛋白G（IgG）：单体，由两条重链和两条轻链组成，重链和轻链之间由二硫键相连。右图：免疫球蛋白M（IgM）：五聚体。每个单体都具有可识别抗原的活性位点

2. 指数期：抗体效价呈指数增加；
3. 平台期：抗体效价保持平稳；
4. 下降期：抗体降解（分解代谢）。

免疫不是即刻发生的，初次感染时人体发病或感到不适。两星期后才能产生足够的抗体，当机体再次遇到同一抗原时，便可引发有效的再次、记忆性抗原抗体应答，发挥保护性免疫。

◎ 初次应答

外源性抗原首次入侵时，在血清或血浆中不能立即检测到抗体。抗原刺激发生的 10~14d 后，抗体滴度（抗体的浓度）才可被检测出且大约在第 20d 时达到高峰，然后又逐渐降低。这就是初次应答。初次应答相关的抗体类型是 IgM。

◎ 再次应答

再次应答是相同抗原引起的更加迅速的应答。首先在血清或血浆中检测出的抗体是 IgM，之后是 IgG。淋巴细胞的记忆功能在再次感染或继发感染时能引发迅速的抗体应答。再次记忆应答也会产生高滴度也更持久的 IgG 抗体。记忆应答反应和初次应答反应的不同有如下几点：

- 时间。再次应答反应迟滞期较短，平台期较长，抗体效价下降缓慢。
- 抗体类型。初次应答反应主要产生 IgM 类抗体。再次应答反应也产生一些 IgM，但多数是 IgG 类抗体。
- 抗体效价。通过再次应答反应，抗体可达到较高的效价，再次应答的平台期比初次应答的平台期效价高 10 倍以上。

免疫复合物

抗原与其相应的特异性抗体非共价结合形成免疫复合物。免疫复合物可以是较小的可溶性物质，也可以是较大的沉淀物，这取决于抗原和抗体的性质以及二者比例。抗体可以和特定组织中的抗原发生反应，也可以和循环系统中的抗原发生反应。循环系统中免疫复合物的移动依赖于吞噬细胞。通常情况下，这一过程不会导致病理变化。事实上，这被认为是宿主抵御外源性抗原的主要防御措施。在疾病情况

下，免疫复合物附着沉积在内皮或血管结构上，引起炎症损伤。在系统性红斑狼疮或其他免疫系统疾病中，某些器官（如肾脏等）可能出现这种损伤。

单克隆与多克隆抗体

单克隆抗体（mAb）是克隆自单一细胞的纯化抗体。这类抗体具有非常高的纯度和良好的特异性。单克隆抗体能够识别并结合特异性抗原。当浆细胞或其前体细胞恶性增生时，如多发性骨髓瘤，单克隆抗体就会大量释放到血清中。应用杂交瘤技术获得的单克隆抗血清，常被用作诊断试剂，因为它们可提供准确的检测结果。同时单克隆抗体也可用于癌症治疗。

使用待研究的抗原免疫动物后，分离纯化动物血清中的抗体，即得到多克隆抗体。多克隆抗体属于异质性抗体，缺乏单克隆抗体的特异性。

补 体

补体是存在于血浆中的 18 种热不稳定蛋白。经典激活途径及其末端通路的蛋白被称作补体固有成分。一般而言，补体固有成分以无活性的形式存在于循环系统中。当抗原与其特异性抗体彼此结合，便可触发经典的补体激活途径。补体级联反应最终导致膜攻击复合物 (membrane attack-complex，MAC) 的形成，破坏细胞膜。补体系统对于输血治疗十分重要，因为不相容的 ABO 血液输注会激活补体，引发输血性溶血。补体固有成分，如 C3 和 C4，可应用于疾病诊断（如系统性红斑狼疮）。

免疫学与血清学方法的原理

凝集反应的原理

抗原与抗体通过抗原颗粒或分子取代抗体分子形成某种分子骨架而聚合，即表现为肉眼可见的凝集或沉淀（图 17-2）。凝集指颗粒型抗原与相应抗体结合后形成的凝集团块。沉淀指可溶性抗原与相应抗体结合后形成的聚合物。如果溶液静止于试管中一段时间，沉淀物（团块）就会沉积到试管的底部。

只有颗粒形式的抗原，如细菌、血液红细胞、胶乳颗粒、血液白细胞，或者在盐溶液中表现为云雾状的悬浮物，才可能发生凝集反应。玻片凝集试验现已不如过去常用，目前在大多数床旁检测中该试验已经完全被免疫检测技术所替代。

颗粒凝集原理

凝集是指红细胞等表面含有抗原的微粒，通过抗体分子在抗原决定簇间形成桥联而发生聚集。这是包括红细胞抗原的检测等大部分检测试验的最终反应。凝集受一系列因素的影响，并且分为两个阶段：致敏和晶格形成。

致 敏

致敏是凝集的第 1 个阶段，是指抗体分子在物理距离上接近红细胞膜表面抗原的过程。影响抗原抗体结合的物理因素包括：①pH 值；②温度；③包被颗粒与患者血清（或者其他来源的抗体）孵育的时间；④抗原抗体比例。

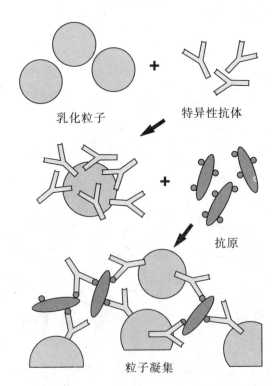

乳化粒子　　特异性抗体

抗原

粒子凝集

图 17-2　抗体分子结合到胶乳颗粒表面发生胶乳凝集反应（引自 Forbes BA，Sahm DE，Weissfeld AS.Bailey and Scott's diagnostic microbiology, ed 11，St Louis，2002，Mosby.）

◎ pH 值（氢离子浓度）

常规实验室检测的 pH 值为 7.0。抗体在较低 pH 值条件下反应能力较强。

◎ 温　度

使抗原抗体反应达到平衡的最适宜温度因抗体种类而异。IgM 抗体是"冷反应性"抗体，适宜的温度范围是 4℃~22℃，而 IgG 抗体是"热反应性"抗体，适宜的温度范围是 37℃。

◎ 孵育时间

实验室检测中，孵育时间范围为 15~60min。理想的孵育时间不尽相同，取决于免疫球蛋白的种类和抗原与特异性抗体结合的紧密程度。

◎ 抗原抗体比例

抗原抗体比例是指每个细胞中抗原位点数与抗体分子数的比。当抗原抗体比降低时，抗体过量。抗体过量的现象被称作前带现象，会导致假阴性结果。这一现象可通过倍比稀释含有抗体的血清，直到达到合适的抗原抗体比例来加以避免。

晶格形成

晶格形成过程，即致敏的微粒（如红细胞）与抗体交联在一起导致凝集反应的发生，是一个比致敏要慢得多的过程。化学键的连接和最终结晶的形成依赖于细胞将抗体募集至其表面的能力，这使得细胞之间足够接近，抗体能够与第二个细胞表面的抗原受体结合，填补细胞之间的缝隙，真正起到桥梁作用。

凝集反应结果的判读

欲观察试管中发生的凝集反应，首先要缓缓摇动含有血清和细胞的试管，利用放大镜观察试管底部的扩散状况。因为凝集反应是可逆反应，因此实验过程要小心谨慎，不可剧烈震摇试管，但又要保证在出现准确可判断的凝集之前，所有位于试管底部的细胞保持悬浮。操作者同时还应注意位于细胞上层的上清液是否变色污染。红细胞是否发生破裂或溶血是与有无凝集现象出现同样重要的发现。

凝集反应的强度，分为 0（阴性，无凝集发

生）到++++级（所有红细胞均发生凝集）（表 17-4）。假凝集，或称假性凝集，偶尔会因缗钱状红细胞的存在而发生。为了破坏假凝集，可向反应体系中滴入数滴生理盐水，重新混合后再观察。

微孔板凝集反应

目前血清学试验常通过显微镜技术的自动化仪器来进行。RBC 抗原和抗体显微技术检测包括血凝反应和固相吸附检测。这些方法简单、易于操作。微孔板的应用使得多个检测同时在同一微孔板上进行，避免了耗费时间的步骤，如标记检测试管。

免疫荧光分析

免疫荧光分析是一类较为常用的迅速检测抗原方法（第 6 章）。荧光物质可在吸收特定波长的光后释放出另一波长较长的光线。

荧光标记是一种能够很好反映抗原抗体相互作用的方法。荧光分子在检测中可替代放射性同位素或酶用于标记。荧光抗体技术（fluorescent antibody，FA）用具有蛋白亲和力的异硫氰酸荧光素（fucorescein isothiocyance，FITC）标记抗体形成荧光交联物。交联物能够与抗体特异性的抗原发生反应。从而激活 FITC 释放出明亮的苹果绿色荧光。

FA 技术具有很高的特异性和敏感性。免疫荧光技术也可被用于鉴别悬液中活细胞的特异性抗原（如流式血细胞计数）。当活的染色细胞

表17-4　凝集反应级别

级　别	表　现
阴性	无凝集发生
混合阶段	少量可分开的凝集；大量自由浮动的细胞；上清液为红色
弱(+/-)	微量凝集，肉眼很难观察到；大量红细胞；浑浊红色悬液
+	肉眼勉强可见少量凝集；大量红细胞；浑浊红色悬液
++	中度凝集；少量红细胞；上清液澄清
+++	较大量凝集；少量红细胞；上清液澄清
++++	所有红细胞结合形成固相凝集；上清液澄清

悬液通过荧光激活细胞分类器（fluorescent active-cell sorter，FACS）时，可测定每个细胞的荧光强度，并根据每个细胞的荧光亮度不同而将其分离。这一技术使得分离具有不同表面抗原的细胞类型成为可能（如不同类型的淋巴细胞）。荧光交联技术是直接免疫荧光分析（dired immunofluorescent assay，DFA）和间接免疫荧光分析（indirect immunofluorescent assay，IFA）的方法学基础。

直接免疫荧光分析

直接免疫荧光技术中利用荧光显微镜观察荧光抗体交联物与抗原之间的反应。组织切片或微生物涂片均可利用这一技术进行观察。直接免疫荧光法中被标记的抗原特异性的抗体首先与待测标本结合，然后孵育、洗脱。玻片在使用荧光显微镜进行观察之前可能还需复染。

间接免疫荧光分析

间接免疫荧光分析（IFA）是广泛用于检测不同抗体的血清学方法。此方法的原理是抗体不仅能与同源抗原结合，其本身也可以作为抗原与抗免疫球蛋白抗体结合。

如果血清中存在待测的特异性抗体，那么就可与特异性抗原相结合，通过洗脱去除未被结合的抗体。在这个过程的第二部分，随后将与荧光染料交联的抗人免疫球蛋白抗体加入玻片中。加入的交联标记抗体即与任何已经与抗原结合的待测抗体结合，并在荧光显微镜下作为待测抗体的标记显示苹果绿色荧光。如果血清中不存在待测抗体，那么在洗脱过程中抗人免疫球蛋白抗体即被去除，不会发出荧光。与直接免疫荧光法类似，用荧光显微镜观察玻片之前可能还需要一个复染的步骤。在染色玻片上滴一滴甘油，覆以盖玻片，冷冻避光保存数天荧光也不会减弱。当然最好染色后立即检测。

其他标记技术

化学发光技术是多数免疫诊断试剂生产厂商经常使用的技术。化学发光技术的优势在于超强的敏感性和良好的动态范围。在免疫分析技术中，电化学发光标记既可用于标记抗体也可用于标记抗原，同时也可用于检测蛋白、病毒、寡核苷酸和核酸序列。

其他相继涌现的标记技术还包括量子点技术（quantumdots，Q dots），超量子技术，发光氧化通道免疫测定技术（luminescent oxygen channeding immunoassay，LOCI），荧光原位杂交技术（fluorescent insitu hybridization，FISH），信号扩增技术和磁标记技术。

酶免疫分析

酶免疫分析（EIA）是一种可替代免疫荧光分析的技术。酶免疫分析不使用荧光染料标记抗体，而是利用能与特异性单克隆抗体或多克隆抗体交联的酶分子。这种酶免疫技术包括酶联免疫吸附试验（enzyme-linked immunosorbent assay，ELISA）。EIA 是一种应用广泛的检测方法。

EIA 方法利用非同位素标记，其优点在于安全性、敏感性和特异性高，迅速可靠。一些EIA 可以提供诊断信息并确定患者免疫状态（如检测总抗体 IgM 或 IgG）。EIA 也可检测出微量的抗原抗体结合物，并通过将无色底物转化为有色底物增加了检测的直观性和可视性。

直接或间接夹心技术

EIA 的一种类型是应用直接或间接夹心技术进行检测。如果待测标本中存在靶抗原，该抗原就可以与结合在基质上的抗体牢固结合。未结合的标本被洗脱，再加入第二种抗原特异性抗体。在直接法中，二抗与酶结合，而在间接法中，加入非结合二抗并洗脱后，再加入二抗特异性的三抗抗体。三抗与酶交联并与未被标记二抗的 Fc 片段结合。

膜结合技术

多数商品化 EIA 试剂需要将特异的抗原从存在于临床标本的非特异性复合物中物理分离。如果与抗体特异结合的待测物质牢固结合在固相基质上，如结合在微孔板的微孔里、塑料或金属微粒的表面，当然还可能包括存在于其他固相基质中，被称作固相酶免疫吸附测定（solid-phase immunostorbent assay，SPIA）。

改良的 SPIA 利用处理过的含有抗体结合膜的塑料小室，标本即加入到该小室中。吸附材料在膜的下面，吸附经过膜的液体试剂。这就能将待检测的抗原抗体复合物与无反应物质相分离。滤过型 EIA 因其简单、易操作而广泛应用于流感和 A 型链球菌的检测。

光学免疫分析

光学免疫分析（optical immunoassays，OIA）的原理是抗原抗体相互作用会使惰性表面的厚度改变。肉眼观察时，增加的厚度会使其表面呈现不同的颜色。这种检测方法常被用于检测 A 型流感和 A 型链球菌。

分子技术

自聚合酶链反应（PCR）出现以来，分子技术的临床应用日新月异。聚合酶链反应是一种在体外扩增待测标本中低浓度的特异性 DNA、使其能被进一步检测的方法。PCR 检测能够检测早期癌症基因突变，鉴定出与癌症相关的病毒 DNA，例如人乳头瘤病毒（human papillomavirus，HPV）是宫颈癌的一种病因。PCR 也能检测出与多种疾病密切相关的基因突变。

Southern blot 和 Northern blot 分别用于检测脱氧核糖核酸（deoxyribonucleicacid，DNA）和核糖核酸（ribonucleic acid，RNA）。单个碱基突变的检测多采用 Southern blot，包括镰状细胞贫血和血友病。Northern blot 从 Southern blot 衍生而来，不同之处在于其检测的是信使 RNA（mRNA）而不是 DNA。但是 Northern blot 并不是常用的临床分子诊断技术。

Western blot 是一种经电泳分离蛋白质后，将其转移到膜上，并通过标记过的蛋白特异性抗体来检测待测蛋白的技术。可用于检测针对特定抗原决定簇的抗体。例如应用 Western blot 可检测引起 AIDS 的 HIV。如果 EIA 检测 HIV 结果为阳性，那么至少需应用一种其他检测方法进行确认。目前用于确认 HIV-1 检测阳性的一种标准方法就是 Western blot。

微点阵技术（DNA 芯片）是一种将大量特异性 DNA 结合或直接合成至固相载体——通常是硅上面的一种技术，即将小规模的 DNA 片段连接在玻璃芯片上。这些基因芯片利用微点阵序列和荧光标本杂交的方法可检测成千上万种基因片段的基因活性，也能鉴定出基因突变。此项技术的临床应用包括恶性肿瘤的基因表达分析（如 BRCA-1 突变，抑癌基因 P53 突变，基因病检测，病毒抵抗力突变检测）。

血清学及免疫学标本

免疫学检测涉及临床实验室检测的多个领域，如微生物学、化学、毒理学、免疫学、血液学、外科病理学、细胞病理学和免疫血液学（血库血液学），待测标本的种类也非常多，因为可给出快速准确的结果——尤其是应用 mAb 和 EIA 技术——多种临床成分都可用免疫学来检测。多种体液均可应用免疫学技术方法检测。选择合适的标本就显得尤为重要。用于各种检测的许多商品试剂盒会明确指出选用何种标本并给出可接受的采集方式。

抗体水平检测

用于血清学检测的标本首先要考虑疾病的病程以及患者在标本采集时的状况。这对于感染性疾病的检测尤为重要。当血清标本用于感染性疾病的抗体检测时，通常需要在感染的急性期采集血液标本，此时症状刚刚出现或尚未确诊，通常在此后的两周，即疾病感染的恢复期，采集另一份标本。所采集的标本据此被称作急性期和恢复期血清。这两种标本同时检测时，可以发现抗体数量或抗体滴度可能有所不同。血清学检测中的一个重要概念就是抗体滴度增加的现象。

抗体滴度

抗体滴度是指在仍能检出抗体的情况下患者血清最高稀释度的倒数。也就是说，抗体滴度是通过仍能与抗原发生阳性反应的最高稀释度抗体读出的。如果一份血清标本被稀释到

1:64，与检测中所用抗原反应呈阳性，而当其被稀释到下一稀释度1:128时，反应为阴性，那么可认为此份标本的滴度为64。高滴度意味着血清中抗体的浓度相对较高。对于某些感染性疾病，如军团菌感染，抗体的滴度增加缓慢，甚至持续到急性期后数月。对于大多数病原体感染，患者的抗体滴度倍增，或在数周内从1:8增加至1:32。这通常是现症感染的表现，也即所谓的抗体滴度4倍增加。当血清标本倍比稀释时，为了使血清系列稀释，可逐步有规律地增加被稀释的血清量（表17–5）。通常来说可选择倍比稀释的方法，即随着稀释度的增加，每个稀释度的血清浓度减半，而每次稀释的总体积保持不变。如前所述，滴度通常为最终稀释度的倒数，此时仍可出现预期的结果，如凝集、溶解或颜色改变。

检测标本的类型

多数免疫学检测需要血清标本。收集血液至采血管中，离心前完全凝结，并尽快将血清与血凝块分离。血清标本发生脂血、溶血或任何细菌污染时应拒收。黄疸或浑浊血清在某些检测中可给出确定的检测结果，但在其他检测中可能存在干扰。血液标本要在餐前采集，以避免出现乳糜——在餐后消化时经常出现在血清中的脂肪乳状颗粒。务必避免强碱或酸的污染，因为这些物质可能导致血清蛋白变性，此种血清不可用于血清学检测。过热和细菌污染也应避免。热可使蛋白凝结，细菌生长可改变蛋白分子。当不能立即检测时，血清需要冷藏保存。若72h后仍不能检测，血清则需冻存。

对于一些血清学检测，首先需灭活补体。可将装有血清的采血管置于热水浴中，56℃，30min。若蛋白补体未被灭活，将导致红细胞或其他细胞裂解从而影响实验结果。目前已知补体可干扰梅毒的某些检测。

其他标本包括用于孕期或尿道感染检测的尿液。采集尿液标本时需要清洁外生殖器，以避免微生物污染。用于人绒毛膜促性腺激素检测（妊娠试验）必须在受孕后的一定时间采集，使得激素达到可检测的水平。标本需置于合适的容器内，以避免体外改变对检测结果的影响。检测标本的正确处理和保存同样是必要的。免疫学检测也可使用脑脊液或其他体液，以及多种机体分泌物和排出物拭子。针对每一种特定检测的记录必须符合标本采集的要求和检测本身所需要的条件。

常规免疫学及血清学检测

单克隆抗体技术的出现使得多种新型、高特异性和敏感性的免疫学检测方法的发展成为可能。多年以来传统的血清学检测方法已经成为临床实验室诊断检测不可或缺的组成部分。传统的血清学检测可应用于由病毒和细菌引起的疾病检测。临床较为重要的常规免疫学和血清学检测包括妊娠试验、传染性单核细胞增多症和梅毒。

不依赖仪器的POCT

POCT可由手工操作快速完成（例如妊娠和隐血）。针对感染性微生物（例如A型链球菌和HIV）以及心肌标志物（例如肌钙蛋白）更加快速的检测方法也正在发展中。即刻可见的肌钙蛋白检测（Alfa Scientific 设计）是通过美国FDA认证的用于心肌标志物（游离和复合肌钙

表17–5　系列稀释标本的制备

	管1	管2	管3	管4	管5	管6	管7
生理盐水（mL）	1	1	1	1	1	1	1
血清（mL）*	1	1/1:2	1/1:4	1/1:8	1/1:16	1/1:32	1/1:64
最终稀释度	1:2	1:4	1:8	1:16	1:32	1:64	1:128

*或为已稀释血清的毫升数。

表17-6 不依赖仪器的现场实验举例

检验类型	分析对象	标本类型	检测原理	描述
定性	隐血	粪便	化学反应	单独使用，干试剂药筒
	妊娠检测	尿液	免疫-层析	验孕试纸
	心脏标志物	全血		
	衣原体	拭子		
	链球菌A、B，流感	拭子	光学免疫	
半定量	尿分析（例如pH、葡萄糖、蛋白）	尿液	化学/酶反应	单独使用，干试剂药筒
	葡萄糖	全血		
定量	治疗性药物	全血	免疫-层析	单独使用，干试剂药筒

蛋白）免疫学检测方法的范例，可应用于急诊室、医疗机构或POCT。

多数不依赖于仪器（表17-6）的检测采用竞争和非竞争免疫检测、酶免检测或可视终点的化学反应原理。妊娠（操作程序17-1）、药物成瘾、心肌标志物、大便隐血（操作程序17-2）、血糖试纸条检测、尿液浸片和微生物（例如快速西尼罗河病毒IgM检测、光谱检测）均属于这个范畴。不依赖仪器的POCT仅在人工录入数据时需要使用仪器。

POCT通常检测全血，尿液、粪便、唾液或咽喉拭子也可用于检测。近年来用于检测HIV的CLIA-waived在使用口腔液体标本时与使用血浆和全血检测同样迅速（Abbott Diagnostics，http://www.abbottdiagnostics.com/）。这种迅速的抗体检测可单独使用，定性检测HIV-1和HIV-2型抗体。

妊娠试验

妊娠试验可发现人绒毛膜促性腺激素（hCG）的微量变化，hCG是胚胎发育时期胚胎滋养层分泌的激素，在孕早期的尿液或血清中

操作程序17-1

妊娠试验说明书

OSOM卡片式妊娠试验（GENZYME诊断）

多数POCT或家庭妊娠试验采用一步法层析显色标记免疫法定性检测尿液中人绒毛膜促性腺激素（hCG）[例如Cleariew HCG Ⅱ和HCG easy（Wampole实验室，普林斯顿，新泽西州）]。检测步骤简单，本身具有内部质控的特点：在参考或质控区域会显示条带表明检测步骤正确。该试验可检测尿液中浓度大于25mIU/mL的hCG。此操作程序适用于使用尿液标本的CLIA waived检测。

一步法层析显色标记免疫测定的不同之处在于其可应用尿液或血清（如Wanpole PreVue HCG检测棒、检测盒或STATUS HCG）。STATUS优于PreVue或其他同类产品的优势在于它可检出尿液或血清中的hCG下限为15mIU/mL。

检测原理

OSOM卡片式妊娠试验采用固相、夹心法免疫层析检测方法定量检测hCG。尿液加至加样孔中，标本滤过反应垫，如果标本中含有hCG，那么就会结合到单克隆抗-hCG染色交联物上。标本通过朝向结果窗的膜，之前被标记的hCG复合物随后被含有兔抗-hCG的检测条带区捕获。多余的交联物流经检测条带区，被含有抗此交联物抗体的质控条带区捕获（无论是否有hCG复合物结合）。

结果窗中显示两条黑色条带——一条位于"T：测试"，另一条位于"C：质控"——表明标本中含有hCG。如果没有检测出hCG，那么只呈现一条质控条带。

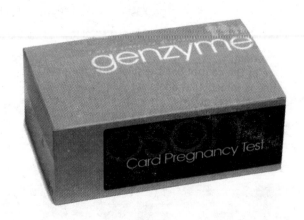

标　本

用于此项检测的尿液标本无需过滤或离心。尿液标本可用任何清洁、干燥的塑料或玻璃器皿盛装。为了确定早期妊娠，最好使用晨尿标本，因为其通常含有最高浓度的hCG。尿液标本可室温（15℃~30℃）保存8h，或2℃~8℃保存72h。如果标本冻存，那么检测前需要将其平衡至室温。

试剂、辅助材料和仪器

◇试剂盒

- OSOM卡片式妊娠试验试剂盒，独立包装，每包带有丢弃式移液管。
- 使用指南：室温保存，15℃~30℃，避免阳光直射，在试剂盒或包装袋上标注的有效期前使用。
- 注意：包装袋和试剂盒上的批号可能不同。
- 用过的试剂盒、移液管和标本按生物危害物质处理，丢弃在适当的容器内。
- 未开封的试剂盒在有效期前稳定，使用前不要将其从包装袋中取出。
- 多个检测可同时进行，每次检测更换移液管，避免交叉污染。
- 避免冻存。

◇未提供的自备材料

- 时钟或定时器。
- 标本杯或标本管。
- 阳性和阴性质控。

质量控制和保证

依据地方、州和联邦政府或立案要求制订质控要求。

◇内部质量控制

每一OSOM卡片妊娠试验试剂盒必须具备几种质控以保证常规检测的质量。推荐记录每次标本检测的质控结果，作为日常质量控制工作的一部分。

同样标记的交联抗体出现于检测带和质控带中。质控带呈现阳性结果，可证明以下情况：

- 检测体系：出现质控带可确保检测线和质控线的检测成分完好，加入了足够体积的标本，标本的毛细管渗透作用充分，也说明检测装置组装正确。

- 出现质控带表明足量液体加入到加样孔中，使得毛细管渗透现象得以发生。如果在结果判读时间内未出现质控带，则此次检测结果无效。出现质控带应及时记录，并作为日常质量控制工作的一部分。

- 结果区域背景清晰可记录作为阴性质控，也可作为毛细管流量质控。在判读时间内，背景应该呈现白色或者亮灰色，不可干扰结果的判读。如果背景不清晰或者无法形成清晰的质控带，则此次检测无效。

- 如果质控带不能在重复检测时出现，不可报告检测结果。如果检测过程中未出现质控带，则可能是检测试剂盒处理方法不当，或者包装损坏。

◇外部质量控制

生产厂家推荐在更换新批号或更换未经培训的操作人员时需进行hCG外部质量控制。为达到此目的，专门设计了商品化的质控物质，OSOM hCG。

操作步骤

1. 患者标本和质控物质检测前平衡至室温（15℃~30℃）。

2. 从包装袋中取出检测装置和移液管，并将其置于平台上。

3. 挤压移液管球部，将其插入患者标本中，释放球部，吸入足够的标本至移液管所标识的刻度。标本加入量不可过多。

4. 将移液管中所有标本（135μL）加入至加样孔中，不需逐滴加入。

5. 丢弃移液管至生物危害废弃物桶中。

6. 3min内判读结果，此时间以外判读结果无效，建议使用定时器。

结果报告

◇阳　性

两条分开的黑色或灰色条带——一个条带为"T：检测"，另一条带为"C：质控"——清晰可见，说明标本中含有可检测到的hCG。尽管检测条带强度可能随标本不同而有所变化，然而出现两条可辨的条带即可判定结果为阳性。

◇阴　性

"T：检测"区未出现条带并且"C：质控"区出现一条黑色或灰色条带，此次检测可判定为阴性，表明标本中hCG含量不足以被检测到。

◇无　效

"C：质控"区未出现条带，或在"T：检测"区或者"C：质控"区出现不完整或串珠状条带，此次检测无效。需使用另一OSOM装置重复检测。

注意：如果出现质控条带，那么检测即有效，而不考虑标本是否完全渗入样品窗。

操作注意事项

◇临床应用

人类hCG在健康男性和未受孕女性体内不能检出。正常妊娠情况下，末次月经后的下一周期2d~3d之前，hCG含量为20mIU/mL。在妊娠后3个月内hCG水平将持续增加至200 000mIU/L。

◇局　限　性

● 此检测方法只能检测hCG完整分子，不能检测到游离的hCG亚基。因此该检测只能定性检测尿液中hCG，以判断是否受孕。

● hCG 检测用于诊断目的时通常要与其他方法联合使用，并结合患者临床信息（例如用药史、症状、其他检测结果和临床表现）。仅仅依靠hCG检测不能区别异位妊娠和正常妊娠。如果hCG检测结果不符合或不支持临床，应选择其他hCG检测方法进行确认。任何决定性临床治疗前，须用定量hCG检测确认hCG检测结果。

● 干扰物质可能造成检测结果升高或降低。这些干扰物质可能导致检测过程出现假性结果，假性结果可能会出现在hCG检测范围的整个区域，而不仅仅出现在低值区，干扰物质可导致在hCG不存在时检测显示为阳性。对于任何免疫化学反应，来自药物或内源性物质的未知干扰都可能影响检测结果。

● hCG水平可能偶尔会持续升高，可能但不仅限于如下物质的存在：

——滋养或非滋养肿瘤：异常的生理状况可能使hCG升高，此种情况下的检测结果不可用于诊断。

——hCG类似物

● 因为检测的敏感性较高，受孕初始的标本最初检测为阳性，随后可因妊娠的自然终止变为阴性。一般来说，妊娠自然终止发生于22%的临床未识别妊娠及31%的其他妊娠。若检测结果为弱阳性，在保证正确操作的情况下，48h后需重新检测。

- 若检测带微弱，推荐48h后重新采集标本，利用另一新的OSOM检测装置再次检测。

- 稀释的尿液标本可能无法真实反映hCG水平。

- 检测到较低水平的hCG 不能证明受孕，因为健康未孕者也可出现低水平的hCG。并且，绝经后标本也可能产生弱阳性结果，因为低水平的hCG与受孕与否无关。正常妊娠情况下，hCG值大约每48h即增加一倍。具有较低水平的hCG的标本应在48h后重新检测或用其他不同方法测试。

- 一些安定类药物也可能导致妊娠的假阳性结果。

◇交叉反应性

一些促黄体生成素（300mIU/mL LH），促卵泡激素（1 000mIU/mL FSH），或者促甲状腺激素（1 000μIU/mL TSH）使尿液血清标本在OSOM卡妊娠试验中出现假阴性结果。

将下列物质加入至每毫升含有0~20mIU hCG的尿液标本中，当干扰物质浓度低于表中所列含量时，不影响检测试验结果。

干扰物质	浓　度	干扰物质	浓　度
对乙酰氨基酚	20 mg/dL	葡萄糖	2 000 mg/dL
乙酰乙酸	2 000 mg/dL	血红蛋白	250 mg/dL
阿司匹林	20 mg/dL	人清蛋白	2 000 mg/dL
阿米替林	100 mg/dL	布洛芬	40 mg/dL
苯丙胺	10 μg/dL	丙咪嗪	100 mg/dL
抗坏血酸	20 mg/dL	锂	3.5 mg/dL
阿托品	20 mg/dL	美沙酮	10 mg/dL
苯甲酰爱冈宁	10 mg/dL	美索哒嗪	1 mg/dL
胆红素	2 mg/dL	吗啡	6 μg/dL
咖啡因	20 mg/dL	去甲替林	100 mg/dL
大麻酚	10 mg/dL	苯巴比妥	15 mg/dL
氯丙嗪	5 mg/dL	苯丙醇胺	20 mg/dL
可待因	10 mg/dL	β-羟丁酸	2 000 mg/dL
地昔帕明	20 mg/dL	孕二醇	1 500 mg/dL
地西泮	2 mg/dL	孕酮	40 mg/dL
麻黄碱	20 mg/dL	蛋白质	2 000 mg/dL
雌二醇	25 mg/dL	水杨酸	20 mg/dL
雌三醇	1 mg/dL	四环素	20 mg/dL
乙醇	200 mg/dL	甲硫哒嗪	2 mg/dL
龙胆酸	20 mg/dL		

参考资料

Product insert: OSOM Card Pregnancy Test, Genzyme Diagnostics, Cambridge, Mass, June 2005.

操作程序17-2

大便隐血检测

W.H.一步法大便隐血检测（HEMOSURE, WHPM）

原　理

　　一步法大便隐血检测为定性、夹心法、显色交联物免疫检测方法，运用独特的单克隆抗体和多克隆抗体来高敏感性地选择性鉴定标本中的人血红蛋白。该检测耗时不超过5min，可检测的人血红蛋白水平低至0.5μg/mL，而高血红蛋白标本在检测开始后2~3min即可见阳性。待测标本流经可吸收装置，标记的抗体染料交联物与标本中的血红蛋白结合，形成抗原抗体复合物。复合物与阳性反应区的抗血红蛋白抗体结合，形成粉红–玫瑰红色带。若标本中不存在血红蛋白，则阳性反应区不会形成条带。质控区的玫瑰粉色条带表明试剂和设备状态良好。此项检测可作为胃肠道（GI）疾病诊断治疗的辅助手段。

标本采集

　　1. 打开标本采集管盖，取出取样棒。

　　2. 用取样棒在粪便标本的6个不同位置处螺旋形取样。

　　3. 将取样棒放回采集管，旋紧管盖，振摇混匀。

试剂、辅助材料和仪器

- 硝酸纤维素膜
- 质控区：2mg/mL羊多克隆抗体条带
- 检测区：2mg/mL人单克隆抗血红蛋白条带
- 金交联物：4mg/mL鼠单克隆抗体
- 缓冲液：0.5%储存液（NaN$_3$）
- 保存条件：检测条带储存于2℃~30℃

操作步骤

　　1. 室温保存检测装置。使用时按标识撕开包装取出。

　　2. 震荡标本采集管，确保粪便标本充分混匀。

　　3. 打开管盖，滴加2~3滴标本液。

　　4. 5min内判读结果。

结果报告

　　阳性：若"C"区和"T"区分别出现一条条带，则隐血结果为阳性。

　　阴性：若仅"C"区出现一条条带，则隐血结果为阴性。

　　无效：若检测窗内无任何色带出现，则检测无效。

注意事项

- 避免将粪便标本加入至结果判读区。
- 5min内判读结果，不可在超过10min后读取结果。
- 保存期限为18个月，超过效期避免使用。
- 采集标本后，若不立即检测，标本采集管冷冻保存。检测条带保存于室温。
- 避免口服，远离儿童。
- 敏感性：0.2μg Hb/mL粪便。

◇局　限　性

- W.H.一步法粪便隐血检测为早期直肠结肠出血有效的辅助检测方法。然而，因为一些肠损伤，包括肠息肉和直肠结肠癌，可能根本不会出血或间歇性出血，或血液在粪便中分布不均匀，即使患病时检测结果仍可能为阴性。

- 健康人检测结果也可能为阳性。某些药物可能会刺激胃肠道引起出血。
- 与其他隐血检测方法类似，W.H.一步法粪便隐血检测并非胃肠道出血或病理学诊断的权威检测方法。其可作为初筛方法或辅助诊断。该检测不可替代其他诊断方法（例如：EGD、结肠镜检和X射线检查）。

参考文献

产品说明书：W.H.一步法粪便隐血检测（www.whpm.com），WHPM，蒙特卡罗，加利福尼亚州，2006。

含量迅速增加。许多妊娠试验试剂盒含有可与糖蛋白 beta 亚基（β-hCG）直接结合的单克隆抗体，增加了反应的特异性。

β-人绒毛膜促性腺激素

怀孕初期 6~8 周，β-hCG 的作用是维持黄体酮保持正常水平并且刺激孕激素生成。正常妊娠情况下，受精卵着床 2~3d（48~72h）或受孕约 8d~10d 可检测到 β-hCG 的含量为 25mIU/mL。末次月经约 2~3 个月后可达峰值。受孕后会急剧增加。若此时检测为阴性，需在 1 周内重新检测。大多数标本经过一个不可检出时期的 12d 后含有足够检测量的 β-hCG。某些检测方法（例如 ELISA）使用血清可更早期（通常在受孕数天内）检测出 β-hCG。

标本采集

目前多数试剂盒可检测血清和尿液中的 β-hCG，利用血清检测的敏感性更高，因为血清中 β-hCG 的浓度不像尿液中变异那么大。需要采集晨尿标本，因为其含有的激素水平最高。该标本的尿比重最低应为 1.015。将尿液标本采集到一个干净的玻璃或塑料容器内，可冷藏保存 2d 或冻存在 -20℃ 至少保存 1 年。使用前可在 37℃ 水浴中溶解标本并充分混匀。若标本溶解后出现浑浊或沉淀，推荐离心或过滤处理。含有血细胞、大量蛋白，或者过度微生物污染的尿液标本不可使用。禁止反复冻融。

妊娠试验类型

免疫妊娠试验可选择多个方法中的一种（操作程序 17-1）。这些方法检测血液或尿液标本简便易行。同时多种商品化试剂盒可供选用。

酶免疫检测

单克隆抗体技术的出现（操作程序 17-1）使得多种 ELISA 方法成为可能。在这些检测中，多使用两种单克隆抗体。

一种是结合到膜或其他固相支持物上的 β-hCG 特异抗体，膜也可以覆盖于试管或平板之上。硝化纤维素、尼龙或其他膜材料的特点是可增加 ELISA 反应的速度和敏感性。膜下方的可吸收性材料辅助液体反应试剂渗透过膜，并且分离那些不能参与反应形成抗原抗体复合物但又在检测过程中结合到膜上的物质。这一方法简化了洗脱步骤。当加入含有 β-hCG 的标本（尿液、血浆、血清或全血）后，β-hCG 分子就与固相支持物上的抗体结合。

第二种单克隆抗体是与特异性酶（碱性磷酸酶）交联的 β-hCG 抗体。与酶交联的抗体加入到检测体系后可结合 β-hCG 分子的另一不同位点，形成抗体-β-hCG-酶标记抗体的夹心复合物。温育一段时间以后，未结合的酶标抗体被洗脱下来。然后加入显色底物，在碱性磷酸酶存在的条件下底物出现特殊的颜色变化，表明标本中含有 β-hCG。颜色通常变为蓝色。各种此类检测之间的区别在于使用的薄膜及条带不同。

检测结果可报为"β-hCG 阳性"或"β-hCG 阴性"，而不是"受孕阳性"或"受孕阴性"，因为可能出现假阳性妊娠结果。假阳性结果在 ELISA 检测中不太常见。ELISA 检测敏感性很高，在受孕 10d 后一般即可出现阳性结果。

传染性单核细胞增多症的检测

EB 病毒（Epstein-Barr virus，EBV）最早于 1964 年被发现，可引起传染性单核细胞增多症

(infectious mononucleosis，IM)，EBV 分布广泛，全世界约有 95% 的人口暴露于 EBV，使得 EBV 成为存在最普遍且最广为人知的病毒。EBV 是一种 DNA 疱疹病毒。

IM 是一种急性、良性、自限性淋巴组织增生性疾病，但可能引起 Burkitt 淋巴瘤（一种淋巴组织恶性肿瘤，多发于非洲儿童），鼻咽癌或其他肿瘤。多数个体在没有表现出疾病的临床症状与体征的情况下会产生 EBV 抗体。具有免疫能力的个体会以慢性隐性感染的形式携带 EBV。尽管这一病毒性疾病可影响任何个体，但 IM 多发于青年。

IM 的潜伏期为 10~50d，一旦全面爆发，将持续 1~4 周。临床表现为极度疲劳、不适、咽喉疼痛、发烧和颈部淋巴结肿大。约 50% 的患者会出现脾脏肿大。黄疸并不常见，尽管其是肝病的最典型症状。

异嗜性抗体

该抗体代表着相当广泛的一类抗体。异嗜性抗体为受某一抗原刺激产生的抗体，并且可以和不同种类哺乳动物细胞表面表达的所有非相关抗原发生反应。异嗜性抗体在正常个体中可以较低浓度（滴度）存在，但是 1∶56 或更高的滴度在疑似 IM 病例中具有临床意义。

IgM 类异嗜性抗体通常出现在 IM 感染的急性期，但是刺激其产生的抗原仍不清楚。IgM 类

异嗜性抗体具有如下特点：

1. 与马、牛和羊红细胞反应。
2. 被牛红细胞吸收。
3. 不能被豚鼠肾脏细胞吸收。
4. 不能和 EBV 特异性抗原反应。

快速玻片试验的原理是与马红细胞发生凝集反应（操作程序 17-3）。采用马红细胞可增加检测的敏感性。

诊断评价

除临床症状和体征外，实验室检测对于 IM 诊断的建立和确认是必需的。

血液学研究表明约 2/3 患者的白细胞数为 (10~20)×10⁹/L，约 10% 的 IM 患者存在白细胞减少症。尽管单核细胞通常是疾病发生的预兆，但不同的白细胞数量可能揭示了中性粒细胞增多症。典型的相对白细胞数量为 60%~80%，其中 5%~30% 是变异的白细胞。这些变异的白细胞具有形态学的多样性，并且持续 1~2 个月甚至 4~6 个月。

如果没有出现 IM 的典型症状和体征，诊断 IM 将更加困难。可以通过血清学检测诊断 IM。IM 患者存在的抗体为异嗜性抗体和 EBV 抗体。玻片检测阳性和典型的临床症状及体征是急性 IM 诊断的有力证据。

快速玻片检测

多个生产厂家均研发了快速玻片检测（操

操作程序17-3

传染性单核细胞增多症快速玻片检测

单玻片检测（BD microbiology systems）

原　理

操作步骤基于马红细胞和传染性单核细胞增多症（IM）患者的异嗜性抗体之间的反应。因为马红细胞（RBCs）具有可与福斯曼及 IM 抗体特异反应的抗原，须有差别吸收患者血清以区别福斯曼抗体和特异性异嗜性抗体。检测中吸收步骤的基本原理与 Davidsohn 最初在羊凝集检测中使用的原理类似。血清或血浆被豚鼠肾脏和牛红细胞基质吸收。豚鼠肾脏细胞仅含有福斯曼抗原，而牛红细胞仅含有 IM 相关抗原。豚鼠肾脏仅能吸收福斯曼类异嗜性抗体，牛红细胞仅能吸收 IM 类异嗜性抗体。被吸收的患者标本和马红细胞发生凝集表明异嗜性抗体反应为阳性。

BBL 单玻片检测采用可丢弃式卡片，豚鼠肾脏抗原作为吸收物质，经过特别处理的颜色增强马红细胞可增加检测的特异性、敏感性和可读性。判读结果不需要特殊的仪器。

标本采集和前处理

标本采集前患者不需要特殊的准备。标本采集时须确认患者，标本管在床旁标记且包括患者全名，标本采集日期，患者就医的病历号码，采血者姓名首字母。

需采用无菌技术收集血液。所需标本的最小量为2mL全血。血清或血浆和抗凝剂混合，包括EDTA，草酸钠，草酸钾，枸橼酸钠，ACD溶液或者肝素等抗凝剂都可使用。

离心采血管，取一定体积的血清。血清或血浆标本需澄清无颗粒。溶血的标本不可用于检测。血清不必灭活处理，但经灭活的血清也可用于检测。检测前，血清或血浆可以储存于2℃~8℃数天。若要长期保存，则需冻存。

◇毛细管标本

1. 使用标准的肝素化或者非肝素化毛细管（长75mm，直径1.1~1.2mm，容积85μL），手指取血至少4管。如果患者血细胞比容不足50%，此步骤需采集0.05mL血清或血浆。如果血细胞比容超过50%（例如新生儿、红细胞增多症患者），需采集更多标本。

2. 封闭毛细管未采血的一侧，在微量血细胞比容装置上离心5min。

3. 在血清或血浆与细胞分界处折断毛细管。

4. 根据操作说明，玻片每侧需两管来自患者的血清或血浆。

试剂、辅助材料和仪器

• 下列所有必备材料均由BBL Mono Slide 检测试剂盒提供：

• 试剂A：豚鼠抗原，保存于1%叠氮钠中的豚鼠肾脏抗原悬液。储存于2℃~8℃。不可冻存。若储存得当，在有效期前可保持稳定。

• 试剂B：马红细胞。保存于1%叠氮钠中稳定的马RBCs悬液。储存于2℃~8℃。不可冻存。若储存得当，在有效期前可保持稳定。溶血表明细胞变质，但使用阳性质控血清可确认其是否具有适当活性。

警告：试剂和质控物含有防腐剂叠氮钠，叠氮钠与铅、铜管道反应形成高度爆炸性的金属叠氮化物。需大量水冲洗处理防止叠氮化物形成。

• 检测卡片（平放于原始包装中，保存于干燥室温处）检测和一次性检测用品。

◇其他所需材料

• 秒表或计时器

• 检测管（13mm×75mm）

• 0.85%氯化钠溶液

• 溶液移液管

• 用于制备、储存、处理血清标本的实验室设备

操作步骤

◇筛查步骤

1. 将玻片平置。

2. 充分震荡混匀豚鼠抗原（试剂A）。加入一滴试剂A至检测圈的左侧。

3. 颠倒混匀马红细胞（试剂B）。加入一滴试剂B至检测圈的右侧。

4. 使用提供的移液管，加入一滴患者血清或血浆至豚鼠抗原中（试剂A，已经预先加入至检测圈的左侧）。使用移液管搅拌端充分混匀血清与抗原。如果标本中含有福斯曼抗体，则会发生吸收反应。

5. 逐步混匀抗原-血清溶液至已经预先加入至检测圈右侧的马红细胞中（试剂B），此时混合液覆盖整个检测圈。

6. 手工缓慢旋转卡片1min。

7. 迅速在显微镜下观察是否有凝集或凝块发生。

8. 结果描述：

• **IM阳性**：蓝绿色背景下观测到凝集或黑色凝块，均匀分布于整个检测圈。

• **IM阴性**：观测不到凝集。阴性检测可能表现为棕-棕褐色背景下的均匀的颗粒。伴有均匀颗粒的检测圈周

边颜色变化应认定为阴性。

注意：一些IM 患者不能检测出异嗜性抗体。可利用特异性的EBV抗体检测鉴别该类患者。

质量控制

阳性质控血清（人）：保存于0.1%叠氮钠防腐剂中的含有IM异嗜性抗体的人血清。

阴性质控血清（人）：保存于0.1%叠氮钠防腐剂中的不含IM异嗜性抗体的人血清。质控血清需在试剂盒到达至检测期限内定期检查。

警告：因为质控血清为人源性，应该与临床血清标本同样处理（第2章）。

操作步骤

◇定性方法

注意：所有试剂细胞检测前需充分振摇，保证均一性。试剂需室温保存。

1. 将玻片置于光线直射的平面上。

2. 加入一滴充分混匀的豚鼠抗原（试剂A）于卡片检测圈的左侧。

3. 加入一滴充分混匀的马红细胞（试剂B）于卡片检测圈的右侧。

4. 使用一次性塑料移液管，加入一滴患者血清或血浆于检测圈的左侧。

5. 倒转移液管，使用其搅拌端充分混匀（10~15次圆周运动）试剂A（澄清液体）和标本(患者或质控物)。逐步混合此溶液和试剂B（红棕色溶液，覆盖整个检测圈）。

6. 手工缓慢旋转卡片1min，13~16圈/min。

7. 迅速观察凝集现象。

结果报告

◇定性方法

- 阳性反应为蓝绿色背景下黑色凝块，均匀分布于整个检测圈。
- 阴性反应无凝集发生，但是可能在棕-棕褐色背景下呈现较均匀的颗粒。伴有均匀颗粒的检测圈周边颜色变化应认定为阴性。例如在检测圈外侧呈现蓝绿色环并不表示结果为阳性。

操作注意事项

如果定性结果为阳性，可能需要进一步半定量试验测定异嗜性抗体滴度。

◇半定量方法测定滴度步骤

- 系列稀释血清，每个试管中加入0.5mL 0.85%的生理盐水（表17-5）。第1管中加入0.5mL患者血清，混匀，转移其中的0.5mL至第2管中。重复此步骤，直至最后一管。吸弃最后一管中的0.5mL稀释液。

管号稀释	稀释比例
1	1：2
2	1：4
3	1：8
4	1：16
5	1：32
6	1：64

- 将滴度玻片置于光线直射的平面，每个稀释度的溶液均按原倍血清对待，标记检测圈，按照定量步骤进行检测。
- 可见凝集现象的最高稀释度为检测终点。若所有溶液均发生凝集，进一步稀释。记录滴度值。

◇误差来源

为得到准确结果，需使用澄清无颗粒物的血清或血浆标本。

假阳性结果可能由如下原因导致：

1. 1min后才观察凝集现象。

2. 玻片移动或摇动导致凝集发生。

3. IM和肝炎同时存在。假阳性结果也可由临床症状消退后仍残留的异嗜性抗体引起。

◇临床应用

感染性疾病，例如流感，风疹和肝炎可能导致类似于IM的临床症状，由此可能给诊断带来困难。尽管IM的最终诊断依赖于临床、血液学和血清学检查，然而阳性检测结果可表明传染性单核细胞增多症异嗜性抗体的存在。

◇局限性

因为IM的临床症状与其他多种疾病类似，通常很难排除与其他感染共同发生的理论可能性。另外，血清检测阴性的IM也有报道，这是因为异嗜性抗体应答的延时性。IM临床和血液学症状可能在血清学确认之前就已经出现了。

◇其他检测

其他类型的IM迅速检测包括Wampole Colorcard Mono和Mono-Plus（Wampole Laboratories）。

参考资料

Product insert：MonoSlide，Cockeysville，Md，2002，BD Microbiology Systems。

作程序17-3）。多数此类筛查试验选用豚鼠肾脏悬液作为快速吸收物质，以及马红细胞（RBCs）对IM异嗜性抗体进行较为敏感的检测。快速筛查检测基于如下原理：

马红细胞检测异嗜性抗体更敏感。这些快速筛查试验基于下列一般原理：

1. 使用马红细胞取代羊红细胞有助于提高检测敏感性，因此对疾病早期阶段的低滴度血清标本诊断更有价值。

2. 未经洗涤、保存的马RBC试剂在至少3个月内能保持可用状态，并且同使用甲醛保存的马红细胞相比，凝集IM血清能力更强，反应更迅速。

3. 某些非IM血清同样可高滴度凝集马红细胞，因此血清学检测结果不能仅取决于滴度。

4. 悬浮良好的肯尼亚猪肾对抗体有较好的瞬时吸收能力，能清晰地区分传染性和非传染性单核细胞增多症。任何试剂在检测前均需充分摇匀试剂中的细胞，以保证为均一的混合物。试剂应在室温下使用。

在这一类型的多种快速检测中，来自患者的血清、血浆或全血（毛细血管或静脉抗凝血）均可使用。作为检测的一部分，将标本与肯尼亚猪肾细胞在玻片某一区域内充分混合，以便吸附或中和可能存在的福斯曼抗体。其原因在于福斯曼抗体与IM抗体（均为嗜异染细胞抗体）都能与试剂中的马红细胞反应。随后，若仍存在IM抗体，那么IM抗体仍具有反应性，在马红细胞加入吸附的血清混合物后即可发生凝集。以上检测试剂作为特殊检测试剂盒的一部分已有商业化成品出售。凝集现象在混合后特定时间通常是混合后1min内观察。若观察到凝集，判断为阳性结果，若未观察到凝集，判断为阴性结果。结果解释的特殊说明包含于产品信息中。MonoSlide是应用这一原理的商业化试剂盒之一（操作程序17-3）。为了增加检测的特异性、敏感性和结果的易读性,该产品使用了经过特殊处理后颜色增强的马红细胞。

用于快速IM筛查的血清标本若存在溶血，则不适用于这一试验。若不能立即检测，血清或血浆可在采集后2℃~8℃储存数天。

最常用的IM快速免疫检测具有较高的敏感性。然而，足够、适当的质控程序作为发现技术来源误差的唯一可依靠的方法仍然必要。每次更换试剂盒后使用阳性和阴性质控标本检测质控血清，以保证良好的检测性能。结果不易判定时，重复检测和进行其他血清学检测同样重要。

假阴性玻片检测结果可出现于嗜异染细胞低滴度患者。这一结果出现较早，可在症状首发后的最初 1~2 周出现。假阴性结果也可见于对感染应答而嗜异染细胞不增加的患者，尤其是青少年。对此类患者可在若干天后重复玻片检测，或检测 EBV 的 IgM 滴度以帮助建立诊断。

嗜异染抗体假阳性结果可在以下疾病中出现：巨细胞病毒（cytomegalovirus，CMV）感染、风疹病毒感染、白血病、霍奇金病、伯基特淋巴瘤、风湿性关节炎、病毒性肝炎和多发性骨髓瘤。

系统性红斑狼疮的检测

系统性红斑狼疮（SLE）是自身免疫性疾病的一种经典模式。自身免疫性是指免疫系统功能异常，丧失区分自体与异体能力。超过 40 种以上的自身免疫性疾病存在于 5%~10% 的一般人群。自身免疫性疾病是指出现已证明的对自体或自身抗原具有特异性的免疫球蛋白（自身抗体）或细胞毒性（T）细胞，并作为发病机制引起的一类疾病。美国狼疮基金会估计约 140 万美国人患有某种形式的狼疮。狼疮在生育期妇女最为常见。SLE 是一种急性或慢性炎症性疾病，但尚未鉴定出某一因素可作为单独的病因。循环免疫复合物是 SLE 的标志。

已发现的抗体包括抗细胞核成分抗体，抗多形核白细胞、淋巴细胞、红细胞、血小板和神经元细胞表面或细胞质抗原的抗体以及抗 IgG 抗体。抗核抗体（ANA）检测是 SLE 筛查的一个重要工具。自身抗体免疫荧光检测逐步成为具有极高价值的检查手段，该检测具有极高的敏感性，可检出 ANA 试验的假阴性标本（如补体混合或凝集试验）。目前免疫荧光检测是应用最广泛的 ANA 筛查方法。血清学检查通常提示高水平的抗 DNA 抗体，补体水平降低和存在补体 C3 破坏后的产物（C3d 和 C3c）。另外，部分患者中代表免疫复合物的冷球蛋白常存在于 SLE 患者的血清中。冷球蛋白的水平与 SLE 的严重程度具有较好的相关性。用于评价 SLE 相关肾脏疾病的辅助试验包括抗双链 DNA 抗体、C3 和 C4 浓度和冷球蛋白。

抗核蛋白抗体的快速玻片检测

SLE 的胶乳试验（Wampole 实验室）提供了包被有脱氧核糖核蛋白（deoxyribonucleoprotein，DNP）的聚苯乙烯悬浊颗粒。当胶乳试剂与含有 ANAs 的血清混合时即可产生肉眼可见的凝集。检测阳性结果可见于 SLE 和系统风湿性疾病，如类风湿性关节炎、硬皮病和干燥综合征。

抗核抗体

抗核抗体（ANA）是与宿主自身组织的细胞核或某些细胞核成分（如核蛋白、DNA、组蛋白等）发生反应的免疫球蛋白。ANAs 可见于其他疾病（如类风湿性关节炎），与某些药物的使用有关，也可出现于部分无疾病的老年个体。因此 ANAs 的检测不是 SLE 的特异性检测。然而，SLE 患者中超过 95% 的个体都存在 ANAs。另一方面，也因为 ANAs 的检测不能诊断 SLE，ANAs 的存在不能证实患有这一疾病。然而，未检出 ANAs 可用于排除 SLE 的诊断。当患者血清中出现 ANAs 时必须结合患者年龄、性别、临床症状与体征及其他实验室检查结果综合考虑。荧光 ANA 检测技术常用于 SLE 的筛查，其中间接免疫荧光技术应用较为广泛。

间接免疫荧光检测

ANA 间接免疫荧光检测是应用荧光素偶联的抗球蛋白抗体。这一方法十分敏感。检测时血清标本加入到载玻片上含有鼠肝基质的小孔中。小鼠或大鼠的肺或肝脏基质，培养的成纤维细胞均可作为检测抗原在玻片中混合。若患者血清中存在抗体，这些未标记的抗体会与基质细胞中的细胞核结合。随后使用缓冲液洗涤基质，玻片与荧光标记的羊抗人免疫球蛋白共同孵育。若患者血清中的抗体与基质细胞核结合，荧光标记的羊抗人免疫球蛋白就可与患者血清抗体结合，紫外光源下通过荧光显微镜即可观察到荧光现象。玻片应尽快观察。不能立即观察结果时，玻片于 4℃黑暗处可保存 48h。

ANAs 可与整个细胞核或核蛋白、DNA 或组蛋白（一种简单蛋白）等细胞核成分反应，因此会观察到几种不同的荧光反应模型。荧光反应模型的区别体现了不同疾病类型的特异性。一般可分为弥漫型、均质型、周边型、斑点型或核仁型等几种不同荧光模型。核周（周边）型与天然抗 DNA 或 DNP 抗体相关，并常出现于 SLE、SLE 活动期和狼疮性肾炎。均质（弥漫）型提示 SLE 或其他类型的结缔组织疾病。斑点型可见于包括 SLE 在内的多种疾病。核仁型存在于系统性硬化症或 Sjogren 综合征患者。确认阳性和阴性质控品出现相应反应后发出检测报告。筛查试验的结果报告为阳性或阴性。正常人群一般为阴性反应：未观察到绿色或金色荧光。荧光反应的阳性水平用 1+ 到 4+ 半定量表示。阳性标本可见特定类型（均质型、周边型、斑点型或核仁型）的黄绿色荧光。

类风湿性关节炎的检测

类风湿性关节炎（RA）是一种主要累及关节和关节组织的慢性炎症性疾病。研究显示免疫因子与 RA 的血管和血管外表现相关。RA 可能表现为对一种或多种病原体抗原发生的异常宿主反应，病因之一可能是传染性因素。这是一类临床症状高度变化的疾病，症状可包括最初出现并持续的精神疾患，伴有系统性血管炎的多个关节损伤。费尔蒂综合征是伴有脾大和白细胞减少的 RA，通常有高滴度的类风湿因子、阳性 ANA 检测结果和类风湿小结。这类患者易发生细菌感染。青少年类风湿性关节炎（Juvenile rheumatoid arthritis，JRA）是从幼年期即开始出现的慢性滑膜炎，病因机制与成年类风湿性关节炎类似。JRA 有斯蒂尔病、多关节损失、少关节损伤和 RA 等亚型。

关于 RA 有两大病理机制。血管外免疫复合物假说认为抗原与抗体在滑液及其组织中发生抗原-抗体反应。交替假说认为细胞介导的损伤导致了 RA：风湿性滑膜组织中淋巴细胞，特别是 T 细胞的聚集引起了迟发型超敏反应。与血管炎症和血管损伤相关的细胞因子的存在支持了这一假说。

免疫荧光检测技术显示在风湿性滑液中存在大量以单体或聚集形式存在的 IgG 和 IgM。免疫球蛋白同样可见于滑液衬细胞、血管和间质结缔组织。B 细胞在 RA 患者的滑液中产生了大量免疫球蛋白。在滑液中大约一半的浆细胞分泌 IgG 类风湿因子，分泌出的类风湿因子与细胞质中类似的 IgG 分子（自身反应性 IgG）结合。RA 病人多种血管和实质损伤的原因提示，这种损伤是由免疫复合物，尤其是那些包含有抗 IgG 抗体的免疫复合物所介导的。

类风湿因子

检测有 RA 临床特征患者的血清或滑液类风湿因子（RF）有助于疾病确诊。绝大多数 RA 患者的血清中可检出可溶性免疫复合物。抗 γ 球蛋白 IgG 和 IgM 类是这些复合物中的单独一部分。RF 是抗球蛋白的一类，且通常被定义为对人 Fc 段或某些动物 IgG 抗原决定簇特异的抗体。类风湿因子与 3 种主要的免疫球蛋白类别相关：IgM、IgG 和 IgA。

RF 存在于许多但并非全部 RA 患者中。RF 同样可见于其他疾病（如结核、细菌性心内膜炎、肝炎等），但 RA 患者滴度最高。慢性病中出现的 RF 在通过治疗控制后可消失；但出现于 RA 的 RF 可不确定地持续存在。骨关节炎、痛风或感染性关节疾病等退行性关节病时 RF 不会出现。RF 的存在对于 RA 的诊断和治疗管理有重要意义。高滴度的 RF 提示关节损伤增多、受累系统或部位可能增加以及出现更多严重疾病。RF 也可在滑液中检出，但其意义小于在血清中检出的 RF。

RF 检测的原理是患者血清中的抗体（RF）与来源于 γ 球蛋白的抗原相互反应。一般而言，所有检测的设计旨在检出抗 γ 球蛋白抗体。白蛋白和变性的人 γ 球蛋白经化学键连接后由胶乳包被制成悬浊液，该悬浊液颗粒即是一般 RF 检测的抗原。若血清中存在 RF，胶乳试剂与血清混合后即可出现肉眼可见的凝集。胶乳凝集试验的结果与经临床诊断疑似或确诊的 RA 有 95% 的相关性。假阳性结果可能由于其他风湿性疾病（如 SLE）、慢性感染性疾病（如肝炎、结核、梅毒等）、肝硬化和结节病。其他类型的 RF 检测使用致敏的绵羊红细胞进行血凝试验。胶乳凝集试验和绵羊红细胞凝集试验是 RF 常规检测中应用最广泛的两类方法。几种商品化试剂盒可用于 RF 检测，部分使用试管而另一部分为快速玻片试验。

快速胶乳凝集试验

RA 的快速胶乳凝集试验通常采用血清标本（操作程序 17-4）。若不能立即进行试验，标本需冷藏保存；72h 内不能进行试验，应将血清标本冰冻。冰冻标本在检测前 37℃快速复融。在检测完成前标本应一直处于室温。用于快速玻片 RF 检测的所有试剂均应平衡至室温。同时注意严格按照测定试剂盒的所有说明操作。

梅毒的检测

梅毒是由螺旋体、苍白密螺旋体引起。1906 年首创了检测这一疾病的血液诊断方法。梅毒主要通过性接触在人类间传播。在男性，病原微生物通过生殖器上的伤口或排放的精液由体内较深部位传播；而在女性伤口常位于会阴区、阴唇、阴道壁或宫颈。在部分病例中，首发感染除出现在生殖器外，还常见于口腔内部或周边。

操作程序 17-4

类风湿因子检测：用于类风湿性关节炎的快速胶乳凝集试验

血清类风湿因子胶乳凝集测定试剂（WAMPLOE实验室）　SINGER修饰和PLOTZ步骤

原　理

类风湿关节炎（RA）凝集试验的原理是基于患者血清中存在的抗体，即类风湿因子，与来源于人γ球蛋白（IgG）的抗原之间的反应。胶乳试剂中含有稳定的胶乳悬浊液，包被着白蛋白并且和变性的人γ球蛋白化学偶联。这一试剂在反应过程中充当抗原。如果待测血清中存在类风湿因子（RFs），胶乳试剂与血清混合后即可出现肉眼可见的凝集。检测RFs在RA诊断和治疗中具有重要意义，但许多疾病，包括全身性红斑狼疮、Sjogren综合征、梅毒和肝炎等均可呈现阳性结果。

标品采集与准备

标本采集前患者无需进行特殊准备。采集标本时必须核对患者信息，采集的标本在床旁即应贴加标签。标签内容必须包括患者全名、采集日期、住院编号和抽血者姓名首字母。

血液应无菌采集，需要至少2mL的凝集血液（红色封盖真空抽血管）。标本迅速离心后等分血清。无需对血清做其他特殊处理。

若不能立即检测，标本可冷藏（2℃~8℃）保存但不超过24h。如果检测需推迟，血清应冻存于-20℃或更低温度。避免反复冻融。如果在融化过程中出现浑浊，检测前需离心消除。

警告：不要使用有明显溶血、脂血与浑浊的标本。

◇患者标本的初步准备

用预先准备的稀释液1∶20稀释标本（例如0.1mL血清加入1.9mL稀释液），之后充分混匀。

试剂、辅助材料和仪器

以下成分有商品化试剂盒出售（CDC分析试剂标识号为5508）：

• 血清类风湿因子胶乳凝集测定试剂 附带滴管的胶乳试剂。这是一种由人IgG敏化的胶乳颗粒悬浊液；包括缓冲液和防腐剂：叠氮钠0.1%。用前摇匀。

注释：储存于2℃~8℃。胶乳试剂禁止冻存。妥善保存的试剂在标签标注的保质期之前保持稳定；超过保质期不可使用。质控试验无法合乎要求结果的试剂经重复检测确认后应予抛弃。试剂为均一、乳状的胶乳颗粒悬浊液。如果存在经温和漩涡混合后仍不消失的凝块，试剂应抛弃。

• 浓缩稀释液，20×（甘氨酸-生理盐水缓冲液）；包含防腐剂：2.0%叠氮钠。用浓缩稀释液制备1∶20稀释液时，将试剂瓶中的浓缩稀释液与190mL蒸馏水混合。

注意：制备好的稀释液储存于2℃~8℃。妥善保存的试剂在标签标注的保质期之前保持稳定。质控试验无法合乎要求结果的试剂经重复检测确认后应予抛弃。污染的稀释液（例如溶液中存在云雾状或颗粒状物质）应抛弃。

• 载玻片

◇注意事项

不同试剂盒的试剂不可交叉使用，因为每一试剂盒中的试剂均作为一个整体进行检测，以保证其具有适当的敏感性。

试剂盒中试剂含有叠氮钠（见材料安全信息清单WM109 ver.3，以了解其识别方法、理化性质、易燃易爆警告、反应数据、毒性及对健康影响、急救措施、安全操作警示和控制方法。）

其他必备仪器及辅助材料：

- 秒表或计时器
- 37℃水浴
- 血清学移液管（1mL刻度）和安全吸头
- 1 000×g离心机
- 光源
- 毛细吸管（50μL）
- 棉棒
- 蒸馏水

质量控制

对每一份患者标本均应做阳性和阴性质控。

◇阳性质控

类风湿因子阳性血清（人）：含有缓冲液、稳定剂和防腐剂（叠氮钠0.1%）。上述血清由血清类风湿因子胶乳凝集测定试剂盒提供。2℃~8℃储存。

注释：血清在反应时未观察到阳性结果（凝集）提示胶乳试剂或阳性质控品变质。溶液应澄清，不要使用浑浊或明显污染的血清。禁止将质控品稀释。在1min内迅速观察结果。阳性质控品在试验时必须可见凝集。

◇阴性质控

类风湿因子阴性血清（人）：含有缓冲液、稳定剂和防腐剂（叠氮化钠0.1%）。上述血清由血清类风湿因子胶乳凝集测定试剂盒提供。2℃~8℃储存。

注释：溶液应澄清，不要使用浑浊或明显污染的血清。禁止将质控品稀释。1min内迅速观察结果。若该质控品出现凝集，重复试验。如重复试验仍有相同结果，应更换试剂。阴性质控为均一的浑浊液体。

警告：由于质控血清来源于人类，应视为临床血清标本并按相同方式处理（第2章）。用于制备阳性和阴性质控品及胶乳试剂的每一供者均已按FDA批准的方法进行乙型肝炎表面抗原、人免疫缺陷病毒1型和2型（HIV-1，HIV-2）和丙型肝炎病毒（HCV）检测并未发现阳性，但仍应将所有材料按具有传染性处理（生物安全2级）。

操作程序

注释：所有试剂及标本在检测前必须平衡至室温。

◇定性玻片检测

1. 用预先准备的稀释液将患者血清1∶20稀释。
2. 使用洁净的毛细吸管，垂直滴一滴稀释后的患者血清至载玻片中心。
3. 在玻片两侧各滴加阳性质控和阴性质控血清一滴。
4. 混匀胶乳试剂，在患者标本和阳性及阴性质控中各加一滴。
5. 用3根棉签分别将标本和两种质控混匀。3种血清混合物在玻片上各自区域内平坦均匀涂布。
6. 缓慢轻柔地反复倾斜玻片1min，每分钟8~10次。
7. 于间接光源下1min内迅速观察凝集。
8. 弱阳性血清标本可见微小的颗粒或部分凝块。阴性标本呈均一浑浊。

警告：胶乳试剂、质控品和缓冲液含有作为防腐成分的0.1%叠氮钠。叠氮钠可与铅或铜管反应形成高度爆炸性的金属叠氮化物。处理时，用大量流水冲洗以防止叠氮物形成。

结果报告

- 阳性反应：阳性血清出现可见的凝集。弱阳性血清可出现微小的颗粒或部分凝块。
- 阴性反应：阴性血清呈均一的浑浊。

程序注释

胶乳玻片和试管检测的敏感性略高于绵羊致敏细胞检测，而两者特异性相当。

标本的采集与处理在定性检测中十分重要。操作时必须严格遵照技术要求，特别注意滴加标本的大小、充分混匀、反应时间和试剂温度。

阳性反应的强度分级如下表：

1+	非常小的凝块和不透明的液体背景
2+	较小的凝块和轻微不透明的液体背景
3+	中等凝块和相当清亮的液体背景
4+	较大凝块和清亮的液体背景

◇定量玻片检测操作

若患者血清在定性检测中出现阳性反应，建议进行定量检测。血清标本使用稀释液系列稀释以定量估计RA水平。

1. 被滴定的血清应用预先准备的稀释液系列稀释（1∶20，1∶40等）。至少稀释6个稀释度。

2. 每种稀释标本在玻片上依次滴加1滴。

3. 按定性玻片检测步骤3~7检测每种稀释标本。

◇定量试管试验

1. 标记11只12mm×75mm试管（1~11号），在试管架上依次排列。

2. 吸取1.9mL预先准备的稀释液到1号试管；1.0mL稀释液到2~9号试管；0.8mL稀释液到10号和11号试管。

3. 加0.1mL标本到1号试管。混匀后，转移稀释后标本1.0mL到2号试管，依次操作至9号试管，并加入0.8mL稀释液到10号和11号试管。

4. 吸取0.2mL阳性质控血清加入10号试管，0.2mL阴性质控血清到11号试管。

5. 稀释浓度如下表：

试管编号	稀释度	血清浓度（IU/mL）
1	1∶20	60
2	1∶40	120
3	1∶80	240
4	1∶160	480
5	1∶320	960
6	1∶640	1 920
7	1∶1 280	3 840
8	1∶2 560	7 680
9	1∶5 120	
10	阳性质控	
11	阴性质控	

6. 每个试管加入1滴充分混匀的胶乳试剂。

7. 充分震荡各试管，37℃温育15min。

8. 温育后，所有试管1 000×g离心2min。

9. 轻轻摇动每个试管使沉淀重新悬浮，直至充分悬浊。不要使用机械混匀装置。

10. 使用间接光源，在黑色或白色背景下观察各试管有无肉眼可见的凝集出现。

◇ 结果报告

● 在玻片和试管定量检测过程中，可见凝集的最高稀释度即为效价。若1∶20稀释标本仍无凝集出现，即使在后续稀释中出现凝集但仍认为RFs阴性。

● 进行RF胶乳试管滴度试验过程中，效价为80或以上通常判定为阳性反应，效价为20或40被认为是弱阳性反应。

● 试管效价测定的敏感性高于玻片测定试验。因此，试管和玻片检测可见原始效价的差别。

◇ 误差来源

假阳性结果可见于以下情况：

● 血清标本为脂血、溶血或被细菌严重污染。

● 反应时间超过2min。

● 出现干燥效应。

其他干扰，如全身性红斑狼疮、干燥综合征、梅毒和肝炎可造成生物学的假阳性。其他部分疾病也会出现较低概率的阳性反应，如结节性动脉外膜炎、风湿热、骨关节炎、肿瘤、部分病毒性疾病、骨关节病、不明类型的关节炎、肌炎和风湿性多肌痛。循环RF显示存在不依赖于疾病的年龄相关性。

◇ 临床应用

约70%~80%临床诊断为RA的患者血清中含有RF。几乎所有不同类型RA患者（例如费尔蒂综合征或干燥综合征）均显示阳性结果，最高效价常见于严重RA患者的血清。虽然胶乳凝集检测与临床诊断疑似或确诊的RA有95%的相关性，但RF不仅限用于RA患者。

使用胶乳凝集试验检测RF时，5%以下的健康个体可出现阳性结果。在60岁及以上的患者中，高达30%的个体可能为血清学阳性。

◇ 局限性

1. 像其他诊断方法一样，由该试剂盒检测得到的结果，必须作为内科医师获取所有临床信息予以综合考虑与评估的一部分。

2. 约25%的确诊RA患者血清RF可能为阴性。来自青少年风湿性关节炎（JRA）患者的血清，通常循环RF为阴性。

3. 定量检测中凝集反应的强度不反映实际效价。轻微升高或急剧升高的RF浓度均可能导致较弱的反应强度。

4. 血清类风湿因子胶乳凝集测定在CLIA '88规则中归类为中度复杂。

参考资料

Galen RS, Gambio SR: Beyond normality: the predictive value and efficiency of medical diagnosis, New York, 1975, Wiley & Sons.

Jones WL, Wiggins GL: A study of rheumatoid arthritis latex kits, Am J Clin Pathol 60:703, 1973.

Mackay IR, Burnett FM, editors: Autoimmune disease: serologic reactions in rheumatoid arthritis, Springfield, Ill, 1964, Charles C Thomas.

Product insert: IgM RHEUMATEX, Cranbury, NJ, 1997, Wampole Laboratories.

Singer JM, Plotz CM, Goldberg R: The detection of antiglobulin factors utilizing pre-coated latex particles, Arthritis Rheum 8:194, 1965.

未经治疗的梅毒是一种由亚急性期、症状期以及两者之间的无症状间期组成的慢性疾病。在间期无明显症状但可通过血清学检查做出诊断。未经治疗梅毒的病程通常可在初次接触或感染后划分为 3 个阶段：一期梅毒、二期梅毒和晚期（三期）梅毒。在二期和三期梅毒之间有可能出现潜伏期。

大约有 1/3 未经治疗的一期梅毒患者将发展到第二阶段（二期梅毒）。这一过程通常发生于出现最初的无痛性溃疡（下疳）后 2~8 周，且部分患者下疳有可能持续存在。

二期梅毒是梅毒病程中传染性最强的阶段。在该阶段病原菌通过血液循环播散，并繁殖达到最大数量。最常见的症状为皮疹。二期梅毒患者可能出现并发症状如发热、乏力、食欲缺乏和淋巴结肿胀等。虽然通常在几周内可得到缓解，但有部分患者梅毒二期阶段可持续长达 1 年。

约 1/3 的梅毒患者在感染 1 周后血清反应阳性，3 周后绝大多数患者血清反应阳性。反应素效价在最初 4 周内迅速增加，然后在其后约 6 个月中保持平稳。最初下疳出现 2~8 周后患者进入二期梅毒，血清学检测阳性。晚期梅毒（三期）通常见于初次感染后 3~10 年。约有 1/4 的未经治疗患者在三期阶段无症状，仅可经血清学检测发现。

经典的梅毒血清学试验检测两类抗体：密螺旋体和非密螺旋体。密螺旋体由梅毒螺旋体自身组织抗原产生。非密螺旋体抗体，通常被称为反应素抗体，是由感染的患者抗自身成分或其他哺乳动物机体成分刺激产生。暗视野显微镜可用于出现症状的一期梅毒患者的检测。快速血浆反应素试验（rapid plasma reagin，RPR）是目前广泛使用的非密螺旋体血清学检测。RPR 和此前的性病研究实验室试验（Denereal Disease Research Laboratories，VDRL）过程中抗原可被血清中的抗体凝集产生肉眼可见的凝块。特异性的密螺旋体血清学检测包括荧光梅毒螺旋体抗体吸收试验（fluorescent treponemal antibody absorption，FTA-ABS）和梅毒螺旋体微量血凝试验（microhemagglutination Treponema pallidum，

MHA-TP）。另一种检测，梅毒螺旋体固定试验（Treponema pallidum immobilization，TPI），已过于陈旧。

密螺旋体抗体检测

密螺旋体抗体由苍白密螺旋体组织抗原刺激人体产生。FTA-ABS 和 MHA-TP 试验用于证实阳性的非密螺旋体检测结果是由梅毒，而不是其他可出现阳性反应的生物因素引起。在 FTA-ABS 检测中，患者血清首先由非苍白密旋体的密螺旋体抗原吸附以尽量减少任何非特异性的交叉反应。随后荧光素偶联的抗人反应素抗体试剂被用作标志物测定患者血清中的特异性抗密螺旋体抗体。玻片试验结果由荧光显微镜观察判断，同时记录荧光强度。

非密螺旋体抗体检测

非密螺旋体抗体（反应素抗体）经感染的患者抗自身成分或其他哺乳动物机体成分产生。反应素抗体几乎总产生于梅毒患者，但也在其他感染性疾病中出现，例如麻风、结核、疟疾、麻疹、水痘、IM 和肝炎。反应素抗体同样可见于非感染性疾病，如自身免疫状态、风湿性疾病，甚至在非疾病状态如妊娠和老年个体中出现。RPR 检测的原理是可溶性抗原颗粒被抗体凝集，从而聚集成较大颗粒，此颗粒即为肉眼可见的凝块。这一非密螺旋体筛选试验可经其他检测方法证实，通常如 FTA-ABS 或 MHA-TP 试验。这两种试验可检测特异性密螺旋体抗体的存在。

快速血浆反应素卡片试验

RPR 卡片试验是在试剂盒提供的特殊一次性反应卡片中将患者血清与碳颗粒心磷脂抗原悬浮液混合（操作程序 17-5）。若悬浊液含有反应素，即梅毒患者血清中的抗体样物质，便可与抗原碳颗粒协同凝集出现絮凝。絮凝反应为塑料 RPR 反应卡片白色背景下可见黑色凝块。此试验通过肉眼观察并分级。梅毒的诊断不能仅基于 RPR 卡片试验阳性，而不考虑临床症状、体征或生活史。因为阳性反应可偶见于其他感染或炎症状态，因此有必要对所

有阳性结果采用定性 RPR 方法进行确认。现有许多厂家提供 RPR 试剂盒，但试验时必须严格遵守试剂盒提供的操作说明。应每日检测阳性和阴性质控血清，以保证检测抗原试剂的准确性。

操作程序17-5

梅毒快速血浆反应素卡片试验

原　理

快速血浆反应素（RPR）试验设计用来检测一种存在于血清中被称为反应素的抗体样物质。在这一试验过程中，血清与碳颗粒心磷脂抗原悬浊液混合。若标本中存在抗体，碳颗粒抗原便可因协同凝集作用出现絮凝现象。絮凝反应为塑料RPR反应卡片白色背景下可见黑色凝块。卡片通过肉眼观察。

这是一项用于检测梅毒非密螺旋体血清学试验方法，但品他病、雅司病、非性病梅毒和其他密螺旋体疾病同样可产生阳性结果。其他急性或慢性疾病也偶见阳性反应。

标本采集与准备

标本采集前患者无需进行特殊准备。在采集标本时必须核对患者信息，采集的标本在床旁即应贴加标签。标签内容必须包括患者全名、采集日期、住院编号和抽血者姓名首字母。

血液应无菌采集，需要至少2mL的凝集血液（红色封盖真空抽血管）。血液凝集后将标本离心，血清保持于原试管中。严重的脂血或凝血血清不适于该检测。

注释：在需要快速得到非密螺旋体检测结果且标本收集于EDTA抗凝抽血管中的特殊情况下，24h内可用血浆进行定性和定量检测。患者血清标本2℃~8℃储存，检测前须离心。

试剂、辅助材料和仪器

除抗原以外，其他试剂成分必须储存于原始试剂盒包装内并置于干燥处室温保存。

1. 以下成分均由目测RPR卡片检测试剂盒提供。

●RPR卡片测定抗原

此抗原悬浊液与性病研究实验室试验（VDRL）抗原相似：成分为心磷脂、卵磷脂、胆固醇、EDTA、Na_2HPO_4、KH_2PO_4、硫柳汞（防腐剂）、药用炭、氯化胆碱和蒸馏水。

若抗原安瓿瓶在运输过程中冷冻，仅可将其放置于室温复融一次。禁止反复冻融。

将抗原悬浊液于安瓿瓶或塑料配剂瓶中，2℃~8℃储存。未开启的安瓿瓶从生产日期起有12个月的保质期。在开启前用力摇晃10~15s以便抗原悬浮并使附着于瓶颈部的碳颗粒重新进入溶液中。若在摇晃后仍有碳颗粒附着于安瓿瓶颈部，由于此现象可能由粗制抗原引起，不需要其他方法使其重新进入溶液中。

在准备抗原时，手持针头对准塑料配剂瓶逐渐变细的尖部。确认抗原在断裂的划线以下；折断安瓿瓶颈部并挤压配剂瓶，使其通过抽吸作用将所有抗原吸入配剂瓶中。每次抗原滴下前轻轻晃动抗原-配剂瓶。针头和配剂瓶在试剂盒试剂用完后抛弃。

2℃~8℃冷藏的条件下，开启并移入配剂瓶的抗原在3个月内或标签标明的保质期内（可能更短）之前是稳定的。在配剂瓶上标注抗原批号、保质期和抗原移入此瓶的日期。

立即使用冷藏的抗原可能导致检测敏感性的降低。在使用前允许将抗原平衡至室温（23℃~29℃）。不要使用过期抗原并避免阳光直射。

●18号针头，无斜面

针头在垂直位置时每毫升应滴出60±2滴抗原悬浊液。注意液滴的大小要均一。在完成试验时，从配剂瓶上移去针头并用蒸馏水或去离子水冲洗。不要擦拭针头，以免擦掉覆盖针头的硅树脂，从而影响被转移的抗原液滴的准确性。

●特殊准备的塑料外壳卡片，每张卡片有10个18mm圆形设计用来进行RPR卡片抗原试验。

注意手指不要触及卡片上的试验区域，否则将有油性物质附着，导致不准确的试验结果。避免涂布标本时划伤卡片。如果标本没有涂布到测试区域外的圆周处，选择卡片上的另一测试区域重新试验。

- 分配器，0.05mL/滴

分配器是试剂盒提供用于18mm环状定性检测；然而这一搅拌器仅可用于将标本转移到卡片表面。每一标本必须使用新的分配器或毛细管。注意避免在吸液时将液体吸入橡胶头中。

- 毛细吸管，容量为0.05mL，或以下吸液管：0.2mL（分刻度为0.01mL）、0.5mL（分刻度为0.01mL）或1.0mL（分刻度为0.01mL）。
- 橡胶吸头
- 搅拌棒

2. 旋转器（100rpm），限制于水平面上半径2cm的圆周内。

3. 保湿封盖，内含潮湿的海绵。

4. 0.9%生理盐水（用于定量检测）。将0.9g氯化钠（ACS）加入100mL蒸馏水中制备得到。

质量控制

- 实验室建立的逐级反应的质量控制应每日检测以保证抗原悬浊液的最佳反应性。质控血清于23℃~29℃检测。

警告：由于质控血清来源于人类，应与临床血清标本按相同方式处理。

于0.9%盐水中的无梅毒反应的血清需被作为要稀释的检测标本，在1∶16稀释后可出现反应性。

- 每一新批号抗原必须与已知反应性的抗原悬浊液比较后才可使用。
- 移液针的校正是质量控制的一个重要方面。18号针头流量为60±2滴/mL反应液。将针头装在2mL注射器或1mL移液管上。将注射器或移液管装满抗原悬浊液，垂直放置，计数液滴数至放出液体0.5mL。若0.5mL悬浊液流经针头时为30±1滴液体，则认为针头满足试验要求。

操作程序

◇抗原悬浊液的初步检测

（见试剂、辅助材料和仪器部分的抗原描述）

- 针头固定在塑料配剂瓶逐渐变细的尖部。摇晃抗原安瓿瓶将抗原颗粒重新悬浮，折断安瓿瓶颈部并挤压配剂瓶，使其通过抽吸作用将所有抗原吸入配剂瓶中。每次抗原滴下后轻轻晃动抗原-配剂瓶。
- 测试质控血清每天测定反应性等级。

◇程序步骤

1. 用毛细管或血清移液管将0.05mL未加热血清加到测试卡片18mm环状区域内。垂直手持分配器将标本分散于卡片测试区域。不要接触卡片表面。

2. 使用倒持的分配器（封闭末端），搅拌棒（平末端）或血清移液器，将血清分布至圆环整个区域。注意一定不要划伤卡片表面。

3. 使用前轻轻晃动抗原-配剂瓶。垂直持瓶，滴出数滴到配剂瓶盖以保证针头液体通路清洁。用20号（黄色中心）针头滴加一滴（1/60mL）RPR抗原悬浊液到含有血清的每一检测区域。不需摇动，在旋转过程中混合可自动完成。

4. 将卡片置于旋转器上并加上保湿封盖。注释:目视RPR卡片试验（泪滴状定性）Brewer诊断试剂盒（Hynson, Wsetcott & Dunning, Division of Becton Dickinson, Baltimore）在实验室设备不可用时可手工摇动完成。

5. 旋转器100rpm（95~110rpm均可）旋转8min。若旋转速度高于或低于此范围，与待测的稀释标本反应时抗原凝块不易聚集，因此较弱的反应可能难以发现。

6. 在高亮度白炽灯或强烈日光下，"湿"的状态时立即观察每一标本。不需放大观察。允许用手轻轻将卡片旋转或倾斜（3~4次），以便区分弱反应和无反应标本。

7. 出现可疑反应结果的标本应采用此方法或其他血清学方法重新检测。

8. 检测完成后应清洁试验区域。移液针头用蒸馏水冲洗后风干。禁止擦拭针头以免擦掉覆盖的硅树脂。盖好抗原溶液瓶盖，储存于冰箱中。

结果报告

- 反应：微小至较大凝集（黑色凝块）
- 无反应：无凝集或非常轻微的粗糙（平铺，灰白色）

过程注释

所有出现反应的试验均应采用定量方法重新检测，借助效价的改变建立基准，特别适用于治疗评估。建议对"非反应性-粗糙"标本进行定量检测，以发现不常见的带状标本。

◇18mm环状定量卡片试验

1. 针对待测标本，用毛细吸管或血清移液管加0.05mL 0.9%盐水到2~5号反应环。

2. 吸取0.05mL血清到1号环，0.05mL血清到2号环。

3. 通过吸放混合溶液制备一系列倍比稀释（避免形成气泡）。转移0.05mL稀释液到下一环，然后重复此过程直至5号环。从5号环中弃去0.05mL液体。

4. 从稀释度最高的标本（5号环）开始，将稀释液分散到整个圆环表面。每个环均应使用新的搅拌器。

5. 按先前描述的定性检测步骤3~8进行检测。

◇报告结果

报告产生最少到中等反应的最高稀释度(即，1号环=1：1未稀释，2号环=1：2，3号环=1：4，4号环=1：8，5号环=1：16)。如果1：16仍有反应性，用0.9%生理盐水无反应血清制备1：50的稀释标本。这一步骤用于准备后续的系列稀释。吸取0.05mL 1：50无反应血清到2~5号环，吸取0.05mL 1：16稀释的试验标本到1号环，并按上述步骤3准备检测标本。

◇误差来源

- 试验过程中的一些因素，例如橡胶吸头的污染或者抗原悬浊液指标不当，可能导致试验结果出现误差。
- 在下述情况中，心磷脂类型的抗原可能出现假阳性反应：

1. 红斑狼疮

2. 风湿热

3. 牛痘和病毒性肺炎

4. 肺炎球菌肺炎

5. 传染性单核细胞增多症

6. 传染性肝炎

7. 麻风

8. 疟疾

9. 风湿性关节炎

10. 妊娠

11. 老年个体

- 试验操作不规范，无效试剂或旋转不当有可能出现假阴性反应。
- 如果机械旋转速度高于或低于95~110rpm的可接受范围，与待测的稀释标本反应时抗原凝块不易聚集，因此较弱的反应可能难以发现。定量试验时，离心速度超过110rpm时导致效价大约降低1个梯度。

◇局限性

梅毒诊断不能脱离临床体征症状和病史而只基于单一反应结果。特别在评价治疗效果时，血浆标本不能被应用于确定效价改变的定量标准。

RPR试验不能用于脑脊液检测。目前还无法用脐带血血清学检测来诊断梅毒。RPR试验在临床诊断中具有足够的敏感性和特异性，同时与VDRL玻片试验反应水平相似。

参考资料

Product insert: Marco –Vue RPR Card Tests, 18mm Circle, Brewer Diagnostic Kits, Cockeysville, Md, BBL Microbiology Systems, 2005.

US Public Health Service: Manual of tests for syphilis, Pub No 411,Washington,DC,1969,US Government Printing Office.

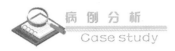

病例分析
Case study

病例分析 17-1

一位 25 岁女性前来就诊欲进行妊娠试验，自述末次月经是 30d 之前。采集她的随机尿作为标本，测试结果呈阴性。体检提示该患者已经妊娠。

1. 妊娠试验呈假阴性结果的一个可能原因是什么？
   a. 尿比重>1.015
   b. 试验玻片上的标本缺乏凝集被认为是阴性结果
   c. 妊娠试验对于检测出标本中的即时 hCG 浓度缺乏敏感性
   d. 患者摄入了过多的阿司匹林

2. 如果推测受孕发生在她来就诊前 2 周并且是正常妊娠，那么就诊时她的血清 hCG 浓度正常值应是多少？
   a. 25mIU/mL
   b. 50mIU/mL
   c. 500mIU/mL
   d. 30 000mIU/mL

3. 如果这位患者没有妊娠，那么体检呈假阳性的一个可能原因是什么？
   a. 尿比重<1.015
   b. hCG 注射治疗不孕症
   c. 怀孕 1 周时进行检测
   d. 使用了随机尿标本

病例分析 17-2

一位 45 岁女性前来就诊，自述每天早晨踝关节僵硬，刚起床时严重，白天活动后逐渐缓解。该症状对阿司匹林敏感。她最近很容易感

到疲劳虚弱。从上周起，她发现双侧踝关节和腕关节开始疼痛肿胀。

抽血检测类风湿因子 (RF) 和抗核抗体 (ANA)。抽取关节滑液分析提示有晶体沉积病，例如痛风和假痛风，但未见感染性微生物。免疫学血清标本检测 RF 和 ANA 结果如下：

RF：阳性

ANA：阴性

1. RF 检测结果阳性或者假阳性的可能原因是：
   a. 血清标本脂血或溶血或被细菌严重污染
   b. 反应时间超过特异性的 2min
   c. 患者患有系统性红斑狼疮
   d. 以上所有

2. 大约有多少临床诊断为类风湿关节炎的患者血清中存在 RF？
   a. 25%~30%
   b. 30%~50%
   c. 50%~70%
   d. 70%~80%

3. 基于以上检测结果，该患者最可能患有以下哪种疾病：
   a. 变性关节炎
   b. 类风湿性关节炎
   c. 系统性红斑狼疮关节受累
   d. 淋球菌感染引起的关节疾病

病例分析 17-3

一名男性大学新生就诊于学校卫生服务机构，自述疲劳，咽喉疼痛和颈部淋巴结肿胀。对他进行了咽喉拭子培养、抽血做血液学检查和快速 MonoSlide 试验。

血液学检测结果显示血红素正常，白细胞计数轻度升高，在不同视野中可见较多巨大的

反应性淋巴细胞。快速链球菌试验呈阴性，第2个咽喉拭子在羊血培养基中培养，18h后可得到结果。MonoSlide试验呈阳性。

1. 基于以上检测结果，该患者最可能的诊断是什么？
   a. 系统性红斑狼疮
   b. 传染性单核细胞增多症
   c. 链球菌性咽喉炎；A组β-溶血性链球菌感染
   d. 病毒感染

2. 咽喉拭子18h培养结果可能是什么？
   a. 正常咽喉部菌群；羊血培养基中未见β-溶血性链球菌感染
   b. 羊血培养基中仅见A组β-溶血性链球菌感染
   c. 羊血培养基中致病性链球菌大量生长
   d. 正常咽喉部菌群；羊血培养基中可见β-溶血性链球菌感染

3. 在快速试验中，诱导马红细胞凝集的因子是什么？
   a. 异嗜性粒细胞抗体
   b. 福斯曼抗体
   c. 血清中被检测的颗粒
   d. 以上所有

参考资料

Baines W, Nobele P: Sensitivity limits of latex agglutination tests, Am Clin Lab 12 (3) :14.1993.

Craft DW: Direct microbial antigen detection. In Mahon CR, Manuselis G: Textbook of diagnostic microbiology, ed 2, Philadelphia, 2000, Saunders.

Forbes BA, Sahm DF, Weissfeld AS: Bailey and Scott's diagnostic microbiology, ed 11, St Louis, 2002, Mosby.

Turgeon ML: Immunology and serology in laboratory medicine, ed 3, St Louis, 2003, Mosby.

Turgeon ML: Fundamentals of immunohema tology, ed 4, Baltimore, 2005, Williams&Wilkins.

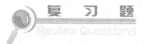 复习题
Review Questions

1. 通常哪种免疫球蛋白能在外分泌液（例如唾液和眼泪）中发现？
   a. IgA   b. IgE
   c. IgG   d. IgM

2. 下列哪种成分一定要与蛋白载体结合后才具有抗原性？
   a. 凝集素   b. 凝集原
   c. 半抗原   d. 调理素

3. 下列哪种抗体是抗原物质暴露于另一物种时产生的？
   a. 异种抗体   b. 同种异体抗体
   c. 同种抗体   d. 上述不止一种

4. 下列哪项是可溶性抗原和其特异性抗体之间的抗原抗体反应的可见结果？
   a. 致敏作用
   b. 沉淀反应
   c. 凝集反应
   d. 补体结合作用

5. 下列关于免疫球蛋白的描述哪项是正确的？
   a. 由T淋巴细胞产生
   b. 由B淋巴细胞产生
   c. 由单一祖细胞克隆产生
   d. 由胸腺产生，受胸腺激素影响

6. 下列哪项可作为HIV抗体检测阳性患者的确证试验？
   a. ELISA   b. 免疫荧光反应
   c. Western blot   d. Northern blot

7. 下列哪种免疫球蛋白可以穿过胎盘从而为新生儿提供被动免疫？
   a. IgA   b. IgD
   c. IgG   d. IgM

8. 下列哪种免疫球蛋白在血清中含量最高但是体积最小？
   a. IgA   b. IgD
   c. IgG   d. IgM

9. 当抗原抗体复合物形成时，要发生凝集反应只有当抗原：
   a. 是一个颗粒，例如细菌或血细胞
   b. 是可溶的
   c. 上述两项
   d. 以上都不对

10. 类风湿性关节炎中类风湿因子的出现与哪种

免疫球蛋白最相关？

 a. IgA   b. IgD

 c. IgG   d. IgM

11. 人绒毛膜促性腺激素 (hCG) 的特异性检测试验中，抗体试剂是与 hCG 的哪个亚基反应？

 a. Alpha   b. Beta

 c. Gamma   d. Chorionic

12. 在受精卵着床后 2~3d，血中的 hCG 浓度就达到了一个特定的水平。最敏感的 hCG 检测若检出血清 hCG 浓度达到该水平就显示为 hCG 阳性。现在的血清 hCG 检测技术所能检出的最低 hCG 浓度是多少？

 a. 25 mIU/mL   b. 50 mIU/mL

 c. 100 mIU/mL d. 100, 000 mIU/mL

13. 传染性单核细胞增多症中异嗜性粒细胞抗体是由以下哪种免疫球蛋白产生的？

 a. IgA   b. IgD

 c. IgG   d. IgM

14. 传染性单核细胞增多症中的异嗜性粒细胞抗体具有以下特征，除了：

 a. 它们能被豚鼠肾细胞吸收

 b. 它们不能被豚鼠肾细胞吸收

 c. 它们能被牛红细胞吸收

 d. 它们能与马、牛和羊的红细胞反应

15. T 淋巴细胞具有以下功能特征除了：

 a. 产生并分泌免疫球蛋白

 b. 一个亚型分化为杀伤细胞，从而产生细胞因子

 c. 一个亚型抑制免疫应答

 d. 一个亚型分化为辅助细胞

16. 一个特定个体中，一种物质要成为抗原的最基本要求是：

 a. 大分子量

 b. 由蛋白质和多糖构成

 c. 与"自体"形成差异

 d. 有多个不同的构成部分

17. 在外周血中的循环淋巴细胞，哪种最多？

 a. B 淋巴细胞

 b. T 淋巴细胞

18. 在疾病的特定阶段，抗体成为自身抗原的过程是什么？

 a. 自身免疫疾病

 b. 感染

 c. 炎症应答

 d. 吞噬作用

（张　括　王露楠　冯珍如）

第 *18* 章　血液免疫学与输血医学

学习目标

本章结束时，应能掌握如下内容：

- 免疫血液学、血库及输血医学的定义
- 阐述免疫血液学中抗原和抗体的作用
- 明确同种抗体和免疫抗体的定义及其在输血医学中的作用
- 描述输血医学中抗原抗体反应的检测方法及补体的作用
- 讨论抗血清的制备方法和具体要求
- 明确免疫血液学中基因型和表型的定义
- 比较 ABO 红细胞和血清的定型步骤

- 阐述 Landsteiner 法则及其在输血医学中的应用
- 阐述万能供血者和受血者的概念
- 阐述 "Rh 阴性" 及 "Rh 阳性" 的定义
- 讨论 CDE 及 Rh–Hr 命名方法及其遗传特征
- 比较直接和间接抗人球蛋白试验（Coombs 试验）

- 讨论新生儿溶血病，包括检测及预防
- 列举并阐述相容性检测相关内容，包括定型、ABO 和 Rh 定型、不规则抗体筛查及交叉配血
- 识别并比较不同类型输血反应
- 识别并描述用于输血的不同红细胞成分及制品，包括压缩红细胞、血浆及血小板；并解释输注每种制品的原因

概　述

免疫血液学在近代取得了快速发展。到 1951 年，已发现了 9 个独立的血型系统。这些历史性的重要血型系统发现的大致时间是：ABO 系统，1900 年；MN 系统，1927 年；P 系统，1927 年；Rh 系统，1939 年；Lutheran 系统，1945 年；Kell 系统，1946 年；Lewis 系统，1946 年；Duffy 系统，1950 年和 Kidd 系统，1951 年。目前为止，已经鉴定出 350 多种抗原，这些抗原构成 29 种不同的红细胞血型系统。由于红细胞膜上复合物其抗原的多态性，因此可以预计，随着红细胞抗原抗体反应研究技术的提高，血型相关知识的外延将会继续扩展。

一些经过输血传播的感染性疾病，如病毒性肝炎和人类免疫缺陷病毒（获得性免疫缺陷综合征）等疾病，所存在的风险显著地改变了输血医学的实施。这些改变包括：输血前相关检测、献血员筛选、用于输血的血液成分及血制品的特性。

研究血液（红细胞）免疫反应，在必须进行红细胞治疗性输血时是非常重要的。要能预测到许多可能发生的抗原抗体反应，并按血库实验室的程序进行检测。在输血治疗决策中，要明确不同的临床条件下输注红细胞、全血和血液成分的指征。急性或慢性失血会损害循环系统携带足够氧到机体细胞的功能，严重破坏体液动态平衡及酸碱平衡。溶血、细胞过度破坏或机体无法及时地补充红细胞都可以引起红细胞减少。在特定的情况下，会提示需要输注全血或血液成分。

执行血液的采集、贮存、处理及红细胞和血液成分制备程序的机构称为血库。关于对血液成分免疫应答研究的学术知识和程序称为免疫血液学。与红细胞和血液成分替代有关的医学实践和技术称为输血医学。

免疫血液学和输血医学不同于临床实验室研究的其他领域。虽然准确度在实验室至关重要，但在输血医学中是绝对重要的。即使一个极小的错误都可能因发生溶血性输血反应导致患者的死亡。正如 R.R.Race 所说，"红细胞血型试验与医学实验室的其他大部分试验不同—报告的结果必须正确，因为最明智的内科医生都无法把他的患者从由红细胞定型错误所致的后果中挽救出来"。

本章是对血库和输血医学的一般性概述。没有列出特定的程序，只讨论了基本原理。美国血库协会（American Association of Blood Bank, AABB）技术操作手册是最好的实践参考。在血液成分的采集和管理中，体系中每一步骤的完成，都必须保存完整的、永久的和清楚的数据记录。可以使用手工或（和）计算机化的记录保存系统。人工结果和观察结果一般直接写入永久性记录，用墨水书写，不能够再复制，因为再复制有时会发生错误。如果对计算机结果进行更改，必须适时地进行存档。

人体的血液

人体的全血包括有形成分——红细胞、白细胞和血小板——这些有形成分占血容量的 45%，血浆占总血容量的 55%。正常成年人的血容量约为 5~6L。在输血医学中，使用 "单位" 作为血液的计量单位。在实际应用中，一个单

位相当于450~500mL的全血或者稍小体积的红细胞。全血很少用于输注，而是被等剂量的红细胞取代，必要时还可使用其他体积扩充溶液。

输血使用的血液必须经过抗凝处理。用于检测（定型和交叉配血）的血液，可以是凝集的（血清）或抗凝的（血浆）。血浆可以导致试管法检测中的一些技术问题（如体积较小的纤维蛋白凝块可出现在血浆中，会干扰试验，出现假阳性结果）。但较新的凝胶法一般选择血浆作为样本。另一个用血清而不用血浆做血库学检测的原因是抗凝剂会降低补体的活性（见后面的讨论）。大部分抗凝剂结合钙离子从而实现抗凝。在机体中，血浆中没有添加的抗凝剂，补体完整性也没有破坏。实验室血清中的补体活性和机体血浆中的补体活性是一样的。

红细胞血型系统

包括人类在内的每一个动物物种，都有该物种特异性的抗原，这些抗原通常存在于该物种个体的红细胞膜上。有一些血型抗原不仅存在于红细胞，而且还存在于其他的体液中（如血浆、唾液）。

如果绵羊的红细胞输入人体内，人体的红细胞上将会产生一种抗绵羊红细胞的物质（抗体）。这种抗绵羊红细胞物质将会破坏任何之后输入人体内的绵羊红细胞。这种细胞的破坏就是所谓的"不相容性溶血性输血反应"，它可以导致受者的死亡。

众所周知，有些抗原相对比较普遍。如果含有异种抗原的红细胞输入到不含该抗原的受者，受者就会产生抗体。同一物种不同成员产生的抗体称为同种抗体。

个体红细胞上的抗原存在一个特定血型系统反映了此个体所属的血型系统，如ABO系统。一个血型系统中可能存在的血型数量是不同的，较复杂的Rh-Hr血型系统有100多个可能存在的血型。把所有的系统和类型组合都考虑在内，红细胞血型大约多于5 000亿个。

除了同卵双生，没有两个个体是完全相似的，但只有某些抗原可能会引起输血反应（如不相容性输血反应）。总有一些未知的或未能检测到的抗原可能会引起潜在的输血反应。最有可能引起输血反应的抗原存在于ABO和Rh-Hr系统，无论什么情况下，这两个系统在输血时都是必须检测的。在某些情况下（如患者体内存在同种抗体，供血者红细胞上筛查出特异抗原），接受自体红细胞上某种不存在抗原的患者血浆中可能会产生同种抗体。这些同种抗体在再次输血时会与相应的异体抗原相互作用。同种抗体和相应抗原的存在，在体外可以导致凝集反应，在体内可以导致溶血。这两种形式—体内和体外—经常被用于研究生物学反应。

红细胞血型基因的遗传

基　因

个体红细胞膜上的抗原是由遗传而来。每个抗原都由一个基因控制。基因即遗传的基本单位，如果某个抗原的基因存在，那么这个抗原就会表达出来。

染色体

除成熟红细胞外，每个细胞都由细胞质和细胞核组成。如果在显微镜下观察大约在分裂期的细胞核，我们就可以看到线性结构，这些结构就是染色体。每一个物种都有其特定的染色体数目，染色体一般成对出现。人类有46个染色体（23对），配对的染色体在形状和大小上极为相似，有自己特定的功能。成套的23个染色体单独来自于父（母）方。在体细胞中，染色体是配对的，但是在生殖细胞（精子和卵子）中只有23条不配对的染色体。

基因位点（连锁）

因为基因是遗传的基本单位，所以它必须定位于细胞核内，基因是非常小的颗粒，它们以线性方式结合，构成染色体。在普通倍数的显微镜下，这些基因因为太小而不能看见，但是它们在一起组成染色体后就可以看见。基因由DNA构成。每一个遗传的性状都由特定的基因控制，负责某一特定性状的基因总是在特定的染色体的相同位置上，这个位置称为基因位点。

遗传学领域的研究不断有新的研究结果发布，这些结果主要是关于染色体上基因位点或序列和由遗传获得或环境诱导产生的疾病。如果不同遗传性状的基因在同一染色体上，就称为同线基因。对于在同一染色体上的基因因相隔太远而不能在遗传上显示完全的连锁，同线基因这种形式是非常有用的。定位在同一个染色体上，一般情况下一起遗传的基因称为连锁基因，基因位点越近，连锁则越紧密。

等位基因

有时在同一物种中遗传性状是可变的。比如：由遗传而来的眼睛颜色的变化。因此，每一种可能的眼睛颜色必定是控制该颜色的基因表达的结果。控制某一特定性状的不同形态的基因称为该性状的等位基因。由于控制特定的性状只有两个基因（一对），所以我们的细胞将只有两个等位基因，但是，对某一性状的可能等位基因的数目是有变化的。控制某一性状的等位基因完全相同的个体称为该性状的纯合子。比如：拥有蓝眼睛的人携带两个蓝眼睛基因，则他就是蓝眼睛的纯合子。

对某一性状的等位基因不同的个体称为该性状的杂合子。比如，某人有一个蓝眼睛基因和一个棕色眼睛的基因，他就是杂合子。

某些基因可能过强表达或掩盖了另外的等位基因。在眼睛颜色的这个例子中，棕色眼睛的基因掩盖了蓝色眼睛基因的存在，我们就说相对蓝色眼睛基因而言，棕色眼睛基因是显性基因。拥有一个蓝眼睛基因和一个棕色眼睛基因的个体，其眼睛是棕色的。相对棕色眼睛基因而言，蓝色眼睛基因是隐性基因。个体必须有两个蓝眼睛基因才表达蓝眼睛这个性状。在输血医学中，对于某一特定血型系统的各种等位基因都是显性遗传或者是共显性遗传，如果某一基因存在（并有适合的检测试剂），它就可以被检测出来。

表现型和基因型

另外两个在输血医学中经常用到的遗传学形式是表现型和基因型。所谓表现型就是我们可以用试验直接在红细胞上检测到的抗原，甚至是可能存在的其他抗原。而基因型是指一个个体的实际上总的遗传构成。一般而言，在实验室是不可能检测整个个体的基因型，这需要附加其他的研究，尤其是家族性研究。

免疫血液学中的抗原和抗体

输血医学是基于免疫学抗原抗体的相关知识而建立的。抗原为外来物质或异己物质。当外来抗原进入独立免疫系统时，可产生由蛋白质组成的抗体。这些显而易见的抗原抗体反应并不仅局限于输血医学。

输血反应

在输血医学中，产生抗体并不能引起保护性免疫。血液的血型抗原存在于红细胞上，而抗体存在于血浆或血清中。在输注红细胞过程中，患者血清中的抗体与携带有相应抗原的红细胞发生抗原抗体反应最终导致红细胞破坏，临床上称这种红细胞的破坏为输血反应。输血反应可以发生在以下情况：

• 急性溶血反应，表现为红细胞因抗原抗体反应迅速破裂溶解。

• 迟发性溶血反应，表现为幸存的正常红细胞膜上包被着抗体，然后被单核巨噬细胞系统清除。

对于输血反应，各个患者的迹象和症状千差万别。一般而言，寒战、高热、背部疼痛、恶心、呕吐和由血压下降和脉搏加快而引起的休克等这些症状是急性溶血反应的特点。这个反应的初始效应极少数是致命的。但是红细胞破坏后的副作用引起了更多的问题，最大的危害是肾损伤，患者最终可能死于肾衰竭。

同种抗体和免疫抗体

在免疫血液学中，抗体分类包括外界获得的抗体和自身免疫系统产生的抗体。同种抗体来自于内部或外部抗原刺激。与红细胞血型抗原 A、B 极相似的物质在自然界广泛存在，以至于当抗原不存在时，机体也将产生抗体。某些细菌和食物中也可能含有类 A 或类 B 抗原。

相较而言，免疫抗体来自于特定血型抗原的刺激。例如在 ABO 血型系统中发现的抗 A 抗体和抗 B 抗体，在这个血型系统中，如果红细胞缺乏 A 抗原，血清中将会出现抗 A 抗体；如果红细胞缺乏 B 抗原，血清中将会出现抗 B 抗体。抗 A 和抗 B 用于常规鉴定 ABO 血型，并且这些抗体通常是 IgM 型抗体。

免疫抗体也被认为是不规则抗体，它们通常是由红细胞上特定的抗原刺激产生的，主要是怀孕或输血引起的免疫接种的结果。免疫抗体一般是 IgG 型抗体。

抗原抗体反应的检测方法

发生在体内的生物反应在体外也可以被试验验证。

抗血清

为了检测某个个体的血型，必须使用某种物质以显示红细胞上抗原的存在。因这种目的而使用的物质称为抗血清（多价抗血清）或试剂抗血清。抗血清是一种高纯度的抗体溶液，其命名原则根据它所包含的抗体。如抗 A 抗体溶液就称为抗 A 血清。

◎ 抗血清的制备

在输血医学中使用的大多数抗血清是由商业机构制备的，由血库购买。一般而言，抗血清的制备方法如下：

1. 由一个单克隆人类瘤细胞和一个从啮齿动物中获得的致敏脾淋巴细胞融合，杂交产生单克隆抗体。

2. 从通过怀孕、输血或肌肉注射而被致敏的人类个体中采集血清。

3. 用抗原接种动物，取其血清（包含抗体），经纯化和标准化后就可以作为抗血清使用。

◎ 抗血清的要求

抗血清必须符合一定的要求才能使用。它对被检测的抗原必须是明确的，也就是说，必须在生产商推荐的条件下检测。它必须有足够

的浓度和效价以检测抗原，抗血清对相应的红细胞必须有一定的亲和力和较强的反应。同时，它必须是灭菌的，清洁的，并分装在配有滴管的容器里。抗血清应该标明其失效日期，过期后不能使用。另外，在不使用的时候，它必须在 4℃保存。

抗血清的具体要求由美国生物制品评估和研究中心（Center for Biologics Evaluation and Research, CBER）的食品药品管理局（Food and Drug Administration, FDA）提出。当使用商家制备的抗血清时，必须严格按照生产商的说明书和已建立并文件化的质量保证程序操作。对于那些本地生产的没有许可证的抗血清，必须依照 AABB 技术手册，要有反应性和特异性验证的记录。

◎ 抗血清与红细胞的反应

当抗血清与红细胞混合时，抗原抗体反应可能发生也可能不发生。如果发生了，则红细胞上存在相应的抗原，该结果为阳性；如果没有发生，则红细胞上没有相应的抗原，该结果为阴性。

例如，用抗 A 血清测出一个阳性结果表明红细胞上存在 A 抗原。

在抗体最初的定义中，是这样描述的：抗体是由抗原刺激产生的，并且能与抗原以一种可见的方式发生反应。在输血医学中，有两种类型的可见方式：凝集和溶血。

凝 集

凝集是指由特异的抗体与红细胞上的抗原发生反应而引起的红细胞聚集成团（原为簇）。一个阳性的抗原抗体反应可以引起一个抗体和红细胞上的抗原快速地结合，然后需要更长一些时间才能形成可见凝集。例如，IgG 抗体被认为是一个 Y 形结构，反应位点位于 Y 的两臂上（图 18-1），每个反应位点可以结合相应的抗原。凝集被认为是红细胞因抗体与相邻的红细胞抗原位点反应而发生桥联的结果，这种桥联使红细胞黏在一起。几个这种桥联可以形成可见的红细胞团。凝集的程度是有变化的。高度的凝集可以形成一大块的细胞团，肉眼观察很容易

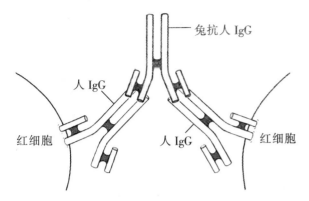

图 18-1 抗人球蛋白（Coombs）反应。 特异性携带兔抗人免疫球蛋白（IgG）与人红细胞上 IgG 的结合与反应

看到；中度的凝集形成相应较小的细胞簇，在肉眼观察下也可以看到；低度的凝集形成的细胞簇将只能在显微镜下看到。各种强度的凝集均可以被观察到。

溶血

溶血是指由于红细胞被特异的抗体结合而被破坏或溶解。抗原抗体反应使补体激活，激活的补体可以使细胞膜破裂，释放血红蛋白，最后形成一种清澈的樱桃红色的溶液，因为没有细胞存在，所以溶液一点儿都不浑浊。溶血可以分为完全溶血（溶液中没有任何幸存的完整的红细胞）和不完全溶血（溶液中仍有一些完整的红细胞）。不完全溶血在试验中非常难以解释。血库检测需用没有溶血的血清或血浆来进行，这点非常重要。一旦发生溶血，就可以判断为阳性结果。

补体在溶血中的作用

如果发生溶血，血清中一定可以检测到大量的称作补体的蛋白成分。补体是由 18 种血浆蛋白成分组成的复合物。在输血医学中，补体是非常重要的，因为有些抗原抗体反应需要补体的存在，这已经在体外检测中被证实。几乎所有的新鲜血清都含有补体，但是补体遇热容易失活，血清必须是新鲜的或者正确保存的，补体才有活性。在 4℃下贮存 24~48h 或者在 −50℃贮存 2 个月的血清中的补体是有活性的。如果要检测一个需要补体参与的抗体，必须在检测介质中加入补体。

如果抗原抗体反应激活了补体经典途径，经典途径的补体将通过级联放大反应最终形成膜攻击复合物攻击细胞膜。如果攻击的是红细胞，则会导致溶血，使血红蛋白从胞膜中溢出。

血库技术

对红细胞表面抗原的检测需要特异性的抗体（抗血清）与其结合表现出阳性反应。红细胞与抗血清的结合技术有多种。

尽管像葡聚糖-丙烯酰胺凝胶和固相微板技术得到越来越普遍的应用，但传统的红细胞血型检测方法还是试管法。检测所用试管的规格一般为 10mm×75mm 或 12mm×75mm。结果如前描述主要表现为凝集或者溶血。其他检测抗原抗体反应的方法还包括凝集抑制反应、免疫荧光技术、酶联免疫吸附试验（ELISA）以及借助于指示红细胞的固相红细胞吸附检测（第 17章）。这些技术在 AABB 技术手册中均有介绍。

许多因素导致红细胞凝集的过程可以分为两个阶段：致敏阶段和凝集阶段。

第一阶段是红细胞与抗体的物理吸附，称为致敏。致敏阶段受温度、pH、孵育时间、离子强度以及抗原抗体比例影响。这些影响因素受检测试剂，如等渗盐溶液、低离子强度盐溶液或白蛋白溶液的影响。

第二阶段主要是通过致敏红细胞表面连接桥的形成，最终生成网状结构，表现为可见的凝集现象。影响这一阶段的因素包括细胞间距、酶的效应以及阳性电荷分子如抗肝素灵（凝聚胺）。

影响抗原抗体反应检测的因素主要包括以下几项：

- 血清和红细胞的适当比例
- 适当的细胞悬液浓度
- 检测介质
- 适当的温度和孵育时间
- 适当离心
- 正确的条件下使用试剂
- 准确的判读并解释凝集反应

正确的条件对保证检测结果的可靠性是十

分必要的。要发展正确的技术需要对这些检测条件和红细胞血型的相关知识进行全面的考虑。这些技术还要依靠所用抗血清的品种及生产厂家的指导等。

红细胞ABO血型系统

ABO 血型系统于 1900 和 1901 年由 Karl Landsteiner 发现并阐述，他将红细胞分为 A、B、O 3 型。1902 年第 4 种 AB 型由 Landsteiner 的两名学生发现。

ABO表型

ABO 系统由 A、B、O 和 AB 4 种表型组成。这 4 种表型可以用红细胞表面存在的两种抗原解释。这两种抗原即 A 抗原和 B 抗原。如果表型为 A，则红细胞表面携带 A 抗原。表型为 B 携带 B 抗原。AB 表型的携带 A 和 B 两种抗原，O 表型则既不携带 A 抗原也不携带 B 抗原。

ABO基因型

染色体上的基因决定红细胞上的抗原类型。ABO 系统包括 3 对等位基因：A、B 和 O 基因。由于人的任何性状都是由两个基因决定的，1 条来自父亲，1 条来自母亲，所以以上 3 对等位基因可以有如下配对的可能：AA、AO、AB、BB、BO 和 OO。这些配对代表 ABO 血型系统可能的基因型。如果染色体上有 A 基因红细胞上会表达 A 抗原；染色体上有 B 基因则红细胞上表达 B 抗原。染色体上同时有 A、B 两种基因，红细胞上表达 A、B 两种抗原。此外，体液中还存在 A 物质。O 基因的出现会导致红细胞上不表达抗

原。除了 A 和 B 基因外，A 和（或）B 抗原的表达体现为 A 和（或）B 物质还要依靠另外一种基因。这种基因即为 H 基因，它位于一个不同的染色体位点，表达产生 H 物质。H 物质为产生 A 和 B 抗原的前体物质。如果遗传 A 和（或）B 基因，则大多数会转变为 A 和 B 抗原。O 型红细胞表面表达有明显的 H 物质，因为缺乏 A 和（或）B 基因使 H 物质不能转变成 A 和 B 抗原。

ABO定型步骤

确定 ABO 血型时，红细胞和血清的定型都要进行相应描述。抗原抗体的定型结果需要相互验证确保无误。ABO 血型鉴定是监测定型错误的良好途径，它分为正定型和反定型两个过程（表 18-1）。

正 定 型

应用未知红细胞与已知抗体或抗血清反应，称为抗原测定、细胞测定、直接或者正定型反应。

反 定 型

应用未知血清与已知抗原的红细胞反应，称为抗体测定、血清测定、间接或者反定型反应。

红细胞抗原定型

将红细胞进行抗原定型的检测，需要准备盐水红细胞混悬液。混悬液的一部分与已知抗 A 血清（抗 A 抗体）混合，另一部分与已知抗 B 血清（抗 B 抗体）混合。两种抗血清储存于

表 18-1　ABO 定型反应

血型	RBC 抗原	血清中的抗体	抗原、正定型或直接定型		抗体、反定型或间接定型		可能的基因型
			抗 A 抗血清与待测细胞反应	抗 B 抗血清与待测细胞反应	A 型细胞与待测血清反应	B 型细胞与待测血清反应	
A	A	抗 B	+	−	−	+	AA, AO
B	B	抗 A	−	+	+	−	BB, BO
AB	A 或 B	无	+	+	−	−	AB
O	无	抗 A, 抗 B	−	−	+	+	OO

2℃~8℃，观察反应。阳性反应即发生凝集或者溶血，阴性反应不出现凝集或者溶血。结果可能分为以下几类：

- A 型：细胞与抗 A 抗血清产生阳性反应。
- B 型：细胞与抗 B 抗血清产生阳性反应。
- O 型：细胞与抗 A 和抗 B 抗血清均产生阴性反应。
- AB 型：细胞与抗 A 和抗 B 抗血清均产生阳性反应。

这些定型反应中，红细胞仅仅用于检测其是否存在 A 和 B 抗原。没有直接的反应检测 O 基因是否存在。由于定型反应直接检测的红细胞，本检测只能检测出 ABO 血型的表型。因此 A 型中可以包括基因型 AA 和 AO；B 型中可以包括基因型 BB 和 BO。AB 型中只包括基因型 AB，因为细胞表面抗原都与相应抗血清发生反应。O 型仅包括基因型 OO，因为红细胞上没有可以与抗血清结合的抗原。

Landsteiner法则

正常情况下，相对应的抗原抗体不能在同一个人的红细胞系统中同时存在。一个 A 型血的个体不能正常的形成抗 A 抗体，而且血清中不会有抗 A 抗体。与其他血型系统不同，在 ABO 血型系统中，如果红细胞中缺乏 A 或 B 抗原，就会在血清中找到相对应的抗体，这就是所谓的同种抗体。成人缺少 A 型抗原即可在血清中找到抗 A 抗体，缺少 B 型抗原则血清中可找到抗 B 抗体。当抗 A 或抗 B 抗体出现时，红细胞上相应的抗原缺失，称为 Landsteiner 法则。它仅存在于 ABO 血型系统中。

血清抗体定型

血清或血浆中的因外界环境刺激产生免疫特异性抗 A 和抗 B 抗体，使 ABO 系统成为红细胞血型系统中最独特的一个血型系统。

A、B 抗体具有很强的作用力，当向患者体内输注携带有与 ABO 血型抗体不相容的抗原的红细胞时，可能会导致严重的急性溶血性输血反应，这种输血反应可以导致死亡。因此，保证正确的 ABO 血型输注是十分必要的。由于以上因素，除了用已知抗体检测红细胞外，还应该用已知的 A₁ 型和 B 型试剂红细胞来确定血清中存在何种抗体（反定型），试剂红细胞储存于 2℃~8℃。如果与 A₁ 型细胞产生阳性反应说明血清中含有抗 A 抗体；如果与 B 型红细胞产生阳性反应说明血清中含有抗 B 抗体。如果血清与 A₁ 型和 B 型两种红细胞都反应，说明其中含有抗 A 和抗 B 两种抗体；如果与两种细胞都不反应，说明血清中两种抗体均不存在。在 ABO 血型系统中，血清中含有与红细胞上所缺乏的抗原相对应的抗体。

检测结果可以归类如下：

- A 型：血清与 B 型红细胞产生阳性反应。
- B 型：血清与 A₁ 型红细胞产生阳性反应。
- O 型：血清与 A₁ 型和 B 型红细胞均产生阳性反应。
- AB 型：血清与 A₁ 型和 B 型红细胞均产生阴性反应。

ABO血型系统中的同种抗体

成人 ABO 血型系统中引起细胞和血清之间差异的一个因素可能是同种抗体。这些抗体在新生儿中不多见，因为婴儿在 3~6 个月之前机体不能正常的产生抗体。同种抗体的滴度一般在青春期过程中逐渐升高，到青春期后又逐渐降低。因此，在上了年纪的患者的血清定型检测中也有可能出现差异，因为他们体内的抗体浓度较低。

滴度差异

人群中的抗体滴度差别较大，一般抗 A 的滴度要高于抗 B 的滴度。实验室采用的抗血清的滴度主要是购买的生产商制备好的抗血清的滴度。因此，细胞定型反应要比血清定型反应强，而且结果更易判读。

亚　型

A、B 型抗原亚型的出现也可能引起了细胞和血清定型检测中的差异。事实上，将 ABO 血型系统分为 A、B、O 和 AB 四型过于简单，A 型和 B 型都可以进一步再分出亚型来。A 型分出的最重要的两个亚型为 A_1 和 A_2。A_1 和 A_2 细胞均可与抗 A 抗血清反应。抗 A_1 试剂可以从 B 型人群血清中制备，也可以从扁豆双花母草素种子的凝集素中提取。这种抗 A_1 抗体仅与 A_1 细胞反应。实际上，在 ABO 定型和相容性检测出现问题时都要考虑到这些亚型的存在。

H 物 质

H 物质是 A、B 血型抗原的前体。ABO 血型系统与 A、B、H 物质有关。ABO 血型系统一般至少受 3 个基因位点控制。我们已经描述过一个位点，就是 A、A_1、B 和 O 基因位点，它们占据了相应染色体上的一个特异的位点。

另一个位点为 H 和 h 基因，它们互为等位基因。H 基因在人群中非常普遍，超过 99.9% 的人群都携带有 H 基因；很少有人携带有 h 等位基因，基因型为 hh（被称为孟买型或 Oh 血型）就更为罕见。这种血型在定型检测中常被误认为是 O 型血。但是此种血型的患者的血清可与 O 型红细胞发生强烈的反应，因为其血清中存在一种潜在的抗 H 抗体。抗 H 抗血清可以从荆豆凝集素中制备。抗 H 抗血清不能与孟买血型的红细胞发生凝集，但是可以与 O 型红细胞发生强烈的反应。

最后，Se 和 se 等位基因占据了第 3 个位点。Se 和 se 基因控制着机体分泌系统中 A、B 和 H 抗原物质的出现。大约 78% 的人群携带有 Se 基因（SeSe 或 Sese），这些人的分泌细胞可以分泌产生 A、B 和 H 物质。在这些人群的唾液中可以找到相应的 A、B 和 H 物质。

由于亚型的存在，在 ABO 血清定型中必须应用 A_1 细胞。亚型分析检测还要用到其他试剂。

如果在细胞和血清定型中都表现出规律不相符，必须进行相关分析处理。

ABO血型系统中的免疫抗体

抗 A 和抗 B 的环境影响因素前面已经介绍过，但是抗 A 和抗 B 也可能是免疫性抗体。血清中除了有同种抗体外，还可以有免疫抗体。同种抗体常见于缺乏相对应红细胞抗原的成人血清中。这种抗体由自然界普遍存在的 ABH 物质刺激产生。而免疫性的抗 A 和抗 B 则是由特异性的抗原刺激产生。这些刺激可能发生在错误配型的输血，妊娠或者输注 ABH 物质和 ABH 激活物质的过程中。

物理及化学性质

免疫抗体和同种抗体在物理及化学性质，还有血清学行为上都有所不同。此外，ABO 同种抗体与盐水混悬的红细胞溶液在室温或 4℃ 进行反应效果最好。而免疫抗体要与清蛋白或血清混悬的红细胞在 37℃ 孵育下进行反应效果最好。根据实验室检测方法的不同也会存在其他不同的反应效果，当怀疑产生免疫型抗 A 和抗 B 抗体的情况时，一定要重视。例如，ABO 血型不相容的新生儿溶血病（HDN），用红细胞筛检时抗 A 和抗 B 抗体的滴度较低。

抗体的大小及特性

同种抗体是一种分子量为 900KD 的大分子抗体，通常为 IgM。免疫抗体大部分为 IgG，分子量大约为 150KD。IgM 不能通过胎盘屏障，但 IgG 可以通过，这在 HDN 的病因学上十分重要。

万能供血者及受血者

ABO 血型中要讨论的一个概念就"万能供血者"和"万能受血者"。这个词汇对大多数人都很熟悉，但是这个概念过于简单，它仅能用于极其危急的情况下。

输血时要注意以下两个问题：

1. 受血者血清中是否含有抗供血者红细胞抗原的抗体？

2. 供血者血清中是否含有抗受血者红细胞抗原的抗体？

第 1 种情况在输血中尤为严重，在输注红细胞制品时，可发生主侧反应，可致患者死亡。输注的红细胞可以被患者循环系统的抗体破坏，使循环系统中有毒废物不断积累，可能引起严重的肾功能不全甚至导致死亡。

第 2 种情况，供者血清含有抗受者红细胞的抗体，后果不是很严重。这种情况可发生在输注含血浆制品时，如新鲜冰冻血浆、浓缩血小板及冷沉淀等。在输注过程中可能会发生轻微的反应，发生与否主要取决于血浆的输注量以及输注的血浆在受者总体血容量中所占的比例。

"万能供血者"和"万能受血者"这两个词汇与紧急情况下输注红细胞制品有关。"万能供血者"是红细胞血型为 O 型血液的人。O 型红细胞可以安全的输注到任何 ABO 血型的人体内，由于供者红细胞既不含有 A 抗原也不含有 B 抗原，所以不会跟受者体内的抗 A 或抗 B 抗体发生反应。"万能受血者"是红细胞血型为 AB 型血液的人。这种受者血清中既不含有抗 A 抗体也不含有抗 B 抗体，因此可以接受任何 ABO 血型的红细胞的输注。

情况允许时应该首先考虑输用 ABO 血型同型红细胞。输注非同型的红细胞会使患者的真实血型模糊，给以后的输血和患者血型的存档带来麻烦。非同型红细胞的输注适应证主要有以下几种：无同型血液又急需红细胞输注时；没有足够的时间进行患者血型和相容性检测又急需红细胞输注时；患者的红细胞血型不能准确鉴定又急需红细胞输注时。

在 ABO 新生儿溶血中一般输注 O 型红细胞。类似情况还包括如下特殊情况，如灾难、战争等，在输注之前很难做到定型检测。

红细胞Rh血型系统

Rh抗原的定义以及遗传

Rh抗原

Rh 血型系统比 ABO 血型系统要复杂得多，基本上包括 C、D、E、c、d、e 等 6 种红细胞相关抗原和 5 种相对应的抗体，即抗 C，抗 D，抗 E、抗 c 和抗 e。由于抗 d 抗体在血液中不存在，因此 d 作为一种抗原还有争议，d 抗原的出现可以理解为 D 抗原的缺失。

这 6 种抗原不是 Rh 系统仅有的抗原，现在已经有大约 50 种不同 Rh 血型抗原被发现，但是 C、D、E、c、e 是其中最重要的抗原。D 抗原的弱表达在临床输血过程中有非常重要的意义。

命名法

Rh-Hr 系统抗原有不止一种命名方法，包括 Wiener 的 Rh 系统、Fisher-Race 的 CDE 系统和 Rosenfield 等的数字系统。CDE 系统命名法是最常用方法。

CDE命名法及遗传特性 (Fisher-Race)

Rh 血型系统抗原同 ABO 血型系统抗原遗传特性相同。在 ABO 血型系统中仅存在 3 个可遗传的等位基因，在 Rh 系统中 D, E, C, d, c 和 e 不都是来自同一位点的等位基因。C 和 c 是来自于同一位点的等位基因，而 D 和理论上的 d 是来自于另一位点上的等位基因，E 和 e 也同样如此。这些抗原分成 3 组，因此 Dd 等位基因就位于一条特定的染色体的特定位点上，另外一个位点上为 Cc 等位基因，Ee 等位基因就位于第 3 个位点上。换言之，每条染色体上携带有 1 个 Rh 决定子，即彼此靠近相互连锁的 3 个 Rh 等位基因。那么每个人就有 6 个连锁的 Rh 基因。

有 3 对 Rh-Hr 抗原基因与遗传相关。每个人都至少有 Cc，Dd 和 Ee 等位基因中的 1 对或 2 对。由于 D 和 d 是具有相同性状的等位基因，如果 D 缺失时，d 就会表现出来；反之 d 缺失时，D 就会表现出来。这表明 Dd 等位基因有 3 种可能的组合。一个人可能拥有 2 个 D 基因 DD，成为 D 纯合子；或者可以拥有一个 D 基因和 d 基因 Dd，成为 D 的杂合子；还可以拥有 2 个 d 基因 dd，成为 d 的纯合子。对于 Cc 和 Ee 等位基因也是如此。

由于 Rh 等位基因有 3 组，每组又分别来自两条染色体，所以每个人总共可以有 6 个 Rh 抗原。这表明在 1 条特定染色体上的 3 种抗原可

表 18-2 Rh 抗原的命名法比较

CDE 系统 (Fisher-Race)		Rh 系统 (Wiener)		数字系统 (Rosenfield et al.)	
D	d	Rho	Hro	Rh1	
C	c	rh'	hr'	Rh2	Rh4
E	e	rh"	hr"	Rh3	Rh5

能有 8 种组合方式。这些在 CDE 命名中可能的组合方式以及相关的 Rh 命名和频率（表 18-3）。这种频率来自于白种人，与其他种族有所不同，仅作为一种相对频率以供参考。要了解更详细的频率，请参考 AABB 技术手册。父母各自遗传 Rh-Hr 抗原 8 种基因组合之中的任意一种，因此一个人的组合 Rh-Hr 基因型可表示为 CDE/cde 或者 CDe/cDe 等等。在 Wiener 的 Rh-Hr 命名法中与 CDE 系统相对应，大写的字母 R 表示 D (Rho) 抗原的出现，小写的字母 r 代表 d (Hro) 抗原的出现。上边带有标志的字母分别代表抗原 C、c、E 和 e 抗原。

此处仅介绍一种由 Fisher 和 Race 阐述的 Rh-Hr 遗传理论，由于携带有 Rh-Hr 决定子的每条染色体上的 3 个基因位点十分接近，事实上它们是作为一个整体遗传的。在这种情况下，遗传的单位就是染色体而不是基因。这个理论表明已知的 6 种基因控制着红细胞上相同的抗原，基因型和抗原表型之间不存在差别。

Rh-Hr 命名法及其遗传方式（Wiener）

Rh-Hr 命名法是由 Wiener 阐述的另一种遗传理论。Wiener 鉴定出红细胞中基因型和抗原表型的差别，他认为在每条 Rh-Hr 染色体上存在单个基因决定红细胞上 3 种抗原的存在与否。由于 Rh-Hr 抗原有 8 种组合的可能，因此此理论阐述了 8 种基因组合方式。换言之，遗传有 R1 基因可以在红细胞上表达有 C (rh')，D

表 18-3　Rh 染色体及频率

CDE 标记法 (Fisher-Race)	Rh-Hr 标记法 (Wiener)	在白种人中 的出现频率 *
CDe	R1	普遍
cDE	R2	普遍
CDE	Rz	稀少
cDe	Ro	2%
Cde	r'	1%
cdE	r''	1%
CdE	ry	极其稀少
Cde	r	普遍

(＊引自 Stratton F, Renton PH: Practical blood grouping, Springfield, Ill, 1958, Charles C Thomas, Publisher, P154.)

(Rho) 和 e (hr") 抗原。一个人如果遗传有来自父母一方的 R1 基因和另一方的 Rz 基因，则他的基因型为 R1/Rz（或者 CDe/CDE），那么在他的红细胞上可以存在 C (rh')，D (Rho)，E (rh") 和 e (hr") 抗原。由于在此种遗传中没有发现在成对的染色体断裂或者重组时形成的交叉变异，因此 Wiener 断定此理论的存在。事实上，在其他任何基因位点十分接近的连锁遗传中都发现交叉变异的存在。

对于两种理论，实际结果是相同的，人们的红细胞中始终存在 6 种 Rh-Hr 抗原。真正的困难是由于两个遗传理论引出了不止一种命名方式。

基因学方面 Rh 系统遗传研究

分子遗传学研究的最新信息表明，Rh 系统抗原是由位于 1 号染色体上的两个紧密连锁的基因控制的。D 抗原阳性人群的 D 基因可以表达一种含有 D 抗原的膜蛋白，第二条 CE 基因可以表达含有 Cc 和 Ee 抗原的两个独立又高度相关的蛋白。在 D 抗原阴性的患者体内，Rh 系统中的一个基因是完全缺失的。这表明，这两个基因是由复制产生的前体基因转变过来的。

历史背景

Rh 系统的发现是基于 1940 年 Landsteiner 和 Wiener 以及 1939 年 Levine 和 Stetson 的工作。Levine 和 Stetson 对分娩了死产婴儿的一名妇女进行研究。此人从未接受过输血，但是分娩后输注过其丈夫的红细胞。夫妻均为 O 型血，但输注后妻子出现严重的溶血反应。

在以前的分娩后初次输血中也出现过同样的输血反应，而且似乎与 ABO 系统没有联系。Levine 和 Stetson 对他们患者的输血反应作出了正确的解释，即妻子的红细胞上没有一种"新"抗原。而孩子遗传了父亲的这种新抗原，含有这种抗原的胎儿细胞可以进入母体循环系统，刺激母体循环产生相应的抗体。当妻子接受丈夫的红细胞输注时，妻子血清中针对新抗原的抗体可以与丈夫的红细胞发生反应。而且妻子的血清不仅可以与丈夫的红细胞凝集，而且也可以与 80/104 的 ABO 血型相合的红细胞凝集。但 Levine 和 Stetson 并未命名这种新抗原。

这种新抗原最终由 Landsteiner 和 Wiener 在 1940 年命名。他们将恒河猴红细胞接种在家兔和几内亚猪，发现家兔产生可以凝集恒河猴红细胞的抗体。更重要的是，以纽约市的白种人的红细胞作为研究样本，发现 85% 的样本都可以与家兔血清凝集。这 85% 的可以与抗恒河猴血清凝集的红细胞为 "Rh 阳性"，其余 15% 不凝集的细胞为 "Rh 阴性"。后来从 ABO 血型相合的输血却发生溶血反应的患者血清中发现一种抗体，这种抗体与抗恒河猴血清中的抗体是相同的。他们后来还发现 1939 年 Levine 和 Stetson 研究的妇女血清中的抗体与抗恒河猴血清中的抗体也是相同的。

Rh阳性和Rh阴性

目前已经可以确定，Levine 和 Stetson 阐述的新抗原就是 D（或者 Rho）抗原。如果含有 D 抗原，不管基因型是 D/D 或者 D/d 都称为 Rh 阳性，人群中大约 85% 表现为阳性。换言之，可导致较少输血反应的抗体为抗 D（抗 Rho）抗体。缺乏 D（或 Rho）抗原的人群为 Rh 阴性，约占人群的 15%。Rh 阴性人群的基因型为 d/d。（绝大多数 Rh 阴性人群的基因型为 cde/cde，这个基因型意味着真正的 Rh 阴性。其他极其罕见的基因型 d/d，在受血时亦为 Rh 阴性）。

Rh抗原的特性

C、D、E、c 和 e 具有抗原性，当它们被输入到不含此种红细胞抗原的机体内可以刺激机体产生相应的抗体。Rh 抗原具有永久遗传的特性，可以贯穿生命的始终。但是，不是所有的 Rh 抗原具有相同的抗原性。D（或者 Rho）抗原具有最强的抗原性，一旦进入外源性宿主可以导致免疫反应的发生。因此，Rh 阳性主要是指存在 D 抗原而与其他 Rh 抗原无关。D 抗原的抗原强度也使它在输血前红细胞 Rh 定型检测中显得非常重要。Rh 阴性人群不能输注 Rh 阳性（D 阳性）红细胞，因为根据 AABB 技术手册上介绍，这样肯定会有 80% 的可能产生抗 D 抗体。

这在第 1 次输注 D 阳性红细胞时不会造成不良影响，但是第 2 次输注会引起输血反应。前面介绍的那位被 Rh 阳性胎儿致敏的妇女，在第 1 次输注 D 阳性红细胞时即发生溶血反应。

尽管 D 抗原是 Rh 抗原中抗原性最强的，但是其他抗原（除了 d 抗原）也具有抗原性。如果按照抗体频率的强度排列，抗 c 位居第 2 位，其次是抗 E 和抗 C，最后才是抗 e。在同一红细胞系统中也可以见到多种抗体的组合。

弱D抗原

不是所有存在 D 抗原的红细胞在与抗 D 血型试剂反应时都能得到相同的效果，一些细胞甚至可以表现出 D 阴性，这取决于检测方法学。这种与抗 D 血清产生弱反应的抗原称为弱 D 抗原。

Rh抗体的特性

Rh 抗体由血浆中的 γ 球蛋白组成，它们对抗原具有特异性。与 ABO 抗体不同，Rh 抗体是免疫性的或者不规则抗体。环境因素不能刺激 Rh 抗体的产生，它们是由特异性抗原刺激产生，如输血，妊娠或者抗原注射等刺激。Rh 系统的分型方法主要依靠抗原分型或细胞分型，涉及未知抗原与已知抗血清之间的反应。

Rh定型试剂（抗血清）的种类

多种商业试剂抗血清都可以应用于常规的 Rh 定型检测，这些试剂可以是高蛋白的、低蛋白的、化学修饰的、盐反应性的、单克隆的或者单克隆混合物。目前应用最普遍的就是单–多克隆混合物和单克隆混合物。

高蛋白抗血清

高蛋白商业抗血清中一般所含的是 IgG 型抗体。一般来说，具有白蛋白活性的抗血清需求量更大，它们大多数可以应用于玻片法或者快速试管法。此外，这种抗体的反应时间比盐水活性的抗体要短，而且孵育时间也短。高蛋白试剂应用于快速试管法中，可以在室温与 D 阳性细胞瞬时发生强烈的反应。其实大部分 Rh 抗体是 IgG 形式的，它们在加热或者 37℃ 孵育的情况下才会发生反应。高蛋白试剂应用于玻片法或者快速试管法（改良试管法），检测过程中必须按照商家说明进行。

高蛋白抗血清应用时常出现假阳性结果。实验时要有一个高蛋白的对照，因为将未清洗的红细胞重悬于患者自己的血清或者血浆中时，IgG 包被的红细胞会发生自发的凝集或者患者自身血清中的某些因子可以影响实验。其他导致假阳性的原因包括如下：

- 强的自身凝集
- 导致缗钱状红细胞形成的异常血清蛋白
- 含有抗试剂自身添加剂的抗体

最好的对照物是一种无免疫活性的对照试剂，一般是厂商制造的用于稀释特异性抗血清的稀释液。高蛋白对照试剂最好使用与抗血清同一制造厂家生产的。

低蛋白抗血清

盐水活性抗体用于盐水试管反应，实验所用红细胞需用盐溶液重悬，并且必须在试管中进行，不能用于玻片法。

第一批发现的 Rh 抗体在盐溶液中具有活性。这些试剂常用的 IgM 型抗 D、抗 C 和抗 E 抗血清（除了抗 D 外）正常情况下都具有盐水活性。这种抗血清用于盐水试管实验，而且只能在试管里反应。这种试剂不能用于检测弱 D 抗原。

化学修饰抗血清

这种试剂应用的是 IgG 型抗体，但是这种抗体的铰链区的部分折叠键被破坏，使抗体分子能够伸展更长的距离，并在低蛋白环境中引起红细胞凝集（阳性反应）。这种低蛋白试剂的优点是假阳性反应少，而且不需要特异性的 Rh 对照试剂。此外，这种化学修饰抗体可以与 D 抗原在室温条件下迅速发生反应，而且可以应用于试管法和玻片法。

单克隆抗血清

单克隆抗血清已经成为另一种可供选择的试剂，它们可以应用于玻片法、试管法、微板

法以及自动配型方法。这种试剂与化学修饰试剂具有相同的优点，而且由于它们是从杂交瘤细胞培养中获得，而不是人源性的，所以不具有传播疾病的危险。由于 D 抗原很复杂而单克隆抗体的特异性窄，不能满足检测需要。因此，大多数商业抗 D 试剂都是多种克隆抗体的混合物。

Rh抗体分子的特性

不同抗体反应性的不同依赖于抗体分子的长度。可以在盐水介质中与细胞反应的分子为较大的 IgM 型，它们的长度足以与溶液中的细胞形成桥联（凝集）。但是由于携带电荷使红细胞在溶液中形成 zeta 电势（ζ 电势），使细胞之间互相排斥。IgM 型抗体分子长到可以跨越这种电势的范围并且可以与毗邻细胞上的抗原位点反应。IgG 型分子太短，以至于不能跨越 ζ 电势而与毗邻细胞发生反应。要想用凝集的方式来表现 IgG 分子的存在，首先要跨越或者减弱 ζ 电势。要减小这个电势就需要将细胞重悬于含有足够高蛋白的基质中（患者自己的血清或者商业蛋白制品，或者两者混合）。其他检测 IgG 的方法还有高速离心和酶法。

输血中的血型测定

当向患者输注红细胞之前需检测患者体内是否存在 D（Rho）抗原。这是因为 D 抗原的抗原性很强，当向 D 抗原阴性（Rho 阴性）患者输注 D 阳性红细胞时会产生抗 D 抗体。D 阴性（d/d）的患者只能输注 Rh 阴性红细胞，但是 Rh 阳性患者却可以输注 Rh 阴性红细胞而不会出现不良结果。

由于 D（Rho）抗原是 Rh 抗原中抗原性最强的，因此实验室仅检测 D 抗原的存在与否，以确定是输注 Rh 阳性还是 Rh 阴性红细胞。在大多数情况下，仅检测 D 抗原即可，因为其他 Rh 抗体相对少见而且可以通过相容性检测或者抗体筛检技术间接检测。如果快速反应实验中的红细胞反应为阴性，还要在 37℃进行孵育并做抗人球蛋白（Coombs）实验，以进一步确定弱 D 抗原是否存在。实验中必须使用适合的阴阳

性对照。通过附加的 Rh 检测可以完整的确定 Rh 表型，或通过这些实验得到的反应谱表确定最可能的基因型。这在确定 Rh 阴性母亲而父亲携带有阳性抗原的 HDN 中有相当的用处。在这种情况下，父母的表型都要检测，而且最可能的基因型也要确定。

抗人球蛋白试验（COOMBS试验）

抗人球蛋白（AHG）试验用红细胞检测抗体，但是反应不能直接看到凝集。红细胞上包被的抗体与该红细胞表面的抗原位点结合后，抗体分子的另一条臂就不能与毗邻细胞的抗原位点结合而表现出凝集。要证明红细胞已经被抗体包被，就需要某种试剂证明红细胞已经和抗体反应（图 18-1）。这些抗体能与机体发生反应，一旦存在就可能导致严重的输血反应。

基于抗体是某种人球蛋白的理论可以开发一种试剂来检测红细胞上是否已被抗体包被。这种试剂是一种抗人球蛋白抗体，也就是抗球蛋白或 Coombs 血清。这种抗球蛋白抗体可以与包被于红细胞上的任何抗体发生反应。由于它足够长（实际上为一种 IgM 型抗体），可以与包被于毗邻红细胞上的抗体反应，导致红细胞桥连或凝集。

抗人球蛋白试剂的制备以及特性

抗人球蛋白试剂由生产血型抗血清的厂家生产。将人血清或者经纯化的人血清球蛋白片段接种于实验动物（一般是家兔）就可以得到 AHG 试剂。实验动物会产生一种抗人球蛋白抗体，或称为 AHG 抗体。将血液从动物体内放出，采集血清。血清经多种技术纯化直至仅对人球蛋白有特异性为止。最后制成的抗人血清能与 γ 球蛋白和补体反应，血清的抗球蛋白部分为抗 IgG 球蛋白。一些抗体只能经 AHG 检测检出。实验表明，经 AHG 检出的抗体中一部分在反应过程中需要用到补体或结合补体。

单克隆特异性和多克隆特异性的试剂都是可以使用的。例如，具有抗 IgG 单克隆特异性的试剂没有抗补体的活性，而抗 C3d 或其他补体的单克隆特异性试剂不具有抗免疫球蛋白的活性。将人血清纯化片断注入家兔体内或者由鼠类（小鼠）产生单克隆特异性抗体，都可以得到单克隆特异性抗体试剂。单克隆特异性抗体可以混合成多克隆特异性试剂。

既含有抗 IgG 又含有抗补体抗体的抗人球蛋白试剂就是多克隆特异性的 AHG 试剂。目前的多克隆特异性 AHG 试剂要求含有抗人 IgG 和抗人补体组成成分 C3d 的抗体。多克隆特异性试剂是抗人 IgG 亚型的多克隆抗体和抗补体成分 C3b 和 C3d 的单克隆抗体的混合体。

抗人球蛋白试验的步骤

抗人球蛋白试验可以通过 2 种方式进行：直接抗人球蛋白方法和间接抗人球蛋白方法。无论直接或间接抗人球蛋白试验对某一特定抗体而言都是具有特异性的。

直接抗人球蛋白试验

直接抗人球蛋白试验（DAT）用于检测红细胞表面是否包被了抗体。直接抗球蛋白试验用于检测患者体内红细胞是否被抗体包被或发生反应。单核–巨噬细胞系统可以将体内循环系统中的抗体包被红细胞清除。这个系统的作用导致红细胞寿命缩短。直接抗球蛋白实验可以用于检测输血反应，诊断自身免疫性红细胞贫血，新生儿溶血病和药物诱导的红细胞贫血。

间接抗人球蛋白试验

间接抗人球蛋白试验或间接抗球蛋白试验用于检测试管中的抗原抗体反应。它可以在体外检测血浆或者抗血清中可以与红细胞上抗原反应的游离抗体。间接抗球蛋白试验可以用于检测供或受血者血清中存在的抗体（抗体筛检），鉴定受血者血清中是否存在抗供者红细胞的抗体（交叉配型），鉴定受血者红细胞上的抗原，如弱 D 和 Kell 抗原（表型）。

新生儿溶血病

病理生理学

当新生儿遗传有母亲所不具有的抗原时，

可以发生新生儿溶血病（Hemolytic disease of the newborn，HDN）。虽然任何红细胞血型都能引起该症，但是Rh和ABO血型系统的抗原比较常见。新生儿溶血病发生时，胎儿的某种抗原必定为阳性，而母亲的必定为阴性。

当胎儿在子宫里时这种条件便已形成。这种机制主要是母亲对来自胎儿红细胞上的外来抗原发生致敏和免疫反应。尽管母子的循环系统是独立的，仅有营养素等小分子能通过胎盘，但是在妊娠后期或分娩时一些胎儿红细胞渗出物可以进入母体循环系统。如果有不相容的胎儿红细胞进入母体循环系统，母体将产生与抗原相应的抗体，可以发生持久性的免疫反应。母体形成的抗体为IgG型，可以通过胎盘进入胎儿循环系统并与胎儿红细胞上相应抗原反应，最后导致胎儿红细胞被破坏。新生儿溶血病是母体抗体通过胎盘与胎儿红细胞上的抗原反应产生的胎儿溶血性疾病。这就是1939年Levine和Stetson研究的那名妇女分娩时胎儿死亡的原因，并且导致Rh血型系统的发现。

ABO抗原

HDN常由ABO血型不合引起。在这种情况下，母亲常为O型血而胎儿继承了来自父亲的A或B型抗原。除IgM型抗A或抗B外，O型血的个体常含有较高浓度的IgG型抗A或抗B。这种免疫性IgG型抗体可以通过胎盘与胎儿红细胞上的相应抗原反应。尽管ABO型红细胞致敏反应常发生，但是ABO血型不相容引起的溶血性疾病严重性相对较小。患儿可能仅有轻度的反应，几乎不需治疗。

Rh抗原

严重的HDN大多数是由Rh血型系统引起的（如D抗原）。母亲是D抗原阴性（d/d），父亲是D抗原阳性。胎儿遗传了父亲的抗原为D抗原阳性（D/d）。如果胎儿的D阳性红细胞进入母体循环系统，母体可以产生一种免疫性的抗D抗体。这种IgG通过胎盘并且与胎儿红细胞反应。

致敏反应通常发生于妊娠晚期或者分娩过

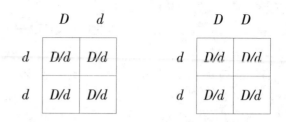

图18-2 基于D抗原基因型的新生儿溶血病发生的概率

程中，因此第1次妊娠的胎儿不会引起新生儿溶血病。如果第1胎以后的胎儿携带有D阴性的红细胞，理论上不会与母体循环系统的抗D抗体发生反应。因此，确定可能发生新生儿溶血病的父母最可能的基因型对于预防这种疾病发生是十分有用的。例如，如果父亲为D抗原的杂合子（D/d），母亲为D阴性（d/d），那么孩子可以有50%的概率携带D抗原（图18-2）。相反，当父亲为D抗原纯合子（D/D）时，孩子会遗传D抗原，因此发生HDN的几率是100%。Rh阴性的母亲和Rh阳性的父亲的组合占妊娠总数的1/10。

第1胎很少发生HDN。实际上，只有不到20%的Rh阴性的妇女在妊娠过程中会发生免疫反应。尽管有的妇女可以分娩出一或两个Rh阳性孩子而不发生危险，但是她们的免疫反应是持久性的。一旦这种疾病在第1胎中发生，当第2胎相应抗原为阳性时就可能发生严重的反应。如果某妇女在妊娠前已经因为输注不兼容的红细胞或者注射抗原物质而被致敏，那么第1胎也可以发生严重的反应。抗D抗体是最常引起HDN的诱因。其他引起这种疾病的抗体包括抗c、抗K（Kell）、抗E，甚至包括ABO血型系统中不相容的抗体。

实验室检查

许多实验室检查HDN的方法包括出生前父母（主要是母亲）红细胞的检测和出生后胎儿红细胞的检测。第一步是在妊娠早期检测母亲的ABO和Rh血型。母亲的血清通常采用间接抗人球蛋白试验检测，看是否有抗体存在。如果有抗体存在，应该进一步鉴定并且确定其滴度。在妊娠过程中抗体滴度要重复检测用以监测此病可能发生的严重性。不断增加的抗体滴度预示着免疫反应比较活跃。

出生后除了对母体血清进行进一步检查外，还要对胎儿红细胞进行多种检测。首先要对脐带血红细胞进行 ABO 和 Rh 分型，并且进行直接 AHG 试验。检测胎儿红细胞的实验包括血红蛋白检测，血涂片检验及分群，网织红细胞计数和血清胆红素检测。

是否换血取决于实验室检测结果和胎儿的临床状况。但是在胎儿出生之前就应该做好各项工作，这样可以在需要的情况下尽快地进行换血。

胎儿血红蛋白检测

胎儿血红蛋白，或血红蛋白 F (HbF) 可以用多种方法检测，最常用的是检测其含量。可以应用的技术如下：

- 酸洗脱技术（改良 Kleihauer–Betke 试验）
- 洗脱色谱法
  ——离子交换高效液相色谱法（HPLC）检测血红蛋白
  ——反向 HPLC 检测珠蛋白链
- 基于抗 HbF 抗体的流式细胞术

◎ 酸洗脱技术（改良Kleihauer–Betke试验）

这种染色的原理是胎儿血红蛋白具有抗酸洗脱的特性（通过萃取分离的物质），而成人血红蛋白不具有这种特性。当薄血涂片暴露于酸性缓冲液中时，成人红细胞中的血红蛋白将溶解到缓冲液中，涂片上仅剩下细胞基质；但胎儿血红蛋白不受影响，仍然留在涂片上。血涂片经染色后在显微镜下观察，通过胎儿红细胞在母体红细胞中的百分比，用于估计母体循环中胎儿血红蛋白的量。

◎ 流式细胞术

流式细胞分析可以区分真正的胎儿细胞（以 HbF 作为主要的血红蛋白）和来自母体循环系统的 F 细胞（含有较低浓度的 HbF）。

治　疗

HDN 发生时的严重程度不一。最严重的

（抗 D）情况下，胎儿可以死产或在分娩时发生严重反应。在其他情况下（如 ABO 血型不相容），胎儿通常只受到轻微的影响。反应严重的胎儿会出现红细胞破坏的临床表现，进一步发展为贫血。红细胞破坏可以导致溶血性贫血，并伴有血清胆红素水平异常，临床表现为黄疸。如果胆红素浓度急剧升高，累积的胆红素可导致不可逆的脑损伤（核黄疸）。如果治疗不及时，幸存下来的胎儿的脑损伤可能导致严重的智力发育迟缓。

红细胞置换输血是治疗重症 HDN 的方法。在换血过程中大量的胎儿红细胞被输注的红细胞代替。换血可以纠正贫血和异常水平的血清胆红素，可以暂时防止脑损伤的发生。这种过程可能会重复很多次，这取决于胆红素的累积水平。

置换何种红细胞主要取决于引起疾病的是哪种抗体。经常选用的是 O 型阴性红细胞。红细胞表面不能含有刺激抗体产生的那种抗原。胎儿输注的血应该是和母亲相容的。在抗 D 抗体引起的 HDN 中，胎儿输注的红细胞 ABO 血型要与自体相同，但 D 抗原为阴性。这是由于置换过程中不是所有的胎儿红细胞都被置换，而且胎儿体内还有一些母亲的抗体存在。输注的红细胞应该不与剩余的抗体反应，而且不对胎儿造成伤害。在 ABO 不相容需要换血的情况下，母亲通常为 O 型，胎儿为 A 或 B 型。在这种情况下，胎儿应输注 ABO 血型为 O 型，Rh 血型与自体相同的红细胞。

在重症 HDN 的病例中，有时在胎儿出生前就要进行处理。这种子宫内输血可以在有早产危险的情况下纠正严重的贫血和防止死胎的发生。在这种情况下，基于母体的抗体滴度、孕产史和生产检查可以进行羊水穿刺术。羊水可用于检测胆红素水平和胎儿成熟度。如果胎儿表现为严重的反应就需要进行子宫内输血了。子宫内输血时，将压积红细胞经胎儿腹壁输注到腹膜内，也可以直接脐静脉输注。

Rh免疫预防（Rh免疫球蛋白的应用）

20 世纪 60 年代，由于 Rh 免疫球蛋白（RhIG）的引入，美国和其他发达国家的 HDN

发病率急剧减少，主要是因为这种免疫球蛋白可防止妊娠期间或妊娠初期对 D 抗原的免疫。这是一个极其重要的进展，而且由于妊娠引起的对 Rh D 抗原的免疫发病率现在也降低了。如果 Rh 阴性的妇女怀有 Rh 阳性的胎儿，在分娩后 72h 内注射 RhIG 可以有效防止 Rh 问题对以后妊娠的影响。

RhIG 可以干扰母体免疫系统对胎儿红细胞上 Rh 抗原的识别。这种封闭干扰可以阻止胎儿 Rh 阳性红细胞的免疫（致敏）。当胎儿红细胞对母体红细胞上外来抗原的识别的可能性较大的时候，可以对母亲注射 RhIG 进行主动免疫。大多数母体红细胞上的抗原在分娩时暴露于胎儿血液。

D 阴性的母亲，如果胎儿是 D 阳性并且在母体检测不到抗 D 抗体时，可在分娩后 72h 内肌肉注射 RhIG。

美国妇产科医师学院（American College of Obstetricians and Gynecologists）建议在妊娠 28 周进行产前诊断。如果要做此项检查，应在治疗前立即取红细胞样本以确定 ABO、Rh 血型并进行抗体筛查。若存在不规则抗体，则进行抗体鉴定。

RhIG 应无菌、澄清，进行肌内注射的剂量为 1mL。RhIG 是由人类血浆制成的 IgG 型抗 D 浓缩液（300μg/mL），不能携带肝炎、HIV 或其他可检测的感染性疾病。

RhIG 注射后 12~60h 可对抗 D 抗体进行检测，大概 5 个月后可以消失。如果分娩后 6 个月仍可检测到抗 D 抗体，那说明免疫反应活跃，治疗失效。这种失效不是很常见，发生的原因可能是 RhIG 注射时间过迟、剂量太小，或者在妊娠过程中已经发生 Rh 免疫反应。在分娩过程中，大多数胎儿的 D 阳性细胞会进入母体循环系统。RhIG 的注射剂量取决于母体循环系统中出现的胎儿红细胞的量。如果母体循环系统中进入的 Rh 阳性胎儿红细胞的量在总量中多于 30mL，那么标准计量的 RhIG 就不足以防止抗 D 抗体的形成。因此，确定胎儿红细胞进入母体循环系统的量是很重要的，可以通过酸洗脱试验或者酶联抗球蛋白试验估算。

相容性检测和交叉配血

相容性检测：定义及概述

输注红细胞时，必须注意两点：

1. 选择红细胞应当尽量对患者不造成伤害和不产生输血反应。

2. 选择红细胞应当对患者产生最大益处。

无论血液最终是否被输注，都应当在供血者和受血者之间进行相容性检测。交叉配血仅是相容性检测的一个部分。相容性检测包含的内容远远多于交叉配血。相容性检测包含以下一系列内容：

1. 正确识别供血者和受血者的身份。

2. 检查患者既往记录及血型和不规则抗体的血库相关记录。

3. 供血者和受血者的 ABO 血型和 Rh 血型。

4. 检查供血者及受血者的血清或血浆中的不规则抗体。

5. 鉴定不规则抗体的类型，并核查既往不规则抗体史。

6. 供血者红细胞与受血者血浆间的交叉配血。

一般而言，相容性检测可发现以下情况：

● 患者血清中的不规则抗体

● 部分 ABO 亚型

● 与患者或供血者相关的标识、记录及身份确认等方面的错误

然而交叉配血和相容性检测并不能防止所有的输血问题。最普遍的不相合输血发生在由于输血管理和操作笔误等原因所致的分析前错误。虽然这种错误可以被相容性检测和交叉配血试验检出，但并不能做到万无一失。实验室工作人员在工作中应保持高度警惕以避免出错，并应以高度的注意力遵守实验室已建立的实验原则和操作过程，从而为每一位患者选择最佳的血液制品。

仅当患者血浆中含有与供血者红细胞相对应的不规则抗体时，交叉配血试验表现为不相容。相容性检测并不能防止患者输入外来抗体

后产生的免疫反应。例如，一个 Rh 阴性患者从未与 Rh 阳性抗原物质接触，与 Rh 阳性红细胞进行交叉配血则不产生不相容结果，但输血后此患者将产生抗 D 抗体。仅当受血者血清中含有 Rh 抗体时，才发现 Rh 定型错误。

仅有交叉配血程序或抗体筛查试验是不能检测出患者血浆中所有的不规则抗体，即使交叉配血相合，检测程序也不能确保供血者红细胞可以正常存活，血液必须确保被正确地处理和储存。

供血者和受血者的ABO与Rh定型

准备输血前，患者和供血者需要检测 ABO 血型和 RhD 抗原的缺失与否。ABO 血型必须匹配，Rh 血型根据 D 抗原方面来选择。含有 RhD 抗原的患者应给予 D 抗原阳性的红细胞，D 抗原阴性患者给予 D 抗原阴性的红细胞。当需要输注红细胞时，组成红细胞完整的血型系统的其他抗原可以不匹配。

不规则抗体筛查

准备输血前，患者血清需要进行不规则抗体筛查。对患者血清进行抗体筛查试验的配组细胞应为一组能检测绝大多数已知的具有临床意义的不规则抗体的 O 型试剂红细胞。在实际输血前，可以用试剂红细胞对患者血清进行抗体筛查，在必要的情况下允许选择稀有供血者的红细胞。这种对抗体的前期筛查试验已使用抗人球蛋白方法检测，则之后的患者血清就没有必要再用抗人球蛋白方法进行检测（如交叉配血）。

抗体筛查 O 型红细胞可使用商业制品。此类试剂一组为 2~3 支用保养液混悬保存，不使用时应放置在 2℃~8℃的环境中。抗筛细胞是联合表达特定抗原的一组细胞试剂，使用不同的个体细胞，满足特定抗原的表达。

交叉配血

无论何时输血，都需要一个明确的相容性检测方案。只有特定的输血服务机构严格遵守已建立的输血前相容性检测程序，输注红细胞对患者来说才是相对安全的，才能给患者带来最大的效益。

交叉配血试验中，主侧包括用供血者红细胞检测患者血浆，测定患者血清中是否具有能与供者红细胞反应的抗体。患者血清中存在的这种抗体会破坏供血者的红细胞，导致主侧输血反应。只有在供血者细胞上含有相应抗原时，患者所含的不规则抗体才可检测出来。因此使用 O 型试剂红细胞所筛查出来的不规则抗体，比患者与预期供血者的主侧配血检测出来的不规则抗体种类更多。

交叉配血程序

传统的交叉配血是血清与 2%~4% 的盐水悬浮红细胞溶液在试管中混合，快速离心后，观察是否凝集或溶血。这个阶段，可以检测到供者与受者 ABO 血型系统是否相合，但是会漏检 P、MNS、Lewis、Lutheran 和 Wright 系统。

如试验阴性，则在 37℃孵育充足的时间后，重新观察结果。Rh-Hr 和 Lewis 系统的抗体可以被检出，P、MNS、Kell 系统抗体有时也可以检出。如果试验仍为阴性，则应进一步进行抗人球蛋白试验。

抗人球蛋白法交叉配血

抗人球蛋白法交叉配血是传统配血方法的改进。37℃孵育后，将红细胞用盐水进行充分洗涤。加入抗人球蛋白血清，按照制造商推荐的方法进行检测，这就是患者和预期供血者之间的间接抗人球蛋白试验。交叉配血可以检测大多数 Rh 抗体。另外，这也是检测诸如 Duffy、Kidd 和 Kell 血型系统抗体的唯一方法。当患者血清先前已使用筛查红细胞试剂进行了不规则抗体检测时，则不必进行抗人球蛋白交叉配血试验。

简化交叉配血

对于检测红细胞 ABO 血型不相容仅需要一种简单直接的交叉配血程序，即在室温条件下，供血者红细胞和患者血清（主侧配血）混匀后立即离心或 37℃孵育 5min 后离心。

其他交叉配血技术

在血型测定中其他的技术也可以应用于交叉配血和抗体筛查中。低离子强度的盐溶液可以确保抗原抗体复合物的顺利形成。抗肝素灵（凝聚胺）已被作为一种快速敏感的交叉配血方法，常用于抗体筛检为阴性的 ABO 血型不相容性检测。应用 LIS 盐溶液检测抗体的微板法也可以用于大样本量的抗体筛检。聚乙二醇技术也可用于抗体检测和抗体鉴定，它可以在遇到弱阳性反应时作为常规的辅助试验。

电子交叉配血技术

当 AHG 法交叉配血可以省略，并且只需要进行一种 ABO 血型相容性检测试验时，可以选用计算机交叉配血。如果符合规定要求时可以选用计算机匹配选择的红细胞。

全自动化血库系统（如 Ortho Provue）主要是基于微柱凝胶技术，这种系统借助条码技术可以实现血型测定、抗体筛查和交叉配血的全自动化操作。此类的交叉配血同样归类为"电子交叉配血"。

输 血

在许多情况下，当对于患者来说潜在的"利"大于"弊"时，可以进行血液或血液成分的替代治疗。其中的"弊"主要包括发生输血传播疾病和其他可能的输血反应。

在美国，输血医学实践规范是由几家不同机构共同制订的。这些机构包括 FDA 的药物及生物国家中心（National Center for Drugs and Biologics，NCDB），医疗保险和医疗补助服务中心（Center for Medicare and Medicaid Services，CMS），职业安全与健康管理局（Occupational Safety and Health Administration, OSHA）和美国公共卫生部，他们通过细致调查来确保那些规范标准正常运行。美国血库协会（AABB）是一个专业性联盟，他们通过提供 AABB 技术手册来提供科学的领导和应对出现发展和变化的机制。此外，AABB 和医疗机构评审联合委员会（Joint Commission on Accreditation of Healthcare Organizations, JCAHO）还各自规定了标准，指导同业者自愿执行。

输血反应

输血反应可以大致分为免疫性（溶血、发热、变态反应、移植物抗宿主反应、输血相关的急性肺损伤）和非免疫性（循环超负荷、铁超负荷、细菌感染引起的休克、非免疫性溶血）两种。溶血反应是输血反应中对生命危害最大的，这种输血反应发生于受者血清抗体与不相容的供者红细胞发生反应时（经常是 ABO 血型不合）。但是还有对患者造成不同严重后果的其他输血反应存在。免疫性和非免疫性这两种类型都可以发生急性输血反应或者迟发型输血反应。

急性免疫性输血反应

在美国，每年预计有多于 850 名接受输血患者发生此种反应，其中至少有 20 人死于并发症。这种状况大多是由笔误造成的而非技术失误。输血医学正在引进一种称为射频识别（radio frequency identification,RFID）的监控技术，就是让患者戴上可以发出其血型波段信号的腕带。然后将一块微芯片镶嵌到腕带和要输注的血液中，如果感应器监测到来自腕带和血液的微芯片的信号不同，电脑将显示提示。另一个安全系统就是患者的腕带和血袋的条码系统（第 3 章）。

其他急性免疫性输血反应包括非溶血性发热反应，通常是对供者白细胞的反应。抗 IgA 抗体引起的过敏反应，抗血浆蛋白抗体引起的荨麻疹，抗粒细胞抗体引起的非心源性肺水肿或者补体激活，都是其他急性免疫性输血反应的诱因。

输血相关急性肺损伤（transfusion-related acute lung injury，TRALI）已被确认为一种危及生命的输血并发症，有较高发病率和死亡率。有报道其为第三大常见的致命性输血反应。目前认为 TRALI 是由于特异性的粒细胞抗体与粒细胞发生反应引起的。

急性非免疫性输血反应

急性非免疫性输血反应包括细菌感染引起的高热伴休克、血容量增加引起的充血性心功能不全、物理损伤（冷冻、过热或者将红细胞与非等渗溶液混合）引起红细胞制品的溶血。

迟发型输血反应

迟发型溶血发生于红细胞抗原被输血前检测时未出现或者未检测出的抗体致敏情况下。移植物抗宿主疾病是由于输血时输注了功能性的淋巴细胞引起的。紫癜（皮肤和黏膜出现紫斑）是由于抗血小板抗体形成引起的。除此之外受者可以被供者红细胞、白细胞、血小板或血浆蛋白致敏并产生相应的抗体。其他迟发型非免疫性损害包括多次（>100 次）大量输血引起的铁超负荷和输血造成的传播性疾病，如肝炎、HIV 和寄生虫感染等。

输血的益处和原因

红细胞和血液成分的输注有很多指征。大致上可以分为 4 大类，成分血的输注还要依据以下内容：

1. 恢复或维持携氧量或血红蛋白量。这种情况下最好输注去除血浆的红细胞制品。全血输注不仅没有必要，而且是一大禁忌，因为输注血浆会增加血容量，可能导致循环超负荷。

2. 恢复或维持血容量。这在急性失血，如大出血时十分必要，可以阻止休克的发生。尽管有时可能会用全血，但是对持续出血、丢失了其血容量 25%~30% 的患者来说，最好的方案是输注红细胞和一定量的扩容剂［如晶体（电解质）溶液，如 0.9%氯化钠（等渗盐）］或者血浆替代物。尽管大多数患者 20% 的血容量可以仅用晶体溶液补充，但是如果需要额外补充血红蛋白可以在后期输注压积红细胞代替。

3. 补充凝血因子维持止血作用。这需要根据不同情况选用多种血液成分。这些成分包括浓缩血小板和新鲜冰冻血浆。

4. 恢复或者维持白细胞功能。尽管罕见，但是这对感染后抗生素治疗无效的粒细胞严重减少的患者十分必要。

供血者的选择与鉴定

对潜在供血者的选择和正确鉴定是为了保证采集的血液是安全的并且对患者而言是有益的。对红细胞供者的选择主要包括用药史和简单的体检。在选择供血者时必须要注意到这两点：操作过程是否会对供血者造成伤害以及供者的红细胞是否会对受血者造成伤害。实际选择过程中还要进行一系列调查以确保供受血者的安全。FDA、AABB 和美国红十字会已经制订了选择供血者的相应医学指南和要求。每个输血机构都应该建立自己的医学指南和要求，并编写自己的标准操作程序手册。

红细胞的采集

用于输注的红细胞必须在严格无菌条件下进行采集和处理以防止污染。根据 AABB 规程，血液采集需要经过培训的工作人员在有执照的医师指导下完成。血液采集过程必须要无菌操作，采集体系为封闭无菌，而且必须使用一次性的静脉穿刺器械。如果有多个静脉穿刺，那么每个供血者都要有各自专用的皮肤穿刺器械和容器。AABB 规程还要求采血者记录所采的血是否够一个单位。通常 1 单位的全血为 450mL。再加上 63mL 枸橼酸盐磷酸盐右旋糖（CPD，CP2D）或 CPD 腺嘌呤（CPDA-1）抗凝剂，则 1 单位的血约增加至 500mL。当采集完适当量的血液后，余 30mL 血液用于留样（试管或血辫），用于使用前的各种检测。

抗凝剂和保存液

输血所用红细胞采集时需要用抗凝剂处理。血液必须采集到 FDA 推荐的容器内。采集的红细胞必须不含致热原、无菌，并且含有与采集血液量相匹配足量的抗凝剂。抗凝剂和保存液一般为枸橼酸盐和葡萄糖的混合物。枸橼酸盐作为一种抗凝剂，可以与钙结合，从而阻碍凝集级联反应的激活。葡萄糖可以作为红细胞的能源来源。无机磷酸盐用于增加 ATP 的生成，进而提高红细胞的生存活力。FDA 推荐 CPD、CP2D 用于贮存红细胞，可以在 1℃~6℃

下保存 21d。CPDA-1 贮存的红细胞可以在 1℃~6℃保存 35d。此外，目前比较推荐三腺嘌呤葡萄糖盐组合成的血液抗凝剂，主要包括 AS-1 (SAG 及甘露醇，SAGM) 与 CPD；AS-3 (SAG 和磷酸钠、枸橼酸钠和枸橼酸) 与 CP2D 以及 AS-5 (ADSOL)。这些添加剂可以使红细胞保存时间由基本抗凝剂的 21d 延长到 42d。

标　签

美国已经开始向国际输血协会 (International Society of Blood Transfusion, ISBT) "128" 条码的血液标签进行转换。关于修订血液和血液制品包括血浆来源的标签和储存要求的提案还在审核中。

对采集容器进行适当的标记是十分必要的。根据 AABB 规定，每单位的血液或者血液制品都必须包含以下信息：

- 血制品名称（如全血、红细胞等）
- 抗凝剂的种类和量
- 单位的量
- 需要的储存温度
- 采集单位的名称和地址
- 有效期
- 唯一的供血者编码
- 供血者是否自愿、自体或是有偿提供的

ABO 及 Rh 血型定型后也要进行标记。

用于试验的试管或血辫也要做适当的标记。输血后，输血机构必须将一份供血者红细胞样本（试管加盖或血辫热合）适当保存至少 7d。

血液的贮存

红细胞必须贮存于 1℃~6℃的恒温冰箱里。当温度不在此范围内时，必须有相应的报警系统启动。必须有用于记录温度的温度计。用 AS-1，AS-3 或 AS-5 保存的压积红细胞可以贮存 42d。一旦血液超过这个期限则过期，不能使用。

储存压积红细胞要每天观察其颜色、浑浊度、是否出现血凝块和溶血。红细胞外观如不符合输血机构制订的标准就要废弃。

血液检测

对于采集的血液需要做一系列检测以确保其安全性，进而给患者带来真正的益处。这些检测主要包括供受血者血型相容性以及筛查输血传播性疾病的试验。ABO 和 Rh 定型及抗体筛查是保证相容性的试验。输血传播性疾病筛查主要监测梅毒、肝炎、HIV、HTLV-I/II 和西尼罗河病毒。

输血传播性疾病的筛检

确保血液中没有输血传播性疾病，最重要的就是要细致地选择供血者。对有偿献血者的血液进行灭病毒处理后，可以明显降低传播肝炎的风险。同时允许有 HIV 风险、致 AIDS 高危行为的供血者进行"保密性弃血"，更能进一步保证用血安全。尽管如此，仍需对血液进行传播性疾病的常规筛检，常规性筛检的数量在过去几年内也有了显著的增加。

◎ 梅毒检测试验

梅毒的检测依靠血清学试验，尽管这已经被质疑多年。但是还是被当做代表性的方法用于检测输血相关传播性疾病高危供者。

◎ 肝炎检测试验

肝炎的传播仍是输血中的一个危险因素。80%~90%的输血后肝炎感染都是由 HCV 引起的。HBV 占 10%，其余一部分是由 CMV、EBV 和 HAV 引起的。因此，供血者的血液要进行多种实验以检测肝炎病毒。目前主要包括对乙肝表面抗原、HCV 抗体和乙肝核心抗体的检测。

◎ HIV/AIDS检测试验

由于 HIV 的潜伏期较长，因此供血者的选择和保密性弃血在监测血液 HIV 中是十分必要的。供血者的红细胞必须检测 HIV-1 和 HIV-2 两种抗体，可以使用联合检测。

◎ HTLV检测试验

血液还应当进行 T 淋巴细胞病毒 HTLV-I/II 抗体的检测，可以使用联合检测。

自体输血

对于受血者来说，最安全的血液就是其自身的血液。这不仅避免了输血传播性感染性疾病，而且可以排除抗输注的红细胞抗原的抗体形成，以及移植物抗宿主疾病的发生。反复的手术前放血还可以刺激患者红细胞的生成。

符合指征的患者，如果其需要输血，可以在手术前鼓励进行自体输血。采用自体输血的血液有一个显著的问题就是过期问题，因为采集后使用的概率不大所致。手术中自体输血是比预贮式自体输血更好的选择。

定向输血

定向输血指患者请求输注家人或朋友提供的血液。定向输血是大众对 AIDS 担忧所作出的响应，但输注家人或朋友的血液比正规志愿献血者的血液更加安全的认识是不正确的。目前仍无证据证明此观点的正确性，而且定向输血的供血者要比匿名供血者承受更大的压力，并且额外加的记录和其他统计会增加笔误的可能性。

血液成分及制品的输注

输血时很少输注全血。现在应用的是各种成分血，包括红细胞、血浆、清蛋白、浓缩血小板、白细胞和其他成分及其制品。通过机械手段，特别是离心，从全血中制备出来的产物称为成分血。用更复杂的自动分选过程分离出来的产物为血液制品或血液衍生物。

全　血

全血是由血浆和有形细胞成分（红细胞、白细胞、血小板）组成，需要通过无菌手段采集，并且经过输血传播性疾病（如肝炎、HIV）的检测。采集过程中需要使用抗凝剂。血液保存的时间由抗凝剂的种类决定。

在严重出血的情况下，可以输注全血用来替代红细胞和血浆。全血在输血中很少使用。通常全血被分成各种成分和制品以确保它的经济实用性和临床应用价值。

压缩红细胞

最初的血液成分分离是将血浆分离出来，只留红细胞。用于输注的红细胞可以采用沉降法或者离心法进行制备。所使用的技术必须保证血浆和红细胞都是无菌的。如果红细胞制

时没有放进容器内，那么它的保质期和原来的全血是一样的。如果制备的红细胞被放入容器中，它的保质期只有 24h。当携氧量减少或消失，如在治疗某种贫血时，输注压积红细胞可以得到很好的治疗效果。在一般输血中都使用压积红细胞替代全血。但是在失血量多于循环血容量 25%~30% 时，不能用红细胞代替全血。在多数情况下，即使是大量失血的情况下，红细胞与等渗盐溶液或血浆替代物混合输注都是更好的选择。

红细胞可以进一步通过离心、洗涤或过滤以去除白细胞。红细胞中还要添加盐、腺嘌呤、葡萄糖或甘露醇。在这种情况下，血浆在血液采集后不久即被去除，添加保存液来维持红细胞功能，这使红细胞的保质期可以延长到 42d。添加保存液后的红细胞可以立即使用，或把血液进行冷藏以用于以后的输血，这对保存即将过期的自体血很有用。

血　浆

红细胞从全血中去除后，只留下血浆。这是全血的液体部分，已被抗凝。全血中有超过一半的量都是血浆。血浆不应用来代替丢失的血容量或者蛋白，因为有更安全的制品存在，包括血浆代用品（如清蛋白）、合成胶体和平衡盐溶液。这些溶液的有利条件就是不传播疾病或导致过敏反应。血浆适用于补充凝血因子。

◎ 新鲜冰冻血浆

当需要使用血浆时，一般都使用新鲜冰冻血浆。新鲜冰冻血浆是多种凝血因子的较好的来源，可用于补充多种凝血因子。可以用于治疗多种凝血因子缺乏，如肝功能不全、DIC、维生素 K 缺乏、华法林中毒或大量输血。

◎ 因子Ⅷ

血浆已经不用于因子Ⅷ的制备。现在应用单克隆抗体技术来制备这一成分。单克隆技术的使用减少了感染性疾病传播的危险。

◎ 血浆代用品

血浆代用品包括白蛋白是通过化学分离法在混合血浆中得到的。这些产物经加热处理以排除感染性疾病的危险。它们用于需要血液置

表 18-4　血细胞成分和制品

血细胞成分和制品	临 床 应 用
全血	红细胞和血容量减少的急性失血；通常不使用
红细胞	增加红细胞的量（如治疗贫血）；在活动性失血或大量输血时与胶体液或晶体液同时使用
加保存液的	与红细胞或全血相同
去白细胞的 *	增加红细胞量，避免白细胞或者血浆蛋白引起的发热和过敏，防止过敏反应的发生
去甘油的	延长稀有血型红细胞或者自体输血的储存时间或者防 HLA 致敏
血小板†	血小板减少或血小板功能缺陷
单采粒细胞	很少用；严重的粒细胞生成障碍，患脓毒败血症患者经抗生素治疗 48h 无效
新鲜冰冻血浆	大量凝血因子缺乏的出血；V 因子或 VI 因子缺乏的治疗
冷沉淀	遗传性假性血友病的治疗，因子 XIII 缺乏或者低纤维蛋白原血症
凝血因子 VIII 浓缩制剂	血友病 A（VIII 因子缺乏）
凝血因子 IX 浓缩制剂	遗传性因子 II、VII、IX（血友病 B）或 X 缺乏
白蛋白/血浆蛋白成分（血浆物质）	扩容及排除肝炎或 AIDS 风险的胶体置换
免疫球蛋白	治疗或预防低丙种球蛋白血症；防治或改善甲肝及非甲-乙型肝炎
Rh 免疫球蛋白	防止曾接受 Rh 阳性红细胞的 Rh 阴性妇女生产的新生儿发生溶血

* 通过离心、洗涤或过滤。

† 血小板浓缩物，富含血小板的血浆，通过血浆分离置换法对单个或随机供血者进行分离。

换患者的治疗。替换使用的还有晶体（盐或电解质中的一种）溶液。

血小板

　　许多美国的实验室使用全自动血细胞分离机采集获得血小板。浓缩血小板也可以通过差速离心法从随机供者的全血中制备。这种浓缩物可用于低血小板量或者血小板功能异常导致出血的患者。

　　大量输血也会导致血小板减少症，从而需要浓缩血小板。有时患者会产生 HLA 抗体导致血小板输注无效。交叉配型后的血小板可以为血小板输注无效的患者进行血小板输注。在这种情况下，需选择 HLA 匹配的供者和机采血小板。

　　细菌污染是血小板制品存在的一个严重的问题。

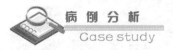

病例分析 18-1

　　一个 1d 大的足月男婴，儿科专家发现他开始出现黄疸。婴儿的母亲为一名 30 岁的电脑分析师，她之前没有生育史和输血史，妊娠正常。

　　对婴儿进行总胆红素、血红蛋白/血细胞比容、血型/Rh 和直接抗人球蛋白实验检测。妊娠过程中没有采集脐带血。对母亲做了血型和 Rh 检测以及不规则抗体筛检。

　　实验室数据

　　新生儿：

　　总胆红素：10.8mg/dl

　　血红蛋白：16.9g/dl

　　红细胞比容：52%

　　血型及 Rh：A 型，Rh 阳性

　　直接抗人球蛋白实验：阴性

　　母亲：

　　血型及 Rh：O 型，Rh 阴性

　　不规则抗体检测：阴性

　　治疗

　　立即对婴儿进行照射治疗，随后总胆红素的量低于 24h 时的值，之后的 48h 后又继续减少。最后，总胆红素的量为 6.9 mg/dl。

　　1. 造成婴儿黄疸最可能的原因是：

a. 早产

b. 脱水

c. 不耐受牛奶

d. 母子血型不合

2. 选择的治疗方法：

a.照射治疗

b.血液置换输注

c.补充电解质

d.以上所有

3. 最可能的诊断？

a.母子 ABO 血型不合

b.母子 Rh 血型不合

c.新生儿溶血病

d.a 和 c

病例分析 18-2

一名 18 岁男子在一次摩托车事故中多处受伤。输注红细胞到 50mL 时，出现寒战和血压下降。随后停止输血，输血机构对此情况进行通告。

然后进行复查。

实验室检查

记录检测：没有记录错误。

血红蛋白血症：发现轻微溶血。

直接抗人球蛋白实验

患者输血前：阴性

患者输血后：弱阳性

重检血型

患者输血前：A 阳性

患者输血后：O 阳性

供者：A 阳性

复查交叉配型

患者输血前血清+供者红细胞=相容

患者输血后血清+供者红细胞=不相容

1. 交叉配型不相容的最可能原因是什么？

a. 患者样本弄错

b. 输注的血液弄错

c. Rh 血型不相容

d. 以上全不对

2. 患者出现的是哪型的输血反应？

a. 急性溶血

b. 慢性溶血

c. 急性非溶血

d. 慢性非溶血

3. 这种输血反应会致命吗？

a. 会

b. 不会

参考文献

1. Dunsford I, Bowley CC, editors: *Techniques in blood grouping*, Edinburgh, 1955, Oliver & Boyd, Preface.

2. Brecher ME, editor: *AABB technical manual*, ed 14, Bethesda, Md, 2002, American Association of Blood Banks.

3. Fibach E: Flow cytometric analysis of fetal hemoglobin in RBC and their precursors, www. enco.co, il （retrieved December 2005）.

4. Allen S: System targets blood-type mix-ups, www. boston. com （retrieved July 2005）.

5. MacLennan S: Transfusion related acute lung injury （TRALI）, April 2003, National Blood Service Transfusion Medicine Clinical Policies Group.

6. College of American Pathologists: ISBT 128 revved up and ready to roll, www. cap.org （retrieved December 2005）.

参考资料

American Association of Blood Banks （AABB） Standards Committee: Standards for blood banks and transfusion services, ed 22, Bethesda, Md, 2003, AABB.

Harmening D: Modern transfusion medicine and transfusion practices, ed 5, Philadelphia, 2005, Davis.

Henry JB: Clinical diagnosis and management by laboratory methods, ed 19, Philadelphia, 1996, Saunders.

Issitt PD: Applied blood group serology, ed 3, Miami, 1985, Montgomery Scientific Publications.

Judd WJ: Methods in immunohematology, ed 2, Durham, NC, 1994, Montgomery Scientific Publications.

Malloy D, editor: lmmunohernatology methods, Rockville, Md, 1993, American National Red Cross.

McCullough J: Transfusion medicine, New York, 1998, McGraw-Hill.

Rudmann SV: Textbook of blood banking and transfusion medicine, Philadelphia, 2005, Saunders.

复习题
Review Questions

问题 1~8：将以下选项与适合的定义匹配（a~h）。

1. 等位基因
2. 输血医学
3. 红细胞（RBC）
4. 基因型
5. 免疫抗体
6. 免疫血液学
7. 同种抗体
8. 表型

  a. 实际的基因状态；直接实验可能检测不到

  b. 没有经过抗原刺激就存在的抗体，如 ABO 血型系统中的抗 A 和抗 B 抗体

  c. 红细胞的类型，可以由直接检测决定

  d. 程序包括对血液及其成分的采集、储存、处理、分配

  e. 补充全血及其成分的技术

  f. 研究血液免疫反应的技术和过程

  g. 特异性抗原刺激产生的不规则抗体

  h. 基因对于某特性的不同表现

问题 9~13：判断以下描述是否正确，A=正确；B=错误。

9. 输血医学过程中的阳性反应表现为溶血或者凝集。

10. 凝集是由于红细胞上存在的抗原引起的。

11. 抗血清是抗原溶液。

12. 血型检测试验一般不是在玻片上就是在试管内进行。

13. 虽然溶血在输血医学过程中作为一种阳性反应，但是血清中必须有补体。

问题 14~17：将 ABO 血型系统中的基因型与相应的表型匹配（a~c）。（每个答案可能不只使用一次）。

14. AO
15. BO
16. BB
17. AB

  a. AB   b. A   c. B

18. 当输血时最先主要考虑的问题是：

  a. 供血者红细胞中是否含有抗受血者红细胞的抗体？

  b. 受血者红细胞中是否含有抗供血者红细胞的抗体？

  c. 供血者血清中是否含有抗受血者红细胞的抗体？

  d. 受血者血清中是否含有抗供血者红细胞的抗体？

19. 通常是根据红细胞上的哪种抗原来判断患者是 Rh 阳性还是 Rh 阴性的？

  a. C   b. c   c. D

  d. E   e. e

问题 20~21：将以下抗球蛋白实验过程与抗人球蛋白实验名称匹配（a 和 b）。

20. 直接抗球蛋白实验（DAT）

21. 间接抗球蛋白实验

  a. 检测红细胞上是否包被了抗体。

  b. 检测血清中是否含有抗体。

22. 导致新生儿溶血病数量减少的最重要的原因是：

  a. 酸洗脱染色

  b. Rh 配型更准确了

  c. 应用改善的分型技术

  d. 应用 Rh 免疫球蛋白

问题 23~27：A=正确；B=错误

下列哪项是常规相容性实验的一部分？

23. 供受血者的 ABO 和 Rh 分型。

24. 供受血者的正确鉴定。

25. 供血者红细胞与受血者血清交叉配型。

26. 受血者红细胞与供血者血清交叉配型。

27. 用一系列 O 型红细胞检测患者血清中是否有不预期抗体。

28. 相容性试验用于检测：

  a. ABO 不兼容

  b. 标记、记录或者鉴定错误

  c. 患者血清中的不预期抗体

  d. 以上所有

29. 下列哪项是被归类为输血反应？

  a. 溶血   b. 发热

c. 过敏　　　　　d. 以上所有

30. 下列哪项是监测供血者是否有输血传播性疾病的项目？

　　a. 乙肝表面抗原　　b. 丙肝抗体

　　c. 乙肝核心抗体　　d. 以上所有

　　问题 31~36：将以下血液成分或制品与其应用匹配（a~f）。

31. Ⅷ因子

32. 晶体溶液或血浆物质

33. 新鲜冰冻血浆

34. 压积红细胞

35. 浓缩血小板

36. 全血

　　a. 血小板数量减少或功能异常引起的出血。

　　b. 很少使用，如果使用，主要应用于输血。

　　c. 恢复或维持血容量。

　　d. 恢复或维持携氧量。

　　e. 异变凝集因子的来源。

　　f. 治疗严重的遗传性假性血友病。

（张　芃　宫济武）

复习题答案

第1章

1. c
2. b
3. e
4. c
5. a
6. d
7. d
8. c
9. a
10. b
11. d
12. b
13. d
14. b
15. d
16. a
17. a
18. c
19. b

第2章

1. a
2. c
3. d
4. b
5. b
6. b
7. d
8. d
9. c
10. d
11. a
12. b
13. c

14. d
15. d
16. a
17. c
18. b
19. a
20. b
21. a
22. a
23. a
24. b
25. a
26. d
27. c
28. d
29. a
30. c
31. b
32. a
33. b

第3章

1. c
2. a
3. c
4. b
5. b
6. b
7. d
8. b
9. d
10. c
11. a
12. e
13. b

14. a
15. d
16. c
17. a
18. c
19. b
20. d
21. d
22. d
23. d
24. d
25. a, d
26. b
27. a
28. c
29. a
30. a
31. a
32. a
33. d
34. a
35. b
36. c
37. a
38. c
39. b
40. a
41. b
42. d
43. e
44. c
45. c
46. a
47. b
48. d

49. b

50. a

51. c

52. d

53. d

第 4 章

1. c

2. a

3. b

4. c

5. c

6. b

7. c

8. a

9. b

10. a

11. a

12. d

13. a

14. a

15. d

16. a

17. a

18. b

19. a

20. a

21. a

22. b

第 5 章

1. a

2. b

3. a

4. c

5. c

6. b

7. a

8. c

9. b

10. a

11. d

12. b

13. a

14. d

15. d

16. c

17. d

18. d

19. c

第 6 章

1. c

2. b

3. d

4. a

5. b

6. b

7. a

8. c

9. a

10. b

11. c

12. b

13. a

14. c

15. b

16. a

17. b

18. d

19. a

20. b

21. b

22. c

23. a

24. c

25. b

26. a

27. d

28. a

29. a

30. b

31. c

32. b

33. a

第 7 章

1. d

2. a

3. c

4. b

5. a. 6.32　b. 15.57　c. 10.02
　　d. 26　e. 24

6. b

7. b

8. b

9. b

10. c

11. b

12. c

13. a

14. d

15. a

16. b

17. b

第 8 章

1. a

2. d

3. b

4. c

5. b

6. a

7. c

8. a

9. a

10. b

11. b

12. d

13. c

14. a

15. e

16. b

17. a

18. a

19. c

20. b

21. b

22. a

23. a

24. a

第9章

1. c

2. d

3. d

4. b

5. a

6. c

7. b

8. d

9. d

10. a

11. a

12. a

13. a

14. a

15. a

第10章

1. d

2. a

3. a

4. a

5. a

6. b

7. a

8. e

9. d

10. c

11. d

第11章

病例分析答案

病例分析 11-1：a

病例分析 11-2：b

病例分析 11-3：b

病例分析 11-4：a

病例分析 11-5：d

病例分析 11-6：1. a 2. d

复习题答案

1. a

2. d

3. b

4. b

5. d

6. a

7. d

8. b

9. c

10. a

11. b

12. d

13. b

14. b

15. a

16. d

17. d

18. d

19. c

20. d

21. a

22. a

23. d

24. b

25. b

26. d

27. c

28. d

29. b

30. b

31. c

32. a

33. d

34. c

35. d

36. a

37. a

38. c

39. a

40. b

41. b

42. b

43. a

44. c

45. a

46. b

47. c

48. c

第12章

病例分析答案

病例分析 12-1：

1. a 2. a 3. c 4. a 5. a

病例分析 12-2：

1. c 2. b 3. a 4. d 5. d

病例分析 12-3：

1. b 2. b 3. b 4. d 5. b

病例分析 12-4：

1. a 2. c 3. c 4. d 5. a

病例分析 12-5：

1. b 2. c 3. c 4. a

5. d 6. c

复习题答案

1. a

2. c

3. d

4. b

5. c

6. c

7. b

8. a

9. a

10. a

11. b

12. c

13. b	54. e	4. a
14. d	55. c	5. b
15. a	56. d	6. b
16. c	57. b	7. a
17. b	58. a	8. b
18. f	59. a	9. b
19. a	60. c	10. a
20. c	61. b	11. b
21. e	62. c	12. b
22. d	63. b	13. b
23. d	64. d	14. a
24. d	65. a	15. a
25. c	66. c	16. b
26. d	67. c	17. a
27. a	68. c	18. a
28. b	69. c	19. c
29. a	70. a	20. a
30. c	71. a	21. a
31. a	72. b	22. a
32. b	73. b	23. b
33. c	74. a	24. a
34. b	75. d	25. a
35. a	76. d	26. a
36. a	77. c	27. a
37. a	78. b	28. a
38. b	79. d	29. c
39. b	80. b	30. a
40. a	81. a	31. b
41. d	82. d	32. a
42. c	83. b	33. b
43. b	84. d	34. b
44. a		35. b
45. b	**第 13 章**	
46. c	病例分析答案	**第 14 章**
47. a	病例分析 13-1：a	病例分析答案
48. b	病例分析 13-2：d	病例分析 14-1：
49. b	病例分析 13-3：c	1. a 2. b 3. b 4. c
50. a	复习题答案	病例分析 14-2：
51. b	1. c	1. a 2. f 3. a 4. a 5. a
52. c	2. b	病例分析 14-3：
53. g	3. d	1. d 2. b 3. c 4. a

5. c 6. d

病例分析 14-4：

1. d 2. d 3. d 4. e

病例分析 14-5：

1. b 2. a 3. a 4. c

病例分析 14-6：

1. a 2. d 3. e 4. d

复习题答案

1. d

2. a

3. d

4. b

5. a

6. e

7. d

8. c

9. b

10. e

11. g

12. a

13. d

14. i

15. h

16. f

17. j

18. c

19. b

20. a

21. a

22. b

23. a

24. b

25. a

26. b

27. a

28. a

29. d

30. e

31. c

32. b

33. a

34. a

35. b

36. a

37. b

38. a

39. b

40. a

41. a

42. d

43. b

44. c

45. b

46. a

47. a

48. b

49. f

50. a

51. i

52. b

53. b

54. c

55. h

56. a

57. g

58. b

59. a

60. c

61. d

62. h

63. c

64. i

65. e

66. a

67. f

68. b

69. c

70. d

71. e

72. h

73. a

74. c

75. b

76. b

77. a

78. a

79. b

80. a

81. a

82. b

83. b

84. a

85. a

86. a

87. b

88. b

89. b

90. b

第 15 章

病例分析答案

病例分析 15-1：

1. a 2. b 3. b 4. a

病例分析 15-2：

1. a 2. b 3. c

复习题答案

1. a

2. a

3. f

4. a

5. b

6. c

7. d

8. e

9. a

10. a

11. e

12. c

13. b

14. f

15. d

16. h

17. i

18. g

19. a

20. b

21. e

22. b

23. c

24. a

25. b

26. d

27. d

28. e

29. a

30. c

31. a

32. d

33. a

34. c

35. b

36. a. 1 b. 2 c. 1 d. 2 e. 2
    f. 1 g. 1 h. 2

37. b

38. a

39. a

40. a

41. a

42. b

43. b

44. a

45. b

46. a

47. b

第 16 章

病例分析答案

病例分析 16-1:

1. a

2. 支持诊断的证据, 包括 CBC 检测结果正常, 快速链球菌检测结果阴性, 咽喉无分泌物, 出现低热、咳嗽以及流涕症状。

病例分析 16-2:

1. 支持细菌性肺炎诊断的证据, 包括反复咳嗽 (分泌痰液), 血样痰且色淡, 胸痛, X 线检查, 实验室检查提示: 白细胞升高伴中性粒细胞增多, 革兰染色及痰培养鉴定结果。

2. b

病例分析 16-3:

1. 支持性传播疾病诊断的证据, 包括性生活史 (典型患者有多个性伴侣, 并患有其他性传播疾病), 衣原体抗原试验阳性。

2. a

病例分析 16-4:

1. 支持隐球菌性脑膜炎诊断的证据, 包括隐球菌抗原试验阳性 (新型隐球菌是真菌性脑膜炎的常见病原菌, 在免疫功能不全患者中尤为常见), 糖尿病控制不佳 (代谢紊乱同时易导致真菌性脑膜炎), 慢性肺疾病, 长期吸烟, 类固醇激素治疗——所有影响免疫系统状况的因素; 患者免疫功能不全; 体格检查示嗜睡, 定向障碍, 提示隐球菌性脑膜炎。

2. b

病例分析 16-5: d

复习题答案

1. d

2. c

3. d

4. b

5. c

6. c

7. a

8. c

9. b

10. a

11. c

12. a

13. a

14. d

15. b

16. a

17. a

18. b

19. d

20. a

21. c

22. d

23. d

24. a

25. c

26. c

27. c

28. b

29. a

30 b

第 17 章

病例分析答案

病例分析 17-1:

1. b,c,d 2. c 3. b

病例分析 17-2:

1. d 2. c 3. b

病例分析 17-3:

1. b 2. a 3. a

复习题答案

1. a

2. c

3. a

4. b

5. b

6. c

7. c

8. c

9. a

10. d

11. b

12. a

13. d

14. a

15. a

16. c

17. b

18. a

第18章

病例分析答案

病例分析18-1: 1. d 2. a 3. a

病例分析18-2: 1. b 2. a 3. a

复习题答案

1. h

2. d

3. e

4. a

5. g

6. f

7. b

8. c

9. a

10. b

11. b

12. a

13. a

14. b

15. c

16. c

17. a

18. d

19. c

20. a

21. b

22. d

23. a

24. a

25. a

26. b

27. b

28. d

29. d

30. d

31. f

32. c

33. e

34. d

35. a

36. b

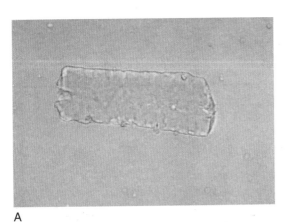
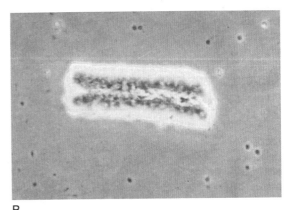

A   B

彩图 5-10　明场与相差显微镜显示图像：A.明场显微镜下的蜡样管型，100×；B.相差显微镜下的同一结构，100×。注意中间的皱褶和增加的清晰度。（引自 Brunzel NA: Fundamentals of urine and body fluid analysis, ed 2, Philadelphia, 2004, Saunders.）

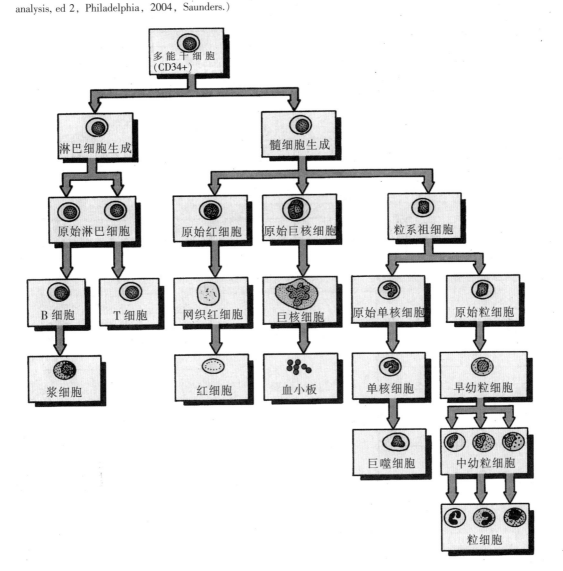

彩图 12-2　血细胞的分化和成熟。细胞分化和成熟模型显示了各系列成熟细胞与干细胞的关系。细胞成熟的中间阶段未显示。CFU-LM，淋巴系-粒系集落形成单位，也称为 CFU-S（脾）；CFU-GM，粒系-单核系集落形成单位；MKB，幼巨核细胞；MKC，巨核细胞。（Redrawn from Powers LW: Diagnostic hematology, St Louis, 1989, Mosby.）

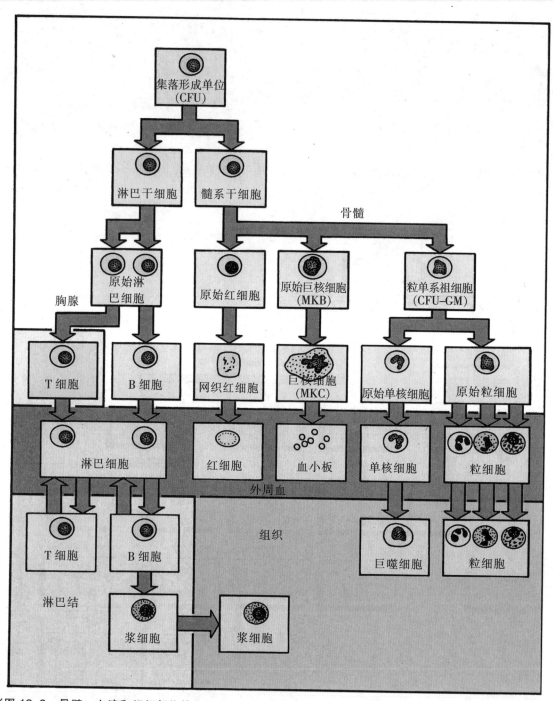

彩图12-3 骨髓、血液和组织部位的血细胞。未描述所有组织-血液细胞间的关系。例如，淋巴细胞在不同的器官、淋巴管和血流中循环。（Redrawn from Powers LW: Diagnostic hematologym, St Louis，1989， Mosby.）

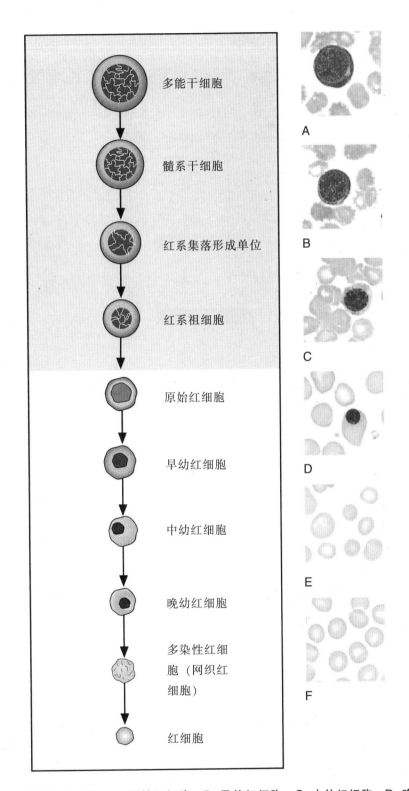

彩图 12-5　红细胞的成熟：A. 原始红细胞；B. 早幼红细胞；C. 中幼红细胞；D. 晚幼红细胞；E. 多染性红细胞；F. 红细胞。（引自 Carr JH, Rodak BF: Clinical hematology atlas, ed 2, Philadelphia, 2005, Saunders.）

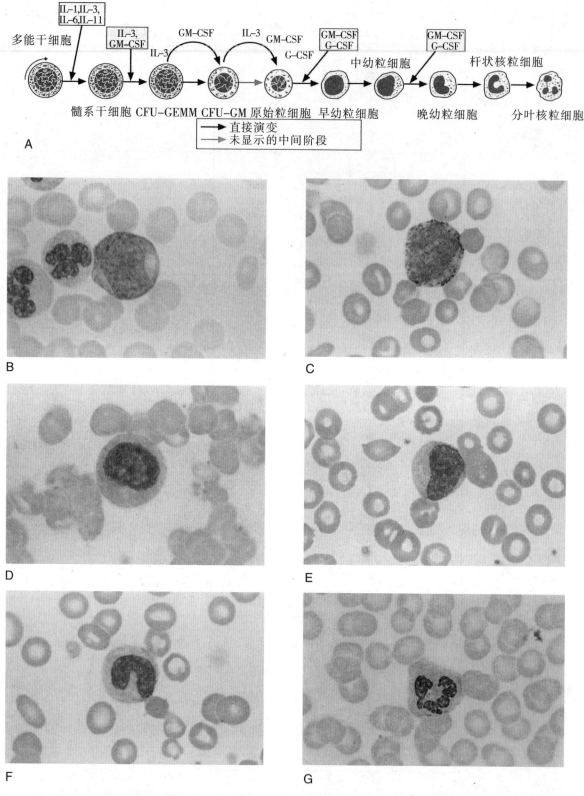

彩图 12-7　A. 粒细胞的分化显示了相关的集落刺激因子和白细胞介素（ILs）。IL，白细胞介素；CSF，集落刺激因子；GM-CSF，粒单系集落刺激因子；CFU-GEMM，粒系-红系-单核/巨噬-巨核细胞系集落刺激形成单位；CFU-GM，粒单系集落形成单位；B. 原始粒细胞，染色质细致，多个核仁，胞浆无颗粒；C. 早幼粒细胞，颗粒开始聚集；D. 中性中幼粒细胞，颗粒进一步聚集，无核仁，核染色质开始聚集；E. 晚幼粒细胞，核开始呈肾形；F. 核呈杆状，凹陷大于核直径的 50%。颗粒仍呈亮蓝色；G. 中性粒细胞（PMN），核扭曲分叶。（引自 Rodak BF: Hematology: clinical principles and applications, ed 2, Philadelphia, 2002, Saunders.）

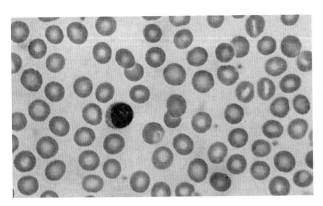

彩图 12-25 染色的外周血涂片显示了进行白细胞分类、形态学评价以及血小板评估的区域，整个区域包含 200~250 个红细胞（1 000×）。（引自 Carr，JH，Roadak BF：Clinical hematology atlas，ed 2，Philadelphia，2005，Sauders.）

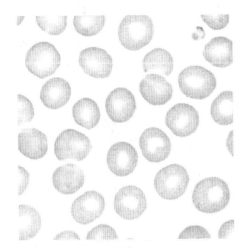

彩图 12-27 正常红细胞。（引自 Carr JH，Rodak BF：Clinical hematology atlas，ed 2，Philadelphia，2005，Saunders.）

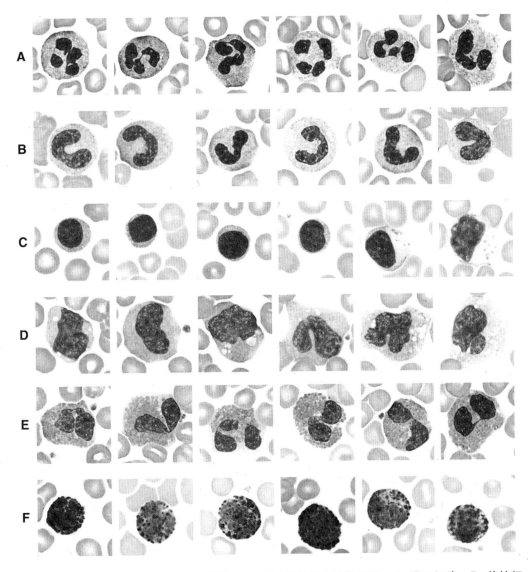

彩图 12-29 白细胞。A. 分叶核中性粒细胞；B. 杆状核中性粒细胞；C. 淋巴细胞；D. 单核细胞；E. 嗜酸性粒细胞；F. 嗜碱性粒细胞。（引自 Carr JH，Roadk BF：Clinical hematology atlas, ed 2, Philadelphia, 2005, Saunders.）

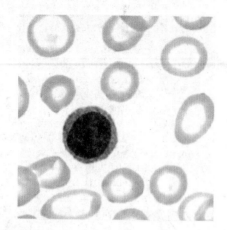

彩图 12-30　低色素性红细胞。 (引自 Carr JH, Rodak BF: Clinical hematology atlas, ed 2, Philadelphia, 2005, Saunders.)

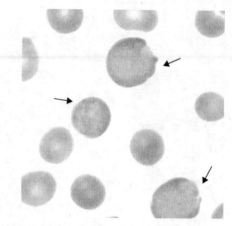

彩图 12-31　多染性红细胞。 (引自 Carr JH, Rodak BF: Clinical hematology atlas, ed 2, Philadelphia, 2005, Saunders.)

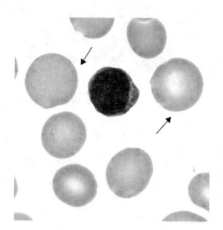

彩图 12-32　大红细胞（箭头所示）。 (引自 Carr JH, Rodak BF: Clinical hematology atlas, ed 2, Philadelphia, 2005, Saunders.)

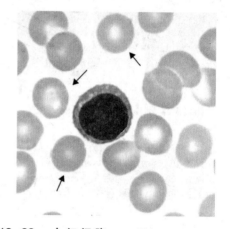

彩图 12-33　小红细胞。 (引自 Carr JH, Rodak BF: Clinical hematology atlas, ed 2, Philadelphia, 2005, Saunders.)

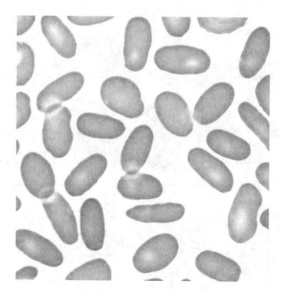

彩图 12-34　卵圆形红细胞。 (引自 Carr JH, Rodak BF: Clinical hematology atlas, ed 2, Philadelphia, 2005, Saunders.)

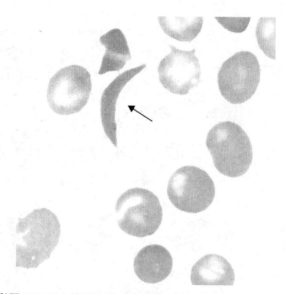

彩图 12-35　镰形细胞或镰状细胞（箭头所示）。 (引自 Carr JH, Rodak BF: Clinical hematolo gy atlas, ed 2, Philadelphia, 2005, Saunders.)

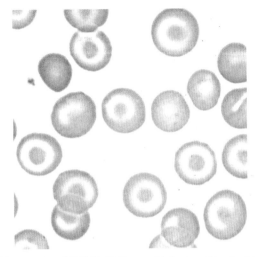

彩图 12-36 靶形红细胞。（引自 Carr JH, Rodak BF: Clinical hematology atlas, ed 2, Philadelphia, 2005, Saunders.）

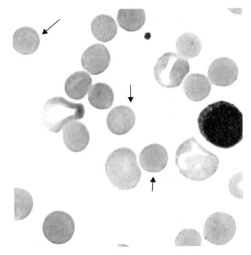

彩图 12-37 球形红细胞（箭头所示）。（引自 Carr JH, Rodak BF: Clinical hematology atlas, ed 2, Philadelphia, 2005, Saunders.）

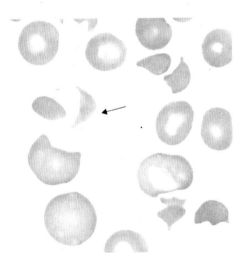

彩图 12-38 裂片红细胞或碎片红细胞（箭头所示），与镰形细胞相似。（引自 Carr JH, Rodak BF: Clinical hematology atlas, ed 2, Philadelphia, 2005, Saunders.）

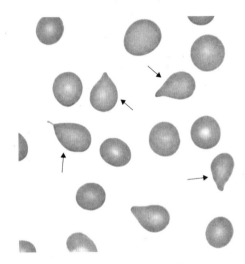

彩图 12-39 泪滴形红细胞（箭头所示）。（引自 Carr JH, Rodak BF: Clinical hematology atlas, ed 2, Philadelphia, 2005, Saunders.）

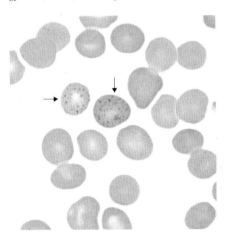

彩图 12-40 细胞中的嗜碱性点彩（箭头所示）。（引自 Carr JH, Rodak BF: Clinical hematology atlas, ed 2, Philadelphia, 2005, Saunders.）

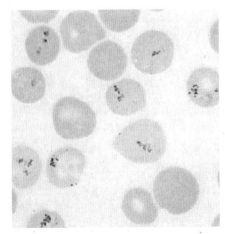

彩图 12-41 含铁颗粒（铁染色）。（引自 Carr JH, Rodak BF: Clinical hematology atlas, ed 2, Philadel phia, 2005, Saunders.）

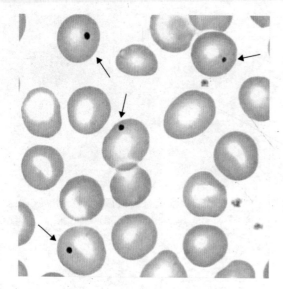

彩图 12-42　细胞中的 Howell-Jolly 小体 (箭头所示)。
(引自 Carr JH，Rodak BF：Clinical hematology atlas，ed 2，
Philadelphia，2005，Saunders.)

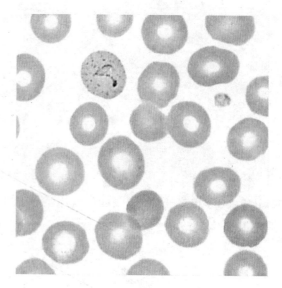

彩图 12-43　含寄生虫的红细胞。(引自 Carr JH，Rodak
BF：Clinical hematology atlas，ed 2，Philadel phia，2005，
Saunders.)

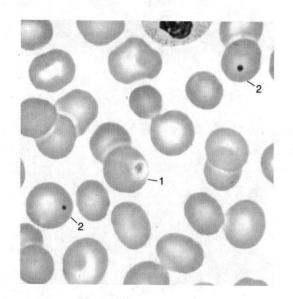

彩图 12-44　血细胞上层的血小板 (1) 和 Howell-Jolly
小体 (2)。(引自 Carr JH，Rodak BF：Clinical hematology
atlas，ed 2，Philadelphia，2005，Saunders.)

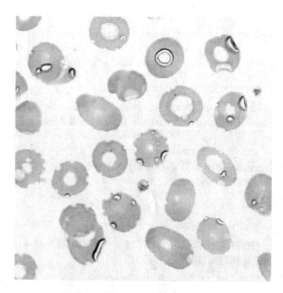

彩图 12-45　显示为穿凿样外观的干燥原因所致红细胞
异常形态。(引自 Carr JH，Rodak BF：Clinical hematology
atlas，ed 2，Philadelphia，2005，Saunders.)

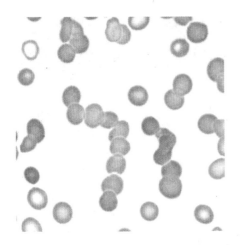

彩图 12-46 红细胞缗钱状形成，异常的红细胞分布形式。（引自 Carr JH，Rodak BF：Clinical hematology atlas，ed 2，Philadelphia，2005，Saunders.)

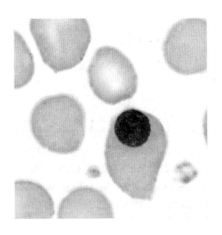

彩图 12-47 有核红细胞（正染色性正成红细胞或晚幼红细胞）。（引自 Carr JH，Rodak BF：Clinical hematology atlas，ed 2，Philadelphia，2005，Saunders.)

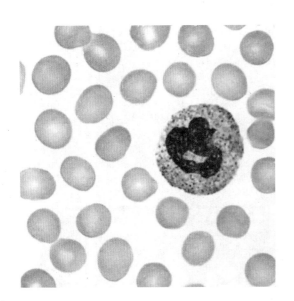

彩图 12-48 中性粒细胞：中毒颗粒。（引自 Carr JH，Rodak BF：Clinical hematology atlas，ed 2，Philadelphia，2005，Saunders.)

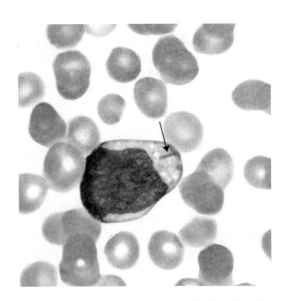

彩图 12-49 原始粒细胞中的 Auer 棒状小体（箭头所示）。（引自 Carr JH，Rodak BF：Clinical hematology atlas，ed 2，Philadelphia，2005，Saunders.)

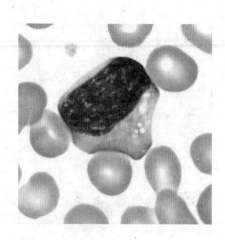

彩图 12-50 反应性、非典型性或变异淋巴细胞。（引自 Carr JH，Rodak BF：Clinical hematology atlas，ed 2，Philadelphia，2005，Saunders.）

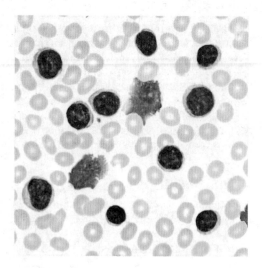

彩图 12-51 涂抹或篮细胞。（引自 Carr JH，Rodak BF：Clinical hematology atlas，ed 2，Philadelphia，2005，Saunders.）

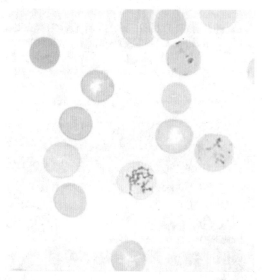

彩图 12-52 新亚甲蓝染色的网织红细胞。（引自 Carr JH，Rodak BF：Clinical hematology atlas，ed 2，Philadelphia，2005，Saunders.）

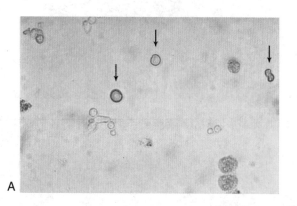
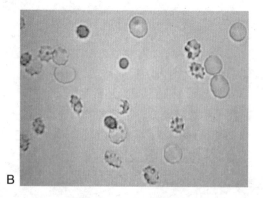

彩图 14-5 A. 3 个红细胞：其中两个从上面看下去呈双凹圆盘状，一个从侧面看过去呈沙漏状（箭头所指）。图中显示的还有出芽生长的酵母菌和几个白细胞（明视野，沉淀物染色，400×）；B. 皱缩红细胞，高渗（浓缩的高比重的）尿中的红细胞。在此视野中的许多细胞是皱缩的，丧失了典型的双凹盘形状。（引自 Brunzel NA：Fundamentals of urine and body fluid analysis，ed 2，Philadelphia，2004，Saunders.）

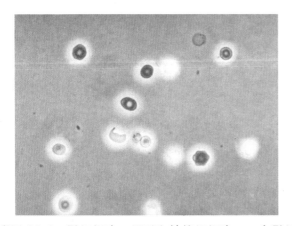

彩图14-6 影红细胞、异形和皱缩红细胞。一个影红细胞位于图片上方（相差显微镜，400×）。（引自 Brunzel NA: Fundamentals of urine and body fluid analysis, ed 2, Philadelphia, 2004, Saunders.）

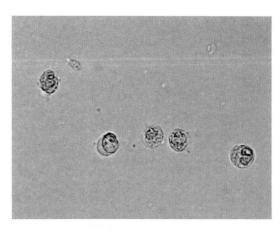

彩图14-7 5个白细胞。（引自 Brunzel NA: Fundamentals of urine and body fluid analysis, ed 2, Philadelphia, 2004, Saunders.）

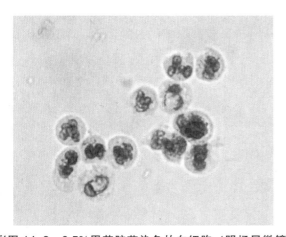

彩图14-8 0.5%甲苯胺蓝染色的白细胞（明场显微镜，400×）。（引自 Brunzel NA：Fundamentals of urine and body fluid analysis, ed 2, Philadelphia, 2004, Saunders.）

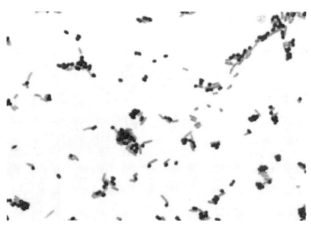

彩图14-9 细菌。革兰染色阴性杆菌和阳性球菌（明场显微镜，1 000×）。（引自 Brunzel NA: Fundamentals of urine and body fluid analysis, ed 2, Philadelphia, 2004, Saunders.）

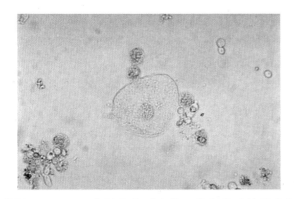

彩图14-10 几个具有典型胞浆颗粒和分叶核的白细胞，围绕着一个鳞状上皮细胞，还有出芽生长的酵母菌细胞（明场显微镜，沉淀染色，400×）。（引自 Brunzel NA: Fundamentals of urine and body fluid analysis, ed 2, Philadelphia, 2004, Saunders.）

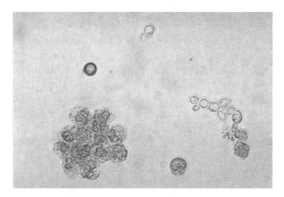

彩图14-11 成堆的白细胞，还有一个红细胞和出芽生长的酵母菌（明场显微镜，沉淀染色，400×）。（引自 Brunzel NA: Fundamentals of urine and body fluid analysis, ed 2, Philadelphia, 2004, Saunders.）

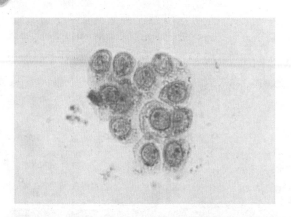

彩图14-12　0.5%甲苯胺蓝染色的肾脏集合管上皮细胞（明场显微镜，400×）。（引自Brunzel NA: Fundamentals of urine and body fluid analysis, ed 2, Philadelphia, 2004, Saunders.）

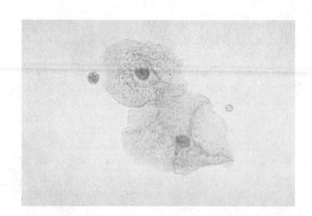

彩图14-13　使用Sternheimer-Malbin染色的两个鳞状上皮细胞（明场显微镜，100×）。（引自Brunzel NA: Fundamentals of urine and body fluid analysis, ed 2, Philadelphia, 2004, Saunders.）

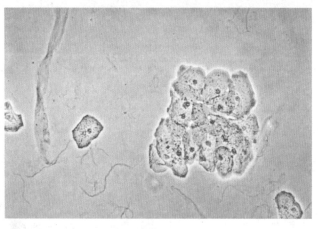

彩图14-14　鳞状上皮细胞和丝带状的黏液丝（相差显微镜，100×）。（引自Brunzel NA: Fundamentals of urine and body fluid analysis, ed 2, Philadelphia, 2004, Saunders.）

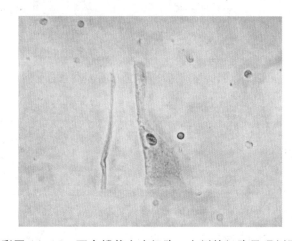

彩图14-15　两个鳞状上皮细胞。左侧的细胞呈现侧面图，显示这些细胞是扁平的（明场显微镜，沉淀染色，200×）。（引自Brunzel NA: Fundamentals of urine and body fluid analysis, ed 2, Philadelphia, 2004, Saunders.）

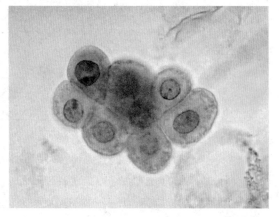

彩图14-16　移行上皮细胞。（引自Brunzel NA: Fundamentals of urine and body fluid analysis, ed 2, Philadelphia, 2004, Saunders.）

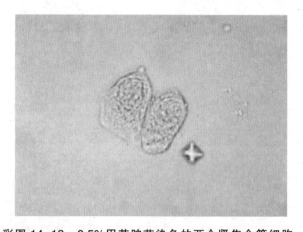

彩图14-18　0.5%甲苯胺蓝染色的两个肾集合管细胞，多面体的形状和细胞核结构可与白细胞相区分（明场显微镜，400×）。（引自Brunzel NA: Fundamentals of urine and body fluid analysis, ed 2, Philadelphia, 2004, Saunders.）

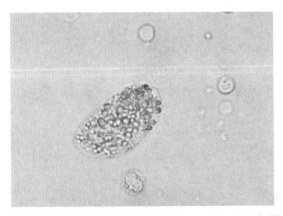

彩图 14-19　卵圆形脂肪小体，一个细胞内含有大量高折光性的脂肪球和其他内涵体（明场显微镜，400×）。（引自 Brunzel NA: Fundamentals of urine and body fluid analysis, ed 2, Philadelphia, 2004, Saunders.）

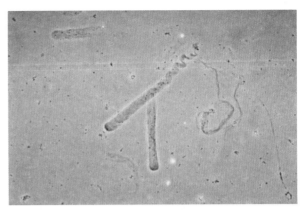

彩图 14-20　3 个透明管型，带有圆锥形末端的管型通常称为类管型（相差显微镜，100×）。（引自 Brunzel NA: Fundamentals of urine and body fluid analysis, ed 2, Philadelphia, 2004, Saunders.）

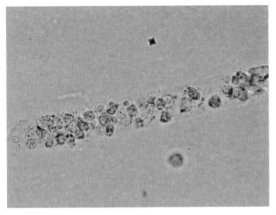

彩图 14-21　白细胞管型（明场显微镜，400×）（引自 Brunzel NA: Fundamentals of urine and body fluid analysis, ed 2, Philadelphia, 2004, Saunders.）

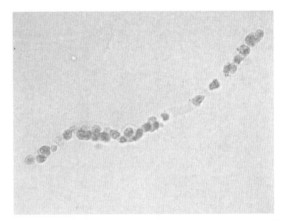

彩图 14-22　肾小管上皮细胞管型（明场显微镜，400×）。（引自 Brunzel NA: Fundamentals of urine and body fluid analysis, ed 2, Philadelphia, 2004, Saunders.）

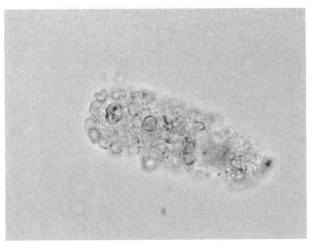

彩图 14-23　红细胞管型，未染色。（引自 Brunzel NA: Fundamentals of urine and body fluid analysis, ed 2, Philadelphia, 2004, Saunders.）

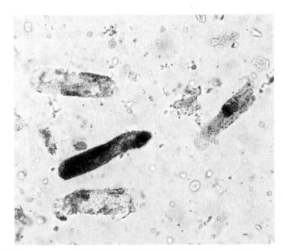

彩图 14-24　细颗粒管型和粗颗粒管型。（引自 Brunzel NA: Fundamentals of urine and body fluid analysis, ed 2, Philadelphia, 2004, Saunders.）

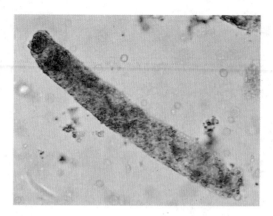

彩图 14-25　粗颗粒管型。（引自 Brunzel NA: Fundamentals of urine and body fluid analysis, ed 2, Philadelphia, 2004, Saunders.）

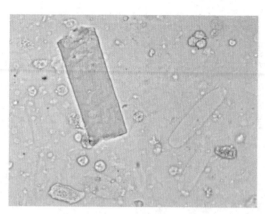

彩图 14-26　蜡样管型。一个蜡样管型和两个透明管型。注意这两种管型折射率的差异。（引自 Brunzel NA: Fundamentals of urine and body fluid analysis, ed 2, Philadelphia, 2004, Saunders.）

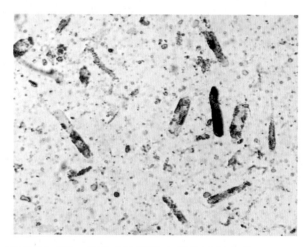

彩图 14-27　套叠式尿沉渣中的管型混合物。（引自 Brunzel NA: Fundamentals of urine and body fluid analysis, ed 2, Philadelphia, 2004, Saunders.）

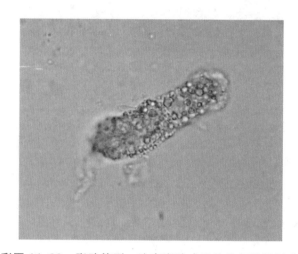

彩图 14-28　脂肪管型，注意脂肪球及其特征性的折光性（明场显微镜，400×）。（引自 Brunzel NA: Fundamentals of urine and body fluid analysis, ed 2, Philadelphia, 2004, Saunders.）

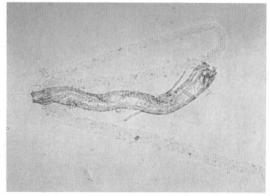

A

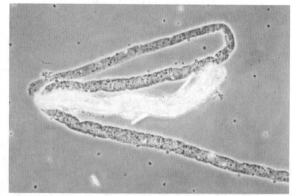

B

彩图 14-29　透明管型和纤维，注意外形和折光性的差异。A.明场显微镜，100×；B.相差显微镜，100×。（引自 Brunzel NA: Fundamentals of urine and body fluid analysis, ed 2, Philadelphia, 2004, Saunders.）

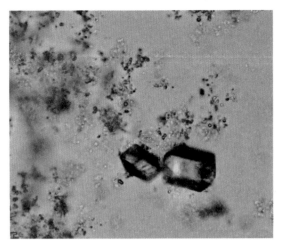

彩图 14-30　无定形尿酸盐（明场显微镜，400×）。

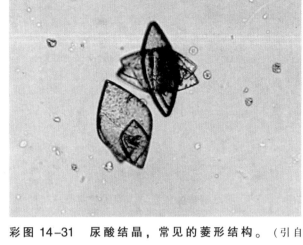

彩图 14-31　尿酸结晶，常见的菱形结构。（引自 Brunzel NA: Fundamentals of urine and body fluid analysis, ed 2, Philadelphia, 2004, Saunders.）

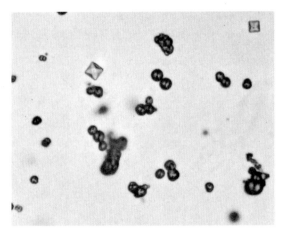

彩图 14-32　酸性尿酸盐结晶（明场显微镜，200×）。（引自 Brunzel NA: Fundamentals of urine and body fluid analysis, ed 2, Philadelphia, 2004, Saunders.）

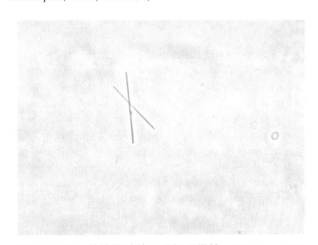

彩图 14-33　单钠尿酸盐（明场显微镜，200×）。（引自 Brunzel NA: Fundamentals of urine and body fluid analysis, ed 2, Philadelphia, 2004, Saunders.）

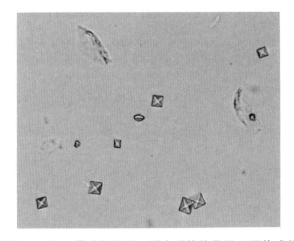

彩图 14-34　草酸钙结晶，脱水后的结晶呈八面体或信封状（明场显微镜，200×）。（引自 Brunzel NA: Fundamentals of urine and body fluid analysis, ed 2, Philadelphia, 2004, Saunders.）

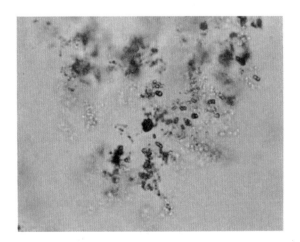

彩图 14-35　无定形磷酸盐（明场显微镜，400×）。（引自 Brunzel NA:Fundamentals of urine and body fluid analysis, ed 2, Philadelphia, 2004, Saunders.）

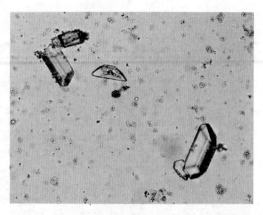

彩图 14-36　三联磷酸盐结晶，典型的棺材盖样（明场
显微镜，100×）。（引自 Brunzel NA: Fundamentals of urine
and body fluid analysis, ed 2, Philadelphia, 2004, Saunders.)

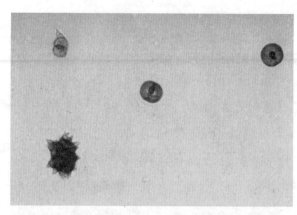

彩图 14-37　重尿酸铵结晶，球形或曼陀罗状（明场显
微镜，200×）。（引自 Brunzel NA: Fundamentals of urine and
body fluid analysis, ed 2, Philadelphia, 2004, Saunders.)

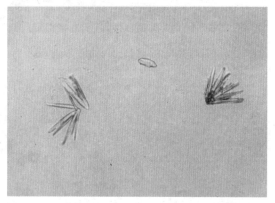

彩图 14-38　磷酸钙结晶，棱柱单一或玫瑰花样排列
（明场显微镜，100×）。（引自 Brunzel NA: Fundamentals of
urine and body fluid analysis, ed 2, Philadelphia, 2004, Saunders.)

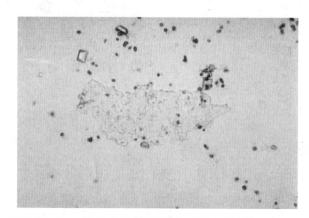

彩图 14-39　片状或碟状磷酸钙（明场显微镜，100×）。
（引自 Brunzel NA: Fundamentals of urine and body fluid analysis,
ed 2, Philadelphia, 2004, Saunders.)

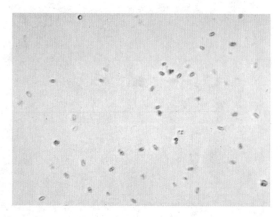

彩图 14-40　碳酸钙结晶，大量的单个结晶（哑铃形）。
（引自 Brunzel NA: Fundamentals of urine and body fluid analysis,
ed 2, Philadelphia, 2004, Saunders.)

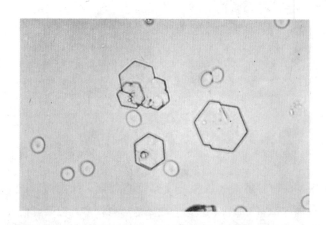

彩图 14-41　胱氨酸结晶，呈薄片状、无色、六边形（明
场显微镜，400×）。（引自 Brunzel NA: Fundamentals of urine
and body fluid analysis, ed 2, Philadelphia, 2004, Saunders.)

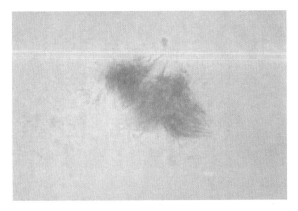

彩图 14-42　酪氨酸结晶，呈均匀、光滑的针状物。（引自 Brunzel NA: Fundamentals of urine and body fluid analysis, ed 2，Philadelphia，2004，Saunders.）

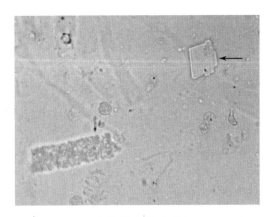

彩图 14-43　胆固醇结晶（箭头所示）。（引自 Brunzel NA: Fundamentals of urine and body fluid analysis, ed 2，Philadelphia，2004，Saunders.）

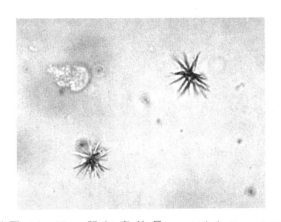

彩图 14-44　胆红素结晶。（引自 Brunzel NA: Fundamentals of urine and body fluid analysis, ed 2, Philadelphia，2004，Saunders.）

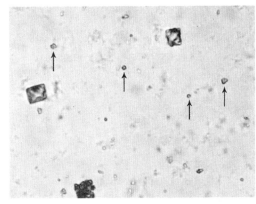

彩图 14-45　尿沉渣中黄褐色的含铁血黄素颗粒，该视野中含有大量的颗粒和一个颗粒堆，箭头所指的是 4 个颗粒。（引自 Brunzel NA: Fundamentals of urine and body fluid analysis，ed 2，Philadelphia，2004，Saunders.）

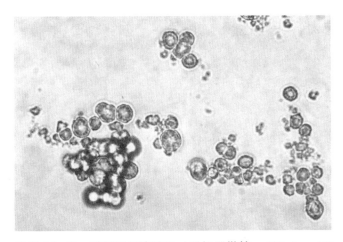

彩图 14-46　磺胺甲噁唑结晶（明场显微镜，400×）。（引自 Brunzel NA: Fundamentals of urine and body fluid analysis, ed 2，Philadelphia，2004，Saunders.）

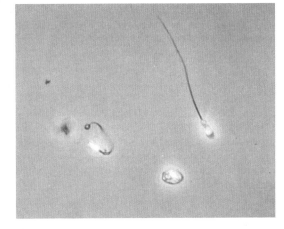

彩图 14-47　尿沉渣中的精子，一个形态典型，两个形态不典型（相差显微镜，400×）。（引自 Brunzel NA: Fundamentals of urine and body fluid analysis, ed 2, Philadelphia，2004，Saunders.）

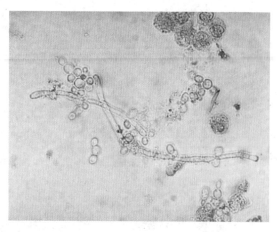

彩图 14-48 芽生酵母菌和假菌丝，白细胞单个或成堆出现（明场显微镜，沉淀染色，400×）。（引自 Brunzel NA: Fundamentals of urine and body fluid analysis, ed 2, Philadelphia, 2004, Saunders.）

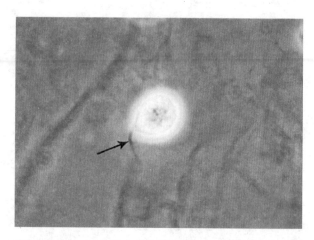

彩图 14-49 尿沉渣中的阴道毛滴虫，箭头所指的是伸出的后轴杆（相差显微镜，400×）。（引自 Brunzel NA: Fundamentals of urine and body fluid analysis, ed 2, Philadelphia, 2004, Saunders.）

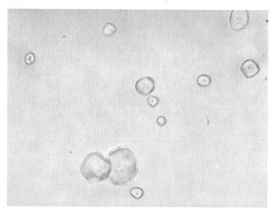

彩图 14-50 淀粉颗粒（明场显微镜，400×）。（引自 Brunzel NA: Fundamentals of urine and body fluid analysis, ed 2, Philadelphia, 2004, Saunders.）

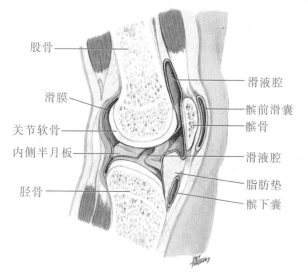

彩图 15-1 膝盖示意图。（引自 Applegate E: The anatomy and physiology learning system, ed 2, Philadeplia, 2000, Saunders.）

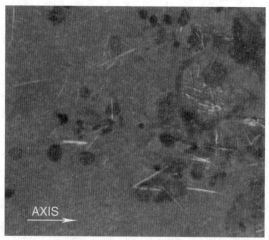

彩图 15-2 滑膜液中的尿酸钠结晶（细小针状）呈黄色，焦磷酸钙结晶（棒状）呈蓝色（偏振光显微镜，纵轴与红色补偿器平行）。（引自 Brunzel NA: Fundamentals of urine and body fluid analysis, ed 2, Philadelphia, 2004, Saunders.）

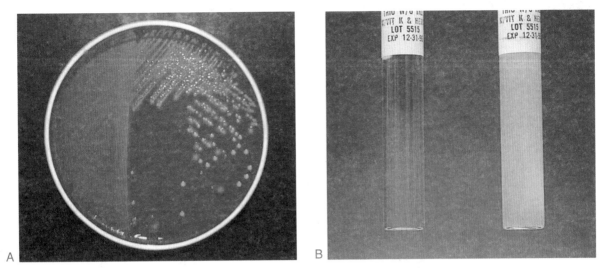

彩图 16-5　A. 固体培养基上细菌生长情况；B. 液体或肉汤培养基。清澈肉汤（左）表明无细菌生长，混浊肉汤（右）表明细菌生长。（引自 Forbes BA, Sahm DF, Weissfeld AS: Bailey and Scott's diagnostic microbiology, ed 11, St Louis, 2002, Mosby.）

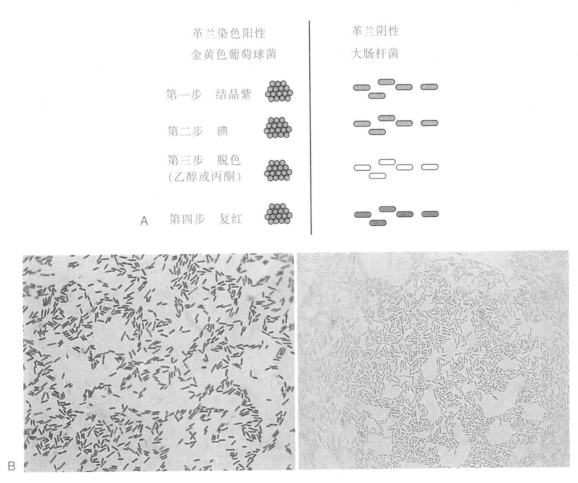

彩图 16-8　革兰染色方法：A. 革兰阳性菌，如金黄色葡萄球菌，结晶紫保留在厚肽聚糖层中，呈现紫/蓝色。而革兰阴性菌，如大肠埃希菌，结晶紫–碘酒复合物在脱色步骤中洗去，而被番红复染呈红/粉色；B. 油镜下革兰阳性菌（左）和革兰阴性菌（右）。（A.来源 Murray PR, Rosenthal KS, Pfaller MA: Medical microbiology, ed 5, St Louis, 2005, Mosby, Elsevier；B. 改编自 Atlas RM: Principles of microbiology, St Louis, 1995, Mosby.）

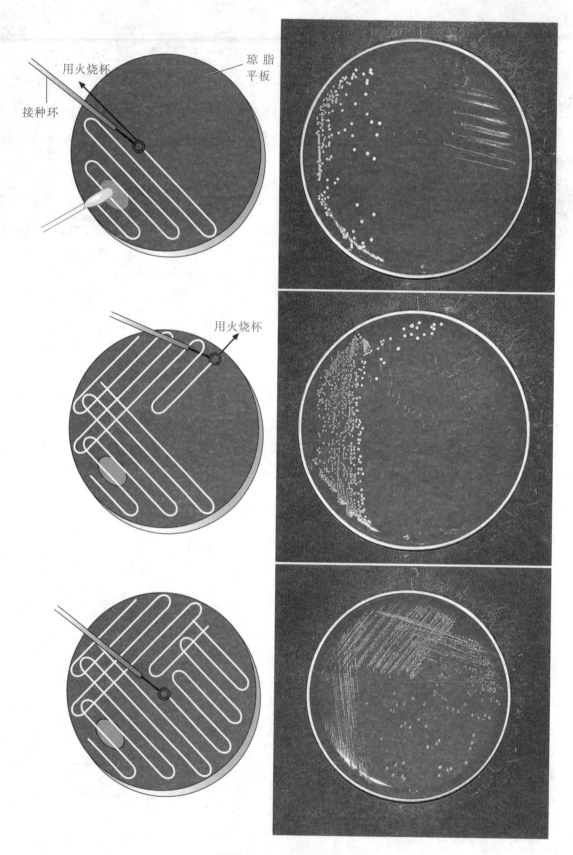

用火烧杯

接种环

琼脂
平板

用火烧杯

用火烧杯

彩图 16-6　平板划线技术。

(引自 Forbes BA, Sahm DF, Weissfeld AS: Bailey and Scott's diagnostic microbiology, ed 11, St Louis, 2002, Mosby.)

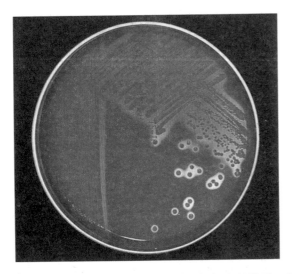

彩图 16-9　金黄色葡萄球菌在绵羊血平板上纯培养。每一个菌落起源于一株父代菌，复制多代后形成可见菌落。（引自 Forbes BA, Sahm DF, Weissfeld AS: Bailey and Scott's diagnostic microbiology, ed 11, St Louis, 2002, Mosby.）

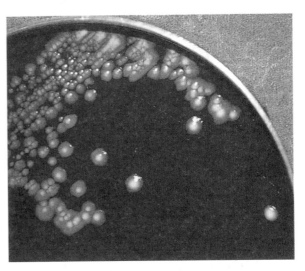

彩图 16-11　活性炭-酵母浸膏琼脂（BCYE），专门用来培养嗜肺军团菌。（引自 Forbes BA, Sahm DF, Weissfeld AS: Bailey and Scott's diagnostic microbiology, ed 11, St Louis, 2002, Mosby.）

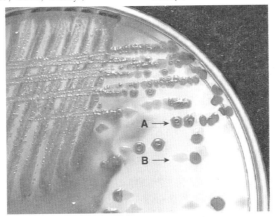

彩图 16-12　麦康凯（MAC）是一种选择和鉴别培养基，通常用来首次接种并区分革兰阴性菌，其发酵乳糖使菌落呈现紫/红色（A），不发酵乳糖的革兰阴性菌为透明或淡粉色（B）。（引自 Forbes BA, Sahm DF, Weissfeld AS: Bailey and Scott's diagnostic microbiology, ed 11, St Louis, 2002, Mosby.）

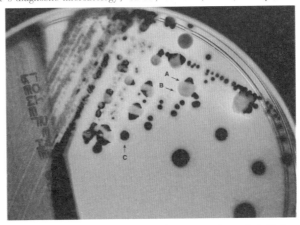

彩图 16-13　Hektoen 肠道琼脂（HE）为选择和鉴别培养基，用来分离肠道病原菌。大肠埃希菌为发酵乳糖革兰阴性杆菌，在 HE 上为黄色（A）；志贺菌属不发酵乳糖为绿色或透明（B）；沙门菌属也不发酵乳糖，但产 H_2S，因此为绿色或有黑心的透明菌落（C）。（引自 Forbes BA, Sahm DF, Weissfeld AS: Bailey and Scott's diagnostic microbiology, ed 11, St Louis, 2002, Mosby.）

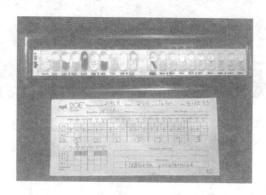

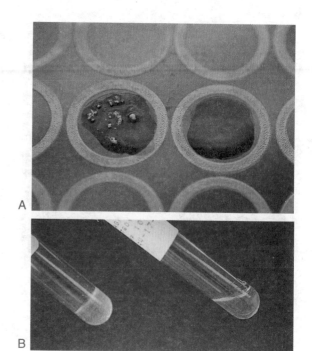

彩图 16-14 用于鉴定细菌的生化试验条（API，bioMerieux,Hazelwood,Mo）。每个孔均为一个独立的生化试验，根据实验结果阳性或阴性判分。得分累加后得出生物编码，在生物编码数据库中查询得出鉴定的细菌名称。（引自 Forbes BA,Sahm DF, Weissfeld AS: Bailey and Scott's diagnostic microbiology, ed 11, St Louis, 2002, Mosby.）

彩图 16-15 凝固酶试验：A. 玻片凝固酶试验检测结合凝固酶或凝集因子。左，阳性为可见凝集块。右，阴性为无凝集块；B. 试管凝固酶试验检测自由或非结合凝固酶。左，阳性为纤维凝集块。右，阴性为无凝集块。（引自 Forbes BA, Sahm DF, Weissfeld AS: Bailey and Scott's diagnostic microbiology, ed 11, St Louis, 2002, Mosby.）

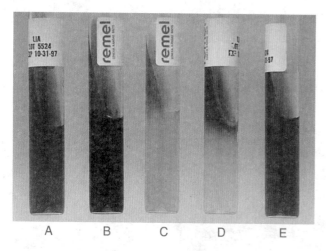

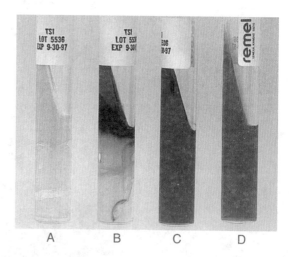

彩图 16-16 赖氨酸铁琼脂（LIA）检测赖氨酸脱氨酶（斜面）和脱羧酶（底部）以及产 H_2S。A. 碱性斜面/碱性底部（K/K 或紫/紫）为脱氨酶阴性，脱羧酶阳性；B. 碱性斜面/碱性底部，黑色（K/K，H_2S+）为脱氨酶阴性，脱羧酶阳性产 H_2S；C. 碱性斜面/酸性底部（K/A 或紫色/黄色）为两种酶阴性；D. 红色斜面/酸性底部（R/A）脱氨酶阳性，脱羧酶阴性；E. 未接种管。（引自 Forbes BA,Sahm DF, Weissfeld AS: Bailey and Scott's diagnostic microbiology, ed 11, St Louis, 2002, Mosby.）

彩图 16-17 三糖铁琼脂（TSI）检测发酵葡萄糖（底部），乳糖和（或）蔗糖（斜面），产 H_2S 以及产气。A. 酸性斜面/酸性底部 产气（A/A 或黄色/黄色 气+）为发酵葡萄糖，乳糖或蔗糖或二者均发酵，产气；B. 碱性斜面/酸性底部并伴有黑色（K/A 或红色/黄色 H_2S+）为发酵葡萄糖产 H_2S；C. 碱性斜面/碱性底部（K/K 或红色/红色）不发酵 3 种糖；D. 未接种管。（引自 Forbes BA, Sahm DF, Weissfeld AS: Bailey and Scott's diagnostic microbiology, ed 11, St Louis, 2002, Mosby.）

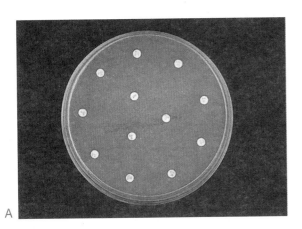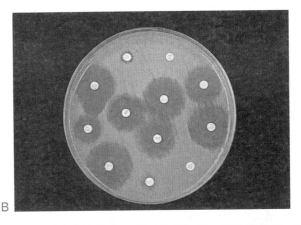

彩图 16-21　纸片扩散法，A. M-H 平板已涂满细菌，并贴上药敏纸片（未培养前）；B. 16~18h 后，呈现抑菌环。测量抑菌环直径并与每种抗生素的折点进行比较。（引自 Forbes BA,Sahm DF, Weissfeld AS: Bailey and Scott's diagnostic microbiology，ed 11，St Louis, 2002, Mosby.）

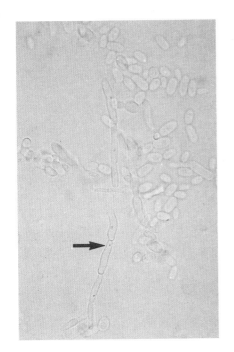

彩图 16-22　假菌丝是芽的延伸部分（箭头所示），在黏附部位缩小。（引自 Forbes BA,Sahm DF, Weissfeld AS: Bailey and Scott's diagnostic microbiology，ed 11，St Louis, 2002, Mosby.）

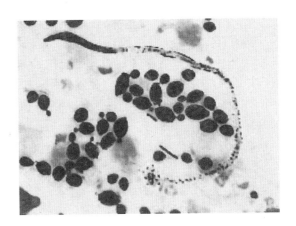

彩图 16-23　真菌的革兰染色。（引自 de la Maza LM, Pezzlo MT, Baron EJ: Color atlas of diagnostic microbiology，St Louis，1997, Mosby.）

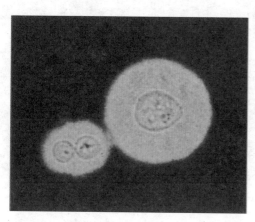

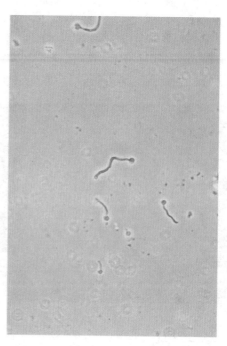

彩图 16-24 新型隐球菌印度墨汁染色。（引自 de la Maza LM, Pezzlo MT, Baron EJ: Color atlas of diagnostic microbiology，St Louis, 1997, Mosby.）

彩图 16-25 芽管检测，白色念珠菌在绵羊或兔血清中从酵母细胞产生芽管。（引自 Forbes BA,Sahm DF, Weissfeld AS: Bailey and Scott's diagnostic microbiology，ed 11，St Louis, 2002, Mosby.）

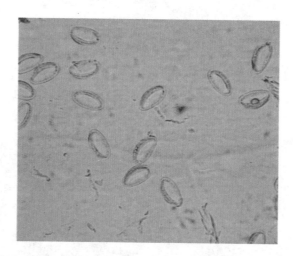

彩图 16-27 蠕形住肠线虫（蛲虫）虫卵的透明胶带采集法。（引自 Forbes BA,Sahm DF, Weissfeld AS: Bailey and Scott's diagnostic microbiology，ed 11，St Louis, 2002, Mosby.）